麻醉学临床病例精解

Anesthesiology: Clinical Case Reviews

麻醉学临床病例精解

Anesthesiology: Clinical Case Reviews

原著主编　Linda S. Aglio　　Richard D. Urman

主　　译　张鸿飞

副 主 译　赵高峰　李凤仙　刘　岗

主　　审　邓小明　徐世元

北京大学医学出版社

MAZUIXUE LINCHUANG BINGLI JINGJIE

图书在版编目（CIP）数据

麻醉学临床病例精解 /（美）琳达·S. 阿利奥（Linda S. Aglio），（美）理查德·D. 乌尔曼（Richard D. Urman）原著；张鸿飞主译 . —北京：北京大学医学出版社，2022.1
书名原文：Anesthesiology：Clinical Case Reviews
ISBN 978-7-5659-2524-5

Ⅰ. ①麻⋯　Ⅱ. ①琳⋯ ②理⋯ ③张⋯　Ⅲ. ①麻醉学－病案－分析　Ⅳ. ① R614

中国版本图书馆 CIP 数据核字（2021）第 225619 号

北京市版权局著作权合同登记号：图字：01-2020-4666

First published in English under the title
Anesthesiology: Clinical Case Reviews
edited by Linda S. Aglio and Richard D. Urman
Copyright © Springer International Publishing AG, 2017
This edition has been translated and published under licence from
Springer Nature Switzerland AG.

Simplified Chinese translation Copyright © 2021 by Peking University Medical Press.
All Rights Reserved.

麻醉学临床病例精解

主　　译：张鸿飞
出版发行：北京大学医学出版社
地　　址：（1000191）北京市海淀区学院路 38 号　北京大学医学部院内
电　　话：发行部 010-82802230；图书邮购 010-82802495
网　　址：http://www.pumpress.com.cn
E-mail：booksale@bjmu.edu.cn
印　　刷：中煤（北京）印务有限公司
经　　销：新华书店
策划编辑：王智敏
责任编辑：张李娜　　责任校对：靳新强　　责任印制：李 啸
开　　本：889 mm×1194 mm　1/16　印张：27　字数：880 千字
版　　次：2022 年 1 月第 1 版　2022 年 1 月第 1 次印刷
书　　号：ISBN 978-7-5659-2524-5
定　　价：155.00 元
版权所有，违者必究
（凡属质量问题请与本社发行部联系退换）

译者名单

主　译

张鸿飞　南方医科大学珠江医院麻醉科

副主译

赵高峰　广东省中医院麻醉科

李凤仙　南方医科大学珠江医院麻醉科

刘　岗　苏州工业园区星海医院麻醉科

主　审

邓小明　海军军医大学第一附属医院（上海长海医院）麻醉学部

徐世元　南方医科大学珠江医院麻醉科

译　者（按姓名汉语拼音排序）

陈利海　南京市第一医院麻醉科

陈　璋　中国科学院大学宁波华美医院

惠　夏　江南大学附属医院麻醉科

李　华　苏州科技城医院麻醉科

刘俊文　南方医科大学珠江医院麻醉科

刘美玉　扬州大学附属医院麻醉科日间手术中心

刘敏于　南方医科大学珠江医院麻醉科

钱　前　南方医科大学珠江医院麻醉科

汪　燕　南方医科大学珠江医院麻醉科

肖　可　中国医科大学附属口腔医院麻醉科

谢创波　广东省中医院麻醉科

叶　靖　广州市第八人民医院麻醉科

尹　晴　广东省中医院麻醉科

袁　嫚　北京积水潭医院麻醉科

曾小莉　西部战区总医院第二派驻门诊部

张卉颖　南京市妇幼保健院（南京医科大学附属妇产医院）麻醉科

张　品　郑州大学附属郑州中心医院麻醉科

张　瑞　南方医科大学珠江医院麻醉科

周　磊　南京医科大学附属常州市妇幼保健院　常州市第五人民医院　麻醉科

周祥勇　浙江大学医学院附属第二医院麻醉科

朱斌斌　宁波大学医学院附属医院麻醉科

朱　江　苏州大学附属第二医院手术部

左珊珊　郑州大学附属郑州中心医院麻醉科

主审简介

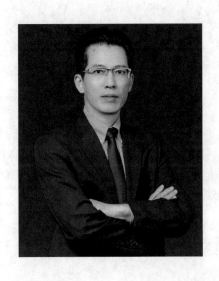

　　邓小明，海军军医大学第一附属医院（上海长海医院）麻醉学部名誉主任、学术带头人、教授、主任医师、博士研究生导师，任中华医学会麻醉学分会候任主任委员兼麻醉科护理学组组长、中国高等教育学会医学教育专业委员会常委与麻醉学教育学组组长、全国高等医药院校麻醉学专业第四届教材编审委员会主任委员、世界麻醉科医师协会联盟（WFSA）出版委员会委员，以及中华医学会《国际麻醉学与复苏杂志》总编辑、《中华麻醉学杂志》副总编辑、《临床麻醉学杂志》副总编辑等。在疑难复杂高危患者麻醉与围手术期管理方面具有丰富的临床经验，在脓毒症的基础与临床方面展开了较为深入的研究。主编或主译著作或教材 30 余部，以第一作者或通讯作者发表论文约 400 篇，其中 SCI 论文约 100 篇。入选上海市"曙光学者"，获得"仁心医者·上海市杰出专科医师奖"，入选"上海市医学领军人才"与"上海市领军人才"。培养毕业博士生 56 名、硕士生 69 名。

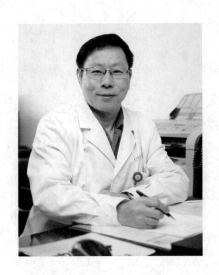

　　徐世元，南方医科大学珠江医院麻醉科二级教授、主任医师、博士研究生导师、博士后合作导师。任中华医学会麻醉学分会第九至十二届委员、中华医学会麻醉学分会第十至十二届产科麻醉学组副组长、广东省医学会麻醉学分会第九届主任委员、中国高等教育学会医学教育专业委员会麻醉学教育学组常务理事、广东省卫生健康委员会麻醉质量控制中心副主任委员、广东省医院协会医院麻醉科管理专业委员会副主任委员，《中华麻醉学杂志》编委、《临床麻醉学杂志》编委、《国际麻醉学与复苏杂志》编委等。

　　主要研究方向为麻醉药中枢与周围神经毒性机制及防治、阿片类药物急性耐受及痛敏的机制与防治、肌松药药效动力学及作用的分子机制与肌松监测方法、器官血流动力学及氧与能量代谢研究。先后以第一作者或通讯作者发表论文 207 篇，SCI 收录论文 52 篇。参与编写专著 29 部，副主编专著 3 部，主编专著 2 部。近年获国家自然科学基金 7 项及省部级基金 10 项，曾获军队或省部级科技进步二等奖与三等奖 5 项。

主译简介

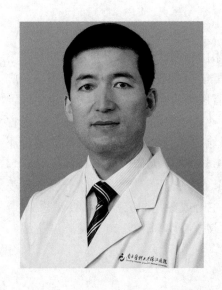

张鸿飞，博士后，主任医师，博士研究生导师，博士后合作导师，南方医科大学珠江医院麻醉科主任。现为中国药理学会麻醉药理专业委员会常务委员、中华医学会麻醉学分会麻醉药理学组学术秘书、广东省药学会麻醉专家委员会副主任委员、广东省医学会麻醉学分会常务委员等。担任 *Ibrain* 英文杂志编委、《中华麻醉学杂志》通讯编委、《国际麻醉学与复苏杂志》青年编委。参与制定本行业专家共识或指南6部，主持国家自然科学基金、广东省自然科学基金等10项，在 *Anesthesiology*、*British Journal of Anaesthesia*、*Stroke*、*Anesthesia & Analgesia* 等期刊发表SCI文章20余篇，主编、主译著作10余部。主要研究方向为糖尿病合并脑卒中的炎症机制、围手术期器官功能保护、危重病患者围手术期血流动力学变化及容量管理。

副主译简介

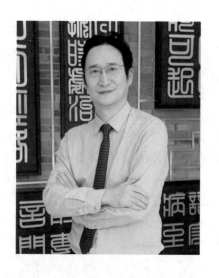

赵高峰，医学博士，主任医师，广州中医药大学第二附属医院（广东省中医院）麻醉大科主任。现任中国中西医结合学会围手术期专业委员会副主任委员、中国心胸血管麻醉学会血液管理分会副主任委员、广州市血液保护学会主任委员、广东省医师协会麻醉科医师分会副主任委员、广东省中西医结合学会麻醉专业委员会常务副主任委员、广东省医院协会医院麻醉科管理专业委员会副主任委员、中国医疗器械行业协会麻醉与围术期医学分会常务委员、中国人体健康科技促进会麻醉与围术期科技专业委员会常务委员、广东省医学会麻醉学分会常务委员、国际气道管理学会创始会员。主持或参与国家及省部级课题 10 余项，第一作者或通讯作者发表 SCI 或核心期刊论文 20 余篇，副主编专业著作 2 部。

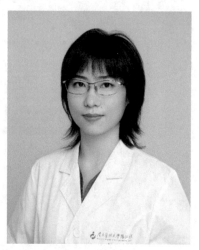

李凤仙，麻醉学博士，副主任医师，博士研究生导师。南方医科大学珠江医院麻醉科副主任。美国圣路易斯华盛顿大学医学院访问学者、博士后，广东省首批杰出青年医学人才。从事临床麻醉 10 余年，研究方向为伤害性感受的周围神经传导通路，神经免疫与脑卒中相关性疾患。学术任职：中国药理学会麻醉药理学专业委员会青年委员会副主任委员，中国神经科学学会麻醉与脑功能分会第一届青年委员会委员，广东省医学会麻醉学分会第十一届委员会委员，广东省女医师协会麻醉与围术期医学专业委员会常务委员。

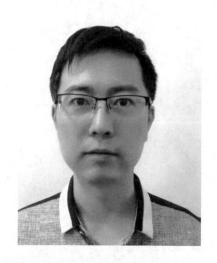

刘岗，医学硕士，麻醉学/重症医学主任医师，苏州工业园区星海医院麻醉科主任，苏州工业园区先进工作者，苏州市中西医结合麻醉学会、疼痛学会委员，党外知识分子代表人士，《医学参考报》疼痛学专刊编委，湘雅疼痛大讲堂、苏州运动医学青年论坛、米勒之声麻醉学院、新青年麻醉论坛、青草互学、《中国医学论坛报》/壹生数字媒体授课嘉宾，新青年麻醉论坛、重症医学公众号文献编译组骨干成员，多篇论文在全国性年会上壁报展出和获奖，主译、副主译、参编医学图书 20 余部。

中文版序

　　随着社会与科技的飞速发展，我国多数医院的麻醉科在设备和药品等方面已得到很大改善，部分甚至与欧美发达国家相差无几。在自身进步并为相关学科发展提供广阔空间的同时，麻醉学科正在成为医院中的重要枢纽和平台学科，并逐步向围手术期医学发展。

　　学科发展中人才是决定性因素，麻醉医学的发展最重要的是提高麻醉科医师的整体水平。麻醉科医师需要洞悉自身及相关学科的最新进展，熟悉疾病及手术伴随而来的病理生理变化，掌握麻醉处理对患者内环境的影响及所产生的非生理学状态变化，了解围手术期治疗对疾病转归及远期预后的影响，从而有助于从手术室走向更广阔的医学领域。由于临床医学的复杂性，以及人力、物力、财力的局限性，每位麻醉科医师不可能掌握所有疾病并经历全部临床状况，因此尽可能地利用全国乃至全球医师们的智慧和经验是提高其临床诊疗能力的重要途径。广泛开展以围手术期常见事件为基础的病例讨论，也已成为广大临床医师喜闻乐见的方式之一。青年学者张鸿飞教授带领全国十余家医院的青年医师团队引进翻译 *Anesthesiology：Clinical Case Reviews*（中文版书名《麻醉学临床病例精解》），通过对特定临床病例的讨论，系统阐述围手术期患者的病理生理改变、诊断要点，以问题为导向，对病例进行详细清晰的分析，抽丝剥茧，逐步深入，为读者提供全面解答及实用的临床处理要点，并总结经验和教训，锻炼临床思维能力，提升突发事件的快速处理能力。

　　麻醉学临床实践复杂多变，涉及多学科知识交叉融合。希望本书的出版能够传递麻醉学、解剖学、药理学、生理学等学科知识，为指导我国广大麻醉科医师有效开展临床病例讨论，提高综合诊疗水平，最终为患者提供安全和高质量的围手术期管理而发挥重要作用。

邓小明　徐世元
2021 年 10 月 18 日

译者前言

1846 年乙醚麻醉的出现，标志着近代麻醉学的开端。此后经历近 200 年的发展，医学领域仍有诸多未知，人体复杂程度也远超已知。既往大家获取新知识主要通过阅读专业书籍及学术期刊等形式，随着新媒体的高速发展，大量微信公众号的出现，海量内容在有效促进专业交流的同时，错误信息的传播速度也明显加快。如何更好地促进专业学习成为临床必须考虑的问题之一，尤其是住院医师规范化培训过程中的自我学习。受疫情影响，网络成为学术交流的重要工具，其中临床病例讨论是大家喜闻乐见的一种形式。在全面掌握医学背景知识及理论的基础上，通过病例讨论的方式可极大地激发各级医师学习、交流专业的兴趣与动力，同时结合个体化的诊疗，将书本知识与临床实践有效结合，促进对基本理论的理解并学习掌握最新进展，做到融会贯通、学以致用。《麻醉学临床病例精解》以真实病例为基础，将临床实践与最新专业指南及新近制定的诊疗标准相结合，涵盖临床麻醉学的全部内容，同时包括麻醉药物使用的基础知识，对于指导并培养临床思维有较大帮助。

近年来我从事麻醉学英文书籍的引进翻译工作较多，个人学习提高的同时，结交了一批有志于专业、醉心于学习的同道，也希望能为国内麻醉学专业领域做一些力所能及的工作，包括通过新青年麻醉论坛建立的《珠江视界》专栏，定期推介国内麻醉科医师所开展的科研工作，也是进行类似的探索。本书内容经过我逐字逐句的校对，期望能在忠于原文的基础上做到信、达、雅，同时对于部分不准确或错误内容以译者注的形式进行了修改，也针对个别内容结合最新进展做了评论，未必恰当，惟愿能更好地为读者提供参考。

翻译工作耗时费力，但所有译者均能采取高度负责的态度，力求巧妙达意的同时，也字斟句酌地反复求证，追求卓越的专业精神令人感动。即便如此，因内容较多，翻译风格也存在差异，虽经后期多次修改，难免会有不足，希望读者在阅读过程中能"捉虫挑刺"，以利于再版时修正。感谢参与本次翻译的所有译者，你们精益求精的专业态度是本书得以顺利出版的强力基石。

感谢邓小明教授与徐世元教授在繁忙的工作之余对全书内容进行高屋建瓴的审校；感谢为本书出版做出努力的北京大学医学出版社王智敏编审，其专业、高效、认真、负责的工作态度值得学习。最后，我要感谢我的爱人和孩子，是你们给了我不断前行的动力、勇气和全方位支持，在我遇到困难或迷茫的时候鼓励我，在我一帆风顺的时候提醒我，使我能时刻保持清醒，笃力前行，你们是我最强有力的后盾。

张鸿飞

2021 年 10 月 25 日

原著前言

近年来，我们感觉非常有必要编写一本简明、可读性强又易于理解的临床麻醉学书籍，可以为培训医师和执业医师临床实践提供借鉴。

本书主要内容包括最新、简捷、易读且具有实践指导意义的专业知识，读者群体主要是准备参加麻醉学考试的培训医师以及从事临床工作的麻醉科医师。

非常感谢为本书顺利出版做出努力的所有人员，数十位作者基于其丰富的临床经验对不同专题进行论述，契合临床、贴近实战是本书的鲜明特点。此外，所有作者非常开明，允许全书及每个部分的主编对编写原稿进行适当修改，以保持全书内容的一致与准确。本书的许多作者来自美国波士顿地区的教学医院，其他作者来自全国的医疗机构，广泛的作者群也保证了可以对麻醉学的内容进行全面而又有侧重的阐述。全书共分为 12 部分、60 章。每一部分基于不同亚专业，章节内容则主要针对麻醉实践中最常发生的临床问题。

非常感谢 Marcia Rosen 女士在本书编写中提供的帮助，感谢施普林格出版社为本书出版所做的努力，同时感谢家人的鼓励与大力支持。希望本书的出版能促进读者学习提高，同时有助于患者临床救治。

波士顿，马萨诸塞州，美国
Linda S. Aglio，MD，MS
Richard D. Urman，MD，MBA

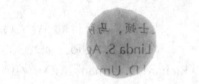

原著者名单

Shamsuddin Akhtar, MD Department of Anesthesiology and Pharmacology, Yale University School of Medicine, New Haven, CT, USA

K. Annette Mizuguchi, MD, PhD, MMSc Department of Anesthesiology, Perioperative and Pain Medicine, Harvard Medical School, Brigham and Women's Hospital, Boston, MA, USA

Michael T. Bailin, MD Department of Anesthesiology, Baystate Health, Springfield, MA, USA

Sibinka Bajic, MD, PhD Department of Anesthesiology, Perioperative and Pain Medicine, Brigham and Women's Hospital, Boston, MA, USA

Levi Bassin, MBBS, PhD, FRACS Cardiac Surgery, Brigham and Women's Hospital, Boston, MA, USA

Raheel Bengali, MD Department of Anesthesiology, Perioperative and Pain Medicine, Brigham and Women's Hospital, Boston, MA, USA

Erin Bettendorf MD Department of Anesthesiology, Perioperative and Pain Medicine, Brigham and Women's Hospital, Boston, MA, USA

Tara C. Carey, MD Department of Anesthesiology, Perioperative, and Pain Medicine, Harvard Medical School, Brigham and Women's Hospital, Boston, MA, USA

Makara E. Cayer, MD Department of Anesthesiology, Massachusetts Eye and Ear Infirmary, Boston, MA, USA

Hyun Kee Chung, MD Division of Pediatric Anesthesia, Department of Anesthesiology and Perioperative Medicine, University of Massachusetts Medical School, Worcester, MA, USA

Martha R. Cordoba Amorocho, MD Department of Anesthesiology, Perioperative and Pain Medicine, Brigham and Women's Hospital, Boston, MA, USA

Lisa Crossley, MD Department of Anesthesiology, Perioperative and Pain Medicine, Harvard Medical School, Brigham and Women's Hospital, Boston, MA, USA

Galina Davidyuk, MD, PhD Department of Anesthesiology and Perioperative Pain Medicine, Brigham and Women's Hospital, Boston, MA, USA

Annemaria De Tina, MD, FRCPC Department of Anesthesiology, Perioperative and Pain Medicine, Harvard Medical School, Brigham and Women's Hospital, Boston, MA, USA

Alimorad G. Djalali, MD, PhD Department of Anesthesiology, Perioperative, and Pain Medicine, Stanford University Medical Center, Stanford, CA, USA

Laura Downey, MD Pediatric Cardiac Anesthesiology, Emory University, Atlanta, GA, USA

Dan Drzymalski, MD Department of Anesthesiology, Perioperative and Pain Medicine, Brigham and Women's Hospital, Boston, MA, USA

Elizabeth C. Eastburn, DO Department of Anesthesiology, Perioperative and Pain Medicine, Boston Children's Hospital, Boston, MA, USA

Herodotos Ellinas, MD Department of Anesthesiology, Children's Hospital of Wisconsin, Medical College of Wisconsin, Milwaukee, WI, USA

Julie A. Gayle, MD Department of Anesthesiology, Louisiana State University School of Medicine, New Orleans, LA, USA

Reza Gorji, MD Department of Anesthesiology, SUNY Upstate Medical University, Syracuse, NY, USA

Caroline S. Gross, MD Department of Anesthesiology, Perioperative and Pain Medicine, Brigham and Women's Hospital, Boston, MA, USA

Lisa M. Hammond, MD Department of Anesthesia, Harvard Medical School, Clinical Instructor, Boston Children's Hospital, Boston, MA, USA

Kevin Handy, MD, MS Department of Anesthesia, Critical Care and Pain Medicine, Massachusetts General Hospital, Boston, MA, USA

Thomas Hickey, MD, MS Department of Anesthesiology, VA Connecticut Healthcare System, Yale University School of Medicine, West Haven, CT, USA

Jeffrey Huang, MD Department of Anesthesiology, Anesthesiologists of Greater Orlando & University of Central Florida, Maitland, FL, USA

Jill Lanahan, MD Department of Anesthesiology, Perioperative and Pain Medicine, Harvard Medical School, Brigham and Women's Hospital, Boston, MA, USA

Stefan Alexandrov Ianchulev, MD Department of Anesthesiology, Tufts Medical Center, Boston, MA, USA

Leslie C. Jameson, MD Department of Anesthesiology, University of Colorado, Aurora, CO, USA

David R. Janfaza, MD Department of Anesthesiology, Perioperative and Pain Medicine, Brigham and Women's Hospital, Boston, MA, USA

Mark R. Jones, BA Beth Israel Deaconess Medical Center, Harvard Medical School, Resident in Anesthesiology, Boston, MA, USA

Alan D. Kaye, MD, PhD, DABA, DABPM, DABIPP Department of Anesthesiology, Louisiana State University School of Medicine, New Orleans, LA, USA

Rachel J. Kaye, MD Bowdoin College, Brunswick, ME, USA

Suzanne Klainer, MD Department of Anesthesiology, Perioperative and Pain Medicine, Brigham and Women's Hospital, Boston, MA, USA

Monica E. Kleinman, MD Department of Anesthesiology, Perioperative and Pain Medicine, Boston Children's Hospital, Boston, MA, USA

Benjamin Kloesel, MD, MSBS Department of Anesthesiology, Perioperative and Pain Medicine, Boston Children's Hospital, Boston, MA, USA

Hanjo Ko, MD Department of Anesthesiology, Perioperative and Pain Medicine, Brigham and Women's Hospital, Philadelphia, PA, USA

Vesela Kovacheva, MD, PhD Department of Anesthesiology, Perioperative and Pain Medicine, Harvard Medical School, Brigham and Women's Hospital, Boston, MA, USA

Jonathan H. Kroll, MD Department of Medicine, MedStar Union Memorial Hospital 201 E University Parkway, Baltimore, MD, USA

Heather L. Lander, MD Department of Anesthesiology, Perioperative and Pain Medicine, Brigham and Women's Hospital, Boston, MA, USA

Fenghua Li, MD Department of Anesthesiology, SUNY Upstate Medical University, Syracuse, NY, USA

Kate Mitchell Liberman, MD Department of Anesthesiology, Perioperative and Pain Medicine, Brigham and Women's Hospital, Boston, MA, USA

Penny P. Liu, MD Department of Anesthesiology, Tufts Medical Center, Boston, MA, USA

Gustavo A. Lozada, MD Department of Anesthesiology, Tufts Medical Center, Boston, MA, USA

Jamahal Luxford, MBBS, FANZCA Department of Anesthesiology, Perioperative and Pain Medicine, Brigham and Women's Hospital, Boston, MA, USA

Jonathan G. Ma, BS, MD Louisiana State University Health and Sciences Center, New Orleans, LA, USA

Alvaro Andres Macias, MD Department of Anesthesiology, Perioperative and Pain Medicine, Brigham and Women's Hospital/Massachusetts Eye and Ear, Boston, MA, USA

Ciorsti J. MacIntyre, MD Arrhythmia Service, Harvard School of Medicine, Brigham and Women's Hospital, Boston, MA, USA

Kai Matthes, MD, PhD Division of Gastroenterology, Department of Anesthesiology, Perioperative and Pain Medicine, Boston Children's Hospital, Harvard Medical School, Boston, MA, USA

Craig D. McClain, MD, MPH Department of Anesthesiology, Perioperative and Pain Medicine, Boston Children's Hospital, Boston, MA, USA; Harvard Medical School, Boston, MA, USA

Dennis J. McNicholl, DO Department of Anesthesiology, Perioperative and Pain Medicine, Brigham and Women's Hospital, Boston, MA, USA

Jonathan R. Meserve, MD Department of Anesthesiology, Perioperative and Pain Medicine, Boston Children's Hospital, Boston, MA, USA

Marilyn Diane Michelow, MD Department of Anesthesiology, Perioperative and Pain Medicine, Brigham and Women's Hospital, Boston, MA, USA

Bridget L. Muldowney, MD Department of Anesthesiology, University of Wisconsin School of Medicine and Public Health, Madison, WI, USA

Viviane G. Nasr, MD Division of Cardiac Anesthesia, Department of Anesthesiology, Perioperative and Pain Medicine, Harvard Medical School, Boston Children's Hospital, Boston, MA, USA

Sara E. Neves, MD Department of Anesthesia, Critical Care and Pain Medicine, Beth Israel Deaconess Medical Center, Cambridge, MA, USA

Ju-Mei Ng, FANZCA Department of Anesthesia, Perioperative and Pain Medicine, Brigham and Women's Hospital, Boston, MA, USA

Lu'ay Nubani, MD Department of Anesthesiology, University Hospital, Syracuse, NY, USA

Anil K. Panigrahi, MD, PhD Department of Anesthesiology, Perioperative, and Pain Medicine, Stanford University Medical Center, Stanford, CA, USA

Vijay Patel, MD Department of Anesthesiology, Lenox Hill Hospital, New York, NY, USA

Carmelita W. Pisano, MD Department of Anesthesiology, Perioperative and Pain Medicine, Brigham and Women's Hospital, Boston, MA, USA

Charles P. Plant, MD, PhD Department of Anesthesia, Tufts Medical Center, Boston, MA, USA

Mihaela Podovei, MD Department of Anesthesiology, Perioperative and Pain Medicine, Harvard Medical School, Brigham and Women's Hospital, Boston, MA, USA

Amit Prabhakar, MD, MS Department of Anesthesiology, University Medical Center, New Orleans, LA, USA

Derek Rosner, DO Department of Anesthesiology, Baystate Medical Center, Springfield, MA, USA

Jonathan Ross, MD, PhD Department of Anesthesia, Baystate Medical Center, Springfield, MA, USA

Ryan Rubin, MD, MPH Department of Anesthesiology, Louisiana State University School of Medicine, New Orleans, LA, USA

Annette Y. Schure, MD Division of Cardiac Anesthesia, Department of Anesthesiology, Perioperative and Pain Medicine, Harvard Medical School, Boston Children's Hospital, Boston, MA, USA

Milad Sharifpour, MD, MS Department of Anesthesia, Critical Care, and Pain Medicine, Massachusetts General Hospital, Boston, MA, USA

Saraswathy Shekar, MB, BS, FFARCS(I) UMass Medical Center, University of Massachusetts Medical School, Worcester, MA, USA

Pingping Song, MD Department of Anesthesiology, Perioperative and Pain Medicine, Brigham and Women's Hospital, Boston, MA, USA

John Stenglein, MD Department of Anesthesiology, Baystate Medical Center, Tufts University School of Medicine, Springfield, MA, USA

Scott Switzer, DO Department of Anesthesiology, Baystate Medical Center, Springfield, MA, USA

Agnieszka Trzcinka, MD Department of Anesthesiology, Perioperative and Pain Medicine, Harvard Medical School, Brigham and Women's Hospital, Boston, MA, USA

Dirk J. Varelmann, MD, DESA, EDIC Department of Anesthesiology, Perioperative and Pain Medicine, Harvard Medical School, Brigham and Women's Hospital, Boston, MA, USA

Kamen Vlassakov, MD Department of Anesthesiology, Perioperative and Pain Medicine, Brigham and Women's Hospital, Boston, MA, USA

Huan Wang, MD Department of Anesthesiology, Perioperative and Pain Medicine, Brigham and Women's Hospital, Boston, MA, USA

Anthony Woodall, MD Department of Anesthesiology, Louisiana State Hospital, New Orleans, LA, USA

Elliott Woodward, MB, Bch BAO, MSc Department of Anesthesiology, Perioperative and Pain Medicine, Brigham and Women's Hospital, Boston, MA, USA

Zhiling Xiong, MD, PhD Department of Anesthesiology, Perioperative and Pain Medicine, Brigham and Women's Hospital, Boston, MA, USA

Dongdong Yao, MD, PhD Department of Anesthesiology, Perioperative and Pain Medicine, Brigham and Women's Hospital, Boston, MA, USA

Cyrus A. Yazdi, MD Department of Anesthesiology/Pain Medicine, UMass Memorial Medical Center, Worcester, MA, USA

Martin Zammert, MD Department of Anesthesia, Perioperative and Pain Medicine, Brigham and Women's Hospital, Boston, MA, USA

Jie Zhou, MD, MS, MBA Department of Anesthesiology, Perioperative and Pain Medicine, Harvard Medical School, Brigham and Women's Hospital, Boston, MA, USA

Nantthasorn Zinboonyahgoon, MD Department of Anesthesiology, Siriraj Hospital, Bangkok, Thailand

Suzana M. Zorca, MD Department of Anesthesiology, Perioperative and Pain Medicine, VABHS, Massachusetts General Hospital, West Roxbury, MA, USA

目　录

第一部分
心血管系统

Jill Lanahan，Martin Zammert

冠状动脉疾病

Suzana M. Zorca，K. Annette Mizuguchi

陈利海 钱前 译 张瑞 赵高峰 校

病例

患者男性，64 岁，临床表现为急性腹痛、呕吐、便秘，影像学检查提示嵌顿性疝，拟急诊行腹腔镜探查术。患者既往合并高血压、血脂异常、三支冠状动脉病变（右冠状动脉狭窄 70%，左主干狭窄 50%，左回旋支狭窄 75%）、尼古丁依赖和继发于骨髓增生异常综合征的全血细胞减少症。

在建立人工气腹时，心电图提示 II、III、aVF 导联 ST 段压低，此时患者出现严重的心动过缓及低血压。经过短暂的停止气腹、静脉泵注去甲肾上腺素及输注红细胞维持血细胞比容在 20% 左右后，ST 段压低得到改善。但术后患者出现心绞痛，伴有下壁导联 ST 段压低和二度房室传导阻滞。高敏肌钙蛋白呈阳性，提示心肌损伤。

既往史	高血压
	高脂血症
	慢性稳定型冠心病，两年前运动试验呈阳性（负荷心肌灌注扫描有轻度下外侧灌注缺损），冠状动脉三支病变（见前文）
	射血分数 65%，中度左心室肥大，轻度二尖瓣反流 / 三尖瓣反流
	无原始细胞增生的骨髓增生异常综合征，伴有全血细胞减少，每隔 1 个月需输注红细胞
	胃食管反流病
	抑郁 / 创伤后应激障碍
	前列腺增生
	尼古丁依赖，吸烟史 45 年，每天 1 包，3 周前开始使用尼古丁贴片

门诊用药	阿司匹林	81 mg 肠溶片每日一次
	阿替洛尔	50 mg 每日一次
	氢氯噻嗪 / 氨苯蝶啶	25/37.5 mg 每日一次
	赖诺普利	20 mg 每日一次
	辛伐他汀	20 mg 每日一次
	舍曲林	50 mg 每日一次
	坦索罗辛	0.4 mg 每日一次
	法莫替丁	20 mg 每日一次
	叶酸	1 mg 每日一次
	硫酸亚铁	325 mg 每日三次
	尼古丁	21 mg/24 h 贴用
过敏史	青霉素（皮疹）	
体格检查	心率 78 次 / 分，血压 184/91 mmHg，呼吸 18 ~ 22 次 / 分，呼吸空气情况下 SpO_2 98%	
	气道检查：Mallampati 气道分级 2 级，甲颏距离 > 3 横指，张口度良好，颈部活动轻微受限，无牙，带有可拆卸假牙	
	全身状态：合作，警觉，但不舒服，轻度呼吸困难	
	心肺检查：心率和心律整齐，无杂音、摩擦音或奔马律，双肺呼吸音清	
	腹部检查：触诊左下腹肌紧张，压痛，反跳痛	
	心电图：窦性心律，78 次 / 分，符合左心室肥大标准，QT 间期 418 ms，III 导联小 Q 波，V2 ~ V3 导联 J 点升高，V1 ~ V2 导联 T 波倒置	

1. 什么是冠状动脉疾病？

冠状动脉疾病（coronary artery disease，CAD）是冠状动脉管腔和血管壁内粥样硬化斑块进行性发展的病理改变。其结果导致心肌血液供应不足，并可能突然或逐渐导致局部心肌缺血和梗死。以前认为 CAD 是慢性脂质代谢紊乱所致，现在认为与动脉粥样硬化、炎症、内皮细胞功能障碍、胶原蛋白合成缺陷、纤维斑变薄、斑块破裂和免疫细胞功能障碍密切相关[1-4]。全球范围内，CAD 高患病率与其高发病率有关并产生较高的医疗费用。慢性 CAD 可急性加重为急性冠脉综合征（acute coronary syndromes，ACS），目前仍是发达国家的主要死亡原因。

2. 冠状动脉的解剖结构

冠状动脉左主干和右冠状动脉起源于主动脉根部，位于左、右冠状动脉窦的上方（图 1.1）。冠状动脉左主干早期分支形成**左前降支动脉**（left anterior descending artery，LAD）和**左回旋支动脉**（left circumflex artery，LCx），左前降支动脉在左心室和室间隔之间向前行进，左回旋支动脉横向后方走行于房室沟。

左前降支动脉的主要分支包括为室间隔供血的室间隔穿支（S1、S2 等）和为左心室前壁供血的对角支（D1、D2 等）。左回旋支动脉的主要分支称为钝缘支（OM1、OM2）和左后侧支（LPL）。

右冠状动脉走行于右房室沟内，发出右缘支供应右心室前壁（RM1、RM2 等）以及右后侧支（RPL）供血心室后侧壁。

右冠状动脉通常还为**窦房结**和**房室结**供血，在心脏传导系统中发挥重要作用。85% 的患者中右冠状动脉发出**后降支动脉**（posterior descending artery，PDA），为左、右心室后壁和后室间隔供血。右冠状动脉还发出供应房室结的动脉分支，这种类型的冠状动脉解剖结构称为"**右冠状动脉优势型**"。

仅有 7% 的患者由左回旋支动脉为后降支动脉及房室结供血（称为"左优势"循环），而 8% 的患者接受双血供，被称为"均衡型"或"非优势型"[5-6]。尽管冠状动脉优势的临床意义尚未明确，但多项研究表明，左优势型或均衡型的患者在急性冠状动脉事件中的预后较差[7-8]。

3. 心脏传导系统的血供

窦房结主要由右冠状动脉供血。70% 的患者窦房结血供仅来自于右冠状动脉。约 25% 的人群中，

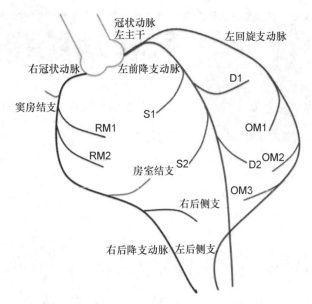

图 1.1 正常冠状动脉解剖示意图（右优势型）。S，左前降支动脉的室间隔支；D，左前降支动脉的对角支；OM，左回旋支动脉的钝缘支；RM，右冠状动脉的右缘支

左回旋支动脉也向窦房结供血，极少数患者窦房结的血供仅来自于左回旋支动脉。窦房结缺血通常由右冠状动脉近端缺血引起，进而影响窦房结自律性，通常导致以心动过缓和顺行性 P 波缺失为特征的交界性逸搏[9-10]。

85% 的人群中，**房室结**主要由右冠状动脉供血。在左优势型或均衡型冠状动脉解剖的患者中，房室结血供可能由右冠状动脉和左回旋支动脉共同提供（占 8%），也可全部由左回旋支动脉提供（占 7%）。房室结缺血损伤可导致房室传导阻滞，表现为 PR 间期延长（一度房室传导阻滞），进行性 PR 间期延长（二度 I 型房室传导阻滞）或全部冲动不能传导（完全性传导阻滞）。希氏束与房室结的血供来源相同，其近端缺血通常导致二度 I 型房室传导阻滞、高度房室传导阻滞和完全性心脏传导阻滞[6, 9]。

希氏束远端和浦肯野纤维网近端包含在室间隔内，室间隔前部由左前降支动脉供血，后部由后降支动脉供血。然而，失去后降支动脉的血供极少会引起严重的心脏传导疾病。左前降支动脉或室间隔穿支病变引起的这些传导束支的缺血可导致新的左束支传导阻滞。

4. 冠状动脉各分支区域缺血或梗死可能引起的损伤类型

由非闭塞性病变引起的血管支配区域缺血可导

致心内膜下损伤或梗死。轻度缺血通常导致舒张功能受损（即心室壁僵硬），进而导致收缩功能受损（**运动功能减退**）。梗死通常是由于局部组织血供完全中断导致，表现为收缩力丧失（**运动障碍**），甚至收缩期缺血区域隆起（**反常运动**）。

左前降支动脉供血室间隔的前 2/3 和左心室前壁（图 1.2），该区域的严重缺血常导致射血分数明显降低和室间隔运动障碍，梗死导致明显的左束支传导阻滞，心电图改变通常发生在心前区导联（V2 ～ V4）[9]。

左回旋支动脉供应左心室侧壁。该区域的局部缺血或梗死导致侧壁导联（包括 I、aVL、V5 和 V6）发生缺血性改变，超声心动图表现为侧壁收缩减弱。左优势型循环的患者中，由于左回旋支动脉闭塞引起左后降支灌注减少，导致下壁缺血。

右冠状动脉优势型循环中，**右冠状动脉**发出后降支动脉分支，因此远端右冠状动脉缺血导致左心室下壁血供减少。严重缺血可导致后乳头肌功能障碍或梗死，可导致急性重度二尖瓣反流。

相比之下，前乳头肌受益于双重供血，较少出现功能障碍。近端右冠状动脉还为右心室和心脏的传导系统供血。这些区域的急性缺血可导致心律失常（请参阅问题 3），还可能由于右心室运动能力减弱而导致急性休克。与左心室相比，由于侧支循环代偿及右心室所需氧气相对较少，如果在缺血性损伤后最初几小时内及时治疗，单纯右心室梗死患者的右心室功能通常可恢复。

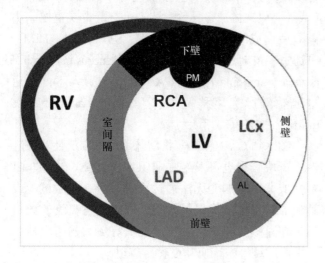

图 1.2　正常冠状动脉灌注示意图。LV，左心室；RV，右心室；LAD，左前降支动脉（灰色）；RCA，右冠状动脉（黑色）；LCx，左回旋支（白色）；AL，前外侧乳头肌；PM，后内侧乳头肌

5. CAD 的主要危险因素有哪些?

有文献证据支持的 CAD 主要危险因素有：高血压，血脂异常，高龄，性别（男性具有更高的危险性），表现为急性冠状动脉事件和早期 CAD 的早期动脉粥样硬化的阳性家族史，糖尿病，以及吸烟。另外，慢性炎性并发症也增加早期 CAD 的发生风险。富含脂质 / 促炎的饮食、久坐以及缺乏运动的生活方式，容易导致 CAD，这些均为可以改变的风险预测指标。女性特有的心血管疾病危险因素还包括妊娠期高血压、偏头痛以及多囊卵巢综合征[11]。高密度脂蛋白胆固醇水平（HDL-C > 60 mg/dl）与 CAD 风险降低有关[12]。

无论男性还是女性，血糖控制不良与心脏代谢综合征的发展密切相关，血糖控制进一步恶化，大血管和微血管并发症急剧增加。英国一项包含 3642 例 2 型糖尿病患者的多中心、前瞻、观察性研究发现，心肌梗死和心力衰竭危险比与平均糖化血红蛋白浓度呈线性上升关系。平均糖化血红蛋白（HbA1c）浓度每降低 1%，致命和非致命心肌梗死的发生率降低约 14%，有临床表现的心力衰竭发生率降低 16%[13]。随着高血糖时间的增加，大血管和微血管并发症的风险增高。

此外，运动可通过促进侧支循环，增加心肌血流量，稳定并可能延缓动脉粥样硬化病变的进展，从而减轻 CAD 大血管的病变[14]。

6. 慢性 CAD 的临床表现有哪些?

慢性 CAD 通常有心绞痛病史，或劳累后胸痛加重而休息时缓解的症状。但 CAD 可以在表现为急性血栓性加重 [例如 ST 段抬高型心肌梗死（STEMI）或非 ST 段抬高型心肌梗死（NSTEMI）、心律失常、充血性心力衰竭和（或）死亡] 之前并无明显症状地缓慢进展数十年。CAD 的发病率和死亡率导致全球负担巨大，据估计，仅在美国每 34 s 就会报告一例心肌梗死或心脏病死亡事件[14]。

近年来，对慢性稳定型 CAD 的机制及其急性表现有了新的认识，特别是冠状动脉管腔进行性狭窄导致在严重狭窄部位血流突然阻塞的旧模式受到质疑。然而，冠状动脉斑块的形成并不仅仅是在疾病过程的早期使血管腔狭窄，向外扩张的血管壁弥补了弥漫性斑块的沉积，并导致持续的炎症过程。该过程导致冠状动脉壁重塑，并广泛影响到冠状动脉树。支持的证据包括观察到斑块破裂和由此引起的炎症级联反应，通常发生在非严重狭窄的部位。继发性梗死发生在冠状动脉树的节段，血管造影通常不易发现[4]。了解更多关于CAD进展和触发急性冠脉综合征新机制的详细描述，请参阅问题9[15-16]。

7. 动脉粥样硬化疾病有哪些相关的心外表现？

虽然慢性CAD发展通常悄无声息，直到急性加重表现为急性冠脉综合征（不稳定性心绞痛、STEMI、NSTEMI），但慢性动脉粥样硬化的心外表现强烈提示存在CAD。高危患者的合并症通常包括外周动脉疾病，如易导致脑血管事件的颈动脉疾病、导致肾功能不全的慢性肾疾病、表现为跛行的外周血管疾病、高血压和主动脉瘤形成。

8. 动脉粥样硬化疾病患者常见的围手术期不良结局有哪些？主要心脏不良事件的定义

在CAD患者中发生率异常高的围手术期不良结局包括：心肌梗死（STEMI/NSTEMI）、充血性心力衰竭、伴有血流动力学障碍的心律失常和死亡。总结上述不良结局时参考的心血管结局相关文献将**主要心脏不良事件**（major adverse cardiac events，MACE）作为药物和外科干预的主要终点，然而目前对于MACE尚未形成共识或标准定义。MACE由反映药物或手术干预措施的安全性和有效性的综合性临床事件组成。

总体而言，多数研究包括安全性终点（心肌梗死、死亡和需要再次血运重建），以及作为MACE一部分的有效性终点。然而，由MACE组成的临床结果在各研究中差异显著。最近一项关于MACE异质性和有效性的研究中，作者强调了用于定义MACE的研究特定个体结果中的实质异质性。他们得出结论，这种异质性使得研究结果之间的不一致不可避免。该研究建议关注安全性结果，而非有效性结果，并避免合并的MACE[17]。

2014年非心脏手术患者围手术期心血管评估与治疗的ACC/AHA指南将**MACE定义为心肌梗死和死亡**，将手术风险分为低风险类型（MACE风险＜1%，例如白内障手术、浅表整形手术）和高风险类型

（MACE风险＞1%）[18]。MACE发生率为1%～5%属于中风险不再是当前指南的一部分[18]。

9. 明确慢性稳定型CAD及其急性血栓并发症的发病机制，包括STEMI和NSTEMI

长期以来，**慢性稳定型CAD**被认为是脂质储存障碍，可变和不可变的危险因素易使冠状动脉进行性狭窄至临界闭塞点。由此产生的冠状动脉血管造影上可见的高级别病变被认为是引起**急性冠脉综合征**的脂质斑块破裂的主要部位。这些部位的斑块破裂触发炎症反应，从而激活血小板、内皮细胞和免疫细胞，导致急性血栓形成（STEMI、NSTEMI）。

管腔狭窄导致血流量受限的传统观念已经被冠状动脉管壁不断扩张以适应不断增长的斑块的新认识所取代。因此，在阻塞性和非阻塞性斑块的部位，冠状动脉壁较早且持续地发生重塑；炎症、内皮损伤、血小板活化和胶原蛋白帽变薄持续不断地循环，随后出现斑块破裂。因此，目前认为与冠状动脉重塑相关的炎症级联反应在冠状动脉树的所有部位均可产生弥漫性斑块损伤，而不仅仅是在关键狭窄部位[2, 19]。

10. CAD病理生理学的新观念如何指导CAD及其急性血栓并发症的现代治疗？

冠状动脉血管造影可见高度狭窄部位的动脉粥样硬化斑块破裂，临床可能表现为不稳定型心绞痛和（或）心肌缺血，并导致灌注不足。严重狭窄处斑块破裂后形成的急性血栓并发症（STEMI、NSTEMI）可通过经皮冠状动脉成形术（percutaneous transluminal coronary angioplasty，PTCA）和支架置入术，或通过冠状动脉旁路移植手术（coronary artery bypass grafting，CABG）治疗。

考虑到CAD患者冠状动脉重塑的广泛性和普遍性，斑块破裂也可发生在非阻塞性部位。这些非阻塞性或非重度病变无法通过血管造影、应激试验或其他冠状动脉成像轻易发现。非阻塞性斑块的数量远远超过临界狭窄，并且可能具有更大的脂质核心和更薄的纤维帽，使其更容易破裂。

非狭窄斑块可数年没有显著临床表现，但当斑块破裂或血栓形成时，可突然出现不稳定型心绞痛或心肌梗死。通过均衡的健康饮食改变生活方式、

锻炼和药物治疗（使用他汀类药物、β 受体阻滞剂）可影响非阻塞性 CAD 的临床治疗。生活方式的改变和药物治疗有助于稳定弥散性、易损性斑块并增加侧支冠状动脉灌注。通过限制脂质核心的扩展、稳固纤维帽、减少与高血糖相关的糖化产物及过量脂肪组织产生的促炎细胞因子暴露、改变生活方式和药物治疗，有助于控制血管壁炎症和动脉重塑的循环。

11. 回顾稳定型心绞痛及其急性血栓并发症的常规疗法

　　β 受体阻滞剂、他汀类药物、抗血小板和降压药滴定控制最佳血压的药物治疗仍是治疗慢性 CAD 的主要方法，用于优化心肌氧供需平衡，并预防急性血栓形成。当发生急性血栓并发症时，必须通过溶栓、冠状动脉支架（包括金属裸支架或药物洗脱支架）或外科手术进行血运重建。紧急血运重建可将炎症级联反应导致的心肌损伤降至最低。

12. 围手术期冠状动脉事件的特征、病因和机制是什么？

　　心脏并发症是围手术期发病率和死亡率的最常见原因。围手术期心肌梗死与典型的非手术急性冠脉综合征的不同之处在于，心肌氧需求性缺血（2 型心肌梗死）比 1 型心肌梗死（由于斑块破裂或侵蚀而引起的心肌梗死）更为普遍。基于最新的生物标志物和治疗措施的文献，ESC/ACCF/AHA/WHF 工作组在 2012 年发布的专家共识对心肌梗死重新进行了分层和定义[20-21]。

1 型	自发性心肌梗死与斑块破裂、侵蚀、裂隙或冠状动脉夹层引起的缺血相关
2 型	由于氧需增加或氧供减少而继发的心肌梗死，如冠状动脉痉挛、栓塞、贫血、心律失常、高血压或低血压引起

13. 通过回顾心肌氧耗的决定因素描述心肌氧需求性缺血的机制

　　当心肌需氧量超过心肌供氧量时，发生心肌

氧需求性缺血。如果未予纠正，将发展为心肌梗死和随后的心肌坏死。在慢性进行性冠状动脉粥样硬化狭窄的患者中，心肌氧需求性缺血可表现为 ST 段改变，例如 ST 段压低、心律失常和房室传导阻滞。

　　心肌耗氧量的主要决定因素包括供氧量（取决于冠状动脉血流量、血红蛋白浓度、血氧饱和度、氧摄取率）和心肌需氧量［包括心率、收缩力和心室壁张力决定因素（如前负荷、后负荷）］。

14. 围手术期心脏风险分层的总体目标是什么？

　　2014 年 ACC/AHA 非心脏手术围手术期心血管评估与治疗指南概述了围手术期风险分层的目标，其中包括：

　　（1）识别存在围手术期 MACE 风险的患者。

　　（2）调整手术时机，以最大程度地降低发生 MACE 的风险。

　　（3）不管手术的最终时机如何，优化长期药物治疗方案。

15. 2014 年 ACC/AHA 围手术期风险分层指南对拟行非心脏手术的患者有什么建议？

　　2014 年 ACC/AHA 非心脏手术围手术期心血管评估与治疗指南（表 1.1）指出，多数患者在进行择期非心脏手术之前不需要进行全面的心脏检查。该指南建议使用基于患者和手术危险因素的美国国家手术质量改善计划（national surgical quality improvement program，NSQIP）风险计算器或修订的心脏风险指数（revised cardiac risk index，RCRI）评估工具。围手术期 MACE 低风险（＜ 1%）患者无需进一步心脏检查或风险分层即可进行手术。

　　对于 MACE 高风险（＞ 1%）的患者，建议对其功能状态进行临床评估。该指南建议对功能状态中度［＞ 4 代谢当量（METs）］或良好（＞ 10 METs）的患者可直接手术，无需进一步的心脏评估。

　　对于功能状态低下或未知的患者，推荐术前进行运动试验或药物负荷心肌灌注成像。仅在诊断缺血性疾病会影响治疗策略时才建议使用此方法。运动和压力测试结果仅在满足既定循证证据的治疗标准时才应进行冠状动脉介入治疗，而无论是否需要手术。不推荐仅以降低围手术期心脏风险为目的的

表 1.1　2014 ACC/AHA 指南：简要总结

证据等级	指南建议
	瓣膜性心脏病
I-C	中度或重度瓣膜病患者应在 1 年内或有临床变化时进行超声心动图检查
I-C	非心脏手术前的瓣膜治疗能有效降低围手术期风险
IIa-B	无症状的重度主动脉瓣狭窄患者可进行手术
IIa-C	无症状的重度二尖瓣反流或射血分数正常的主动脉瓣反流患者可以进行手术
IIb-C	无症状的重度二尖瓣狭窄，但瓣膜形态不适合经皮二尖瓣球囊分离术的患者可以进行手术
	植入型心律转复除颤器 / 起搏器 / 全身使用前列腺素类治疗
I-C	围手术期团队应与心脏病专家、电生理学家或肺动脉高压专家就患者的围手术期计划进行沟通
I-C	慢性肺血管靶向治疗应继续，除非有禁忌证
I-C	对于暂停植入型心律转复除颤器（ICD）治疗的患者，应持续心电监测，同时体外除颤仪处于备用状态，出院前应重新激活 ICD
IIa-C	肺动脉高压专家的术前评估对显著肺动脉高压患者的围手术期管理很有价值
	心电图和超声心动图
IIa-B	已知冠状动脉疾病或充血性心力衰竭患者行非低风险手术应进行心电图检查
IIa-C	原因不明的呼吸困难或呼吸困难加重及心力衰竭患者，应进行超声心动图检查左心室功能
IIb-B	术前心电图对无症状患者进行非低风险手术可能有帮助
IIb-C	既往有充血性心力衰竭但病情稳定，1 年内未评估左心室功能，可考虑再次评估
III-B	不推荐常规的术前超声心动图检查
	围手术期危险分层
IIa-B	建议使用围手术期风险分层工具评估 MACE 风险
III-B	对于围手术期 MACE 低风险的患者，不推荐手术前增加检测内容
	运动试验和负荷试验
IIa-B	对于 MACE 风险升高但功能良好的患者（＞ 10 METs），手术前不建议进行进一步的心脏检查
IIa-B	对于 MACE 风险升高且心功能较差（＜ 4 METs）的患者，如果无创药物应激试验可能改变治疗策略，则推荐进行
IIb-B	对于 MACE 风险升高但心功能中度到良好（≥ 4 METs）的患者，无须进一步测试即可手术
IIb-B	对风险增加而心脏功能不确定的患者，应进行心肺运动测试
IIb-C	对于风险升高但心功能较差或未知的患者，如果运动试验和心脏影像学检查评估心肌缺血可能改变治疗策略，则推荐进行
III-B	围手术期评估没必要进行常规的运动试验或负荷试验
	围手术期血管造影及冠状动脉介入治疗
I-C	根据现有的临床实践指南，如果有血运重建的适应证，非心脏手术前可行血运重建
III-B	如果仅为减少围手术期心脏事件，不推荐非心脏手术前常规冠状动脉血运重建
III-C	不推荐常规进行围手术期冠状动脉造影
	经皮冠状动脉介入治疗（percutaneous coronary intervention，PCI）术后的患者手术时机
I-B	如果可能，手术应推迟至经皮腔内冠状动脉成形术（percutaneous transluminal coronary angioplasty，PTCA）后 14 天和植入药物洗脱支架 365 天后进行
IIa-C	关于抗血小板治疗应形成共识

（续表）

证据等级	指南建议
IIb-B	择期非心脏手术可考虑推迟至金属裸支架植入 180 天后进行，但应评估手术推迟的风险是否大于缺血或支架内血栓形成的风险
III-B	对于围手术期需要停止双重抗血小板治疗的患者，金属裸支架植入 30 天内、药物洗脱支架植入 12 个月之内不推荐行择期非心脏手术
III-C	对于围手术期需要停止双重抗血小板治疗的患者，球囊扩张后 14 天内不推荐行择期非心脏手术
围手术期 β 受体阻滞剂使用	
I-B	术前使用 β 受体阻滞剂的患者应继续治疗
IIa-B	术后根据临床情况使用 β 受体阻滞剂
IIb-B	对于有 3 项或 3 项以上 RCRI 危险因素的患者，术前应开始使用 β 受体阻滞剂
IIb-B	对于有长期使用 β 受体阻滞剂适应证但无其他 RCRI 危险因素的患者，围手术期开始使用 β 受体阻滞剂是否有益尚不明确
IIb-B	基于手术的安全性和耐受性，最好尽早开始使用 β 受体阻滞剂治疗，至少应在手术前 1 天以上使用
IIb-C	对于术前评估心肌缺血中-高危风险的患者，可开始使用 β 受体阻滞剂
III-B	不推荐手术当天开始使用 β 受体阻滞剂
围手术期他汀使用	
I-B	术前服用他汀的择期手术患者应继续服用
IIa-B	血管手术患者可使用他汀治疗
IIb-C	对于接受较高风险手术的患者，可考虑使用他汀治疗
α₂ 受体激动剂	
III-B	非心脏手术患者不推荐使用 α₂ 受体激动剂
血管紧张素转换酶抑制剂（ACEI）和血管紧张素受体阻滞剂（ARB）	
IIa-B	围手术期应继续使用 ACEI 和（或）ARB
IIa-C	如果术前已停用 ACEI 或 ARB，一旦情况允许，术后应尽快恢复使用
抗血小板治疗	
I-C	围手术期团队和门诊专家之间建立共识非常有必要
I-C	金属裸支架或药物洗脱支架植入后 4 ~ 6 周，应继续双重抗血小板治疗，除非出血风险超过支架内血栓形成的风险
I-C	对于植入冠状动脉支架但必须停止 P2Y12 血小板受体阻滞剂才可以手术的患者，推荐继续使用阿司匹林，术后应尽快恢复 P2Y12 阻滞剂治疗
IIb-B	如果心脏事件的风险超过出血风险，推荐在 PCI 后继续使用阿司匹林
IIIb-B	对于未植入冠状动脉支架（颈动脉手术除外）的患者，择期非心脏手术前开始或继续使用阿司匹林并无益处
IIIb-C	对于未植入冠状动脉支架（颈动脉手术除外）的患者，择期非心脏手术前开始或继续使用阿司匹林并无益处，除非缺血事件的风险超过手术出血的风险

治疗，可能对患者产生损害。无论手术具体的时机如何，鼓励优化长期治疗管理的干预措施。相反，如果患者在围手术期评估中存在急性冠脉综合征证据，则应考虑标准的循证治疗，包括立即行有创治疗。

参考文献

1. Nabel EG, Braunwald E. A tale of coronary artery disease and myocardial infarction. N Engl J Med. 2012;366(1):54–63.
2. Libby P, Theroux P. Pathophysiology of coronary artery disease. Circulation. 2005;111:3481–8.

3. Libby P. Mechanisms of acute coronary syndromes. N Engl J Med. 2013;369(9):883–4.

4. Libby P. Mechanisms of acute coronary syndromes and their implications for therapy. N Engl J Med. 2013;368(21):2004–13.

5. Barash PG, Cullen BF, Stoelting RK, Cahalan MK, Stock MC, Ortega R. Clinical Anesthesia. 7th ed. Philadelphia: Lippincott Williams & Wilkins. In: Pagel PS, Kampine JP, Stowe DF, editors. Chapter 10: Cardiac anatomy and physiology. 2013. p. 239–262.

6. Futami C, Tanuma K, Tanuma Y, Saito T. The arterial supply of the conducting system in normal human hearts. Surg Radiol Anat. 2003;25(1):42–9.

7. Veltman CE, van der Hoeven BL, Hoogslag GE, Kharbanda RK, de Graaf MA, Delgado V, van Zwet EW, Schalij MJ, Bax JJ, Scholte AJ. Influence of coronary vessel dominance on short- and long-term outcome in patients after ST-segment elevation myocardial infarction. Eur Heart J. 2015;36(17):1023–30.

8. Goldberg A, Southern DA, Galbraith PD, Traboulsi M, Knudtson ML, Ghali WA. Alberta provincial project for outcome assessment in coronary heart disease (APPROACH) investigators. Coronary dominance and prognosis of patients with acute coronary syndrome. Am Heart J. 2007;154(6):1116–22.

9. Lilly LS, Pathophysiology of Heart Disease. 5th ed. Philadelphia: Lippincott Williams & Wilkins. In: Lin KY, Edelman ER, Strichartz G, Lilly LS, editors. Chapter 1: basic cardiac structure and function. 2011. p. 1–28.

10. Abuin G, Nieponice A, Barcelo A, Rojas-Granados A, Herrera-Saint Leu P, Arteaga-Martinez M. Anatomical reasons for the discrepancies in atrioventricular block after inferior myocardial infarction with and without right ventricular involvement. Tex Heart Inst J. 2009;36(1):8–11.

11. Gill SK. Cardiovascular risk factors and disease in women. Med Clin N Am. 2015;99:535–52.

12. Awtry EH, Jeon C, Ware MG. Blueprints in Cardiology. 2nd ed. Hoboken: Blackwell Publishing. In: Chapter 9: coronary artery disease—pathophysiology. 2006. p. 42–46.

13. Stratton IM, Adler AI, Neil HA, Matthews DR, Manley SE, Cull CA, Hadden D, Turner RC, Holman RR. Association of glycaemia with macrovascular and microvascular complications of type 2 diabetes (UKPDS 35): prospective observational study. BMJ. 2000;321(7258):405–12.

14. Bruning RS, Sturek M. Benefits of exercise training on coronary blood flow in coronary artery disease patients. Prog Cardiovasc Dis. 2015;57(5):443–53.

15. Braunwald E. Coronary plaque erosion: recognition and management. JACC Cardiovasc Imaging. 2013;6:288–9.

16. Renker M, Baumann S, Rier J, Ebersberger U, Fuller SR, Batalis NI, Schoepf UJ, Chiaramida SA. Imaging coronary artery disease and the myocardial ischemic cascade: clinical principles and scope. Radiol Clin North Am. 2015;53(2):261–9.

17. Kip KE, Hollabaugh K, Marroquin OC, Williams DO. The problem with composite end points in cardiovascular studies: the story of major adverse cardiac events and percutaneous coronary intervention. J Am Coll Cardiol. 2008;51(7):701–7.

18. Fleisher LA, Fleischmann KE, Auerbach AD, Barnason SA, Beckman JA, Bozkurt B, Davila-Roman VG, Gerhard-Herman MD, Holly TA, Kane GC, Marine JE, Nelson MT, Spencer CC, Thompson A, Ting HH, Uretsky BF, Wijeysundera DN. ACC/AHA Guideline on perioperative cardiovascular evaluation and management of patients undergoing noncardiac surgery: executive summary. J Am Coll Cardiol. 2014;64(22):e77–137.

19. Duncker DJ, Koller A, Merkus D, Canty JM. Regulation of coronary blood flow in health and ischemic heart disease. Prog Cardiovasc Dis. 2015;57(5):409–22.

20. Landesberg G, Beattie WS, Mosseri M, Jaffe AS, Alpert JS. Perioperative myocardial infarction. Circulation. 2009;119:2936–44.

21. Thygesen K, Alpert JS, Jaffe AS, Simoons ML, Chaitman BR, White HD. Third universal definition of myocardial infarction. J Am Coll Cardiol. 2012;60:1581–98.

推荐阅读

22. Keely EC, Hills LD. Primary PCI for myocardial infarction with ST-segment elevation. N Eng J Med. 2007;356:47–54.

23. Alfonso F, Byrne RA, Rivero F, Kastrati A. Current treatment of in-stent restenosis. J Am Coll Cardiol. 2014;63:2659–73.

24. Antman EM, Anbe DT, Armstrong PW, Bates ER, Green LA, Hand M, et al. ACC/AHA guidelines for the management of patients with ST-elevation myocardial infarction—executive summary: a report of the American College of Cardiology/American Heart Association Task Force on practice guidelines. Circulation. 2004;100:588–636.

25. Fibrinolytic Therapy Trialists (FFT) Collaborative Group. Indications for fibrinolytic therapy in suspected acute myocardial infarction: collaborative overview of early mortality and major morbidity results from all randomized trials of more than 1000 patients. Lancet. 1994: 343:311022.

26. Grines CL, Cox DA, Stone GW, Garcia E, Mattos LA, Giambartolomei A, et al. Coronary angioplasty with or without stent implantation for acute myocardial infarction. Stent primary angioplasty in myocardial infarction study group. N Eng J Med. 1999;341:1949–56.

27. Hochman JS, Sleeper LA, Webb JG, Sanborn TA, White HD, Talley JD, et al. Early revascularization in acute myocardial infarction complicated by cardiogenic shock. SHOCK investigators. Should we emergently revascularize occluded coronaries for cardiogenic shock? N Eng J Med. 1999;341:625–34.

28. Indermuehle A, Bahl R, Lansky AJ, Froehlich GM, Knapp G, Timmis A, et al. Drug-eluting balloon angioplasty for in-stent restenosis: a systematic review and meta-analysis of randomized control trials. Heart. 2013;99:327–33.

29. Ozaki K, Tanaka T. Molecular genetics of coronary artery disease. J Hum Genet. 2015;2(10):1038.

30. Podgoreanu MV, Schwinn DA. New paradigms in cardiovascular medicine: emerging technologies and practices: perioperative genomics. J Am Coll Cardiol. 2005;46(11):1965–75.

2 心肌梗死

Hanjo Ko

陈利海　张瑞　译　李凤仙　赵高峰　校

病例

　　一位有 78 个月严重石棉接触史的患者出现新发的呼吸困难，该患者 1 个月前发现伴有明显的右侧胸膜增厚，考虑间皮瘤。患者拟择期行支气管镜和纵隔镜检查，并进行活检以确定癌症分期。

　　在术前等待区，患者自诉 30 min 前开始胸痛并辐射至下颌和左上肢，在妻子的协助下躺在床上才缓解。

药物史	美托洛尔 100 mg/d
	硝酸异山梨酯 60 mg/d
	赖诺普利 10 mg/d
	阿司匹林 81 mg/d
	阿托伐他汀 80 mg/d
	氯吡格雷 75 mg/d（已维持 7 天）
	甘精胰岛素 35 U/d，含用餐时 5 U
过敏史	无明确药物过敏史
既往病史	一年前经胸超声心动图提示中度二尖瓣反流，慢性心力衰竭，射血分数为 55% ～ 60%
	伴有心肌梗死的冠心病病史：5 年前左回旋支和中间支植入药物洗脱支架，4 年前在第一钝缘支和右冠状动脉植入药物洗脱支架并于左回旋支行球囊血管成形术
	2 型糖尿病：1 个月前糖化血红蛋白 11.6%，控制不佳
体格检查	心率 94 次 / 分，血压 178/ 89 mmHg，呼吸 24 次 / 分，SpO_2 92%（鼻导管吸氧 2 L/min）
	Mallampati 气道分级 4 级，颞下颌关节活动度正常，张口度正常，甲颏距离正常

患者轻度痛苦貌，少量出汗，但可平躺，交流无障碍
床旁心电图显示 V1 ～ V4、Ⅱ、Ⅲ、aVF 导联 ST 段抬高

1. 什么是心肌梗死?

　　心肌梗死是指心肌氧需超过心肌氧供以致心肌缺血和随后发生心肌坏死的疾病过程。心肌梗死通常发生在有冠状动脉粥样硬化斑块形成和冠状动脉进行性狭窄的冠心病患者中。非 ST 段抬高型心肌梗死（non-ST elevation myocardial infarction, NSTEMI）是心内膜下缺血，而 ST 段抬高型心肌梗死（ST elevation myocardial infarction, STEMI）是一种更严重的心肌缺血，影响心肌全层，从心内膜扩散到心外膜的损伤。STEMI 通常是由于以前没有严重狭窄的冠状动脉突然被血栓阻塞。与 NSTEMI 不同，STEMI 属于紧急情况，需要立即治疗以恢复血流，从而挽救剩余的心肌。鉴于心肌损伤程度非线性，而是随时间推移呈曲线，因此仔细选择并及时实施再灌注策略已成为"时间就是心肌"的 STEMI 标志性治疗[1]。

2. 心肌梗死有哪些类型?

　　2012 年，ESC/ACCF/AHA/WHF 重定义心肌梗死联合工作组发表了关于心肌梗死重新定义的专家共识，特别是在新的生物标志物（如肌钙蛋白 C 或 I）和治疗手段日益增加的情况下[2]。新的定义不仅可以更好地描述心肌梗死的各种病因，也有助于开发针对特定类型心肌梗死的更适合的治疗方案

（表 2.1）。

心肌梗死也可以通过心肌缺血大小和位置描述：显微镜下（局灶性坏死）、小（＜ 10% 左心室心肌）、中（10% ～ 30%）和大（＞ 30%）。病理学可以描述为急性（存在多形核白细胞）、缓解期（缺乏多形核白细胞，但存在单核细胞和成纤维细胞）或愈合期（瘢痕组织，无细胞浸润）。整个愈合过程至少需要 5 ～ 6 周。应当注意，心肌梗死的临床表现可能与病理结果并不完全一致，最合适的治疗应该总是基于患者在当时的临床评估。

3. 什么是经皮冠状动脉介入治疗？

再灌注策略取决于心肌梗死的发病和持续时间、冠状动脉闭塞位置、可用的设备情况，以及患者身体状况和病情稳定性。可将再灌注策略进一步分为三个主要类别：经皮冠状动脉介入治疗（percutaneous coronary intervention，PCI）、溶栓治疗和外科血管移植重建。PCI 主要包括球囊血管成形术（有或无支架）以开通造成心肌梗死的冠状动脉，之前未使用纤溶或血小板糖蛋白 Ⅱb/Ⅲa 抑制剂治疗[3]。

在造影引导下，识别病变血管并将金属丝穿过血栓形成的部位，然后将球囊导管（带或不带支架）在闭塞部位充气，以机械方式恢复远端血流。如果解剖学上可行且合适，则首选 PCI 作为冠状动脉再灌注的方法，前提是可以在能够提供手术援助的医院或将患者转移到有这样条件的三级诊疗中心由经验丰富的术者在第一时间内完成（通常定义为 "door-to-balloon"，即就医至球囊扩张的时间≤ 90 min）。有以下情况者 "door-to-balloon" 时间可延长到 90 min 以上[4-7]：

- 存在溶栓治疗的禁忌证。

- 存在溶栓治疗出血的高风险因素，包括患者＞ 75 岁，颅内出血风险增加。
- 临床证据表明与低血压或肺水肿等梗死相关的死亡高风险患者。
- 心源性休克。

最后，假设无禁忌，且病变解剖学上适于支架植入，考虑到复发性心绞痛的发生频率、再狭窄率和需要再次行血运重建手术的风险，支架（药物洗脱支架优于金属裸支架）植入治疗的效果要优于球囊血管成形术[8-9]。

4. 什么是溶栓治疗？

关于何时和（或）哪些患者更倾向于溶栓治疗而非 PCI 治疗的讨论很多。总体来说，与 PCI 相比，溶栓治疗存在更多局限性。例如，符合条件的患者中有 27% 存在溶栓治疗禁忌证，如近期外科手术（3 个月内）、脑血管疾病史或收缩压控制不佳（＞ 200 mmHg）[10]。与成功的 PCI 不同，采用全身性溶栓治疗并不一定能保证病变血管内的血栓溶解。此外，与 PCI 相比，接受溶栓治疗的患者发生再梗死和 2 年死亡率的风险也更高[11]。

尽管如此，溶栓治疗仍然比不进行任何再灌注治疗的临床处理有更好的预后[12]。此外，某些情况下溶栓治疗也优于 PCI。例如，患者在症状发作后不到 1 h 内就诊，溶栓治疗可能会完全避免心肌梗死的发生。

5. 如何确定哪种再灌注策略对患者最适合？

某些情况下，可能会有一种策略优于其他，但总体来说，每个决策均需要针对个人的实际临床状况和需求决定，而不是简单地遵循一种方案。例

表 2.1　心肌梗死类型

1 型	原发性冠状动脉事件，例如斑块的侵蚀和（或）破裂、裂隙、夹层引起的与缺血相关的自发性心肌梗死
2 型	继发于心肌氧耗增加或氧供减少的心肌梗死，例如冠状动脉痉挛、栓塞、贫血、心律失常、高血压或低血压
3 型	突发的心源性猝死，常有症状提示心肌缺血
4a 型	经皮冠状动脉介入治疗（PCI）相关的心肌梗死
4b 型	冠状动脉造影或尸检证实与支架血栓形成相关的心肌梗死
4c 型	冠状动脉造影发现 PCI 后再狭窄或狭窄＞ 50% 相关的心肌梗死
5 型	冠状动脉旁路移植术相关的心肌梗死

如，拟近期行冠状动脉旁路移植术（coronary artery bypass graft，CABG）的左主干病变患者，为了避免长期服用氯吡格雷，优先选择球囊血管成形术。对于双重抗血小板治疗（dual antiplatelet therapy，DAPT）依从性较差的患者，尽管无其他药物洗脱支架禁忌证，但球囊血管成形术可能比药物洗脱支架更理想。另一方面，CABG 通常是有多支冠状动脉病变的糖尿病患者的首选[13]。然而，在有严重的慢性肾疾病合并危及生命的胃肠道出血史的患者中，为避免造影剂相关性肾病导致永久性透析和药物洗脱支架后 DAPT 导致复发性出血，此类患者可能更应选择 CABG。因此，在患者接受某种再灌注治疗策略之前，必须征询专家的意见，并就风险和益处与患者进行坦诚的讨论。

首发症状之后

即使患者的表现不支持明显的心绞痛，但其临床表现与 STEMI 有关。考虑到患者手术属于择期手术，应该取消手术。给予吗啡以缓解症状，输注艾司洛尔以降低心率，从而减少心肌氧需。在针对 STEMI 进行紧急心脏病学会诊后，进行冠状动脉造影，结果发现，其先前的右冠状动脉支架发生支架内再狭窄，左前降支新近闭塞 > 80%。

6. 什么是支架内再狭窄？

区分支架内再狭窄（in-stent restenosis，ISR）与支架血栓形成至关重要。支架内再狭窄是动脉损伤和随后的心内膜组织增生导致直径 > 50% 的狭窄[14]。支架植入后 30 天内需要再次进行血运重建可能提示支架血栓形成，因为新生内膜组织难以在这么短时间引起目标血管的狭窄和（或）闭塞。支架血栓形成常发生心肌梗死，而支架内再狭窄引起的心肌梗死发生率低得多，再狭窄仅意味着冠状动脉管腔直径减小，而非完全闭塞。因此，传统认为支架内再狭窄属于相对良性病变，但最近研究表明，此类患者可能经常发生急性心肌梗死[15-16]。

因为支架内再狭窄的病因复杂（新发动脉粥样硬化、耐药性、支架扩张不足、残留的未发现的动脉粥样硬化斑块等），药物洗脱支架再狭窄的最佳治疗方法尚在研究中。只要支架内再狭窄的解剖条件可行，最流行的治疗措施是再次植入药物洗脱支架或行药物涂层球囊血管成形术，目前可提供最佳

的临床和血管造影结果[17-18]。但再次治疗的成功率因临床情况而异，因此必须认识到在某些时候，尤其是复杂情况下（例如，具有多血管弥散性支架内再狭窄的多血管药物洗脱支架）应考虑 CABG 治疗[19]。

该患者发生 STEMI 最有可能是其新发的左前降支堵塞和先前的右冠状动脉支架支架内再狭窄（氯吡格雷停药 7 天）共同作用的结果。也就是说，患者同时具有 1 型和 4c 型心肌梗死。重要的是认识到因支架内再狭窄重新植入药物洗脱支架的患者存在高风险，除非出现严重并发症，否则应继续使用 DAPT。与此同时，应进行专家会诊，权衡出血和血栓形成风险。

7. 什么是高危 PCI？

遗憾的是，目前尚无公认的高危 PCI 定义，因此能够帮助指导管理以减少围手术期并发症的资料有限。然而，高危 PCI 通常与明显的血流动力学不稳定和技术层面的挑战有关，需要机械循环支持和（或）紧急手术干预的可能更高。高危 PCI 进一步分类的示例见表 2.2[20-21]。

需要注意的是，表 2.2 所列并不全面。因此，其仅能作为示例敦促临床医生在咨询专家意见后寻求更详细的风险分层。

病例跟进

结合新的发现，患者左前降支植入金属裸支架且 RCA 行球囊血管成形术。考虑到该患者临床病情稳定且在 DAPT 1 个月后能够进行最初的癌症分期治疗，因此选择金属裸支架，可以最大程度地缩短 DAPT 的持续时间，因为该患者不久的将来可能接受胸膜切除手术。随后，他被转移到心脏重症监护室，几天后出院。出院 1 周后心内科复诊。

8. PCI 后 DAPT 目前的指导方针是什么？

表 2.3 反映了 2005 年 ACC/AHA 出版的 PCI 后 DAPT 指南[13]。

针对该患者，考虑在左前降支植入新的金属裸支架，因此应每天继续服用氯吡格雷 75 mg 并将每天的阿司匹林剂量增至 325 mg，持续至少 1 个月。择期行癌症分期手术之前，必须重新考虑是否停用

表 2.2　对高风险 PCI 进一步分类的示例[20-21]

解剖位置	对未受保护的左主冠状动脉或同级别血管进行治疗
	冠心病多支血管病变
	左主干分叉处远端治疗
	既往 CABG，包括对桥血管的治疗，特别是对退化的桥血管
	最终残余的冠状动脉
	Duke 心肌危险评分（Duke Myocardial Jeopardy score）> 8
	目标血管为闭塞的第二血管提供侧支供血，后者供应左心室 40% 以上的心肌
	开口处狭窄
	重度钙化病变
	慢性完全闭塞
	SYNTAX 评分 > 33
血流动力学指标	心脏指数 < 2.2 L/（min·m²）
	肺毛细血管楔压 > 15 mmHg
	平均肺动脉压 > 50 mmHg
临床特征	24 h 内或在冠状动脉介入治疗开始时发生心源性休克
	入院时左心室收缩功能障碍（射血分数 < 30% ～ 40%）
	入院时 Killip 分级 Ⅱ～Ⅳ或充血性心力衰竭
	心搏骤停 24 h 内进行冠状动脉介入治疗
	STEMI
	合并血流动力学不稳定、心律失常或顽固性心绞痛的急性冠脉综合征
	心肌梗死病史
	年龄 > 70 ～ 80 岁
	脑血管疾病、糖尿病、肾功能不全、外周动脉疾病或慢性肺疾病的病史

表 2.3　2005 年 ACC/AHA 的 PCI 后 DAPT 指南[13]

阿司匹林	PCI 前：长期每日服用阿司匹林的患者应继续服用（75 mg 或 325 mg）。注意：每日服用阿司匹林 75 mg 与 325 mg 相比心血管预后相似，但出血并发症更少[22-24]
	PCI 前：对于非长期每日服用阿司匹林的患者，应在至少 2 h，最好是 24 h 内给予阿司匹林（300 mg 或 325 mg）
	PCI 后：应每天服用阿司匹林 325 mg
	－ 金属裸支架植入后 1 个月
	－ 西罗莫司洗脱支架植入后 3 个月
	－ 紫杉醇洗脱支架植入后 6 个月
	上述时间之后，应长期每日服用阿司匹林（75 ～ 162 mg）
氯吡格雷	PCI 前：若可行，最好在术前至少 6 h 内给予氯吡格雷负荷剂量 300 mg[25]
	PCI 后：应给予氯吡格雷 75 mg
	－ 金属裸支架植入后至少 1 个月（除非患者出血风险增加，否则应至少使用 2 周）
	－ 西罗莫司支架植入后 3 个月
	－ 紫杉醇支架植入后 6 个月
	理想情况下，对于无出血高风险患者，氯吡格雷应持续使用 12 个月
	对于有支架血栓形成相关的临床特征的患者［如肾功能不全、糖尿病或特定手术（例如多支架或分叉病变治疗）］，应将氯吡格雷使用延长至 1 年以上
	PCI 后：对于可能致命的（例如，未保护的左主干、最后一根冠状动脉血管）亚急性血栓患者，可进行血小板聚集试验。如果对血小板聚集的抑制作用小于 50%，考虑存在氯吡格雷抵抗，可将其剂量增加至 150 mg

氯吡格雷。

9. DAPT 在围手术期的意义是什么?

由于已证明 DAPT 在预防 PCI 后的心血管事件方面优于单独使用阿司匹林、氯吡格雷甚至阿司匹林和华法林联合使用,因此需要个体化考虑是否保留 DAPT 方案[26]。同时,尽管有多个临床实践指南,但围手术期 DAPT 的管理仍在不断研究中[27]。植入后第 1 年发生重大心血管不良事件和支架血栓的风险最高,死亡率高达 45%[28]。在第 1 年中,金属裸支架的内皮化通常需要 4～6 周,而药物洗脱支架则需要 6～12 个月[29]。早期停用抗血小板药物是缺血性并发症的主要决定因素,支架植入 30 天内并发症发生率最高[30]。因此,建议将择期手术至少推迟至金属裸支架植入后 4～6 周,药物洗脱支架植入后 6 个月(最好是 12 个月)。

整个围手术期应继续使用阿司匹林。唯一例外的是闭合空间手术,例如颅内手术、脊柱手术和眼球后房手术。对于限期手术(例如癌症分期或诊断)的患者,延迟 12 个月并不可行。因此,可考虑输注血小板。例如,在术前 12～24 h 内给予最后剂量的阿司匹林和氯吡格雷,然后在术前 1～2 h 内给予 2 个治疗量的浓缩血小板。停用 DAPT 的时间应尽可能缩短,理想情况下术后 6 h 应重新使用阿司匹林,24～48 h 后重新使用氯吡格雷(负荷剂量 ±300 mg)[31]。值得注意的是,该方案不适用于新型抗血小板药物,如普拉格雷或替格瑞洛。

心脏手术中,建议停用氯吡格雷至少 5 天,非心脏手术中数据有限且相互矛盾[13]。DAPT 确实会导致出血、需要输血、机械通气、住院时间延长和二次手术,因此,高危患者中应考虑其他"桥接"治疗(如依替巴肽)[28, 32-34]。

与氯吡格雷相似,普拉格雷也与血小板 P2Y$_{12}$ 受体不可逆地结合,产生更快速、有效和稳定的血小板抑制作用,但增加出血风险[35-36]。因此,普拉格雷在围手术期使用受限。

与氯吡格雷不同,替格瑞洛与血小板 P2Y$_{12}$ 受体可逆性结合,抑制血小板聚集作用更强,与氯吡格雷相比,大出血发生率并无明显差异[37-38]。替格瑞洛的主要优点是半衰期短(6～13 h)和可逆性[39]。围手术期替格瑞洛仅需停用 1 天。

参考文献

1. Gersh BJ, Stone GW, White HD, Holmes DR Jr. Pharmacological facilitation of primary percutaneous coronary intervention for acute myocardial infarction: is the slope of the curve the shape of the future? JAMA. 2005;293:979–86.
2. Thygesen K, Alpert JS, Jaffe AS, Simoons ML, Chaitman BR, White HD. Third universal definition of myocardial infarction. J Am Coll Cardiol. 2012;60:1581–98.
3. Keely EC, Hills LD. Primary PCI for myocardial infarction with ST-segment elevation. N Eng J Med. 2007;356:47–54.
4. Antman EM, Anbe DT, Armstrong PW, Bates ER, Green LA, Hand M, et al. ACC/AHA guidelines for the management of patients with ST-elevation myocardial infarction—executive summary: a report of the American College of Cardiology/American Heart Association Task Force on Practice Guidelines. Circulation. 2004;100:588–636.
5. Ahmed S, Antman EM, Murphy SA, Giugliano RP, Cannon CP, White H, et al. Poor outcomes after fibrinolytic therapy for ST-segment elevation myocardial infarction: impact of age (a meta-analysis of a decade of trials). J Thromb Thrombolysis. 2006;21:119–29.
6. Thune JJ, Hoefsten DE, Linholm MG, Mortensen LS, Andersen HR, Nielsen TT, et al. Simple risk stratification at admission to identify patients with reduced mortality from primary angioplasty. Circulation. 2005;112:2017–21.
7. Hochman JS, Sleeper LA, Webb JG, Sanborn TA, White HD, Talley JD, et al. Early revascularization in acute myocardial infarction complicated by cardiogenic shock. SHOCK investigators. Should we emergently revascularize occluded coronaries for cardiogenic shock? N Eng J Med 1999;341:625–34.
8. Grines CL, Cox DA, Stone GW, Garcia E, Mattos LA, Giambartolomei A, et al. Coronary angioplasty with our without stent implantation for acute myocardial infarction. Stent primary angioplasty in myocardial infarction study Group. N Eng J Med 1999;341:1949–56.
9. Stone GW, Grines CL, Cox DA, Garcia E, Tcheng JE, Griffin JJ, et al. Comparison of angioplasty with stenting, with or without abciximab, in acute myocardial infarction. N Eng J Med. 2002;346:957–66.
10. Juliard JM, Himbert D, Folmard JL, Aubry P, Karrillon GJ, Boccara A, et al. Can we provide reperfusion therapy to all unselected patients admitted with acute myocardial infarction? J Am Coll Cardiol. 1997;30:157–64.
11. Gibson CM, Karha J, Murphy SA, James D, Morrow DA, Cannon CP, et al. Early and long-term clinical outcomes associated with reinfarction following fibrinolytic administration in the Thrombolysis in Myocardial Infarction trials. J Am Coll Cardiol. 2003;42:7–16.
12. Fibrinolytic Therapy Trialists (FFT) Collaborative Group. Indications for fibrinolytic therapy in suspected acute myocardial infarction: collaborative overview of early mortality and major morbidity results from all randomized trials of more than 1000 patients. Lancet. 1994;343:311022.
13. Smith SC Jr, Feldman TE, Hirshfield JW, Jacobs AK, Kern MJ, King SB, et al. ACC/AHA/SCAI guideline update for percutaneous coronary intervention. Circulation. 2006;113:156–75.
14. Mehran R, Dangas G, Abizaid AS, Mintz GS, Lansky AJ, Satler LF, et al. Angiographic patterns of in-stent restenosis: classification and implications for long-term outcome. Circulation. 1999;100:1872–8.
15. Cassese S, Byrne RA, Tada T, Pinieck S, Joner M, Ibrahim T, et al. Incidence and predictors of restenosis after coronary stenting in 10,004 patients with surveillance angiography. Heart. 2014;100:153–9.
16. Chen MS, John JM, Chew DP, Lee DS, Ellis SG, Bhatt DL. Bare metal stent restenosis is not a benign clinical entity. Am

Heart J. 2006;151:1260–4.

17. Alfonso F, Byrne RA, Rivero F, Kastrati A. Current treatment of in-stent restenosis. J Am Coll Cardiol. 2014;63:2659–73.

18. Indermuehle A, Bahl R, Lansky AJ, Froehlich GM, Knapp G, Timmis A, et al. Drug-eluting balloon angioplasty for in-stent restenosis: a systematic review and meta-analysis of randomized control trials. Heart. 2013;99:327–33.

19. Dangas GD, Claessen BE, Caixeta A, Sanidas EA, Mintz GS, Mehran R. In-stent restenosis in the drug-eluting stent era. J Am Coll Cardiol. 2010;56:1897–907.

20. Myat A, Patel N, Tehrani S, Banning AP, Redwood SR, Bhatt DL. Percutaneous circulatory assist devices for high-risk coronary intervention. JACC. 2015;8:229–44.

21. Rihal CS, Naidu SS, Givertz MM, Szeto WY, Burke JA, Kapur NK, et al. 2015 SCA/ACC/HFSA/STS clinical expert consensus statement on the use of percutaneous mechanical circulatory support devices in cardiovascular care. J Card Fail. 2015;21:499–518.

22. Yusuf S, Zhao F, Mehta SR, Chrolavicius S, Tognoni G, Fox KK. Effects of clopidogrel in addition to aspirin in patients with acute coronary syndromes without ST-segment elevation. N Engl J Med. 2001;345:494–502.

23. Mehta SR, Yusuf S, Peters RJ, et al. Effects of pretreatment with clopidogrel and aspirin followed by long-term therapy in patients undergoing percutaneous coronary intervention: the PCI-CURE study. Lancet. 2001;358:527–33.

24. Steinhubl SR, Berger PB, Mann JT III, et al. Early and sustained dual oral antiplatelet therapy following percutaneous coronary intervention: a randomized controlled trial. JAMA. 2002;288:2411–20.

25. Patti G, Colonna G, Pasceri V, Pepe LL, Montinaro A, Di SG. Randomized trial of high loading dose of clopidogrel for reduction of periprocedural myocardial infarction in patients undergoing coronary intervention: results from the ARMYDA-2 (Antiplatelet therapy for Reduction of Myocardial Damage during Angioplasty) study. Circulation. 2005;111:2099–106.

26. Leon MB, Baim DS, Popma JJ, Gordon PC, Cutlip DE, Ho KK, et al. Stent anticoagulation restenosis study investigators. A clinical trial comparing three antithrombotic-drug regimens after coronary-artery stenting. N Engl J Med. 1998;339:1665–71.

27. Darvish-Kazem S, Gandhi M, Marcucci M, Douketis JD. Perioperative management of antiplatelet therapy in patients with a coronary stent who need noncardiac surgery: a systematic review of clinical practice guidelines. Chest. 2013;144:1848–56.

28. Abualsaud AO, Eisenberg MJ. Perioperative management of patients with drug-eluting stents. JACC Cardiovasc Interv. 2010;3:

131–42.

29. Tsimikas S. Drug-eluting stents and late adverse clinical outcomes lessons learned, lessons awaited. J Am Coll Cardiol. 2006;47:2112–5.

30. Iakovou I, Schmidt T, Bonizzoni E, Ge L, Sangiorgi GM, Stankovic G, et al. Incidence, predictors, and outcome of thrombosis after successful implantation of drug-eluting stents. JAMA. 2005;293:2126–30.

31. Thiele T, Sümnig A, Hron G, Müller C, Althaus K, Schroeder HW, et al. Platelet transfusion for reversal of dual antiplatelet therapy in patients requiring urgent surgery: a pilot study. J Thromb Haemost. 2012;10:968–71.

32. Purkayastha S, Athanasiou T, Malinovski V, Tekkis P, Foale R, Casula R, et al. Does clopidogrel affect outcome after coronary artery bypass grafting? A meta-analysis. Heart. 2006;92:531–2.

33. Yende S, Wunderink RG. Effect of clopidogrel on bleeding after coronary artery bypass surgery. Crit Care Med. 2001;29:2271–5.

34. Leong JY, Baker RA, Shah PJ, Cherian VK, Knight JL. Clopidogrel and bleeding after coronary artery bypass graft surgery. Ann Thorac Surg. 2005;80:928–33.

35. Wiviott SD, Braunwald E, McCabe CH, Montalescot G, Ruzyllo W, Gottlieb S, et al. Prasugrel versus clopidogrel in patients with acute coronary syndromes. N Engl J Med. 2007;357:2001–15.

36. Wiviott SD, Trenk D, Frelinger AL, O'Donoghue M, Neumann FJ, Michelson AD, et al. Prasugrel compared with high loading- and maintenance-dose clopidogrel in patients with planned percutaneous coronary intervention: the Prasugrel in Comparison to Clopidogrel for Inhibition of Platelet Activation and Aggregation-Thrombolysis in Myocardial Infarction 44 trial. Circulation. 2007;116:2923–32.

37. Cannon CP, Husted S, Harrington RA, Scirica BM, Emanuelsson H, Peters G, et al. Safety, tolerability, and initial efficacy of AZD6140, the first reversible oral adenosine diphosphate receptor antagonist, compared with clopidogrel, in patients with non-ST-segment elevation acute coronary syndrome: primary results of the DISPERSE-2 trial. J Am Coll Cardiol. 2007;50:1844–51.

38. Storey RF, Husted S, Harrington RA, Heptinstall S, Wilcox RG, et al. Inhibition of platelet aggregation by AZD6140, a reversible oral P2Y12 receptor antagonist, compared with clopidogrel in patients with acute coronary syndromes. J Am Coll Cardiol. 2007;50:1852–6.

39. Angiolillo DJ, Capranzano P. Pharmacology of emerging novel platelet inhibitors. Am Heart J. 2008;156:S10–5.

3 心力衰竭

Dirk J. Varelmann

陈利海 张瑞 译 赵高峰 张鸿飞 校

病例

患者男性，57 岁，劳累后会出现气短和胸痛，行髋关节置换术。

既往史	充血性心力衰竭
	高血压
	糖尿病，胰岛素依赖
	肥胖症
	胃食管反流病
用药史	美托洛尔 25 mg 每日四次
	阿司匹林 81 mg/d
	赖诺普利 20 mg/d
	呋塞米 40 mg 每日两次
	阿托伐他汀 80 mg/d
	甘精胰岛素 / 门冬胰岛素
	奥美拉唑
生命体征	血压 150/80 mmHg，心率 65 次 / 分，呼吸 20 次 / 分，SpO_2 95%，体重 105 kg，身高 172 cm
体格检查	神经系统：未重点检查
	心脏：律齐，S1/S2 正常，可闻及 S3，无杂音 / 摩擦音
	肺部：双肺底呼吸音略有减弱，并可闻及细湿啰音
	双下肢出现凹陷性水肿

患者自诉爬半层楼或平地走三个街区后会出现明显的呼吸短促及夜尿症，过去 2 周内病情加重，而 2 周前他还能够将两袋杂货提上两层楼

1. 心力衰竭的临床表现有哪些？

- 运动耐力下降
- 间质性肺水肿时听诊肺底湿啰音和（或）继发于胸腔积液的双肺底呼吸音减弱
- 心脏听诊可闻及 S3
- 外周性水肿，通常发生在负重肢体
- 全身水肿
- 颈静脉压（jugular venous pressure, JVP）增高，>胸骨角平面 10 cm 以上（译者注：应为胸骨角平面检测，JVP > 10 cmH_2O）
- 右心衰竭伴肝大
- 夜尿
- 阵发性夜间呼吸困难

由于发生心力衰竭时并没有容量超负荷的体征，因此与"充血性心力衰竭"（congestive heart failure, CHF）相比，"心力衰竭"（heart failure, HF）更为准确。心力衰竭是一种临床综合征，心脏结构性或功能性紊乱可导致心室舒张或射血功能的损害[1]。心力衰竭诊断主要基于上述临床体征和患者详细的病史。

2. 急性失代偿性心力衰竭的症状有哪些？

除上述症状外，患者还可表现为以下症状 / 体征：
- 呼吸困难 / 端坐呼吸（肺水肿），低氧血症
- 继发于水肿的体重增加
- 咳嗽 / 喘息，粉红色泡沫痰
- 胸部 X 线片显示"绒毛"浸润影
- 中心静脉压升高，颈静脉扩张
- 胸部 X 线片显示心脏扩大
- 患者可表现为高血压，低血压是恶化的标志

3. 心力衰竭如何分类 / 分级?

心力衰竭的分类分级方法众多,其中纽约心脏协会(New York Heart Association,NYHA)心功能分级最常用(表3.1)[2]。NYHA心功能分级通过患者主观症状进行分类,但对于个别患者,可用其来评估运动功能。Goldman等学者基于特定活动的代谢当量(metabolic costs,METS)开发了一个特定活动量表,对心血管损害程度进行分类(表3.1)[3],其中1 MET定义为耗氧量3.5 ml/(min·kg)。不能爬两层楼或平地走四个街区被认为心功能不全[4-5]。

4. 急性 / 新发心力衰竭与慢性 / 代偿性心力衰竭围手术期麻醉风险有何差异?

心力衰竭患者行大型非心脏手术的死亡率为8%,比没有心力衰竭或冠状动脉疾病(coronary artery disease,CAD)的患者手术死亡率风险高出60%以上。CAD患者合并心力衰竭不会增加死亡或再入院的风险,表明心力衰竭对这些患者的影响最大。风险最高的手术是膝关节上下截肢、结肠癌切除术、开放性腹主动脉瘤修补术、开放性胆囊切除术和肺癌切除术[6]。失代偿性心力衰竭患者发生主要心脏不良事件(major adverse cardiac events,

MACE)的风险非常高,包括心搏骤停和死亡。接受择期非心脏手术的稳定期心力衰竭患者围手术期死亡率与对照组(倾向性配对组)相当,但心力衰竭组住院时间延长且长期死亡率升高[7]。

5. 紧急与急诊手术:定义紧急程度和低风险与高风险。有何意义?

美国心脏病学会(American College of Cardiology,ACC)/ 美国心脏协会(American Heart Association,AHA)建议按照共识对紧急程度进行以下分类,但也有个别机构使用不同的定义(表3.2)[8]。

手术风险分类:
- 低风险:发生MACE或死亡的风险 < 1%
- 高风险:发生MACE或死亡的风险 ≥ 1%

6. 基于左心室射血分数的风险评估

左心室射血分数(left ventricular ejection fraction,LVEF)降低是非心脏大手术不良预后的独立预测因素。LVEF < 30%的患者死亡率显著高于LVEF ≥ 30%的患者,心力衰竭患者虽然LVEF较高(≥ 40%),但死亡率仍然较高[9-11]。

表 3.1　纽约心脏协会心功能分级

分级	NYHA 分级[2]	特殊活动量表[3]
I	患者患有心脏病但活动量不受限,一般体力活动不引起疲乏、心悸、呼吸困难或心绞痛	患者可以进行 ≥ 7 METs 的活动,例如进行户外工作(铲雪)或进行娱乐活动(滑雪,打篮球、壁球、手球)
II	患者患有心脏病且活动量轻度受限,休息时无自觉症状,但一般体力活动可出现疲乏、心悸、呼吸困难或心绞痛	患者可以完成 ≥ 5 METs 但 < 7 METs 的活动,例如携带任何东西上 8 楼,或以 4 英里 / 小时(约 6.4 km/h)的速度平地行走
III	患者患有心脏病且活动量明显受限,休息时无自觉症状,小于一般体力活动即可出现疲乏、心悸、呼吸困难或心绞痛	患者可以完成 ≥ 2 METs 但 < 5 METs 的活动,例如中途不需要中断的淋浴,穿脱衣 / 铺床,擦窗,以 2.5 英里 / 小时(约 4 km/h)的速度平地行走,打高尔夫,穿衣服(不需要中途休息)
IV	患者患有心脏病且不能从事任何体力活动。休息状态下也可出现心力衰竭症状,体力活动后不适加重	患者不能或没有完成 ≥ 2 METs 的活动,不能进行上述活动

表 3.2　紧急程度分级和说明以及手术时间范围

紧急程度分级	手术时间范围	紧急情况说明
紧急	< 6 h	如果不实施手术,可能危及生命或致残。没时间进行临床评估或时间非常有限
急诊	6 ~ 24 h	如果 6 ~ 24 h 内不实施手术,可能危及生命或致残。临床评估时间有限
限期	< 1 周	手术延迟 > 1 周将对评估结果产生负面影响,例如肿瘤手术
择期	1 周至 1 年	手术可延迟 1 年

7. 心力衰竭患者需要或必须做什么检查？

尽管已经有如何管理 CAD 患者的策略，但可能并不适用于心力衰竭患者。因为心力衰竭主要是一种临床诊断，必须进行详尽的病史询问和体格检查。

实验室检查

需要监测基本的代谢指标（血清钠、钾、氯、二氧化碳、尿素氮、肌酐），以排除利尿剂引起的电解质紊乱以及继发于心肾综合征的肾功能不全。心力衰竭的生物标志物［BNP（脑钠肽）、NT-proBNP（N 末端脑钠肽前体）］有一定的预测价值，但尚无数据表明这些生物标志物作为心力衰竭治疗的评估目标时可降低术后风险。因此，不推荐常规监测 BNP/NT-proBNP。

心电图

已知 CAD、严重心律失常、周围动脉疾病、脑血管疾病或其他重大结构性心脏病的患者术前应行静息 12 导联心电图检查，但接受低风险手术者除外。除低风险的手术外，非已知 CAD 的无症状患者可考虑行心电图检查。心电图对接受低风险手术的无症状患者意义不大。

胸部 X 线平片

急性失代偿性心力衰竭患者应行胸部 X 线片检查，以观察是否存在肺水肿、肺血管充血。然而，经过一段时间适应后，上述变化可能消失。

左心室功能评估

对于原因不明的呼吸困难或呼吸困难加重的心力衰竭患者，应于术前评估左心室功能。既往左心室功能障碍的临床稳定患者如果在 1 年内未评估左心室功能，可考虑重新评估，但不建议常规的术前评估。

对有新发或恶化的心力衰竭症状和体征的患者，超声心动图可能有助于确定病因，也可帮助指导术中管理，因为其可以区分收缩功能障碍和舒张功能障碍。

无创性运动检查：对于心功能较差的心力衰竭患者，负荷超声心动图或运动负荷试验可增加预测价值，但不建议用于筛查。

8. 围手术期应继续 / 停用哪种药物？

慢性心力衰竭患者通常需要服用多种药物，主要用于控制心率（β 受体阻滞剂、钙通道阻滞剂、地高辛、胺碘酮、ⅠA-C 类抗心律失常药）、控制血压（血管紧张素转换酶抑制剂、血管紧张素受体阻滞剂等），以及利尿剂、抗凝剂和其他各种药物。以下列出了心力衰竭治疗中的主要药物。

β 受体阻滞剂

如果患者长期使用 β 受体阻滞剂，应继续使用。有关 β 受体阻滞剂的数据大多来自 CAD 患者。尚不清楚这些研究结果是否可以用于心力衰竭患者。如果发生心动过缓 / 低血压，可能需要暂时停用 β 受体阻滞剂。失代偿性心力衰竭是 β 受体阻滞剂的相对禁忌证，患者发生脑卒中的风险可能增加。如果需要开始使用 β 受体阻滞剂，不应在手术当天开始。建议术前 2 ～ 7 天开始使用 β 受体阻滞剂，但也有部分研究建议在术前 30 天以上开始使用。

钙通道阻滞剂

钙通道阻滞剂具有明显的负性肌力作用，在左心室射血分数降低或明显心力衰竭的患者中使用后可能加重其心力衰竭。因此，钙通道阻滞剂通常不用于心力衰竭患者。对于长期使用钙通道阻滞剂的患者，术前建议停用。

地高辛

有关地高辛在围手术期使用的数据非常有限。如果继续使用地高辛，则术后室上性心律失常的发生率较低，但麻醉医师必须做好预防地高辛引起心律不齐的准备（例如，心动过缓 / 窦性心动过缓、快速性心律失常、心室异位、窦房结传导阻滞和心脏停搏）。

血管紧张素转换酶抑制剂 / 血管紧张素受体阻滞剂

如果血压允许，心力衰竭患者应在整个围手术期继续使用血管紧张素转换酶抑制剂 / 血管紧张素受体阻滞剂（ACEI/ARB）。如果停用，应在临床情况允许时尽早恢复使用。约 50% 使用 ACEI/ARB 的患者术中出现短暂低血压，可能需要扩容、升压药或正性肌力药治疗。

醛固酮拮抗剂

其副作用包括高钾血症，因此术前须检查血钾水平。

利尿剂

低血容量和低钾血症是袢利尿剂最常见的副作用。术前和术中应检查电解质，避免使用利尿剂后发生异常变化。

抗凝剂

必须权衡手术出血的风险和抗凝的益处（例如，发生脑血管意外、肺栓塞和深静脉血栓形成）。可能需要将半衰期长的抗凝剂桥接更换为半衰期短的抗凝剂（例如静脉应用肝素／比伐芦定）。

9. 如果患者有植入型心律转复除颤仪，术中应如何管理？是否使用磁控？是否请电生理学专家停用植入型心律转复除颤仪？

晚期心力衰竭患者通常使用植入型心律转复除颤仪（implantable cardioverter-defibrillator，ICD）用于心源性猝死的一级或二级预防，或使用双心室起搏器进行心脏再同步治疗（cardiac resynchronization therapy，CRT）。起搏模式和再同步治疗不在本章范围之内。

单极电刀可能干扰 ICD 和起搏器，甚至损坏设备。ICD 可能会将电灼误判为心动过速，并进行抗心动过速起搏或不适当的除颤电击。电刀也可能抑制起搏器而停止起搏，进而对依赖起搏器的患者产生不利影响。

在起搏器上放置磁铁（译者注：磁控）可暂时将起搏器转换为非同步心室起搏（VOO 模式）。如果设定的心率过低，心力衰竭症状可能加重，应咨询起搏器／电生理售后服务，将起搏器心率重新设定。

ICD 对放置在设备顶部磁铁的响应不同——ICD 治疗将暂停，但起搏功能和模式不受影响。体外除颤器必须立即可用，最理想的是将除颤电极贴在患者身上。如果患者依赖心脏起搏器，ICD 必须暂时重新编程为非同步模式，因为当其被编程为包括感知患者潜在节律在内的某些模式［DDD（R）、VVI 等］时，电刀可能抑制 ICD 的作用。

双极电刀的优点是对 ICD 和起搏器的干扰较小。如果使用单极电刀，应放置负极板，使电流不会通过或靠近脉冲发生器和导线，虽然可能无法完全避免干扰[12]。

10. 对心力衰竭患者实施麻醉诱导时，你能预料到什么问题？

患者麻醉诱导的风险有：
– 低血压
– 高血压
– 心律失常

11. 发生低血压的可能原因

– 患者可能收缩能力储备有限。大部分麻醉药物（包括多数吸入麻醉药）均具有负性肌力作用。如果患者心率难以增加（例如继发于受体阻滞），心排血量（cardiac output，CO）将随血压下降而下降。
– 麻醉诱导时全身血管阻力（systemic vascular resistance，SVR）可能下降。CO 长期降低的患者，SVR 通常升高，以维持血压确保脏器灌注。
– 谨记：平均动脉压（MAP）= CO×SVR
– 多数晚期心力衰竭患者使用高剂量利尿剂，可能出现血管内容量不足。
– 心力衰竭和舒张功能障碍的心脏中左心室充盈越来越依赖于心房收缩（"心房搏动"）。心力衰竭本身会增加患者心房颤动的风险，其机制包括心房牵拉、电解质失衡和可能的神经体液因素（去甲肾上腺素释放、手术应激和炎症介质）。

12. 心排血量的决定因素有哪些？

– 心率和心律
– 前负荷
– 后负荷
– 心肌收缩功能（肌力）
– 心肌舒张功能（舒张性能）
心排血量=每搏输出量×心率
每搏输出量主要取决于前负荷（即心室充盈）、

心肌收缩力、收缩期时长和后负荷。随着前负荷的增加，心肌收缩力增加，从而增加每搏输出量，当达到某一点时，即到达平台期后，进一步增加前负荷就不会增加每搏输出量（即 Frank-Starling 曲线的平台期）。

13. 选择哪种麻醉方式进行髋关节置换？讨论所选麻醉方式对血流动力学的影响

此手术可在区域麻醉、椎管内麻醉或全身麻醉下进行。所有麻醉方式均可使用，主要取决于手术类型、禁忌证及患者意愿。区域麻醉的优点是可提供超前的术后镇痛并避免呼吸系统并发症。

椎管内麻醉可引起低血压，尤其是使用较大剂量利尿剂的晚期心力衰竭患者。椎管内麻醉的禁忌证包括使用抗凝药、患者无法忍受手术体位以及患者拒绝。

14. 如何进行椎管内麻醉？

椎管内麻醉引起的交感神经阻断可导致血管内容量不足的晚期心力衰竭患者出现严重低血压。心力衰竭患者属于前负荷依赖型，尤其是舒张功能障碍患者，因此通过谨慎的输液扩容可恢复血压。然而应避免容量超负荷及其并发症（肺水肿）。首选 α_1 激动剂（去氧肾上腺素、去甲肾上腺素）和（或）正性肌力药物（麻黄碱），以免使用大量液体。可使用腰-硬联合麻醉代替单次给药的蛛网膜下腔麻醉，减少鞘内局麻药的剂量，鞘内使用阿片类药物，并且使用合适的硬膜外麻醉药物剂量以满足手术所需的麻醉水平。也可采用硬膜外麻醉，并谨慎滴定局麻药用量。

15. 该患者如何进行全身麻醉诱导？

心力衰竭患者常因呼吸困难或端坐呼吸而不能平躺。这些患者麻醉诱导后易出现低血压，因为麻醉药物通常会降低心肌收缩力、心率、前负荷和后负荷。可使用几种不同特性的麻醉诱导药物，取决于患者特征和麻醉医生的偏好。理想的麻醉诱导药应起效快，不引起低血压或其他副作用。另一个理想特性是不依赖脏器功能并能快速清除。一般来说，可使用中等剂量的阿片类药物（芬太尼

$1 \sim 2$ μg/kg，舒芬太尼 $0.1 \sim 0.2$ μg/kg）与氯胺酮（$1 \sim 3$ mg/kg）、依托咪酯（$0.2 \sim 0.3$ mg/kg）或丙泊酚（$0.5 \sim 2$ mg/kg）联合诱导，并减弱气管插管时的血流动力学反应。使用快速起效的肌松药有利于气管插管。

16. 使用什么麻醉药物维持麻醉？

使用全凭静脉麻醉和吸入麻醉药均可。应减少剂量，以降低对心血管系统的抑制。阿片类药物和苯二氮䓬类药物有助于减少吸入麻醉药/静脉麻醉药的用量，并有利于维持血流动力学稳定。

17. 术中如何监测血流动力学？

美国麻醉医师协会（ASA）的监测标准适用于该类患者：心电图，血压，氧饱和度，循环功能，体温，吸入和呼出气体浓度（全身麻醉）。另外，可根据患者状况考虑以下监测。

持续有创血压监测

通过动脉置管（"a-line"）进行有创血压监测，对于正在接受预期可能发生血流动力学剧烈波动的手术的晚期心力衰竭患者至关重要，且可通过动脉置管方便采血进行血气分析。对于麻醉前即存在血流动力学不稳定的患者，可在麻醉诱导前进行动脉穿刺置管。

中心静脉导管

可通过中心静脉导管输注血管活性药物，监测中心静脉压并进行波形分析。中心静脉压的绝对值无法反映患者的容量状态，但其变化可提示血流动力学变化加剧或急性失代偿（例如急性右心衰竭导致中心静脉压突然升高）。中心静脉压波形还可反映心脏功能的相关信息（例如，高 c-v 波是急性右心室扩张继发的功能性三尖瓣反流的征兆，y 波消失提示心脏压塞）。

是否需要放置中心静脉导管取决于患者的基础血流动力学状态、预期的液体变化和需要使用升压药/正性肌力药的可能性。

肺动脉导管

不建议常规放置肺动脉导管（pulmonary artery

catheters，PAC），因为现有数据显示放置 PAC 后并未改善预后。但对于部分患者，尤其是严重 / 失代偿性心力衰竭患者且预计会出现大量液体转移或肺动脉高压时，推荐放置 PAC。通过 PAC 可进行连续的心排血量监测，但其放置和监测指标的解读需要专业的理论与经验。

经食管超声心动图

经食管超声心动图（transesophageal echocardiography，TEE）监测对患有严重左心和（或）右心功能不全的患者有一定价值。其对于发现新的室壁运动异常灵敏度较高。急救 TEE 可能有助于深入了解术中血流动力学不稳定的病因（例如，血容量不足、左心室 / 右心室功能降低、心脏压塞、新发的局部室壁运动异常、肺动脉压力增加、肺栓塞、瓣膜反流 / 狭窄等）。

18. 血流动力学管理中，如何使用升压药或正性肌力药？

缩血管药物

最常用的升压药是去氧肾上腺素、多巴胺、去甲肾上腺素和血管加压素。尽管心力衰竭患者后负荷增加可能减少心排血量，但使用升压药可增加血压以维持器官灌注。

多巴胺是一种剂量依赖性强心药和升压药，剂量大于 10 μg/（kg·min）时通过作用于 α_1 受体产生收缩血管的作用。其作用于 β_1 受体，可引起心律失常和心动过速。与去甲肾上腺素相比，心源性休克患者使用多巴胺会增加死亡率[13]。

去甲肾上腺素通过兴奋 α_1 受体产生收缩血管作用，并通过兴奋 β_1 受体产生正性肌力作用。因此升高血压的同时，并不降低心排血量（甚至可增加心排血量）。

血管加压素是一种单纯的血管收缩药物，用于其他药物治疗无效的休克患者，也用于 ACEI 治疗引起全身血管阻力降低的患者。其不增加肺血管阻力（pulmonary vascular resistance，PVR），在不增加右心室后负荷的情况下提高全身血管阻力，是右心室需要药物支持并同时使用变力血管扩张药物患者的首选药物。

正性肌力药

肾上腺素是一种剂量依赖性升压药和强心药。剂量 > 5 μg/min 时，α_1 受体介导的升压作用占主导。肾上腺素可引起心律失常。

多巴酚丁胺是一种具有明显 β_1 受体协同作用的强心药。由于不作用于 α_1 受体，其仅增加心排血量（收缩性和变时性）。某些患者中使用多巴酚丁胺可能导致血压轻度降低，而心力衰竭患者的心排血量通常较低，增加心排血量常引起血压升高。

血管扩张药 / 变力血管扩张药

硝酸甘油低剂量时主要扩张静脉容量血管，降低前负荷；较高剂量时扩张动脉，包括较大的心外膜动脉，从而改善心肌灌注，而不引起冠状动脉窃血现象。

硝普钠是一种一氧化氮（NO）供体，扩张动脉作用强于静脉，从而主要减少后负荷。其起效快，作用时间短。长时间或高剂量输注会导致氰化物毒性。

尼卡地平 / 氯维地平是二氢吡啶类钙拮抗剂，选择性作用于动脉平滑肌，从而减少后负荷。氯维地平的半衰期为 1 min，能被血液和组织酯酶分解，与硝普钠相比更受青睐。

米力农是一种磷酸二酯酶（PDE3）抑制剂，可增加心肌收缩力并通过降低全身血管阻力来降低左心室后负荷。与多巴酚丁胺相比，米力农致心律失常的作用更低，且对 β 受体下调的心力衰竭患者有效。其可能导致严重低血压，尤其是大剂量使用时，因此使用受限。

19. 心力衰竭常见的心律失常有哪些？

心室颤动或室性心动过速需要立即进行除颤或电复律。缓慢型室性心动过速有时可以耐受一段短暂的时间，但应尽快为患者进行电复律。复律成功后仍可能复发为心室颤动 / 室性心动过速，因此须谨慎开始使用抗心律失常药物。

心房颤动在心力衰竭患者中很常见。血流动力学不稳定的患者通常需要电复律，血流动力学稳定患者的治疗目标是控制心室率。新发心房颤动急性发作时，合理做法是使用短效药物（地尔硫䓬、艾司洛尔）进行抗心律失常治疗而非胺碘酮，尽管胺碘酮静脉注射（尤其持续输注）时甚少发生低血压。地高辛也可用于抗心律失常，但即使采用快速给药方案，也需要数小时才能起效。

心力衰竭患者对**心动过缓**的耐受性通常较差，因为可能导致全身组织灌注不足，特别是在左心室射血分数严重下降的患者。此时可选择阿托品/格隆溴铵，但阿托品会导致较长时间的心动过速，并透过血脑屏障，导致老年患者产生副作用（精神错乱、躁动等）。多巴酚丁胺、多巴胺、异丙肾上腺素和肾上腺素具有正变时性，比阿托品/格隆溴铵的半衰期更短。某些情况下，可能需要经皮（起搏垫）或经静脉起搏。

20. 对于正性肌力药物和血管扩张剂/血管收缩剂治疗无效的晚期心力衰竭患者，还有哪些治疗选择？

如果药物治疗无法改善心力衰竭，或对于急性失代偿性心力衰竭，应考虑心脏循环辅助装置〔例如主动脉内球囊反搏（IABP）、左侧或双侧心室辅助装置、动静脉体外膜肺氧合（VA-ECMO）〕。这些有创治疗均需要心内科介入医生和（或）心脏外科医生的参与。

21. 如何治疗右心衰竭？

心力衰竭患者易出现右心衰竭，继发于缺血、心动过速/心动过缓或三尖瓣反流。右心室无法对抗较高的肺血管阻力进行有效泵血，通常依赖于前负荷，因而血容量不足会导致右心室排血量减少，进而导致左心室排血量减少。在衰竭的心脏中，右心室可能无法应对血容量过多，从而导致右心室急剧扩张和失代偿。严重的三尖瓣反流也会导致右心室容量超负荷。右心室扩张可引起功能性三尖瓣关闭不全，因为右心室扩张会导致三尖瓣环扩张，减少了三尖瓣瓣叶的接合面积。

右心衰竭的治疗包括优化前、后负荷，以及增加右心室收缩力。

优化前、后负荷：
- 避免气道高压（例如内源性 PEEP）
- 吸入一氧化氮/前列腺素以降低肺血管阻力
- 避免高碳酸血症、酸中毒
- 避免低氧血症

增强收缩力：
- 正性肌力药和变力血管扩张药：米力农、肾上腺素、多巴酚丁胺
- 不增加肺血管阻力的升压药：血管加压素
- 机械设备支持（右心室辅助装置，VA-ECMO）

22. 结合诊断和治疗心力衰竭的知识，如何处理患者？

该患者有心力衰竭病史，正在使用的治疗药物有 β 受体阻滞剂、血管紧张素转换酶抑制剂和利尿剂。然而患者近期功能状态有所下降，轻度活动后即出现呼吸困难（由先前的 NYHA Ⅱ 进展为 NYHA Ⅲ）。患者在接受可能大量失血的择期手术之前，需进一步检查（心电图、经胸超声心动图）并进行术前优化。

参考文献

1. Hunt SA, Abraham WT, Chin MH, Feldman AM, Francis GS, Ganiats TG, et al. 2009 focused update incorporated into the ACC/AHA 2005 guidelines for the diagnosis and management of heart failure in adults. J Am Coll Cardiol. 2009;53(15):e1–90.
2. The Criteria of the New York Heart Association. Nomenclature and criteria for diagnosis of diseases of the heart and great vessels. 9th ed. Boston, MA: Little, Brown & Co.; 1994. p. 253–6.
3. Goldman L, Hashimoto B, Cook EF, Loscalzo A. Comparative reproducibility and validity of systems for assessing cardiovascular functional class: advantages of a new specific activity scale. Circulation. 1981;64(6):1227–34.
4. Reilly DF, McNeely MJ, Doerner D, Greenberg DL, Staiger TO, Geist MJ, et al. Self-reported exercise tolerance and the risk of serious perioperative complications. Arch Intern Med. 1999;159 (18):2185–92.
5. Girish M, Trayner E, Dammann O, Pinto-Plata V, Celli B. Symptom-limited stair climbing as a predictor of postoperative cardiopulmonary complications after high-risk surgery. Chest. 2001;120(4):1147–51.
6. Hammill BG, Curtis LH, Bennett-Guerrero E, O'Connor CM, Jollis JG, Schulman KA, et al. Impact of heart failure on patients undergoing major noncardiac surgery. Anesthesiology. 2008;108 (4):559–67.
7. Xu-Cai YO, Brotman DJ, Phillips CO, Michota FA, Tang WHW, Whinney CM, et al. Outcomes of patients with stable heart failure undergoing elective noncardiac surgery. Mayo Clin Proc. 2008;83 (3):280–8.
8. Fleisher LA, Fleischmann KE, Auerbach AD, Barnason SA, Beckman JA, Bozkurt B, et al. 2014 ACC/AHA guideline on perioperative cardiovascular evaluation and management of patients undergoing noncardiac surgery. J Am Coll Cardiol. 2014;64(22):e77–137.
9. Healy KO, Waksmonski CA, Altman RK, Stetson PD, Reyen-tovich A, Maurer MS. Perioperative outcome and long-term mortality for heart failure patients undergoing intermediate- and high-risk noncardiac surgery: impact of left ventricular ejection fraction. Congest Heart Fail. 2010;16(2):45–9.

10. Kazmers A, Cerqueira MD, Zierler RE. Perioperative and late outcome in patients with left ventricular ejection fraction of 35% or less who require major vascular surgery. J Vasc Surg. 1988;8 (3):307–15.

11. Meta-analysis Global Group in Chronic Heart Failure (MAGGIC). The survival of patients with heart failure with preserved or reduced left ventricular ejection fraction: an individual patient data meta-analysis. Eur Heart J. 2012;33(14):1750–7.

12. American Society of Anesthesiologists. Practice advisory for the perioperative management of patients with cardiac implantable electronic devices: pacemakers and implantable cardioverter-defibrillators. Anesthesiology. 2011;114(2):247–61.

13. De Backer D, Biston P, Devriendt J, Madl C, Chochrad D, Aldecoa C, et al. Comparison of dopamine and norepinephrine in the treatment of shock. N Engl J Med. 2010;362(9):779–89.

低体温

4

Dirk J. Varelmann

陈利海　张瑞　译　赵高峰　张鸿飞　校

1. 低体温的定义是什么？

低体温的定义有多种。不同领域的专家对轻度、中度、重度和深度低体温的定义不同。对于心搏骤停后的患者，通常将温度控制在 32 ～ 34℃称为"治疗性低体温"。

Collaborative Research（CORE）小组在关于主动脉弓手术中的低体温专家共识中建议采用以下分类[1]：

- 轻度：28.1 ～ 34℃
- 中度：20.1 ～ 28℃
- 重度：14.1 ～ 20℃
- 深度：≤ 14℃

体温监测部位为鼻咽部温度。

2. 低体温对脑代谢有什么影响？

体温每降低 1℃，大脑的代谢降低 6% ～ 10%。因此，体温 32℃时，大脑代谢率降低至正常值的一半[2]。

3. 列出与低体温相关的其他代谢变化

- 随着脂肪代谢增加，甘油、游离脂肪酸、乳酸的释放增加。
- 胰岛素分泌减少。
- 胰岛素抵抗。
- 由于血氧摄取能力下降而导致血氧水平升高。
- 如果未调整呼吸机的设置以适应二氧化碳排放量的减少，则可能引起低碳酸血症。

4. 已知的低体温保护机制还有哪些？

- 凋亡信号通路的中断（胱天蛋白酶介导）。

- 预防线粒体功能障碍。
- 缓解神经级联（谷氨酸积累，细胞内钙内流）的破坏过程。
- 抑制缺血引起的炎症反应。
- 减少一氧化氮（NO）的产生。
- 减少氧自由基的产生。
- 减少缺血再灌注引起的血管渗透性改变。
- 改善对缺血的耐受性。

5. 低体温治疗分为哪三个阶段？

（1）诱导阶段：开始降温，心搏骤停后目标温度为 34℃，应尽快实现。

（2）维持阶段：保持温度波动最小。

（3）复温（或去除降温）阶段：缓慢控制的升温（心搏骤停患者为 0.2 ～ 0.5℃/h）。

6. 列出诱导（降温）阶段低体温最常见的不良反应

- 低血容量。
- 高血糖。
- 电解质紊乱。
- 寒战。
- 皮肤血管收缩[3-4]。

必须随时调整呼吸机参数的设置、胰岛素剂量、血管活性药物、镇静药物并纠正电解质水平。

维持阶段患者趋于稳定。该阶段患者发生血容量不足、寒战和电解质紊乱的风险明显降低。寒战显著增加代谢率、呼吸做功和心肌耗氧量。镇静剂、麻醉药和其他药物（镁剂、可乐定、哌替啶、酮色林和安非他酮）可抑制寒战。个别病例可能需要给予肌松处理[5]。

轻度低体温下，心脏收缩功能改善，但部分患者可能出现轻度舒张功能障碍。心排血量及心率均降低。然而，随着心肌氧消耗量的减少，心脏氧供需仍然平衡。重度低体温（温度＜30℃）时会导致心肌收缩力降低[6]。

应缓慢复温（或去除降温），温度升高速度为0.2～0.5℃/h。快速复温会引起电解质转移紊乱，其中高钾血症最危险。患者对胰岛素的敏感性会随着温度的升高而增加，因此必须对胰岛素剂量进行相应调整。在低体温过程中转移至细胞内的钾离子会在复温期间释放至细胞外，导致高钾血症。缓慢复温或肾替代疗法可改善这种情况。快速复温还可导致颈静脉血氧饱和度显著降低。复温后，必须维持正常体温，因为体温过高会抵消低体温所产生的积极作用[7]。

7. 心搏骤停后治疗性低体温的目标温度是多少？

心搏骤停后低体温治疗研究组（Hypothermia After Cardiac Arrest Study Group，HACA）共纳入275名患者，治疗性低体温组降温的目标温度为32～34℃。这些数据已成为多数指南和建议的基础。最近一项大型研究将950名因心源性原因导致心搏骤停后无意识的患者随机分为33℃或36℃的目标体温治疗组。使用改良Rankin量表评分作为判断神经功能恢复的参数，结果发现两组并无统计学差异[8]。值得一提的是，后一项研究中的患者在心搏骤停后的72 h内进行了积极的体温管理，以避免出现发热和体温过高。

8. 简要解释低体温期间体温过低导致低血容量的机制

多种因素共同作用引起低温性利尿（cold diuresis）[9]：
- 由于交感神经系统激活引起去甲肾上腺素分泌，血管收缩引起静脉回流增加。
- 心房钠尿肽（atrial natriuretic peptide，ANP）活化。
- 抗利尿激素（antidiuretic hormone，ADH）水平下降。

- 肾小管功能障碍。

有时利尿过快导致血容量不足，引起电解质失衡和低血压。

9. 低体温会导致心律和心率如何变化？

心率和心律的变化依赖于温度。体温过低时最初导致静脉回流增加，进而导致窦性心动过速，通常较轻。而当温度＜35.5℃时会引起窦性心动过缓。此时动作电位和自动去极化时间延长，传导速度减慢，引起PR和QT间期延长，QRS波增宽。有时会观察到J点（Osborn波）。轻度低体温减少心律失常的发生，而重度低体温（＜28℃）增加心律失常的风险，且治疗更加困难。温度低于30℃时发生心房颤动是一个警告征象，应及时恢复到30℃以上。温度＜28℃时会出现其他心律失常，如室性心动过速和心室颤动。

10. 低体温对冠状动脉灌注有什么影响？

轻度低体温下，心脏氧供需的平衡会向有利于心肌方向发展：无冠状动脉疾病的患者氧消耗代谢率降低，冠状动脉灌注增加。在存在严重动脉粥样硬化的冠状动脉中，低体温会引起血管收缩[10]。避免寒战至关重要，因为这可能导致代谢率增加40%～400%[11-12]。

11. 低体温会导致严重出血吗？

当温度＜34℃时会发生血小板功能障碍。当温度降至33℃以下时，凝血因子的功能和合成均受到影响[13]。然而，治疗性轻度低体温时导致严重出血的风险相对较小。

12. 低体温是否增加感染风险？

术中和术后低体温与伤口感染和肺炎的增加有关。治疗性降温时，感染风险会随降温持续时间（＞24 h）的增加而增加，但死亡率并未增加[14]。治疗性低体温带来的益处（引起神经炎症的促炎细胞因子合成减少）超过了感染带来的风险。医务人员需要警惕低体温诱导阶段的感染。

13. 术中低体温对患者并发症发生率有何影响?

几项研究报道了低体温可导致心脏并发症发生率、凝血功能障碍以及手术部位感染率增加[15-18]。自2006年以来,维持术中体温正常(在不使用加温装置或术中未记录使用充气式加温设备的情况下,手术结束时体温≥36℃)是外科治疗改进项目(Surgical Care Improvement Project,SCIP)的一部分。然而,由SCIP设定的36℃作为阈值以及低于该阈值更容易发生并发症的观点证据不够充分[19]。最实用且研究最多的术中保温方法是使用充气式加温设备。

14. 低温心脏/血管手术患者需要多久才能恢复正常体温?

心肺转流术(体外循环)期间复温速度过快可能导致大脑温度升高,抵消低温所带来的潜在神经保护作用。大脑的实际温度可能高于其他部位(例如肺动脉、鼻咽部、食管、直肠和膀胱)。体外循环的复温速度受泵流量、患者特征(体重)和动脉(流出)插管处血液温度的限制。由于血液温度过高会导致脑部高热及其后遗症,因此体外循环灌注的温度应保持在37.0℃或更低,并且应尽早并缓慢地进行复温[20-21]。

15. 体外循环复温时测量温度选择哪个部位最佳?

最容易受体温过高伤害的器官是大脑,遗憾的是大脑温度无法直接测量。虽然使用颈静脉球的温度仍会低估大脑温度,但与其他部位相比,其最能反映大脑实际温度[20, 22]。当患者复温至37℃时,膀胱和直肠测得的温度会低于大脑2～4℃。鼻咽部和食管部位的温度比直肠或膀胱部位更能反映大脑温度[20]。

参考文献

1. Yan TD, Bannon PG, Bavaria J, et al. Consensus on hypothermia in aortic arch surgery. Ann Cardiothorac Surg. 2013;2:163–8.

2. Erecinska M, Thoresen M, Silver IA. Effects of hypothermia on energy metabolism in mammalian central nervous system. J Cereb Blood Flow Metab. 2003; 513–30.

3. Polderman KH. Application of therapeutic hypothermia in the intensive care unit. Opportunities and pitfalls of a promising treatment modality–Part 2: practical aspects and side effects [Internet]. Intensive Care Med. 2004; 30:757–69 Available from: http://www.ncbi.nlm.nih.gov/entrez/query.fcgi?cmd=Retrieve&db=PubMed&dopt=Citation&list_uids=14767590.

4. Polderman KH, Peerdeman SM, Girbes AR. Hypophosphatemia and hypomagnesemia induced by cooling in patients with severe head injury. J Neurosurg. 2001;94:697–705.

5. Sessler DI. Thermoregulatory defense mechanisms. Crit Care Med. 2009;37:S203–10.

6. Lewis ME, Al-Khalidi A-H, Townend JN, et al. The effects of hypothermia on human left ventricular contractile function during cardiac surgery. JACC. 2002;39:102–8.

7. Polderman KH. Induced hypothermia and fever control for prevention and treatment of neurological injuries. Lancet. 2008;371:1955–69.

8. Nielsen N, Wetterslev J, Cronberg T, et al. Targeted temperature management at 33 °C versus 36 °C after cardiac arrest. N Engl J Med. 2013;369:2197–206.

9. Stocks JM, Taylor NAS, Tipton MJ, et al. Human physiological responses to cold exposure. Aviat Space Environ Med. 2004;75:444–57.

10. Nabel EG, Ganz P, Gordon JB, et al. Dilation of normal and constriction of atherosclerotic coronary arteries caused by the cold pressor test. Circulation. 1988;77:43–52.

11. Frank SM, Fleisher LA, Olson KF, et al. Multivariate determinants of early postoperative oxygen consumption in elderly patients. Effects of shivering, body temperature, and gender. Anesthesiology. 1995;83:241–9.

12. Bay J, Nunn JF, Prys-Roberts C. Factors influencing arterial PO_2 during recovery from anaesthesia. Br J Anaesth. 1968;40:398–407.

13. Johnston TD, Chen Y, Reed RL. Functional equivalence of hypothermia to specific clotting factor deficiencies. J Trauma. 1994;37:413–7.

14. Kuchena A, Merkel MJ, Hutchens MP. Postcardiac arrest temperature management. Curr Opin Crit Care. 2014;20:507–15.

15. Frank SM, Fleisher LA, Breslow MJ, et al. Perioperative maintenance of normothermia reduces the incidence of morbid cardiac events. A randomized clinical trial. JAMA. 1997;277:1127–34.

16. Schmied H, Kurz A, Sessler DI, et al. Mild hypothermia increases blood loss and transfusion requirements during total hip arthroplasty. Lancet. 1996;347:289–92.

17. Kurz A, Sessler DI, Lenhardt R. Perioperative normothermia to reduce the incidence of surgical-wound infection and shorten hospitalization. Study of wound infection and temperature group. N Engl J Med. 1996;334:1209–15.

18. Mahoney CB, Odom J. Maintaining intraoperative normothermia: a meta-analysis of outcomes with costs. AANA J. 1999;67:155–63.

19. Leeds IL, Wick EC, Melton GB. Advances in surgery. Adv Surg. 2014;48:65–76.

20. Nussmeier NA, Cheng W, Marino M, et al. Temperature during cardiopulmonary bypass: the discrepancies between monitored sites. Anesth Analg. 2006;103:1373–9.

21. Grigore AM, Grocott HP, Mathew JP, et al. The rewarming rate and increased peak temperature alter neurocognitive outcome after cardiac surgery. Anesth Analg. 2002;94:4–10.

22. Grocott HP, Newman MF, Croughwell ND, et al. Continuous jugular venous versus nasopharyngeal temperature monitoring during hypothermic cardiopulmonary bypass for cardiac surgery. J Clin Anesth. 1997;9:312–6.

5 瓣膜性心脏病患者麻醉注意事项

Heather L. Lander, Martin Zammert

朱江 张瑞 译 赵高峰 李凤仙 校

病例

患者女性，70岁，劳累后出现气促和胸痛，自诉有头晕、晕厥症状。

用药史	琥珀酸美托洛尔控释片	100 mg/d
	阿司匹林	81 mg/d
	钙	1片/天
过敏史	无已知药物过敏	
体格检查	血压130/70 mmHg，心率85次/分，呼吸16次/分，右侧氧饱和度99%。胸骨左缘闻及收缩期杂音，伴有心尖部全收缩期杂音并向腋窝传导	

1. 主动脉瓣狭窄的可能病因有哪些？

主动脉瓣狭窄的病因可以分为两类：
（1）先天性
　a. 单叶瓣/双叶瓣膜畸形
　b. 代谢性疾病（Fabry病）
（2）获得性
　a. 钙化性疾病
　b. 风湿性疾病
　c. 系统性红斑狼疮
　d. 心内膜炎

2. 二尖瓣反流的可能病因有哪些？

二尖瓣反流的病因可分为两类：
（1）急性
　a. 乳头肌断裂
　b. 心内膜炎

（2）慢性
　a. 黏液瘤样变性
　b. 缺血性心脏病
　c. 二尖瓣环扩张
　d. 心肌病
　e. 风湿性疾病
　f. 结缔组织病

3. 主动脉瓣狭窄如何分级？

见表5.1[1]。

4. 二尖瓣关闭不全如何分级？

见表5.2[1]。

5. 主动脉瓣狭窄的自然进展是什么？

主动脉瓣狭窄是美国最常见的瓣膜病变。主动脉瓣狭窄的典型表现是无症状期延长，随后症状迅速发展。三个主要症状是心绞痛、晕厥和劳力性呼吸困难（心力衰竭症状）。如果不进行治疗，患者的预期平均寿命是2~5年。

主动脉瓣狭窄的危险因素包括：年龄增加、男性、血脂异常、糖尿病、高血压、吸烟、肾功能不全或瓣膜基部异常。在持续性炎症、剪切应力、促钙化等因素刺激下，高危患者瓣膜开闭受到影响，左心室射血分数降低，最终引起一系列症状[2]。

6. 二尖瓣关闭不全的自然进展是什么？

二尖瓣关闭不全通常进展缓慢，因为最初左心

表 5.1　主动脉瓣狭窄分级

	瓣口面积（cm²）	主动脉最大血流速度（m/s）	平均压力阶差（mmHg）
轻度	> 1.5	< 3.0	< 25
中度	1.0 ~ 1.5	3.0 ~ 4.0	25 ~ 40
重度	0.6 ~ 0.9	> 4.0	> 40
危重	< 0.6	> 4.0	> 70

表 5.2　二尖瓣关闭不全分级

	轻度	中度	重度
血管造影评分	1 +	2 +	3 + ~ 4 +
彩色多普勒射流区	小型中央射流区 < 4 cm² 或小于左心房大小的 20%	二尖瓣反流症状大于轻度，但未达到重度	静脉收缩宽度 > 0.7 cm，伴巨大中央射流区（面积大于左心房的 40%）或左心房有撞击心房壁的射流漩涡
多普勒静脉收缩宽度（cm）	< 0.3	0.3 ~ 0.69	≥ 0.7
反流体积（ml/beat）	< 30	30 ~ 59	≥ 60
反流分数（%）	< 30	30 ~ 49	≥ 50
反流口面积（cm²）	< 0.2	0.2 ~ 0.39	≥ 0.4
左心房大小	正常，除非有其他左心房扩张的原因	正常或扩张	扩张，除了急性二尖瓣关闭不全
左心室大小	正常，除非有其他左心室扩张的原因	正常或扩张	扩张，除了急性二尖瓣关闭不全
二尖瓣小叶或支撑装置	正常或异常	正常或异常	异常 / 连枷状小叶，乳头肌断裂

房和左心室能够代偿反流的血液。左心房扩张以适应反流的血液，而左心室通过重塑和肥厚以维持充足的前向血流。然而，随着反流量的增加，心肌氧需供不应求，导致前向每搏输出量减少，心排血量减少，出现失代偿性心力衰竭。

急性二尖瓣关闭不全情况下，左心房压力突然升高，左房或心室没有任何时间进行代偿，因此，患者常出现急性肺水肿、失代偿性心力衰竭和心源性休克。

7. 主动脉瓣狭窄如何改变心脏的生理功能？

主动脉瓣狭窄的主要生理改变是左心室流出道梗阻，导致左心室收缩压升高，延长射血时间，以维持心排血量。为满足机体需要，左心室发生向心性肥大。随着左心室顺应性降低，每搏输出量相对固定。左心室肥厚时，心肌耗氧量增加，然而，由于心肌肥厚，冠状动脉供氧可能受限。其结果是左心室功能不全，心肌缺血，且未治疗时可能出现左心室衰竭。

8. 二尖瓣关闭不全如何改变心脏的生理功能？

二尖瓣关闭不全的主要生理改变是前向血流减少。在收缩过程中，左心室舒张末期容积一部分血流反流到左心房，导致前向血流减少，左心房容量负荷过重。随着时间推移，左心房扩张，可能导致心房颤动等心律失常。

9. 主动脉瓣手术指征有哪些？

- 病程中或运动试验时有症状的重度主动脉瓣狭窄患者（$V_{max} \geq 4$ m/s, $\Delta P_{mean} \geq 40$ mmHg）。
- 无症状的重度主动脉瓣狭窄患者（$V_{max} \geq 4$ m/s, $\Delta P_{mean} \geq 40$ mmHg），左心室射血分数 < 50%。
- 接受其他心脏手术的无症状的重度主动脉瓣狭窄患者（$V_{max} \geq 4$ m/s, $\Delta P_{mean} \geq 40$ mmHg）[3]。

10. 该患者可选择哪些外科治疗手段？

患者存在有症状的重度主动脉瓣狭窄，可能适合开胸行主动脉瓣置换术。考虑到患者高龄，最适合选择生物瓣膜，因为可避免终身抗凝的需要。也可考虑经皮穿刺瓣膜置换术，但需要进一步评估其合并症情况以确定手术风险。

11. 经导管主动脉瓣置换术的适应证是什么？

经导管主动脉瓣置换术（transcatheter aortic valve replacement，TAVR）是一种微创手术，主要用于有症状的重度主动脉瓣狭窄患者，这些患者不适合进行外科手术，或者存在心脏结构（先天性或后天性）异常，阻碍了手术的成功。TAVR 有三种主要的手术入路：经股动脉入路、经心尖入路和经主动脉入路。

12. 重度主动脉瓣狭窄患者全麻诱导期间血流动力学目标是什么？

重度主动脉瓣狭窄患者的血流动力学目标包括：
- 保持正常窦性心律：心排血量依赖于适时的心房收缩，以确保左心室舒张末期容积最大。由于左心室顺应性降低，重度主动脉瓣狭窄患者的每搏输出量相对固定，因此心室充盈至关重要。
- 避免低血压：低血压会减少冠状动脉灌注，导致左心室功能下降，从而减少心排血量。
- 避免心动过缓和心动过速：心率是决定左心室充盈的主要因素。心动过缓会延长左心室充盈时间，导致左心室过度扩张。相反，心动过速缩短左心室充盈时间，降低左心室舒张末期容积，导致心排血量减少。心动过速还会增加肥厚心肌的氧需，由于冠状动脉灌注时间缩短，氧供应也会减少。

13. 多瓣膜病变患者如何实施麻醉诱导？

对于多瓣膜病变的患者，麻醉诱导的目标应首先考虑主要的瓣膜病变。该病例中，患者有重度主动脉瓣狭窄，合并二尖瓣关闭不全。应以改善主动脉瓣狭窄为目的进行麻醉诱导。

14. 重度主动脉瓣狭窄患者应避免使用哪些药物？

避免使用的药物包括：

- 氯胺酮：心率是决定左心室充盈和需氧量的主要因素，因此与氯胺酮相关的交感神经刺激和心动过速对此类患者不利。
- 降低体循环血管阻力的药物：降低循环血管阻力会导致心排血量降低，而使心肌缺血的风险增加。

15. 重度主动脉瓣狭窄患者行心脏手术时应如何监测？

诱导之前，应进行标准的 ASA 监护（心电图、无创血压、体温、血氧饱和度和二氧化碳描记图）并进行有创动脉测压，以在诱导期间进行血流动力学监测。诱导后，应建立中心静脉通路并通过经食管超声心动图实施术中监测和指导给药。特殊情况下，还可通过肺动脉漂浮导管协助临床决策。

16. 主动脉瓣手术中是否需要肺动脉导管？

与无创监测或临床评估相比，迄今为止尚无研究表明使用肺动脉导管监测的危重患者预后更好。此外，与肺动脉导管相关的并发症可对患者造成严重的不良后果，包括心律失常、气胸、大量出血（继发于上腔静脉或右心室穿孔）和感染。

对于不能通过无创方法或临床评估来解决问题的患者，应根据个人情况，决定是否放置肺动脉导管。特殊情况下，肺动脉导管监测可提供有用信息，具体包括严重肺动脉高压、右心衰竭、严重肺部疾病、三尖瓣反流[4]。

17. 主动脉瓣置换术中经食管超声心动图有何作用？

主动脉瓣置换过程中，经食管超声心动图检查可用于指导选择合适大小的瓣膜，确定瓣膜位置，评估瓣膜周围渗漏和术前/术后瓣膜功能。

主动脉瓣置换术中，经食管超声心动图并不能改善患者的手术预后。

18. 结构型心脏病患者预防性使用抗生素治疗的指导原则是什么？

- 根据 2008 年更新的 AHA 推荐的心内膜炎预防

指南，以下患者群在接受涉及牙龈组织处理的牙科手术、需要活检或切开呼吸道黏膜的呼吸道有创手术以及涉及皮肤或肌肉骨骼组织感染的外科手术时应预防性使用抗生素治疗：

- 人工瓣膜置换术后。
- 有感染性心内膜炎病史。
- 未修复的先天性心脏缺陷（包括姑息性分流 / 导管）。
- 完全修复先天性心脏缺陷，矫正手术后 6 个月内。
- 先天性心脏病修复后，瓣膜或邻近部位存在残留缺损，修复复杂。
- 患有心脏瓣膜疾病的心脏移植受体。

需要指出的是，AHA 并不推荐对胃肠道、泌尿或生殖系统疾病的患者预防性使用抗生素治疗[5]。

19. 重度主动脉瓣狭窄患者实施非心脏手术，可以使用哪些区域麻醉和神经阻滞技术？

重度主动脉瓣狭窄患者可使用的区域阻滞技术包括硬膜外麻醉和连续脊椎麻醉。这两种麻醉方法起效缓慢，且可进行药物的精确滴定，从而避免低血压的发生。

对心脏疾病患者实施非心脏手术，选择区域阻滞可避免全麻诱导和气管插管刺激导致的血流动力学剧烈波动。

参考文献

1. Bonow R, Carabello B, Chatterjee K, de Leon A, Faxon D, Freed M, et al. 2008 focused update incorporated into the ACC/AHA 2006 guidelines for the management of patients with valvular heart disease: a report of the American college of cardiology/American heart association task force on practice guidelines (writing committee to revise the 1998 guidelines for the management of patients with valvular heart disease): endorsed by the society of cardiovascular anesthesiologists, society for cardiovascular angiography and interventions, and society of thoracic surgeons. Circulation. 2008;118(15):e523–661.
2. Leon M, Smith C, Mack M, Miller D, Moses J, Svensson L, et al. Transcatheter aortic-valve implantation for aortic stenosis in patients who cannot undergo surgery. N Engl J Med. 2010;363(17):1597–607.
3. Nishimura R, Otto C, Bonow R, Carabello B, Erwin J, Guyton R, et al. 2014 AHA/ACC guideline for the management of patients with valvular heart disease: executive summary: a report of the American college of cardiology/American heart association task force on practice guidelines. Circulation. 2014;129(23):2440–92.
4. Binanay C, Califf RM, Hasselblad V, O'Connor CM, Shah MR, Sopko G, Stevenson LW, Francis GS, Leier CV, Miller LW. Evaluation study of congestive heart failure and pulmonary artery catheterization effectiveness: the ESCAPE trial. JAMA. 2005;294(13):1625–33.
5. Wilson W, Taubert K, Gewitz M, Lockhart P, Baddour L, Levison M, et al. Prevention of infective endocarditis: guidelines from the American heart association: a guideline from the American heart association rheumatic fever, endocarditis, and Kawasaki disease committee, council on cardiovascular disease in the young, and the council on clinical cardiology, council on cardiovascular surgery and anesthesia, and the quality of care and outcomes research interdisciplinary working group. Circulation. 2007;116(15):1736–54.

6 二尖瓣狭窄

Agnieszka Trzcinka

朱江　钱前　译　赵高峰　张鸿飞　校

病例

患者男性，52岁，表现为静息时气促和劳力性呼吸困难进行性加重，超声心动图显示二尖瓣狭窄和肺动脉高压，拟行二尖瓣手术。

用药史	阿托伐他汀 80 mg/d
	美托洛尔 100 mg/d
	阿司匹林 81 mg/d
过敏史	无已知药物过敏
既往史	慢性肾功能不全
体格检查	心率 84 次/分，血压 124/62 mmHg，呼吸 14 次/分，氧饱和度 98%（吸空气）
	患者无急性呼吸窘迫，但自诉在走廊散步时出现呼吸急促。听诊双肺呼吸音清，可闻及 3/6 级舒张期杂音

1. 二尖瓣狭窄的定义是什么？

二尖瓣狭窄是指二尖瓣瓣口面积减少，导致心脏舒张期间从左心房到左心室的血流受阻。正常的二尖瓣瓣口面积为 $4 \sim 6\ cm^2$。当二尖瓣瓣口面积低于 $2.5\ cm^2$，体力活动增加时，患者会出现症状。当二尖瓣瓣口面积低于 $1.5\ cm^2$，静息时患者即可能出现症状[1-3]。

2. 二尖瓣狭窄的最常见病因是什么？

风湿性心脏病是全球二尖瓣狭窄的主要病因。该疾病过程导致二尖瓣小叶增厚，瓣膜下腱索增厚融合，交界瓣叶融合。其他罕见病因包括类癌综合征、二尖瓣环钙化、左心房赘生物、系统性红斑狼疮、三房心畸形和二尖瓣先天性异常（如降落伞形二尖瓣）[4-7]。

3. 二尖瓣狭窄患者的典型症状是什么？

患者最常见的症状是劳力性呼吸困难，逐渐进展为静息时呼吸急促。这种症状是由于血流通过狭小的二尖瓣受阻，导致左心房压力逐渐升高，进一步导致肺静脉和肺动脉压力升高。肺动脉压力升高可导致咯血。

患者也可能出现心悸。左心房压力升高引起左心房增大，可导致新发心房颤动，患者血栓形成和卒中的风险增加。

肺动脉高压长期存在会导致右心室衰竭，诱发严重的外周水肿[8]。

4. 二尖瓣狭窄如何保守治疗？

美国心脏协会的最新建议包括针对二尖瓣狭窄且有以下病史的患者进行抗凝治疗：

- 有栓塞史。
- 心房颤动（阵发性或持续性）。
- 存在左心房血栓的证据。

此外，发生心房颤动的二尖瓣狭窄患者应控制心律（如 β 受体阻滞剂治疗）[9-10]。

5. 哪些超声表现与二尖瓣狭窄一致？

风湿性心脏病引起的二尖瓣狭窄患者的瓣膜小叶增厚，伴有不同程度的瓣膜和瓣膜下钙化。根据二尖瓣狭窄的持续时间和严重程度，超声心动图显示二尖瓣压力梯度增高和左心房增大。二尖瓣狭窄相关的长期肺动脉高压导致右心室扩张，继而导致右心室衰竭。多达 30% 的二尖瓣狭窄患者存在左心室功能障碍[11-12]。

6. 二尖瓣狭窄严重程度如何分级？

推荐使用超声心动图对二尖瓣狭窄进行分级，可通过以下方法评估：压力阶差、二尖瓣瓣口面积平面测量法、压力减半时间法、连续性方程法。二尖瓣狭窄的分级主要基于直接测量或计算的二尖瓣瓣口面积（平均压差、肺动脉压数值仅为支持性证据）。轻度二尖瓣狭窄的瓣口面积大于 1.5 cm^2，瓣口面积 1.0～1.5 cm^2 为中度二尖瓣狭窄，二尖瓣瓣口面积小于 1.0 cm^2 为重度二尖瓣狭窄[11-12]。

7. 哪些体格检查发现与二尖瓣狭窄的诊断相符？

听诊心尖部舒张期杂音，患者左侧卧位时最明显。通常在第二心音后可闻及开瓣音[13]。

8. 如何定义肺动脉高压？

肺动脉高压的定义包括反复测量后平均肺动脉压高于 25 mmHg，肺动脉阻塞压（pulmonary artery occlusion pressure，PAOP）低于 15 mmHg[14]。

9. 目前肺动脉高压如何分类？

根据世界卫生组织的标准，肺动脉高压可分为：
- 肺动脉高压。
- 与左心疾病相关的肺动脉高压。
- 与肺部疾病和（或）低氧血症相关的肺动脉高压。
- 与慢性血栓栓塞性疾病相关的肺动脉高压。
- 与其他疾病相关的肺动脉高压，如结节病和淋巴管瘤病[15]。

10. 二尖瓣狭窄患者麻醉管理的主要注意事项是什么？

- 维持正常心率和心律：心率增快会导致舒张期缩短，二尖瓣压力阶差升高。

- 避免肺动脉高压恶化，肺动脉高压会导致右心室功能下降。
- 维持充足的前负荷[16]。

11. 围手术期哪些因素会加剧肺动脉高压？

低氧血症、高碳酸血症和酸中毒均可加重患者的肺动脉高压。对于二尖瓣狭窄患者，避免术前重度镇静至关重要，如果使用小剂量的术前用药，应给予吸氧。

12. 该患者需要哪些监测项目？

放置动脉导管有助于麻醉医师及早识别和处理围手术期的血压变化，并有利于多次进行动脉血气评估。二尖瓣狭窄患者麻醉诱导时可能出现明显的血流动力学波动，因此在诱导前即应放置动脉导管。准备行二尖瓣手术的患者，经食管超声心动图（transesophageal echocardiography，TEE）可进一步评估瓣膜功能，也可评估左、右心室功能和心室充盈情况。考虑到动脉压（译者注：原文意思为"肺动脉压"，应为"动脉压"）并不能准确反映二尖瓣狭窄和肺动脉高压患者的左心室充盈情况，麻醉医师可考虑放置肺动脉导管[16]。

13. 应如何给该患者实施麻醉诱导？

围手术期应着重避免心动过速，患者术前应继续服用 β 受体阻滞剂。气管插管时心率较难控制，可在诱导时使用较大剂量的阿片类药物，以减弱气管插管时的心动过速。应备用 β 受体阻滞剂以治疗心动过速。

14. 如何处理麻醉诱导后不久发生的低血压？

处理二尖瓣狭窄相关的低血压时，目标是维持心排血量。通过补液保证足够的前负荷，但麻醉医师必须监测重度二尖瓣狭窄患者可能出现的急性肺水肿征象。去氧肾上腺素（α$_1$ 受体激动剂）可用来治疗麻醉诱导引起的血管扩张，并可增加后负荷以维持冠状动脉灌注。麻醉医师还必须关注心电图，判断是否为正常的窦性心律，避免心动过速。

15. 术中新发急性心房颤动伴快速心室率，如何处理？

心动过速导致二尖瓣压力阶差升高，对二尖瓣狭窄患者有害。此外，心房颤动（特别是伴有快速心室率的心房颤动）患者心房搏动消失，左心室充盈减少，加剧血流动力学不稳定。因此，需要对患者进行心脏复律治疗。

16. 重度二尖瓣狭窄患者进行牙科手术之前，为预防感染性心内膜炎，是否要进行预防性抗生素治疗？

不需要。二尖瓣狭窄患者不需要进行感染性心内膜炎预防治疗。需要预防性治疗的患者包括：有心内膜炎病史，人工心脏瓣膜术后，未修复的发绀性先天性心脏病，使用人工心脏瓣膜修复的先天性心脏病患者术后 6 个月内，伴有瓣膜病变的心脏移植术后，先天性心脏病修补术后残存缺损。

参考文献

1. Gorlin WB, Gorlin R. A generalized formulation of the Gorlin formula for calculating the area of the stenotic mitral valve and other stenotic cardiac valves. J Am Coll Cardiol. 1990;15(1):246–7.
2. Bruce CJ, Nishimura RA. Clinical assessment and management of mitral stenosis. Cardiol Clin. 1998;16(3):375–403.
3. Rapaport E. Natural history of aortic and mitral valve disease. Am J Cardiol. 1975;35(2):221–7.
4. Iung B, Baron G, Butchart EG, Delahaye F, Gohlke-Barwolf C, Levang OW, et al. A prospective survey of patients with valvular heart disease in Europe: The Euro Heart Survey on Valvular Heart Disease. Eur Heart J. 2003;24(13):1231–43.
5. Horstkotte D, Niehues R, Strauer BE. Pathomorphological aspects, aetiology and natural history of acquired mitral valve stenosis. Eur Heart J. 1991;12 Suppl B:55–60. PubMed PMID: 1936027.
6. Akram MR, Chan T, McAuliffe S, Chenzbraun A. Non-rheumatic annular mitral stenosis: prevalence and characteristics. Eur J Echocardiogr: J Working Group Echocardiogr Eur Soc Cardiol. 2009;10(1):103–5.
7. Pressman GS, Agarwal A, Braitman LE, Muddassir SM. Mitral annular calcium causing mitral stenosis. Am J Cardiol. 2010;105(3):389–91.
8. Levy S. Factors predisposing to the development of atrial fibrillation. Pacing Clin Electrophysiol: PACE. 1997;20(10 Pt 2):2670–4.
9. Nishimura RA, Otto CM, Bonow RO, Carabello BA, Erwin JP 3rd, Guyton RA, et al. 2014 AHA/ACC guideline for the management of patients with valvular heart disease: executive summary: a report of the American College of Cardiology/American Heart Association Task Force on Practice Guidelines. J Am Coll Cardiol. 2014;63(22):2438–88.
10. Bruce CJ, Nishimura RA. Newer advances in the diagnosis and treatment of mitral stenosis. Curr Probl Cardiol. 1998;23(3):125–92.
11. Baumgartner H, Hung J, Bermejo J, Chambers JB, Evangelista A, Griffin BP, et al. Echocardiographic assessment of valve stenosis: EAE/ASE recommendations for clinical practice. Eur J Echocardiogr: J Working Group Echocardiogr Eur Soc Cardiol. 2009;10(1):1–25.
12. Klein AJ, Carroll JD. Left ventricular dysfunction and mitral stenosis. Heart Failure Clin. 2006;2(4):443–52.
13. Bickley LS, ed. Bates' guide to physical examination and history taking. 11th ed. Philadelphia: Lippincott Williams & Wilkins; 2013:401.
14. Fischer SP, Bader AM, Sweiter BJ. Preoperative evaluation. In: Miller RD, Eriksson LI, Fleisher LA, Wiener-Kronish JP, Young WL, editors. Miller's Anesthesia. 7th ed. Philadelphia: Churchill Livingstone, Elsevier; 2010:1001–1066.
15. McLaughlin VV, Archer SL, Badesch DB, Barst RJ, Farber HW, Lindner JR, et al. ACCF/AHA 2009 expert consensus document on pulmonary hypertension a report of the American College of Cardiology Foundation Task Force on Expert Consensus Documents and the American Heart Association developed in collaboration with the American College of Chest Physicians; American Thoracic Society, Inc.; and the Pulmonary Hypertension Association. J Am Coll Cardiol. 2009;53(17):1573–619.
16. Cook DJ, Housmans PR, Rehfeldt. Valvular heart disease. In: Kaplan JA, Reich DL, Savino JS, editors. Kaplan's Cardiac Anesthesia: the echo era. 6th ed. Elsevier; 2011:570–614.
17. Wilson W, Taubert KA, Gewitz M, Lockhart PB, Baddour LM, Levison M, et al. Prevention of infective endocarditis: guidelines from the American Heart Association: a guideline from the American Heart Association Rheumatic Fever, Endocarditis, and Kawasaki Disease Committee, Council on Cardiovascular Disease in the Young, and the Council on Clinical Cardiology, Council on Cardiovascular Surgery and Anesthesia, and the Quality of Care and Outcomes Research Interdisciplinary Working Group. Circulation. 2007;116(15):1736–54.

7 艾森门格综合征

Marilyn Diane Michelow

朱江 张瑞 译 赵高峰 张鸿飞 校

病例

患者女性，37 岁，近 30 岁时移民美国，因右上腹疼痛伴低热、恶心、呕吐 3 天入急诊科治疗。超声诊断为急性胆囊炎，拟行急诊胆囊切除术。自幼患有巨大室间隔缺损，未行矫治。曾诊断为艾森门格综合征，并在一位成人先天性心脏病医师处诊疗。患者自诉吸空气时基础氧饱和度为 88%。

用药史	呋塞米 40 mg	口服，每日两次
	西地那非 10 mg	口服，每日三次
	波生坦 125 mg	口服，每日两次
过敏史	无已知药物过敏	
既往史	心脏：未矫治的巨大室间隔缺损，最近一次右心导管检查记录右心室收缩压 > 100 mmHg，右向左分流。无心律失常或心内膜炎史	
	肺：病历显示存在继发于艾森门格综合征的肺动脉高压。吸空气时基础氧饱和度为 88%。3 年前曾有咯血，自行缓解	
	肾：慢性肾损伤伴肌酐升高、痛风	
体格检查	生命体征：血压 110/90 mmHg，心率 90 次/分，窦性心律，呼吸频率 18 次/分，吸空气时氧饱和度 87%	
	一般状况：患者明显发绀，无急性呼吸窘迫	
	心血管：心律和心率正常，心脏增大，听诊可闻及全收缩期杂音	
	肺部：听诊双肺呼吸音清	
	腹部：腹部右上象限触诊压痛，Murphy 征阳性	
	四肢：双侧肢体凹陷性水肿 1+，肥厚性骨关节病，末梢发绀	

| 实验室检查 | Na^+ 138 mmol/L，K^+ 4.7 mmol/L，Cl^- 108 mmol/L，HCO_3^- 22 mmol/L，血尿素氮（BUN）40 mg/dl，肌酐 1.9 mg/dl，白细胞 14 000/ml，血细胞比容 65%，血小板 90×10^9/L |
| 肝功能检查 | 总胆红素 3.6 μmol/L，碱性磷酸酶升高，天冬氨酸转氨酶（AST）和丙氨酸转氨酶（ALT）正常，凝血检查尚未回报 |

1. 什么是艾森门格综合征?

艾森门格综合征（Eisenmenger's syndrome）是一种因先天性心脏异常未行纠治而产生不可逆性肺动脉高压为特征的疾病。艾森门格综合征患者长期处于左向右分流状态（通过心内或主动脉-肺动脉间先天性异常通道，如室间隔缺损、房间隔缺损或动脉导管未闭），随着时间的推移，肺血管内皮发生改变，导致肺动脉高压。当右心压力接近体循环压力时，分流逆转，出现右向左或双向分流。由于反向分流，患者出现动静脉血混合和慢性发绀，呼吸空气时基础动脉氧饱和度一般在 70% ～ 95%。

在 2013 年举行的第五届世界肺动脉高压研讨会上，艾森门格综合征被归类为第 1 组肺动脉高压[1]。

2. 按系统讨论艾森门格综合征的常见并发症

见表 7.1。

3. 艾森门格综合征患者接受非心脏手术的围手术期病死率预计是多少?

文献报道不一，但围手术期病死率通常较高。有

表 7.1　艾森门格综合征各系统常见并发症 [a]

系统	常见的并发症
心脏	右心室衰竭 / 梗死、充血性心力衰竭、心律失常（心房颤动、室上性心动过速最常见）、感染性心内膜炎、心源性晕厥、猝死
呼吸系统	咯血、肺出血、慢性肺栓塞、肺梗死、低氧血症
神经系统	脑脓肿、栓塞性脑卒中、脑出血、短暂性脑缺血发作
血液系统	高黏血症、血栓形成、血小板功能障碍、凝血因子缺乏（特别是 vWF 缺乏）、低纤维蛋白原血症
肝胆系统	高胆红素血症、胆色素结石
肾	慢性肾病伴肾小球滤过率下降、高尿酸血症致痛风、肾结石
骨骼系统	肥大性骨关节病

[a] Adapted from［1］，Copyright 2014 Springer Science ＋ Business Media

大型研究发现，手术死亡率为 7% ～ 18%，急诊手术更高。近期一项研究发现，艾森门格综合征患者接受大手术或分娩的围手术期死亡率约为 25% ～ 30%[2]。

4. 艾森门格综合征患者手术预后较差的预测因素有哪些？

- 基础身体功能状态差。
- 具有心力衰竭的临床症状。
- 目前存在心律失常或有心律失常的病史。
- 右心房压力升高。
- 心电图显示右心室肥厚或有其他复极异常。
- 复杂的心脏解剖学异常。

5. 增加肺血管阻力的因素有哪些？

- 缺氧。
- 高碳酸血症。

- 代谢性酸中毒。
- 低体温。
- 躁动。
- 疼痛刺激。
- 气道吸引。

6. 如何计算肺血管阻力？正常值是多少？该患者肺血管阻力可能是多少？

（肺动脉平均压－肺毛细血管楔压）×80/ 心排血量（L）＝肺血管阻力，以 dyne · s/cm^5 为单位。肺血管阻力（pulmonary vascular resistance，PVR）的正常值约为 < 250 dyne · s/cm^5，但艾森门格综合征患者可能 > 800 dyne · s/cm^5。

7. 简述肺动脉高压的主要治疗目标

见表 7.2。

表 7.2　肺动脉高压的主要治疗目标[3, 6]

药物类	作用机制	可用药物	用药途径	主要副作用
一氧化氮途径	抑制 PDE-5 以降低 c-GMP 分解	西地那非	口服	面色潮红、头痛、低血压
		他达拉非	口服（每日一次）	
	NO 增加 c-GMP 生成，引起肺血管扩张	吸入性一氧化氮（iNO）	持续吸入	
前列腺素类	增强内源性前列环素，引起肺血管扩张	依前列醇	持续静脉 / 吸入	面色潮红、头痛、腹泻、咳嗽。突然停药引起反跳性肺动脉高压危象
		曲前列尼尔	持续皮下 / 静脉，间断吸入，口服	
		伊洛前列素	间断吸入	
内皮素受体拮抗剂	抑制内皮素 -1（一种强效肺血管收缩剂）	波生坦	口服	肝功能指标升高、头痛、贫血，禁用于妊娠女性
		安立生坦	口服	
		马昔腾坦	口服	

PDE-5，磷酸二酯酶 V 型；c-GMP，环磷酸鸟苷；NO，一氧化氮

8. 艾森门格综合征患者哪些检查适用于术前评估？

- 近期超声心动图检查以评估右心室功能。
- 近期右心导管测量肺动脉和右心室压力（紧急情况下，可用超声心动图的三尖瓣反流束估测肺动脉收缩压，以替代心导管测量）。
- 肺功能检查，尤其是拟行胸外科手术时。
- 实验室检查应包含全血细胞计数（了解血细胞比容、血小板基础值），综合代谢检测（利尿导致的电解质异常、肾功能障碍、高胆红素血症、高尿酸血症），凝血功能检查应包含纤维蛋白原水平（凝血因子缺乏、低纤维蛋白原血症）。如为连续随访患者，还应关注脑钠肽（BNP）。
- 心电图检查评估心律失常和复极异常。
- 肺动脉高压专科医师会诊，优化围手术期肺动脉高压治疗策略。
- 机体功能状态评估[1]。

9. 艾森门格综合征患者麻醉后的血流动力学变化应考虑哪些监测指标？如果患者体循环阻力或心排血量下降或上升，会发生什么？

麻醉的主要目标是避免肺血管阻力增加，避免右心室衰竭。这一目标可通过维持体循环阻力、避免心排血量减少和避免增加肺血管阻力的因素来实现（见问题 5）。

体循环阻力下降非常危险，因为：

- 体循环阻力下降使右向左分流增加，导致低氧血症恶化，继而减少组织氧输送（特别是心脏和大脑）。
- 低氧血症恶化可导致肺动脉血管收缩，增加肺血管阻力。
- 体循环阻力下降会导致冠状动脉灌注减少（合并肺血管阻力增加和低氧血症），导致右心室缺血，右心室衰竭。如果未予治疗，可迅速进展为肺动脉高压危象并导致心搏骤停。

另一方面，体循环阻力增加可导致右心室过负荷并引起心力衰竭。

10. 艾森门格综合征患者围手术期心律失常相关风险

围手术期心律失常在艾森门格综合征患者中非常常见，发生率高达 30%。最常见的心律失常包括快速心房颤动（通常为新发），室上性心动过速，甚至室性心动过速 / 心室颤动。心律失常是影响围手术期发病率和死亡率的主要原因，因为快速性心律会导致心排血量下降，并引起肺动脉高压加重和右心室衰竭，从而导致心源性猝死。

尽最大可能维持窦性心律，积极治疗心律失常！

11. 艾森门格综合征围手术期需要关注的血液学异常有哪些？

血细胞比容升高

慢性发绀的生理反应为促红细胞生成素产生增加，引起血细胞比容升高，以维持组织氧合。当血细胞比容大于 65% 时，部分患者出现高黏度综合征，表现为心脏负荷增加，头痛、头晕、疲劳、肌痛和乏力。

当门诊患者存在症状时，可用静脉放血等容稀释法治疗。

* 围手术期许多医生会对血细胞比容达到 65% 的患者行静脉放血等容稀释法治疗，而这部分自体供血尚可用于手术。

凝血异常

艾森门格综合征患者通常存在出血倾向，但也容易发生血栓栓塞，导致深静脉栓塞 / 肺栓塞和脑血管意外。

- 血小板——同时存在数量和质量缺陷。
- 凝血级联反应异常，特别是维生素 K 依赖性凝血因子缺乏（Ⅱ、Ⅶ、Ⅸ、Ⅹ）。
- 获得性 von Willibrand 因子（vWF）缺乏。

当升高的血细胞比容纠正不佳时，PT 和 PTT 测量可能存在误差。此外，许多艾森门格综合征患者因心房颤动、肺栓塞或卒中接受长期抗凝治疗，这些情况可进一步增加凝血功能状况的复杂程度。

* 疑有获得性 vWF 综合征时，麻醉医师可考虑给予去氨加压素或Ⅷ因子以控制出血。

* 实施区域麻醉时应谨慎，周围神经阻滞和硬膜外麻醉的使用均有报道，但这些患者实施蛛网膜下腔麻醉时则相对禁忌（因为存在出血和体循环阻力下降的潜在风险）。

血管增生异常

慢性低氧血症导致血管增生异常，手术出血可能由于血管异常增生而增加。肺出血是艾森门格综合征患者已经明确的并发症，有时可致命。

艾森门格综合征患者不能耐受低血容量或高血容量，因此应密切监测出血情况，并积极进行容量治疗[1, 3-4]。

12. 该患者需要何种有创性监测？这些监测技术的利弊有哪些？

有创动脉监测有助于密切监测该患者的血流动力学。

右向左分流患者中，置入中心静脉导管具有较大风险：发生空气或血栓栓塞概率较大，并可能导致卒中或脑脓肿。

肺动脉导管的置入具有肺动脉破裂的危险，也可引起心律失常。肺动脉导管可能对极危重患者有所帮助，但对此例患者可能并不适合。

如果预期术中出现大量失血或液体转移，经食管超声心动图（TEE）有助于指导容量管理。

13. 为该病例行术前准备，哪些药物和设备亟需备用？

除了上述标准全身麻醉所需和动脉测压，还应准备：

- 所有管路均安装空气过滤器。
- TEE 及操作人员随时可用。
- 可快速启用的吸入或静脉用肺血管扩张治疗，如吸入性一氧化氮（iNO），静脉注射或吸入性依前列醇[3]。

14. 使用何种麻醉诱导策略？

- 麻醉诱导前建立有创动脉测压，行动脉血气分析，术前纠正低氧血症和酸中毒。
- 诱导前补足容量。
- 诱导前使用药物降低肺血管阻力，如依前列

醇、米力农、硝酸甘油或 iNO。艾森门格综合征患者容量充足情况下，麻醉诱导前输注米力农。

- 吸入纯氧使动脉氧饱和度 > 90%。
- 使用快速顺序诱导，尽量缩短可能导致呼吸性酸中毒的呼吸暂停时间。
- 理想的诱导药物不会降低体循环阻力。多数麻醉医生使用阿片类药物、苯二氮䓬类药物以及依托咪酯或氯胺酮组合进行麻醉诱导，以尽量减少体循环阻力的变化。除非缓慢滴定用药，否则应避免使用丙泊酚和硫喷妥钠诱导。也可采取吸入麻醉诱导，但应注意可能引起体循环阻力下降[1, 3-5]。

15. 该患者右向左分流对麻醉诱导的速度有何影响？

- 由于血液绕过肺并更快进入大脑，静脉诱导可能更为迅速。
- 吸入诱导速度减慢，尤其是那些难溶解的药物，因为经肺吸收的麻醉药减少，而静脉血掺杂将进一步降低流向大脑的动脉血药浓度。

16. 该患者麻醉维持可使用何种方案？呼吸机如何设置？

最重要的是，无论使用何种麻醉药物维持，首要目标是避免低血压和任何增加肺血管阻力的因素（缺氧、高碳酸血症、低温、酸中毒、低血容量）。

- 应充分镇痛，又不至于导致明显的术后高碳酸血症。
- 氧化亚氮可引起肺血管收缩，增加肺血管阻力，应避免使用。
- 注意保温，使用 Bair hugger 患者升温系统或保温垫毯，并输注加温的液体。
- 如为腹腔镜手术，每分通气量应相应调整以避免高碳酸血症。
- 气腹可导致静脉回流减少，可能需要请外科医生降低充气压力。如果患者无法耐受气腹，应转为开腹手术。
- 机械通气时避免大潮气量和高呼气末正压通气（PEEP），以免影响静脉回流[1, 3]。

17. 患者术中突然出现低血压，肺血管阻力翻倍，需要使用何种药物？

- 使用升压药稳定动脉压（去甲肾上腺素、肾上腺素、血管加压素或多巴胺均可）。如即将发生心力衰竭，可考虑使用主动脉内球囊反搏（IABP）。
- 肺血管舒张药物治疗：如果患者动脉压稳定，可使用米力农或 iNO、吸入或静脉用依前列醇。
- 如有可能，纠正肺动脉高压的病因（代谢性酸中毒、低血容量、低温、高碳酸血症）。
- 如疾病进程无法阻断，这些患者可能迅速进展为心源性休克，应尽早考虑行体外膜肺氧合（ECMO）治疗。

18. 在 PACU 及后续的术后恢复中应关注哪些问题？

- 避免低氧血症 / 高碳酸血症，两者相互制约。
- 有效但谨慎的疼痛治疗。
- 避免使用非甾体抗炎药，因为多数成年艾森门格综合征患者存在肾功能障碍。
- 尽早拔除中心静脉导管，因其存在意外血栓事件的风险。
- 缓慢停止肺动脉高压的药物治疗，避免肺动脉高压反弹。
- 考虑到血栓栓塞的风险，应早期活动（特别是可疑卒中患者）[3]。

19. 艾森门格综合征患者中，通常是否应考虑区域麻醉（非专指此例）？为什么？

由于血小板功能障碍和凝血因子异常的高发率，区域麻醉在艾森门格综合征中的应用存在争议。每个病例均应进行个体化评估。鞘内注射麻醉药可导致体循环阻力迅速下降，所以一般应避免蛛网膜下腔麻醉。对于分娩患者，硬膜外麻醉可安全使用，但因为抗凝或存在其他出血倾向时则应避免使用。应尽量采用外周区域阻滞技术，同时避免全身麻醉和镇静。然而，在实施区域麻醉联合麻醉性监护时应格外谨慎，因为过度镇静存在高碳酸血症的极大风险。

20. 对患有艾森门格综合征的产妇有什么特别注意？

患有艾森门格综合征的孕妇在怀孕期间的死亡率预计为 30%。这种死亡多数出现在分娩期间和分娩后。艾森门格综合征被认为是怀孕的绝对禁忌证，但仍可能遇到这种病例。妊娠时体循环阻力降低。艾森门格综合征患者中，体循环阻力的降低增加了右向左分流分数，这反过来又加重了动脉低氧血症。分娩时，失血进一步降低体循环阻力，增加分流分数。这种情况再加上急性贫血时携氧能力下降，导致致命性低氧血症、肺动脉高压和右心衰竭。

已有报道硬膜外麻醉成功应用于阴道分娩和剖宫产手术。然而，部分救治中心提倡母亲在怀孕期间应进行血栓栓塞预防，因为此类人群中深静脉栓塞 / 肺栓塞的风险较高。

患有艾森门格综合征的母亲所生婴儿，由于慢性缺氧，往往存在严重的宫内生长限制以及多种胎儿异常[5]。

21. 为什么艾森门格综合征患者的预后通常优于原发性肺动脉高压患者？

右向左分流的存在从本质上而言起到了右心室的"压力安全阀"的作用，导致右心室压力降低，在肺动脉高压恶化的情况下（尽管以牺牲动脉氧饱和度为代价），更长时间地保留右心室功能，并维持全身心排血量[1]。

22. 艾森门格综合征唯一确切的治疗方法是什么？

心肺移植。

参考文献

1. Das BB. Perioperative care of children with eisenmenger syndrome undergoing non-cardiac surgery. Pediatr Cardiol. 2015;36(6):1120–8.
2. Martin JT, Tautz TJ, Antognini JF. Safety of Regional Anesthesia in Eisenmenger's Syndrome. Reg Anesth Pain Med. 2002 Sept–Oct;27(5):509–513.
3. Minai OA, Yared JP, Kaw R, Subramaniam K, Hill NS. Perioperative risk and management in patients with pulmonary hypertension. Chest. 2013;144(1):329–405.

4. Oechslin E, Mebus S, Schulze-Neick I, Niwa K, Trindade PT, Eicken A, et al. The adult patient with eisenmenger syndrome: a medical update after dana point Part III: specific management and surgical aspects. Curr Cardiol Rev. 2010;6(4):363–72.

5. Bennett JM, Ehrenfeld JM, Markham L, Eagle SS. Anesthetic management and outcomes for patients with pulmonary hypertension and intracardiac shunts and Eisenmenger syndrome: a review of institutional experience. J Clin Anesth. 2014;26(4):286–93.

6. McLaughlin VV, Shah SJ, Souza R, Humbert M. Management of pulmonary arterial hypertension. J Amer Coll Cardiol. 2015;65 (18):1976–97.

8 亚急性细菌性心内膜炎的预防

Marilyn Diane Michelow

朱江 张瑞 译 赵高峰 张鸿飞 校

病例

患者女性，37岁，患有室间隔缺损，拟行胃镜检查评估长期胃肠反流病中 Barrett 食管的情况。

1. 该患者行内镜检查是否需要使用抗生素预防感染性心内膜炎？为什么？

不需要——根据 2008 年 ACC/AHA 关于瓣膜性心脏病感染性心内膜炎治疗指南，该患者行常规非侵入性胃肠镜检查时不需要使用抗生素预防心内膜炎[1]。

2. 亚急性细菌性心内膜炎的主要致病微生物有哪些？

亚急性细菌性心内膜炎致病微生物中草绿色链球菌约占 25% ~ 50%。这些微生物可见于人类口腔正常菌群。

非草绿色链球菌属所引起的亚急性感染性心内膜炎中，最常见牛链球菌。牛链球菌见于下消化道，与结肠息肉和癌症相关性最强。

引起亚急性细菌性心内膜炎的其他致病微生物包括革兰氏阴性杆菌、HACEK 微生物（嗜血杆菌、放线杆菌、心肌病杆菌、埃肯菌属、金氏杆菌属）。

总结引起急性细菌性心内膜炎（通常为暴发性）的常见原因，包括金黄色葡萄球菌（约占 1/3，在注射吸毒者和医源性心内膜炎中非常常见）、肠球菌和革兰氏阴性细菌（如铜绿假单胞菌，以及肠道菌群，如大肠杆菌、变形杆菌、克雷伯菌等）[2]。

3. 根据目前（2008 年）ACC/AHA 指南，回顾瓣膜性心脏病患者需要预防心内膜炎的情况

与以往公认的做法相比，2008 年 ACC/AHA 瓣膜性心脏病患者心内膜炎预防指南发生了较大变化。

对于有感染性心内膜炎风险的瓣膜性心脏病患者，接受呼吸道、上或下消化道、泌尿生殖系的手术（即支气管镜、经食管超声心动图、内镜、结肠镜、膀胱镜）时，在没有活动性感染的情况下不再推荐使用抗生素预防感染性心内膜炎。

ACC/AHA 指南建议对下列患者在行牙龈组织操作或存在口腔黏膜钻孔的牙科手术时使用抗生素预防感染性心内膜炎：存在人工心脏瓣膜，既往感染性心内膜炎病史，心脏移植受者伴反流性瓣膜病变，严重先天性心脏病和近期修复的先天性心脏病（6 个月内）[1]。

4. 什么是 NICE 指南，与 ACC/AHA 指南有何不同？

英国国家卫生医疗质量标准署（NICE）于 2008 年发布了抗生素预防感染性心内膜炎的 NICE 指南。

这些指南不建议任何进行常规牙科、消化道、泌尿生殖系或呼吸道操作的患者使用抗生素来预防感染性心内膜炎。如果上述操作目的是治疗活动性感染，则建议预防性抗生素治疗以覆盖感染性心内膜炎的致病微生物。

已有研究表明，每日刷牙引起的短暂性菌血症比任何单次牙科手术具有更高的感染性心内膜炎风险。此外，尽管英国广泛采用了 NICE 指南，但为期两年的随访研究表明，感染性心内膜炎的发病率并未因为实践的改变而增加[3-4]。

5. 该患者拟行有创牙科手术，你希望预防心内膜炎，应给予何种抗生素方案？

单剂量口服阿莫西林 3g 或克林霉素 600 mg[4]。

参考文献

1. Nishimura RA, Carabello BA, Faxon DP, Freed MD, Lytle BW, O'Gara PT, et al. ACC/AHA 2008 guideline update on valvular heart disease: focused update on infective endocarditis: a report of the American college of cardiology/American heart association task force on practice guidelines: endorsed by the society of cardiovascular anesthesiologists, society for cardiovascular angiography and interventions, and society of thoracic surgeons. Circulation. 2008;118(8):887–96.
2. McDonald JR. Acute infective endocarditis. Infect Dis Clin North Am. 2009;23(3):643–64.
3. Richey R, Wray D, Stokes T. Prophylaxis against infective endocarditis: summary of NICE guidance. BMJ. 2008;336(7647): 770–1.
4. Thornhill MH, Dayer MJ, Forde JM, Corey GR, Chu VH, Couper DJ, et al. Impact of the NICE guideline recommending cessation of antibiotic prophylaxis for prevention of infective endocarditis: before and after study. BMJ. 2011;342:d2392.

9 肥厚型心肌病

Pingping Song

惠夏 李凤仙 译 赵高峰 张鸿飞 校

病例

患者男性，33岁，建筑工人，呼吸困难伴剧烈运动后晕厥史2年，近2个月来症状进行性加重，无法完成日常工作，但无明显胸痛和呼吸困难。体格检查生命体征在正常范围内。心尖部可闻及3/6级收缩期杂音，做Valsava动作时杂音增强。未服用药物，既往史无特殊。家族史显示其父亲38岁时死于心脏病发作。患者伯父25岁时作为司机死于单辆汽车事故（未与其他车辆碰撞）。心脏超声显示：室间隔厚度24 mm，左心室流出道峰值压力梯度80 mmHg。冠状动脉造影未见明显血流梗阻。

1. 肥厚型心肌病如何定义？

肥厚型心肌病（hypertrophic cardiomyopathy，HCM）是一种遗传性心脏疾病，由至少10个编码心脏肌节蛋白的基因中的一个错义突变引起。定义为左心室肥厚（left ventricular hypertrophy，LVH），无左心室扩张（任意节段最大左心室壁厚度≥15 mm，但主要累及室间隔）[1-2]。左心室肥厚无法用其他心脏或全身疾病（如主动脉瓣狭窄或其他瓣膜病变、限制型心肌病、系统性高血压等）解释。肥厚型心肌病也被称为特发性肥厚型主动脉瓣下狭窄（idiopathic hypertrophic subaortic stenosis，IHSS），或肥厚型梗阻性心肌病（hypertrophic obstructive cardiomyopathy，HOCM）[3-4]。

2. 简述肥厚型心肌病的病理生理学变化

肥厚型心肌病的病理生理学包括四个相互关联的过程[4-6]：

- 左心室流出道（left ventricular outflow tract，LVOT）动态性梗阻与二尖瓣收缩期前向运动（systolic anterior motion，SAM）（图9.1）。肥厚的室间隔和乳头肌向前移位使LVOT变窄。变窄的LVOT造成收缩期血流加速，将二尖瓣前叶拖向LVOT，并接触室间隔（文丘里效应），继而引起LVOT梗阻。梗阻可发生在主动脉瓣下或心室中。肥厚型心肌病患者LVOT梗阻呈动态变化，具有自发变异性，并受心肌收缩力和负荷条件改变因素的影响。随着收缩力增加、前负荷减少或后负荷减少，LVOT梗阻变得更加严重。

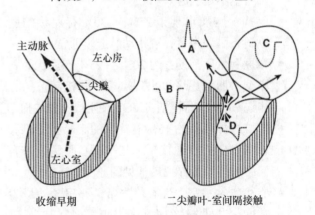

图9.1 肥厚型心肌病患者左心室流出道（LVOT）梗阻与二尖瓣反流机制。收缩早期（左图）：肥厚的室间隔与乳头肌前移导致LVOT狭窄。这一变化引起收缩期血流加速，将二尖瓣前叶向LVOT拖曳并接触室间隔（文丘里效应），在收缩晚期引起LVOT梗阻（右图）。二尖瓣前叶SAM导致二尖瓣瓣叶对合不良并引起二尖瓣反流。多数肥厚型心肌病患者中，二尖瓣反流束直接向后射入左心房（Reproduced from [3], with permission of Wolters Kluwer）

43

- 舒张功能障碍：由心室舒张功能受损和心室顺应性下降（心腔硬度增加）所致，可导致心室舒张期充盈受损。
- 心肌缺血：通常不伴有冠状动脉粥样硬化性疾病。假说机制包括：心室肥厚导致室间隔穿支闭塞，毛细血管数量与左心室大小不匹配，舒张功能损害导致冠状动脉灌注下降。
- 二尖瓣反流：SAM 导致不同程度的二尖瓣反流，与二尖瓣瓣叶未完全对合有关。二尖瓣反流的严重程度与 LVOT 梗阻程度成正比。

3. 肥厚型心肌病的遗传背景是什么？

肥厚型心肌病通过孟德尔模式常染色体显性遗传，具有可变表达和年龄相关外显率。肥厚型心肌病中最常见的突变是编码心脏肌节的基因中的一个错义突变（一个正常的氨基酸被另一个取代）。肥厚型心肌病的基因型与表型之间并无明确关系。不可能根据单个突变预测表达的程度或临床结果。

4. 肥厚型心肌病的常见症状有哪些？

- 劳力性呼吸困难：肥厚型心肌病最常见的症状，出现于 90% 以上有症状的患者中。呼吸困难可由舒张功能障碍、二尖瓣反流、或 LVOT 梗阻导致的左心室排空功能障碍和心排血量不足引起。
- 胸痛：胸痛出现于 25% ～ 30% 有症状的肥厚型心肌病患者，冠状动脉造影通常正常。
- 晕厥和晕厥前期：约 20% ～ 25% 有症状的肥厚型心肌病患者可出现晕厥，其机制包括心律失常、运动后严重 LVOT 梗阻或心肌缺血。
- 心脏性猝死：约 15% 有症状的肥厚型心肌病患者发生心脏性猝死。肥厚型心肌病是外表健康的运动员猝死最常见的原因。
- 心律失常：室上性心律失常，心房颤动最为常见；也可发生室性心律失常。
- 晚期充血性心力衰竭的体征在肥厚型心肌病患者中并不常见，但可能出现端坐呼吸、阵发性呼吸困难以及水肿。

体格检查中，听诊时收缩期杂音最常见。由 LVOT 阻塞和（或）二尖瓣反流引起明显的收缩期杂音在心尖部最清晰。该杂音呈动态变化，强度随心脏负荷和收缩力的变化而变化。降低左心室前负荷的动作（如由仰卧位改为直立位、Valsalva 动作）、增强左心室收缩力、降低左心室后负荷均会加重 LVOT 梗阻，从而使杂音增强。

体格检查也可见其他非特异性体征，如 LVOT 梗阻引起血液流速突然减慢，导致颈动脉波形快速上冲及双相波。

5. 怎样诊断肥厚型心肌病？

除临床病史外，常采用以下诊断方法：

- 心电图：超过 90% 的肥厚型心肌病患者存在心电图异常。典型的心电图表现为局部或广泛的复极化改变。患者可出现异常 Q 波，特别是下壁或侧壁导联。这些改变提示肥大心肌的室间隔去极化。同时也存在左心室肥厚表现，引起电轴左偏以及 ST-T 波异常（ST 段水平或向下倾斜，T 波倒置）。
- 超声心动图：所有疑诊肥厚型心肌病的患者均应行经胸超声心动图（transthoracic echocardiography，TTE）检查。左心室壁厚度 ≥ 15 mm、无左心室扩张，且排除高血压病或瓣膜疾病等明确原因，即可临床确诊为肥厚型心肌病。最常见的左心室肥厚部位是游离前壁延续的室间隔前基底段。肥厚型心肌病其他 TTE 主要表现包括 SAM 以及活动性 LVOT 梗阻（图 9.1）。对于静息状态下无 LVOT 梗阻（LVOT 压力梯度 ≤ 30 mmHg）的患者，应行应激试验以评估 LVOT 和主动脉之间的压力梯度。运动应激反应是首选方法。
- 运动应激试验：推荐所有已知或疑诊肥厚型心肌病患者进行运动应激试验，可作为危险分层的部分指标，亦可评估 LVOT 梗阻程度。运动试验阳性发现包括呼吸困难或心绞痛症状，LVOT 瞬时峰值梯度增加或加重 ≥ 30 mmHg，二尖瓣反流增加或进展，ST 段压低，血压无法随运动相应增加[1-2, 11]。
- 心脏 MRI：与 TTE 相比，具有更高的空间分辨率。可显示超声心动图无法评估的心肌瘢痕或节段性增厚。心脏 MRI 可用于疑诊肥厚型心肌病但 TTE 无法确诊的患者。
- 基因检测：由于基因型、临床表现和预后之间的相关性较差，不建议将基因检测常规用于诊断。

6. 肥厚型心肌病药物治疗有哪些?

肥厚型心肌病的治疗目标是通过降低心肌收缩力、降低心率、改善舒张功能、优化心室充盈来使 LVOT 梗阻最小化。最常用的药物有:

- β 受体阻滞剂:是降低运动引起的 LVOT 压力梯度的最有效药物。
- 非二氢吡啶类钙通道阻滞剂:维拉帕米最常用[12-13]。
- 丙吡胺:一种强效的负性肌力药物,需要与 β 受体阻滞剂联合使用,是静息时降低 LVOT 压力梯度最可靠的药物[14]。

对存在心力衰竭症状的患者使用利尿剂应非常慎重,需要平衡减轻水肿的收益与减少左心室前负荷而加重 LVOT 梗阻之间的风险。

7. 肥厚型心肌病的非药物治疗有哪些?

对于已使用最大剂量药物治疗仍存在顽固性心力衰竭症状(NYHA 分级 Ⅲ / Ⅳ级)、LVOT 梗阻致晕厥复发、静息或应激时 LVOT 压力梯度 ≥ 50 mmHg 的患者,应考虑外科心肌减容术。对于有外科指征但手术耐受差的患者,如高龄、有严重合并症、强烈拒绝开胸心脏手术者,可选择室间隔酒精消融术。

外科心肌减容术的优势包括:对于小于 65 岁患者的症状和 LVOT 压力梯度改善更佳;有机会处理除室间隔增厚外其他导致 LVOT 梗阻的病因,如乳头肌附着异常或原发性二尖瓣疾病。

酒精消融的风险包括完全性心脏传导阻滞,需要植入永久起搏器。顽固性梗阻可能需要多次手术。

最后,对于有心搏骤停病史或持续性室性心动过速的患者、LVOT 梗阻严重且有直系亲属突发心脏性猝死家族史的患者,以及有不明原因晕厥史或运动应激试验中出现低血压的患者,推荐采取植入型心律转复除颤器(implantable cardioverter-defifibrillator,ICD)治疗[1-2, 17]。

8. 肥厚型心肌病患者接受非心脏手术麻醉时血流动力学目标是什么?

最大限度地减少 LVOT 梗阻,并维持心排血量。

具体原则如下:

- 维持血管内容量(前负荷)。
- 维持后负荷或体循环阻力,避免严重血管扩张。
- 降低心肌收缩力,避免强心药物。
- 维持正常的窦性心律,避免心动过速:如发生心房颤动或室性心动过速,应更积极地进行心脏复律而非单纯控制心率。增厚的左心室明显依赖心房收缩以维持充足的前负荷。
- 喉镜操作和手术刺激时应抑制交感神经反射。

9. 肥厚型心肌病患者非心脏手术时应选择哪些监测技术?

除了标准 ASA 监护,应考虑在麻醉诱导前行有创血压监测。诱导时,因心肌负荷条件改变而引起血压快速变化的潜在风险较大。根据患者情况决定是否监测中心静脉压和肺动脉压,应考虑疾病严重程度(例如 LVOT 峰值压力梯度、充血性心力衰竭终末期表现)和手术复杂程度。

对于没有安装 ICD 的患者,麻醉诱导前应考虑放置除颤电极板,以应对恶性心律失常的潜在风险。

严重 LVOT 梗阻或二尖瓣反流的患者,可考虑行经食管超声心动图(TEE)检查。对于术中严重失代偿且对血流动力学最大支持措施反应不佳的患者,可紧急行 TEE。

10. 围手术期评估需要哪些数据?

- 临床病史:机体功能状态,晕厥或近乎晕厥的病史。
- 经胸超声心动图数据:LVOT 梗阻的程度(瞬时峰值压力梯度),存在 SAM 及二尖瓣反流,心室功能。
- 运动应激试验:LVOT 压力梯度恶化的体征,矛盾性血压反应。

如果患者正在服用 β 受体阻滞剂、钙通道阻滞剂或丙吡胺,应在围手术期继续服用。

11. 肥厚型心肌病患者麻醉诱导应选择何种药物?

肥厚型心肌病患者诱导的主要目标是充分抑制喉镜暴露引发的交感反应,同时达到理想的气管插管条件。诱导前可给予 β 受体阻滞剂（如美托洛尔或艾司洛尔）进一步降低心动过速的风险[18]。

鉴于诱导药物所产生的血管舒张作用影响血压，诱导前补充液体以维持前负荷。

可联合使用阿片类药物（芬太尼或瑞芬太尼）、镇静催眠药物（丙泊酚、咪达唑仑或依托咪酯）和肌松药物。要点在于缓慢滴定镇静催眠药物和阿片类药物，以避免心脏负荷和心排血量的巨大波动。

升压药物的选择：选择性 α₁ 受体激动剂（如去氧肾上腺素）是提高灌注压的较好选择，且没有正性变力和变时作用。α₁ 受体激动剂在处理术中低血压方面优于麻黄碱。应避免使用正性肌力药物，如多巴胺、肾上腺素和米力农。当去氧肾上腺素达到极量时，去甲肾上腺素或血管加压素可作为替代或附加药物使用。

12. 麻醉维持方案有哪些？

挥发性吸入麻醉药和静脉麻醉药均可用于麻醉维持。神经阻滞技术有利于减弱疼痛所致的交感反应，但应注意谨慎滴定剂量，以平衡血管舒张和前负荷减少的风险。

13. 紧急情况下应考虑哪些问题？

术前、术中的关注点和血流动力学目标同样适用于紧急情况和术后。对疼痛的细致管理至关重要。如果在疼痛控制良好的情况下仍持续存在心动过速，应给予 β 受体阻滞剂，如美托洛尔。

参考文献

1. Gersh BJ, Maron BJ, et al. ACCF/AHA guideline for the diagnosis and treatment of hypertrophic cardiomyopathy. J Am Coll Cardiol 2011;58:e212.
2. Gersh BJ, Maron BJ, et al. ACCF/AHA guideline for the diagnosis and treatment of hypertrophic cardiomyopathy: executive summary. Circulation. 2011;124:2761–96.
3. Wigle ED, Rakowski H, Kimball BP, Williams WG. Hypertrophic cardiomyopathy. Clinical spectrum and treatment. Circulation 1995;92:1680.
4. Nishimura RA, Holmes DR Jr. Clinical practice. Hypertrophic obstructive cardiomyopathy. N Engl J Med 2004;350:1320.
5. Maron MS, Olivotto I, Zenovich AG, et al. Hypertrophic cardiomyopathy is predominantly a disease of left ventricular outflow tract obstruction. Circulation 2006;114:2232.
6. Nishimura RA, et al. Hypertrophic cardiomyopathy: the search for obstruction. Circulation. 2006;114:2200–2.
7. Maron BJ, Maron MS, Semsarian C. Genetics of hypertrophic cardiomyopathy after 20 years: clinical perspectives. J Am Coll Cardiol 2012;60:705.
8. Ackerman MJ, VanDriest SL, et al. Prevalence and age-dependence of malignant mutations in the beta-myosin heavy chain and troponin T genes in hypertrophic cardiomyopathy: a comprehensive outpatient perspective [see comment]. J Am Coll Cardiol. 2002;39:2042–8.
9. Maron BJ et al. Hypertrophic cardiomyopathy: present and future, with translation into contemporary cardiovascular medicine. J Am Coll Cardiol. 2014;64(1):83–99. doi:10.1016/j.jacc.2014.05.003.
10. Spirito P, Autore C, Rapezzi C, et al. Syncope and risk of sudden death in hypertrophic cardiomyopathy. Circulation. 2009;119:1703.
11. Sherrid MV, Chaudhry FA, Swistel DG. Obstructive hypertrophic cardiomyopathy: echocardiography, pathophysiology, and the continuing evolution of surgery for obstruction. Ann Thorac Surg, 2003;75:620–32.
12. Spoladore R, Maron MS, D'Amato R, et al. Pharmacological treatment options for hypertrophic cardiomyopathy: high time for evidence. Eur Heart J. 2012;33:1724.
13. Sherrid MV, Shetty A, Winson G, et al. Treatment of obstructive hypertrophic cardiomyopathy symptoms and gradient resistant to first-line therapy with β-blockade or verapamil. Circ Heart Fail. 2013;6:694.
14. Sherrid MV, Barac I, McKenna WJ, et al. Multicenter study of the efficacy and safety of disopyramide in obstructive hypertrophic cardiomyopathy. J Am Coll Cardiol. 2005;45:1251.
15. Spirito P, Autore C. Management of hypertrophic cardiomyopathy. BMJ. 2006;332:1251.
16. Maron BJ. Surgery for hypertrophic obstructive cardiomyopathy: alive and quite well. Circulation. 2005;111:2016.
17. Auerbach A, et al. Assessing and reducing the cardiac risk of noncardiac surgery. Circulation. 2006;113:1361–76.
18. Haering JM, et al. Cardiac risk of noncardiac surgery in patients with asymmetric septal hypertrophy. Anesthesiology. 1996;85:254–9.
19. Sherrid MV, et al. Mechanism of benefit of negative inotropes in obstructive hypertrophic cardiomyopathy. Circulation. 1998;97:41–7.

10 起搏器和植入型心律转复除颤器

Ciorsti J. MacIntyre

惠夏 李凤仙 译 赵高峰 张鸿飞 校

关键点

起搏器

1. 将磁铁置于起搏器上方通常可切换至非同步起搏模式。

2. 过度感知导致起搏不足。

3. 感知不足导致起搏过度。

植入型心律转复除颤器

1. 将磁铁置于植入型心律转复除颤器上方可引起心动过速检测/治疗功能暂停。

2. 将磁铁置于植入型心律转复除颤器上方不会影响起搏模式或速率。

病例

患者男性，58 岁，因晕厥跌倒致左髋部疼痛。影像学检查显示左侧股骨粗隆间骨折。拟行急诊髓内钉固定术。

既往史	高血压
	血脂异常
	心肌梗死，左前降支药物洗脱支架植入术后
	左心室收缩功能障碍，射血分数 30%
用药史	阿司匹林 81 mg 每日一次
	瑞舒伐他汀 40 mg 每日一次
	比索洛尔 5 mg 每日一次
	培哚普利 4 mg 每日一次
过敏史	无已知过敏

体格检查（急诊科）	血压 140/80 mmHg，心率 70 次/分，呼吸 18～22 次/分，右上肢 SpO$_2$ 98%
	气道检查: Mallampati 分级 2 级，甲颏距离 > 3 指宽，张口度佳，无颈部后仰限制，齿列正常
	心血管检查: 脉搏容积和波形正常。颈静脉搏动正常。第一、第二心音正常，可闻及第三心音，无第四心音，无杂音和额外音。无外周水肿。前胸壁检查可触及一心脏植入型电子装置
	心电图: 窦性心律，心率 70 次/分，心室起搏

1. 患者植入的是何种装置?

对装有心脏植入型电子装置的患者进行恰当治疗需要准确识别装置的类型，这对此类患者的围手术期管理尤为重要。有多种方法可确定设备类型，患者本人或许可以提供这些信息，或者通过患者随身携带最新的起搏设备识别卡来确认。如果需要评估设备功能或更改程序，有必要确认设备制造商。如果以上信息均无法获得，胸部 X 线检查可提供大量有用信息。胸部 X 线检查可识别设备类型（起搏器、除颤器、心脏再同步设备、皮下除颤器等）；亦可识别设备所干预的心腔、电极的位置与数量以及设备制造商；同时可提供设备异常信息，如电极导线断裂或位置变化。

图中可见一经静脉的起搏器（图 10.1），右心室电极处无电击线圈影像，可与植入型心律转复除颤器（implantable cardioverter-defibrillator, ICD）相区别（图 10.2）。心房电极最常见的位置在右心房心耳处。右心室电极最常见的位置在右心室心尖处。经

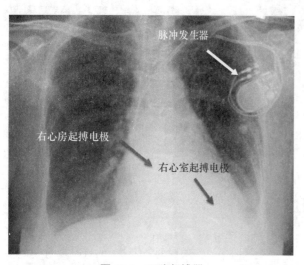

图 10.1 双腔起搏器

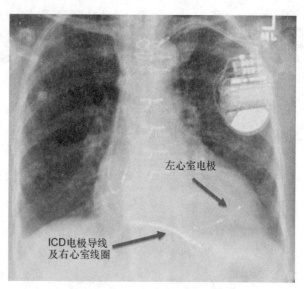

图 10.3 心脏再同步治疗——双腔

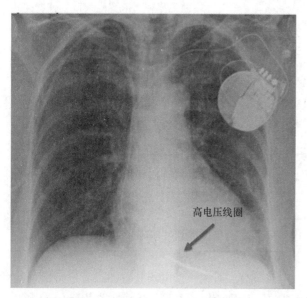

图 10.2 单腔植入型心律转复除颤器

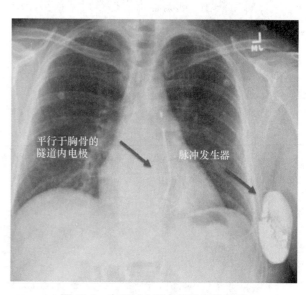

图 10.4 皮下植入型心律转复除颤器

静脉左心室电极从右心房进入冠状窦,并终止于心大静脉的一个分支,在正位 X 线图像上会高于右心室电极(图 10.3),侧位图像中左心室电极位于后方。

经静脉的心脏植入型电子装置通常在前胸壁区域有一个脉冲发生器。心外膜系统可能有腹部脉冲发生器。或者电极通过隧道接到左侧或右侧前胸壁区域。皮下 ICD 会有明显的显影(图 10.4)。发生器植入在第 5 或第 6 肋间隙腋中线位置,电极导线在平行于胸骨的隧道中穿行。

2. 心脏植入型电子装置有哪些组件?

所有起搏器均由两部分组成:脉冲发生器和

电极导线。脉冲发生器产生电脉冲使心肌去极化,从而引起心腔收缩。电极系统有两种类型:单极和双极。单极系统中,与心内膜接触的电极是负极,脉冲发生器是正极。双极系统中,电极尖端为负极,电极环为正极。单极电极中的电压要通过较远距离才能检测到,因此心电图上的起搏峰值高于双电极。按电极固定方式分为主动固定电极和被动固定电极,前者旋入心肌固定,而后者通过叉齿固定在位。

ICD 有两个主要组件:脉冲发生器和电极导线。脉冲发生器包含电池,用于充电和放电的电容器,以及监测、分析、指导心律失常治疗的电路。心脏复律或除颤由电击线圈和 ICD 脉冲发生器之间的一个双相波形传递，随后折返。

3. 用于描述起搏装置功能的代码

北美起搏与电生理协会和英国起搏与电生理学组（North American Society of Pacing and Electrophysiology and the British Pacing and Electrophysiology Group，NASPE/BPEG）建立了一套五位数的起搏器代码用于描述起搏器功能（表 10.1）。

位置 I 代码代表起搏的心脏腔室。只置入一个心腔的装置，用字母"A"（心房）或"V"（心室）表示。可置入双心腔的装置用字母"D"（双腔）表示。当起搏功能关闭时，代码 I 记为"O"（"off"，关闭）。

位置 II 代码代表感知自身电信号的心脏腔室。字母使用与位置 I 代码相同："A"（心房）、"V"（心室）、"D"（双腔）。位置 II 代码字母"O"代表无感知功能。按照这种模式下的程序，装置以固定速率非同步起搏，与自有心律无关。

位置 III 代码代表对感知事件的响应。"I"表示检测到的事件会抑制输出脉冲。"T"表示检测到的事件触发输出脉冲响应。"D"表示双重响应模式，仅限于双腔模式。例如，心房中感知到的事件抑制了心房输出，但触发心室输出。如果心室电极在程序延迟期内感知到心室自身信号，则会抑制心室输出。"O"代表对感知输入无响应。

位置 IV 代码表示频率调节，也称为频率应答。"R"表示起搏器具有频率调节功能，可根据患者活动情况，利用传感器数据来调整程序设定的心率。"O"表示频率调节不可用或已禁用。"O"常常在第 4 位省略（即"DDD"与"DDDO"相同）。

位置 V 代码表示是否存在多位点起搏。"O"表示非心脏腔室起搏。"A"代表单心房或双心房，"V"代表单心室或双心室，"D"代表任何"A"或"V"的联合。多位点起搏也指在某一特定心腔内有多个刺激位点。代码的第 5 位较少记录。

代码的前 3 位必须记录。当代码仅有 3 位或 4 位，可以将省略的代码认作"O"或缺失。

4. 心脏植入型电子设备可用的起搏模式

单腔起搏

VVI（R）起搏：心室起搏，心室感知，当感知到心搏时抑制起搏信号。这一模式保护患者免于各种病因导致的严重心动过缓影响。该模式无法保持房室同步，可能引起起搏器综合征。

适用患者：慢性心房颤动伴慢心室反应。

AAI（R）起搏：心房起搏，心房感知，当感知心房收缩时抑制起搏信号。可考虑用于房室结功能完整的窦房结功能障碍患者。但该模式无法保护因房室传导阻滞导致的室性心动过缓患者。

适用患者：房室结功能正常的窦房结功能障碍患者。

双腔起搏

DDD（R）起搏：这种模式在心房和心室均存在感知和起搏功能，并提供生理节律。模式中可见到四种不同的节律，包括正常窦性心律、心房起搏伴自身 QRS 波、房室顺序起搏以及心房感知-心室起搏。

适用患者：DDD 模式适用于窦房结功能正常但存在房室传导阻滞的患者。DDDR 起搏适用于窦房结功能障碍伴或不伴房室结障碍的患者。

DDI（R）起搏：此模式包含心房感知和起搏，心室感知和起搏。起搏器不会追踪自身心房活动。当感知到自身心房频率时，起搏器会抑制心房和心

表 10.1　NASPE/BPEG 抗心动过缓起搏通用代码修订版

位置 I 起搏心腔	位置 II 感知心腔	位置 III 感知事件响应	位置 IV 频率调节	位置 V 多位点起搏
O ＝无	O ＝无	O ＝无	O ＝无	O ＝无
A ＝心房	A ＝心房	T ＝触发	R ＝频率调节	A ＝心房
V ＝心室	V ＝心室	I ＝抑制		V ＝心室
D ＝双腔（A ＋ V）	D ＝双腔（A ＋ V）	D ＝双响应（T ＋ I）		D ＝双腔（A ＋ V）
S[a] ＝单腔（A 或 V）	S[a] ＝单腔（A 或 V）			

[a] 字母名称出自 Bernstein 等之前发表的文章（参考文献 [1]）。
With permission of Wiley

室脉冲，因此可促使信号自然传导至心室。如果房室传导阻滞加重，心室起搏会按照更低的节律限制发生，但不会与心房同步化。如果窦性心率低于预设心率，则按房室顺序起搏。

适用患者：房性心动过速的患者。该情形下模式转换可作为替代方案。

非同步起搏

当程序为非同步模式时，起搏器设置为按固定速率起搏，而不会感知心脏自身活动。心房（"AOO"）、心室（"VOO"）或双腔（"DOO"）在感知功能缺省的情况下起搏。该模式甚少长期使用，最常用于依赖起搏器患者的手术过程中，以避免由电凝干扰引起过感知而导致的起搏抑制。非同步起搏可能与自主节律和起搏节律间的竞争有关。同样，存在起搏脉冲出现在自身 T 波期间的小概率风险，这种情况可引起心室颤动。设置为较高心率（≥ 80 次 /分）可降低该风险。

5. 感知和夺获的区别有哪些？

起搏器有两个主要功能：起搏与感知。

夺获是指心脏去极化，以及对起搏器刺激产生响应引起心腔收缩。夺获阈值是指持续夺获心肌所需的最小能量值。

感知是指起搏器感受内源性电信号的能力。程序调节灵敏度表示能被起搏器感知而引发应答的最小心内信号。当调节灵敏度时，如果调高（灵敏度）数值，起搏器敏感度更低（即起搏器可感知的更少）。相反，如果调低（灵敏度）数值，起搏器敏感度更高（即起搏器可感知更多）。

6. 起搏器故障原因有哪些？

过度感知导致起搏不足

过度感知是指对不需要感知的生理或非生理事件出现感知。这种情况可能导致对起搏器脉冲输出的不当抑制。对于起搏器依赖的患者可能引起严重后果。过度感知的生理性原因包括远场 P 波、宽 QRS 间期、T 波和心肌电位的过度感知。降低设备的灵敏度可以解决这个问题。非生理性原因包括硬件问题，如固定螺丝松动、电极移位、电极断裂。这类病因通常需要电极修复。电磁干扰（electromagnetic interference，

EMI）也可能引起过感知。

感知不良导致过度起搏

当起搏器无法感知潜在节律时，就会发生感知不良。因此不需要输出时起搏器也会产生脉冲，而导致"过度起搏"。感知不良可由硬件故障或生理改变引起。硬件故障包括电极移位、穿孔或断裂。抗心律失常药物、心肌梗死、代谢异常可短时或永久性改变心电振幅。

失夺获

失夺获发生于设备发放电脉冲未能夺获心肌时。在 12 导联心电图上表现为起搏刺激之后缺少诱发电位。这种情况可呈间歇性，亦可呈永久性。当夺获阈值高于程序性设备输出时，可发生这种情况，也可在植入起搏器后发生炎性改变的情况下出现。可通过增加起搏器输出来解决。当夺获阈值超出最大可调节输出时发生传出阻滞。夺获阈值升高的其他原因有传导起搏刺激部位的纤维化或梗死，以及代谢异常。硬件故障，如电极移位、穿孔、断裂及电池耗尽也可导致失夺获。

7. 什么是 ICD？

ICD 的主要目的是监测恶性室性心律失常（室性心动过速和心室颤动）并通过有效除颤来终止这些心律失常。除颤后常见心动过缓。同时患者也可能合并起搏需求。因此目前所有的 ICD 均具备起搏功能。

8. 植入起搏器或 ICD 的患者需要心脏复律或外部除颤时应考虑哪些问题？

当装有心脏植入型电子装置的患者出现心搏骤停事件或不稳定性心律失常时，应实施标准复苏方案。外部除颤或心脏复律可导致植入装置永久性损坏。为使心脏植入型电子装置的患者风险最小化，对这类患者实施体外心脏复律或除颤时电极应前后位放置。同样，电极板应离脉冲发生器 8 cm 以上。其他风险包括设备程序重置、起搏器阈值因电极-心内膜接触面心肌损伤而急剧升高。因此，在心脏复律后应对心脏设备进行检查以确保功能和程序正常。

9. 起搏器和除颤器对磁铁如何反应?

可在围手术期使用标准环形磁铁以改变心脏植入型电子装置的运行方式。将磁铁置于**起搏器**上一般可通过关闭磁性开关而引起非同步起搏。将磁铁用于 **ICD** 会关闭心动过速检测,但对起搏模式和速率并无影响。也可将磁铁用于皮下 ICD 以关闭心动过速治疗功能。

10. 应或不应使用磁铁的情况

需要将起搏器非同步化或关闭 ICD 治疗功能的情况很多,因此应考虑应用磁铁或临时重置程序。重置程序的主要优点在于管理团队无需考虑磁铁的位置;主要缺点在于这种改变无法立即恢复,也存在必须改编程序将设备恢复至基础设置时却无法实现的风险。这样会将 ICD 患者置于恶性室性心律失常的风险中。使用磁铁时可以迅速移除而立即将设备恢复到基础设置。应当注意到,关闭了心动过速治疗功能的患者需要持续遥测监控。

需要应用磁铁的情况:

- 起搏器依赖的患者进行**脐水平以上部位**的射频消融(radiofrequency ablation,RFA)导致非同步起搏时 *。
- 所有 **ICD** 患者使用单极电凝而需要抑制心动过速检测 / 治疗功能时。
- 当**脐水平以下部位**的 RFA 引起起搏抑制时。
- 当患者遭受**不恰当的 ICD 除颤**时。

不需要应用磁铁的情况:

- 当患者体位影响磁铁放置时(如俯卧位),这类患者需要重置程序。

* 应用磁铁不会将 ICD 转为非同步起搏。因此,当起搏器依赖的 ICD 患者在脐水平以上使用单极电凝时,需要重置程序转为非同步起搏模式。

11. 放置中心静脉导管需要注意什么?

装有起搏器或 ICD 的患者放置中心静脉导管时有许多注意点。放置身体同侧的静脉导管,可能因为穿刺、电极移位及 ICD 不当治疗等原因而损坏电极。如有可能,中心静脉通路应置于设备的对侧。应注意到,中心静脉导管置入也可引起中心静脉狭窄,可能影响经锁骨下途径放置电极。

参考文献

1. Bernstein AD, Daubert JC, Fletcher RD. The revised NASPE/BPEG generic code for antibradycardia, adaptive-rate, and multisite pacing. J Pacing Clin Electrophysiol. 2002;25(2):260–4.

2. Costelloe CM, Murphy WA, Gladish GW, Rozner MA. Radiography of pacemakers and implantable cardioverter defibrillators. Am J Roentgenol. 2012;199:1252–8.

3. Crossley GH, Poole JE, Rozner MA, Asirvatham SJ, Cheng A, Chung MK, Ferfuson TB, Gallagher JD, Gold MR, Hyot RH, Irefin S, Kusumoto FM, Moorman LP, Thompson A. The Heart Rhythm Society (HRS)/American Society of Anesthesiologists (ASA) expert consensus statement on the perioperative management of patients with implantable defibrillators, pcemakers and arrhythmia monitors: facilities and patient management. Heart Rhythm. 2011;8(7):1114–54.

4. Epstein AE, DiMarco JP, Ellenbogen KA, Estes NAM, Freedman RA, Gettes LS, Gillinov AM, Gregoratos G, Hammill SC, Hayes DL, Hlatky MA, Newby LK, Page RL, Schoenfield MH, Silka MJ, Stevenson LW, Sweeney MO. ACC/AHA/HRS 2008 guidelines for device-based therapy of cardiac rhythm abnormalities: a report of the American College of Cardiology/American Heart Association Task Force on Practice Guidelines (Writing Committee to Revise the ACC/AHA/NASPE 2002 Guideline Update for Implantation of Cardiac Pacemakers and Antiarrhythmia Devices. J Am Coll Cardiol. 2008;41(21):e1–62.

11 心脏压塞

Kate Mitchell Liberman

惠夏 李凤仙 译 赵高峰 张鸿飞 校

病例

患者男性，37岁，因多次心悸相关的头晕发作而就诊于其主治医生。患者无法耐受日常生活活动。

既往史 主要有高脂血症、焦虑、胃食管反流病、偶发偏头痛、下背痛及便秘。12岁时曾行阑尾切除术，无其他手术史。对香蕉和乳胶过敏。用药史包括辛伐他汀、劳拉西泮、埃索美拉唑、萘普生和多库酯钠。吸烟每日一包。不喝酒，无娱乐性毒品（recreational drug）使用史

体格检查 显示心动过缓，心率42次/分。血压110/65 mmHg，呼吸16次/分，吸空气时氧饱和度98%。双肺基底部可明显闻及轻度啰音，下肢二度水肿。心电图显示完全性心脏传导阻滞。经治疗心力衰竭症状改善后，心脏介入医师拟对患者行起搏器植入。镇静下行起搏器植入术过程中，植入第一个电极时患者在手术台上出现体动，随后突发呼吸困难及进行性低血压。血压80/45 mmHg，心率110次/分，呼吸25次/分，脉搏氧饱和度98%。怀疑发生心脏压塞

1. 心脏压塞的定义是什么？

心脏压塞定义为心包腔内的病理性积液限制心室充盈并导致心排血量下降。正常情况下，心包腔内含有20～50 ml浆液，可以减轻心外膜的摩擦力。当心包腔内血液、血块、气体、液体或脓液超出其储备容积时即发生心脏压塞[1]。心脏压塞的生理效应主要由积液积聚的速率产生，而积液成分的影响较小。心脏压塞主要分为四种类型。急性心脏压塞

发生于数分钟内，最常继发于创伤所致的心包积血，血液快速积聚超出心包腔容量而发生。严重病例中，可导致右心房和（或）右心室完全塌陷。亚急性心脏压塞最常见于数日至数周内缓慢积聚的大量积液，一般是特发性或肿瘤所致。低压性心脏压塞是心包积液和低血容量性休克并存时的一种特殊类型，由于心室压力较低，即使心包压力相对较低，跨心肌的压力梯度也可能较大[2]。最后一类，当局部积液或血肿对心肌施加压力时，可形成局部压塞。由于压迫的病灶来源问题可缺乏典型体征，因此更难诊断[3]。

2. 心脏压塞的病因是什么？

心脏压塞有多种病因，包括感染性、非感染性和自身免疫性。世界范围内最常见的病因是急性特发性心包炎，但结核性、肿瘤性或化脓性心包炎患者中发生心脏压塞的比例更高[4]。一项大型前瞻性研究评价了急性心包炎的病因[5]。急性特发性心包炎患者接近半数，其余患者多有肿瘤转移和结核性心包炎。心脏压塞的感染性病因可分为病毒性、细菌性、真菌性和寄生虫性。柯萨奇病毒、埃可病毒和腺病毒是常见的病毒性病因，而葡萄球菌、链球菌、肺炎球菌和结核杆菌是最常见的细菌性病因[6]。真菌性病因包括组织胞浆菌、曲霉菌、球孢子菌。最常见的寄生虫病因有棘球绦虫和弓形虫。转移性肺癌和乳腺癌、霍奇金淋巴瘤和黑色素瘤是最常见的恶性积液来源。主要的心脏病因包括早期梗死性心包炎、心包切开术后综合征、夹层动脉瘤和心肌炎。钝挫伤和穿透性损伤也可导致心脏压塞，心脏导管置入和起搏器植入术中也可发生相关并发症。风湿性病因包括系统性红斑狼疮和血管炎，心脏压塞继

发于炎症。尿毒症是常见的代谢性病因。任何可引起心包积液的疾病，特别是积液较多或产生过快时，均可引起心脏压塞。

3. 心脏压塞患者的体格检查结果有哪些？

心脏压塞患者的体格检查包括窦性心动过速、颈静脉扩张和奇脉。心包炎次要体征包括心音低沉和心包摩擦音。呼吸困难（敏感性87%～89%）、心动过速（敏感性77%）、奇脉（敏感性82%）和颈静脉压升高（敏感性76%）是最有用的阴性预期值[7]，即缺乏这些体征时可排除心脏压塞。如果患者存在奇脉，心脏压塞的概率增加3倍，如果没有奇脉，则存在心脏压塞的概率降低30倍。

4. 何为奇脉？

奇脉是指吸气时收缩压正常下降幅度加大[8]。在心包压力增加的情况下，由于心包腔内没有额外储备空间，左、右心室之间不可避免地相互影响。目前至少有三种机制可以解释这一现象[9]。吸气时，胸腔内负压增加，右心静脉回流增加。前负荷增加反过来使室间隔凸向左心室，从而降低了左心室舒张末期容积。这也是心室间存在相互影响的证据。吸气时同时出现肺血管顺应性增加，导致肺循环淤积。最后，胸腔内负压增加对抗左心收缩，使后负荷增加。这三种机制共同导致收缩压下降。Kussmaul征描述了吸气时外周脉搏消失的现象，即通过上述机制导致血压下降。

5. 心脏压塞的诊断标准？

目前尚缺乏明确的心脏压塞诊断标准。一般同时存在心包积液和血流动力学障碍即可诊断。也可以通过回顾性分析进行诊断：经胸或经食管超声心动图可见心包积液且引流积液可缓解血流动力学障碍[10]。

6. 有助于诊断心脏压塞的无创和有创检测有哪些？

诸多技术可用于诊断心包积液，但基于无创检测来诊断心脏压塞则充满挑战。心电图是最常使用

的方法。PR间期缩短、QRS波低电压和电交替是诊断心包积液的特异性表现，但敏感性较差[11]。总之，心电图诊断心包积液和心脏压塞的敏感性较低。

经胸超声心动图（transthoracic echocardiogram, TTE）可清楚显示积液存在与否。Merce等进行的一项前瞻性研究评价了中量至大量心包积液超过2年的患者心脏压塞情况[12]。研究发现，一个或多个右侧心腔塌陷对于心脏压塞诊断具有高度敏感性，而经多普勒发现的静脉回流异常则更具特异性——对心脏收缩的影响超过对舒张的影响，呼吸可加重此差异，但在呼气时对心脏舒张的影响则出现相反变化。心脏压塞的其他TTE表现包括吸气时左右心室变化增大、任一心腔塌陷、下腔静脉扩张、吸气时经过二尖瓣和主动脉瓣的异常血流减少[13]。

有创检测方法，如Swan-Ganz导管测量一般显示心脏压塞时的肺动脉高压，肺动脉收缩压为35～50 mmHg。虽然不是必要诊断条件，但心导管可显示心内平均舒张压。有创动脉监测会表现为脉压变窄，平均动脉压下降。

7. 治疗心脏压塞前需要建立哪些血管通路？

如果心脏压塞已确诊或高度怀疑，在麻醉诱导前放置动脉导管和中心静脉导管（central venous line, CVL）非常有用。动脉导管可提供每次心搏的血压读数，而中心静脉导管可保证引流积液前可靠的升压药物滴定，并提供中心静脉压数据。此外，在心脏压塞解除后，有时会出现以血压、心率升高为标志的儿茶酚胺激增，也可通过动脉导管快速识别。鉴于这种情况的紧迫性，加之心排血量的降低和无脉性电活动心脏停搏的可能性，不能为了放置有创监测导管而延缓心脏压塞的减压。心包积液引流过程中或引流后存在大出血风险，大口径静脉通道对于复苏也非常必要。

8. 心脏压塞患者的血流动力学目标是什么？

对于心脏压塞患者，血流动力学目标包括维持前负荷、心率、后负荷以及心肌收缩力。通俗来讲，要保持患者心脏"饱满、快速、有力"。急性心脏压塞的患者呈前负荷依赖。增加静脉回流可克服心包压力，恢复心腔间压力梯度。因此，输注静脉液体，避免低血容量至关重要。考虑到每搏输出量相对固

定，心排血量就依赖于心率的提升，因此应着力避免心动过缓。心脏压塞患者需要正性肌力药物支持并提高全身循环血管阻力。由于心脏充盈受到外部限制，心肌收缩力的下降对患者的影响非常明显。增加全身循环血管阻力是确保冠状动脉灌注的最佳方式。因此，去甲肾上腺素和血管加压素是心脏压塞患者首选的升压药物，而肾上腺素也可达到相应的血流动力学目标[14]。

治疗心脏压塞患者的另一个障碍是机械通气。正压通气不利于心脏充盈。一般通过维持较低的气道峰压、低 PEEP 以及小潮气量来克服这一问题。通过增加呼吸频率来维持每分通气量。因为以上限制，通气量可能不足，$PaCO_2$ 升高。基于个体基础情况可考虑允许性高碳酸血症，但也可能引发右心衰竭。

9. 心包积液的药物治疗有哪些？

稳定型心包积液患者可通过处理积液的基础病因来治疗。炎症所致的心包炎可使用非甾体抗炎药治疗。阿司匹林、吲哚美辛和布洛芬属于一线药物。布洛芬并发症发生率最低，且对冠状动脉血流有良好影响[15]。对于梗死后心包炎，推荐使用阿司匹林。秋水仙碱也可用于治疗急性心包炎和预防复发。全身性类固醇可用于自身免疫性疾病或尿毒症引起的心包炎。对于心包炎的长期预防，心包内使用类固醇具有一定疗效，一年内几乎有 80% 的症状缓解率[16]。

10. 心脏压塞患者镇静和全身麻醉时应如何选择麻醉药物？

对于血流动力学不稳定患者，可使用局部麻醉和亚催眠剂量的咪达唑仑，剑突下心包积液引流术可使用氯胺酮或芬太尼[17-18]。这些药物对心率、心肌收缩力和全身循环血管阻力影响最小，使之成为心脏压塞患者的理想药物。对于最终需要行心包开窗手术的危重失代偿者，仅给予镇静即可，直至心包穿刺术完成。心脏压塞解除后再进行全麻诱导，此时心脏正常充盈和收缩，丙泊酚和吸入麻醉药对患者血流动力学的负性肌力作用就会降低许多。

对于需要全身麻醉下行心包开窗术的患者，须谨慎选择对心肌收缩和血管张力影响最小的麻醉诱导药物，比如依托咪酯或氯胺酮[19]。麻醉诱导前积极的液体复苏至关重要。此外，有必要在诱导期间静脉输注或单次注射去甲肾上腺素、血管加压素或肾上腺素。

11. 心包穿刺术和心包开窗引流术应如何选择？

对于心脏压塞且血流动力学不稳定的患者，迅速引流至关重要。心包穿刺术或外科手术引流的适应证包括：①化脓性心包炎、特发性或慢性心包积液患者伴有明显的心脏压塞临床表现；②心包穿刺术后未缓解或复发且入院 3 周后仍持续存在病情变化[20]。经皮穿刺和外科引流均可有效减轻症状和解除低血压。经皮穿刺引流时，于超声引导下将导管置入心包腔并留置，直至该部位没有更多引流液为止。外科手术引流更适用于包裹性积液、液体重新积聚、需要心包组织活检或凝血功能障碍的患者——可在严重出血时对术野彻底止血。任何情况下，均应在手术前完成凝血检查，并于术前纠正凝血障碍。积液引流量不宜超过 1L，引流速度过快可引起急性右心室扩张[15]。心包穿刺术的严重并发症仅为 1%[21]。外科手术引流具有较高风险，主要因为手术需要全身麻醉，在积液引流前麻醉诱导可能导致低血压。与外科手术引流相比，经皮心包穿刺并发症较少[22]。对于创伤性心包积血或夹层动脉瘤患者，首选外科手术，因为解除压塞并不能解决积液的病因，且可能导致进一步出血。

12. 经皮心包穿刺术和心包开窗术的并发症有哪些？

心包穿刺术的主要并发症与心包腔内出血有关，放置引流管后就不易造成严重后果。其他并发症包括因全身静脉回流突然增加导致的急性左心衰竭伴肺水肿。心脏穿孔是小概率事件，但可能危及生命。心律失常、动脉穿孔、气胸、迷走反射、胸膜心包瘘以及感染均有报道[23]。尽管可能与基础疾病相混淆，但既往关于外科手术引流的研究中，病死率高达 20%[24]。近期的数据病死率较低[25]。一项超声引导下心包穿刺的大型研究中，单次穿刺后心包积液复发率为 27%，而外科手术引流术的复发率为 14%[21]。心包积液复发的主要预测因子包括未放置引流管、恶性肿瘤、细胞学阳性（译者注：原文如此，应为心包积液的细胞学检查有阳性发现）、大量积液和肾衰竭。

参考文献

1. Spodick D. Acute cardiac tamponade. N Engl J Med. 2003. http://www.nejm.org/doi/full/10.1056/NEJMra022643. Accessed 23 July 2015.

2. Sagrista-Sauleda J, Angel J, Sambola A, Alguersuari J, Permanyer-Miralda G, Soler-Soler J. Low-pressure cardiac tamponade: clinical and hemodynamic profile. Circulation. 2006;114(9):945–52. doi:10.1161/CIRCULATIONAHA.106.634584.

3. Chuttani K, Pandian N, Mohanty P. Left ventricular diastolic collapse. An echocardiographic sign of regional cardiac tamponade. Circulation. 1991. http://circ.ahajournals.org/content/83/6/1999.short. Accessed 23 July 2015.

4. Permanyer-Miralda G. Acute pericardial disease: approach to the aetiologic diagnosis. Heart. 2004. http://heart.bmj.com/content/90/3/252.short. Accessed 23 July 2015.

5. Permanyer-Miralda G. Primary acute pericardial disease: a prospective series of 231 consecutive patients. Am J .... 1985. http://www.sciencedirect.com/science/article/pii/0002914985910239. Accessed 23 July 2015.

6. Shabetai R. Diseases of the pericardium. In: Schlant RC AR, editor. Hurst's the heart. Vol 8th ed.; 1994.

7. Roy CL, Minor MA, Brookhart MA, Choudhry NK. Does this patient with a pericardial effusion have cardiac tamponade? JAMA. 2007;297(16):1810–8. doi:10.1001/jama.297.16.1810.

8. Guntheroth W, Morgan B. Effect of Respiration on Venous Return and Stroke Volume in Cardiac Tamponade Mechanism Of Pulsus Paradoxus. Circ .... 1967. http://circres.ahajournals.org/content/20/4/381.short. Accessed 23 July 2015.

9. Reddy P, Curtiss E, Uretsky B. Spectrum of hemodynamic changes in cardiac tamponade. Am J Cardiol. 1990. http://www.sciencedirect.com/science/article/pii/000291499090540H. Accessed 23 July 2015.

10. Fowler N. Cardiac tamponade. A clinical or an echocardiographic diagnosis? Circulation. 1993. http://circ.ahajournals.org/content/87/5/1738.short. Accessed 23 July 2015.

11. Eisenberg M. The diagnosis of pericardial effusion and cardiac tamponade by 12-lead ECG: a technology assessment. CHEST .... 1996. http://journal.publications.chestnet.org/article.aspx?articleid=1069876. Accessed 23 July 2015.

12. Mercé J, Sagristà-Sauleda J. Between clinical and Doppler echocardiographic findings in patients with moderate and large pericardial effusion: implications for the diagnosis of cardiac tamponade. Am Hear .... 1999. http://www.sciencedirect.com/science/article/pii/S0002870399701936. Accessed 23 July 2015.

13. Pepi M, Muratori M. Echocardiography in the diagnosis and management of pericardial disease. J Cardiovasc Med (Hagerstown). 2006;7(7):533–44. doi:10.2459/01.JCM.0000234772.73454.57.

14. Grocott HP, Gulati H, Srinathan S, Mackensen GB. Anesthesia and the patient with pericardial disease. Can J Anesth. 2011;58(10):952–66. doi:10.1007/s12630-011-9557-8.

15. Maisch B, Seferović PM, Ristić AD, et al. Guidelines on the diagnosis and management of pericardial diseases executive summary; The Task force on the diagnosis and management of pericardial diseases of the European society of cardiology. Eur Heart J. 2004;25(7):587–610. doi:10.1016/j.ehj.2004.02.002.

16. Maisch B, Ristic D, Pankuweit S. Intrapericardial treatment of autoreactive pericardial effusion with triamcinolone. Eur Hear J. 2002. http://eurheartj.oxfordjournals.org/content/ehj/23/19/1503.full.pdf. Accessed 26 July 2015.

17. Trigt P Van, Douglas J, Smith P. A prospective trial of subxiphoid pericardiotomy in the diagnosis and treatment of large pericardial effusion. A follow-up report. Ann .... 1993. http://www.ncbi.nlm.nih.gov/pmc/articles/PMC1243074/. Accessed 27 July 2015.

18. Webster JA, Self DD. Anesthesia for pericardial window in a pregnant patient with cardiac tamponade and mediastinal mass. Can J Anaesth. 2003;50(8):815–8. doi:10.1007/BF03019378.

19. O'Connor CJ, Tuman KJ. The intraoperative management of patients with pericardial tamponade. Anesthesiol Clin. 2010;28(1):87–96. doi:10.1016/j.anclin.2010.01.011.

20. Cardiology G. Management of pericardial e V usion. 2001:235–240.

21. Tsang T, Enriquez-Sarano M. Consecutive 1127 therapeutic echocardiographically guided pericardiocenteses: clinical profile, practice patterns, and outcomes spanning 21 years. Mayo Clin .... 2002. http://www.sciencedirect.com/science/article/pii/S0025619611622118. Accessed 26 July 2015.

22. Gumrukcuoglu H, Odabasi D. Management of cardiac tamponade: a comperative study between echo-guided pericardiocentesis and surgery—a report of 100 patients. Cardiol Res .... 2011. http://www.hindawi.com/journals/crp/2011/197838/abs/. Accessed 26 July 2015.

23. Duvernoy O, Borowiec J, Helmius G, Erikson U. Complications of percutaneous pericardiocentesis under fluoroscopic guidance. Acta Radiol. 1992;33(4):309–13. doi:10.1177/028418519203300405.

24. Piehler J, Pluth J. Surgical management of effusive pericardial disease. Influence of extent of pericardial resection on clinical course. J .... 1985. http://europepmc.org/abstract/med/4046619. Accessed 27 July 2015.

25. Andrade-Alegre R, Mon L. Subxiphoid pericardial window in the diagnosis of penetrating cardiac trauma. Ann Thorac Surg. 1994;58(4):1139–41. doi:10.1016/0003-4975(94)90473-1.

12 心脏移植术后的非心脏手术

Elliott Woodward

惠夏 李凤仙 译 赵高峰 张鸿飞 校

病例

患者男性，63 岁，因左下肢双踝不稳定性骨折拟行切开复位内固定手术。18 个月前曾行原位心脏移植手术。该患者作为乘客在一起低速机动车事故中受伤，随后至急诊科检查未见其他合并损伤。患者自诉过去 6 个月一直进行规律的免疫抑制治疗，否认目前存在胸痛、心悸、体重增加、下肢水肿、端坐呼吸、发热、寒战或乏力。事故前，患者可爬两层楼而无胸部不适或气短。

用药史	阿司匹林 80 mg 每日一次
	他克莫司 5 mg 口服每日两次
	吗替麦考酚酯 1000 mg 口服每日两次
	泼尼松 10 mg 每日两次
	地尔硫䓬 60 mg 口服每日三次
	普伐他汀 40 mg 每日一次
过敏史	无已知过敏
既往史	心血管：18 个月前原位心脏移植术，非缺血性心肌病状态；高血压；高胆固醇血症
	内分泌：糖尿病，饮食控制
体格检查	生命体征：血压 145/92 mmHg，心率 95 次 / 分，呼吸 20 次 / 分，氧饱和度 99%（吸空气）
	心脏：心动过速，律齐，未闻及杂音、摩擦音或奔马律。颈静脉搏动高度 3 cm。左下肢绷带包扎，右下肢无水肿
	呼吸：双肺呼吸音清
	其他：无明显异常
	急诊科心电图示不同形态 P 波和右束支传导阻滞

1. 自主神经系统两个分支如何影响正常心脏的功能？

心脏变时（心率）和变传导（传导速度）的自主调节，通过对心脏起搏组织的交感神经和副交感神经信号的平衡来实现。另一方面，心脏收缩（收缩性）和松弛（舒张性）的自主调节，主要受传导至心肌细胞的交感神经信号介导[1-2]。

2. 哪些神经递质和受体在心脏自主神经信号通路中发挥主要作用？

激活后的交感和副交感神经系统节前神经元在自主神经节的神经末梢释放乙酰胆碱。乙酰胆碱通过突触间隙扩散，与位于突触后神经元上的烟碱样乙酰胆碱受体结合，最后引起细胞去极化和信号传递。激活的副交感神经系统节后纤维释放乙酰胆碱，与位于心脏的毒蕈碱样乙酰胆碱受体结合。而激活的交感神经系统节后纤维释放去甲肾上腺素，与心脏肾上腺素受体结合。

3. 自主神经系统对移植后的心脏有何作用？

移植过程中自主神经已被切断，影响术后早期自主神经对心功能的作用。随着时间推移，移植后心脏可出现自主神经再生，但恢复程度和时间周期变异较大，因此无法预测[3-10]。

4. 为何既往接受过心脏移植手术的患者静息心率常常升高？

健康个体静息状态下，交感和副交感神经纤维同时调控窦房结起搏细胞的自律性[1-2]。成人中通常迷走副交感神经的影响占主导地位，引起这些细胞去极化速率整体减慢，因此使静息心率减慢。移植过程中心脏自主神经信号的破坏减弱了副交感神经的主要影响，常引起静息心率的显著升高。尽管有报道称心率可高达 130 次 / 分甚至更高，但静息心率通常在 80 ～ 110 次 / 分的范围内[3, 7, 9-11]。

5. 麻醉医师对术中知晓的判断会因心脏自主神经支配的缺失而变化吗？

尽管敏感性和特异性并不高，但交感神经系统激活会引起心率、血压等血流动力学参数的改变，麻醉医师常以此作为麻醉深度不足的指标。对于心脏移植后的患者，这种交感反应可能受损或缺失，因此高度重视这类患者的麻醉深度非常重要[6]。

6. 为什么有心脏移植手术史的患者维持前负荷特别重要？

心排血量等于心率与每搏输出量的乘积。因此必须纠正每搏输出量下降或等比例提高心率以维持稳定的心排血量。反射信号通过自主神经系统在这种代偿反应中发挥关键作用，当需要维持心排血量时可增加心率和（或）收缩力。去神经化的心脏中这种反射信号受损，仅保留了原有的心脏适应性反射，如 Frank-Starling 机制[3, 7]。这一机制反映了心脏充盈（即前负荷）增加时心肌伸展而收缩力增强的能力。

7. 心脏移植术后患者对药物的血流动力学反应有何不同？

通过调节血管张力而产生血流动力学改变的药物，如去氧肾上腺素和硝酸甘油，可对前负荷和体循环血管阻力产生相对正常、剂量依赖性的影响。使用这些药物时通常会出现代偿性心动过缓或心动过速，但对于心脏移植后的患者，这种主要依赖自主神经系统的代偿机制可能已被破坏[2]。总体来说，如果药物剂量没有显著增加，由于代偿性变化的缺失，这些药物的血流动力学效应会减弱。同样，阿托品等药物通过间接改变自主神经信号来发挥作用，根据移植术后自主神经再生的程度不同，药效

会减弱或完全无效[7, 10]。直接结合心脏组织受体的药物，如肾上腺素，其血流动力学效应不仅可以维持原样，还有可能增强[7, 9-10, 12-13]。最后，同时具备直接和间接作用的药物，如麻黄碱，仅能保留其直接作用。

8. 去神经支配对术中心律失常的处理有何影响？

对于去神经支配的心脏，阿托品和格隆溴铵的间接作用不会对心动过缓起效，因此必须备好起搏器或具有直接作用的药物，如异丙肾上腺素或肾上腺素。然而，去神经支配的心脏对腺苷的反应增强，所以治疗快速性心律失常时推荐改用胺碘酮[9-10]。

9. 为什么心脏移植患者常需要起搏器或植入型心律转复除颤器？

心脏移植患者自主神经传入受损常导致静息心率升高。而窦房结组织损伤等因素与移植缺血、手术创伤或再灌注损伤有关，偶尔会导致移植后心动过缓[7, 9]。当心动过缓持续存在症状时才给予永久起搏器治疗，该适应证的起搏器植入率通常小于 10%[3, 9]。虽然没有明确的指南推荐这些患者植入植入型心律转复除颤器（ICD），但植入 ICD 的常见原因包括不明原因晕厥、频发的非持续性室性心律失常、移植失败、移植物血管病变伴相关性左心室功能障碍[9, 14]。

10. 心脏移植患者心电图上为何有时会出现两种完全不同的 P 波？

心脏移植最常用的两种外科术式包括心房袖接技术和双腔静脉技术。心房袖接技术中，受体左右心房保持原位并与供体的心房缝合。这种方法可使受体同时保留原有心脏和供心的窦房结组织活性。而缝合线作为屏障，可防止起源于被保留的受体窦房结组织的起搏电位广泛传导。这一电活动在心电图中可表现为第 2 个 P 波[3, 6, 9, 15]。采取双腔静脉技术的手术方式，起搏器植入率更低，病死率也有轻度降低，因此多数中心在可能的情况下不再使用心房袖接技术[16]。尽管如此，手术室内仍能遇到许

多采取心房袖接技术这一手术方式的患者，因为这部分患者实施心脏移植时该式较常见。另外，偶尔也会因技术原因无法使用双腔静脉技术，而只能行心房袖接技术。

11. 心脏移植患者还有哪些常见的房性心律失常？

一度房室传导阻滞、右束支传导阻滞和心房扑动较为常见[3, 9-10, 17]。

12. 该类患者中右束支传导阻滞有何意义？

单独而稳定的右束支传导阻滞可能临床意义不大。不过在一系列心电图里出现束支传导阻滞逐渐进展，心源性猝死发生率较高[9]。

13. 原本稳定的心脏移植患者，术前出现心房扑动、心房颤动或频发的室性心律失常应如何处理？

心脏移植患者出现上述任何心律失常，可能是发生了严重的心脏病理情况，如移植排斥、左心室功能障碍或移植心脏血管病变。观察到这些心律失常后应及时对患者进行全面检查，以评估这些严重情况的存在，并确保在送往手术室前患者心脏功能得到优化[9]。从治疗的角度来看，由于心动过缓风险以及免疫抑制药物相互作用，用以控制心率的β受体阻断剂和钙通道阻断剂使用受限。尽管胺碘酮也有可能干扰某些免疫抑制剂的药代动力学过程，但其仍是这部分患者治疗房性快速性心律失常的常用选择[9-10]。射频消融术也可用于治疗持续性心律失常。

14. 什么是心脏移植物血管病变？

心脏移植物血管病变是免疫和非免疫因素引起内皮损伤所致，可导致弥漫性血管重构，继而引起相关血管进行性快速闭塞的可能[4, 18]。

15. 心脏移植物血管病变发生率如何？

该疾病发生率随心脏移植后时间延长而增加，近期报道称，移植后存活10年的患者中超过一半会出现[2, 4, 19]。该病可显著增加移植后病死率，并与肿瘤形成一起，是导致晚期死亡的两个主要原因[19]。

16. 患者为何会罹患心脏移植物血管病变？这种疾病应如何诊断和监测？

移植心脏的去神经化可使心脏移植物血管病变的临床诊断复杂化。继发于血管病变的心脏缺血典型症状（如胸或肩部不适）可能并不存在，该疾病的症状/体征也可能出现在晚期，如沉默型心肌梗死、缺血相关心律失常、晕厥、心力衰竭或心源性猝死[4, 8, 18-19]。虽然针对该疾病已经提出了多种检测和监测方法，如超声和光学相干断层扫描，但目前指南主张将冠状动脉造影与移植物活性功能的评估结合使用[2, 4, 20]。

17. 心脏移植物血管病变如何治疗？

心脏移植物血管病变主要治疗方法有经皮冠状动脉介入（percutaneous coronary intervention，PCI）、外科血管重建或再次移植。多数病例采用PCI治疗。值得注意的是，该疾病的弥漫性特点可能限制PCI治疗的实施；尤其是在影响远端血管系统的病例中[3, 18]。因此，对于已知存在远端心脏移植物血管病变的患者，术中应重点关注冠状动脉灌注压，以预防缺血。

18. 心脏移植术后患者治疗中心内膜活检的作用是什么？该结果是否影响后续手术中的血管通路治疗策略？

心内膜活检联合临床症状及体征评估仍是检测移植排斥反应的金标准。目前的治疗标准是在心脏移植后的第1年定期进行心内膜活检，作为排斥反应监测程序的一部分。如果超出时间期限后移植物出现可疑排斥反应或当免疫抑制方案改变时以监测临床反应，则活检仍可作为持续监测项目的一部分来实施。活检通常通过右颈内静脉进行，因此如有可能，应避免在该静脉置管[3, 10, 21-22]。

19. 排斥反应的临床症状/体征有哪些？

移植物排斥反应的临床表现可包括发热、虚弱、新发心律失常、新发心力衰竭和（或）移植心脏功能紊乱[3, 6, 9, 17]。

20. 如出现上述症状 / 体征，术前应监测排斥反应的可能性，为什么？

部分研究显示，排斥反应过程中的患者接受手术时发病率更高，建议在进入手术室之前应当尽可能排除和（或）治疗排斥反应[6]。如果手术迫切或紧急，就必须在推迟手术完成检查的风险与继续手术但存在排斥反应的风险之间进行权衡。

21. 多数心脏移植患者维持免疫抑制的主要药物有哪三类？

心脏移植后典型的免疫抑制维持方案包括钙调磷酸酶抑制剂（如环孢素或他克莫司）、类固醇激素（如泼尼松）和抗代谢药（如麦考酚酯）。为尽可能减少相关副作用的发生，有时会对方案进行调整[7, 21]。

22. 从麻醉的角度来看，免疫抑制剂对心血管、血液、内分泌、肾和肌肉骨骼最重要的副作用是什么？

- 心血管：高血压、高胆固醇血症。
- 血液：骨髓抑制相关的贫血、白细胞减少、血小板减少。
- 内分泌：高血糖、肾上腺抑制。
- 肾：肾功能不全，电解质紊乱，如高钾血症和低镁血症。
- 肌肉骨骼：骨质疏松[3, 6-7, 15, 19]。

23. 围手术期是否应继续使用上述免疫抑制剂？

尽管存在副作用，但在移植团队专家会诊前不应停用免疫抑制药物。偶尔会在术晨停用单剂量的钙调磷酸酶抑制剂，以减少脱水情况下围手术期肾功能障碍的发生。其余的免疫抑制药物通常在整个围手术期继续使用[10]。由于药物相互作用、术中补液稀释或血液丢失，有必要进行剂量调整[6]。如果不能口服药物，应改用静脉注射。

24. 心脏移植患者能使用非甾体抗炎药吗？

非甾体抗炎药可加重钙调磷酸酶抑制剂相关的肾毒性，移植患者应限制使用[6]。

25. 为何需要高度警惕心脏移植患者是否存在感染？

使用免疫抑制药物可显著增加感染风险，而感染仍是移植后发病和死亡的主要原因[7, 23]。感染相关发病率和病死率增高，部分是因为感染未被识别。由于免疫功能受损，这些患者感染时常缺乏典型的症状和体征[24]。

26. 心脏移植患者牙科手术前是否需要给予抗生素以预防感染性心内膜炎？

心脏移植术后的患者围手术期是否应用抗生素，以预防牙科手术后感染性心内膜炎的发生，尚不明确。2008 年 ACC/AHA 指南推荐对存在瓣膜反流的心脏移植患者应预防感染性心内膜炎[25-26]。

27. 心脏移植患者应避免使用哪些抗生素？

应避免使用红霉素和氨基糖苷类抗生素，因为可加重钙调磷酸酶抑制剂相关的肾功能障碍[10]。

28. 为了应对心脏移植患者增加的感染风险，应怎样调整术中麻醉方案？

在放置有创导管时保持无菌并尽早拔除导管尤为重要。避免经鼻插管，以预防鼻部菌落播散，早期拔管、积极清理气道有助于避免肺部感染性并发症发生。如需使用血制品，经过辐照、减少白细胞处理的巨细胞阴性血制品必须通过过滤器输注，可使感染风险最小化，同时这些措施还可减少移植物抗宿主病的风险[3, 10, 15]。

29. 环孢素对神经肌肉阻断药物的活性有何影响？

环孢素可加强部分非去极化神经肌肉阻断药物的肌松效果[6]。

30. 既往有心脏移植手术史的患者，为何在拮抗神经肌肉阻断药物时应多加小心？

正常个体中，新斯的明可通过增加乙酰胆碱介导的副交感信号通路而引起心动过缓。这一副作用通常通过联合使用抗胆碱能药物（如格隆溴铵或阿托品）来预防。理论上讲，移植心脏的去神经支配可对抗这一副交感效应，从而无需使用抗胆碱药。然而实践中并非如此，移植患者反而可能对乙酰胆碱酯酶抑制剂（如新斯的明）的心动过缓效应表现出更高的敏感性[7, 27-29]。随着移植时间的增加，这种敏感性似乎也在增加，提示神经再生可能在这一反应中发挥重要作用[27]。这种敏感性作用持久，尽管联合使用抗胆碱能药物，患者仍可能发生心搏骤停[28]。因此，对于移植后几个月以上的患者，应尽可能考虑避免使用非去极化药物进行神经肌肉阻滞。如果确需使用这些药物，又发生心动过缓的话，应谨慎使用抗胆碱能药物，同时准备直接作用的 β 受体激动剂（如异丙肾上腺素或肾上腺素）随时可用。

31. 为何接受过心脏移植的患者进行神经阻滞/局部麻醉时可能存在更高并发症风险？

- 出血：免疫抑制药物使用可继发血小板减少，拟行神经阻滞或局部麻醉时应进行血小板计数检查。
- 感染：慢性免疫抑制将患者置于更高感染风险中。在患者接受神经阻滞/局部麻醉前应探讨这一风险。实施阻滞和留置导管时严格无菌操作，任何留置的导管均应尽早拔除，以使感染风险最小化。
- 血流动力学障碍：移植心脏去神经化可导致心脏无法代偿神经阻滞麻醉相伴而来的前负荷减少。然而，对此类患者谨慎实施神经阻滞已证明安全有效，且应严密监测并纠正血流动力学异常[30-31]。

32. 心脏移植后的患者气道管理中应关注哪些基本问题？

免疫抑制的患者应尽可能避免经鼻气管插管，以防止鼻部菌落播散。免疫抑制药物（如环孢素）亦可导致牙龈增生，上呼吸道软组织更易出血，可能增加气管内导管和喉罩放置的难度[3]。此外，心脏移植患者淋巴增生性疾病发生率增高，麻醉诱导时可能出现严重气道梗阻[1, 6]。

参考文献

1. Hasan W. Autonomic cardiac innervation: development and adult plasticity. Organogenesis. 2013;9(3):176–93.
2. Lymperopoulos A. Physiology and pharmacology of the cardiovascular adrenergic system. Front Physiol. 2013;4:240.
3. Blasco LM, Parameshwar J, Vuylsteke A. Anaesthesia for noncardiac surgery in the heart transplant recipient. Curr Opin Anaesthesiol. 2009;22(1):109–13.
4. Delgado JF, Manito N, Segovia J, Almenar L, Arizón JM, Campreciós M, et al. The use of proliferation signal inhibitors in the prevention and treatment of allograft vasculopathy in heart transplantation. Transplant Rev (Orlando). 2009;23(2):69–79.
5. Dipchand AI, Manlhiot C, Russell JL, Gurofsky R, Kantor PF, McCrindle BW. Exercise capacity improves with time in pediatric heart transplant recipients. J Heart Lung Transplant. 2009;28(6):585–90.
6. Kostopanagiotou G, Smyrniotis V, Arkadopoulos N, Theodoraki K, Papadimitriou L, Papadimitriou J. Anesthetic and perioperative management of adult transplant recipients in nontransplant surgery. Anesth Analg. 1999;89(3):613–22.
7. Ramakrishna H, Rehfeldt KH, Pajaro OE. Anesthetic pharmacology and perioperative considerations for heart transplantation. Curr Clin Pharmacol. 2015;10(1):3–21.
8. Stark RP, McGinn AL, Wilson RF. Chest pain in cardiac-transplant recipients. Evidence of sensory reinnervation after cardiac transplantation. N Engl J Med. 1991;324(25):1791–4.
9. Thajudeen A, Stecker EC, Shehata M, Patel J, Wang X, McAnulty JH, et al. Arrhythmias after heart transplantation: mechanisms and management. J Am Heart Assoc. 2012;1(2):e001461.
10. Costanzo MR, Dipchand A, Starling R, Anderson A, Chan M, Desai S, et al. The international society of heart and lung transplantation guidelines for the care of heart transplant recipients. J Heart Lung Transplant. 2010;29(8):914–56.
11. Wilson RF, Johnson TH, Haidet GC, Kubo SH, Mianuelli M. Sympathetic reinnervation of the sinus node and exercise hemodynamics after cardiac transplantation. Circulation. 2000;101(23):2727–33.
12. Chester MR, Madden B, Barnett D, Yacoub M. The effect of orthotopic transplantation on total, beta 1- and beta 2-adrenoceptors in the human heart. Br J Clin Pharmacol. 1992;33(4):417–22.
13. Gilbert EM, Eiswirth CC, Mealey PC, Larrabee P, Herrick CM, Bristow MR. Beta-adrenergic supersensitivity of the transplanted human heart is presynaptic in origin. Circulation. 1989;79(2):344–9.
14. Tsai VW, Cooper J, Garan H, Natale A, Ptaszek LM, Ellinor PT, et al. The efficacy of implantable cardioverter-defibrillators in heart transplant recipients: results from a multicenter registry. Circ Heart Fail. 2009;2(3):197–201.
15. Poston RS, Griffith BP. Heart transplantation. J Intensive Care Med. 2004;19(1):3–12.

16. Davies RR, Russo MJ, Morgan JA, Sorabella RA, Naka Y, Chen JM. Standard versus bicaval techniques for orthotopic heart transplantation: an analysis of the united network for organ sharing database. J Thorac Cardiovasc Surg. 2010;140(3):700–8 8.e1–2.

17. Vaseghi M, Boyle NG, Kedia R, Patel JK, Cesario DA, Wiener I, et al. Supraventricular tachycardia after orthotopic cardiac transplantation. J Am Coll Cardiol. 2008;51(23):2241–9.

18. Bhama JK, Nguyen DQ, Scolieri S, Teuteberg JJ, Toyoda Y, Kormos RL, et al. Surgical revascularization for cardiac allograft vasculopathy: is it still an option? J Thorac Cardiovasc Surg. 2009;137(6):1488–92.

19. Francis GS, Greenberg BH, Hsu DT, Jaski BE, Jessup M, LeWinter MM, et al. ACCF/AHA/ACP/HFSA/ISHLT 2010 clinical competence statement on management of patients with advanced heart failure and cardiac transplant: a report of the ACCF/AHA/ACP task force on clinical competence and training. J Am Coll Cardiol. 2010;56(5):424–53.

20. Salvadori M, Bertoni E. What's new in clinical solid organ transplantation by 2013. World J Transplant. 2014;4(4):243–66.

21. Singh D, Taylor DO. Advances in the understanding and management of heart transplantation. F1000Prime Rep. 2015;7:52.

22. Stehlik J, Starling RC, Movsesian MA, Fang JC, Brown RN, Hess ML, et al. Utility of long-term surveillance endomyocardial biopsy: a multi-institutional analysis. J Heart Lung Transplant. 2006;25(12):1402–9.

23. Humar A, Michaels M, AIWGoID. American Society of Transplantation recommendations for screening, monitoring and reporting of infectious complications in immunosuppression trials in recipients of organ transplantation. Am J Transplant. 2006;6(2):262–74.

24. Fishman JA. Infection in solid-organ transplant recipients. N Engl J Med. 2007;357(25):2601–14.

25. Nishimura RA, Carabello BA, Faxon DP, Freed MD, Lytle BW, O'Gara PT, et al. ACC/AHA 2008 guideline update on valvular heart disease: focused update on infective endocarditis: a report of the American college of cardiology/American heart association task force on practice guidelines: endorsed by the society of cardiovascular anesthesiologists, society for cardiovascular angiography and interventions, and society of thoracic surgeons. Circulation. 2008;118(8):887–96.

26. Wilson W, Taubert KA, Gewitz M, Lockhart PB, Baddour LM, Levison M, et al. Prevention of infective endocarditis: guidelines from the American heart association: a guideline from the American heart association rheumatic fever, endocarditis, and Kawasaki disease committee, council on cardiovascular disease in the young, and the council on clinical cardiology, council on cardiovascular surgery and anesthesia, and the quality of care and outcomes research interdisciplinary working group. Circulation. 2007;116(15):1736–54.

27. Backman SB, Fox GS, Stein RD, Ralley FE. Neostigmine decreases heart rate in heart transplant patients. Can J Anaesth. 1996;43(4):373–8.

28. Bjerke RJ, Mangione MP. Asystole after intravenous neostigmine in a heart transplant recipient. Can J Anaesth. 2001;48(3):305–7.

29. Gómez-Ríos M. Anaesthesia for non-cardiac surgery in a cardiac transplant recipient. Indian J Anaesth. 2012;56(1):88–9.

30. Allard R, Hatzakorzian R, Deschamps A, Backman SB. Decreased heart rate and blood pressure in a recent cardiac transplant patient after spinal anesthesia. Can J Anaesth. 2004;51(8):829–33.

31. Cheng DC, Ong DD. Anaesthesia for non-cardiac surgery in heart-transplanted patients. Can J Anaesth. 1993;40(10):981–6.

13 冠状动脉旁路移植术的麻醉

Jamahal Luxford, Levi Bassin

陈璋 李凤仙 译 刘美玉 赵高峰 张鸿飞 校

病例

患者男性，53 岁，铲雪后出现顽固性胸痛和呼吸困难，近 3 个月有劳累性呼吸困难加重史。

用药史	辛伐他汀 20 mg 每日一次口服
	血管紧张素转换酶抑制剂
	入院后用药：肝素滴注
	硝酸甘油静脉滴注
	阿司匹林 81 mg 每日一次口服
过敏史	无已知过敏
既往史	心血管系统：高血压，高胆固醇血症
体格检查	血压 125/81 mmHg，心率 80 次 / 分，呼吸 16 次 / 分，氧饱和度 98%
冠状动脉造影	左前降支近端 80% 狭窄
	右冠状动脉 90% 狭窄
	左回旋支 70% 狭窄
	右冠状动脉优势
	左心室造影提示射血分数降低
经胸超声心动图	左心室壁厚度正常
	左心室大小正常
	左心室射血分数下降，约为 35% ~ 40%
	下壁和前壁、前侧壁和前间隔室壁运动减弱
	右心室形态和功能正常
	三尖瓣轻度反流，余瓣膜未见异常
	未见心包积液

1. 非紧急冠状动脉旁路移植术的适应证有哪些？

AHA/ACC 指南列出了行冠状动脉旁路移植术（coronary artery bypass graft，CABG）的证据等级，以下是稳定型冠状动脉性心脏病的 1 级手术指征[1]：

- 建议对左主干病变明显（管径狭窄 > 50%）的患者行 CABG，以提高生存率（证据等级：B）。
- CABG 对 3 支重要冠状动脉（包括或不包括左前降支动脉近端受累）或左前降支动脉近端 + 1 支其他主要冠状动脉有明显狭窄（> 70%）的患者提高生存率有益（证据等级：B）。

CABG 或冠状动脉介入手术（PCI，也称为心脏支架手术）的其他指征包括：手术可以提高由缺血介导的室性心动过速造成心源性猝死患者的存活率，改善目标导向药物治疗无效的持续性心绞痛患者的症状。这两个指征均与主冠状动脉的严重狭窄（> 70%）有关。

接受非冠状动脉手术且左主干管径狭窄 ≥ 50% 或其他主要冠状动脉管径狭窄 ≥ 70% 的患者，也推荐 CABG（证据等级：C）。

急诊 CABG 的适应证与择期手术不同。

2. 冠状动脉造影的注意要点是什么？

冠状动脉造影可显示冠状动脉疾病的位置和严重程度，通常还会行左心室造影，以评估左心室功能和二尖瓣反流的程度（如果存在）。冠状动脉疾病的程度可指导麻醉管理及是否需要主动脉内球囊反搏（intra-aortic balloon pump，IABP）。

接受 CABG 的患者通常有明显的左前降支动脉受累和多支血管病变而不适于 PCI 治疗。解剖学方面的考虑包括：

- 病变部位与严重程度如何？
- 是否有左主干狭窄（左主干狭窄＞50%）？
- 是否存在与左主干相当的狭窄（左前降支和左回旋支近端狭窄＞70%）？
- 是否有血管的完全闭塞（该区域将由侧支循环提供血供，并更依赖于灌注压）？

应引起麻醉诱导注意的冠状动脉造影结果包括：

- 严重左主干狭窄（＞90%）或左主干相当的疾病。
- 2 条血管慢性阻塞（如右冠状动脉和左前降支，此时大部分心肌的供血依赖其余血管，该患者中为左回旋支）。

此外，若患者已接受了最大限度的药物治疗，但仍有反复的静息心绞痛或心电图改变，无论其冠状动脉解剖病变如何，均需重点关注。

3. 哪些评分系统可用于计算预期死亡风险？

目前在用的几个评分系统均基于接受过心脏手术患者的大型数据库。这些评分利用各种术前因素（如年龄、左心室功能、肾功能不全）预测患者的 30 天预期死亡风险（predicted risk of mortality，PROM）。

以下评分工具更适用于低风险患者：

- EuroSCORE 评分
  - 欧洲心血管手术危险因素评分。最初公布于 1999 年，主要用于 CABG 手术的预测[2]。
- EuroSCORE II 评分
  - 于 2012 年在 EuroSCORE 评分基础上进行更新，在含有同时期手术更大数据库的基础上建立。
- STS 评分
  - 为美国胸外科医师学会建立的评分系统。为 CABG、瓣膜手术或 CABG 合并瓣膜手术提供 PROM 预测[3]。

4. 哪些因素可能显著增加心脏手术的风险？

以下因素可能增加心脏手术的风险：

- 年龄

- 合并症
  - 左心室功能不全、肾功能不全、肺动脉高压、肝功能不全、活动性心内膜炎。
- 衰弱状态（难以量化）
  - 美国外科医师学会建议使用 Fried 或 Robinson 量表[4]。
- 紧急状况
  - 活动性缺血 / 心力衰竭，术前强心 / 机械支持（心室辅助装置 /IABP）。
- 技术原因
  - 二次手术，冠状动脉血管条件差（即难以完成搭桥 / 血管重建不完全），主动脉钙化（难以插管或阻断）。

5. 对于左心室功能正常的择期 CABG 患者，通常并发症发生率是多少？

死亡率	1%～2%
卒中	1%～2%
围手术期心肌梗死	2%～5%
早期血管桥功能不良	1%～5%
胸骨切口深部感染	1%（若采用双侧乳内动脉搭桥，则感染率上升至 3%）
输注红细胞	20%～50%
肾功能不全需要透析治疗	1%～2%
呼吸机延迟撤机	1%～5%

若同时存在以下情况：高龄、左心室功能受损、病情紧急、既往神经系统事件、肾功能损伤与气道疾病，上述并发症的发生率将增加。

6. 手术前抗血小板 / 抗凝剂应停药多久？

取决于手术的紧急性和所用药物的药理特性。

- 阿司匹林（非可逆性血小板抑制剂——通过阻断血小板环氧合酶起效）
  - 可安全地继续使用低剂量阿司匹林（即每日 81 mg，AHA I 级推荐）。
- 氯吡格雷［非可逆性噻吩吡啶类血小板抑制剂——通过阻断腺苷二磷酸（ADP）起效］
  - 术前应停药 5 天，必要时也可不停药即手术，但存在较高的出血风险。

- 普拉格雷（非可逆性噻吩吡啶类血小板抑制剂，较氯吡格雷更强效）
  - 术前应停药 7 天，前 3 天不应手术，除非必须。
- 替格瑞洛（强效可逆性噻吩吡啶类血小板抑制剂）
  - 理想情况下应停药 5 天，紧急情况下可不停药手术，但出血风险升高。
- 阿昔单抗——可逆性血小板抑制剂——（为抗 GP IIb/IIIa 的单克隆抗体）
  - 常用于 PCI 和严重冠状动脉病变所致的不稳定型心绞痛。
  - 血浆半衰期 30 min，血小板功能显著抑制达 48 h。
  - 术前 12 h 停药可减少术中失血。
- 普通肝素（unfractionated heparin，UFH）
  - 通过抗凝血酶 III 依赖机制抑制凝血酶和激活的凝血因子 X（因子 Xa），实现抗凝效果。半衰期为 1～2 h。
  - 通常在手术前 6 h 停药，除非患者患有不稳定型心绞痛/急性冠脉综合征，这种情况下可不停药手术。
- 低分子量肝素（low molecular weight heparins，LMWH）
  - 半衰期更长，半衰期与用量取决于肾功能。
  - 若正在使用治疗性 LMWH，理想情况是从上一次用药开始停药 24 h，若有肾功能异常，则需等待更长时间。
  - 理想情况下，患者应在手术前 48 h 改用 UFH。
- 比伐芦定
  - 可逆性凝血酶直接抑制剂，半衰期为 25 min，应在手术前 6 h 停药。
- 香豆素（华法林）
  - 术前 5 天应停药，并结合临床抗凝需求，换用 LMWH 或 UFH 桥接治疗。
- 新型口服抗凝药（novel oral anticoagulants，NOAC）
  - 包括直接凝血酶抑制剂达比加群（Pradaxa®）和 Xa 因子抑制剂利伐沙班（Xarelto®）和阿哌沙班（Eliquis®）。
  - 这些药物的有效半衰期短于香豆素，但均应在心脏手术前至少停药 4 天，并根据需

要改用 LMWH 或 UFH 桥接治疗。

7. 该患者是否应该进行颈动脉检查？

AHA 建议具有以下高危因素的患者行颈动脉超声扫描（推荐等级 IIa，证据等级：C）[5]：

- 年龄 > 65 岁
- 冠状动脉左主干狭窄
- 周围动脉疾病
- 脑血管疾病史（卒中/短暂性脑缺血发作）
- 高血压
- 吸烟
- 糖尿病

行颈动脉超声扫描的关键阳性发现是颈内动脉狭窄和椎动脉血流变化。这些发现有助于体外循环（cardiopulmonary bypass，CPB）的灌注管理，为术中是否需要进行脑血氧监测以及是否需要同时进行颈动脉干预治疗提供决策依据。

8. CABG 情况下颈动脉疾病应何时治疗？

以下情况建议行颈动脉干预治疗（CABG 术前、术中或术后）：

- 颈内动脉狭窄 50%～99%，伴有卒中或短暂性脑缺血发作史（推荐等级：IIa）。
- 无症状的双侧颈内动脉狭窄 70%～99%（推荐等级：IIb）。
- 单侧颈内动脉狭窄 70%～99% 伴对侧闭塞（推荐等级：IIb）。

以上建议的证据等级：C。

从现有依据来看，CABG 伴颈动脉狭窄时干预治疗的理想时机尚不明确。CABG 术前行颈动脉干预具有较高的围手术期心肌梗死风险，CABG 术后行颈动脉干预则具有更高的卒中风险，而同期行颈动脉手术和 CABG 术则卒中风险更高[6]。

9. 是否所有择期 CABG 患者均须在手术前进行经胸超声心动图检查？

目前多数患者在术前均已进行了经胸超声心动图（TTE）检查。以下情况患者可在未行 TTE 时实施 CABG：

- 临床检查未提示有瓣膜疾病，且

- 心导管检查显示左心室功能正常，且
- 左心室造影未见二尖瓣反流，且
- 计划在术中行经食管超声心动图（TEE）检查
术前 TTE 需要注意的重要事项包括：
- 左心室功能和大小
- 右心室功能和大小
- 瓣膜病变
- 肺动脉压（根据三尖瓣反流喷射速度估计）
- 心包积液
- 主动脉尺寸（注意是否有动脉瘤）

10. 择期 CABG 术前准备，何时需要进行心肌活性检测？

CABG 手术目的是提高生存率、减轻衰弱及顽固性心绞痛的症状。然而，瘢痕区域的心肌并不会因为血运重建而得到改善，因此，存在显著心肌瘢痕的患者无法在以上方面受益。此外，若患者存在解剖 3 支病变伴有左前降支区域大范围瘢痕，则不属于临床左前降支疾病，这些患者行 CABG 的生存率并不会高于 PCI。

心室心肌的活性状态有以下四种[7]：

（1）正常收缩力——存在活性。

（2）冬眠状态——可逆的缺血性收缩力下降，伴有心肌**低灌注**。

（3）顿抑状态——短暂缺血后收缩力下降，心肌**灌注正常**。

（4）瘢痕状态。

活性试验用于确定哪些是存活的心肌，并能通过手术的再血管化获益。常用的评估方法包括：

- 磁共振成像
  - 延迟钆增强成像显示强化区域厚度 > 50% 左心室壁厚度，提示无活性。
- 核素成像
  - 锝甲氧异腈或铊成像。原理为放射性同位素能被存活的心肌吸收。
- PET 成像
  - 存活的心肌将有 FDG（氟脱氧葡萄糖）摄取。
- 负荷超声心动图

- 运动负荷试验或药物负荷试验：多巴酚丁胺［用量增至 20 μg/（kg·min）］。
- 心肌活性随多巴酚丁胺的使用而增强[8]。

11. 哪些血管可用于桥血管？选择桥血管的影响因素有哪些？

CABG 最常用的桥血管包括乳内动脉、大隐静脉和桡动脉。其他较少使用的血管包括小隐静脉、胃网膜右动脉和前臂头静脉。

桥血管的远期通畅程度取决于桥血管以及靶血管的质量。左乳内动脉已被证明是最耐用的桥血管，当移植到左前降支时，其 10 年通畅率为 95%。与静脉搭桥至左前降支、PCI 或单纯药物治疗相比，左乳内动脉–左前降支血管桥患者的生存率更高。

大隐静脉作为桥血管立即可用，且不易发生痉挛。与动脉桥血管（乳内动脉和桡动脉）相比，静脉桥不易与自身血流竞争。然而，当静脉动脉化时，大隐静脉通常会出现内膜增厚并伴有阻塞性疾病。右冠状动脉或左回旋支上的静脉桥 10 年通畅率约为 70%。

桡动脉由于其中膜较厚且肌层发达，特别容易发生痉挛。通过局部和腔内使用血管扩张剂（维拉帕米、硝酸甘油），并将其移植到高度狭窄的冠状动脉，使自身血流不会与桡动脉"竞争"，从而减少痉挛。

桡动脉通常取自非优势臂，术前麻醉与手术团队之间应有明确沟通，以避免在目标靶血管桡动脉内行动脉置管。

桡动脉获取的风险包括：手部缺血（如果掌深弓和掌浅弓不完整），以及浅表桡神经（手背外侧）损伤引起的感觉异常。术后手无力并不常见。

获取桡动脉前应进行 Allen 试验，以测试尺动脉是否能够通过完整的掌弓充分为手部供血。

（译者注：结合最新研究进展，已经有较多有力的文献支持 CABG 动脉桥的效果明显优于静脉桥，多支动脉桥具有围手术期安全、心脏再血管化低、远期生存率高等优点。2018 年《新英格兰医学杂志》①提出桡动脉在 CABG 中应作为第二血管桥

---

① Shapira OM. Radial Artery as the preferred second conduit for coronary bypass［J］. N Engl J Med, 2018, 378（22）: 2134-2135

使用之后，国内以陈绪军教授为代表的诸多专家支持该观点并积极实践推进①。刘达兴等②报道了国内19家中心211例患者全动脉CABG的效果，这也是迄今为止国内最大的双桡动脉桥的多中心研究，取得了非常满意的近期治疗效果及中期随访结果。即便动脉桥也存在诸如血管痉挛、竞争血流等问题，但相较于大隐静脉或双乳内动脉CABG，仍具有值得期待的显著优势。因此，有学者建议，桥血管应优先考虑动脉桥的获取［双乳内动脉和（或）双桡动脉］。

12. Allen 试验的依据是什么？

尽管其作为特定预测性试验的依据尚不足，但仍是术前评估中经常使用的一种测试[9]。

13. CABG 应采取体外循环还是非体外循环的手术方式？避免体外循环有哪些好处？

体外循环辅助CABG是美国最常见的CABG术式，是指在体外循环支持下心脏停搏后完成搭桥。医生可以在一个静止、无血的情况下获得精确的视野与操作。然而，体外循环带来的后果可能有神经损伤、肾损伤、贫血、血小板功能障碍和全身炎症反应。

非体外循环辅助冠状动脉旁路移植术（off-pump CABG，OPCAB）是在不停搏的心脏上进行搭桥手术，无需使用体外循环，其技术难度更高。关于这两种技术的益处有诸多争议，在美国，体外循环辅助CABG最近又重新兴起。两项大型随机试验（ROOBY和CORONARY）均未能显示两种术式1年后在死亡率、卒中或肾衰竭方面的差异[10-11]。

ROOBY研究发现，OPCAB术后1年移植血管通畅率显著降低。

14. 麻醉医师在进行 OPCAB 麻醉时会面临哪些问题？

可能的问题包括：

- 体温调节（通常可通过体外循环机进行管理）。
- 麻醉医师在整个手术过程中对血流动力学必须进行严格管理。
- 手术中密切监测（心电图、TEE）。
- 吻合血管期间及时处理缺血。
- 对心脏本身的操作会迅速改变负荷状况，可能导致心律失常和血流动力学剧烈波动[12]。

麻醉医师应充分了解手术不同阶段的特点和需求，尤其是可能诱发局部缺血、手术操作对心脏的影响等，并与手术团队保持有效沟通，这一点较传统的CABG更为重要。

15. 该患者直言比较担心麻醉问题，因为其父亲在 70 多岁时接受了 CABG，并在术后一段时间"不太对劲"。你会如何应答？

神经功能损伤是心脏手术后最令人恐惧的并发症之一，与发病率和死亡率相关。其表现广泛，大至明确的脑血管意外（卒中），小到细微的神经认知影响[13]。

卒中

动脉粥样硬化疾病与神经认知障碍的发病率密切相关。若患者有严重的动脉粥样硬化，或升主动脉存在活动性斑块，则应考虑改变手术方式，以期最大限度地减少斑块移动。

术后认知功能障碍

目前已知心脏手术后会出现轻微的神经认知功能障碍。潜在的病因包括体外循环本身、炎症反应和栓塞并发症。最近的研究表明，手术3个月后的术后认知功能障碍程度与手术类型无关[14]。研究显示，OPCAB与传统CABG术后并发症发生率并无

①陈绪军，郑宝石，邢万红，等.冠状动脉旁路移植术多支动脉桥应用的若干热点问题［J］.中华医学杂志，2019，99（14）：1048-1052

②刘达兴，陈绪军，张建，等.左桡动脉桥冠状动脉旁路移植术治疗右主干重度狭窄的中期结果［J］.中华医学杂志，2019，99（42）：3313-3317

差异[15]，也支持上述观点。

16. 该患者接受心脏手术，其中术中知晓风险是否高于平均水平？心脏手术的高知晓风险在现有条件下还真实存在吗？

通常认为心脏手术存在较高的术中知晓风险。然而，这一结论主要基于患者高龄、使用大剂量阿片类药物而仅使用极少量挥发性麻醉药或其他镇静药物的情况下，导致术中知晓发生率＞10%[16]。

麻醉中发生知晓的原因是患者所需的镇静水平与麻醉给药之间的不平衡。常见情况如下：

- 患者需要**正常剂量**的麻醉药，但却无法耐受，常见于射血分数低或血流动力学受损的情况。
- 患者需要**正常剂量**的麻醉药，但实际所用剂量过少，通常为人为错误。
- 患者需要的麻醉剂量**高于正常**，但仅使用了常规剂量的麻醉药。

迄今为止最大规模的术中知晓研究表明，心脏手术中的知晓发生率为 1∶10 000，高于总体发生率[16]。正如上述情况，多数知晓事件是因为人为错误或技术问题导致的药物输注短暂中断，或在知晓高风险患者中未使用足量麻醉药。

在 CABG 的低刺激操作中，如左乳内动脉血管的获取，相对的低血压较为常见。虽然此时麻醉医师希望降低吸入麻醉药物的浓度，但必须牢记，此时仍有可能发生术中知晓。这些发生知晓的患者中，相对高剂量的阿片类药物和 β 受体阻滞剂的使用可能掩盖麻醉过浅所致的血流动力学的变化。

常规心脏手术中，麻醉医师与体外循环灌注医师进行清晰的沟通至关重要，可以确保在体外循环过程中使用适当的麻醉药物，建议进行麻醉深度监测。体外循环开始和结束与循环容量和药物浓度改变密切相关，而这正是术中知晓的高危时刻。对于病情较重的心脏病（例如射血分数降低或需要严格控制血流动力学的疾病）患者，麻醉医师必须时刻警惕，以确保维持足够的镇静深度。

17. 什么是"快通道"心脏手术？该患者合适吗？

尽管尚未有明确定义，但"快通道"（Fast Track）心脏手术包含心脏手术患者的麻醉和术后处理，鼓励术后 6 h 内舒适、安全拔除气管导管，并尽可能地缩短 ICU 治疗时间和总住院时间[17]。

与任何全身麻醉一样，"快通道"心脏手术麻醉需要注意的内容包括：血流动力学平稳、体温调节正常、控制恶心呕吐、充分镇痛且无阿片类药物（或镇静剂）导致的呼吸抑制。此外，还需进行恰当的神经肌肉阻滞管理，避免使用长效药物。

"快通道"手术的成功还依赖于选择合适的患者、手术安排、术后充足的医护人员和技术支持等，上述条件能使得符合指征的患者在一天中的任何时间均可安全地拔除气管导管。与心脏麻醉的诸多方面相同，"快通道"手术的成功实施取决于团队合作和有效沟通。

18. 肺动脉导管在该患者中有何作用？

肺动脉导管（或 Swan Ganz 导管）是一种监测工具，目前在心脏外科手术中仍经常使用。该导管本身具有多个管腔，可像常规中心静脉导管一样使用，此外导管尖端还有一个球囊，可感知肺动脉压力。肺动脉导管还可连续监测中心静脉血氧饱和度（译者注：应为混合静脉血氧饱和度），这些专项参数有益于指导心脏调节。

尽管许多研究未能证明常规使用肺动脉导管会带来益处，甚至部分研究提示其存在潜在危害，但肺动脉导管仍在许多心脏手术中常规使用[18]。部分医学中心则更加务实，仅将其用于高风险患者或那些进行更复杂手术的患者，然而，即便如此，患者从中受益的证据仍然有限。

19. 该患者是否需要在术中进行经食管超声心动图检查？

CABG 中使用经食管超声心动图（TEE）检查的推荐等级为 Ⅱa（证据等级：B）[5]：

- CABG 术中行 TEE 可监测患者的血流动力学状态、心室功能、局部室壁运动和瓣膜功能。

尽管如此，TEE 常用于常规 CABG 手术，如上述部分临床中心使用肺动脉导管一样。鉴于该患者射血分数降低，在权衡潜在风险和受益的基础上，术中可应用 TEE 监测。

CABG 手术麻醉实践已经达到高度标准化，如若患者射血分数维持平稳，且不存在其他系统的严重病变，可同时选择肺动脉导管和 TEE 监测，或其中之一，甚至均不使用（仅行常规中心静脉导管），取决于患者所在医疗机构、麻醉医师和外科医师的常规与习惯。

相对于肺动脉导管，TEE 的优势包括：

- 更好地监测心脏负荷情况和节段性室壁运动异常。
- 能检查心脏存在的其他病理改变。

若患者的情况不允许使用 TEE，可通过主动脉外 / 心外膜超声心动图获得相关信息。如果开始未使用 TEE，但术中因出现血流动力学变化或出现并发症而需要紧急使用 TEE，必须注意置入探头时患者可能处于完全肝素化的状态。

20. TEE 或肺动脉导管操作的潜在风险有哪些？

TEE

尽管 TEE 通常被认为是一种相对"无创"的监测设备，但也有其特定风险，存在诸多绝对和相对禁忌证[19]（表 13.1）。

TEE 放置和术中使用的总并发症发生率为 0.2%。并发症发生率见表 13.2[20]：

肺动脉导管

肺动脉导管并发症可根据以下列相关因素进行分类：

- 中心静脉置管相关的并发症。
- 体内留置导管产生相关的并发症及心律失常。
- 与获得的血流动力学信息解读相关的并发症。

使用肺动脉导管最严重的并发症是肺动脉破裂，发生率为 0.03% ～ 0.2%，死亡率为 41% ～ 70%。可能增加这一风险的因素包括低体温、抗凝治疗、高龄和潜在的肺动脉高压[21]。

因此，在肺动脉导管操作过程中必须注意避免长时间楔压、向远侧移位或球囊过度充盈。

表 13.1　TEE 操作的绝对和相对禁忌证

绝对禁忌证	相对禁忌证
内脏穿孔	颈部与纵隔放疗史
食管狭窄	消化道手术史
食管肿瘤	近期上消化道出血史
食管穿孔、撕裂	Barrett 食管
食管憩室	吞咽困难史
活动性上消化道出血	颈部活动受限（严重颈椎关节炎、寰枢关节疾病）
	有症状的食管裂孔疝
	食管静脉曲张
	凝血功能障碍、血小板减少症
	活动性食管炎
	活动性消化性溃疡

表 13.2　TEE 放置相关并发症发生率

死亡率	0
严重并发症	0 ～ 1.2%
严重出血	0.03% ～ 0.8%
食管穿孔	0 ～ 0.3%
轻度咽部出血	0.01%
重度咽痛	0.1%
牙齿损伤与气管导管移位	均为 0.035%

21. 心脏外科手术中还应使用哪些监测？

除了全身麻醉常规所要求的监测项目外，还应进行动脉置管和体温监测。通常，体温监测可以在许多部位进行，但中心体温监测，如膀胱（使用专门的导尿管）和鼻窦或口咽部较常用，有助于监测体外循环停机后复温是否充分。体温监测首选口咽部位，可避免完全肝素化患者鼻黏膜损伤。

部分心脏手术中可使用脑氧饱和度监测，但对于颈动脉无病变的常规 CABG 则非必需。鉴于前文提及的 CABG 术中知晓的风险增加，可使用经处理的脑电图监测（如脑电双频指数或类似监测）。

ASA 工作组关于术中知晓曾做过一份报告，报告中关于意识监测的使用未能达成一致。专家们对心脏手术中脑电监测的使用持模棱两可的态度，而 ASA 成员则同意使用[22]。

22. 该患者是否需要服用抗纤溶药物？心脏手术中应用抑肽酶应关注哪些内容？

心脏手术患者有较大概率需要输血。虽然是否输血取决于患者和手术本身的情况，但遵守标准化的流程有助于降低输血率。这些标准化流程之一就涉及抗纤溶药物的应用。

美国胸外科医师协会血液保护临床实践指南将赖氨酸类似物（ε-氨基己酸和氨甲环酸）的使用列为 1 级推荐（证据等级：A）。这些药物能减少总失血量，减少了心脏手术中需要输血的患者数量，达到了血液保护的目的[23]。

丝氨酸蛋白酶抑制剂抑肽酶是另一种抗纤溶药物。因其存在潜在的肾功能不全风险，研究人员进行了 BART 试验，比较接受高危心脏手术的患者中使用各种抗纤溶药物的情况。由于抑肽酶组心源性死亡过多，该研究终止[24]。

胸外科医师协会的指南给出了使用高剂量和低剂量抑肽酶的方案，均为Ⅲ级推荐（危害证据，不应使用）。

23. 什么是"冠状动脉窃血"？其与心脏麻醉有何关系？

冠状动脉窃血是指血流向非缺血心肌重新分布，而缺血心肌的血流量依赖侧支血管，反而血供减少。

心脏手术实践中较早已发现，异氟烷可能导致冠状动脉血管扩张，使血流从阻塞的血管中转移（"窃取"），加重已经存在的心肌缺血[25-26]。

尽管有良好的理论依据，但现代麻醉实践中常用的"平衡麻醉"使用的吸入麻醉药浓度较低，"冠状动脉窃血"并无明显的临床意义，异氟烷仍常用于心脏手术。

即便如此，也不能忽视冠状动脉窃血这一实际存在的现象。通过药物（如双嘧达莫）进行的无创心脏检测与该机制有关。

24. 什么是缺血预处理？其与 CABG 和麻醉有何关系？

缺血预处理是指将心肌事先暴露于短暂的缺血事件，将对随后更严重的缺血发作产生保护作用。目前许多研究便是基于心脏手术中这一理念而进行[27]。实验模型发现，"远程缺血预处理"（在远离心肌的肌肉中诱导缺血）也具有良好效果。

心脏手术期间使用吸入麻醉剂（地氟烷和七氟烷）对心肌的保护作用与缺血预处理相似[5]。然而，这一效应比较复杂，且存在不一致性，临床效果尚不确定，还需进一步研究。

25. 该患者应采用何种镇痛方案？哪些药物应避免使用？

虽然胸骨正中切口疼痛刺激明显，但其镇痛治疗通常简单有效。背景剂量的对乙酰氨基酚和间断给予阿片类药物往往能满足镇痛需求。患者在 ICU 并处于气管插管状态时，通常使用阿片类药物持续输注镇痛，然后在术后最初几天，必要时给予阿片类药物或使用患者自控镇痛（PCA）能较好地控制疼痛。充分镇痛有助于患者配合进行胸部物理治疗，以及其他常规的术后活动。

非甾体抗炎药（如阿司匹林）通常在术后继续使用，此时是利用其抗血小板作用而非镇痛作用。其他非甾体抗炎药由于存在额外的（和潜在的）抗血小板作用及其他并发症（如肾毒性）并影响胃黏膜，通常应避免使用。特别是 COX-2 特异性药物被发现有促血栓形成的并发症，这类药物在心脏手术患者中已逐渐停用[28]。

26. 该患者硬膜外麻醉是否有益？

椎管内（硬膜外）镇痛由于具有良好的切口镇痛、冠状动脉交感神经阻滞作用以及其他已知优点（如减少呼吸系统并发症），将其用于心脏手术似乎很有吸引力。然而，由于此类患者术前已接受抗血小板或抗凝治疗，术中需要完全肝素化，考虑到风险/获益比，不会常规为此类患者实施高位胸段硬膜外穿刺。此外，该操作可能导致颈部/高位硬膜外血肿，尽管发生的可能性甚微，也尚未得到有效证实，但这一并发症使得硬膜外麻醉无法得到常规应用[29-30]。

采用非全身麻醉行 OPCAB 手术，利用高位硬膜外（C7～T2）阻滞，甚至同时行股神经阻滞以获取大隐静脉移植搭桥，技术上可行。与硬膜外麻醉联合体外循环 CABG 相比，这些技术的使用率更低[31]。

27. 平稳的麻醉诱导后，胸骨打开后 ST 段抬高，应如何处理？

需要进一步检查可能病因并进行适当处理。

监测

包括心电图、超声心动图和肺动脉导管。

- 通常行五导联心电图监测
  - 观察五导联心电图的基线波形至关重要，以便发生变化时能及时发现。
- 超声心动图。术中 TEE 监测
  - TEE 对心肌缺血非常敏感。虽然并非连续性监测缺血情况，但可与基线状态进行对比。
  - TEE 各种切面能显示所有冠状动脉供应的心肌（如经胃底短轴切面），可作为一种快速检查心肌功能不全的方法。
- 肺动脉导管
  - 应持续观察肺动脉导管数据，特定波形和血流动力学信息可作为心肌缺血的标志。
- 直接观察
  - 打开胸骨和心包后可直接观察心脏功能，此时有经验的临床医生可对心脏功能做出大体判断。

处理

即刻处理应能直接改善心肌氧供需平衡。应采取措施治疗心动过速或心率加快，降低过高的后负荷，并治疗心律失常。合理的药物治疗包括但不限于镇痛、加深麻醉、β 受体阻滞剂、抗心律失常药（若有心律失常）和硝酸甘油。

如果以上处理无效，麻醉医师应与外科医师及灌注医生讨论其他选择，包括 IABP 或开始体外循环。

28. 主动脉内球囊反搏在 CABG 中有何作用？

主动脉内球囊反搏（IABP）通常置于降主动脉内、左锁骨下动脉远端。IABP 通常由股动脉置入，也可通过锁骨下动脉或直接由主动脉置入。IABP 在舒张期充气，收缩期开始前放气，以增加冠状动脉灌注（舒张期），降低左心室后负荷和室壁张力（收缩期），从而增加心肌氧供，降低心肌氧耗。

IABP 适应证包括心源性休克、急性心肌缺血、极重度冠状动脉疾病的预防（以减少诱导期和血运重建之前的缺血事件）或严重左心室功能障碍的预防。对于以上事件的预防尚存争议，研究结果利弊不一。

IABP-SHOCK Ⅱ 研究共纳入 600 例急性冠脉综合征合并心源性休克患者，随机接受 IABP 或常规治疗[32]，结果发现 IABP 对心源性休克患者的生存并无益处。

29. 成功处理 ST 段抬高后手术继续。麻醉医师如何协助外科医师更好地获取乳内动脉？

CABG 最常使用的桥血管是左乳内动脉。正压通气可能阻碍外科医师的操作和视野，尤其对于肥胖或胸廓前后径较大的患者。使用常规潮气量机械通气时，左乳内动脉近端部分难以暴露。为改善手术医生的视野，麻醉医师可采取降低潮气量（和增加呼吸频率）、尽量减少 PEEP 等措施。

左乳内动脉走行于左胸膜腔，通常在主肺动脉水平进入心包腔，因此在操作时可能受左肺上叶牵拉导致高张力。因此，体外循环停机前需要肺复张（膨肺）时，麻醉医师必须手动通气并仔细观察，与外科医师共同确认左乳内动脉不在左肺上叶的上方（否则鼓肺时血管会移位）。曾经有不止一位麻醉医师在该阶段通气时未及时观察，而将左乳内动脉从左前降支吻合口上扯下来。

30. CABG 手术如何进行？

CABG 的一般原理是将一段血管（乳内动脉、大隐静脉、桡动脉）与狭窄远端血管重新吻合，从而绕过狭窄。CABG 和 PCI 之间的关键差异在于：对于 CABG，移植血管近端的血管即使发生病变进展，也不会导致心肌梗死；而 PCI 仅处理病变血管的狭窄部分。

对于大隐静脉桥或桡动脉桥，新的血流通常来自升主动脉，而乳内动脉由来自自身锁骨下动脉的独立血液供应。其他血管桥的类型包括将桡动脉连接到乳内动脉的一侧，形成 "T" 形或 "Y" 形搭桥，其优点是减少对主动脉的操作，从而降低卒中的风险。

通常首先进行远端吻合，然后进行升主动脉近端血管吻合。对于体外循环手术，可在心脏停搏或心脏搏动时将升主动脉部分阻断后进行近端操作（可能导致更高的卒中风险）。

可通过手持注射器进行移植血管推注并感受其阻力来评估移植血管的通畅性（此举应在近端移植完成之前实施，且不适用于原位乳内动脉）；也可在移植血管周围放置多普勒血流探头，当松开血管上的阻断钳时，观察流入血管远端的血流。

31. 什么是主动脉超声？其在 CABG 中的作用如何？

围手术期的神经损伤可能与升主动脉插管和阻断相关，因其带来内膜损伤并导致栓塞碎片入血[33]。Mills 和 Everson 将主动脉病变分为 3 类：

- 动脉中层钙化（环绕血管壁），或 "瓷化主动脉"，这些情况最易辨认。
- 弥漫性内膜增厚，触诊可能正常。
- 壁内液体碎片。

降低这些风险的方法之一是根据触诊和主动脉超声制订主动脉插管策略，AHA 推荐在 CABG 术中常规使用这一策略，其推荐等级为 Ⅱa[34]。操作时将高频探头以无菌线套包裹，温生理盐水充满心包。超声心动图可用于评估主动脉插管位置和钳夹位置是否存在动脉粥样硬化。

应在 3 个层面进行升主动脉短轴切面检查：

- 右肺动脉近端
- 右肺动脉水平
- 右肺动脉远端

须对主动脉进行以下评估：

- 动脉粥样硬化的厚度
- 动脉粥样硬化的位置（水平，前 / 后）
- 是否存在任何活动性斑块

针对动脉粥样硬化，目前有多个评分系统，包括 Katz 及 Royse 评分。

主动脉超声扫描可用于确定主动脉插管和钳夹的最佳位置。然而，如果升主动脉插管或阻断并不安全，则可选择另一部位（腋动脉 / 股动脉）进行插管而无需阻断。

32. 影响体外循环目标血压的因素有哪些？

无搏动血流的体外循环中，平均灌注压（平均动脉压－中心静脉压）应至少维持在 50 mmHg 以上。事实上这也是唯一的 "血压"，因为此时没有收缩压或舒张压。低温期可耐受较低的血压，而患有脑血管或肾疾病的患者可能需要较高的血压，但这更多属于经验性处理。

33. 什么是桥血管痉挛？如何识别和治疗？

桥血管痉挛是指动脉移植血管（乳内动脉或桡动脉）收缩，目前认为桡动脉更易痉挛，因其管壁更厚且肌层更发达。痉挛原因可能是创伤、全身性使用血管收缩剂、冠状动脉自身的血流竞争。发生桥血管痉挛时，表现为心排血量下降，血管收缩药需求增加，新发节段性室壁运动异常和缺血性心电图改变。

如果在动脉移植血管供应区域内出现新发节段性室壁运动异常或心电图改变，应怀疑出现桥血管痉挛（尤其是在桥血管自身存在轻度狭窄的情况下，更可能导致血流竞争）。治疗包括维持平均动脉压 > 80 mmHg，加用血管扩张剂（硝酸盐或钙通道阻滞剂），最终通过冠状动脉导管介入造影诊断，并动脉内使用血管扩张剂治疗。

34. 如何处理 CABG 术后在手术室新发的局部室壁运动异常？

- 评估并稳定血流动力学——是否需要增加心

肌收缩力？

- 旁路移植血管的哪一块支配区域与新发的节段性室壁运动异常相关？
- 可在桥血管周围放置超声探头，评估血流速度和特点。
- 如果患者情况不稳定，最安全的做法是启动体外循环并重新搭桥。
- 如果患者在杂交手术室且病情稳定，可进行血管造影明确桥血管情况。
- 某些情况下紧急 PCI 比重新搭桥并延长手术时间的风险更低，更能挽救心肌。

35. CABG 术后临时起搏的作用是什么？

对于常规 CABG 而言，安装临时起搏电极并不像主动脉瓣 / 二尖瓣 / 三尖瓣术后安装起搏电极那样重要，因为后者的房室结本身存在风险。然而，只要心脏经历过停搏，均有可能导致房室结功能障碍。

下列情况时应考虑放置心房和心室起搏导线：

- 左心室功能较差，无论是收缩期还是舒张期（左心室肥大）功能不全，起搏可加强房室同步性。
- 结性或交界性心律失常。
- 房室传导阻滞。
- 相对心动过缓。

除非存在慢性心房颤动，否则单纯的心室起搏应避免用于房室结阻滞或心动过缓患者。

附：标准体外循环 CABG 的实施流程

- 开放大口径静脉通路，实施动脉血压监测。
- 实施标准监测及所需的附加监测。
- 执行适当的安全核查表和登记程序。
- 中心静脉通路（可在麻醉诱导前或诱导后建立）。
- 麻醉诱导。
- 手术开始。
- 开始 TEE 检查（若有计划使用）。
- 胸骨切开。
- 获取桥血管——左乳内动脉、大隐静脉、桡动脉。

- 肝素化并确认激活全血凝固时间（ACT）达标。
- 主动脉插管时收缩压 < 100 mmHg。
- 右心房和主动脉插管。
- 启动体外循环。
- 一旦体外循环达到全流量，停止通气、输液，关闭警报并排空尿液。
- 确保体外循环泵回路中连接有挥发性麻醉罐。
- 全身低温（30 ～ 35℃——各医院可有不同）。
- 主动脉阻断，灌注心脏停搏液以达到舒张期心脏停搏。
- 进行远端和近端冠状动脉移植。
- 每 20 min 间断顺行 ± 逆行心脏停搏液灌注。
- 开始移植最后一条血管时，通过心肺机开始复温。
- 酌情给予"加温"的麻醉药。
- 所有血管搭桥完成后松开阻断钳，检查吻合口有无出血。
- 如果患者发生室性心动过速 / 心室颤动，则进行心肌再灌注和心内电复律。
- 放置心房和心室起搏导线——测试夺获和阈值。
- 缓慢肺复张，同时仔细观察左乳内动脉的情况。
- 重新启动机械通气和监测警报。
- 若满足以下情况，可开始尝试体外循环停机
  - 氧合充足、体温适中、灌注性心律平稳、无出血 / 凝血异常、血细胞比容正常、钾和酸碱平衡适当。
- TEE 可用于协助体外循环撤机，确认血运重建充分，检查心脏功能，排除潜在的并发症。
- 拔除静脉引流管。
- 关闭体外循环泵吸引与通气（以防止鱼精蛋白进入心肺机）。
- 可经主动脉插管通过心肺机输血。
- 给予"试验剂量"鱼精蛋白 10 mg（等待 3 min）。
- 拔除主动脉插管（再次需要收缩压 <100 mmHg）。
- 继续使用鱼精蛋白直至完全逆转肝素化（ACT、肝素酶 ACT、肝素水平——监测项目各医院可有不同）。
- 输注心肺机中的剩余血液（通过大的外周静脉 / 中心静脉导管输注或直接注入右心房）。
- 撤机后检测血气。

- 纠正凝血功能障碍和贫血。
- 放置胸管——通常位于左侧胸腔（由于血管桥为左乳内动脉）、心包周围、胸骨后。
- 关闭胸腔。
- 转运至 ICU。

参考文献

1. Eagle KA, Guyton RA, Davidoff R, Edwards FH, Ewy GA, Gardner TJ, et al. ACC/AHA 2004 guideline update for coronary artery bypass graft surgery: a report of the American College of Cardiology/American Heart Association Task Force on Practice Guidelines (Committee to Update the 1999 Guidelines for Coronary Artery Bypass Graft Surgery). Circulation. 2004;110 (14):e340–437.

2. Nashef SA, Roques F, Michel P, Gauducheau E, Lemeshow S, Salamon R. European system for cardiac operative risk evaluation (EuroSCORE). Eur J Cardiothorac Surg. 1999;16(1):9–13.

3. Edwards FH, Clark RE, Schwartz M. Coronary artery bypass grafting: the Society of Thoracic Surgeons National Database experience. Ann Thorac Surg. 1994;57(1):12–9.

4. Chow WB, Rosenthal RA, Merkow RP, Ko CY, Esnaola NF, American College of Surgeons National Surgical Quality Improvement P, et al. Optimal preoperative assessment of the geriatric surgical patient: a best practices guideline from the American College of Surgeons National Surgical Quality Improvement Program and the American Geriatrics Society. J Am Coll Surg. 2012;215(4):453–66.

5. Hillis LD, Smith PK, Anderson JL, Bittl JA, Bridges CR, Byrne JG, et al. 2011 ACCF/AHA guideline for coronary artery bypass graft surgery: executive summary: a report of the American College of Cardiology Foundation/American Heart Association Task Force on Practice Guidelines. Circulation. 2011;124 (23):2610–42.

6. Naylor AR, Cuffe RL, Rothwell PM, Bell PR. A systematic review of outcomes following staged and synchronous carotid endarterectomy and coronary artery bypass. Eur J Vasc Endovasc Surg. 2003;25(5):380–9.

7. Camici PG, Prasad SK, Rimoldi OE. Stunning, hibernation, and assessment of myocardial viability. Circulation. 2008;117(1):103–14.

8. Pellikka PA, Nagueh SF, Elhendy AA, Kuehl CA, Sawada SG. American Society of E. American Society of Echocardiography recommendations for performance, interpretation, and application of stress echocardiography. J Am Soc Echocardiogr. 2007;20 (9):1021–41.

9. Jarvis MA, Jarvis CL, Jones PR, Spyt TJ. Reliability of Allen's test in selection of patients for radial artery harvest. Ann Thorac Surg. 2000;70(4):1362–5.

10. Shroyer AL, Grover FL, Hattler B, Collins JF, McDonald GO, Kozora E, et al. On-pump versus off-pump coronary-artery bypass surgery. N Engl J Med. 2009;361(19):1827–37.

11. Lamy A, Devereaux PJ, Prabhakaran D, Taggart DP, Hu S, Paolasso E, et al. Effects of off-pump and on-pump coronary-artery bypass grafting at 1 year. N Engl J Med. 2013;368(13):1179–88.

12. Chassot PG, van der Linden P, Zaugg M, Mueller XM, Spahn DR. Off-pump coronary artery bypass surgery: physiology and anaesthetic management. Br J Anaesth. 2004;92(3):400–13.

13. Selnes OA, Gottesman RF, Grega MA, Baumgartner WA, Zeger SL, McKhann GM. Cognitive and neurologic outcomes after coronary-artery bypass surgery. N Engl J Med. 2012;366 (3):250–7.

14. Evered L, Scott DA, Silbert B, Maruff P. Postoperative cognitive dysfunction is independent of type of surgery and anesthetic. Anesth Analg. 2011;112(5):1179–85.

15. van Dijk D, Spoor M, Hijman R, Nathoe HM, Borst C, Jansen EW, et al. Cognitive and cardiac outcomes 5 years after off-pump vs on-pump coronary artery bypass graft surgery. JAMA. 2007;297(7):701–8.

16. Pandit JJ, Andrade J, Bogod DG, Hitchman JM, Jonker WR, Lucas N, et al. The 5th National Audit Project (NAP5) on accidental awareness during general anaesthesia: summary of main findings and risk factors. Anaesthesia. 2014;69(10):1089–101.

17. Silbert BS, Myles PS. Is fast-track cardiac anesthesia now the global standard of care? Anesth Analg. 2009;108(3):689–91.

18. Schwann NM, Hillel Z, Hoeft A, Barash P, Mohnle P, Miao Y, et al. Lack of effectiveness of the pulmonary artery catheter in cardiac surgery. Anesth Analg. 2011;113(5):994–1002.

19. Hahn RT, Abraham T, Adams MS, Bruce CJ, Glas KE, Lang RM, et al. Guidelines for performing a comprehensive transesophageal echocardiographic examination: recommendations from the American Society of Echocardiography and the Society of Cardiovascular Anesthesiologists. J Am Soc Echocardiogr. 2013;26(9):921–64.

20. Kallmeyer IJ, Collard CD, Fox JA, Body SC, Shernan SK. The safety of intraoperative transesophageal echocardiography: a case series of 7200 cardiac surgical patients. Anesth Analg. 2001;92 (5):1126–30.

21. American Society of Anesthesiologists Task Force on Pulmonary Artery C. Practice guidelines for pulmonary artery catheterization: an updated report by the American Society of Anesthesiologists Task Force on Pulmonary Artery Catheterization. Anesthesiology. 2003;99(4):988–1014.

22. American Society of Anesthesiologists Task Force on Intraoperative A. Practice advisory for intraoperative awareness and brain function monitoring: a report by the american society of anesthesiologists task force on intraoperative awareness. Anesthesiology. 2006;104(4):847–64.

23. Society of Thoracic Surgeons Blood Conservation Guideline Task F, Ferraris VA, Brown JR, Despotis GJ, Hammon JW, Reece TB, et al. 2011 update to the Society of Thoracic Surgeons and the Society of Cardiovascular Anesthesiologists blood conservation clinical practice guidelines. Ann Thorac Surg. 2011;91(3):944–82.

24. Fergusson DA, Hebert PC, Mazer CD, Fremes S, MacAdams C, Murkin JM, et al. A comparison of aprotinin and lysine analogues in high-risk cardiac surgery. N Engl J Med. 2008;358(22):2319–31.

25. Reiz S, Balfors E, Sorensen MB, Ariola S Jr, Friedman A, Truedsson H. Isoflurane—a powerful coronary vasodilator in patients with coronary artery disease. Anesthesiology. 1983;59 (2):91–7.

26. Hogue CW Jr, Pulley DD, Lappas DG. Anesthetic-induced myocardial ischemia: the isoflurane-coronary steal controversy. Coron Artery Dis. 1993;4(5):413–9.

27. Murry CE, Jennings RB, Reimer KA. Preconditioning with ischemia: a delay of lethal cell injury in ischemic myocardium. Circulation. 1986;74(5):1124–36.

28. Nussmeier NA, Whelton AA, Brown MT, Langford RM, Hoeft A, Parlow JL, et al. Complications of the COX-2 inhibitors parecoxib and valdecoxib after cardiac surgery. N Engl J Med. 2005;352 (11):1081–91.

29. Svircevic V, Nierich AP, Moons KG, Diephuis JC, Ennema JJ, Brandon Bravo Bruinsma GJ, et al. Thoracic epidural anesthesia for cardiac surgery: a randomized trial. Anesthesiology. 2011;114 (2):262–70.

30. Svircevic V, van Dijk D, Nierich AP, Passier MP, Kalkman CJ, van der Heijden GJ, et al. Meta-analysis of thoracic epidural anesthesia versus general anesthesia for cardiac surgery. Anesthesiology. 2011;114(2):271–82.

31. Chakravarthy M, Jawali V, Manohar M, Patil T, Jayaprakash K, Kolar S, et al. Conscious off pump coronary artery bypass surgery–

an audit of our first 151 cases. Ann Thorac Cardiovasc Surg. 2005;11(2):93–7.

32. Thiele H, Zeymer U, Neumann FJ, Ferenc M, Olbrich HG, Hausleiter J, et al. Intraaortic balloon support for myocardial infarction with cardiogenic shock. N Engl J Med. 2012;367 (14):1287–96.

33. Goldstein SA, Evangelista A, Abbara S, Arai A, Asch FM, Badano LP, et al. Multimodality imaging of diseases of the thoracic aorta in adults: from the American Society of Echocardiography and the European Association of Cardiovascular Imaging: endorsed by the Society of Cardiovascular Computed Tomography and Society for Cardiovascular Magnetic Resonance. J Am Soc Echocardiogr. 2015;28(2):119–82.

34. Glas KE, Swaminathan M, Reeves ST, Shanewise JS, Rubenson D, Smith PK, et al. Guidelines for the performance of a comprehensive intraoperative epiaortic ultrasonographic examination: recommendations of the American Society of Echocardiography and the Society of Cardiovascular Anesthesiologists; endorsed by the Society of Thoracic Surgeons. J Am Soc Echocardiogr. 2007;20 (11):1227–35.

第二部分
呼吸系统

Ju–Mei Ng

14

单肺通气

Thomas Hickey

陈璋 李凤仙 译 刘美玉 赵高峰 张鸿飞 校

病例

患者男性，73 岁，拟行左肺下叶切除术。其近期接受了支气管镜、支气管内超声和颈部纵隔镜检查。病理提示为非小细胞癌，考虑为鳞状细胞癌。分期为 ⅡB（T2bN1）。

既往史	高血压、慢性阻塞性肺疾病、肥胖、吸烟
用药史	洛伐他汀 40 mg，每日口服
	氨氯地平 10 mg，每日口服
	缬沙坦 320 mg，每日口服
	阿替洛尔 25 mg，每日口服
过敏史	碘造影剂过敏
体格检查	生命体征：血压 144/96 mmHg，心率 77 次 / 分，呼吸 11 次 / 分，SaO_2 98%（呼吸空气）身高 70 英尺（约 178 cm），体重 300 磅（约 136 kg）
	一般状态：肥胖，自我感觉舒适
	气道：Mallampati 分级 3 级，颈粗，舌大，颈部活动度及张口度均未受限，甲颏距离四横指
	胸部：双侧呼吸音对称，无啰音、哮鸣音
辅助检查	肺功能：术前第 1 秒用力呼气容积（preFEV$_1$）47%，术前用力肺活量（preFVC）71%，一氧化碳弥散功能（DLCO）50%
	运动平板心肌灌注显像试验：运动时间 7:00，最大心率为预期最大心率（MPHR）的 90%，心率血压乘积（RPP）21 900，因呼吸困难而终止试验，代谢当量（MET）9，无缺血性改变，负荷左心室射血分数（post stress LVEF）60%
	胸部 CT：见一 5 cm×4 cm 肿块阻塞左下叶支气管；左肺门处见多发 1 cm 大小的淋巴结；中重度肺气肿，以双肺上叶为主

1. 肺的功能解剖

成年男性气管起始于下喉部约 C6 水平，长约 15 cm（从牙齿到隆嵴距离为 20 ～ 25 cm），由 16 ～ 20 个软骨环组成，位于食管的正前方，在 T4 水平分叉。右主支气管比左主支气管短（右 2.5 cm，左 5 cm）且走行更陡直，因此气管插管过深时容易进入右主支气管。右肺由上、中、下叶组成，分别有 3 个、2 个和 5 个肺段。左肺由上叶和下叶组成，每叶各分为 5 个肺段。每个肺段呈金字塔形，其血供由肺动脉的一条分支支配，血液经支气管和细支气管灌注肺泡。较小的支气管动脉则提供气道、胸膜和淋巴结的血供。为了更好地预测术后预计第 1 秒用力呼气容积（predicted postoperative FEV$_1$，ppo-FEV$_1$），通常将肺部分成 42 个肺亚段（右肺上叶：6 个；右肺中叶：4 个；右肺下叶：12 个；左肺上叶：10 个；左肺下叶：10 个）（图 14.1）。

2. 肺切除术术前风险评估的关注点有哪些？

关注点呈 "三脚凳" 式结构（缺一不可），包括：①呼吸力学；②心肺储备；③实际肺功能。

呼吸力学的主要测量指标是第 1 秒用力呼气容积（FEV$_1$）。ppoFEV$_1$ 可通过将术前 FEV$_1$（preFEV$_1$）乘以手术结束时剩余肺的占比来估计。当 ppoFEV$_1$ < 40% 时，呼吸系统并发症增加，< 30% 则预示着高风险。该患者 42 个亚段中的 10 个将被切除，ppoFEV$_1$ 计算如下：

$$ppoFEV_1 = 47\% \times (32/42) = 35\%$$

心肺储备用最大耗氧量来描述，可通过爬楼梯试验（以患者自己的速度不间断爬楼梯）和 6 min 步行

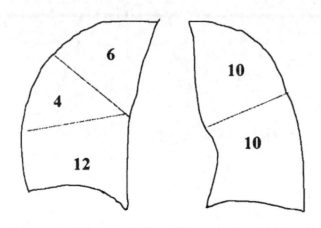

图 14.1 每个肺叶的亚段数，可用于计算术后预计肺功能（predicted postoperative, ppo）。右肺上、中、下叶分别有 6、4、12 个亚段。左肺上、下叶各有 10 个亚段，两肺共 42 个亚段。切除具有功能的右肺下叶后，预计患者将失去 12/42（29%）的呼吸储备。如果患者术前 FEV_1（或 DLCO）为预测值的 70%，则预计患者的 $ppoFEV_1 = 70\%(1 - 29/100) = 50\%$[2]。

试验预估。最大摄氧量（VO_{2max}）> 20 ml/（kg·min）通常预示低风险，代表患者的心肺功能能上 5 层或 5 层以上楼梯；而常用的评估数值为 2 层楼梯，其对应的 VO_{2max} 为 12 ml/（kg·min）。$ppoVO_{2max}$ < 10 ml/（kg·min）预示着风险极高，近似于爬不了 1 层楼梯，可能是肺叶切除的绝对禁忌。1 MET 对应于 VO_2 为 3.5 ml/（kg·min）。该患者：

9 METs×3.5 = 31.5 ml/（kg·min）

因此，$ppoVO_{2max}$ = 31.5×（32/42）= 24 ml/（kg·min）

可通过 DLCO、PaO_2 和 $PaCO_2$ 估计气体交换功能。术后 DLCO（ppoDLCO）< 40% 则预示呼吸和心脏并发症增加，而 < 20% 通常被认为是不可接受的高风险。PaO_2 < 60 mmHg 和 $PaCO_2$ > 45 mmHg 也是风险增加的指标。该患者：

ppoDLCO = 51%×（32/42）= 39%

3. 肺癌患者麻醉的注意事项有哪些（"4 个 M"）？

占位效应（**Mass effects**）——是否压迫心脏、气道、静脉、动脉或神经？

代谢（**Metabolic**）——是否存在电解质异常（低钠血症、高钙血症）或副肿瘤综合征（如兰伯特-伊顿综合征）？

转移（**Metastases**）——例如，是否存在脑部或

骨骼转移性病变，可能改变治疗策略？

药物（**Medications**）——是否在接受化疗，比如使用博莱霉素或阿霉素？因为这些情况可能改变治疗或需要进一步检查[1]。

4. 你会建议患者戒烟吗？

答案永远是肯定的。戒烟时间越长，受益越大，8 周的戒烟时长比较有意义。然而，即便是戒烟 12 h 也能降低碳氧血红蛋白的浓度。术前戒烟预示着术后戒烟，这对伤口愈合和感染至关重要。

5. 实施肺隔离技术的适应证有哪些？该患者是否需要肺隔离和单肺通气？

肺隔离技术的适应证包含绝对适应证与相对适应证。其绝对适应证包括防止脓液、血液或大量灌洗液从对侧肺溢出，支气管胸膜瘘（正压通气过程中，其低阻力通路可迅速导致气胸），单侧肺大疱且处于易破裂状态，采取胸腔镜辅助手术（video assisted thoracoscopic surgery, VATS）。相对适应证包括全肺切除术、肺叶切除术（尤其是上叶）、胸主动脉瘤修复术和食管手术。肺叶切除术过程中使用肺隔离技术可提供更理想的手术条件，因此是相对适应证。

6. 如何实施肺隔离技术？肺隔离技术的主要方法有哪些优缺点？

最常见的肺隔离方法包括使用双腔导管（double-lumen tube, DLT）和支气管封堵导管。双腔导管易于插管，可进行支气管镜检查、双肺吸引，无通气侧肺进行持续气道正压通气（CPAP）；同时在单肺通气和双肺通气之间转换较为容易。但因其管腔大小的限制，12 岁以下儿童使用受限，因管腔变窄增加气道阻力并难以吸引。此外，若双腔导管位置错误，可能造成喉部和气道损伤。同时，双腔导管对于困难插管的患者可能并不适用。由于左主支气管较长，安全范围较大，通常选择左侧双腔导管。若左侧主干解剖结构异常（肿瘤、支架、狭窄），或手术范围涉及左主干（左全肺切除和左肺移植），则选择右侧双腔导管。

对于已行气管插管的危重患者、困难气道（可

避免多次气管导管更换）、选择性肺叶封堵、经鼻插管或气管切开患者，可使用各种类型的支气管封堵导管。当普通气管导管（ETT）内径小于 7 mm 时，封堵导管置入困难；封堵导管更容易移位；吸引功能受限；再次置管定位难度较高；同时，与双腔导管相比，使用封堵导管时肺部塌陷较慢。

7. 什么是无效腔？正常直立位时肺部通气和血流灌注如何变化？

生理无效腔包括解剖无效腔（气道内未到达气体血液交换区的那部分气体）和肺泡无效腔，（有通气但无血流灌注的肺泡腔）（肺泡无效腔的 V/Q 数值接近无限大）。

"V" 是到达呼吸区的气体，"Q" 是到达呼吸区的血液。

通气血流比值（V/Q）的理想数值是 1，但实际 V 和 Q 并不对等，尤其是疾病状态下。健康人在直立位时，V/Q 在肺尖最高（约 3.5），肺底最低（约 0.6）。

血流直接受重力影响，因此从肺尖到肺底血流量逐渐增加。肺泡通气同样从肺尖到肺底逐渐增加。然而，其增加并不均匀：经典教科书《West 呼吸生理学》将肺分为三个区域。

肺部上 1/3：$P_A > P_a > P_V$
肺部中 1/3：$P_a > P_A > P_V$
肺部下 1/3：$P_a > P_V > P_A$

（译者注：P_A，肺泡压；P_a，肺动脉压；P_V，肺静脉压）

8. 该患者低氧血症的最可能原因是什么？

导致低氧血症的主要原因：双腔导管位置异常、通气不足、低 FiO_2、肺弥散功能受损、存在分流（V/Q = 0）。V/Q 失衡是肺部疾病低氧血症的最常见原因，此时 V/Q 不均匀性也逐渐凸显。

9. 侧卧位时 V/Q 如何变化？

对于清醒、自主呼吸的患者，侧卧位时 V/Q 仍能维持。此时下侧肺部的血液量受重力影响增加约 10%，而膈肌运动幅度也随之增大，因此通气量也相应增加。但在麻醉状态下，肺顺应性的总体变化导致 V/Q 失衡，同时手术的体位垫与肌肉松弛使其加重。全身麻醉、肌肉松弛状态下，一旦打开胸腔，胸膜负压随即消失，自身弹性回缩力增加，术侧肺塌陷加快，导致 V/Q 失衡进一步加剧。手术侧采取的肺隔离措施导致较大的肺右向左分流，A-a 梯度加大，导致低氧血症。对于存在严重肺部疾病的患者，肺塌陷导致的分流和基础疾病引起的 V/Q 失衡均使气体交换恶化。单肺通气时少量的血流变化就能显著增加分流比例（表 14.1）。

10. 什么是缺氧性肺血管收缩？

当肺泡内的氧分压降低时，局部小动脉血管收缩，进而显著减少局部血流，从而使血液流向通气更好的位置。缺氧性肺血管收缩（hypoxic pulmonary vasoconstriction，HPV）在 15 min 内达到最佳效果，并能减少约 50% 的分流，将总分流量降至约 20%。肺内压升高、碱中毒（酸中毒实际上会改善通气灌注匹配）和使用血管扩张剂可降低 HPV 效应。

11. 什么是慢性阻塞性肺疾病？其为什么值得关注？

慢性阻塞性肺疾病（chronic obstructive pulmonary disease，COPD）常合并有不同程度的肺气肿、慢性支气管炎和小气道疾病，肺功能检查表现为呼气气流阻塞，其严重程度主要基于 FEV_1/FVC 的降低幅度（< 70% 提示阻塞）和 FEV_1 的数值。COPD 的

表 14.1　假设 FiO_2 为 1.0，体位变化合并双肺通气、单肺通气时的局部血流量、分流比例和 PaO_2 的大致变化

	双肺通气、侧卧位	单肺通气、侧卧位
上侧肺的血流比例	40%	23%
下侧肺的血流比例	60%	77%
血流分流比例	10%	27%
PaO_2（mmHg）	400	150

严重程度分级有多种，通常认为 $FEV_1 < 35\%$ 为重度，$> 50\%$ 为中度。

对于 COPD 患者，若有吸烟史，则心血管疾病、其他恶性肿瘤、呼吸道感染、肾疾病、糖尿病、消化性溃疡、术后伤口和肺部并发症的风险增加。COPD 患者本身基础 $PaCO_2$ 较高，而患者需要恰当的氧合，此时的高 FiO_2 打破了原有 HPV 的微妙平衡（导致 V/Q 匹配恶化），引起血红蛋白与 CO_2 的结合力下降（Haldane 效应），最终导致术中和术后 $PaCO_2$ 进一步升高。此外，由于气流受限，肺通气相应受阻。通气压力增加（和低氧血症时采取的 PEEP）还可引发自发性 PEEP 和血流动力学衰竭。患者存在肺高压和右心功能不全的风险，因而面对高碳酸血症时肺动脉压的急性升高、低氧血症、低体温、疼痛和酸血症等情况时，患者多难以耐受。若同时有肺大疱，正压通气时则存在气胸和支气管胸膜瘘的风险。

12. 该患者需要哪些监护和额外的准备工作？

除了标准的 ASA 监测（体温、心电图、脉搏氧饱和度、二氧化碳描记和无创血压），还需考虑患者存在气体交换严重受损、出血和急性低血压的可能，因此建议置入动脉导管（可行血流动力学和血气监测）并开通两个大口径的外周静脉。该患者外周静脉开通顺利，因此不需要中心静脉导管。

由于潜在的热量丧失（开胸和液体复苏），应对患者进行保温、液体加温。应保证血制品随时可用，同时手术间应配备有与肺隔离技术相匹配的纤维支气管镜。

13. 你会对该患者实施硬膜外麻醉吗？

良好的术后镇痛对于胸科手术至关重要，也是减少肺部并发症的重要因素。尽管椎旁阻滞因较低的低血压和硬膜外血肿发生率变得越来越普遍，胸段硬膜外镇痛（thoracic epidural analgesia，TEA）仍被认为是开胸手术后镇痛的金标准。无论使用何种阻滞方式，均需要患者、麻醉医生和外科医生共同决定。开放性胸科手术中，应采用连续的区域阻滞进行镇痛。此外，建议采用包含阿片类药物、非甾体抗炎药、NMDA 拮抗剂和对乙酰氨基酚在内的多模式镇痛策略。

14. 放置双腔导管后不久气道压力迅速升高，你会怎么做？

双腔导管置入后不久气道压力急性升高的鉴别诊断包括：麻醉回路、导管和（或）连接管道扭结或堵塞、患者原因（支气管痉挛、麻醉深度或肌肉松弛不足、气胸、持续性通气量过大），或双腔导管错位。首要处理应是立即查看监护仪以了解患者的血流动力学、血氧饱和度和呼末二氧化碳水平，并与手术团队沟通。如果患者同时存在严重低血压，可能存在持续通气量过大，处理办法是断开呼吸回路并给予容量治疗。同时纯氧通气，评估二氧化碳波形并寻找原因。若血流动力学或血氧饱和度无法维持，应寻求经验更丰富的麻醉医生协助。此外应迅速排除呼吸回路中的扭结或明显堵塞，加深麻醉或神经肌肉阻滞。若考虑是因为左侧双腔导管的支气管套囊部分脱出而阻塞右主支气管，此时将左支气管的套囊放松即可消除气道高压。但双腔导管错位的明确诊断只能在纤维支气管镜直视下完成。支气管镜检查和吸引也有助于清除气道中的黏液栓，降低气道压。胸部听诊双侧呼吸音和是否有哮鸣音有助于排除气胸和支气管痉挛。

15. 给予支气管扩张剂并加深麻醉后气道压力恢复正常。当患者体位调整至侧卧位并开始单肺通气后，患者迅速出现进行性低氧血症，怎么办？

首先确保纯氧通气，查看监护仪是否存在其他血流动力学或呼吸紊乱。确保通气侧肺有足够通气后，着手寻找顺应性变化的原因、观察二氧化碳波形，判断是否存在黏液栓、支气管痉挛或气胸。同时告知外科医生患者的氧合情况。若血氧饱和度恶化或未改善，应及时寻求援助。如果氧饱和度急剧下降或患者血流动力学不稳定，应尽快告知外科医生需要尽快恢复双肺通气。纤维支气管镜评估双腔导管是否错位和气道分泌物情况，同时进行肺部听诊以评估有无哮鸣音并排除气胸。为了优化肺通气，可调整 PEEP 水平并尝试进行手法肺复张。若饱和度仍无改善，与外科医生讨论对非通气侧肺实施 CPAP 或间断双肺通气，如此才能继续手术。其他可考虑的策略包括肺动脉夹闭（在全肺切除术中可用）

或吸入一氧化氮（若同时存在肺动脉高压）。

16. 如何进行液体管理?

基于 "dry lungs are happy lungs"（"干燥的肺是幸福的肺"）这一前提，我们建议术中应使用减少输液的策略。虽然输液不会导致急性肺损伤，但任何过量的液体均会在出现问题时加大处理难度。因此，在最初 24 h 内，建议将晶体液的输注最小化，目标是限制在 3 L 以内；术中和术后应使用正性肌力药物来促进灌注，且尿量可低于传统的 0.5 ml/（kg·h）。

17. 如何选择麻醉药?

麻醉药应能保证足够的麻醉深度、预防支气管痉挛和争取尽早拔除气管导管。现代挥发性麻醉药的剂量小于 1 MAC（最低肺泡有效浓度）时，对 HPV 的抑制作用非常轻微，而这类药物也是支气管扩张剂（特别是七氟烷）。对于胸科手术，可能并不存在"正确的"麻醉药，但目前的趋势是尽量减少或避免使用挥发性麻醉药及中 / 长效麻醉性镇痛药。此外，严重肺大疱患者常用全凭静脉麻醉。

18. 该患者能否在手术室内拔除气管导管?

该患者的 $ppoFEV_1 = 35\%$，$ppoVO_{2max} = 24$ ml/（kg·min），$ppDLCO = 39\%$。判断患者应在手术室还是在术后复苏室（PACU）/ICU 拔除气管导管，取决于手术过程和患者的血流动力学与呼吸功能。除标准的拔除气管导管指征外，$ppoFEV_1$ 常用于指导肺叶切除术后的气管导管拔除。如果符合指征，且 $ppoFEV_1 > 40\%$，应在手术室内拔除气管导管；若患者的 $ppoFEV_1$ 为 30% ～ 40%，且其他术后数据较为理想，则可考虑在手术室拔管；若 $ppoFEV_1 < 30\%$，则应考虑在 ICU 中拔管。

19. 术后应关注哪些内容?

呼吸系统并发症是肺叶切除术后围手术期并发症发生率和死亡率的主要原因。肺叶切除术后呼吸衰竭的发生率为 2% ～ 18%。通过术前呼吸功能、手术范围、年龄和术后镇痛质量等指标可预测患者术后呼吸衰竭的风险。手术结束后即刻或尽早拔除气管导管、充分镇痛（TEA 和多模式镇痛）、积极的早期活动、维持肺扩张（鼓励深呼吸、胸部理疗）、对支气管痉挛持续积极治疗是预防呼吸系统并发症的关键。

参考文献

1. Slinger PD, Johnston MR. Preoperative assessment for pulmonary resection. J Cardiothorac Vasc Anesth. 2000;14(2):202–11.
2. Slinger P, Darling G. Preanesthetic assessment for thoracic surgery. In: Slinger P, editor. Principles and practice of anesthesia for thoracic surgery. New York: Springer; 2011. p. 11–34.

第三部分
中枢神经系统

Leslie C. Jameson

15

颅后窝开颅手术的麻醉

Mihaela Podovei，Lisa Crossley

陈璋　刘美玉　译　赵高峰　张鸿飞　校

病例

　　患者女性，52岁，头晕、步态不稳、经常跌倒5周。因头痛、恶心、呕吐、面神经瘫痪和上颚垂偏斜入院。

既往史	10年前患乳腺癌，目前无复发；高血压病
过敏史	无
用药史	赖诺普利
生命体征	血压130/70 mmHg；心率67次/分，偶有不规则搏动；呼吸25次/分；体温36.9℃
辅助检查	头颅MRI：右侧脑桥小脑角见一2.5 cm×1.5 cm肿瘤，压迫第四脑室合并脑积水

　　患者被送入神经外科ICU，拟行颅后窝开颅肿瘤切除术。

1. 颅后窝的解剖结构

　　颅后窝是位于颅底的一个狭小硬质空间，内含脑干、脑神经、小脑和第四脑室。所有的脑神经均起源于颅后窝，并在此调节人体基本生理活动（如心率、呼吸、体温、呕吐）。脑脊液从脉络丛通过第四脑室后进入脊髓。颅后窝的开颅手术对于神经外科医生和麻醉医生而言均具有挑战性，外科医生需要充分的解剖暴露，所有的手术操作均在这一狭小的空间内进行，其容积约为185 cm³。此处遍布重要的生理结构，还紧邻管壁弹力较差的静脉窦，因此这一区域的肿瘤或血管手术均可影响颅后窝的生理功能。

2. 颅后窝手术的风险有哪些？

　　麻醉医生主要负责手术过程中患者基础生理功能的管理（如最佳血压、通气、脑血流量、麻醉深度），并需要处理颅后窝手术操作引起的生理变化（如静脉空气栓塞、反常动脉空气栓塞、心血管中枢或脑神经刺激引起的心律失常）。其他严重的神经系统并发症可由体位变动和原有疾病的共同作用引起，如颈髓牵拉导致四肢瘫痪，视神经压迫导致失明，臂神经或腰骶神经牵拉导致永久性肌无力。此外，虽然可能并非急性并发症，但外科经验表明，通过脑神经监测及时发现第Ⅸ～Ⅻ脑神经损伤对该类患者安全恢复非常关键。麻醉医生应保持高度警惕并对现状有充分的预判，以尽可能减少不良事件及并发症的发生。

3. 手术前需要进行哪些术前评估？

　　麻醉医生应始终执行标准的麻醉评估。此外，还应特别注意与颅后窝肿瘤相关的症状和体征，如听力丧失、吞咽障碍或其他脑神经原有损伤。

4. 这类手术的麻醉管理中是否需要重点关注心血管疾病的影响？

　　对于坐位手术，慢性高血压（无论治疗与否）和血管疾病（尤其是颈动脉血管疾病）均会增加术中低血压的发生率。若患者存在颈动脉或椎动脉疾病，则应关注其对头部大幅度旋转或屈曲的耐受能力。鉴于坐位增加了麻醉管理的复杂性和患者灌注不足的风险，部分医疗中心不再采用坐位进行手术。冠心病患者也可能无法耐受坐位手术。此外，术中牵拉脑干会引起心律失常、心动过速、心动过缓、传导异常，而这些情况与手术体位无关。同时，若患者术前即存在心律失常，术中出现以上情况时其处理难度增加。

5. 术前神经功能障碍如何影响麻醉管理？

颅后窝肿瘤在临床上可出现脑神经或脑干病变的症状（如呼吸不规则、慢性吸入性损伤、意识改变、吞咽困难）。麻醉医生应充分评估第 IX 和 X、XI、XII 脑神经的受累情况，充分了解患者的呼吸和上呼吸道功能情况后，再做决策。

6. 如何在术前评估并管理患者的容量状态？

拟行颅后窝手术的患者常需接受高渗治疗或利尿剂以减轻脑水肿或颅内压，因此患者在术前多处于低血容量状态。若采用坐位手术，患者则可能难以耐受低血容量。此时需要输注等渗晶体液以补充血容量。白蛋白虽有争议，但临床仍然常用。争议主要是有研究发现创伤性脑损伤患者应用白蛋白与死亡率较高相关，而其他领域的文献则并无类似结果。总体而言，术中维持理想血压需合理使用升压剂、进行容量管理并关注酸碱状态。

7. 关于中心静脉通道应注意什么？

中心静脉通路并非常规必需，除非患者外周血管通路开放困难或需要右心房置入导管。颈内静脉或锁骨下静脉入路进行中心静脉置管均有风险。颈内静脉导管可导致静脉回流部分受阻，尤其是当患者头部摆放于特定位置或患者本身有生理状况（如短粗颈、肥胖）时。使用超声引导可降低置管的风险。若需要放置右心房导管，常用贵要静脉。近年来，随着坐位手术的减少，留置右心房导管也随之减少。另外，行中心静脉置管前，麻醉医生还需考虑该患者能否耐受头低足高位（Trendelenburg 体位）或头转向对侧。Trendelenburg 体位会增加静脉回流，患者若有颅内压升高，可能无法耐受。

8. 应考虑进行哪些特殊监测？

因第 III ～ XII 脑神经均可能受到严重损害，应采取神经生理功能监测对肿瘤进行定位。相关监测常

包括脑干听觉诱发电位（brainstem auditory evoked potentials，BAEP）、体感诱发电位（somatosensory evoked potentials，SEP）、肌电图（electromyography，EMG）。肌电图的监测部位多位于软腭、舌、声带等处，少数情况下会置于眼肌处。

血流动力学监测应包含动脉血压监测。若术中可能发生静脉空气栓塞或动脉空气栓塞，需要在呼气末 CO_2 监测的基础上增加心前区多普勒超声，以便及时发现右心房内的气体。

9. 为什么手术体位至关重要？

颅后窝手术可以在多种体位下进行，包括仰卧转头位、侧卧位、俯卧位或坐位。每种体位在手术暴露、出血风险、术后神经功能障碍风险、心血管稳定性、维持脑灌注压、空气栓塞风险以及接近患者方面各有优缺点。手术体位应当由整个团队结合患者的自身情况共同决定。

无论选择何种体位，整个团队均需要注意身体的受压点和术后神经损伤（颈髓、臂丛或腰骶丛损伤）、颈部旋转和屈曲时气管导管移位、弹力袜穿戴不当造成的止血带效应等诸多风险。

10. 坐位手术的麻醉管理应重点关注哪些内容？

坐位手术的优点包括：
- 良好的手术暴露。
- 出血风险降低。
- 方便管理患者的面部、气管导管和四肢。
- 机械通气相对理想。

最合适的手术体位常取决于手术医生对特定肿瘤的操作偏好与经验。1988 年的一项研究表明，坐位手术的结局更好。然而最近的研究显示，与侧卧位、俯卧位相比，坐位手术的神经系统并发症发生率并无明显降低[1-2]。

坐位手术的缺点包括：
- 血流动力学管理难度加大，尤其是低血容量、高血压、心脏或外周血管疾病患者。
- 空气栓塞风险最高。
- 有中心静脉置管风险。
- 所有坐位手术患者均发现有颅内积气，但并无临床后果。

11. 坐位手术的禁忌证有哪些?

坐位手术的禁忌证包括:
- 存在心内分流。
- 肺动静脉畸形。
- 严重低血容量或恶病质。
- 重度脑积水。
- 严重血管性病变、肿瘤或动静脉畸形。

12. 如何最大限度地减少特殊体位的危险?

只要明确手术必须进行,那么无论什么体位,麻醉医生均需要做一些考虑。首先需要保证有适当的脑灌注压。为更好监测脑灌注,动脉血压传感器应在颅底水平调零。静脉回流缓慢和神经外科手术易导致深静脉血栓形成,因此应使用加压弹力袜以减少下肢静脉淤积。此外,髋关节屈曲可引起腰骶丛损伤。

头部位置也需要特别关注。下颌与前胸之间应保留至少 1 英寸(2 横指宽度)的距离,以避免颈髓牵拉及舌面部静脉回流受阻。体位相关的罕见但严重的并发症包括颈髓损伤和四肢瘫痪。而舌部静脉血栓可能导致拔管困难,并增加舌功能永久性损伤的风险。

据推测,坐位时颅内积气的发生率为 100%,而其他体位发生率不一。多数颅内积气并无症状,但严重情况下可至张力性气颅,脑组织受压,导致新发的神经病变或原有病变恶化,需要处理。有时为了控制症状,应直接吸出气体或再次打开硬脑膜。此外,麻醉医生应谨慎选择麻醉药物,也有助于将风险降至最低。

13. 俯卧位或侧卧位手术应重点关注哪些内容?

俯卧位或侧卧位的优点包括:
- 静脉空气栓塞发生率较低(但并非不存在)。
- 低灌注导致的脑缺血和颈髓缺血发生率降低。
- 头部位置引起的静脉回流受阻较少。

俯卧位或侧卧位的缺点包括:
- 存在眼部并发症的风险,如缺血性视神经病变和结膜水肿。
- 俯卧时静脉压升高导致失血增加。
- 长时间手术造成肩部、臀部和膝盖的压力点损伤。

14. 最佳的麻醉诱导方式是怎么样的?

术前用药和诱导药物的选择均必须结合患者的合并症和常规的神经外科关注点,如颅内压升高的处理、患者对高碳酸血症或缺氧的耐受能力。因此,目前尚无基于证据而推荐的特异性药物。最重要的原则是维持血压、降低颅内压并提供良好的气道管理。Chiari 畸形(小脑扁桃体下疝畸形)或肿瘤侵犯枕骨大孔和颈髓均可引起神经症状。麻醉诱导前,应检查并模拟术中的颈部位置,以明确该位置是否会加重神经症状,引发心律失常、呼吸问题或影响血压,当然这些风险也存在于整个手术过程中。确定头/颈体位的安全不仅有利于麻醉诱导过程的平稳,也便于手术中的体位摆放。许多情况下,为了改善手术入路与视野,需要较大幅度的头部旋转和屈曲。

15. 最佳的麻醉维持方法是什么?

选择麻醉维持方案时,麻醉医生必须考虑:患者是否需要行神经功能监测(感觉或运动诱发电位监测)、是否存在颅内高压、拔除气管导管后是否需要立即进行神经系统检查。丙泊酚和阿片类药物为主的全凭静脉麻醉的优点是能为神经监测提供最佳条件。其他的麻醉技术也可为手术提供良好的保障。此外,也有主张使用右美托咪定和挥发性麻醉药作为麻醉维持用药。还应注意,在使用肌电图监测运动脑神经、舌咽、口/眼轮匝肌、咬肌和眼肌(少数情况下)的肌肉收缩情况时,麻醉维持过程中应避免持续输注非去极化肌松药。总之,目前没有明确的"最佳"循证依据的麻醉维持方案。

N_2O 因能使含气体腔增大,在颅后窝手术中应用存有争议。许多医生在颅后窝手术中不会使用 N_2O,尤其是在坐位时,因为发生孤立性气泡的可能性更大。总体而言,使用 N_2O 并没有特定优势,也没有明显风险。临床医生应基于为患者做出的最大利益考虑决定是否使用 N_2O。

正压机械通气是标准的气道管理方式。机械通气能控制 $PaCO_2$ 水平以调节颅内血容积。延髓中的血管舒缩中心紧邻呼吸中枢,因此心血管指标的波动可能预示着这两个中枢均可能受到损害或发生病变。脑干、脑神经(尤其是第 V 脑神经)的操作引起的心血管反应包括心动过缓、心动过速、心律失常、低血压和高血压。此时若使用药物治疗(如长效抗心律失常药、β 受体阻滞剂），可能掩盖重要的警告信号，因此应谨慎使用。

16. 拔除气管导管的最佳方法是什么?

所有神经外科手术，拔除气管导管时均应避免血流动力学变化，特别是避免出现高血压、咳嗽和屏气。同时，在手术室拔管后患者状况应能允许立即进行神经系统检查。当患者存在长时间手术、失血、舌面部水肿、血流动力学不稳定、肺或心血管疾病时，可能需要维持气管插管状态，待病情稳定、症状消失后考虑拔除气管导管。颅后窝手术患者的拔管标准与其他手术相同，但这些患者的呼吸、心脏功能不佳和气道保护不足的风险更大。如果怀疑脑神经（特别是Ⅸ、Ⅹ和Ⅻ）损伤，或术后第四脑室底肿胀，可能出现上呼吸道管理困难、通畅度不佳，或呼吸驱动受损，应推迟拔管。此外，手术体位可能导致额外风险，如舌体肿胀、呼吸道水肿，均进一步增加拔管风险。

17. 静脉空气栓塞

静脉空气栓塞的检出率受患者体位和诊断方法的影响。坐位手术时，心前区多普勒发现近一半患者发生静脉空气栓塞。而在非坐位手术，发生率仅为10%。经食管超声心动图（TEE）虽然不常用，但其检出率更高。当然，发现体内有气泡并不代表患者存在症状或损伤。

手术部位、右心房和开放的静脉之间存在负压力梯度，易发生静脉空气栓塞。进入的气体量取决于颅骨和心脏之间的压力差以及静脉开口的大小。提高右心房压力可降低空气栓塞风险，但也可能导致静脉压升高和肿瘤增大。所有增加右心房压力的操作均会增加气体通过未闭合的卵圆孔进入左心房的风险，导致反常空气栓塞。这种风险在儿童，尤其是幼儿中更大。部分医疗机构通过经胸超声心动图评估空气栓塞的风险。卵圆孔未闭（patent foramen ovale，PFO）增加反常空气栓塞的风险，因此是坐位手术的相对禁忌证。

卵圆孔未闭在普通人群中的发病率可达20%～30%，且多数患者并不知道自己患有卵圆孔未闭。术前可考虑常规进行卵圆孔未闭筛查。经胸超声心动图创伤性较小，但在检测卵圆孔未闭方面不如

TEE 敏感。但术前 TEE 因具有一定创伤性，通常需要在全身麻醉状态下操作。现在认为可以在术中进行造影剂增强 TEE 检查，可替代术前常规筛查。若此时发现卵圆孔未闭，应调整手术体位并放置右心房导管。

18. 如何治疗静脉空气栓塞?

通常静脉空气栓塞由心前区多普勒超声检出，一旦发现，应采取以下措施：

- 防止空气继续进入。
  - 通知外科医生用液体覆盖术野。
  - 压迫颈静脉。
- 若患者为坐位。
  - 降低头部。
  - 左侧卧位。
- 给予纯氧通气。
- 尝试通过先前放置的多腔导管从右心房吸出气体。

处理静脉空气栓塞对心血管和呼吸系统的影响：

- 心血管系统：及时处理静脉空气栓塞引发的心律失常、体循环低血压、肺动脉高压、急性右心衰竭、心肌缺血、心搏骤停。
- 肺部并发症：及时处理静脉空气栓塞引发的低氧血症、高碳酸血症、肺水肿。

参考文献

1. Black MD, et al. Outcome following posterior fossa craniectomy in patients in the sitting and horizontal positions. Anesthesiology. 1988;69:49–56.
2. Spektor S, et al. Comparison of outcomes following complex posterior fossa surgery performed in sitting versus lateral position. J Clinical Neurosci. 2015;22:705–12.

推荐阅读

3. Cottrell JE, Patel P. Cottrell and Patel's neuroanesthesia 6th ed. Elsevier; September 2016.
4. Miller RD, Eriksson LI, Fleisher LA, Wiener-Kronish JP, Cohen NH, Young WL. Anesthesia for neurologic surgery. In: Miller's anesthesia. 8th ed. Elsevier; 2015.
5. Mirski MA, et al. Diagnosis and treatment of vascular air embolism. Anesthesiology. 2007;106:164–77.
6. Newfield P, Cottrell JE. Handbook of neuroanesthesia. 5th ed. Lippincott Williams and Wilkins; 2012.

16 颅内动脉瘤

Penny P. Liu

朱斌斌 叶靖 译 赵高峰 张鸿飞 校

病例

患者女性，45岁，急诊入院，中度头痛、畏光、颈项强直伴恶心呕吐2天。

用药史	阿替洛尔，格列吡嗪
过敏史	无
既往史	慢性高血压，2型糖尿病
体格检查	
生命体征	血压148/95 mmHg，心率70次/分，呼吸20次/分，SpO_2 98%
精神状况	患者有不适伴恶心和畏光。意识清醒，定向力正常，可按指令动作
检查	心电图：窦性节律、偶发性室性期前收缩和非特异性ST段压低
	CT扫描：蛛网膜下腔少量出血
	血管造影：右大脑中动脉瘤直径约15 mm

1. 蛛网膜下腔出血有哪些体征和症状？

蛛网膜下腔出血（subarachnoid hemorrhage，SAH）最常见的症状是突发的、严重的头痛，典型的描述是"这是我一生中最严重的头痛"。患者从出现昏迷症状到无任何反应的过程中，可能仅表现轻微的症状。颅内压增高可引起呕吐、晕厥、颈部疼痛和颈项强直。

尽管该患者几乎没有神经系统症状，动脉瘤性再出血的风险依然存在。再发脑出血是首次出血后存活患者死亡和残疾的常见原因。约8%未经治疗的患者由于检测到神经症状恶化而被发现颅内再出血，最常见发生在首次出血后3天内。目前的外科

和血管介入治疗目标包括通过早期诊断和治疗防止再出血。

2. SAH有哪些风险因素？

动脉瘤性SAH的危险因素可分为可变因素和不可变因素。

不可变危险因素包括年龄、性别、种族、家族史、动脉瘤的位置和大小。SAH的发病率随年龄增长而增加，50～60岁为发病高峰年龄。60岁后发病进入平台期，甚至略有降低。女性SAH比男性更常见。研究表明，激素水平和发育因素（月经初潮年龄和未生育的女性）是造成性别差异的因素。研究也表明非裔美国人SAH的发病率高于美国白人。SAH最强的预测因子之一是家族史。这种遗传基础已通过不同人群和地域得到证实[1]。

动脉瘤破裂发生率最高的部位是前交通动脉（ACoA，29%），其后依次为后交通动脉（PCoA，19.6%）、基底动脉（14.7%）和大脑中动脉（MCA，11.8%）。动脉瘤大小与破裂的可能性直接相关，然而小动脉瘤并非没有风险。Forget等学者[2]发现在245例患者中有210例（85.7%）存在小于10 mm的动脉瘤。Langham等学者[3]也认为多数患有SAH的动脉瘤患者（67.3%）其动脉瘤直径小于10 mm。

某些遗传因素与颅内动脉瘤有关，包括多囊肾病、马方综合征、皮肤弹性过度综合征（Ehler-Danlos综合征）和Ⅰ型神经纤维瘤病。

增加SAH风险的可干预危险因素包括慢性高血压、吸烟和摄入可卡因。慢性高血压已是动脉瘤性SAH的强预测因素。

3. 该患者的 SAH 临床分级是什么？

世界神经外科医师联合会分级系统（World Federation of Neurological Surgeon's Grading System，WFNS）与改良 Hunt&Hess 分级系统是两种最常见的手术风险和预后评估分级系统。WFNS SAH 量表有 5 个等级，1 级表明神经损伤程度最低，5 级最高。其通过整合格拉斯哥昏迷量表（Glasgow Coma Scale，GCS）（表 16.1）并与有无运动障碍相结合对危险进行分层。

表 16.1　简化的格拉斯哥昏迷评分

格拉斯哥昏迷评分	
睁眼	
自动	4
言语	3
疼痛	2
无反应	1
语言反应	
对时间、地点和人的定向力	5
思维混乱，失去定向力	4
可说出单字	3
可发出声音，但难以理解	2
无反应	1
最佳运动反应	
遵守命令	6
移动到疼痛部位	5
因疼痛而肢体回缩	4
异常屈曲	3
异常伸展	2
无反应	1
总计	
最佳 15 分，最差 3 分	

每个类别中的项目总和表示患者的神经状况。最高分 15 分无症状的患者，最低分 3 分濒死患者。Reproduced from Teasdale G，Jennett B. Assessment of coma and impaired consciousness：A practical scale. LANCET（ii）81-83，1974，with permission from Elsevier

WFNS SAH 量表 [1][4] 为：

1 级：GCS 15 分，无运动障碍

2 级：GCS 13 ~ 14 分，无运动障碍

3 级：GCS 13 ~ 14 分，有运动障碍

4 级：GCS 7 ~ 12 分，有或无运动障碍

5 级：GCS 3 ~ 6 分，有或无运动障碍

Hunt&Hess 分级 [2][5] 为

1 级：无症状或轻度头痛，轻度颈项强直

2 级：中度至重度头痛，颈项强直，除脑神经麻痹外无神经功能缺损

3 级：嗜睡、意识模糊、轻度局灶性神经功能缺损

4 级：昏迷伴中重度偏瘫

5 级：昏迷、去大脑强直

与 WFNS 不同，最新的改良 Hunt&Hess 分级也考虑了高血压和糖尿病等合并症，存在合并症的患者风险类别上升一级。根据患者中度头痛和颈项强直的临床表现，Hunt & Hess 分级为 2 级。但因合并高血压和糖尿病，其 Hunt & Hess 分级升为 3 级。鉴于其 GCS 评分为 15，没有运动障碍，其 WFNS 等级为 1 级。

4. 描述该患者的大脑自动调节功能

脑自我调节功能是指在一定的平均动脉压（mean arterial pressure，MAP）范围内，机体保持足够和稳定的脑灌注压的能力。SAH 发生后，患者脑自我调节功能常受损。局灶性脑灌注减少可能导致迟发性缺血性神经功能缺损（delayed ischemic neurological deficits，DIND）。无论是短暂还是长期的血压升高，均是继发于 SAH 之后出现的交感神经激活。在 Hunt&Hess 分级 3 级和以上的患者中，出现脑灌注不足时 MAP 高于正常。自主调节压力曲线向更高的血压方向移动。该患者慢性高血压未经治疗，脑压力曲线已向更高血压方向移动，但未见神经系统症状，提示有必要进一步提高 MAP。

由于颅内体积增加，颅内压升高意味着需要较

[1] Reproduced from Teasdale GM，Drake CG，Hunt W，Kassell N，Sano K，Perulset B，De Villiers JC. A universal subarachnoid hemorrhage scale：report of a committee of the World Federation of Neurosurgical Societies. Journal of Neurology，Neurosurgery & Psychiatry 1988；51（11）：1457，with permission of BMJ Publishing Group Ltd.

[2] Reproduced from Hunt WE，Hess RM. Surgical risk as related to time of intervention in the repair of intracranial aneurysms. Journal of Neurosurgery 1968；28（1）：14-20，with permission of the American Association of Neurological Surgeons.

高的 MAP 来维持脑灌注压。这种持续升高的 MAP 增加了再出血或继发动脉瘤破裂的风险。指南建议，对于动脉瘤性 SAH，从出现症状到动脉瘤夹闭，最好用可控性较好的降压药物控制血压（例如，尼卡地平、拉贝洛尔）。这样可以平衡缺血性脑卒中、高血压相关性再出血风险和维持全脑灌注压之间的矛盾[6-7]。然而，目前能解决上述矛盾的 MAP 目标值尚无法确定，通常建议维持患者收缩压＜ 160 mmHg 且 MAP 高于 80 ～ 90 mmHg。

5. 与 SAH 相关的病理生理改变有哪些？

心脏　心脏损伤通常在 SAH 后出现，包括从传导异常到实际心肌损伤的不同表现，前者如该患者表现的心室期前收缩，后者则可能源于动脉瘤破裂时的儿茶酚胺释放。尸检研究提示早期死亡患者存在心肌微梗死。肌钙蛋白水平增加与血管痉挛引起的心血管损伤和神经损伤相关，其数值越高，则预示神经功能不良结局和死亡率增加。心脏功能障碍可持续 6 周，通常可逆。

葡萄糖代谢　高血糖是预测血管痉挛风险增加及神经功能预后不良的因素之一。目前对血清葡萄糖控制目标没有绝对一致的共识。美国糖尿病协会建议在围手术期和危重患者中葡萄糖控制在 100 ～ 160 mg/dl。一项对 SAH 结局的研究发现，患者血糖水平＞ 129 mg/dl，长期认知障碍的可能性增加，而血糖水平＞ 152 mg/dl 则运动功能障碍可能性增加[8]。（译者注：原著的表述为 "One study of SAH outcomes found that the likelihood of long-term cognitive dysfunction and motor dysfunction increased with blood glucose levels ＜ 129 mg/dl and ＞ 152 mg/dl, respectively"，但原著引用的参考文献原文表述为 "those with blood glucose concentrations of 129 mg/dL or more（upper 2 quartiles）were more likely to have impaired cognition（P = .03）. Those with glucose concentrations of 152 mg/dL or more（upper quartile）were more likely to experience deficits in gross neurologic function assessed by the National Institutes of Health Stroke Scale"，因此，我们按照参考文献原文翻译）除了合并糖尿病患者，其他患者也需要精确控制血糖，以避免低血糖和高血糖。

血管内容量和低钠血症　SAH 后易发生低钠血症，主要原因是 ADH 分泌受影响［抗利尿激素分泌失调综合征（SIADH）］和脑耗盐综合征。SIADH 导致水排泄减少而钠排泄正常，其特点是低钠血症伴血容量正常或高血容量，需要利尿或限制自由水摄入。

伴有脑耗盐综合征时，低钠血症是主动尿钠排泄的结果。这些患者在没有水潴留的情况下，在尿液中主动排出钠。脑耗盐综合征治疗方法是通过生理盐水或高渗盐水恢复血管内容量。由于 SIADH 的尿钠正常，而脑耗盐综合征尿钠值升高，需要检测尿钠含量明确诊断。

脑耗盐综合征患者常出现低血容量。由于潜在血管痉挛的风险，恢复患者血管内容量特别重要，其中等容量输液是一种标准的治疗方法。过快纠正血清钠水平可引起渗透脱髓鞘综合征（又称脑桥中央髓鞘溶解）。神经系统症状表现为癫痫发作、意识水平改变、步态障碍、呼吸功能减弱、构音障碍和吞咽困难。治疗低钠血症需要逐渐缓慢地恢复血清钠的水平。

6. 简述动脉瘤的治疗方案

动脉瘤治疗包括介入或血管内治疗和外科手术，取决于：

- 动脉瘤的解剖和位置
- 动脉瘤的状况（未破裂 / 破裂 / 出血）
- 患者的健康状况和年龄

血管内介入技术适用于几乎所有的动脉瘤。选择血管内介入还是外科手术治疗，通常由患者或其家属在血管造影之前决定。当手术部位（如后循环、海绵窦、颈内动脉瘤）或身体条件限制（如老年患者、存在多种合并症）增加手术风险时，通常建议使用血管内技术。手术夹闭适用于血管内技术成功率有限的患者［例如，巨大动脉瘤（直径＞ 2.5 cm）、梭形动脉瘤、宽颈动脉瘤（瘤颈：穹顶＞ 0.5）、大脑中动脉瘤］。较年轻的患者（＜ 40 岁），手术夹闭可能对预防再出血有更好的远期疗效。随着显微外科和血管内治疗技术不断提高，根据动脉瘤特性和患者群体特点选择治疗方案的策略亦在不断变化。

开放手术治疗是用一个血管夹将动脉瘤从脑循环血管中分离夹闭，但不影响正常血管。血管内技术则通过放置可拆式铂线圈或其他设备，使动脉瘤壁内形成血栓。如果动脉瘤解剖和位置适宜，血管内介入技术通常是首选的治疗方案。

未破裂的动脉瘤通常可选择择期治疗。对于该群体，目前没有随机试验对线圈和外科手术夹闭技术的效果进行对比。一项对美国 429 个中心 2535 例未破裂动脉瘤的回顾性研究显示，血管内线圈封堵技术优于外科手术夹闭[9]。

SAH 治疗方式取决于患者和动脉瘤的特点。对于已破裂的动脉瘤，应尽早进行手术夹闭或血管内线圈封堵，以减少 SAH 后再出血的可能性。值得注意的是，国际蛛网膜下腔动脉瘤试验（International Subarachnoid Trial，ISAT）研究具有相当大的影响力[10-11]，其结果更倾向线圈封堵而非手术夹闭。尽管该研究存在一定局限（小动脉瘤，直径 < 1 cm，前循环，良好的神经评分），但是国际上第一项比较血管内线圈与手术夹闭结局的研究。该研究发表于 2002 年，结果显示，线圈封堵组中发生死亡或生活依赖（主要结局指标）的患者少于手术夹闭组（24% vs. 31%）。外科手术组的患者无法行血管内介入治疗仍然是其最大的缺点。线圈封堵组 1 年再出血率（2.6%）高于手术夹闭组（1%）。出血可能抵消血管内介入技术的治疗优势[12]。

7. 何时进行 SAH 手术治疗？

再出血是 SAH 发病的主要原因，死亡率接近 70%。如果未治疗，在发病第一个月内再出血的风险达到 40%。出血发生率在第一个 24 h 内最高（4%），其次是未来 28 天内，为 1% ～ 2%。早期手术（0 ～ 3 天）可降低再出血发生率。除了难度最大的动脉瘤外，几乎所有动脉瘤在诊断时均可采用血管内介入治疗。局部水肿和充血引起的手术暴露困难增加术中出血风险并延长手术时间。一旦动脉瘤得到诊治，应积极治疗血管痉挛并降低再出血的风险，将改善预后。延期手术（出血后 > 10 天）的优势在于手术条件改善，但出血后第 4 ～ 9 天风险增加。

目前的标准做法是一旦确诊动脉瘤，即应进行治疗。多项研究支持早期手术，可改善低评级和高评级 SAH 患者的临床结局。SAH 患者发病 24 h 内接受线圈封堵或手术夹闭治疗，临床结局优于 SAH 发病 24 h 后治疗的患者[13]。来自荷兰 8 家医院的 1500 名患者资料显示，虽然低风险患者入院后早期手术和晚期手术并无差异，但对临床状况不佳的患者，早期手术效果更好[14]。

8. 什么是血管痉挛？

血管痉挛是 SAH 相关的并发症，是动脉瘤末端脑血管的强烈收缩。其严重程度与 CT 扫描上的出血量有关，始发于 SAH 后 2 ～ 3 天。

血管痉挛分为：①"临床血管痉挛"，即"延迟性缺血性神经功能缺损"（delayed ischemic neurologic deficit，DIND）或迟发性脑缺血（delayed cerebral ischemia，DCI）；②血管造影血管痉挛，仅在动脉造影时出现。SAH 患者经治疗存活后，血管痉挛是晚期可怕的并发症。继发于 SAH 的 DCI，未必存在脑血管狭窄的血管造影证据。血管造影时发生的血管痉挛，表现为颅内动脉管腔狭窄。经颅多普勒（transcranial doppler，TCD）通过血流速度增加来判断前、后循环的动脉管腔狭窄或血管痉挛。TCD 的变化可以预测临床症状性血管痉挛。

DCI 是一种临床诊断，表现为意识紊乱、抑郁，常伴有影像学局灶性神经功能缺陷。DCI 的症状最早在 SAH 后 3 天开始，但最常发生在 SAH 后 6 ～ 8 天。DCI 需与癫痫、脑积水、脑水肿、低氧血症、低钠血症和脓毒症相鉴别。

持续、未经治疗的临床症状性血管痉挛可导致脑缺血和梗死，患者死亡率增加。关于动脉瘤手术时机的国际性合作研究发现，动脉瘤性 SAH 患者发病和死亡的主要原因包括：

- 继发于血管痉挛的脑梗死——33.5%。
- 出血的直接影响——25.5%。
- 治疗前再出血——17.3%。
- 与治疗相关的并发症——8.9%。
- 颅内血肿——4.5%。
- 脑积水——3%。

9. 血管痉挛的预测因素有哪些？

CT 显示的出血量是预测血管痉挛的有力因素。Fisher 量表是最著名的分级量表，该量表发现 CT 出血量与血管痉挛风险密切相关。

Fisher 1 级：CT 显示无出血

Fisher 2 级：弥漫性或薄层（厚度 < 1 mm）

Fisher 3 级：局部凝块或厚层（厚度 > 1 mm）

Fisher 4 级：无 SAH，但有弥漫性脑室内出血或颅内血肿

其他预测风险增加的因素包括高血压、年龄

< 50 岁[15]、吸烟、使用可卡因和女性。

本例患者血管痉挛的风险较低。

10. 血管痉挛如何治疗?

假设动脉瘤已获得诊治,血管痉挛的首选治疗方法是使用尼莫地平,维持正常血容量和提高血压以改善脑灌注[6]。尼莫地平已被证明能改善神经系统结果,但不能改善脑血管痉挛(Ⅰ类,证据 A 级)。口服或静脉注射其他钙通道阻滞剂的疗效仍不确定。静脉使用钙通道阻滞剂尼卡地平目前广泛用于控制血压和治疗脑血管痉挛[16]。

高血容量、高血压、血液稀释(hypervolemia, hypertension, hemodilution;3H)治疗曾是治疗血管痉挛的主要方法,其治疗原理是改善脑缺血区域的脑灌注和脑血流。然而,3H 治疗的疗效尚未得到证实。使用该疗法可能存在显著并发症(如充血性心力衰竭、肺水肿、肾衰竭、心肌缺血和脓毒症)。目前为止,根据对照研究综述尚未证明 3H 疗法的积极效果。有学者支持高血压及维持血容量正常是缓解临床血管痉挛的有效方法。目前建议在保证正常血容量的同时,维持收缩压范围为 140 ～ 160 mmHg。

镁剂在治疗脑血管痉挛方面研究广泛。镁是钙离子竞争性拮抗剂和电压门控钙通道的非竞争性拮抗剂,能松弛平滑肌。镁的输注可能降低延迟性脑缺血的发生,但其益处尚未得到 meta 分析或 Cochrane 综述的有力支持[17]。

他汀类药物在 SAH 治疗中存在争议。有学者认为他汀类药物可通过胆固醇依赖和非胆固醇依赖的方式抑制血管收缩,目前不推荐常规用于治疗血管痉挛和迟发性缺血性神经功能缺损[18-19]。

11. 血管内介入如何治疗血管痉挛?

血管内介入是治疗严重血管痉挛的一线方案。这些血管内治疗措施通常包括针对可到达病变部位的球囊血管成形术和针对更远端血管的动脉内血管扩张器融合术。如果在症状发生后 2 h 内进行,影像学证实球囊血管成形术对 98% ～ 100% 的患者临床有效,70% ～ 80% 的患者症状减轻,患者均未见血管收缩[20]。球囊血管成形术的并发症包括血管破裂、血栓形成和栓塞。

对于不适合球囊血管成形术的血管,可向血管痉挛区远端动脉内输注血管扩张药物,如罂粟碱、维拉帕米、氨力农或米力农。罂粟碱(papaverine)是一种非选择性磷酸二酯酶抑制剂,可引起动脉血管极为短暂但强烈的扩张,因此血管痉挛常再次发生。该药引起的全脑血管扩张可以增加颅内压。此外,罂粟碱还会导致神经毒性作用、癫痫、失明、昏迷和不可逆转的脑损伤[21]。注射维拉帕米不会增加颅内压升高风险,但可导致低血压和心动过缓。与罂粟碱类似,氨力农和米力农均为非选择性磷酸二酯酶抑制剂,米力农比其母体化合物氨力农更有效。两者均已用于治疗血管痉挛[22]。

12. 开颅期间麻醉管理的目标是什么?

麻醉管理的目标是:

- 降低可能导致动脉瘤破裂的跨壁压力梯度。
- 手术全程保持足够的脑灌注压。
- 促进脑松弛并减少颅内体积,为手术提供最佳条件。
- 手术结束时及时准确评估患者的神经功能状况。

13. 定义跨壁压

跨壁压是动脉瘤内外压力之间的差异,可分别通过平均动脉压和颅内压评估。平均动脉压的意外增加会导致动脉瘤破裂。术前行有创动脉压力监测,对术中可能发生明显低血压或高血压事件(例如,麻醉诱导、气管插管、放置 Mayfield 头架)的处理非常重要。应准备好控制血压的药物,以保持血压平稳。

14. 确定脑灌注压目标

脑灌注压(cerebral perfusion pressure,CPP)是平均动脉压与颅内压的差值。如前所述,患者 SAH 后常有大脑自动调节功能受损。为保证大脑足够灌注的最低限值,此时需要较高的平均动脉压。适当的脑灌注压可改善脑组织氧合并避免脑缺血。最新的指南建议尽量减少动脉瘤手术期间低血压的程度和持续时间(Ⅱa 类,证据 B 级)[6, 23]。

15. 达到足够脑松弛的方法

脑松弛（brain relaxation）是一个俚语，用来描述不会因肿块、血肿、组织水肿或脑室阻塞而出现大脑肿胀或移位的状态。脑松弛可为术者提供最佳的手术条件，加快手术进程并利于治疗手术损伤。脑松弛的实现主要通过间质液和脑脊液容量减少。帮助实现这一目标的方法包括：

- 甘露醇或高渗盐水
- 呋塞米
- 脑脊液引流

甘露醇通过形成一个渗透压力梯度来促进脑松弛，且不影响血脑屏障的完整性。剂量通常为 $0.5 \sim 1.0$ g/kg，$30 \sim 45$ min 后达到峰值效应。除了渗透性利尿，甘露醇还可从组织中吸取组织间液入血。血脑屏障破坏的情况下，甘露醇可引起反跳性脑水肿并导致颅内压增高。如果血清渗透压高于 330 mOsm/L，应谨慎使用。

高渗盐水治疗可减少组织间液。有针对颅内肿瘤和头部创伤的研究表明，与甘露醇相比，高渗性盐水有益或至少无害[24-25]。

呋塞米是一种袢利尿剂，可单独或与甘露醇联合使用以松弛颅脑组织。该药减少脑脊液生成并降低血管内容量，电解质和游离水的丢失可导致低血压和低血容量。

利用腰椎或脑室外引流脑脊液可减少颅内脑脊液容量，实现脑松弛。通过将脑室引流装置放置在适当高度及通过腰椎穿刺引流少量液体可调控颅内压。颅内压的突然降低或升高会导致跨壁压力梯度降低，诱发动脉瘤破裂或脑疝。

16. 过度通气在脑松弛中的作用是什么？

过度通气可改善脑松弛状态，优化手术视野暴露。血中 $PaCO_2$ 范围应保持在正常至略低于正常（30 mmHg）之间。即使短暂的轻度过度通气，也可能较大程度减少脑血流。几项关于创伤性脑损伤的小型研究发现，过度通气可导致脑灌注减少[26]。目前临床仍在谨慎使用适度过度通气以改善手术条件。

17. 可使用哪些麻醉方法？

开颅夹闭动脉瘤或血管内介入术中，可采用吸入全麻、静脉全麻或静吸复合麻醉。吸入麻醉药产生剂量依赖性脑血管扩张，吸入浓度＞最低肺泡有效浓度（minimum alveolar concentration，MAC）时，可引起脑血容量增加，颅内压升高。氧化亚氮单独使用或与其他吸入麻醉药共同使用时，也能增加脑血容量。吸入麻醉药的这些效应可被其他药物和过度通气所减弱。也可使用丙泊酚全凭静脉麻醉（total intravenous anesthesia，TIVA）。TIVA 可降低脑血流量和颅内压[27]。当需要维持或降低颅内压并改善手术视野时，TIVA 是首选技术。目前尚无对用药方案远期神经功能结局的研究。任何临床决策首先需要考虑的问题是努力降低颅内压并改善手术条件。

镇痛的主要目标是降低交感神经活性，通常使用芬太尼、舒芬太尼，偶尔也应用瑞芬太尼。由于瑞芬太尼代谢快，且代谢产物镇痛活性低，但受体亲和力高，可引起苏醒期严重高血压，需要在术后及时增加镇痛药物。

术中通常采用非去极化肌松药。去极化肌松药与 SAH 患者高钾血症有关。

18. 临时动脉夹放置期间麻醉管理目标有哪些？

临时夹闭动脉瘤动脉时，应降低动脉瘤压力，方便外科医生操作，同时减少破裂概率。这项技术适用于动脉瘤直径大、解剖位置不易操作和暴露，或动脉瘤可能破裂的情况。夹闭动脉后，可能造成夹闭动脉远端缺血，也可能造成侧支循环血流减少，具体情况依据血管的解剖位置而定。应维持或提高平均动脉压，以增加侧支血管的血流灌注。尽可能缩短缺血时间（目标为＜ 10 min）以减少缺血相关的局灶性损伤。阻断夹也可间断开放，以实现这一目标[28]（译者注：一方面缩短缺血时间，另一方面也模拟缺血预处理的作用）。丙泊酚或轻度低体温能导致脑电图爆发抑制，产生神经保护作用。但没有确切证据表明低体温或丙泊酚能改进动脉瘤的临床结局[29-30]。

19. 术中动脉瘤破裂如何处理？

术中突发、未预料的脑动脉瘤破裂，血压管理较为复杂。平均动脉压暂时降至 $40 \sim 50$ mmHg 可减少术中出血，并更好地暴露或临时夹闭动脉瘤的主要供血血管。该过程通常时间较短，直至外科医生获得对血管和动脉瘤的控制。长时间不受控制的出血最终会导致低血容量，需要输血治疗。应根据动脉瘤破口的大小、可否完整分离动脉瘤和临时阻断的可行性来考虑治疗措施。有效的沟通对于改善结局至关重要。给予腺苷（0.3～0.4 mg/kg）可引起45～60 s的心搏骤停，便于动脉夹的放置[31]。

20. 麻醉管理在血管内或外科治疗中是否不同？

尽量减少跨壁压和维持足够的脑灌注压是开颅夹闭动脉瘤手术的麻醉管理目标。血管内介入需要患者保持静止不动。对于 WFNS 分级或 Hunt&Hess 分级为 1 级的患者，在监护麻醉下即可进行线圈封堵或血管栓塞，患者也能保持气道通畅，但多数神经介入医师倾向于选择全身麻醉，因为患者体动风险明显减少，并且在必要时可立即改为手术开刀治疗。

血管内手术还应考虑抗凝、ICU 管理的需要以及放射造影带来的后果。术中使用肝素维持活化凝血时间（activated clotting time，ACT）为正常值的 2～3 倍，应经常监测 ACT 值，动态调整肝素剂量。

为了防止造影剂相关性肾病，可能需要静脉注射 N- 乙酰半胱氨酸和碳酸氢钠。术前合并肾损害的患者介入治疗后发生肾功能不全或肾衰竭的风险最高。由于造影剂有利尿效果，尿量不能反映肾功能变化。因为许多患者在院前使用过渗透性药物控制颅内压，而放射造影剂导致的高血容量可诱发再出血、充血性心力衰竭和其他并发症，因此麻醉医师密切监测患者容量状态至关重要。

参考文献

1. Eden SV, Meurer WJ, Sanchez BN, et al. Gender and ethic differences in subarachnoid hemorrhage. Neurology. 2008;71:731.
2. Forget TR Jr, Benitez R, Veznedaroglu E, et al. A review of size and location of ruptured intracranial aneurysms. Neurosurgery. 2001;49:1322.
3. Langham J, Reeves BC, Lindsay KW, et al. Variation in outcome after subarachnoid hemorrhage: a study of neurosurgical units in UK and Ireland. Stroke. 2009;40:111.
4. Teasdale GM, Drake CG, Hunt W, Kassell N, Sano K, Pertuiset B, De Villiers JC. A universal subarachnoid hemorrhage scale: report of a committee of the World Federation of Neurosurgical Societies. J Neurol Neurosurg Psychiatry. 1988;51(11):1457.
5. Hunt WE, Hess RM. Surgical risk as related to time of intervention in the repair of intracranial aneurysms. Journal of Neurosurgery. 1968;28(1):14–20.
6. Connolly ES, Rabinstein AA, et al. Guidelines for the management of aneurysmal subarachnoid hemorrhage. Stroke. 2012;43:1711–37.
7. Pasternak JJ, Lanier WL. Neuroanesthesiology update 2014. J Neurosurg Anesthesiol. 2014;262(2):109–54.
8. Pasternak JJ, McGregor DG, Schroeder DR, et al. Hyperglycemia in patients undergoing cerebral aneurysm surgery: its association with long-term gross neurologic and neuropsychological function. Mayo Clin Proc. 2008;83:406–17.
9. Higashida RT, Lahue BJ, Torgey MT, et al. Treatment of unruptured intracranial aneurysms: a nationwide assessment of effectiveness. Am J Neuroradiol. 2007;28:146–51.
10. Molyneux AJ, Kerr RS, Stratton I, et al. International Subarachnoid Aneurysm Trial (ISAT) of neurosurgical clipping versus endovascular coiling in 2143 patients with ruptured intracranial aneurysm: a randomized trial. Lancet. 2002;360:1267–74.
11. Molyneux AJ, Kerr RS, Yu LM, et al. International Subarachnoid Aneurysm Trial (ISAT) of neurosurgical clipping versus endovascular coiling in 2143 patients with ruptured intracranial aneurysms: seizures, rebleeding, subgroups and aneurysm occlusion. Lancet. 2005;366:809–17.
12. Mitchell P, Kerr R, Mendelow AD, et al. Could late rebleeding overturn the superiority of cranial aneurysm coil embolization over clip ligation seen in the International Subarachnoid Aneurysm Trial? J Neurosurg. 2008;108:427–42.
13. Phillips TJ, Dowling RJ, Yan B, et al. Does treatment of ruptured intracranial aneurysms within 24 hours improve clinical outcome? Stroke. 2011;42:1936–45.
14. Nieuwkamp DJ, de Gans K, Algra A, et al. Timing of aneurysm surgery in subarachnoid haemorrhage-an observational study in The Netherlands. Acta Neurochir (Wein). 2005;147:815–21.
15. Kale SP, Edgell RC, Alshekhlee A, et al. Age-associated vasospasm in aneurysmal subarachnoid hemorrhage. J Stroke Cerebrovasc Dis. 2013;22(1):22–7.
16. Dorhout Mees SM, Rinkel GJ, et al. Calcium antagonists for aneurysmal subarachnoid hemorrhage. Cochrane Database Syst Rev. 2007;(3):CD00027.
17. Schmid-Elsaesser R, Kunz M, Zausinger S, et al. Intravenous magnesium versus nimodipine in the treatment of patients with aneurysmal subarachnoid hemorrhage: a randomized study. Neurosurgery. 2006;58:1054–65.
18. Kramer AH, Gurka MJ, Nathan B, et al: Statin use was not associated with less vasospasm or improved outcome after subarachnoid hemorrhage, Neurosurgery. 2008;62:422–27 (Discussion 427–430).
19. Kirkpatrick PJ, Turner CL, Smith CS, et al. Simvastatin in aneurysmal subarachnoid haemorrhage(STASH): a multicenter randomized phase 3 trial. Lancet Neurol. 2014;13(7):666–75.
20. Pandey AS, Elias AE, ChaudharyN, Thompson BG, Gemmete JJ. Endovascular treatment of cerebral vasospasm vasodilators and angioplasty. Neuroimag Clin N Am. 2013;23:593–604.
21. Smith ML, Abrahams JM, Chandela S, et al. Subarachnoid hemorrhage on computed tomography scanning and the development of cerebral vasospasm: The Fisher grade revisited. Surg Neurol. 2005;63:229–34 (Discussion 234–35).
22. Fraticelli AT, Cholley BP, Losser MR, et al. Milrinone for the treatment of cerebral vasospasm after aneurysmal subarachnoid hemorrhage. Stoke. 2008;39:893–8.
23. Steiner T, Juvela S, et al. European stroke organization guidelines for the management of intracranial aneurysms and subarachnoid haemorrhage. Cerebrovasc Dis. 2013;35(2):93–112.
24. Wu CT, Chen LC, Kuo CP, et al. A comparison of 3% hypertonic saline and mannitol for brain relaxation during elective supratentorial brain tumor surgery. Anesth Analg. 2010;110:903–7.
25. Mortazavi MM, Romeo AK, Deep A, et al. Hypertonic saline for treating raised intracranial pressure: literature review and meta-analysis. J Neurosurg. 2012;116:210–21.
26. Coles JP, Fryer TD, Coleman MR, et al. Hyperventilation following head injury: effect on ischemic burden and cerebral oxidative metabolism. Crit Care Med. 2007;35:568–78.

27. Petersen KD, Landsfeldt U, Cold GE, et al. Intracranial pressure and cerebral hemodynamic in patients with cerebral tumors: a randomized prospective study of patients subjected to craniotomy in propofol-fentanyl, or sevoflurane-fentanyl anesthesia. Anesthesiology. 2003;98:329–36.

28. Samson D, Batjer HH, Bowman G, et al. A clinical study of the parameter and effect of temporary arterial occlusion in the management of intracranial aneurysms. Neurosurgery. 1994;34:22–9.

29. Todd MM, Hindman BJ, Clarke WR, et al. Intraoperative Hypothermia for Aneurysm Surgery Trial (IHAST) Investigators. Mild intraoperative hypothermia during surgery for intracranial aneurysm. N Engl J Med. 2005;352:135–45.

30. Hindman BJ, Bayman EO, Pfisterer WK, et al. IHAST Investigators. No association between intraoperative hypothermia or supplemental protective drug and neurological outcomes in patients undergoing temporary clipping during cerebral aneurysm surgery: findings from the Intraoperative hypothermia for aneurysm surgery trial. Anesthesiology. 2010;112:86–101.

31. Bebawy JF, Gupta DK, Bendok BR, et al. Adenosine-induced flow arrest to facilitate intracranial aneurysm clip ligation: dose-response data and safety profile. Anesth Analg. 2010;110:1406–11.

推荐阅读

32. Anderson SW, Todd MM, Hindman BJ, et al. IHAST Investigators. Effects of intraoperative hypothermia on neuropsychological outcomes after intracranial aneurysm surgery. Ann Neurol. 2006;60:518–27.

33. Buckland MR, Batjer HH, Giesecke AH. Anesthesia for cerebral aneurysm surgery: use of induced hypertension in patients with symptomatic vasospasm. Anesthesiology. 1988;69:116–9.

34. Campi A, Ramzi N, Molyneux AJ, et al. Retreatment of ruptured cerebral aneurysms in patients randomized by coiling or clipping in the International Subarachnoid Aneurysm Trial (ISAT). Stroke. 2007;38:1538–44.

35. Colby GP, Coon AL, Tamargo RJ. Surgical management of aneurysmal subarachnoid hemorrhage. Neurosurg Clin N Am. 2010;21(2):247–61.

36. De Chazal I, Parham WM III, Liopyris P, Wijdicks EF. Delayed cardiogenic shock and acute lung injury after aneurysmal subarachnoid hemorrhage. Anesth Analg. 2005;100:1147–9.

37. Diringer MN, Bleck TP, Hemphill JC, et al. Critical care management of patients following aneurysmal subarachnoid hemorrhage: recommendations from the neurocritical care society's multidisciplinary consensus conference. Neurocrit Care. 2011;15:211–40.

38. D'souza S. Aneurysmal Subarachnoid Hemorrhage. J Neurosurg Anesthesiol. 2015;27(3):222–33.

39. Ellegala DB, Day AL. Ruptured cerebral aneurysms. N Engl J Med. 2005;352:121–4.

40. Frontera JA, Claassen J, Schmidt JM, et al. Prediction of symptomatic vasospasm after subarachnoid hemorrhage: the modified Fisher scale. Neurosurgery. 2006;59:21–7.

41. Ibrahim GM, Macdonald RL. Electrographic changes predict angiographic vasospasm after aneurysmal subarachnoid hemorrhage. Stroke. 2012;43:2102–107.

42. Ingall T, Asplund K, Mahonen M, et al. A multinational comparison of subarachnoid hemorrhage epidemiology in the WHO MONICA stroke study. Stroke. 1054;2000:31.

43. Kan P, Jahshan S, Yashar P, et al. Feasibility, safety and periprocedural complications associated with endovascular treatment of selected ruptured aneurysms under conscious sedation and local anesthesia. Neurosurgery. 2013;72:216–20.

44. Kassel NF, Torner JC, Jane JA, et al. The International cooperative study on the timing of aneurysm surgery. Part 2: surgical results. J Neurosurg. 1990;73:37–47.

45. Komotar RJ, Zacharia BE, Otten ML, et al. Controversies in the endovascular management of cerebral vasospasm after intracranial aneurysm rupture and future directions for therapeutic approaches. Neurosurgery. 2008;62:897–905 (Discussion 905–07).

46. Kruyt ND, Biessels GJ, DeVries JH, et al. Hyperglycemia in aneurysmal subarachnoid hemorrhage: a potentially modifiable risk factor for poor outcome. J Cerebral Blood Flow Metab. 2010;30(9):1577–587.

47. Lee VH, Oh JK, Mulvagh SL, et al. Mechanisms in neurogenic stress cardiomyopathy after aneurysmal subarachnoid hemorrhage.

48. Mahaney KB, Todd MM, Bayman EO, et al. Acute postoperative neurological deterioration associated with surgery for ruptured intracranial aneurysm; incidence, predictors, and outcomes. J Neurosurg. 2012;116(6):1267–78.

49. McAuliffe W, Townsend M, Eskridge JM, et al. Intracranial pressure changes induced during papaverine infusion for treatment of vasospasm. J Neurosurg. 1995;83:430–4.

50. Okamoto K, Horisawa R, Kawamura T, et al. Menstrual and reproductive factors for subarachnoid hemorrhage risk in women: a case-control study in Nagoya, Japan. Stroke. 2001;32:2841.

51. Oliver GS, Ibrahim GM, et al. Operative complications and differences in outcome after clipping and coiling of ruptured intracranial aneurysms. J Neurosurg. 2015; ahead of print, online 5 June.

52. Pearl M, Gregg L, Gailloud P. Endovascular treatment of aneurysmal subarachnoid hemorrhage. Neurosurg Clin N Am. 2010;21(2):271–80.

53. Prakash A, Matta BF. Hyperglycaemia and neurological injur. Curr Opin Anaesthesiol. 2008;21:565–9.

54. Randell T, Niskanen M. Management of physiological variables in neuroanesthesia: maintaining homostasis during intracranial surgery. Curr Opin Anaesthesiol. 2006;19:492–7.

55. Schievink WI, Torres VE, Peipgras DG, et al. Saccular intracranial aneurysms in autosomal dominant polycystic kidney disease. J Am Soc of Nephrol. 1992;3:88–95.

56. Smith WS, Dowd CF, Johnson SC, et al. Neurotoxicity of intra-arterial papaverine preserved with chlorobutanol used for the treatment of cerebral vasospasm after aneurysmal subarachnoid hemorrhage. Stroke. 2004;35:2518–22.

57. Yee AH, Burns JD, Wijdicks EFM. Cerebral salt wasting: pathophysiology, diagnosis, and treatment. Neurosurg Clin N Am. 2010;21(2):339–64.

17 颈动脉内膜切除术

Reza Gorji，Lu'ay Nubani

朱斌斌　张卉颖　译　赵高峰　张鸿飞　校

病例

患者男性，80 岁，主诉单侧视觉丧失三次，每次发作时间均比前一次长。在急诊室进行体格检查，唯一的神经学发现是单目视觉丧失。经颈动脉超声检查和 CT 血管造影后，建议患者治疗颈动脉狭窄。

既往史	高血压，糖尿病
过敏史	无
用药史	赖诺普利，美托洛尔，二甲双胍
体格检查	血压 150/92 mmHg，心率 89 次/分，呼吸 20 次/分，体温 36.7℃
	颈动脉狭窄严重程度左侧 > 右侧
	心脏 S1、S2 收缩期喷射性杂音
检查	颈动脉超声：左颈动脉部分闭塞
	血管造影：左颈动脉 75% 闭塞，右颈动脉 30% 闭塞
	心电图：正常窦性心律

1. 患者短暂单眼失明的原因是什么？

短暂性单眼失明，又称一过性黑矇，通常由视网膜缺血引起。45 岁以下的患者短暂性单眼失明，可能是血管痉挛或偏头痛的症状，但老年或动脉粥样硬化患者中，多由于血栓或其他栓子、巨细胞动脉炎或脑血管缺血暂时阻塞眼动脉，引起视神经和视网膜的症状性缺血。一般为单眼，持续 2～30 min。患者将其描述为视物模糊或"灰色的窗帘遮盖了一只眼睛"。

2. 哪些合并症与颈动脉疾病有关？

颈动脉疾病患者通常患有其他系统性疾病，如高血压、糖尿病、肥胖、动脉硬化和吸烟引起的肺部疾病。值得注意的是，高血压和糖尿病患者患肾疾病的风险也较高。接受颈动脉内膜切除术（carotid endarterectomy，CEA）的患者肾疾病发病率和可能的死亡率增加。这一人群患卒中、死亡和心脏并发症的风险增加[1-2]。

既往发生过脑卒中或短暂性脑缺血发作（transient ischemic attack，TIA）、心血管疾病和镰状细胞疾病显著增加 CEA 后严重并发症的风险[3]。最一致的危险因素是年龄，随着年龄的增长，卒中的风险增加，可能与年龄相关性血管壁解剖变化有关[4]。颈动脉疾病是全身动脉粥样硬化的表现之一。

3. 如何对患者进行医学评估？

术前评估必须了解患者是否具有公认的相关合并症，其中特别需要注意是否存在神经功能损害的病史。高达 25% 的冠状动脉疾病患者合并颈动脉疾病[5-7]。应激增加此类患者心肌缺血的危险[8]。计划择期手术时，积极治疗合并症可减少围手术期并发症。当患者出现明显的心脏缺血症状时，邀请心内科医生会诊以优化患者健康状况至关重要。

择期进行颈动脉手术治疗时，建议对每一个合并症使用标准的评估和管理流程。例如，合并睡眠呼吸紊乱的患者（阻塞性睡眠呼吸暂停，简称 OSA）应在术前开始对机体状态进行优化，并延续至术后。

进行急诊颈动脉手术治疗时，有必要对评估做出最佳判断。对卒中或 TIA 患者从发作到接受治疗的一小时目标，需要按照有效的标准流程操作，以防发生不必要的延误。临床医生必须根据颈动脉手术治疗的进程与患者自身存在的病情这两个因素来决定麻醉管理目标[9]。

4. 建议对颈动脉疾病进行哪些术前评估？

对颈动脉疾病患者的术前评估重点是确定病变的血管，以确定脑血管疾病的范围。建议以下诊断方式：

- 双侧颈动脉超声
- CT 血管造影
- 磁共振血管造影
- 脑血管造影

5. 对短暂性脑缺血发作或急性脑卒中患者推荐采取哪些紧急治疗？

现有的药物治疗通常包括给予抗血小板 / 抗凝 / 抗纤溶药物。可在颈动脉支架置入术或 CEA 前使用阿司匹林[10-11]和氯吡格雷治疗[12]。他汀类药物和 β 受体阻滞剂应继续使用。他汀类药物有利于颈动脉粥样硬化病变的血管重塑和损伤修复[13-14]，并能降低颈动脉成形术和颈动脉支架患者的神经系统并发症发病率。长期使用可能减少高危患者的颈动脉斑块。

6. 短暂性脑缺血发作或急性脑卒中患者是否应该接受外科或血管内治疗？

快速评估和治疗，成人"卒中警报"要求在症状出现后 1 h 内接受血管内治疗[15]。该时间内可治疗颈动脉病变，也可对颈动脉疾病的严重程度进行评估，以明确是否需要手术治疗。

7. 哪种类型的患者从颈动脉治疗中获益最大？

颈动脉狭窄超过 70% 的患者可能导致脑灌注不足，患者将从 CEA 或血管内介入治疗中获益。狭窄 50%～69% 的患者血流增加的临床意义不大，这类患者如存在急性低灌注的症状，则需要治疗。

接受治疗的指征包括：

- 既往存在 TIA 病史和 TIA 症状持续＞ 1 h
- 可逆缺血性神经功能缺损伴血管狭窄＞ 70% 或溃疡斑块伴或不伴狭窄
- 正在接受抗凝治疗的不稳定神经功能状态

CEA 的益处主要见于男性、75 岁以上患者和症状发作后 2 周内接受手术的患者[16]。

8. 改善颈动脉灌注的方法有哪些？

治疗包括降低高凝状态（例如，抗血小板药物、全身抗凝药物、阿司匹林），通过外科或血管内介入术增加血管直径（例如，颈动脉支架置入术和血管成形术，CEA）[17]。

手术干预、颈动脉支架置入或 CEA 对患有动脉阻塞性疾病的患者而言是安全有效的选择。患有多个合并症患者可能从颈动脉支架置入术中获益更多，包括患有：

- 严重冠状动脉疾病或充血性心力衰竭
- 双侧动脉狭窄或颈动脉闭塞
- 对侧喉神经麻痹
- 放疗或颈部手术史
- 严重肺功能障碍
- 肾衰竭或肾功能不全
- 急性脑卒中

上述因素与预后不良有关，而与选择的治疗无关[18-19]。

以下患者常推荐外科治疗：

- ≤ 70 岁
- 女性
- 严重钙化斑块
- 颈总动脉和颈内动脉斑块
- 颈内动脉曲张

9. 术前用药的指征有哪些？

术前用药可减少焦虑，但可能增加通气不足和苏醒延迟的风险。手术前用药最好由麻醉医师决定。

10. 术中如何监护？

常规推荐 ASA 标准监测联合动脉有创血压监测。对于心室功能不佳的患者可使用经食管超声心动图并从中获益，但增加手术和介入操作的复杂程度。如果放置了颈动脉分流器，可能产生栓子，有医疗机构使用经颅多普勒检测是否存在栓子，并指导外科医生操作。脑血氧饱和度测定用于估计脑灌注是否充分，其疗效尚未确定[20-21]。

11. 可使用何种神经监测方法?

脑电图（electroencephalogram，EEG）、经处理的 EEG、体感诱发电位（somatosensory evoked potentials，SSEP）可记录神经元和突触活动，常用作脑灌注的功能指标。EEG 减慢表明灌注减少。挥发性麻醉药物和 TIVA 以剂量依赖性方式加速 EEG 减慢。因脑低灌注引起的 EEG 减慢仅发生在手术同侧，可通过放置分流器及增加血压治疗。因为 EEG 持续减慢与术后神经并发症相关，对其进行治疗可预防神经损伤[22-24]。

EEG 测量仅限于电极附近浅表大脑皮层的电活动，局限性在于可出现假阳性和假阴性解释。经处理的 EEG 更局限，麻醉医师通过其监测额叶皮层，而其价值尚不清楚。

SSEP 可检测到感觉皮层的低灌注，经颅运动诱发电位（transcranial motor evoked potentials，MEP）则可检测到运动皮层的低灌注。MEP 需要调整麻醉用药才能获得准确数据。SSEP 和 MEP 仅能提示单侧脑区是否存在异常以及灌注是否足够，并不能发现是否发生局灶性脑缺血事件[25]。

12. 还可使用哪些监测技术?

颈动脉残端压是通过换能器在颈动脉阻断钳远端置管测得的压力，已成为脑灌注的替代指标。灌注压主要反映侧支血流。残端压与 EEG、SSEP 或清醒患者神经科检查的相关性尚不清楚。残端压与经颅多普勒联合使用可预测脑缺血[26]。

13. 选择麻醉药物时需要考虑哪些因素?

理想情况下，麻醉必须保持氧合、心血管系统功能稳定并提供最佳的手术或血管内治疗条件。区域麻醉和全身麻醉均可采用。

在美国，全身麻醉最常用。采用何种麻醉方法主要取决于临床医生、外科医生和患者意愿。全身麻醉的主要优点包括：

- 心血管系统功能稳定
- 患者无体动
- 通气和气道控制

缺点包括：

- 无法开展术中神经学检查
- 增加了使用分流装置引起脑栓子的发生率
- 麻醉药物的残余效应会掩盖神经并发症

区域麻醉只需使用最小量的镇静药物，即可提供合适的麻醉效果并进行实时神经学检查。麻醉方式可以是手术区域阻滞，但更常见的是颈浅丛或颈深丛阻滞。主要优点包括：

- 实时神经学检查
- 不影响气道
- 减少分流器安置

缺点包括：

- 患者体动、激动、焦虑
- 血流动力学不稳定，不利于麻醉管理
- 区域阻滞的风险（例如，颈段蛛网膜下腔麻醉，阻滞失败，局麻药过量）
- 患者通气不足

在区域麻醉时使用镇静药物往往增加呼吸和心血管不良事件。镇静可能掩盖神经症状。

14. 使用哪种麻醉方法患者的结局最好?

麻醉方案的选择对包括死亡、卒中和心肌梗死在内的主要不良结局并无显著影响。血管内介入术通常选择镇静，而内膜切除术更多选择全身麻醉。这些选择反映了在紧急情况和不同程度的刺激下，对不同患者的处理方法。

15. 如何维持全身麻醉?

全身麻醉的目的是提供足够的催眠、镇痛，维持生命体征，保证脑灌注和方便外科手术。麻醉维持可以选择 TIVA 或吸入麻醉。

麻醉诱导的首要目标是血压稳定。当平均动脉压 < 50 mmHg 或 > 150 mmHg，脑血管自动调节功能受损，发生大脑低灌注或高灌注。明显的低血压或高血压可导致脑缺血或出血性卒中。常见的麻醉诱导方案包括依托咪酯或丙泊酚，镇痛药如芬太尼或瑞芬太尼，静脉注射利多卡因以减少气管插管所致的高血压[27]。

避免患者发生脑缺血并在手术结束后及时苏醒是麻醉管理的重要目标。常用指南主张血压波动保持在术前值的20%以内[28-30]。如果使用EEG监测，应避免爆发抑制，因其会影响麻醉医师对术中脑缺血的识别。目前尚没有哪种麻醉药物和方案与改善患者预后明确相关。

16. 描述全身麻醉的呼吸管理

关于呼吸管理的共识是采用轻度过度通气以保持正常的$PaCO_2$。$PaCO_2$是脑血流自动调节功能的直接影响因素。$PaCO_2$介于$20 \sim 80$ mmHg时，$PaCO_2$每增加1 mmHg，脑血流量增加约4%。高碳酸血症会导致脑血管扩张，并可能导致血流再分布，血液从已扩张血管流向新扩张的血管，大脑"危险"区域低灌注的可能性增加[31]。低碳酸血症可能引起血管收缩，导致脑脆弱区域血流减少。

17. 何时可选择局部麻醉？

接受局部麻醉的患者必须是可合作，并愿意配合指令。患者反应迟钝时手术中可能给自己带来风险，同时失去了监测神经状态的意义。颈深、颈浅神经丛阻滞可替代全身麻醉[32]。这些区域阻滞操作需要专门的技术培训。

18. 治疗颈动脉疾病时，如何管理患者的血压？

颈动脉狭窄患者通常存在脑缺血区域，即便动脉最大程度地扩张，依然存在低灌注。该区域的灌注呈压力依赖性。

术中应避免低血压，但低血压的定义存在争议。目前共识是目标血压应该接近患者的基础血压。维持患者血压稳定至关重要。部分外科医生使用利多卡因局部浸润颈动脉窦，以减少手术期间刺激颈动脉窦时导致的心动过缓和高血压。

麻醉医师常用去氧肾上腺素治疗低血压。该药并不直接收缩脑血管，但增加平均动脉压和脑灌注压。发生高血压时，通常用血管扩张剂（如尼卡地平）治疗，也可持续泵注硝酸甘油或硝普钠，单次注射拉贝洛尔等。相比选择何种麻醉方法，维持稳定的血压更为重要。

一旦斑块去除，血压管理的目标值随之变化，可降至患者术前基础血压以下，进而减少动脉切开出血和脑组织再灌注损伤的可能性。

19. 再灌注损伤是否发生在CEA之后？

再灌注损伤是由于慢性扩张的脑血管对术后高灌注压失去了自动调节能力。再灌注损伤可以表现为出血或脑水肿。再灌注损伤可发生于任何颈动脉疾病患者，保持血压略低于患者基础值可减少其发生。

20. 该患者未能从麻醉中苏醒，可能原因是什么？

首先排除麻醉药物残余效应对延迟恢复的影响。麻醉药物残余作用可导致低通气、缺氧或高碳酸血症，也可导致颈动脉体损伤。双侧CEA患者依赖于中枢化学感受器，易受阿片类药物和麻醉残余作用的影响，更易发生苏醒延迟[33-34]。

需要特别关注由脑卒中引起的苏醒延迟。脑卒中和围手术期死亡是CEA后的主要并发症。对于术前有症状的患者，支架置入和内膜切除术的围手术期脑卒中和死亡率分别为6.2%和3.2%。无症状患者相应的脑卒中和死亡率分别为2.5%和1.4%[25]。既往有神经功能缺陷或损伤的患者，虽然其症状得到改善或解决，但在全身麻醉或镇静后，可能发生短暂的功能恶化或再度出现先前的神经症状[35-36]。

CEA术后脑卒中的原因包括动脉夹闭期间发生脑缺血、动脉内膜切除术部位血栓形成、栓塞事件或脑出血。栓子是脑卒中的主要原因。栓塞可发生于动脉夹放置和移除期间，也可发生在分流或放置支架期间，以及在切除颈动脉内膜时。为降低栓塞的风险，可尝试他汀类药物和抗血小板治疗[37-38]。动脉扭曲、移植物补片问题或动脉切开部位血栓形成等技术问题均与脑卒中有关。

患者发生术后苏醒延迟或无法苏醒，应启动脑卒中应急方案，以确认其原因，并给予治疗。

21. 如何识别围手术期脑卒中？

手术后立即进行神经学检查通常会发现局灶性

或全脑神经功能异常。根据神经症状的变化，考虑是否启动卒中诊疗流程，并给予最佳治疗。

22. CEA 术后非脑卒中相关死亡最常见的原因是什么？

CEA 术后死亡病例中心肌梗死占 25%～50%[39]。其他心脏并发症包括不稳定型心绞痛、肺水肿和室性心动过速。最近的 meta 分析发现，该手术后 30 天内心肌梗死的发生率为 0.87%[40]。

23. CEA 术后常见的术后管理问题有哪些？

术后血流动力学不稳定可能与压力感受器功能失常有关。手术部位局部血肿可能压迫气道，需要再次手术探查。气道受压的最初迹象是喘鸣，可能需要打开手术切口并重新气管插管。

24. CEA 术中易损伤哪些脑神经？

CEA 可造成脑神经损伤。根据内膜切除术与支架置入比较的临床试验（Carotid Revascularization Endarterectomy versus Stenting Trial，CREST）[25]，脑神经损伤的发生率为 4.6%，累及Ⅶ、Ⅸ、Ⅹ、Ⅺ、Ⅻ脑神经。多数脑神经损伤未能及时发现或治疗。迷走神经（Ⅹ）和舌下神经（Ⅻ）最常受累。迷走神经损伤通常涉及喉返神经，引起声带麻痹；有时也会导致喉上神经受损，引起吞咽困难和误吸。2.7% 的患者由于舌下神经穿过颈动脉，手术时易损伤，导致同侧舌偏或无力。舌咽神经损伤严重时可损害吞咽功能和咽反射，导致患者误吸。舌咽神经（Ⅸ）支配颈动脉体压力感受器，其损伤后可造成患者血压不稳定。

25. 什么是脑高灌注综合征？

脑高灌注综合征是一种发生在 CEA 和支架放置后罕见的再灌注现象。患者在术后数天出现严重的单侧头痛、高血压，继发癫痫和局灶性神经缺损，但甚少发生脑出血。MRI 是最敏感的诊断检查方法，脑高灌注综合征的治疗措施包括降压和使用抗癫痫药物，类固醇药物也可能有作用。可考虑停用抗血小板治疗。

26. 患者 CEA 术后是否需要送入 ICU 治疗？

患者术后去向取决于手术结果，多数患者进入标准或普通监护病房，以便于动态生命体征监测和神经学评估。血流动力学或神经症状不稳定的患者需要入住 ICU。少数医院对放置支架或接受非复杂性 CEA 患者进行医学观察后，安排当天出院[41]。

参考文献

1. WHO. Surveillance in brief: update of noncommunicable diseases and mental health surveillance activities. WHO. 2003;5:1–5.
2. Go C, Avgerinos ED, Chaer RA, Ling J, Wazen J, Marone L, Fish L, Makaroun MS. Long-term clinical outcomes and cardio-vascular events following carotid endarterectomy. Ann Vasc Surg. 2015 May 21.
3. Kochanek KD, Xu JQ, Murphy SL, Arias E. Mortality in the United States, 2013. NCHS Data Brief, No. 178. Hyattsville, MD: National Center for Health Statistics, Centers for Disease Control and Prevention, US Department of Health and Human Services; 2014.
4. Willeit J, Kiechl S. Prevalence and risk factors of asymptomatic extracranial carotid artery atherosclerosis. A population-based study. Arterioscler Thromb. 1993;13:661–8.
5. de Schryver EL, Algra A, Donders RC, van Gijn J, Kappelle LJ. Type of stroke after transient monocular blindness or retinal infarction of presumed arterial origin. J Neurol Neurosurg Psychiatry. 2006;77(6):734.
6. Department of Health and Human Services. Pub. 100–103 Medicare national coverage determination. Baltimore: Centers for Medicare and Medicaid Services; 2006.
7. Stoner MC, Abbott WM, Wong DR, Hua HT, Lamuraglia GM, Kwolek CJ, Watkins MT, Agnihotri AK, Henderson WG, Khuri S, Cambria RP. Defining the high-risk patient for carotid endarterectomy: an analysis of the prospective National Surgical Quality Improvement Program database. J Vasc Surg. 2006;43(2):285–95; discussion 295-6.
8. Fleisher LA, Beckman JA, Brown KA, Calkins H, Chaikof EL, Fleischmann KE, Freeman WK, Froehlich JB, Kasper EK, Kersten JR, Riegel B, Robb JF. 2009 ACCF/AHA focused update on perioperative beta blockade incorporated into the ACC/AHA 2007 guidelines on perioperative cardiovascular evaluation and care for noncardiac surgery: a report of the American college of cardiology foundation/American heart association task force on practice guidelines. Circulation. 2009;120(21):e169.
9. Misumida N, Kobayashi A, Saeed M, Fox JT, Kanei Y. Electrocardiographic left ventricular hypertrophy as a predictor for nonsignificant coronary artery disease in patients with non-ST-segment elevation myocardial infarction. Angiology. 2015 Mar 3.
10. International Stroke Trial Collaborative Group. The International Stroke Trial (IST): a randomised trial of aspirin, subcutaneous heparin, both, or neither among 19435 patients with acute ischaemic stroke. Lancet. 1997;349(9065):1569.
11. CAST (Chinese Acute Stroke Trial) Collaborative Group. CAST: randomised placebo-controlled trial of early aspirin use in 20,000 patients with acute ischaemic stroke. Lancet. 1997;349(9066):1641.
12. Leunissen TC, De Borst GJ, Janssen PW, ten Berg JM. The role of perioperative antiplatelet therapy and platelet reactivity testing in carotid revascularization: overview of the evidence. J Cardiovasc Surg (Torino). 2015;56(2):165–75 Epub 2015 Jan 20.
13. Corti R, Fayad ZA, Fuster V, Worthley SG, Helft G, Chesebro J, Mercuri M, Badimon JJ. Effects of lipid-lowering by simvastatin on human atherosclerotic lesions: a longitudinal study by

high-resolution, noninvasive magnetic resonance imaging. Circulation. 2001;104(3):249.

14. Hart RG, Ng KH. Stroke prevention in asymptomatic carotid artery disease: revascularization of carotid stenosis is not the solution. Pol Arch Med Wewn. 2015;125(5):363–9 (Epub 17 Apr 2015).

15. In-hospital Stroke Alert Protocol: Pocket Card for Stroke Response Team Members. https://www.stroke.org/sites/default/files/homepage-slides/In-hospital-Stroke-Alert-Protocol-Card.pdf. Accessed 15 Jan 16.

16. Rerkasem K, Rothwell, PM. Carotid endarterectomy for symptomatic carotid stenosis. The Chorane Stroke Group, Apr 2011.

17. Grotta JC. Clinical practice. Carotid stenosis. N Engl J Med. 2013;369:1143.

18. Goodney PP, Likosky DS, Cronenwett JL. Vascular Study Group of Northern New England factors associated with stroke or death after carotid endarterectomy in Northern New England. J Vasc Surg. 2008;48(5):1139–45 (Epub 30 June 2008).

19. Bennett KM, Scarborough JE, Shortell CK. Predictors of 30-day postoperative stroke or death after carotid endarterectomy using the 2012 carotid endarterectomy-targeted American College of Surgeons National Surgical Quality Improvement Program database. J Vasc Surg. 2015;61(1):103–11 (Epub 24 Jul 2014).

20. La Monaca M, David A, Gaeta R, Lentini S. Near infrared spectroscopy for cerebral monitoring during cardiovascular surgery. Clin Ter. 2010;161(6):549–53.

21. Pennekamp CW, Bots ML, Kappelle LJ, Moll FL, de Borst GJ. The value of near-infrared spectroscopy measured cerebral oximetry during carotid endarterectomy in perioperative stroke prevention. A review. Eur J Vasc Endovasc Surg. 2009;38(5):539–45.

22. Mccleary AJ, Maritati G, Gough MJ. Carotid endarterectomy; local or general anaesthesia? Eur J Vasc Endovasc Surg 2001;22:1e12.

23. Schneider JR, Novak KE. Carotid endarterectomy with routine electroencephalography and selective shunting. Semin Vasc Surg 2004;17:230–235.

24. Hans SS, Jareunpoon O. Prospective evaluation of electroencephalography, carotid artery stump pressure, and neurologic changes during 314 consecutive carotid endarterectomies performed in awake patients. J Vasc Surg. 2007;45:511–515.

25. Brott TG, Hobson RW II, Howard G, Roubin GS, Clark WM, Brooks W, Mackey A, Hill MD, Leimgruber PP, Sheffet AJ, Howard VJ, Moore WS, Voeks JH, Hopkins LN, Cutlip DE, Cohen DJ, Popma JJ, Ferguson RD, Cohen SN, Blackshear JL, Silver FL, Mohr JP, Lal BK, Meschia JF. CREST Investigators. Stenting versus endarterectomy for treatment of carotid-artery stenosis. N Engl J Med. 2010;363:11–23.

26. Guay J, Kopp S. Cerebral monitors versus regional anesthesia to detect cerebral ischemia in patients undergoing carotid endarterectomy: a meta-analysis. Can J Anaesth. 2013;60(3):266–79 (Epub 6 Feb 2013).

27. Qi DY, Wang K, Zhang H, Du BX, Xu FY, Wang L, Zou Z, Shi XY. Efficacy of intravenous lidocaine versus placebo on attenuating cardiovascular response to laryngoscopy and tracheal intubation: a systematic review of randomized controlled trials. Minerva Anestesiol. 2013;79(12):1423–35 (Epub 09 Jul 2013).

28. Stoneham MD, Warner O. Blood pressure manipulation during awake carotid surgery to reverse neurological deficit after carotid cross-clamping. Br J Anaesth. 2001;87:641–4.

29. Allain R, Marone LK, Meltzer J, Jeyabalan G. Carotid endarterectomy. Int Anesthesiol Clin. 2005;43(1):15.

30. Yastrebov K. Intraoperative management: carotid endarterectomies. Anesthesiol Clin North America. 2004;22(2):265–87, vi–vii.

31. Sundt TM Jr, Sharbrough FW, Anderson RE, Michenfelder JD. Cerebral blood flow measurements and electroencephalograms during carotid endarterectomy. J Neurosurg. 1974;41(3):310–20.

32. Spargo JR, Thomas D. Local anaesthesia for carotid endarterectomy. Cont Ed in Anaesth Crit Care Pain. 2004;4:62–5.

33. Miller RD. Anesthesia for vascular surgery (Chap. 69). In: Miller's anesthesia. 8th ed. New York: Elsevier/Churchill Livingstone, 2015. 2155. Print.

34. Barash PG, Cullen BF, Stoelting RK. Anesthesia for vascular surgery (Chap. 39). In: Clinical anesthesia. 7th ed. Philadelphia: Lippincott Williams & Wilkins, 2013. 1128. Print.

35. Thal GD et al. Exacerbation or unmasking of focal neurologic deficits by sedatives. Anesthesiology (1996); 85(1):21–5.

36. Lazar RM, Fitzsimmons BF, Marshall RS, Berman MF, Bustillo MA, Young WL, Mohr JP, Shah J, Robinson JV. Reemergence of stroke deficits with midazolam challenge. Stroke. 2002;33:283–5.

37. Engelter S, Lyrer P. Antiplatelet therapy for preventing stroke and other vascular events after carotid endarterectomy. Cochrane Database Syst Rev. 2003;3:CD001458.

38. Perler BA. Should statins be given routinely before carotid endarterectomy? Perspect Vasc Surg Endovasc Ther. 2007;19:240–5.

39. Jabbour P. Extracranial atherosclerosis. Neurovascular surgical technique. 1st ed. New Delhi: Jaypee Brothers Medical, 2013. 259. Print.

40. Boulanger M, Camelière L, Felgueiras R, Berger L, Rerkasem K, Rothwell P, Touzé E. Periprocedural myocardial infarction after carotid endarterectomy and stenting systematic review and meta-analysis. Stroke. 2015;46.

41. Doberstein CE, Goldman MA, Grossberg JA, Spader HS. The safety and feasibility of outpatient carotid endarterectomy. Clin Neurol Neurosurg. 2012;114(2):108–11.

18 脊柱手术和术中监护

Fenghua Li，Reza Gorji

张卉颖　陈璋　译　赵高峰　张鸿飞　校

病例

患者男性，69岁，主诉颈、肩、手臂痛，右手活动可，行走困难。颈椎 MRI 图像显示多节段退行性改变和椎管狭窄严重，C3～C4节段存在明显的脊髓压迫。拟行 C3～C7 后路减压术及 C3～T2 内固定融合术。

用药史	加巴喷丁	一日三次，每次 100 mg
	曲马多	需要时每 6 h 50 mg
	氢氯噻嗪	一日两次，每次 12.5 mg
	美托洛尔	一日一次，每次 25 mg
	氯沙坦	一日一次，每次 50 mg
	泮托拉唑	一日两次，每次 40 mg
	瑞舒伐他汀	一日两次，每次 10 mg
过敏史	无已知药物过敏	
既往史	心血管系统：高血压，高脂血症	
	呼吸系统：阻塞性睡眠呼吸暂停	
	消化系统：胃食管反流性疾病	
	其他：慢性疼痛	
体格检查	生命体征：血压 145/71 mmHg，心率 56 次/分，呼吸 18 次/分，SpO_2 95%	
	体重 89.9 kg，身高 172 cm，BMI 30.4，肥胖等级 I 级	
	气道：Mallampati 分级 3 级，颈部后伸和前屈因疼痛受限	
	神经肌肉系统：三角肌无力，双侧 Hoffmann 征阳性，行走时痉挛步态，下肢无力	
	心电图：正常窦性心律，一度房室传导阻滞，非特异性 ST-T 改变	
	其他：无特殊	

1. 脊柱与脊髓的解剖结构

脊柱由 33 块椎骨组成：7 块颈椎、12 块胸椎、5 块腰椎、骶骨（5 块椎体融合）、尾骨（4 块椎体融合）。除 C1 外，每块椎骨由椎体、双侧椎弓根、双侧椎板、双侧横突、棘突和 4 个关节突组成。椎体通过上、下关节面及椎间盘相互连接。两个后椎板、两个外侧椎弓根和椎体向前形成脊髓所在的椎管。C1（寰椎）缺少椎体，由前弓和结节、后弓、棘突和侧突组成。C2（枢椎）通过齿状突与 C1 紧密相连。

脊髓是延髓出枕骨大孔后的延续，在成人椎管内的第一或第二腰椎处形成圆锥。从横断面观察，脊髓由灰质和白质组成。灰质类似于字母 H 的形状，包围中央管，并包含神经元胞体。灰质分为四个主要的柱：背角、中间角、腹角和侧角（图 18.1）[1]。白质包含有髓神经纤维和无髓神经纤维，通过脊髓传递信息。白质分为背侧柱（或索）、侧柱和腹侧柱。脊髓有颈、胸、腰、骶 4 个区，颈区、腰区向前突。脊髓背根和腹根从椎间孔中发出后汇聚形成 31 对脊神经。脊髓外面包有三层被膜：软脊膜、蛛网膜和硬脊膜。

2. 脊髓的血液由哪些动脉供应？

脊髓的血供主要来源于脊髓前动脉、两条脊髓后动脉和根动脉。脊髓前动脉来源于椎动脉，在髓质形成分支并供应脊髓前 2/3 的血供，脊髓后动脉来源于同侧的椎动脉或小脑后下动脉，供应脊髓后 1/3 的血供。根动脉起源于主动脉节段动脉，也为脊髓供血。根最大动脉（Adamkiewicz 动脉）是胸腰椎区最大的节段性分支。这些节段性动脉的损伤可致脊髓前部缺血，进而导致瘫痪。

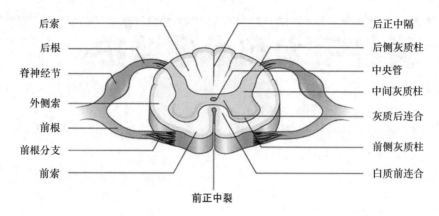

图 18.1 脊髓解剖（横断面图）[1]（Reproduced from Stier et al.［1，Figs. 20-15］，with permission from Elsevier）

3. 脊髓的血流如何调节？

脊髓血流量可自动调节，并保持相对恒定，平均为 60 ml/（100 g·min），灰质的血流量是白质的 4 倍。当平均动脉压处于 60 ～ 120 mmHg 范围内，脊髓血流量可较好维持稳定[1]。若血压低于脊髓血流量自我调节下限，脊髓发生缺血。低氧血症和高碳酸血症可导致脊髓血流量升高，低碳酸血症导致脊髓血流量降低。

4. 脊柱手术的适应证是什么？

脊柱手术的适应证包括：

（1）导致神经功能障碍和疼痛的脊柱退行性病理改变，如脊椎退行性变、脊髓型颈椎病、椎管狭窄、脊椎滑脱症、椎间盘突出。

（2）脊柱结构不稳并需要治疗，如因外伤或其他病理原因导致椎体骨折。

（3）脊柱感染，如脊柱脓肿、结核。

（4）脊柱畸形，如脊柱侧凸。

（5）脊柱肿瘤，如脑膜瘤、脊髓内肿瘤。

（6）压迫脊髓或神经根的脊髓血肿。

（7）类风湿关节炎、强直性脊柱炎等炎性疾病。

5. 什么是脊髓型颈椎病？

脊髓型颈椎病是由颈椎病（累及椎体与椎间盘的进行性退行性疾病）引起的椎管中央狭窄和脊髓受压相关综合征。脊髓型颈椎病是年龄较大的成年患者脊髓病变的最常见原因。

常见的可能表现如下[2]：

（1）颈部、肩胛下或肩部放射至手臂的疼痛。

（2）手臂麻木或感觉异常。

（3）痉挛性、剪切样步态障碍。

（4）与脊髓背柱有关的感觉障碍。

（5）下肢无力伴有上运动神经元病变特征（反射增强，肌张力增强，巴宾斯基征阳性）。

（6）下运动神经元病变表现（手臂无力、手无力）。

（7）膀胱功能障碍。

（8）莱尔米特征（Lhermitte 征）：颈部前屈动作诱发颈部电击感，向下辐射至脊柱和手臂。

该病可通过 MRI 确诊。Nurick 分级系统[3]根据步态异常将脊髓型颈椎病的严重程度分为五级，最轻为 1 级，最严重为 5 级（表 18.1）。

表 18.1 基于步态异常的脊髓型颈椎病 Nurick 分级

分级	步态异常
1	不影响工作能力的脊髓疾病
2	轻度行走困难，不能全职工作
3	行走困难，不能全职工作
4	仅可在助行器帮助下行走
5	依靠轮椅或卧床

Modified from Abd-Elsayed and Farag［9，Table 9］

6. 什么是中央索综合征？

中央索综合征（central cord syndrome，CCS）是最常见的脊髓不完全性损伤，其特征是上肢的运动功能损害较下肢严重、膀胱功能障碍，以及损伤水平以下多种感觉丧失，主要与骨质和黄韧带压迫脊髓有关。脊髓型颈椎病患者在轻微颈部损伤后即可发生 CCS，可不伴脊柱骨折。脊髓型颈椎病患者行直视喉镜下气管插管时应避免颈部过伸，以免神经损伤。

7. 什么是前索综合征？什么是脊髓半切综合征？

前索综合征（anterior cord syndrome，ACS）是由脊髓前动脉损伤或脊髓前部受压引起，特点为损伤平面以下运动和痛温觉丧失，而本体感觉存在。

脊髓半切综合征（Brown-Sequard syndrome）是脊髓半切除术后造成的脊髓不完全性损伤，表现为同侧运动和本体感觉丧失，对侧痛温觉丧失，通常发生在穿透性创伤之后。

8. 什么是脊髓休克？

脊髓休克是在急性脊髓损伤（spinal cord injury，SCI）后，脊髓交感神经输出中断，副交感神经活性占优势所引发的神经源性休克。脊髓休克的严重程度与脊髓损伤程度和脊髓完整性相关。损伤水平以下交感神经活性的丧失引起血管舒张和静脉回流减少，导致低血压。T6 水平以上的 SCI 还可能导致心动过缓。脊髓休克的治疗包括液体疗法和使用血管升压药维持血压，在伤后第 1 周内应维持平均动脉压高于 85 mmHg。

9. 什么是美国脊髓损伤协会损伤水平评分？

美国脊髓损伤协会（American Spinal Injury Association，ASIA）脊髓损伤水平评分用于定义脊髓损伤的严重程度。评分系统结合了感觉、运动的缺失与损伤程度的全面评估，将损伤分为 5 个等级，从 A 级到 E 级。量表对 10 个关键肌肉组与 28 个神经节段的轻触觉和针刺觉进行评估与评分。

A 级：完全性损伤。骶段 S4 ～ S5 无任何运动或感觉功能保留。

B 级：不完全性感觉损伤。神经平面以下包括 S4 ～ S5 存在感觉功能，但无运动功能。

C 级：不完全性运动损伤。神经平面以下存在运动功能，且平面以下至少一半以上的关键肌肉肌力 < 3 级。

D 级：不完全性运动损伤。神经平面以下存在运动功能，且平面以下至少一半的关键肌肉肌力 ≥ 3 级。

E 级：感觉和运动功能正常。

10. 脊柱手术导致新发神经损伤的概率有多大？

脊柱外科手术对脊髓、神经根、马尾神经和周围神经有潜在风险。虽然新发神经损伤（new neurological deficit，NND）的总体发生率较低，但神经并发症（例如脊髓麻痹）对患者和家庭均属灾难性。二次手术、脊柱融合术、使用植入物和手术入路均可能影响 NND 的发生率。脊柱侧凸研究协会的最新研究对 108419 名手术患者进行回顾分析发现，新发神经根、马尾和脊髓损伤的总体发生率分别为 0.61%、0.07% 和 0.27%[4]。

11. 脊柱手术的死亡率是多少？

脊柱手术的死亡率较低，且与手术部位相关。与胸椎手术（0.3% ～ 7.4%）相比，腰椎手术（0.07% ～ 0.52%）、颈椎手术（0.1% ～ 0.8%）死亡率较低[5]。最近一项基于脊柱侧凸研究协会的发病率和死亡率数据库的研究表明，脊柱矫形手术的总体死亡率为 1.8‰ ～ 1.9‰[6-7]。然而，60 岁以上患者的死亡率增加，这与 ASA 评分高、融合和植入手术相关。死亡的主要原因包括呼吸因素（呼吸衰竭、肺炎、肺栓塞等）、心血管因素（心力衰竭、心肌梗死或心搏骤停）、败血症、多系统器官衰竭、卒中和失血等。虽然术中出血导致的死亡率占总死亡率的 4%，但通过周密的手术计划和术中管理可以避免。

12. 脊柱手术术中神经监测的目的是什么？

脊柱外科手术中，术中神经监测（intraoperative neuromonitoring，IONM）的主要目的包括：首先，预防手术和器械导致的脊髓和神经根损伤；其次，预防脊髓灌注不足引起的缺血；再次，预防体位摆放不当导致的周围神经损伤。

13. 什么是躯体感觉诱发电位？躯体感觉诱发电位监测如何预防脊柱手术中的脊髓损伤？

躯体感觉诱发电位（somatosensory-evoked potential，

SSEP）是对外周神经刺激的电反应。从 20 世纪 80 年代开始，在脊柱侧凸矫正、脊髓肿瘤、脊髓减压和器械辅助手术中使用 SSEP 监测脊髓完整性。SSEP 可沿感觉通路记录。通过国际通用的 10 ～ 20 系统，将电极置于头皮上记录皮层 SSEP。上肢 SSEP 最常见的外周刺激部位为尺神经或正中神经，下肢 SSEP 则为胫后神经或腓总神经。与心电图和脑电图相比，SSEP 电压较小，其通过降低 60 Hz 的干扰来获得高质量的波形进行监测。SSEP 的振幅和潜伏期受多种因素影响。上肢波形中的 P14 和 N20 和下肢波形中的 N34 和 P37，为 SSEP 常用的监测波形。应在手术切皮前完成 SSEP 的基础值定标。

SSEP 主要由背侧-内侧丘系介导，该感觉通路的解剖结构包括周围神经、背神经节的一级神经元、包含薄束核和楔束核的二级神经元、丘脑的三级神经元和感觉皮层。周围神经进入背根神经节，初级感觉神经元在这里接受感觉传入。感觉神经元的中枢轴突在同侧薄束和楔束内上行至延髓尾段，神经纤维与楔束核和薄束核内的二级神经元在这里发生突触连接。二级神经元的轴突组成内侧丘系，交叉上行至背侧丘脑腹后外侧核的三级神经元。丘脑中的三级神经元将轴突投射至对侧后回的初级躯体感觉皮层。当周围神经受到刺激时，动作电位沿通路传播，产生可记录的 SSEP。任何对感觉通路的干扰均可能导致 SSEP 的丧失。脊柱手术中，手术操作和器械应用可能导致脊髓和神经根损伤。SSEP 监测将提醒外科医师和麻醉医师脊髓损伤的可能性，从而帮助外科医师及时规避风险，同时有助于麻醉医师维持生理和麻醉稳定。

14. 麻醉对 SSEP 记录有何影响？

麻醉药物会影响皮层 SSEP，但对皮层下 SSEP 影响较小。麻醉越深，SSEP 受抑制程度越大。记录 SSEP 时保持稳定的麻醉深度非常重要。

（1）异氟烷、七氟烷、地氟烷等卤族吸入麻醉药以剂量依赖的方式降低 SSEP 振幅，延长 SSEP 潜伏期。这些药物对皮层 SSEP 的影响较皮层下 SSEP 更甚，因为更多的突触参与了皮层 SSEP 的产生。笔者临床使用低于 1 MAC 的吸入麻醉药，此时 SSEP 的记录较为满意。

（2）氧化亚氮（N_2O）使 SSEP 潜伏期延长，振幅降低。同等麻醉深度，其对皮质 SSEP 的影响大于卤族吸入麻醉药。如果需要使用皮层 SSEP 进行监测，应避免使用 N_2O。

（3）静脉麻醉药对皮层 SSEP 影响较小。总体来说，静脉麻醉药延长 SSEP 潜伏期；除依托咪酯和氯胺酮增加 SSEP 振幅外，其他静脉麻醉药均降低 SSEP 振幅。

（4）肌肉松弛药不影响 SSEP。肌肉松弛状态可改善 SSEP 的记录质量。

15. 除麻醉外，影响 SSEP 监测的全身因素有哪些？

患者的血压、体温、缺氧和贫血会显著影响 SSEP。

（1）低血压导致流向大脑、脊髓和周围神经的血液减少。当血压降至阈值以下时，神经系统的血液供应受到影响。例如，当脑血流低于 18 ml/（100 g·min）时，皮层 SSEP 开始改变。保持患者血压不低于基础值至关重要。如果平均动脉压保持在 80 mmHg 以上，SSEP 记录通常不受影响。

（2）低体温降低神经传导速度，延长 SSEP 潜伏期。当体温降至 22 ℃以下时，SSEP 信号消失。皮层下 SSEP 受低体温影响小。

（3）缺氧会引起 SSEP 改变，SSEP 逐渐消失。

（4）重度贫血患者血细胞比容＜ 15% 时，波幅降低，但贫血纠正后可恢复到基线水平。

16. SSEP 监测过程中采用何种方式预警？

SSEP 反应的显著变化应引起外科医师、麻醉医师和神经学监测专家的警惕。SSEP 潜伏期较基础值增加 10%、振幅降低 50% 值得警惕。SSEP 的变化应结合临床进行分析，需排除导致 SSEP 改变的系统性因素和技术问题。

17. 除脊柱手术外，临床哪种情况需要监测 SSEP？

以下临床情况可能需要监测 SSEP：

（1）脑血管手术行动脉瘤夹闭、动静脉畸形切除、颈动脉内膜切除术通过 SSEP 监测脑缺血情况。

（2）胸主动脉瘤切除术中用以监测脊髓缺血情况。

（3）SSEP 可用于肿瘤切除时的皮层定位。

18. SSEP 监测的缺点是什么？

SSEP 主要监测从周围神经到初级感觉皮层感觉通路的完整性。

（1）SSEP 无法检测运动传导通路的损伤，包括脊髓前路损伤。

（2）麻醉和生理因素影响其记录和分析。

19. 什么是运动诱发电位？运动诱发电位可以监测哪些神经结构？为什么脊柱手术中需要运动诱发电位监测？

运动诱发电位（motor evoked potentials，MEP）是对运动皮层刺激的电反应。这种刺激可以经颅，也可以通过电刺激或磁刺激直接作用于皮层。经颅电刺激是最常见监测运动皮层的方法。运动传导通路上的 MEP 可在硬膜记录（D 波），在外周肌肉记录到的电位称为复合肌肉动作电位（compound muscular activity potentials，CMAP）。肌肉 MEP 可用于脊柱手术，且不需要使用平均值。经颅 MEP（transcranial MEP，TcMEP）可记录于上肢的鱼际、小鱼际和桡侧腕伸肌及下肢的胫前肌、踇内收肌和其他肌肉群。

MEP 可以监测包括上运动神经元系统、下运动神经元系统和周围肌群在内的运动通路的完整性。皮层刺激后，动作电位沿皮质脊髓束传导至脊髓并激活前角神经元，然后信号经周围神经刺激肌肉纤维收缩。

皮质脊髓束位于脊髓背外侧，由脊髓前动脉供血。SSEP 只监测位于背侧的感觉通路。由于 SSEP 无法监测因手术操作或缺血引起的脊髓运动通路损伤，因此监测 MEP 对于潜在的运动通路损伤和防止运动功能受损非常必要。

20. 麻醉对 MEP 有何影响？

MEP 可被部分麻醉药所抑制。

（1）卤素吸入药和 N_2O 可在涉及突触传递的不同部位抑制 MEP 反应，尤其是在大脑皮层和前角细胞水平。如需监测 MEP，应避免使用任何吸入麻醉药。然而，近期研究[10]显示，如果使用地氟烷剂量 < 0.5 MAC，可以监测 MEP。

（2）丙泊酚、巴比妥类药、右美托咪定、苯二

氮䓬类等静脉麻醉药对 MEP 的影响较小。它们可增加 MEP 的潜伏期，降低 MEP 的振幅。然而，全凭静脉麻醉（TIVA）时，MEP 记录信号最佳。阿片类药物、依托咪酯和氯胺酮对 MEP 并无显著影响。

（3）使用肌肉松弛药会抑制甚至消除 CMAP，不利于 MEP 记录。

综上所述，如果记录 MEP，建议使用丙泊酚联合阿片类药物 TIVA 输注，而吸入麻醉并非监测 MEP 的最佳麻醉方法。

21. 脊柱手术过程中还有哪些因素会影响 MEP 记录？

血压和体温会影响 MEP 记录。流向大脑和脊髓的血液自动调节以保持恒定的脑血流。当平均动脉压下降至自动调节下限（limits of autoregulation，LLA）时，产生脊髓缺血。慢性高血压、糖尿病等基础疾病可改变自身调节机制；脊髓灌注可能更直接受血压影响，对其变化更敏感。低血压可能导致广义上的 MEP 降低或消失。因此，在 MEP 记录期间保持患者血压不低于基础值至关重要。中度低温至 31℃ 显著降低 MEP 振幅，而深度低温则无法记录 MEP[11]。

22. 肌肉 MEP 如何变化提示脊髓损伤？

振幅明显降低、急性阈值升高超过 100 mV 或 MEP 消失是脊髓损伤[11]的预警信号，但需要根据刺激方法和临床表现综合考虑。

23. MEP 监测的并发症和禁忌证是什么？

MEP 属于有创监测，使用不当会产生并发症，包括有害的刺激输出导致兴奋性毒性损伤、电化学损伤、脑和头皮的热损伤、针刺伤、癫痫、肢体运动相关性损伤和心律失常。手术室工作人员，特别是麻醉医师被皮下针状电极刺伤发生率为 0.34%[12]。因此，建议使用无针电极。MEP 监测相对禁忌证包括癫痫发作、颅骨缺损、皮层病变、颅内压增高、颅内装置（血管夹、分流器或电极）及心脏起搏器。

24. 脊柱手术中肌电图的作用是什么？

针状电极插入肌肉运动点以监测其活性。由于

MEP 只激活 3.1% ～ 3.9% 的下运动单位[13]，MEP 结果并不代表整个节段神经根的运动功能。脊柱手术过程中肌电图（electromyography，EMG）常用于监测神经根和周围神经的受损风险。

术中 EMG 监测有两种类型：自主或自发性 EMG（EMG）、触发性 EMG（tEMG）。EMG 对手术中的牵拉、冲洗和操作更敏感，但不能预警神经根损伤。EMG 还能为外科团队提供即时反馈。在放置椎弓根钉和直接刺激神经根时，使用手持式刺激器进行 tEMG 监测，以确定椎弓根钉是否距离神经根较近而有损伤风险。

影响 EMG 记录的因素包括麻醉和电干扰：

（1）麻醉的影响：肌肉松弛药的使用可以消除 EMG 的活动，因此在肌电图记录过程中应避免深度肌肉松弛，四个成串刺激中至少应出现 3 次颤搐反应，EMG 才有价值。

（2）电干扰：防止电刀烧灼干扰 EMG 记录。

EMG 监测期间的预警标准[13]：正常的 EMG 反应是没有肌电活动。值得警惕的 EMG 相关反应包括尖峰样、脉冲样或持续样肌电活动。尖峰样和脉冲样波形通常并不代表神经损伤，但出现明显的肌电活动状态可能提示即将发生神经损伤。

肌电活动的特点为：

（1）阶段性或脉冲样模式，由单个或非重复性的非同步电位组成，且往往较为复杂、形态多相。

（2）强直或持续反应时间的延长，或重复的同步分组运动单元放电，可持续几分钟。

（3）tEMG 报警阈值各不相同。一般情况下，当椎弓根钉置入的刺激阈值大于 10 mA 时，推测椎弓根壁无受损。不直接刺激神经的情况下平均阈值为 2.2 mA。

25. 脊柱手术应选择哪种 IONM 模式？

监控技术的选择取决于多种因素。首先，风险神经结构所在的位置是最重要的考虑因素（图 18.2）。颈椎和胸椎手术，脊髓和神经根损伤的风险较高，因此建议结合 SSEP、MEP 和 EMG 监测。由于脊髓在 L1 处结束，腰骶椎手术中神经根有损伤的危险，SSEP 和 EMG 是最完善的监测技术。

其次，选择监测技术时需要仔细考虑技术的敏感性和特异性。MEP 对即将发生的神经损伤具有较高的敏感性和特异性。脊柱侧凸手术中 SSEP 监测对新发神经功能缺损[14]的敏感性为 92%，特异性为 98%，但也有研究显示 SSEP 对神经损伤的敏感性较差。综上所述，多模式 IONM 对脊柱手术中神经损伤的监测具有敏感性和特异性，建议在脊髓或神经根高危手术时使用多模式 IONM。

再次，IONM 方式的选择也取决于使用了哪种麻醉技术。MEP 和皮层 SSEP 对麻醉药物非常敏感，尤其是吸入麻醉药，而皮层下 SSEP 和 EMG 对全身麻醉相对不敏感。肌肉松弛药不利于 MEP 和 EMG 的记录。麻醉医师需要与 IONM 技术人员和外科医师保持密切沟通，选择合适的麻醉方式，以优化 IONM 信号的监测。

最后，有资质的 IONM 技术人员非常关键。外科医师的个人喜好和对 IONM 技术的理解在监测方式的选择上同样发挥举足轻重的作用。

26. 脊柱外科手术中为什么推荐采取多模式 IONM 监测？

IONM 在脊柱外科手术中的作用是保护神经功

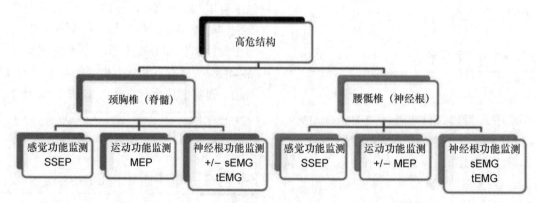

图 18.2 IONM 在脊柱手术中根据结构危险程度的选择。SSEP，体感诱发电位；MEP，运动诱发电位；sEMG，自发性 EMG；tEMG，触发性 EMG。Adopted from Gonzalez et al.[25]，with permission from the American Association of Neurological Surgeons

能。由于 SSEP、MEP 和 EMG 各有优缺点，三种模式的组合提供了从皮质到脊髓、神经根和周围神经的神经系统功能完整性的整体评估。复杂的脊柱手术中，多模式 IONM 可以改善患者预后。使用 SSEP 和 MEP 监测在检测脊髓损伤方面敏感性和特异性高于 90%，这一组合已成为脊柱侧凸矫正手术患者的标准流程。

27. 脊柱外科大手术术前主要应关注哪些方面？

脊柱外科大手术涉及多个脊柱节段，死亡率和并发症发生率较高[15]。麻醉前评估应根据美国麻醉医师协会（American Society of Anesthesiologists, ASA）指南[16]进行，并需要通过多学科方法对脊柱外科大手术的患者进行优化。

第一，麻醉医师应评估和优化患者的基础疾病情况。脊柱外科大手术患者常伴高血压、吸烟、肥胖、糖尿病、肾疾病、凝血功能异常等多种合并症，增加患者风险。术前需要邀请各专科的专家会诊，以确保患者完善的术前准备。

第二，有凝血功能异常史的患者，如出血倾向患者，需要血液专科会诊，并进行血型检测及交叉配血。

第三，外科医师和麻醉医师之间的沟通至关重要。需要讨论包括手术时长、预计失血量、减少失血量的策略、IONM 的使用、术后患者监护、分期手术的可能等。

第四，应在术前筛查术中神经监测的禁忌证。脊柱外科大手术若需要术中唤醒，应及时与患者讨论沟通。

最后，术前需要进行与脊柱疾病相关的神经学检查，记录已存在的神经病理学缺陷。

28. 术前必须进行哪些实验室检查项目？

术前检查的项目应根据患者病史与体格检查决定。心功能评估应遵循 2014 年 AHA/ACC 关于非心脏手术患者围手术期心血管评估和管理的指南。脊柱外科大手术需要进行基础生化、血红蛋白 / 血细胞比容、凝血功能（包括 PT/PTT/INR）、血型和交叉配血等检测。

29. 颈椎疾病患者气道如何管理？

ASA 困难气道评估法是颈椎疾病患者气道评估的指导原则。然而，预防脊髓损伤是颈椎外科患者气道管理的首要任务。需要仔细的气道评估以制订气道管理计划。除推荐的气道检查外，还应考虑颈椎稳定性和脊髓损伤的风险。Raw 等[17]认为颈椎不稳定标准如下：① C2 以下：所有前部或后部椎体被破坏；或侧位 X 线显示一椎体向相邻椎体水平位移＞ 3.5 mm，或一椎体向相邻椎体旋转 11°以上。② C2 以上：寰椎横韧带断裂；寰椎在轴向负重后发生 Jefferson 爆裂性骨折，导致寰枢椎失稳；覆膜和翼状韧带断裂及部分枕髁骨折也会导致寰枕不稳定。类风湿关节炎患者中，颈椎炎症改变导致寰枢椎半脱位和颅底凹陷。

麻醉和手术应采用对颈椎活动影响最小的技术，以避免脊髓受压。研究比较了不同类型的气道管理工具，包括视频喉镜。现有技术中，纤维支气管镜插管对颈椎活动产生的影响最少。对于颈椎不稳定的患者，如颈椎骨折或脱位，如果患者能够合作，则需清醒纤维支气管镜插管。如果无法进行清醒插管，则必须使用手法线性稳定颈椎（manual in-line stabilization，MILS）。如果插管后需要进行神经学检查，或无法使用喉镜，也需清醒插管。

脊髓型颈椎病患者轻伤后未出现骨折，也可能发生中央索综合征。在直喉镜下避免头部过伸是预防脊髓损伤的重要方法。

30. 脊柱手术中使用什么体位？

脊柱手术的体位取决于所涉及的脊柱节段位置和手术入路。俯卧位是脊柱外科常用的体位。前路手术采用仰卧位，上肢向躯干两侧收拢，如颈椎前路减压、融合术等。侧卧位有时也用于胸椎和腰椎的前路手术。前路胸椎手术需双腔气管导管插管。

31. 俯卧位的生理影响有哪些？

俯卧位用于脊柱后路手术，对麻醉医师来说挑战较大。俯卧位的心血管反应为静脉回流减少（由于腹部压力增加及下肢静脉血液淤积）、体循环和肺循环阻力增加。俯卧位可使左心室射血分数及心脏指数下降。因此，当患者从仰卧位转向俯卧位时，可能发生血流动力学不稳定。中心静脉压在俯卧位监测容量状态并不准确。

俯卧位对呼吸的影响包括膈肌受到腹部内容物和胸腔挤压，气道峰压升高和气道水肿。然而，由于改善了通气血流比值，俯卧位可能会改善氧合。其对心血管反应和呼吸力学的影响互为依赖。Jackson 表提示，避免腹部受压能提供最稳定的血流动力学和最佳肺顺应性。

俯卧位的其他风险包括压疮、失明、空气栓塞（颈椎手术）、气管导管固定困难，以及包括臂丛神经和股外侧皮神经的周围神经损伤。

32. 脊柱外科大手术中应监测哪些项目?

手术患者应予 ASA 标准监护。如果需要监测脊髓灌注压，特别是脊髓受压或预计因失血引起血流动力学剧烈波动的患者，则需要行有创动脉压监测。如果为了避免在脊柱大手术中液体超负荷而应用目标导向液体治疗，则需要监测脉压变异度（pulse pressure variation，PPV）。没有足够外周静脉通路或预期大量失血的患者需行中心静脉置管。

33. 本例患者进行 IONM 监测，应选择什么麻醉方法?

这取决于监测选择的 IONM 模式。TIVA 最有利于皮层 SSEP 和 MEP 记录，对于采用 SSPP 和 MEP 监测的脊柱手术，通常选择丙泊酚和瑞芬太尼或芬太尼输注维持麻醉。如果以 SSEP 和 EMG 进行监测，建议使用不超过 1 MAC 的吸入麻醉药维持麻醉。右美托咪定对 SSEP 和 MEP 的影响最小，作为辅助用药可以减少丙泊酚的用量。

34. 你会使用双谱指数监测吗?

双谱指数（bispectral index，BIS）是一种经过处理的脑电图仪器，用来测量麻醉药物的效果，反映麻醉深度。BIS 值的范围从 0 到 100。BIS 值为 100 表示完全清醒状态，而 BIS 值为 0 表示没有大脑活动。BIS 值 40～60 为理想的麻醉深度，并能预防丙泊酚输注过程中的术中知晓。BIS 指导下的精准麻醉可避免药物过量，有助于 TIVA 患者更早苏醒。

35. 如何减少异体输血?

脊柱外科大手术，包括减压、截骨和融合术中，可能发生大量失血。较高的 Elixhauser 合并症评分、胸腰椎融合和融合节段数量是美国脊柱融合手术中异体输血的强预测因子[18]。

目前用于减少脊柱外科手术输血的方法有：

（1）围手术期应用抗纤溶药物，如氨基己酸和氨甲环酸。使用氨基己酸可先给予 100 mg/kg 负荷剂量，再予 10 mg/（kg·h）维持输注；使用氨甲环酸可先给予 10 mg/kg 的负荷剂量，然后维持输注 1 mg/（kg·h），直到术毕。

（2）使用重组因子Ⅶ。

（3）自体血液回收。

（4）血液稀释和术前自体血液储存。

（5）术前使用促红细胞生成素。

术中应用抗纤溶药和自体血液回收是笔者所在医疗中心减少失血量并减少异体输血的常用策略。氨基己酸和氨甲环酸同样有效。

腹部压力增加与失血增多相关。摆放体位时注意避免腹部受压对减少术中出血至关重要。

36. 脊柱手术俯卧位时，液体管理方面有何注意事项?

脊柱手术多为俯卧位，术中液体管理非常重要，可能直接影响患者预后。由于静脉回流和左心室顺应性降低，俯卧位时心脏指数下降。中心静脉压在俯卧位监测结果不准确，但脉压变异度不受俯卧位[19]的影响，可作为容量反应性的观测指标，用于容量状态监测。

液体治疗中晶体液首选乳酸钠林格液。由于高氯代谢性酸中毒的风险，应避免输注大量生理盐水。胶体一般用来补充失血，脊柱外科手术中，白蛋白较羟乙基淀粉类更为合适。

众多的容量治疗策略中，目标导向液体治疗可能是维持适当的血管内容量且避免液体过负荷的最佳方法。俯卧位脊柱大手术中的液体过负荷值得关注，可导致面部水肿、术后拔管延迟和住院时间延长。

37. 手术开始后 30 min，检测到左上肢 SSEP 振幅降低。应如何处理?

SSEP 可检测到因体位摆放不当引起的周围神经

损伤。手术早期，SSEP 的变化一般并非由手术操作所致的脊髓损伤引起。一旦排除了技术问题，就需检查上肢和肩部，以确保臂丛神经未受压。

38. 手术中，收紧内固定架后 MEP 波形立即消失，随后出现 SSEP 振幅下降。应如何处理？

排除技术问题后，麻醉医师需要检查麻醉深度、血压和体温，排除麻醉和生理原因。MAP 需保持在 80 mmHg 以上，或接近患者基础值（清醒时）的120%。应确认手术部位和操作之间的关系。外科医师必须检查手术部位是否存在压迫，明确器械、植入物位置是否合适，并使用 X 线检查周围解剖结构。如果排除了技术和生理因素，手术医生可重新放置植入物或减少矫正力。通常在松开拉杆几分钟后，IONM 逐步恢复正常，若仍持续报警，应考虑中止手术并行唤醒试验来寻找原因。唤醒试验期间，患者需要按照语音指令移动四肢。

39. 手术历时 7 h 结束，如何拔除气管导管？

在俯卧位进行长时间的脊柱手术后，拔除气管导管应非常谨慎，并需要参照 ASA 困难气道处理流程进行气道管理。拔除气管导管前应考虑术前气道检查结果、气管插管时的视野分级、俯卧位后气道/面部水肿、手术器械对颈椎运动的影响。如果发现面部、嘴唇和舌水肿，可进行漏气试验以明确气管水肿和气道肿胀的严重程度。如果抽瘪导管套囊后气管导管周围无漏气，则直至肿胀消退之前，均不应拔管。漏气试验的预测价值较低，套囊抽气后导管周围有漏气亦不能保证拔管安全。

40. 什么是术后视力丧失？如何预防？

术后视力丧失（postoperative vision loss，POVL）是一种罕见但灾难性的脊柱手术并发症。脊柱外科患者中，POVL 的发生率约为 3.09/10 000 ~ 9.4/10 000[20-21]。POVL 的主要病因是缺血性视神经病变，其他病因包括视网膜中央动脉阻塞和皮质性失明。

视神经灌注减少可能是组织间液聚积、眼球静脉回流减少所致。2012 年一个 POVL 研究小组确定了导致脊柱手术患者 POVL 的危险因素[22]：

男性、肥胖、使用 Wilson 体位架、麻醉时间过长、估计失血量较大以及非输血补液中胶体用量的百分比。该研究中，贫血和低血压并非 POVL 的危险因素。

为了提高对 POVL 的认识，减少其发生率，ASA于 2006 年发布了 POVL 的实践指南，并于 2012 年更新[23]。俯卧位行脊柱手术及经历长时间手术和大量失血的患者，均具有较高风险。麻醉医师应在术前确定高危患者，并与患者讨论 POVL 的风险。术中患者头部应尽可能平齐或高于心脏水平，并保持居中位。同时应避免眼球直接受压。低血压和严重贫血（血细胞比容 < 28%）亦应避免。

对于大量失血的患者，可考虑分期手术治疗。推荐使用胶体和晶体进行液体复苏。对于高危患者，麻醉医师应在术后及时检查患者的视力。如果患者在围手术期出现视力问题，应邀请眼科紧急会诊，并考虑行头颅 MRI 和 CT 检查以排除颅内原因。

41. 如何处理脊柱大手术后的疼痛？

脊柱手术后疼痛的处理应始于术前评估。需要详细回顾并记录疼痛治疗史、镇痛药（特别是麻醉药的使用）和抗抑郁药物使用史。如果患者有慢性疼痛和麻醉性镇痛药使用史，应请疼痛专科会诊以指导术中和术后疼痛处理。对于接受脊柱手术的患者，建议采用多模式镇痛。术前使用加巴喷丁和切皮前行切口局部浸润麻醉可减轻术后疼痛。与七氟烷[24] 相比，术中使用丙泊酚麻醉术后疼痛更轻微。使用作用于 NMDA 受体的药物，如氯胺酮，可减少阿片类药物的使用剂量。术后静脉注射阿片类药物仍是疼痛控制的主要方法。如果可行，鞘内注射吗啡也是安全有效的镇痛方法。非阿片类药物，包括非甾体抗炎药、对乙酰氨基酚、抗抑郁药等，均可作为镇痛的补充用药。

参考文献

1. Stier GR, Gabriel CL, Cole DJ. Neurosurgical disease and trauma of the spine and spinal cord: anesthetic consideration. In: Cottrell and young's neuroanesthesia. 5th ed. PA: Mosby; 2010.
2. Levin K. Cervical spondylotic myeopathy. In: Waltham MA, editor. Uptodate, Post TW. Access 18 May 2015.
3. Abd-Elsayed AA, Farag E. Anesthesia for cervical spine surgery. In: Farag E editor. Anesthesia for spine surgery. Cambridge: Cambridge University Press; 2012.

4. Hamilton DK, Smoth JS, Sansur. Rate of new neurological deficit associated with spine surgery based on 108,419 procedures: a report of the scoliosis research society mortality and morbidity committee. Spine. 2011;36:1218–28.

5. Dekutoski MB, Norvell DC, Dettori JR. Surgeon perception and reported complications in Spine surgery. Spine. 2010;35(9 Suppl): S9–21.

6. Smith JS, Saulle D, Chen CJ. Rate and causes of mortality associated with spine surgery based on 108419 procedures: a review of the scoliosis research society morbidity and mortality. Spine. 2012;37:1975–82.

7. Divecha HM, Siddique I, Breakwell LM, et al. Complications in spinal deformity surgery in the United Kingdom: 5-year results of the annual British scoliosis society national audit of morbidity and mortality. Eur Spine J. 2014;23(suppl 1):S55–60.

8. Stecker MM, Cheung AT, Pochettina A, et al. Deep hypothermic circulatory arrest: I. Effect of cooling on electroencephalography and evoked potentials. Ann Thorac Surg. 2001;71(1):22–8.

9. Banoub M, Tetzlaff JE, Schubet A. Pharmacologic and physiologic influences affecting sensory evoked potentials: implication of perioperative monitoring. Anesthesiology. 2003;99(3):716–37.

10. Chong CT, Manninen P, Sivanaser V, et al. Direct comparison of the effect of desflurane and sevoflurane on intraoperative moto-evoked potential monitoring. J Neurosurg Anesthesiol. 2014;26(4):306–12.

11. MacDonald DB, Skinner S, Shils J, et al. Intraoperative motor evoked potential monitoring—a position statement by the American Society if neurophysiological monitoring. J Clin Neurophysiol. 2013;124:2291–316.

12. Tamjus A, Rice K. Risk of needle-stick injuries associated with the use of subdermal electrodes during intraoperative neurophysiological monitoring. J Neurosurg Anesthesiol. 2014;2691:65–8.

13. Leppanen RE. Intraoperative monitoring of segmental spinal nerve root function with free-run and function and electrically-triggered electromyography and spinal cord function with reflexes and F-responses. J Clin Monit Comput. 2005;19(6):437–61.

14. Nuwer MR, Dawson EG, Carlson LC, et al. Somatosensory evoked potential spinal cord monitoring reduces neurologic deficits after scoliosis surgery: results of a large multicenter survey. Electroencephlogr Clin Neurophysiol. 1995;96:6–11.

15. Street JT, Lenhan BJ, Dipaola CP, et al. Morbidity and mortality of major adult spinal surgery. A prospective cohort analysis of 942 consecutive patients. Spine J. 2012;12:22–34.

16. ASA Committee on Standards and Practice Parameters. Practice advisory for preanesthesia evaluation: an updated report by the American Society of anesthesiologists task force on pre-anesthesia evaluation. Anesthesiology. 2012;116:522–38.

17. Raw DA, Beattie JK, Hunter JM. Anesthesia for spine surgery in adults. Br J Anaesth. 2003;91(6):886–904.

18. Yoshihara H, Yoneoka D. Predictors of allogeneic blood transfusion in spinal fusion in the United States, 2004–2009. Spine. 2014;39(4):304–10.

19. Yang SY, Shim JK, Song Y, et al. Validation of pulse pressure variation and corrected flow time as predictors of fluid responsiveness in prone positioning. Br J Aneasth. 2013;110:713–20.

20. Shen Y, Drum M, Roth S. The prevalence of perioperative vision loss in United States: a 10 year study of spinal, orthopedic, cardiac and general surgery. Anesth Analg. 2009;109:1534–45.

21. PatilCG Lad EM, Lad SP, et al. Vision loss after spine surgery. A population-based study. Spine. 2008;33:1491–6.

22. POVL study group. Risk factors associated with ischemic optic neuropathy after spinal fusion surgery. Anesthesiology. 2012;116: 15–24.

23. ASA. Practice advisory for perioperative vision loss associated with spine surgery. Anesthesiology. 2012;116:274–85.

24. Tan T, Bhinder R, Carey M, et al. Day surgery patients anesthetized with porpofol has less postoperative pain than those anesthetized with sevoflurane. AnesthAnalg. 2010;111:83–5.

25. Gonzalez AA, Jeyanandarajan D, Hensen C et al. Intraoperative neurophysiological monitoring suring spine surgery: a review. Neurosurg Focus. 2009;27(4):E6.

19 经蝶窦垂体切除术

Saraswathy Shekar

陈璋　刘美玉　译　叶靖　赵高峰　校

病例

患者男性，63 岁，因头痛、视觉障碍和声音嘶哑到医院就诊。患者合并新发的糖尿病和关节痛。其妻子描述患者睡眠时打鼾严重。病史如下：

用药史	辛伐他汀 20 mg，每日一次口服
	赖诺普利 20 mg，每日一次口服
	格列本脲 10 mg，每日一次口服
过敏史	无已知过敏
既往史	高血压
	高脂血症
	肥胖
	近期因充血性心力衰竭入院
	既往吸烟者（近 1 年无吸烟）
体格检查	下颌宽大
	五官粗大
	气道检查：Mallampati 分级 3 级
	心音：可闻及第一心音、第二心音
	血压 170/100 mmHg，心率 100 次 / 分，呼吸 20 次 / 分
	体重 140 kg，身高 6 英尺（183 cm），BMI 41.8 kg/m^2
	心电图：左心室肥厚

1. 简述垂体的解剖结构

垂体位于蝶窦骨质顶端的蝶鞍内，由前部腺垂体和后部神经垂体组成。垂体位于硬膜外，垂体与下丘脑之间通过漏斗相连接，漏斗部内含神经血管束。

垂体上方为视交叉，两侧为海绵窦。脑神经Ⅲ、Ⅳ、Ⅴ、Ⅵ和颈动脉的海绵体部分位于海绵窦内垂体的两侧（图 19.1）[1]。

2. 脑垂体分泌的激素是什么？

腺垂体分泌六种激素：促肾上腺皮质激素（adrenocorticotropic hormone，ACTH）、促甲状腺激素（thyroid-stimulating hormone，TSH）、生长激素（growth hormone，GH）、卵泡刺激素（follicle-stimulating hormone，FSH）、黄体生成素（luteinizing hormone，LH）和催乳素[1]。

神经垂体含有神经末梢，可释放催产素和加压素［抗利尿激素（antidiuretic hormone，ADH）］，它们形成于下丘脑的视上核和室旁核。下丘脑渗透压感受器和外周牵张感受器调节 ADH 的分泌。

下丘脑通过下丘脑释放因子经垂体门脉系统调节腺垂体。

3. 垂体瘤的常见类型有哪些？

垂体腺瘤按大小进行分类。大于 1 cm 的肿瘤为大腺瘤，小于 1 cm 的肿瘤为微腺瘤。也可按照瘤细胞是否具有分泌激素的功能分为功能性垂体瘤或无功能性垂体瘤。功能性垂体瘤中，催乳素、ACTH 和 GH 分泌性肿瘤比 TSH 或 FSH 分泌性肿瘤更为常见。

4. 无功能性垂体瘤的临床表现有哪些？

无功能性垂体腺瘤占垂体腺瘤总数的 40%[2]。

无功能性垂体腺瘤常见的有：颅咽管瘤、Rathke 囊肿、嫌色细胞腺瘤或脑膜瘤。约 50% 的颅咽管瘤

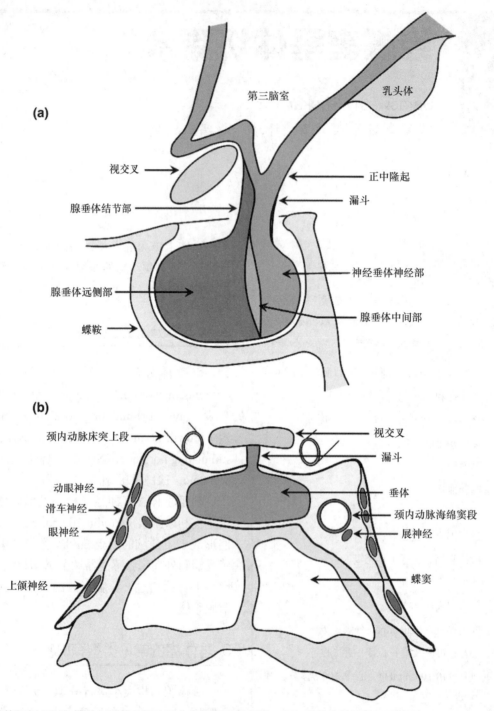

图 19.1 垂体解剖。（a）蝶鞍、垂体和漏斗的中线矢状面示意图。（b）海绵窦的冠状面示意图。Reproduced from［8］

发生在儿童期。

无功能性垂体腺瘤临床表现可能为占位效应，如垂体功能减退、头痛、视交叉受压所致的视觉障碍（典型的为双颞侧偏盲）[1-2]。

5. 功能性垂体瘤的临床表现有哪些?

功能性垂体瘤分泌过量的垂体激素[2]，可导致

高催乳素血症、肢端肥大症、库欣病、甲状腺功能亢进或尿崩症[2]。

功能性或无功能性垂体瘤在极少数情况下可直接压迫第三脑室而引起颅内压升高，患者可出现头痛、恶心、呕吐和视神经盘水肿等颅内压升高的症状[1]。

垂体瘤可因肿瘤突然增大或肿瘤内出血而出现垂体卒中。

若病变累及海绵窦，可产生复视、眼肌麻痹、上睑下垂和脑神经受累引起的面部感觉异常[1-2]。

鞍上区压迫第三脑室可引起脑积水。

6. 催乳素瘤患者的表现有哪些?

催乳素瘤是最常见的功能亢进性垂体腺瘤。女性高催乳素血症可引起闭经、性欲丧失和不孕[1]。

男性则表现为性欲下降、勃起功能障碍、早泄和少精症。

7. 对生长激素分泌型垂体瘤患者，应关注哪些内容?

若患者在骺板融合前发生生长激素分泌型垂体瘤，则会导致巨人症，在成人中则导致肢端肥大症[2]。

肢端肥大症患者存在心血管、呼吸系统、内分泌和肌肉骨骼问题，需要关注[1-3]。

（1）心血管

- 需要与间质性心肌炎鉴别
- 高血压
- 心肌肥厚
- 心脏舒张功能障碍，传导障碍，如束支阻滞
- 心肌病
- 充血性心力衰竭

（2）呼吸系统

- 面部器官粗大可导致面罩通气不良
- 喉和咽部组织增厚导致声门宽度减小
- 巨舌
- 下颌前突与牙齿咬合畸形
- 会厌、杓状会厌襞和杓状软骨肥大
- 上述问题均可导致阻塞性睡眠呼吸暂停，并增加气道管理难度

（3）内分泌

- 糖尿病常见
- 葡萄糖不耐受

（4）肌肉骨骼

- 关节炎
- 椎体肥大
- 颈椎骨赘形成、颈部活动范围减小
- 骨质疏松
- 肢端肥大
- 腕管综合征

8. 肢端肥大症患者声音嘶哑的原因是什么?

其原因可能是喉狭窄或喉返神经损伤。

9. 肢端肥大患者气道受累的分级标准是什么?

气道受累情况分为四级，具体如下[4]：

- 1 级——气道无明显受累
- 2 级——鼻、咽黏膜肥厚，声带、声门正常
- 3 级——声门受累，包括声门狭窄或声带麻痹
- 4 级——包含 2 级和 3 级，即声门和软组织均有异常

分级为 3 级和 4 级的患者可能需要行纤维支气管镜清醒插管。

10. ACTH 过多的特征是什么?

ACTH 过量产生库欣病[1, 3]，其特征为：

- 向心性肥胖，满月脸
- 阻塞性睡眠呼吸暂停
- 冠状动脉疾病
- 葡萄糖耐受不良
- 骨质疏松
- 肌病、皮肤脆性增加、静脉通路建立困难
- 高血压，左心室肥大
- 眶后脂肪沉积导致的眼球突出
- 电解质异常，如高钠血症、低钾血症和碱中毒

11. 经蝶窦垂体切除术患者的术前准备应包含哪些内容?

术前准备应包含详细的病史回顾和体格检查，特别应注意内分泌功能低下或亢进的体征和症状[2, 5]。

（1）内分泌检查。

- 肾上腺轴功能检测——血清皮质醇、ACTH、地塞米松抑制试验、24 h 尿游离皮质醇、二十四肽促皮质素试验。
- 男性还需检测血清催乳素、LH、FSH 和睾酮水平。
- 血清 GH 检测。
- 胰岛素样生长因子 GF-1，此指标对肢端肥大

症患者敏感。

- 血清 TSH、游离甲状腺素。

（2）血清电解质、全血细胞计数。

（3）MRI。

（4）视野及视力测试。

（5）评估是否存在颅内高压。

（6）评估睡眠呼吸暂停情况。

（7）心脏功能检查，包括心电图、超声心动图，尤其是肢端肥大症和库欣病患者应注意此项检查。

术前所有的神经系统和脑神经病变均要进行评估和记录。

12. 什么是垂体卒中？应如何处理？

垂体卒中是一种临床综合征，其病因与大腺瘤内出血较多或大腺瘤快速生长造成的垂体梗死相关[2]。

患者表现为严重头痛、视野缺损、眼肌麻痹、休克和意识改变。

海绵窦受肿瘤压迫可引起静脉淤滞并压迫窦内所有结构。

垂体卒中是一种内科急性综合征，治疗包括使用类固醇药物、静脉输液、甲状腺素治疗及神经外科会诊，还可能需要紧急手术减压。

垂体功能减退症的处理应包含请内分泌科医生会诊。患者对麻醉药极其敏感，术中需要升压药维持血压。

13. 垂体瘤患者应如何管理？

所有患者均需要内分泌科医生进行评估[1, 3]。

（1）内科治疗

- 高催乳素血症患者对药物治疗反应良好[1]，可用多巴胺激动剂（如溴隐亭）治疗。
- 生长抑素类似物，如奥曲肽和兰瑞肽，可用于减少生长激素分泌型肿瘤患者的生长激素分泌。
- 氢化可的松和甲状腺素可用于垂体功能减退症的替代治疗。
- 有颅内压升高症状和体征的患者需使用甘露醇、利尿剂和类固醇治疗[1]。

（2）外科治疗

- 可经蝶窦（鼻内或唇下）和经筛窦入路进行

垂体切除术。

- 经颅入路用于较大的肿瘤或作为分期治疗的一部分。
- 视力丧失的患者需要急诊手术减压。

（3）放射治疗

- 部分肿瘤可采用伽玛刀或近距离放射治疗[1, 6]。

14. 经蝶窦垂体切除术的适应证有哪些？

微腺瘤和多数大腺瘤适于经蝶窦垂体切除术[6]。

较大或向外侧延伸至海绵窦的肿瘤可能需要行双额开颅术。

部分较大的不对称肿瘤，包括鞍上、鞍旁、鞍后和额下的肿瘤可能需要分期手术。首次手术通过经蝶窦入路进行，残余肿瘤行开颅手术切除[6]。

15. 经蝶窦手术的优点有哪些？

（1）经蝶窦手术对蝶鞍的创伤最小，并且避免了脑组织的牵拉和手术瘢痕[6]。

（2）能提供良好的腺垂体视野。

（3）与经颅手术相比，其术后并发症发病率和死亡率较低。

（4）减少输血。

（5）缩短住院时间。

16. 这类手术的麻醉方案与术中管理需要注意什么？

这类手术需要全身麻醉，开放两个大口径静脉通路、置入动脉导管行有创血压监测，并实施标准监测，如心电图、无创血压、呼气末二氧化碳（$ETCO_2$）和脉搏氧饱和度。

肢端肥大症患者的气道管理和气管插管可能需要较大尺寸的面罩和较长的喉镜片。

若预计为困难气道，麻醉医师应考虑行纤维支气管镜气管插管[4]。

气管插管应用胶带固定在下颌和左侧，应尽可能使用加强型气管导管。

外科医生会使用血管收缩剂滴鼻，通常选用4%可卡因或利用利多卡因和肾上腺素对鼻腔黏膜局部浸润。这些药物可引起高血压、心动过速、心律失常和心电图改变，如与冠状动脉缺血一致的 ST 段抬高，可用拉贝洛尔或美托洛尔[1, 3]治疗。

通常选择标准的麻醉药物结合瑞芬太尼等短效麻醉镇痛药实施麻醉，便于快速苏醒。此类手术中，调节通气以维持正常的呼气末二氧化碳水平至关重要，因为过度通气将使脑体积缩小，增加了从下方进入鞍上肿瘤的难度。若发现肿瘤不可及，术者会通过 Valsalva 操作以帮助将肿瘤的鞍上部分推入鞍内[6]。

外科医生也会在咽喉部放置一个填充物吸引血液。

腹部需做取脂肪垫的准备。

继发于视交叉压迫的视力障碍患者，须使用升压药维持足够的灌注压，可输注去氧肾上腺素。负荷量激素通常使用氢化可的松。

术中应监测尿量和电解质，以警惕尿崩症的发生。

术者可能要求麻醉医生在肿瘤切除完成时进行 Valsalva 操作，以判断是否有脑脊液漏。如果有脑脊液漏，则需要把腹部获取的脂肪垫置于肿瘤床上[6]。腰大池引流可减少脑脊液鼻漏。需要注意的是，若存在脑脊液漏，视交叉存在疝入蝶鞍的可能。

因手术为经鼻咽入路，应及时吸引出血。拔管前应将先前置于喉部的填充物取出。手术结束时，外科医生会将患者的鼻腔塞满填充物，因此须在术前告知患者醒来后的不适感。

该手术发生灾难性的颈动脉损伤的可能性甚小，但仍需术前保证血制品随时可用。

17. 患者的手术体位如何摆放？

患者的体位为仰卧位，头部抬高、伸展并轻微转向左侧，有利于静脉引流。手术台通常需旋转 90°。患者头部放置于 Mayfield 头架内，因其固定过程存在疼痛刺激，需要对患者加深镇痛，如使用单剂量瑞芬太尼或丙泊酚。肢端肥大症和库欣病患者通常伴有骨质疏松和皮肤脆性增加，摆放手术体位时必须多加注意。若患者有眼球突出，需要对眼睛进行特殊保护，以防角膜擦伤。计算机引导的无框架立体定向可用于指导肿瘤切除[6]。

18. 简述经蝶窦垂体切除术的手术入路

外科医生沿鼻中线切除鼻骨，随后前进穿过蝶窦并切除垂体窝的底部，之后通过手术显微镜切除肿瘤。

19. 为什么部分手术术中需要行腰大池引流？

若瘤体较大且向鞍上延伸，外科医生会放置腰大池引流，此时注入生理盐水或空气，能将肿瘤的鞍上部分推入鞍内手术区，这样可以更完整地切除肿瘤[6]。

20. 术后注意事项有哪些？

应注意，因为存在发生脑内积气的危险，此类患者拔管后不能行面罩通气。因此，应待患者恢复自主呼吸并完全清醒后方可谨慎拔管，且不应放置经鼻气道或鼻胃管。拔管后应准备好喉罩，以防患者需要短时间机械通气。

肢端肥大症和库欣病且伴有阻塞性睡眠呼吸暂停的患者术后需要密切监测。术后应禁用持续气道正压通气（Continuous Positive Airway Pressure，CPAP）或无创双水平正压通气（Bi-level Positive Airway Pressure，BiPAP）[1, 3]。

术后还需密切观察患者是否出现视觉障碍和垂体功能低下的症状[7]。

应预防性给予抗恶心呕吐药物。

术后应继续术前的激素替代治疗，此外内分泌专科医生的随访必不可少。

21. 经蝶窦垂体切除术的并发症有哪些？

（1）脑脊液漏是最常见的并发症[6]。
（2）意外颈动脉损伤。
（3）颈内动脉海绵窦瘘。
（4）海绵窦损伤。
（5）脑神经麻痹。
（6）肿瘤复发。
（7）垂体机能减退。
（8）静脉空气栓塞。
（9）尿崩症。
（10）空泡蝶鞍综合征，可表现为视力障碍。
（11）切除累及鞍上的肿瘤后可能出现脑积水。
（12）鼻出血，鼻中隔穿孔。
（13）脑膜炎。

22. 什么是尿崩症？

尿崩症的发生与 ADH 不足有关。垂体手术患者中，尿崩症可能发生于术中或术后 24 h 内[6]。患者表现为多尿、多饮、低尿渗透压（低于 300 mOsm/kg）、高血清渗透压（高于 295 mOsm/kg）、尿液低比重（通常低于 1.005）和血清钠浓度升高。尿崩症可能具有自限性，继发于术中对垂体柄的操作（柄效应）。

必须准确记录尿崩症患者液体出入量。

患者可能需要血管加压素的合成类似物 DDAVP，及早诊断非常重要，可避免高钠血症和脱水[6]。

23. 什么是抗利尿激素分泌失调综合征？

抗利尿激素分泌失调综合征（syndrome of inappropriate ADH secretion，SIADH）是由于视上核和室旁核的病变损害了下丘脑的渗透压感受器，导致 ADH 释放增加[6]。

SIADH 的特点为：

（1）低钠血症（低于 135 mmol/L）。

（2）低血清渗透压。

（3）肾排钠正常。

（4）尿渗透压升高（大于 20 mmol/L）。

（5）不存在容量缺乏。

（6）应排除其他引起非渗透性释放 ADH 的病因，如低血压、低血容量、正压通气、疼痛和麻醉性镇痛药等。

（7）治疗方法是限制液体输入。

（8）严重病例（血清钠低于 120 mmol/L）可缓慢输注高渗盐水（3%）。

（9）快速纠正血钠会导致脑桥中央髓鞘溶解。

24. 什么是脑耗盐综合征？

脑耗盐综合征（cerebral salt wasting syndrome，CSW）是引起低钠血症的颅内病变之一[6]。

对体液容量和盐负荷非常敏感。

患者存在尿液浓缩，尿钠浓度通常大于 20 mmol/L。

患者无水肿。

尿酸正常。

体液容量较 SIADH 患者低。

25. 静脉空气栓塞的原因和表现有哪些？

手术过程中，由于患者头部抬高，蝶窦内原有的空气可能进入静脉，总体来说发生静脉空气栓塞的风险较低[7]。

静脉空气栓塞多见于坐位和静脉窦开放的颅后窝手术。

脑静脉和右心房之间的压力差越大，中心静脉压越低，空气进入开放静脉窦的可能就越大。

静脉空气栓塞的体征包括：当进入静脉的空气（约 5 ml/kg）堵塞右心室流出道时，会出现心动过速、低血压、呼气末二氧化碳（$ETCO_2$）突然下降、呼气末氮气浓度升高、心电图示右心室张力改变、心律失常和循环衰竭。

26. 如何识别和处理静脉空气栓塞？

心前区多普勒超声对于静脉空气栓塞诊断敏感性较高，但特异性仍待提高，且无法测定具体空气的体积，使用不方便，且有假阴性[7]。

经食管超声心动图识别静脉空气栓塞最具敏感性。经食管超声心动图可以检测到左心和主动脉中的气体，但需要超声专业知识。

对静脉空气栓塞的处理如下：

（1）提高吸入氧浓度至 100%。

（2）调整体位至头低位，左侧卧位。

（3）停止操作以免气体继续进入。

（4）外科医生用生理盐水将手术区淹没。

（5）通过右心房导管行抽吸（如已放置相应导管）。

（6）使用血管活性药物。

（7）静脉输液。

（8）心肺复苏术。

（9）高压氧治疗脑栓塞。

参考文献

1. Nemergut EJ, Dumont AS, Barry UT, Laws ER. Perioperative management of patients undergoing transsphenoidal pituitary surgery. Anesth Analg. 2005;101:1170–81.
2. Greenberg MS. Handbook of neurosurgery. 7th ed. Thieme; 2010.
3. Lim M, Williams D, Maartens N. Anaesthesia for pituitary surgery. J Clin Neurosci. 2006;13(4):413–8.
4. Southwick JP, Katz J. Unusual airway difficulty in the acromegalic patient–indications for tracheostomy. Anesthesiology. 1979;51(1):72–3.
5. Vance ML. Perioperative management of patients undergoing pituitary surgery. Endocrinol Metab Clin of N Am 07/2003; 32(2):355–65.
6. Schwartz TH, Anand V. Endoscopic pituitary surgery. 1st ed. Thieme; 2011.

7. Cottrell JE, Young WL (editors). Cottrell and young's neuroanes-thesia. 5th ed. Mosby; 2010.
8. Lysack JT, Schaefer PW. Imaging of the pituitary gland, sella, and parasellar region. In: Swearingen B and Biller BMK, editors. Contemporary endocrinology: diagnosis and management of pituitary disorders. Totowa, NJ: Humana Press; 2008. p. 45–91

推荐阅读

9. Butterworth JF, Mackey DC, Wasnick JD, Morgan & Mikhail's clinical anesthesiology. 5th ed. McGraw-Hill Education/ Medical 2013.

第四部分
神经肌肉系统

Zhiling Xiong

20 去极化神经肌肉阻滞剂

Caroline S. Gross, Zhiling Xiong

朱斌斌　曾小莉　译　赵高峰　张鸿飞　校

病例

患者女性，54岁，冰上摔倒后前往急诊科就诊。患者最初意识清醒且有定向力，主诉和丈夫在餐厅外滑了一跤，头撞在水泥人行道上，但其他地方无明显受伤。急诊科评估时，患者出现进行性意识障碍和反应迟钝。头部CT显示硬膜下出血，患者被送往手术室行急诊硬膜下血肿清除术。

用药史	阿司匹林81 mg，每日一次
	赖诺普利10 mg，每日一次
	辛伐他汀40 mg，每日一次
	舍曲林100 mg，每日一次
	华法林5 mg，每日一次
	对乙酰氨基酚，必要时
过敏史	无已知药物过敏
既往史	高血压
	高脂血症
	抑郁症
	1个月前行左膝关节置换术后诊断为深静脉血栓，服用华法林
	骨关节炎
既往手术史	剖宫产
	腹腔镜下阑尾切除术
	左侧全膝关节置换术
体格检查	生命体征：血压128/90 mmHg，心率70次/分，呼吸18次/分，呼吸室内空气时SpO_2 95%
	一般情况：患者躺在床上，嗜睡，对声音有睁眼反应，但不能服从命令
	头/耳/眼/鼻/喉：右前额擦伤
	心血管系统：律齐，无杂音
	肺：双侧CT血管造影
	腹部：柔软、无压痛、无膨隆
	四肢：左小腿轻度肿胀，左膝手术瘢痕愈合良好
	神经系统：可唤醒，对地点和时间丧失定向力，不配合检查，但无明显单侧阳性检查结果
实验室检查	Na^+ 138 mmol/L，K^+ 5.2 mmol/L，Cl^- 108 mmol/L，HCO_3^- 22 mmol/L，尿素氮28 mg/dl，肌酐1.7 mg/dl，白细胞8000/mm^3，血细胞比容35%，血小板180×10^9/L
	凝血检查尚未出结果

主诊医师决定把患者送手术室行急诊硬膜下血肿清除术。以丙泊酚、芬太尼和琥珀胆碱行快速顺序诱导。

1. 琥珀胆碱的作用机制是什么？

琥珀胆碱分子由两个乙酰胆碱分子组成，并通过分子的乙酰基部分相连接。其分子结构与内源性乙酰胆碱分子结构相似，因此其与烟碱型乙酰胆碱受体结合后能发挥类似乙酰胆碱的作用。烟碱型乙酰胆碱受体既存在于神经元中，也存在于肌肉中。受体本身由五个跨膜亚基组成，这些跨膜亚基形成一个中心阳离子孔。临床中，琥珀胆碱作用于肌肉的烟碱型乙酰胆碱受体，其在神经肌肉接头部位与这些乙酰胆碱受体结合，导致受体中离子通道开放和膜去极化，从而诱导骨骼肌自发性收缩。随后出现受体快速脱敏和离子通道失活，阻止了动作电位的传导，产生肌肉松弛。乙酰胆碱分子在不到1 ms

的时间内分解，与之不同，琥珀胆碱在神经肌肉接头处保留约 5 ～ 10 min，导致神经肌肉阻滞，直至琥珀胆碱分子代谢[1]。

2. 琥珀胆碱如何代谢？

琥珀胆碱通常经假性胆碱酯酶（也称为血浆胆碱酯酶或丁酰胆碱酯酶）水解成琥珀酰单胆碱和胆碱。假性胆碱酯酶在肝中合成，妊娠、口服避孕药、肝病、尿毒症、营养不良或血浆置换等均会导致血浆假性胆碱酯酶活性降低。这些病例中，血浆胆碱酯酶活性降低导致琥珀胆碱的作用时间略有增加，通常无明显临床意义。肥胖患者血浆胆碱酯酶活性升高[2]。

3. 琥珀胆碱的起效时间和预期作用时间有多久？

琥珀胆碱 1 ～ 2 mg/kg 剂量在 60 s 内达峰，低于此剂量时达峰时间延长。自主呼吸和膈肌收缩一般在 5 min 后恢复。神经肌肉功能的完全恢复呈剂量依赖性，在 1 mg/kg 剂量后完全恢复约需要 10 ～ 12 min[2]。

4. 血浆胆碱酯酶异常的临床意义有哪些？

血浆胆碱酯酶编码基因突变会导致酶活性异常，从而延长琥珀胆碱注射后神经肌肉阻滞的持续时间。当患者是异常等位基因纯合子时（发病率估计为 1/2000），琥珀胆碱的作用时间显著延长，可长达 2 ～ 6 h。异常等位基因杂合子的情况更常见（发病率约为 1/30），神经肌肉阻滞时间轻微延长[3]。

5. 什么是辛可卡因值？

辛可卡因是一种局部麻醉药，目前认为能抑制 80% 的正常血浆胆碱酯酶活性。在异常血浆胆碱酯酶纯合子个体中，该酶的活性仅被抑制 20%。杂合子个体中抑制率约为 50% ～ 60%。因此，辛可卡因值反映了正常功能的血浆胆碱酯酶水平，其不受导致正常血浆胆碱酯酶数量下降条件的影响（如肝病、妊娠）。换言之，这是一项定性而非定量的测试[3]。

6. 使用琥珀胆碱有哪些可能的副作用？

轻微：肌颤、肌痛、胃内压增高。

严重：过敏反应、窦性心动过缓、心脏停搏、心动过速、颅内压升高、眼压升高、高钾血症、肌肉痉挛。

7. 琥珀胆碱的适当剂量是多少？

一般说来，琥珀胆碱在 1.0 mg/kg 的给药剂量后 1.5 min 内可获得良好的插管条件。必须注意的是，如果患者接受了小剂量非去极化神经肌肉阻滞剂预处理，可能需要增加琥珀胆碱的剂量[4]。

对于肥胖患者，一般建议根据总体重给予琥珀胆碱。根据理想体重或瘦体重给药一般达不到最佳的插管条件，因为肥胖患者血浆胆碱酯酶活性增加[5]。

8. 与琥珀胆碱有关的过敏反应发生率是多少？

与琥珀胆碱注射相关的过敏反应发生率估计为 1/10 000 ～ 1/5000，也是全身麻醉患者中最常见的过敏反应原因之一。

9. 对颅内压升高的患者使用琥珀胆碱有风险吗？

理论上使用琥珀胆碱有可能引起颅内压升高，应慎用于颅内顺应性异常的患者，但这种颅内压升高的临床意义尚有争议。虽然琥珀胆碱可能导致颅内压升高，但也需注意，低氧血症和高碳酸血症均会导致脑内血容量增加，同样也会导致颅内压增加。此外，插管时神经肌肉阻滞和麻醉深度不足也会导致颅内压升高。有研究表明，使用小剂量的非去极化神经肌肉阻滞剂预处理，可能减弱使用琥珀胆碱时潜在的颅内压升高[2]。

10. 使用插管剂量的琥珀胆碱后，血钾会升高多少？

一般来说，使用琥珀胆碱后几分钟内，血钾可能增加 0.1 ～ 0.5 mmol/L。

11. 肾衰竭患者是否禁忌使用琥珀胆碱？

肾衰竭患者使用琥珀胆碱后血钾的升高并不严重。只要血钾没有异常升高，肾衰竭患者可安全使用琥珀胆碱[6]。

12. 是否应该使用琥珀胆碱或罗库溴铵进行快速序贯诱导和插管？

该问题并没有一个明确的答案，应具体问题具体分析。如果有明确的琥珀胆碱使用禁忌，那么使用罗库溴铵快速诱导进行气管插管就是更明智的选择。该患者拟行急诊手术，考虑到其禁食状态和存在胃内容物误吸的风险，需要快速诱导进行气管插管。使用琥珀胆碱仍有顾虑，因其血钾已开始升高，如前所述，我们预计琥珀胆碱会使血钾进一步升高。患者血钾基础值是 5.1 mmol/L，不太可能达到危急值，但须密切关注。另外，避免颅内顺应性异常患者的颅内压进一步升高也非常重要，毕竟琥珀胆碱可能导致颅内压升高。对于本例患者，快速可靠地达到最佳插管条件的需求可能比理论上的颅内压一过性增加更重要。由于能提供最佳的插管条件，多数临床医生选择琥珀胆碱。最近一篇 Cochrane 综述（一项包括 37 项研究的 meta 分析）认为，琥珀胆碱比罗库溴铵能提供更好的插管条件。有趣的是，琥珀胆碱与 1.2 mg/kg 罗库溴铵相比，插管条件并无统计学差异。琥珀胆碱的临床优越性主要因为作用时间较短[7]。

13. 使用琥珀胆碱后，哪些人群存在严重高血钾的风险？

导致心搏骤停的严重高钾血症，可发生于下列患者：

- 大面积烧伤
- 长时间制动
- 肌肉创伤
- 上运动神经元损伤（脑卒中或脊髓损伤）
- 下运动神经元损伤（如吉兰-巴雷综合征）
- 肌病（肌营养不良）

肌病（即 Duchenne 或 Becker 肌营养不良症）患者的高钾血症可能由横纹肌溶解症引起[8]。其他高钾血症主要因骨骼肌烟碱型乙酰胆碱受体上调所致，主要是胎儿型烟碱型乙酰胆碱受体的增加。这些受体与成人受体的不同之处在于，其兴奋后导致离子通道长时间开放，导致钾外流增大[3]。

14. 琥珀胆碱的潜在心脏副作用是什么？

琥珀胆碱给药后可出现窦性心动过缓和交界性心律失常，尤其是儿科患者中更多见。此外，儿童和成人使用第二剂琥珀胆碱后可能出现心脏停搏。琥珀胆碱诱导心动过缓的机制尚不完全清楚，可能与琥珀胆碱作用于心肌毒蕈碱受体有关[3]。

15. 能否采取措施以预防使用琥珀胆碱后出现的肌肉颤动？

在琥珀胆碱给药前 3 ~ 5 min 使用小剂量非去极化药物（ED95 的 10% ~ 30%）可以减少肌颤和肌痛的发生。其他被证明可减少肌颤发生率的干预措施包括使用镁剂或利多卡因。非甾体抗炎药也可降低发生肌痛的可能性。有意思的是，研究表明，使用较高剂量的琥珀胆碱（1.5 mg/kg 而不是 1 mg/kg）与较低的肌颤和肌痛发生率有关。值得注意的是，在肌颤和肌痛之间并无明确联系。如果选择使用小剂量非去极化神经肌肉阻滞剂预处理，必须认识到潜在副作用（视物模糊或复视，呼吸 / 吞咽困难），以及可能需要轻度增加琥珀胆碱的剂量[9]。

16. 使用去极化神经肌肉阻滞剂的神经肌肉阻滞有什么特征？

琥珀胆碱 I 相阻滞时，单次颤搐幅度降低。四个成串刺激（每 0.5 s 施加 2 Hz 的刺激）中，四次颤搐均会出现，但幅度均减小。强直刺激后的衰减不会出现。值得注意的是，抗胆碱酯酶药物增加 I 相阻滞。参见图 20.1。

17. 什么是 II 相阻滞？

II 相阻滞发生在应用大剂量琥珀胆碱（例如，多次注射、持续输注）后。II 相阻滞的机制还不完全清楚，可能发生在接头后膜复极之后，但此时接头后膜对乙酰胆碱仍缺乏正常反应。II 相阻滞类似于非去极化神经肌肉阻滞剂的阻断作用，从这个意义上说，四个成串刺激和强直刺激均会衰减。虽然

无神经肌肉阻滞剂	非去极化阻滞	Ⅰ相去极化阻滞	Ⅱ去极化阻滞
四个成串刺激 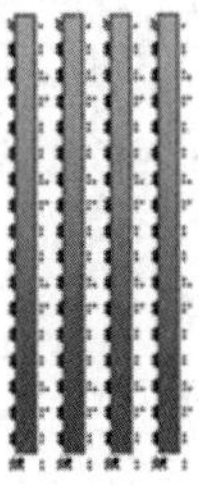	四个成串刺激颤搐高度衰减 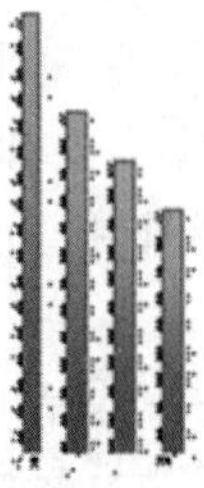	四个成串刺激颤搐高度降低 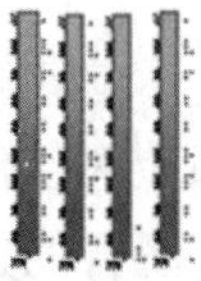	四个成串刺激颤搐高度衰减 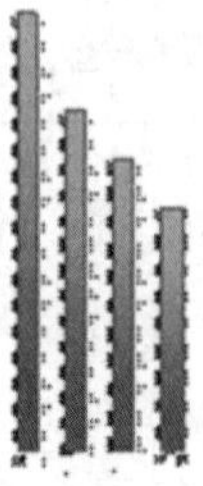

图 20.1 四个成串刺激（TOF）常用于术中监测神经肌肉阻滞，是通过以每 0.5 s 2 Hz 的频率提供 4 次电刺激来实现。该表是神经肌肉阻滞状态下对 TOF 刺激预期颤搐反应的示意图。在非去极化阻滞状态下，TOF 刺激表现出颤搐高度的衰减。Ⅰ相去极化阻滞中，颤搐高度下降，但没有衰减。Ⅱ相去极化阻滞中，对 TOF 刺激的反应类似于非去极化阻滞，同样表现为颤搐高度的衰减

Ⅱ相阻滞在临床上类似于非去极化药物的阻断，但仍应避免使用抗胆碱酯酶药物（即新斯的明）拮抗，因其反应难以预测。参见图 20.1[10]。

18. 使用琥珀胆碱后出现牙关紧闭，有何临床意义？

牙关紧闭是指下颌肌肉痉挛，可出现在使用琥珀胆碱后，最常见于儿科患者。某些情况下，强直可能非常严重，以至于医生无法打开患者的嘴巴。另一个令人担忧的问题是，咬肌痉挛可能是恶性高热的首发症状。琥珀胆碱是公认的恶性高热易感个体的诱发剂。咬肌痉挛绝不等于恶性高热，但其出现提示临床医生应对恶性高热保持高度的警惕[10]。

19. 儿科患者中使用琥珀胆碱是否令人担忧？

琥珀胆碱通常应避免在儿科患者中使用。考虑到有漏诊 Duchenne 型肌营养不良症（一种 X 染色体连锁遗传病）的可能性，年轻男性患者中使用琥珀胆碱尤其令人担忧。在肌营养不良的儿童中使用琥珀胆碱后出现高钾血症、横纹肌溶解症和心搏骤停的病例报道屡见不鲜[2]。儿科患者中避免使用琥珀胆碱的另一个原因是容易导致心动过缓。

参考文献

1. Jonsson M, Dabrowski M, Gurley DA, et al. Activation and inhibition of human muscular and neuronal nicotinic acetylcholine receptors by succinylcholine. Anesthesiology. 2006;104:724–33.
2. Donati D. Neuromuscular blocking agents. In: Barash et al., editors. Clinical anesthesia. 7th ed. Philadelphia: Lippincott Williams & Wilkins; 2013. p. 523–57.
3. Miller RD. Neuromuscular blocking drugs. In: Basics of anesthesia. 6th ed. Philadelphia: Elsevier Saunders; 2011. p. 143–61.
4. Naguib M, Samarkandi AH, El-Din ME, Abdullah K, Khaled M, Alharby SW. The dose of succinylcholine required for excellent endotracheal intubating conditions. Anesth Analg. 2006;102:151–5.
5. Lemmens HJ, Brodsky JB. The dose of succinylcholine in morbid obesity. Anesth Analg. 2006;102:438–42.
6. Thapa S, Brull SJ. Succinylcholine-induced hyperkalemia in patients with renal failure: an old question revisited. Anesth Analg. 2000;91:237–41.
7. Perry JJ, Lee JS, Sillberg V, Wells GA. Rocuronium versus succinylcholine for rapid sequence induction intubation. Cochrane Database Syst Rev. 2008;. doi:10.1002/14651858.CD002788.pub2.
8. Gronert GA. Cardiac arrest after succinylcholine: mortality greater with rhabdomyolysis than receptor upregulation. Anesthesiology. 2001;94:523–9.
9. Schreiber JU, Lysakowski C, Fuchs-Buder T, et al. Prevention of succinylcholine-induced fasciculation and myalgia: a meta-analysis of randomized trials. Anesthesiology. 2005;103:877–84.
10. Naguib M, Lien CA, Claude M. Pharmacology of neuromuscular blocking drugs. In: Miller RD, editor. Miller's anesthesia. 8th ed. Philadelphia: Elsevier Saunders; 2015. p. 958–91.

非去极化神经肌肉阻滞剂

Erin Bettendorf，Zhiling Xiong

朱斌斌　张卉颖　译　赵高峰　张鸿飞　校

病例

患者男性，27岁，有哮喘史，出现腹痛、食欲减退、恶心和呕吐12 h，诊断急性阑尾炎，拟行急诊腹腔镜阑尾切除术。

既往史	哮喘
既往手术史	6岁时行扁桃体和腺样体切除术
过敏史	无
用药史	沙丁胺醇，孟鲁司特
家族史	其姨妈从麻醉中"花了很长时间才醒"

1. 这种情况下，神经肌肉阻滞是否有益?为什么?

肌肉松弛在包括腹腔镜手术在内的各种手术中非常必要。肌肉松弛剂（神经肌肉阻滞剂）在麻醉诱导期间通过抑制声带周围肌肉的收缩，提供最佳的插管条件，以利于气管插管。此外，神经肌肉阻滞剂在许多情况下可改善手术条件，促进手术安全有效地完成。

2. 神经肌肉阻滞剂的作用部位在哪里?

神经肌肉阻滞剂主要作用于位于神经肌肉接头部位的乙酰胆碱受体。受体由五个亚基组成：两个 α 亚基、一个 β 亚基、一个 δ 亚基和一个 ε 亚基。乙酰胆碱与 α 亚基结合，多数神经肌肉阻滞药物也与 α 亚基结合。乙酰胆碱受体有两类：烟碱型受体和毒蕈碱型受体。烟碱型受体位于骨骼肌和自主神经节上，是神经肌肉阻滞药物的作用部位。毒蕈碱型受体广泛分布于全身的平滑肌、心脏的窦房结和房室结以及分泌腺中。

3. 描述神经肌肉接头处导致肌肉收缩的正常信号传递过程

当动作电位沿着神经传导而导致钙通过电压门控钙通道内流时，正常的信号传递即开始。细胞内钙的突然增加导致含有乙酰胆碱的囊泡从细胞质移动到细胞膜。在细胞膜上，囊泡融合并释放乙酰胆碱进入神经肌肉接头。乙酰胆碱分子经过神经肌肉接头，与运动终板上的烟碱型乙酰胆碱受体结合。为了使烟碱型乙酰胆碱受体发生构象变化，组成受体的两个 α 亚基均须与乙酰胆碱分子结合。一旦两个乙酰胆碱分子结合在一起，受体构象发生变化，离子通道开放，允许钠、钙内流和钾外流。这些离子的运动引起跨细胞膜电位的变化。当足够多的受体被触发并且在膜的交界处存在足够大的电位差时，就会发生去极化，使肌肉细胞膜上的钠通道开放，导致肌质网释放钙离子。细胞内钙的突然增加使肌动蛋白和肌球蛋白相互作用，引起肌肉收缩。

4. 成熟的乙酰胆碱受体与未成熟（胎儿）受体有什么不同?

未成熟的乙酰胆碱受体存在于胎儿肌肉中，含有 γ 亚基而不是 ε 亚基。未成熟的乙酰胆碱受体也被称为接头外受体，因为它们也可位于成人的神经肌肉接头之外。

5. 乙酰胆碱如何代谢？

当乙酰胆碱分子从运动终板上的烟碱型受体向周围扩散时，会在神经肌肉接头处被乙酰胆碱酯酶迅速分解为胆碱和乙酸。然后，胆碱被突触前膜重吸收，并重新合成乙酰胆碱。乙酰胆碱酯酶位于与乙酰胆碱受体相邻的运动终板上。

6. 神经肌肉阻滞剂有哪两大类？

分别是去极化和非去极化神经肌肉阻滞剂。琥珀胆碱是临床上唯一使用的去极化神经肌肉阻滞药物，而非去极化神经肌肉阻滞剂有多种，例如罗库溴铵、维库溴铵、顺阿曲库铵和泮库溴铵等。

7. 去极化神经肌肉阻滞剂的作用机制是什么？

去极化神经肌肉阻滞剂琥珀胆碱在结构上与乙酰胆碱相似，其结合在乙酰胆碱结合位点（α亚基），并引起动作电位的传导。但与乙酰胆碱不同的是，去极化神经肌肉阻滞剂不会被乙酰胆碱酯酶分解，导致两者结合时间延长，增加运动终板复极的时间，引起短时间的肌肉松弛。因此，琥珀胆碱是乙酰胆碱受体的竞争性激动剂。

8. 琥珀胆碱如何代谢？

当给患者注射琥珀胆碱时，大部分的琥珀胆碱在到达神经肌肉接头之前被代谢，被血浆假性胆碱酯酶（也称为丁酰胆碱酯酶）快速而有效地分解。到达神经肌肉接头的部分可与乙酰胆碱受体结合，产生临床效应。随后，这部分琥珀胆碱从神经肌肉接头重新分布，并被迅速分解。

9. 什么可以改变琥珀胆碱的作用时间？

琥珀胆碱的正常起效时间为 30 ～ 90 s，作用时间为 3 ～ 5 min。但许多情况下，该时间显著延长。假性胆碱酯酶缺乏会减少分解琥珀胆碱的酶的数量。对于非典型假性胆碱酯酶基因杂合子的患者，琥珀胆碱的持续时间可以是 20 ～ 30 min。对于纯合子患者，单剂量琥珀胆碱可导致数小时的肌肉松弛。

几种后天因素会延长琥珀胆碱的作用时间。丁酰胆碱酯酶活性降低可见于肝病、妊娠、肾病患者和使用各种药物（如胆碱酯酶抑制剂、甲氧氯普胺、艾司洛尔、环磷酰胺、口服避孕药、乙膦硫胆碱）。低体温患者的作用时间会延长。给予大剂量琥珀胆碱或输注琥珀胆碱也可以延长其作用时间。

10. 琥珀胆碱有什么不良反应？

琥珀胆碱有几种明显而潜在的严重不良反应。然而，通过正确的用药计划和病例选择，这种药物的风险可以降低。部分患者出现组胺释放，但通常轻微且短暂。

给予琥珀胆碱会导致高钾血症，这是在肌肉收缩时钾外流到细胞外间隙的结果。某些患者中，这种高钾血症可能导致危及生命的心律失常。

肌颤是在许多患者中出现的明显肌肉收缩，表明肌肉松弛。这种现象通常不会发生在肌肉不发达患者、老年患者和儿童中。患者可能会因为肌肉收缩不协调而出现肌痛。使用非去极化神经肌肉阻滞剂预处理可以减少肌颤，但其对肌痛的影响存在争议。腹壁肌肉收缩会导致胃内压升高，可被食管下段括约肌张力增加所抵消，因此不会增加误吸的风险。琥珀胆碱可引起颅内压升高，但如果使用非去极化神经肌肉阻滞剂预处理，则可降低颅内压。眼压升高与非去极化神经肌肉阻滞剂无关，也不受肌颤的影响。

琥珀胆碱是唯一可能引发恶性高热的神经肌肉阻滞剂。

琥珀胆碱作为乙酰胆碱的结构类似物，可与副交感神经系统和交感神经系统中的受体结合并发挥作用。较小剂量主要刺激副交感系统，导致心动过缓和心肌收缩力下降，较大剂量则会导致心率增加。成人的心血管反应中通常有限，而儿童使用琥珀胆碱诱导后心动过缓的风险增加，常非常严重。给儿童使用琥珀胆碱之前，应预防性给予阿托品。

11. 哪些患者使用琥珀胆碱会增加高钾血症的风险？为什么？

在急性神经或组织损伤的患者中，会在神经肌肉接头外产生更多的未成熟乙酰胆碱受体。给予琥珀胆碱时，这些接头外受体与神经肌肉连接处成熟的乙酰胆碱受体共同去极化，导致细胞内的钾释放水平增加。健康患者中，使用琥珀胆碱可使钾水平增加 0.5 mmol/L。对于已存在组织损伤的患者，这种增加会更显著，并可能危及生命。增加高钾风险的情况包括烧伤、脊髓损伤、脑血管意外、严重创伤、颅内或脊髓肿块、严重感染、严重代谢性酸中毒、长时间制动和 Duchenne 肌营养不良等肌肉疾病。

12. 非去极化神经肌肉阻滞剂的作用机制

非去极化神经肌肉阻滞剂在神经肌肉接头处结合乙酰胆碱受体的 α 亚基，因此属于乙酰胆碱受体竞争性抑制剂，通过阻止乙酰胆碱结合、离子移动和神经肌肉接头突触后膜两侧的电位变化，发生肌肉松弛。

13. 临床实践中使用的非去极化神经肌肉阻滞剂有哪两类？

一组是苄基异喹啉类，包括米库氯铵、阿曲库铵和顺阿曲库铵。另一组为甾体类药物，包括罗库溴铵、维库溴铵和泮库溴铵。

14. 临床可用的非去极化神经肌肉阻滞剂的作用时间有多长？

罗库溴铵——在较大的初始剂量下，起效时间短（1 ～ 2 min），作用时间中等。

维库溴铵——起效时间为 2 ～ 3 min，为中长效。

泮库溴铵——起效时间为 2 ～ 3 min，作用时间长。

阿曲库铵——起效时间为 2 ～ 3 min，作用时间中等。

顺阿曲库铵——起效时间为 2 ～ 3 min，作用时间中等。

15. 非去极化神经肌肉阻滞剂如何代谢和消除？

罗库溴铵没有代谢，只有排泄。排泄主要在肝中进行，肾也有部分排泄功能。严重肝衰竭、肝萎缩（比如老年人）或妊娠患者中，罗库溴铵的作用时间延长。

维库溴铵在肝中部分代谢后，通过肾和胆汁排出。肾衰竭会延长其作用时间。

泮库溴铵在肝中代谢有限，然后从肾排出。

阿曲库铵主要通过霍夫曼消除和酯酶水解，只有小部分通过肾和胆汁消除。

顺阿曲库铵完全通过霍夫曼消除代谢。这种代谢与肾或肾功能无关（译者注：原文如此，此处应为与肝功能或肾功能无关），作用时间稳定。

16. 何谓霍夫曼消除？

霍夫曼消除是化合物不依赖酶的自发分解，其在体内正常生理 pH 和温度下发生。阿曲库铵和顺阿曲库铵均经霍夫曼消除。

17. 泮库溴铵有什么不良反应？

泮库溴铵可通过迷走神经作用增加心率、血压和心输出量。与同类药物相比，增加心律失常的风险。与同类药物相比，泮库溴铵作用时间较长，在外科手术中应用较少。

18. 米库氯铵有何特点？

米库氯铵是一种苄异喹啉类衍生物，属于短效的神经肌肉阻滞药物。起效时间通常 3 ～ 5 min，作用持续时间约为 10 ～ 20 min，是唯一被假性胆碱酯酶代谢的非去极化药物。因此，患有非典型血浆胆碱酯酶或假性胆碱酯酶缺乏症的患者使用米库氯铵，会出现与琥珀胆碱类似的长时间作用。

19. 新斯的明能否逆转米库氯铵引起的神经肌肉阻滞？

抗胆碱酯酶药物新斯的明不仅能抑制真胆碱酯酶，还能抑制假性胆碱酯酶，所以人们担心新斯的明可能会反常地延长米库氯铵的作用时间。不过多数专家认为，使用新斯的明增加乙酰胆碱的浓度，可以竞争神经肌肉接头上烟碱型胆碱能受体的结合位点，这种逆转的益处应该超过对血浆假性胆碱酯酶活性的抑制，因此米库氯铵的作用可能被逆转。传统观点认为，鉴于米库氯铵是一种如此短效的药物，因此不需要拮抗药。

20. 哪种神经肌肉阻滞剂有活性代谢物？

阿曲库铵和顺阿曲库铵代谢产生 N- 甲基四氢罂粟碱。N- 甲基四氢罂粟碱已被证明能引起中枢神经系统兴奋。这种兴奋可能导致吸入麻醉药的最低肺泡有效浓度（MAC）增加，甚至可能导致癫痫发作。N- 甲基四氢罂粟碱在肝中代谢，并在尿液和胆汁中排泄，因此肝衰竭患者 N- 甲基四氢罂粟碱中毒的风险增加。

21. 哪些非去极化神经肌肉阻滞剂会导致组胺释放？

类似于琥珀胆碱，几种非去极化神经肌肉阻滞剂能够触发组胺释放。其释放量大小为：筒箭毒碱＞二甲箭毒＞阿曲库铵＝米库氯铵。缓慢给药和（或）用 H_1 和 H_2 抗组胺药物预处理可减轻这种不良反应。

22. 该患者应该避免使用任何非去极化神经肌肉阻滞剂吗？为什么？

阿曲库铵会引起组胺剂量依赖性释放，引发支气管痉挛，哮喘患者应避免使用。也有关于阿曲库铵在无哮喘患者中诱发支气管痉挛的报道。

23. 如何监测神经肌肉阻滞的深度？

为了确定肌肉松弛的程度，通常在尺神经或面神经使用周围神经刺激器，分别评估拇内收肌和眼轮匝肌收缩情况。在 2 s 内给予 4 个 2 Hz 的电刺激，测定"四个成串刺激"（train of four，TOF）。当第 4 个颤搐反应出现时，第 4 个抽搐反应与第 1 个抽搐反应的比率可提示残留的神经肌肉阻滞程度。TOF 比率低于 0.9 时，应考虑存在残余肌肉阻滞作用。

强直刺激是持续至少 5 s 的单一刺激。持续性强直刺激通常用 50 ～ 100 Hz 的电流。

24. 什么是强直后易化？

在持续的强直刺激之后，颤搐幅度会有短暂的增加，比如紧接着四个成串刺激的幅度增加，可能是由于神经肌肉接头中乙酰胆碱增加所致。

25. 神经肌肉阻滞监测的部位与哪些肌群相关？

使用面神经刺激评估眼轮匝肌中的四个成串刺激，这种评估与膈肌功能的恢复相关。而拇内收肌评估与喉部肌肉功能恢复密切相关。

26. 如何确定患者的神经肌肉阻滞何时可以拮抗？

当患者在四个成串刺激中出现 4 次颤搐反应时，则神经肌肉阻滞效应可以逆转。拮抗剂可能需要 10 ～ 15 min 才能发挥最大作用，在肌肉松弛较明显的情况下甚至需要更长时间才能达到峰值效应并完全逆转患者的肌肉松弛。

27. 使用什么药物进行拮抗？为什么？

神经肌肉阻滞的拮抗剂包括胆碱酯酶抑制剂和抗胆碱能药。最常用的胆碱酯酶抑制剂是新斯的明，是一种非脂溶性制剂，不能穿过血脑屏障。起效时间为 5 ～ 7 min，作用持续时间约为 1 h。如果使用新斯的明拮抗长效神经肌肉阻滞剂，其逆转作用可能短于这种神经肌肉阻滞药物的有效作用时间，导致再箭毒化。

28. 拮抗剂的潜在不良反应是什么？

胆碱酯酶抑制剂通过增加乙酰胆碱的水平，激动毒蕈碱型受体，引起显著的不良反应。作用于心血管系统，会导致心动过缓；诱发支气管痉挛和肺部分泌物增加；消化系统会产生更多的分泌物、唾液以及肠痉挛。使用胆碱酯酶抑制剂会增加术后恶心和呕吐的发生率。瞳孔缩小是眼部不良反应。

毒扁豆碱是可以通过血脑屏障的胆碱酯酶抑制剂，使用后会引起大脑兴奋。最常用的胆碱酯酶抑制剂新斯的明不能通过血脑屏障。

29. 如何减轻胆碱酯酶抑制剂的不良反应？

给予抗胆碱能药物有助于减轻胆碱酯酶抑制剂（如新斯的明）的几种不良反应。与胆碱酯酶抑制剂联合使用的抗胆碱能药物主要作用于毒蕈碱型乙酰胆碱受体（与神经肌肉阻滞药物主要影响烟碱型乙酰胆碱受体不同）。推荐与新斯的明联合使用格隆溴铵，其作用时间相似，且不会通过血脑屏障。

30. Ⅰ相阻滞和Ⅱ相阻滞有什么不同？

在单次使用琥珀胆碱后的Ⅰ相阻滞中，周围神经刺激显示，四个成串刺激或持续性强直刺激后并未出现衰减，没有强直后易化作用。患者可以从Ⅰ相阻滞中迅速恢复。Ⅱ相阻滞可在多次注射琥珀胆碱或输注琥珀胆碱后发生，其原因可能是神经肌肉接头复极后，由于琥珀胆碱的持续存在，神经肌肉接头对乙酰胆碱没有正常反应。Ⅱ相阻滞中四个成串刺激和强直刺激表现为衰减。肌肉松弛的恢复时间长短不一，但比Ⅰ相阻滞恢复慢。

31. 哪些因素可能导致神经肌肉阻滞时间延长？

神经肌肉阻滞剂逆转不充分，无论是拮抗药的剂量不足，还是患者未从神经肌肉阻滞剂中充分恢复时给予拮抗药物，均可能导致肌肉无力。此外，有多个因素可能延长神经肌肉阻滞作用。延长神经肌肉阻滞作用的药物包括胺碘酮、维拉帕米、部分抗逆转录病毒药物（齐多夫定、拉米夫定）、皮质类固醇、他汀类药物、部分抗生素（青霉素、四环素、氨基糖苷类药物和克林霉素）、磺胺类药物、非甾体抗炎药和丹曲林。挥发性麻醉药可增强神经肌肉阻滞剂的作用。体温过低会加重神经肌肉阻滞。多种电解质紊乱可导致肌肉无力，包括低磷血症、高镁血症、低钙血症和低钾血症。

32. 应如何管理神经肌肉阻滞时间延长的患者？

如果患者神经肌肉阻滞的恢复时间延长，应继续镇静，并提供呼吸支持，直至神经肌肉阻滞作用消失。对于镇静的患者，建议定期评估至少持续 5 s 的强直刺激，以确定肌肉功能是否恢复。

参考文献

1. Appiah-Ankam J, Hunter JM. Pharmacology of neuromuscular blocking drugs. Contin Educ Anaesth Crit Care Pain. 2004;4(1): 2–7.
2. Bowman WC. Neuromuscular block. Br J Pharmacol. 2006;147 (Suppl 1):S277–86.
3. Butterworth JF, IV, Mackey DC, Wasnick JD. Butterworth JF, IV, Mackey DC, Wasnick JD, Butterworth, JF, IV, et al. Chapter 11. Neuromuscular blocking agents. In: Butterworth JF, IV, Mackey DC, Wasnick JD. Butterworth JF, IV, Mackey DC, Wasnick JD, Butterworth, JF, IV, et al. editors. Morgan & Mikhail's Clinical Anesthesiology, 5e. New York, NY: McGraw-Hill; 2013. http://accessmedicine.mhmedical.com.ezp-prod1.hul.harvard.edu/content.aspx?bookid=564&Sectionid=42800542. Accessed 10 July 2015.
4. Cooperman L. Succinylcholine induced hyperkalemia in neuromuscular disease. JAMA. 1970;213:1867–71.
5. Kampe S, Krombach JW, Diefenbach C. Muscle relaxants. Best Pract Res Clin Anaesthesiol. 2003;17(1):137–46.
6. Lein CA, Kopman AF. Current recommendations for monitoring depth of neuromuscular blockade. Curr Opin Anaesthesiol. 2014;27 (6):616–22.
7. Michalska-Krzanowska G. Anaphylactic reactions during anaesthesia and the perioperative period. Anaesthesiol Intensive Ther. 2012;44(2):104–11.

22 重症肌无力

Huan Wang，Zhiling Xiong

张卉颖　陈璋译　叶靖　赵高峰　校

病例

　　患者男性，52 岁，既往有高脂血症、重症肌无力；近期诊断为结肠癌，入院接受肿瘤切除手术。

用药史	溴吡斯的明 360 mg/d，辛伐他汀 40 mg 每晚
过敏史	无
既往史	高脂血症，重症肌无力，结肠癌
体格检查	身高 175 cm，体重 62 kg，体温 36.9℃，血压 115/78 mmHg，心率 77 次/分，呼吸 16 次/分，血氧饱和度（未吸氧）98%
	气道评估：Mallampati 分级 2 级，甲颏距离 2～3 横指，颈部运动不受限，张口度 4 横指
	患者意识清晰、定向力正常，心脏和肺部体格检查正常。腹部柔软，无压痛，无腹胀。所有主要肌肉群的肌力均正常

1. 重症肌无力病理生理学改变是什么？

　　重症肌无力（myasthenia gravis，MG）是骨骼肌神经肌肉接头处的一种自身免疫性疾病。其病因是肌肉型烟碱型乙酰胆碱受体（nicotinic acetylcholine receptor，nAChR）的 α 亚单位受到循环中 IgG 抗体攻击而解体或失活，引起神经传导能力下降，因此出现肌无力和疲劳。神经型烟碱型乙酰胆碱受体 α 亚单位的缺乏则可能导致自主神经或中枢神经系统受累性疾病[1]。

　　正常情况下，突触前运动神经元释放的乙酰胆碱量随着反复刺激而减少，称为突触前耗竭。MG 中，突触前耗竭和激活的突触后受体数量不足共同导致了病程中随休息可缓解的特征性疲劳[2]。

2. 这些抗体减少 MG 功能性受体数量的机制是什么？

　　这些抗体通过几种机制来减少功能性受体的数量[3]：

- 受体与 IgG 抗体交联破坏受体结构。
- 抗体-受体复合物直接损伤神经肌肉接头膜。
- 不同抗体攻击神经肌肉接头处的肌肉特异性受体酪氨酸激酶，这是一种负责 nAChR 排列的酶，受到攻击后将导致受体功能不良。

3. MG 的流行病学现状如何？

　　MG 被认为是最常见的进行性自身免疫性神经肌肉传导疾病，其患病率为 50～142/1 000 000[4]。在不同年龄组中存在性别差异，其中较年轻人群（20～30 岁）女性比男性更易患病，而在较年长人群（> 60 岁）中，男性更易患病。

4. MG 的解剖学来源是什么？

　　由于 MG 与胸腺增生之间存在较强的相关性（超过 70% 的 MG 患者存在胸腺增生，10% 合并胸腺瘤），因此假设胸腺是受体结合抗体的来源。然而值得注意的是，胸腺切除术并非对所有患者有效，因此其他可能产生抗体的位点也被认为与此疾病相关[5]。

5. MG 的分类有哪些？

　　根据骨骼肌受累和症状严重程度，MG 分为四种类型[6]：

Ⅰ型：眼型，局限于眼外肌受累（约10%）
- 病程3年以上局限性眼型MG患者病情进展可能性小

Ⅱ型：骨骼肌无力型
- Ⅱa型——缓慢进展，轻型
  - 呼吸肌不受累
  - 对抗胆碱酯酶药物和皮质类固醇反应良好
- Ⅱb型——快速进展，重型
  - 呼吸肌可能受累
  - 药物治疗效果欠佳

Ⅲ型：6个月内急性发病、肌力迅速减退
- 与高死亡率相关

Ⅳ型：严重的全身广泛肌无力
- Ⅰ型和Ⅱ型进展的结果

6. MG的症状和体征是什么？

MG的特点是反复运动后主动动作骨骼肌无力和进行性疲劳，休息后改善。其可局限于特定的肌肉群，也可为全身性。症状可以在一天中有不同变化，持续时间亦不同。

- 面部肌肉无力——上睑下垂和复视往往是最初的症状，因受脑神经支配的骨骼肌（眼、咽、喉）最容易受累。
- 延髓肌肉无力——吞咽困难、构音障碍和流涎，患者处于误吸的高危状态。
- 肢体无力——近端肌肉受到的影响比远端肌肉更严重，可出现手臂、腿或躯干无力，受累区域通常为不对称、斑片状[5]。
- 呼吸衰弱——完全呼吸抑制较少发生，属于

肌无力危象的典型特征。

7. MG的鉴别诊断有哪些？

见表22.1[6-7]。

8. MG的诊断试验有哪些？

- 腾喜龙（依酚氯铵）试验（给予抗胆碱酯酶药，即腾喜龙）。
  - 若胆碱酯酶受到抑制而增强肌力，则为阳性。其原理是增加乙酰胆碱量，与本身减少的突触后nACR结合，促进突触后膜去极化。
  - 腾喜龙通常小剂量使用（2～8mg），5min内出现无力症状改善，并持续约10min。
- 肌电图试验。
  - 经反复神经刺激后肌肉复合动作电位下降，证明为阳性。
- 放射免疫学试验。
  - 检测血清中的抗乙酰胆碱抗体，然而部分患者体内可能无法监测到抗体或根本不出现抗体。

9. MG有什么治疗方法？

MG的治疗可分为内科治疗和外科治疗。

（1）内科治疗
- 抗胆碱酯酶药物——一线药物。
  - 作用机制：抑制乙酰胆碱酯酶水解乙酰胆碱，从而增加神经肌肉接头部位神经递质含量。溴吡斯的明因口服耐受性好，副作用少，作用时间长，应用最广。

表22.1 重症肌无力的症状和特征的鉴别诊断

病名	症状和体征	注释
药物诱发的MG（青霉胺、非去极化肌松药、氨基糖苷类、普鲁卡因胺）	触发自身免疫性MG，加重MG	以停药后症状改善为特征
Eaton-Lambert综合征	重复活动后肌无力可改善，常见于小细胞肺癌患者	由钙通道的抗体引起
Graves病	复视，突眼	出现甲状腺刺激性免疫球蛋白
肉毒素中毒	全身无力，眼肌麻痹，瞳孔散大	重复神经刺激后反应逐渐改善
进行性眼外肌麻痹	上睑下垂，复视，部分病例全身无力	线粒体异常
颅内肿瘤	眼肌麻痹，脑神经无力	CT或MRI异常表现

Adapted from Stoelting's Anesthesia and Coexisting Disease[6]

约 30 min 起效，2 h 可达峰值效应，作用持续时间 3 ～ 6 h。

应根据患者的反应个体化调整剂量（最大剂量为每 3 h 口服 120 mg），30 mg 口服与 1 mg 静脉注射 / 肌内注射效果相同。

更高剂量可能诱发肌无力，导致胆碱能危象。

出现毒蕈碱样症状（唾液分泌，瞳孔缩小，心动过缓），且给予滕喜龙后肌无力加重可确诊胆碱能危象。

- 尽管抗胆碱酯酶药可使多数患者受益，但用药后的症状改善可能并不完全并可能在数周或数月后药效减弱。

● 免疫抑制剂——抗胆碱酯酶药效果欠佳时应用。

- 机制：阻止乙酰胆碱在运动终板的分解[8]。皮质类固醇——最常用、最有效，但副作用最大[9]。

硫唑嘌呤或环孢素——用于糖皮质激素治疗无效或无法耐受者[10]。

● 短期免疫疗法。

- 血浆置换疗法——适用于短期症状改善，如肌无力危象、呼吸衰竭，或准备行胸腺切除的患者[11]。

机制：清除循环中抗体，促使突触后膜受体数量增加。

其作用短暂，在几日内症状有改善并能降低呼吸机依赖。

多次血浆置换可导致感染、低血压和肺栓塞的风险增加。

- 免疫球蛋白——其适应证和作用机制与血浆置换法相同。

对血液中乙酰胆碱受体抗体的浓度无影响。

（2）外科治疗

● 胸腺切除术——目标为缓解症状或减少药物治疗的剂量[12]。

- 机制：据推测，通过切除胸腺内的肌样细胞，以阻断抗原刺激，或通过切除胸腺直接改变机体的免疫调节。乙酰胆碱受体抗体滴度通常在胸腺切除术成功后随着临床症状的改善而降低[13]。

- 手术方法

正中胸骨切开术——有利于术野暴露和切除全部胸腺组织。

颈部切口纵隔镜手术——切口小，术后疼痛发生率低。

- 术后：减少抗胆碱酯酶药物剂量，通常在术后数月方可显效。

术前

10. 如何根据 MG 患者的术前用药制订管理方案？

● 抗胆碱酯酶药——术晨由外科医师或麻醉医师决定是否继续用药或停药。部分医师倾向于术前停药，以避免与术中使用的肌松药物相互作用[14]。

● 糖皮质激素——通常需要在围手术期使用应激剂量。

● 血浆置换治疗——若患者病情控制不佳，术前需行血浆置换。

● 抗焦虑药 / 阿片类药物——尽量避免应用于可能已存在呼吸肌无力的患者。

11. 术前有哪些麻醉注意事项？

● 心血管系统——MG 患者患心脏病的风险增高，因致病抗体对 β_1 和 β_2 肾上腺素受体具有较高的亲和力[16]。患者常伴心房颤动、传导阻滞或心肌病。

● 呼吸系统——延髓受累会严重损害患者咳嗽和清除分泌物的能力，同时患者的气道保护能力下降。

● 呼吸肌功能。

- 肺功能测试（PFT）——有助于量化呼吸肌肌力，特别是最大吸气负压和肺活量（forced vital capacity，FVC）。

优化肌力和呼吸功能——如果肺活量 < 2 L，通常在术前行血浆置换以确保术后肺功能恢复。

告知患者术后存在呼吸机辅助通气的可能性非常重要。

需要使用确定最佳拔管条件的参考指标，以及评估术后是否需要机械通气的预测工具[17]。

- 流速容量环——如果胸腺瘤为前纵隔肿块，流速容量环数据非常有用，因为这类患者在麻醉诱导时可出现胸内气道或血管受压迫，需引起关注。
- 患者仰卧和直立时获得的最大吸气和呼气流速容量环可提示呼吸损害的程度，以及损害是永久性还是暂时性。
- 自身免疫性疾病——MG 与其他自身免疫性疾病相关，包括甲状腺功能减退（约 10% 的患者合并 MG）、类风湿关节炎、系统性红斑狼疮和恶性贫血。

12. 术后需行机械通气的危险因素有哪些？

- 病程 6 年以上。
- 合并慢性阻塞性肺疾病或与 MG 无关的肺部疾病。
- 每日服用溴吡斯的明超过 750 mg。
- 肺活量不足 2.9 L。
- 频发危象。

术中

13. 此例患者可行椎管内麻醉吗？

硬膜外麻醉和蛛网膜下腔麻醉可以安全用于 MG 患者。然而，围手术期需密切监测肌肉功能和通气功能。

- 选择局部麻醉药——酰胺类局麻药。
  - 剂量减低，以避免血药浓度升高。
  - 避免酯类局麻药，其由胆碱酯酶代谢，服用抗胆碱酯酶药患者的酯类局麻药代谢可能延长。
- 关注麻醉效果——监测肌无力。
  - 应该注意局部麻醉药本身可通过降低突触后膜对乙酰胆碱的敏感性，增强神经肌肉阻断剂作用，加重肌无力。

14. 能否使用非去极化肌肉松弛药作为手术的肌松药物？

非去极化神经肌肉阻滞剂（肌肉松弛药）可用

于 MG 患者，但必须谨慎：

- 剂量——由于敏感性增加而减少剂量。
  - 由于需要阻断的乙酰胆碱受体数量减少而增加了对非去极化肌肉松弛药的敏感性。
  - 药物起效缩短，持续时间更长。
  - 术前持续服用抗胆碱药治疗的影响。
    由于大量的乙酰胆碱可以竞争性拮抗非去极化肌肉松弛药，出现耐药性，可能需要提高肌松药初始剂量[18]。
    有文献报道拮抗后患者麻醉恢复时间延长[19]。
    胆碱酯酶下降会影响通过假性胆碱酯酶代谢的米库氯铵分解，延长其作用时间。
- 监测——使用外周神经刺激器于术前测定基础值并动态应用于手术全程。
  - 由于药物效用的不确定性，周围神经刺激器应动态应用于手术全程，非去极化肌肉松弛药的剂量应根据 95% 有效剂量（ED95）的 0.1～0.2 倍滴定增量，直至达到所需的肌肉松弛程度。
- 替代方案。
  - 吸入麻醉药——可以尝试通过使用吸入麻醉药物来避免使用肌肉松弛药，以保证气管插管和手术操作便捷。
  - 区域神经阻滞技术——减少或消除手术对肌肉松弛的需要。

15. MG 患者对琥珀胆碱的反应如何？

即使是 MG 患者，如需要快速气管插管，也可以使用琥珀胆碱。

- 由于有功能的乙酰胆碱受体减少，MG 患者存在胆碱能药物抵抗，通常需要增加剂量。
- MG 患者中琥珀胆碱的 ED95 是非肌无力患者（0.8 mg/kg vs. 0.3 mg/kg）的 2.6 倍[20]。
- 然而，用于正常患者快速诱导插管的琥珀胆碱剂量（1.5～2.0 mg/kg）约为 5 倍的 ED95，意味着 1.5～2.0 mg/kg 的剂量对于多数 MG 患者快速诱导插管亦足够。
- 与正常患者相比，肌无力患者更容易出现 II 相阻滞，尤其是重复应用琥珀胆碱的患者[21]。
- 作用延长——术前长期应用溴吡斯的明或血浆置换等抑制或耗竭胆碱酯酶的治疗方法可

能会减慢琥珀胆碱的代谢[22]。

16. 吸入麻醉药对此例患者有何影响？

- 吸入挥发性麻醉药提供深度肌肉松弛，因评估肌无力患者的肌肉松弛药反应有困难，可替代使用。
- 若吸入麻醉药物与肌肉松弛药合用，在所有挥发性麻醉药中，七氟烷增强非去极化肌肉松弛药的作用最为明显[23]。

17. 其他静脉药物对 MG 患者有哪些影响需要关注？

- 静脉麻醉药（巴比妥酸盐、丙泊酚、依托咪酯、氯胺酮）——均无影响。
- 阿片类药物——不影响 MG 患者的神经肌肉传导。
  - 若患者伴有呼吸储备功能差，阿片类药物导致的中枢性呼吸抑制将会对患者造成较大影响，因此应尽可能减少用量。
  - 如果可能，最好滴定使用短效阿片类药物，如瑞芬太尼。
- β 肾上腺素受体阻滞剂——加重 MG。
- 氨基糖苷类抗生素和多黏菌素——延长神经肌肉阻滞作用时间。

术后

18. MG 患者出现术后肌无力，有哪些原因？

MG 患者术后肌无力是一种少见的情况，具有多种原因。

- 判断是肌无力危象还是胆碱能危象。
  - 肌无力危象——重症肌无力症状的恶化。
  - 胆碱能危象——由过量的抗胆碱酯酶药引起，其特征是肌无力加重和毒蕈碱样作用，包括流涎、腹泻、瞳孔缩小、心动过缓。
  - 诊断——静脉注射腾喜龙（见上文"腾喜龙试验"）。

如患者症状改善，则为肌无力危象。

如患者症状加重，则为胆碱能危重。
- 麻醉药物残余作用。
- 非麻醉药物干扰神经肌肉传导（抗生素、皮质类固醇等）。

19. MG 患者术后需要注意什么？

拔管——需要根据患者的术前情况、手术状况和麻醉药物残余作用谨慎评估。需考虑：

- 因肌无力风险增加，患者在拔管前需恢复至完全清醒。
- 充分的术后镇痛。
- 彻底吸引呼吸道分泌物。
- 避免应用干扰神经肌肉传导的药物。

所有 MG 患者术后应在麻醉恢复室或外科重症监护病房密切监护，随时可再行呼吸机辅助呼吸支持。

参考文献

1. Miller RD. "Myasthenia Gravis." *Miller's Anesthesia*. New York: Elsevier/Churchill Livingstone. 2005.
2. Maselli RA. Pathophysiology of myasthenia gravis and Lambert-Eaton syndrome. Neurol Clin. 1994;12:285–303.
3. Postevka E. Anesthetic implications of Myasthenia Gravis: a case report. AANA J 2013;81(5).
4. Hirsch NP. Neuromuscular junction in health and disease. Br J Anaesth. 2007;99(1):132–8. doi:10.1093/bja/aem144.
5. Abel M, Eisenkraft JB. Anesthetic implications of myasthenia gravis. Mt Sinai J Med. 2002;69(1–2):31–7.
6. Stoeling RK, Hines RL, Marschall KE. "Myasthenia Gravis" *Stoelting's Anesthesia and co-existing disease*. 6th ed. Philadelphia, PA: Saunders/Elsevier; 2012.
7. Drachman DB. Myasthenia gravis. N Engl J Med. 1994;330: 1797–810.
8. Cornelio JF, Antozzi C, Mantegazza R, et al. Immunosuppressive treatments: their efficacy on myasthenia gravis patient's outcome and on the natural course of the disease. Ann NY Acad Sci. 1993;681:594–602.
9. Pascuzzi RM, Coslett B, Johns TR. Long-term corticosteroid treatment of myasthenia gravis: repot of 116 patients. Ann Neurol. 1984;15:291–8.
10. Schalke BCG, Kappos L, Dommasch D, et al. Cyclosporine A in the treatment of myasthenia gravis: a controlled randomized double blind trial cyclosporine A/Azathioprine-study design and first results. Muscle Nerve. 1986;9(Suppl):157.
11. Perlo VP, Shahani BT, Higgins CE, et al. Effect of plasmapheresis in myasthenia gravis. Ann N Y Acad Sci. 1981;377:709–24.
12. Kirschner PA. The history of surgery of the thymus gland. Chest Surg Clin N Am. 2000;10:153–65.
13. Vincent A, Newsome-Davids J, Newton P, et al. Acetylcholine receptor antibody and clinical response to thymectomy in myasthenia gravis. Neurology. 1983;33:1276–82.
14. Baraka A, Taha S, Yazbeck V, et al. Vecuronium block in the myasthenic patient. Influence of anticholinesterase therapy. Anaesthesia. 1993;48:588–90.
15. Howard JF. The treatment of myasthenia gravis with plasma

exchange. Semin Neurol. 1982;2:273–88.

16. Narin C, Sarkilar G, Tanyeli O, Ege E, Yeniterzi M. Successful mitral valve surgery in a patient with myasthenia gravis. J Card Surg. 2009;24(2):210–2.

17. Naguib M, el Dawlatly AA, Ashour M, et al. Multivariate determinants of the need for postoperative ventilation in myasthenia gravis. Can J Anaesth. 1996;43:1006–13.

18. Tripathi M, Kaushik S, Dubey P. The effect of use of pyridostigmine and requirement of vecuronium in patients with myasthenia gravis. J Postgrad Med. 2003;49(4):311–314 (discussion 314–315).

19. Kim JM, Mangold J. Sensitivity to both vecuronium and neostigmine in a sero-negative myasthenic patient. Br J Anaesth.

1989;63:497–500.

20. Eisenkraft JB, Book WJ, Mann SM, et al. Resistance to succinylcholine in myasthenia gravis: a dose-response study. Anesthesiology. 1988;69:760–3.

21. Baraka A, Baroody M, Yazbeck V. Repeated doses of suxamethonium in the myasthenic patient. Anaesthesia. 1993;28:782–4.

22. Baraka A. Suxamethonium block in the myasthenic patient. Correlation with plasma cholinesterase. Anaesthesia. 1992;47:217–9.

23. Nitahara K, Sugi Y, Higa K, Shono S, Hamada T. Neuromuscular effects of sevoflurane in myasthenia gravis patients. Br J Anaesth. 2007;98(3):337–41. doi:10.1093/bja/ael368.

23 恶性高热

Milad Sharifpour, Raheel Bengali

张卉颖　陈璋译　叶靖　赵高峰　校

病例

患者男性，17 岁，急性阑尾炎，由急诊室送入手术室拟行腹腔镜阑尾切除术。

既往史	无
手术史	无
用药史	偶用布洛芬治头痛
过敏史	无
体格检查	生命体征：体温 37.3℃，心率 82 次/分，呼吸 17 次/分，SaO$_2$ 100%，血压 114/73 mmHg 身高 180 cm，体重 74 kg

患者有出汗表现。其余体格检查仅示右下腹疼痛，触诊压痛明显，无其他异常。

行 ASA 标准监护（无创袖带血压、脉搏氧饱和度、心电图）。给予静脉注射丙泊酚、芬太尼、琥珀胆碱，行快速序贯诱导并气管插管。气管插管使用 MAC3 号喉镜片和 7.5 号气管导管。通过胸部起伏、听诊和呼气末二氧化碳波形确认气管导管位置正确。随后置入口咽部温度探头以测量体温，上半身覆盖充气保温毯。手术切皮前给予 2 g 头孢唑林静脉滴注。全身麻醉过程以七氟烷、空氧混合维持。静脉共注射 6 mg 吗啡，每次 2 mg 分次给药。

手术进行到一半时，外科医师要求再给予肌松药，因为"感觉腹肌很紧"。此时患者发生心动过速（心率 102 次/分，节律正常），尽管每分通气量没有变化，但呼气末二氧化碳（ETCO$_2$）升高（48 mmHg）。

此时告知外科医师该情况，并汇报上级医师寻求帮助。

1. 此时的鉴别诊断有哪些？

（1）恶性高热。
（2）感染/发热。
（3）麻醉/镇痛深度不足。
（4）神经阻滞剂恶性综合征。
（5）甲状腺危象。
（6）嗜铬细胞瘤。
（7）过敏性休克。
（8）通气不足。

2. 什么是恶性高热？

恶性高热（malignant hyperthermia，MH）是一种罕见的、可能致命的药物相关遗传性疾病，会在接触诱发药物的易感人群中出现[1]。

由于赖氨酸受体蛋白（RYR1）的缺陷，钙从肌质网不受控制地释放至肌质中，导致高代谢状态，其特征是不受控制的肌肉收缩（僵硬）、产热、产生过多的二氧化碳、酸中毒、高钾血症、横纹肌溶解和肌红蛋白尿。

3. MH 的诱因是什么？

诱因包括使用卤类挥发性麻醉药、非去极化肌肉松弛药琥珀胆碱（译者注：原文如此，应为去极化肌松药琥珀胆碱），以及体力活动诱发高体温的罕见情况。

4. MH 的早期临床症状是什么？[1-2]

（1）给予琥珀胆碱后下颌持续僵直。

（2）心动过速。

（3）心律失常。

（4）呼吸急促。

（5）钠石灰吸收罐发热。

（6）高碳酸血症。

5. MH 的后期临床症状是什么？[1-2]

（1）体温升高。

（2）发绀。

（3）全身肌肉强直。

（4）手术野血色发暗 / 血液低氧合。

（5）深色尿。

（6）少尿。

（7）弥散性血管内凝血。

6. 生命体征监测有何异常？

（1）呼气末 CO_2 升高（早期）。

（2）心率加快（早期）。

（3）SaO_2 降低（晚期）。

（4）体温升高（晚期）。

7. MH 患者有哪些实验室检查异常？

（1）$PaCO_2$ 升高。

（2）PaO_2 降低。

（3）高钾血症。

（4）酸中毒（呼吸性和代谢性）。

（5）肌红蛋白尿。

（6）肌酸激酶升高。

（7）溶血性贫血、血小板减少。

8. 如何诊断 MH？

在没有个人或家族史提示的情况下，很难识别易感人群。咖啡因-氟烷收缩试验（或体外收缩试验）是筛查 MH 风险和确诊 MH 的金标准[1-2]。

取股四头肌肌肉组织 2g，将肌束浸浴在碳酸氢盐 Krebs-Ringer 溶液中，分别给予 3% 氟烷，同时逐渐增加咖啡因浓度。随后，以超大电流刺激每条肌束并以测力传感器测量产生的等长收缩。咖啡因-氟烷收缩试验的灵敏度为 97%，特异性为

78%。

分子遗传检测是一种微创的替代方法，可用于证实具有明确个人或家族 MH 病史个体的 MH 易感性。然而，与咖啡因-氟烷收缩试验不同，分子遗传检测阴性并不能排除 MH 易感性。

9. 既往麻醉史未发生 MH，是否能排除 MH 易感性？

既往平稳的麻醉史不能排除 MH 易感性。尽管麻醉史无特殊，患者仍可能新发 MH。

10. 何种肌肉疾病或综合征与 MH 有关？

（1）中央轴空病。

（2）多微小轴空病。

（3）King-Denborough 综合征。

上述三种情况均与 RYR1 缺陷相关[1]。虽然许多肌肉骨骼功能异常，如斜视、脊柱侧弯、疝与 MH 易感有关，但相关性尚未得到证实。

11. 如何治疗 MH？

早期识别是治疗 MH 的基础，并与良好的预后相关。丹曲林钠是针对 MH 危象唯一确定有效的治疗方法，其与雷诺丁受体结合，阻止钙从肌质网进一步释放。

12. 如何处理 MH？

一旦诊断明确，即应通知外科医师并寻求帮助。

应立即停用可能诱发 MH 的所有药物（如挥发性麻醉药），并改用不会诱发 MH 的全凭静脉麻醉（如丙泊酚、阿片类药物、苯二氮䓬类药物、氯胺酮）。应在吸入和呼出麻醉气体的端口放置活性炭呼吸过滤器，以加速诱发 MH 的麻醉气体的清除。患者应在 100% 氧合的情况下进行高流量通气以避免重复吸入呼出气体[3-4]。

建立静脉通道（外周或中心静脉）、动脉置管并导尿。

应尽快静脉注射丹曲林钠（单次注射 2.5 mg/kg）。如果 5 min 内无反应（如体温下降、心率下降、呼气末二氧化碳值下降），则应追加 1 mg/kg。每 5 min

重复给药一次,直至临床表现好转[3-4]。

使用降温毯和低温静脉输液等方式降温,并在腋窝和腹股沟处放置冰袋。

高钾血症者应静脉注射葡萄糖、胰岛素和碳酸氢钠。出现危及生命的高钾血症(心律失常和心电图改变)时,尽管可能加重MH,仍应使用氯化钙[3-4]。

出现肌红蛋白尿应静脉输注晶体液、碳酸氢盐(使尿液碱化)、甘露醇(丹曲林制剂中含有甘露醇)和呋塞米。

心律失常应通过治疗潜在的代谢异常和低氧血症来控制。

应持续复查血气、电解质和凝血功能,以了解代谢紊乱的纠正情况。

如需更多帮助可致电MH热线:(800)986-4287。

患者应收住ICU密切监测,以防MH症状复发及迟发的代谢紊乱。

13. 丹曲林如何配置?

每支丹曲林含20 mg的亲脂性药物成分,及3 g甘露醇以改善水溶性。静脉注射前,每支药液应溶解于60 ml无菌无防腐剂的注射用水中。

此过程较为耗时,团队中至少应有一名成员专门负责准备丹曲林。

14. 丹曲林的常见副作用有哪些?

(1)恶心。
(2)肌无力。
(3)头晕。
(4)肝衰竭。

15. 考虑到细胞内钙离子浓度升高,是否应用钙通道阻滞剂(如维拉帕米)治疗?

维拉帕米与丹曲林联用可能产生显著的负性肌力作用,引起心血管衰竭,故应避免使用维拉帕米[4]。

16. 在神经肌肉阻滞的情况下会发生肌肉强直吗?

MH诱发剂直接影响雷诺丁受体蛋白,导致钙从肌质网释放,故而不需要动作电位的产生即可诱发肌肉强直。因此,在神经肌肉阻滞时肌肉仍会发生强直。这种常见的强直状态表明ATP耗竭,而ATP是肌肉松弛所必需[4]。

17. MH危象只发生在手术室吗?

不是。MH危象可延迟发病,发生于术后。对于应用MH诱发剂后出现心动过速、呼吸急促、高碳酸血症和高热的患者,仍为可疑MH患者[1]。

同样,并未接受全身麻醉的MH易感个体中,也有所谓"清醒MH"的病例报道。在病毒性疾病、暴露在高温环境和强体力劳动后,此类患者也可能出现MH的临床症状[1]。

18. 如果患者将来需行手术,该如何处理?

尽量使用区域麻醉(椎管内麻醉或神经阻滞麻醉)。如果需要全身麻醉和控制通气,应使用静脉麻醉药(丙泊酚、氯胺酮、巴比妥酸盐、苯二氮䓬类药物)、阿片类药物和非去极化肌肉松弛药。麻醉机应以高流量氧气冲洗,以清除管路中残留的挥发性麻醉药。活性炭过滤器应放置在麻醉机的吸气和呼气端,以加快洗出。

参考文献

1. Hopkins PM. Malignant hyperthermia: advances in clinical management and diagnosis. Br J Anaesth. 2000;85(1):118–28.
2. Glahn KPE, Ellis FR, Halsall PJ, Muller CR, Snoeck MMJ, Urwyler A, Wappler F. Recognizing and managing a malignant hyperthermia crisis: guidelines from the European malignant hyperthermia group. Br J Anaesth. 2010;105(4):417–20.
3. Hopkins PM. Malignant hyperthermia. Anaesth Intensive Care Med. 2011;12(6):263–5.
4. Schneiderbanger D, Johannsen S, Rowewer N, Schuster F. Management of malignant hyperthermia: diagnosis and treatment. Ther Clin Risk Manag. 2014;14(10):355–62.

第五部分
内分泌系统

Sibinka Bajic

24 糖尿病

Amit Prabhakar，Jonathan G. Ma，Anthony Woodall，Alan D. Kaye

张卉颖　陈璋　译　赵高峰　张鸿飞　校

病例

　　患者女性，44 岁，肥胖，3 天前出现腹痛、无力、头痛、多尿、恶心和呕吐。入院时，患者自诉过去 1 周未服用任何处方药，有 2 型糖尿病史 5 年。腹部和骨盆 CT 显示阑尾穿孔。

用药史	甘精胰岛素 20 单位每日两次，氢氯噻嗪 25 mg/d，辛伐他汀 20 mg 每天睡前，赖诺普利 20 mg/d
过敏史	磺胺类药物
既往史	2 型糖尿病，高脂血症，高血压，肥胖
体格检查	身高 152 cm，体重 100 kg
	生命体征：血压 90/50 mmHg，心率 110 次 / 分，体温 38.5℃，呼吸 22 次 / 分

1. 糖尿病的特征及其常见表现是什么?

　　糖尿病的高血糖是由于胰岛素相对或绝对缺乏及胰高血糖素相对或绝对过量造成。1 型糖尿病患者中，胰岛素分泌绝对不足，需要依赖外源性胰岛素来防止脂肪分解和酮症酸中毒。1 型糖尿病可能发生于任何年龄，但通常发生在青少年时期，且与胰岛的朗格汉斯细胞被自身免疫破坏有关[1]。

　　2 型糖尿病的特征是胰岛素相对缺乏，通常由胰岛素抵抗引起。该病通常发生在成年期，具体病因尚不清楚，与肥胖密切相关。妊娠期糖尿病的定义是在怀孕期间首次发现任何程度的葡萄糖耐受不良，这些患者可能发展为 2 型糖尿病。

　　高血糖是造成糖尿病相关并发症的主要原因。慢性高血糖会导致血管病变和各器官的长期并发症。糖尿病并发症由多因素引起，包括蛋白质糖基化和葡萄糖还原为山梨醇，而山梨醇是一种组织毒素。这一病理生理过程与肌醇含量下降、代谢以及钠 – 钾 –ATP 酶活性降低有关。微血管病变可引起糖尿病心肌病、肾病、神经病变、视网膜病和脑疾病。大血管病变可导致冠心病、周围血管病变、糖尿病性肌坏死和脑卒中。糖尿病是心脏病、脑卒中、肾病、失明和非创伤性截肢的主要危险因素。

2. 有医学生询问该患者是否可能患有代谢综合征。什么是代谢综合征?

　　代谢综合征（X 综合征）也被称为胰岛素抵抗综合征、心脏代谢综合征和瑞氏综合征（Reaven's syndrome）。顾名思义，这是一种综合征，而不是一种特定的疾病状态。该综合征是由潜在的能量利用和储存障碍引起，原因尚不清楚。诊断依据为合并以下五种疾病中的三种：中央型肥胖、高血压、高空腹血糖 / 糖耐量受损、高血清甘油三酯、低高密度脂蛋白。

　　据统计，美国成人患病率为 34%，并随年龄增长而增加。代谢综合征增加患心血管疾病的风险，尤其是心力衰竭和糖尿病。代谢综合征的特征是胰岛素抵抗和高胰岛素血症。其临床意义在于与多种代谢异常相关，包括高密度脂蛋白水平低、血压升高、纤溶酶原激活物抑制剂 -1 水平升高。所有这些异常均与冠状动脉疾病有明确或可能的联系。代谢综合征和 2 型糖尿病是属于以胰岛素抵抗为共同特征的疾病谱系，还是隶属完全独立的疾病谱系，目前尚不清楚。

3. 葡萄糖耐受不良还有哪些常见病因?

有几种罕见的遗传性疾病会导致 β 细胞分泌胰岛素和胰岛素作用的双重缺陷[2]。其他病因包括炎症破坏胰腺外分泌,如胰腺炎、特定病毒感染(风疹、柯萨奇病毒 B、腮腺炎和巨细胞病毒等),以及免疫介导的胰岛素自身抗体或胰岛素受体抗体[2]。

4. 糖尿病的患病率是多少?

最新数据显示,美国的糖尿病总体患病率为 9.3%[3]。1 型糖尿病患者约占患者总人数的 5% ~ 10%[1]。2 型糖尿病占剩下的 90% ~ 95%。妊娠期糖尿病在孕妇中的发病率约为 7%[1, 4]。专家预测,随着全球肥胖率的持续攀升,糖尿病的总体患病率在未来几十年内将增加 200%[5-6]。

5. 糖尿病的诊断标准是什么?

目前美国糖尿病协会的诊断标准为满足以下任意条件[7]:
(1) 糖化血红蛋白 $A1_c \geq 6.5\%$。
(2) 空腹血糖 ≥ 126 mg/dl。
(3) 糖尿病症状合并随机血糖 > 200 mg/dl。
(4) 口服葡萄糖耐量试验,2 h 血糖 ≥ 200 mg/dl。

6. 针对不同类型糖尿病的管理策略是什么?

糖尿病的治疗包括饮食控制、口服降糖药、外源性胰岛素补充、运动和必要时的减重。1 型糖尿病的治疗需要使用外源性胰岛素类似物。速效和长效胰岛素类似物常需滴定使用以使血糖正常,并模拟正常的基础和餐后胰岛素分泌。糖尿病患者在接受手术评估时,可能存在使用不同胰岛素制剂的用药史,了解其时间-作用曲线情况和副作用对临床治疗至关重要。

速效胰岛素(赖脯胰岛素/优泌乐®和天冬胰岛素/诺和锐®)类似物起效快(5 ~ 15 min),注射后 2 h 达到峰值,作用时间不超过 5 h[1]。

长效胰岛素类似物包括低精蛋白胰岛素和甘精胰岛素(来得时®),溶解度低而作用时间较长。其通过氨基酸替代和在人胰岛素中添加锌来实现较低的溶解度[8-9]。根据时间-作用曲线使用每日一次的剂量即可维持 18 ~ 24 h 的作用时间。

常规胰岛素是短效胰岛素,是术中静脉注射控制血糖的最好选择。

过去 10 年中,针对新诊断的 1 型糖尿病的新疗法相继问世,包括取得了不同程度成功的免疫抑制疗法。必须认识到,15% 的 1 型糖尿病患者有其他自身免疫疾病,而血糖升高可能是由胰腺细胞破坏所致。

2 型糖尿病治疗包括各种类型的糖尿病药物治疗和生活方式的改变,必要时应补充胰岛素类似物。目前常用的抗糖尿病药物如下:

磺脲类药物(格列本脲、格列吡嗪、格列美脲):这些药物通过刺激 β 细胞分泌胰岛素和改善外周对胰岛素的敏感性发挥作用。

双胍类药物(二甲双胍):这类药物通过改善骨骼肌胰岛素敏感性,减少肝糖异生,减少糖原分解。应在术前 48 ~ 72 h 停用,以防增加乳酸酸中毒的风险。

噻唑烷二酮类(吡格列酮和罗格列酮):其通过改变基因转录过程而提高葡萄糖转运体效率,从而起到胰岛素增敏剂的作用。副作用包括潜在的肝损伤、体液潴留和增加心肌缺血的发生率。

α 葡糖苷酶抑制剂(阿卡波糖和米格列醇):葡糖苷酶是存在于小肠刷状缘的一种酶。这种酶抑制可减少碳水化合物的分解,从而延缓葡萄糖的吸收。有助于减弱餐后血糖激增。

格列奈类(瑞格列奈和那格列奈):这些药物通过增加 β 细胞胰岛素分泌而发挥作用。值得注意的是,与磺脲类药物相比,它们起效更快,作用时间更短。

胰岛淀粉素类似物:胰岛淀粉素是一种与胰岛素同时释放的胰腺激素。其释放导致胰高血糖素分泌减少,胃排空减慢,并产生饱腹感。例如皮下注射的普兰林肽。

肠促胰岛素类似物(艾塞那肽和利拉糖肽):肠促胰岛素是在食物摄入时分泌的肠道内的肽。这些肽通过减少胰高血糖素的分泌和肝葡萄糖的产生,并延缓胃排空以抑制食欲而降低血糖。其会被 DPP-4 迅速酶解,因而应用受限。

二肽基肽酶-IV(DPP-4)抑制剂(西格列汀和沙格列汀):DPP-4 负责肠促胰岛素的快速降解。因此,可抑制延长内源性肠促胰岛素的有益作用。

7. 术前如何评估患者的血糖控制情况？

为防止或延长不良病程预后，患者和内科医生应密切监测血糖。患者积极参与对有效控制疾病至关重要。根据胰岛素缺乏的严重程度，每天应行 1～3 次手指采血。患者还应记录饮食习惯和每日血糖，以评估生活方式和药物调整的需要。定期检查是否患高血压和高脂血症非常重要，因为这会显著增加血管疾病的风险。

糖化血红蛋白（hemoglobin A1c，HgbA1c）是血糖长期控制的评估标准。HgbA1c 与 3 个月内的平均血糖相关，红细胞的生存周期也是 3 个月。HgbA1c 为 6% 表明平均血糖低于 120 mg/dl，8% 表明平均血糖约为 180 mg/dl，10% 相当于 240 mg/dl 的平均血糖[5]。

8. 糖尿病的并发症有哪些？

糖尿病是一种涉及所有器官系统的复杂疾病，并发症累及范围较广。以下为总结：

心血管疾病

慢性糖尿病可导致微血管和大血管系统的严重并发症。糖尿病患者发生高血压、冠状动脉疾病、外周动脉疾病、收缩和舒张功能障碍以及充血性心力衰竭的风险显著增加[5]。心血管疾病已被证明是 80% 糖尿病患者的死亡原因[5]。大量研究表明，与非糖尿病患者相比，糖尿病患者围手术期心血管疾病发病率和死亡率增加 2～3 倍。美国心脏病学院和美国心脏协会术前心脏评估指南将糖尿病患者的非心脏手术列为中度风险的最低档次[5, 11]。糖尿病患者的自主神经病变明显掩盖缺血性心脏病的疼痛，导致无法识别的心血管意外或沉默型心肌梗死。Framingham 研究发现，39% 的糖尿病患者患有未被识别的心肌梗死，而该数值在非糖尿病患者仅为 22%[5, 12]。

糖尿病患者的高血压和糖尿病心肌病也需关注。超声心动图研究显示，60%～75% 无症状、控制良好的糖尿病患者存在舒张功能障碍和左心室充盈压升高[13]。随时间推移，这种最初的功能障碍发展为心力衰竭。糖尿病患者高血压的发生与微量白蛋白尿的发生及肾病发生密切相关。临床试验表明，使用血管紧张素转换酶抑制剂或 β 受体阻滞剂控制血压可降低糖尿病患者的死亡风险[14]。

胃轻瘫

糖尿病对胃肠道有多种影响。首先，破坏胃肠道神经节细胞，抑制胃肠运动，从而延迟胃排空、影响肠道消化。胃肠系统功能障碍在糖尿病患者较为常见，与迷走神经的自主神经病变密切相关。放射性同位素研究表明，约 50% 的长期糖尿病患者患有胃排空延迟[15]。放射性核素研究表明，糖尿病患者和非糖尿病患者胃排空液体的速度相似。然而，与非糖尿病患者相比，糖尿病患者胃排空固体明显延迟[16]。胃轻瘫的体征和症状包括厌食、恶心、呕吐、腹胀和上腹部不适[5]。因此，与非糖尿病患者相比，糖尿病患者误吸风险更高，麻醉方案应考虑快速诱导插管。术前使用抑制胃酸分泌和中和胃酸的药物非常必要。术前使用法莫替丁、甲氧氯普胺或静脉抗酸剂可降低误吸风险。常用快速序贯诱导，以降低胃轻瘫患者误吸的风险。

自主神经病变

糖尿病对自主神经系统和周围神经系统产生广泛影响。糖尿病自主神经病变表现为静息性心动过速、运动耐量低、直立性低血压、便秘、胃轻瘫、神经血管功能受损、泌尿生殖系统功能障碍和低血糖性自主神经功能障碍[5]。多数症状可通过详细询问病史和体格检查来了解。

Valsalva 动作、深呼吸或体位变化引起的心率变异性反应可作为预测麻醉中血流动力学不稳定的依据[17]。自主神经功能障碍也会影响身体调节血压的能力，导致严重的直立性低血压，与压力感受器反射缺失而无法引起血管收缩有关。这种去神经支配还可能涉及迷走神经对心率的控制。严重自主功能调节障碍患者的心率对阿托品和 β 受体阻滞剂反应欠佳[18]。

糖尿病患者麻醉后的体温调节反应也可能受损，与外周血管收缩以保持体温的调节能力不足有关。因此，糖尿病患者在手术室内易发生低体温[19]。自主神经病变患者对低血糖的感觉能力也受损[20]。考虑到术前患者已禁食数小时，应留意低血糖征象。

自主神经系统的损伤会影响麻醉方案的选择。患者因使用丙泊酚等麻醉诱导药而导致低血压的风险明显增加。因此依托咪酯可能更为适合，因为其大大降低心血管不良反应的发生率。

糖尿病性视网膜病变

糖尿病性视网膜病变是美国劳动年龄人群致盲的主要原因[21]。视网膜病变患病率和严重程度与高血糖的时间和程度直接相关。几乎所有的1型糖尿病患者和约60%的2型糖尿病患者在病程20年后均合并视网膜病变[22]。视网膜病变可分为增殖性及非增殖性。严格控制血糖和高血压仍是预防的基础[23]。患者术前出现视网膜病变提示麻醉医师注意其他潜在危险。由于视网膜与中枢神经系统具有共同的胚胎起源，视网膜微血管功能障碍的存在可能与脑血管功能障碍相关。一项关于糖尿病视网膜病变与心脏手术患者术后认知功能障碍之间关系的研究发现，存在视网膜病变是术后认知功能障碍的一个预测因子，因通常同时存在脑循环障碍[23]。

关节僵硬综合征

虽然具体病理生理学尚未清楚，但关节僵硬综合征被认为是非酶糖基化导致结缔组织中胶原蛋白异常交联的结果[24]。这种综合征的特征是手指、手腕、足踝和肘部僵硬。小指掌指关节和近端指间关节通常最先累及[5]。较大关节多在疾病后期受累。如果涉及颈椎、颞下颌关节或杓状关节，麻醉医师应尤为关注。这些关节受累会严重限制活动范围，可能出现困难气道。Salzarula在1986年首次报道了一例糖尿病合并关节僵硬综合征患者气管插管困难的病例[24]。如果双手掌无法完全对合进行合十动作，提示患者可能存在系统性关节僵硬。

9. 何谓糖尿病酮症酸中毒？如何处理？

糖尿病酮症酸中毒（diabetic ketoacidosis，DKA）是一种潜在的致命性疾病，其特点是胰岛素缺乏和负反馈调节失衡。DKA的定义为绝对胰岛素缺乏，伴有高血糖、脂肪分解增加、酮生成增加、高酮血症和酸中毒。糖尿病患者中DKA的发生率为4/1000～8/1000，且多与1型糖尿病相关[25]。DKA也可发生于2型糖尿病，但一般存在诱因。DKA的发病通常与感染（如泌尿系统感染、肺炎、胃肠炎）、组织损伤、中断胰岛素治疗或尚未诊断的糖

尿病引起的严重应激反应有关。患者有不规律服药、多尿、消化不良、腹痛、恶心、呕吐、脱水等病史。胰岛素缺乏与儿茶酚胺水平过高，影响外周组织对葡萄糖的摄取[25-26]。细胞内缺乏葡萄糖会导致脂肪分解和蛋白质水解，产生酮类代谢物。因此，实验室检查显示离子间隙代谢性酸中毒、高血糖、高钾血症、血清酮升高和酮尿[27]。

治疗包括补充液体和电解质、注射胰岛素和葡萄糖以预防低血糖。如合并低钾血症、低钙血症和低镁血症等代谢紊乱，应积极治疗。纠正酸血症和胰岛素治疗会导致钾离子转移到细胞内，从而导致血浆低钾血症。即使严重缺钾（钾离子消耗量为3～15 mmol/kg），患者最初也会出现血清钾浓度升高[25, 27]。除非DKA是在手术中发生，否则手术应推迟至纠正血钾水平之后。

10. 何谓高血糖高渗状态？如何处理高血糖高渗状态？

高血糖高渗状态（hyperglycemic hyperosmolar state，HHS）主要见于2型糖尿病，高血糖导致严重脱水、血清渗透压升高，以及死亡和昏迷的风险较高。

由于2型糖尿病患者胰岛素相对缺乏，HHS更为常见。诱发因素包括不规律服药、感染或其他可能导致激素调节失衡的病因。总体来说，HHS没有DKA普遍，发病率为1/1000[25-26]。但HHS的死亡率明显高于DKA[25-26]。与DKA相比，患者高血糖更严重，文献报道的血糖浓度大于1000 mg/dl，且无酮症。患者表现出许多与DKA相同的症状，包括多尿、恶心、呕吐、脱水和精神状态改变。实验室检查显示钾、钠、钙、镁代谢紊乱。治疗包括补液、纠正电解质和注射胰岛素。

11. 糖尿病患者的术前评估

术前需对糖尿病患者进行严密评估，以确定全身性疾病的程度。应仔细考虑潜在的心血管疾病、肾病、自主神经病变、误吸风险和关节僵硬综合征，并获得完整病史和体格检查。与其他术前评估类似，重点是个体化围手术期风险分析，并在时间允许情况下改善患者状况。

术前检查应考虑患者年龄、既往麻醉史、目前

用药情况和血糖控制状况。生化检查应进行代谢紊乱和肾功能的评估。HgbA1c 可用于评估较长时间内的血糖控制情况。标准心电图用于评估基础心功能和心律。美国心脏病学院和美国心脏协会关于围手术期心血管评估和非心脏手术治疗的指南建议，使用修订后的心脏风险指数[12]。该指数基于糖尿病、缺血性心脏病、肾病、脑血管疾病和心力衰竭的存在来预测围手术期心血管风险[12]。功能受限的患者可能存在潜在的微血管和大血管疾病，这类患者进行心脏负荷超声心动图检查可能从中获益，因为检查结果可能会影响麻醉计划的制订。

术前 24 ～ 48 h 应停用口服降糖药，以防在术前禁食情况下发生低血糖和乳酸酸中毒。仅口服降糖药且血糖控制不佳的 2 型糖尿病患者，术前应转为胰岛素治疗。其他术前评估应包括手术开始时间和缩短术前禁食时间。用药前应考虑患者合并的全身性疾病、认知功能和误吸风险。

总之，围手术期和术中血糖控制方案取决于几个因素。区分 1 型糖尿病和 2 型糖尿病非常重要。1 型糖尿病患者如未使用胰岛素，则有患 DKA 的风险。手术应激会增加发生酮症的危险。长期血糖控制水平亦影响围手术期管理。HgbA1c 是评估前 2 ～ 3 个月血糖控制最准确的方法。随 HgbA1c 水平的升高，糖尿病并发症的发生率也相应升高。患者外源性胰岛素的生理需要量和手术大小对决定术中血糖管控均有重要作用。术前和术中胰岛素管理方案较多，但比较不同方案的前瞻性研究较少。

12. 糖尿病患者术中注意事项

所有全麻患者均应采用标准的 ASA 监测，包括脉搏氧饱和度、连续心电图监测、无创血压、温度、呼气末二氧化碳和血气分析。血流动力学不稳定的高危患者可能需要有创动脉血压监测。

外科手术引发机体产生较强的生理应激，导致由儿茶酚胺、皮质醇、胰岛素和胰高血糖素介导的系列复杂代谢变化[2]。皮质醇和儿茶酚胺阻止外周葡萄糖的摄取，而肝糖异生增加高血糖的风险。因此，应至少每小时进行一次静脉或动脉血样的血糖监测。治疗高血糖的方法包括静脉单次注射胰岛素或持续泵注胰岛素。

低血糖休克是由于严重低血糖导致组织能量衰竭，其特征是血流动力学衰竭和脑损伤。治疗方法为缓慢静脉滴注葡萄糖。

13. 糖尿病患者术后注意事项

随着患者从手术应激恢复，术后管理仍应重点关注血糖控制。患者在麻醉恢复室应至少监测一次血糖，以检查是否发生低血糖或高血糖。还应考虑改善饮食以预防低血糖。应尽快恢复术前用药方案。如果患者在恢复室中有中度高血糖并使用胰岛素，则需要考虑药物残余作用所致生理改变，以防突然低血糖。虽然在危重症管理中严格控制血糖已证明有益，但几乎没有证据支持在术后阶段采取类似策略[29-30]。

胰岛素治疗可导致过敏反应和类过敏反应，特别是使用含有精蛋白的胰岛素制剂时。鱼精蛋白来源的胰岛素由鱼精制成，体外循环后使用或应用鱼精蛋白拮抗肝素可引起免疫致敏化[31-32]。鱼精蛋白反应可能致命，包括严重低血压、肺血管收缩和非心源性肺水肿。

参考文献

1. Ahmed I, Mruthunjaya S. Anaesthetic management of diabetes. Anaesth Intensive Care Med. 2014;15(10):453–7.
2. McAnulty GR, Robertshaw HJ, Hall GM. Anaesthetic management of patients with diabetes mellitus. Br J Anaesth. 2000;85:80–90.
3. Cowie CC, Rust KF, Byrd-Holt DD, et al. Prevalence of diabetes and impaired fasting glucose in adults in the U.S population: national health and nutrition examination survey 1999–2002. Diab Care. 2006;29:1263–8.
4. Hillier TA, Vesco KK, Pedula KL, et al. Screening for gestational diabetes mellitus: a systematic review for the U.S preventative services task force. Ann Intern Med. 2008;148:766–75.
5. Kadoi Y. Anesthetic considerations in diabetic patients. Part 1: preoperative considerations of patients with diabetes mellitus. J Anesth. 2010;24:739–47.
6. Robertshaw HJ, Hall GM. Diabetes mellitus:anaesthetic management. Anaesthesia. 2006;61:1187–90.
7. American Diabetes Association. Diagnosis and classification of diabetes mellitus. (Miscellaneous Article). Diabetes Care. 33 (20100100) (Supplement): S62, January 2010.
8. Lantus (insulin glargine) package insert. Kansas City, MO, Aventis Pharmaceuticals, April 2000.
9. Heinemann L, Linkeschova R, Rave K, et al. Time action profile of the long-acting insulin analog insulin glargine (HOE 901) in comparison with those of NPH insulin and placebo. Diab Care. 2000;23:644.
10. Gu W, Pagel PS, Warltier DC, Kersten JR. Modifying cardiovascular risks in diabetes mellitus. Anesthesiology. 2003;98:774–9.
11. Fleisher LA, Beckman JA, Brown KA, et al. ACC/AHA 2007 guidelines on perioperative cardiovascular evaluation and care for noncardiac surgery: a report of the american college of cardiology/American Heart Association task force on practice guidelines (Writing Committee to Revise the 2002 guidelines on

perioperative cardiovascular evaluation for noncardiac surgery) developed in collaboration with the american society of echocardiography, american society of nuclear cardiology, heart rhythm society, society of cardiovascular anesthesiologists, society for cardiovascular angiography and interventions, society for vascular medicine and biology, and society for vascular surgery. J Am Coll Cardiol. 2007;50:1707–32.

12. Margolis JR, Kannel WS, Feinleib M, et al. Clinical features of unrecognized myocardial infarction-silent and symptomatic. Eighteen year follow-up: Framingham study. Am J Cardiol. 1973;32:1–7.

13. Boyer JK, Thanigaraj S, Schechtman KB, Perez JE. Prevalence of ventricular diastolic dysfunction in asymptomatic, normotensive patients with diabetes mellitus. Am J Cardiol. 2004;93:870–5.

14. Turner RC. The U.K. prospective diabetes study. A review. Diab Care. 1998;21(Suppl 3):C35–8.

15. Kong MF, Horowitz M, Jones KL, Wishart JM, Harding PE. Natural history of diabetic gastroparesis. Diab Care. 1999;22:503–7.

16. Wright RA, Clemente R, Wathen R. Diabetic gastroparesis: an abnormality of gastric emptying of solids. Am J Med Sci. 1985;289:240–2.

17. Huang CJ, Kuok CH, Kuo TBJ, et al. Pre-operative measurement of heart rate variability predicts hypotension during general anestheisa. Acta Anaesthesiol Scand. 2006;50:542–8.

18. Tsueda K, Huang KC, Dumond SW, et al. Cardiac sympathetic tone in anaesthetized diabetics. Can J Anaesth. 1991;38:20.

19. Kitamura A, Hoshino T, Kon T, Ogawa R. Patients with diabetic neuropathy are at risk of a greater intraoperative reduction in core temperature. Anesthesiology. 2000;92:1311–8.

20. Bottini P, Boschetti E, Pampanelli S, Ciofetta M, et al. Contribution of autonomic neuropathy to reduced plasma adrenaline responses to hypoglycemia in IDDM: evidence for a nonselective defect. Diabetes. 1997;46:814–23.

21. US Centers for Disease Control and Prevention. National diabetes fact sheet: general information and national estimates on diabetes in the United States, 2005. Atlanta: Centers for Disease Control and Prevention; 2005.

22. Mohamed Q, Gillies MC, Wong TY. Management of diabetic retinopathy: a systematic review. JAMA. 2007;298(8):902–16.

23. Kadoi Y, Saito S, Fujita N, Goto F. Risk factors for cognitive dysfunction after coronary artery bypass graft surgery in patients with type 2 diabetes. J Thorac Cardiovasc Surg. 2005;129:576–83.

24. Salzarulo HH, Taylor LA. Diabetic "stiff joint syndrome" as a cause of difficult endotracheal intubation. Anesthesiology. 1986;64:366–8.

25. Fishbein H, Palumbo PJ. Acute metabolic complications in diabetes. In: National diabetes data group. Diabetes in America. Bethesda (MD): National Institutes of Health, National Institute of Diabetes and Digestive and Kidney Diseases;1995. p. 283–91.

26. Chiasson JL, Jilwan N, Belanger R, Bertrand S, et al. Diagnosis and treatment of diabetic ketoacidosis and the hyperglycemic hyperosmolar state. CMAJ. 2003;168:859–66.

27. Kitabchi AE, Nyenwe EA. Hyperglycemic crises in diabetes mellitus: diabetic ketoacidosis and hyperglycemic hyperosmolar state. Endocrinol Metab Clin N Am. 2006;35:725–51.

28. Dierdorf SF. Anesthesia for patients with diabetes mellitus. Curr Opin Anaesthesiol. 2002;15:351–7.

29. Gandhi GY, Nuttall GA, Abel MD, et al. Intensive intraoperative insulin therapy versus conventional glucose management during cardiac surgery. Ann Intern Med. 2007;146:233–43.

30. The NICE-SUGAR Study Investigators. Intensive versus conventional glucose control in critically ill patients. N Engl J Med. 2009;360:1283–97.

31. Park KW. Protamine and protamine reactions. Int Anesthesiol Clin. Summer 2004;42(3):135–45.

32. Stewart WJ, McSweeney SM, Kellet MA, et al. Increased risk of severe protamine reactions in NPH insulin-dependent diabetics undergoing cardiac catheterization. Circulation. 1984;70:788.

25 甲状腺功能亢进症

Mark R. Jones，Rachel J. Kaye，Alan D. Kaye

左珊珊 肖可 译 叶靖 赵高峰 校

病例

患者女性，52岁，因甲状腺结节行甲状腺全切除术。

患者几个月前因出现颈部局部压迫和吞咽困难发现甲状腺肿块。甲状腺功能正常；超声初步评估显示左侧甲状腺叶有3 cm实性肿块，其余部位还有多个结节，包括峡部2 cm结节。

用药史	辛伐他汀，10 mg/d，口服
	沙丁胺醇，90 μg，根据需要吸入
过敏史	无已知过敏
既往史	高胆固醇血症
	1年以前诊断轻度哮喘，诱因：冷空气
既往手术史	前交叉韧带修复术
	肩袖修复术
	输卵管结扎术
系统回顾	相关项目见现病史，通过直接询问患者获得
	无冠状动脉疾病、无慢性阻塞性肺疾病
	无肾病和胃肠疾病
体格检查	生命体征：血压132/80 mmHg，心率78次/分，呼吸14次/分，SaO$_2$ 99%
	身高163 cm，体重79 kg
	气道：Mallampati分级2级，颈部活动正常，张口度和甲颏距离正常，声音清晰
	牙齿：左上后牙冠破裂
	头颈：气道位于中线，无眼睑迟滞或眼睛突出，可见一颈部肿块位于中线。触诊时，中线有一界限清楚、大小约2 cm的甲状腺结节，右侧有一结节较大但边界不清，两者均可移动而不固定。无甲状腺肿大，左侧甲状腺无明显病变。颈动脉上升支正常，颈部活动范围正常

	心血管：心血管系统检查正常，心律整齐
	肺：肺部检查正常，听诊呼吸音清晰
	神经系统：神经系统检查正常。患者意识状态分级为×3（译者注：意识状态分级：×1是指患者知道自己的姓名并能认出他人；×2是指除知道自己姓名外，患者清楚自己在哪里；×3是指患者除知道自己的姓名和位置外，也知道当时的日期、星期几及季节；×4是指除知道自己的姓名、位置和时间外，也能解释自己为什么在医院）。无震颤，理解能力可
实验室检查	正常

1. 什么是甲状腺？

甲状腺是一个蝴蝶状的腺体，位置略低于环状软骨，包裹在颈部正中前侧及外侧的气管周围，并与之紧密相连。甲状腺由两叶组成，中央为一峡部，总共重约20 g。甲状腺作为激素分泌器官，依靠与甲状腺上、下动脉相连的广泛毛细血管网供血。甲状腺上、中、下静脉分别走行于甲状腺相应部位。肾上腺素能和胆碱能系统神经均分布于腺体中。喉上神经和喉返神经是迷走神经的分支，支配喉和甲状腺。喉返神经和喉上神经的外支靠近腺体，甲状腺手术中有损伤神经的风险。喉上神经喉内支和喉外支是喉上神经的分支，前者为自主神经，控制喉上感觉；后者为运动神经，支配环甲肌和杓横肌。剩余肌肉和喉下感觉由喉返神经的运动和感觉纤维支配。声带由喉返神经支配。甲状腺手术中监测喉返神经功能对预防术后声带麻痹至关重要。术中应使用喉肌电图检查以降低喉返神经损伤率[1]。

2. 甲状腺的功能有哪些?

甲状腺分泌甲状腺激素:甲状腺滤泡中的甲状腺球蛋白前体产生三碘甲腺原氨酸(T3)和四碘甲腺原氨酸(T4)(即甲状腺素)。甲状腺球蛋白是一种碘化糖蛋白,由大量充满甲状腺滤泡细胞的蛋白质胶体组成。20～40个滤泡形成一个小叶,这些小叶被结缔组织分开,聚集在一起形成甲状腺[2]。

正常水平的甲状腺激素分泌依赖于充足的碘摄入量。当碘存在时,碘化物在胃肠道中被还原为碘离子并吸收入血,在碘摄取的过程中被主动转运至甲状腺滤泡细胞。进而在有机化的过程中碘被氧化,并与甲状腺球蛋白结合成激素活性T4和T3的前体单碘酪氨酸(MIT)和二碘酪氨酸(DIT)。甲状腺过氧化物酶(TPO)随后催化MIT和DIT分子偶联成T4或T3[1-2]。

两种激素与循环中的血浆蛋白可逆结合后运输至外周组织。约0.02%的T4在循环中并未与蛋白质结合,称为游离T4[2]。T3与靶细胞受体结合的亲和力是T4的15倍,且其活跃度也等比例提升。T3和T4的功能是通过增加碳水化合物和脂肪代谢、代谢率、每分通气量、心率、收缩力来调节细胞代谢,同时保持水和电解质的平衡,以及中枢神经系统的正常活动。所有这些全身效应均始于细胞水平,并在该水平上甲状腺激素调节信使RNA的核转录。T3与一个称为甲状腺激素反应元件的DNA结构域结合,诱导促进组织新陈代谢的酶大量表达,如无处不在的Na^+-K^+-ATP酶。甲状腺激素调节细胞的能量消耗,基础代谢率可因甲状腺激素水平升高而增加60%～100%。甲状腺激素促使胃肠道吸收额外的葡萄糖,并刺激糖原分解、糖异生和胰岛素分泌,同时促进细胞摄取葡萄糖[3-4]。

3. 甲状腺功能由什么控制?

下丘脑-垂体轴调节甲状腺激素的分泌,持续调节血液中T4和T3的浓度。当甲状腺激素水平低下时,下丘脑释放促甲状腺素释放激素(TRH),进而刺激垂体前叶释放促甲状腺素(TSH)。生长抑素由下丘脑释放,并抑制垂体前叶释放生长激素(GH,促生长素)和TSH。如前所述,碘是合成甲状腺激素所必需,缺碘患者可能出现甲状腺功能减退[5]。

4. 什么是甲状腺功能亢进?

甲状腺功能亢进(hyperthyroidism)是甲状腺激素分泌过多所致。甲状腺功能亢进症(甲状腺毒症,thyrotoxicosis)是由于甲状腺激素过量而引起的疾病,该术语本身是指所有原因引起甲状腺激素浓度升高的任何疾病,包括甲状腺功能亢进。甲状腺功能亢进症的病因较多,Graves病(多结节性甲状腺肿)是美国甲状腺功能亢进最常见的病因。Graves病多发于女性,女性与男性的比例为5:1,人口患病率为1%～2%。甲状腺肿病例的手术指征为美容原因或气管受压迫致气道狭窄[2]。

在美国,毒性腺瘤和毒性多结节性甲状腺肿与Graves病占甲状腺功能亢进病例的99%。其他常见原因包括桥本甲状腺炎的早期阶段,外源性甲状腺激素滥用和de Quervain亚急性甲状腺炎。出现类似于甲状腺功能亢进的甲状腺激素过度分泌的症状和体征时,诊断也应考虑其他高代谢状态,如恶性高热、类癌、绒癌、葡萄胎、嗜铬细胞瘤、卵巢甲状腺肿,以及某些药物因素,如抗精神病药、抗胆碱能药、5-羟色胺拮抗剂、拟交感神经药物和马钱子碱中毒。不论病因如何,甲状腺功能亢进患者均处于代谢亢进状态,其体征和症状见后文[6-7]。

5. 甲状腺功能亢进有哪些症状和体征?

按系统分别叙述:
- 心血管系统
  - 起初,由于甲状腺激素与血管平滑肌的相互作用,平均动脉压降低。由此激活肾素-血管紧张素-醛固酮系统,血容量增加,最终导致心排血量增加、心率增加和收缩期高血压[3]。随着时间推移,这种高动力循环可能导致6%的患者出现心力衰竭。虽然甲状腺功能亢进症甚少出现明显的心力衰竭,但在多达1%的甲状腺功能亢进患者中确实发生了伴左心室扩张的甲状腺功能亢进性心肌病[8-9]。
  - 心律失常(窦性心动过速、室上性心动过速和心房颤动）。老年患者出现无法解释的心脏问题，应评估是否存在甲状腺功能亢进[2]。

- 皮肤
  - 血流量增加引起潮红
  - 出汗过多
  - 不耐受热
  - Graves 病常出现胫前黏液性水肿，其特点是下肢和足背皮肤出现水肿

- 呼吸系统
  - 甲状腺肿大可压迫气管，导致呼吸困难、吞咽困难、咳嗽、发声困难，并且俯卧位时症状加重
  - 甲状腺功能亢进患者的高代谢状态导致高碳酸血症和耗氧量增加，也导致每分通气量和潮气量代偿性增加[4]

- 神经系统
  - 尽管极度疲劳，但仍发生失眠
  - 注意力不集中，意识混乱，健忘
  - 轻微震颤，主要表现在手部
  - 肌腱反射亢进

- 眼睛
  - 交感神经过度刺激导致凝视和眼睑退缩
  - 继发于自身免疫性炎症和眼外肌及眶后组织水肿的眼球突出症（Graves 病）[10]

- 胃肠道
  - 胃肠道转运时间减少导致吸收不良、腹泻和排便频率增加
  - 多达 30% 的患者由于壁细胞抗体导致胃酸分泌减少，可能影响药物吸收[4]

- 血液系统
  - 血浆容量增加，导致正细胞性、正色素性贫血

- 新陈代谢
  - 甲状腺激素从外周拮抗胰岛素作用，导致高血糖
  - 尽管食欲增加，但产热作用增加导致体重减轻

- 心理
  - 情绪不稳定，抑郁，易激动，神经质
  - 焦虑，不安，多动

- 肌肉骨骼
  - 肢体近端肌肉萎缩和无力

- 骨转换和骨质疏松症增加，由此导致甲状旁腺激素水平发生改变

- 肾
  - 肾小管重吸收和分泌增加，甚至导致高钾血症和低钠血症

- 系统性
  - 代谢增加导致代谢终产物成比例增加，最终导致血管扩张和组织血流增加[4]

6. 甲状腺功能亢进如何诊断？

对于临床可疑的甲状腺功能亢进和甲状腺功能亢进症，可进行实验室检查。通常检测游离 T4 和总 T4，其中任一水平的升高均提示甲状腺功能亢进状态，但不能确诊。目前对甲状腺激素作用的最佳试验仍是 TSH 测定。甲状腺功能的微小变化可导致 TSH 分泌剧烈波动。体内 TSH 的正常水平为 0.4 ~ 5.0 mU/L，TSH 低于 0.03 mU/L 伴有 T3、T4 升高可诊断为明显的甲状腺功能亢进。另外，甲状腺危象患者 TSH 可能低于 0.01 mU/L。相比之下，明显的甲状腺功能减退症患者 TSH 可能飙升至 400 mU/L 以上[2]。

7. 什么是甲状腺危象？

甲状腺危象是甲状腺功能亢进最可怕的并发症，是突发、威胁生命的甲状腺激素水平飙升，这种飙升超越了患者的新陈代谢、体温调节和心血管代偿机制。通常发生在感染、创伤或手术刺激下未经治疗的甲状腺功能亢进患者。手术应激引起的甲状腺危象通常发生在术后 6 ~ 18 h，而非术中。其他原因包括停止抗甲状腺药物治疗、放射性碘治疗、脑血管意外、糖尿病酮症酸中毒、心肌或肠梗死、肺栓塞和妊娠。

甲状腺危象的典型表现包括甲状腺功能亢进典型症状加重，如心动过速和高热、焦虑、定向障碍、谵妄、胸痛、呼吸急促、心力衰竭、脱水和休克。甲状腺危象的死亡率较高，可达 10% ~ 30%。表25.1 列出了 Burch 和 Wartofsky 在 1993 年建立的甲状腺危象诊断标准[4, 11]。

8. 甲状腺功能亢进如何治疗？何时手术？

甲状腺功能亢进症的治疗方案始于抗甲状腺药物（硫代酰胺）治疗：丙硫氧嘧啶（PTU）或甲巯咪唑（MMI）。两种药物通过抑制有机化和偶联作用干扰甲状腺激素合成。PTU还抑制T4在外周向活性T3分子的转化。应用抗甲状腺药物6～8周后甲状腺功能可恢复正常，此后可减少剂量，但应持续至少2年。即使在长期使用抗甲状腺药物治疗后，多数患者仍出现复发[2]。抗甲状腺药物治疗无效或病情复发的患者可采用放射性碘消融或手术治疗。手术成功率高，未来发生甲状腺功能减退症的风险相比消融治疗低（10%～30% vs. 40%～70%）[2]。甲状腺切除术的常见并发症包括继发于甲状旁腺损害的低钙血症（9%～14%）和声带麻痹（0.7%～1%）。美国每年进行的甲状腺切除术超过15万例，死亡率低于0.1%（译者注：原文如此，0.1%的死亡率较高）[12]。

妊娠期甲状腺功能亢进症的治疗包括低剂量抗甲状腺药物，但PTU和MMI可透过胎盘并引起胎儿甲状腺功能减退。如果妊娠早期需要服用的PTU或MMI剂量超过300 mg/d，则应进行甲状腺次全切除术[2]。

呆小症是胎儿甲状腺功能减退症的灾难性结果，会导致身材矮小和智力发育迟缓[13]。

9. 甲状腺功能亢进患者麻醉前的注意事项是什么？

为安全进行甲状腺择期手术，甲状腺功能亢进患者术前必须恢复正常的甲状腺功能。通过上述抗甲状腺药物（PTU或MMI）6～8周治疗方案，可实现甲状腺激素正常并稳定。碘可在数小时内阻止甲状腺释放T4和T3，因此可用含碘溶液治疗甲状腺危象。高浓度碘化物能有效限制甲状腺释放甲状腺激素，但其作用短暂。碘化物实际上可增加腺体本身储存的甲状腺激素总量，因此不能用于长期治疗。

术前实验室检查应包括评价贫血的全血细胞计

表 25.1　甲状腺危象的诊断标准 *

体温调节功能障碍：温度，F（℃）	分数	心血管功能障碍：心率，次/分	分数
99～99.9（32.2～37.7）	5	90～109	5
100～100.9（37.8～38.3）	10	110～119	10
101～101.9（38.4～38.9）	15	120～129	15
102～102.9（39.0～39.5）	20	130～139	20
103～103.9（39.6～40.1）	25	≥140	25
≥104（40.2）	30		
中枢神经系统功能障碍	分数	心血管功能障碍：心力衰竭	分数
不存在	0	不存在	0
轻微（躁动）	10	轻度（下肢水肿）	5
中度（谵妄、精神错乱、极度嗜睡）	20	中度（双肺基底部啰音）	10
严重（癫痫、昏迷）	30	严重（肺水肿）	15
胃肠道和肝功能障碍	分数	心血管功能障碍：心房颤动	分数
不存在	0	不存在	0
中度（腹泻、恶心/呕吐、腹痛）	10	存在	10
严重（不明原因的黄疸）	20		
突发病史	分数		
不存在	0		
存在	10		

45分或以上，高度提示甲状腺危象；22～44分，提示甲状腺危象即将发生；＜25分，不太可能出现甲状腺危象。

* Reproduced from Burch H. B. and Wartofsky L.［31］, with permission of Elsevier

数、血糖水平，如果有症状，还需通过颈部常规放射学检查评估上呼吸道压迫程度。对于气管严重压迫的患者，CT、MRI、多层 3 维 CT 和基于螺旋 CT 数据的高分辨率虚拟喉镜检查可提供甲状腺生长范围的重要信息[14-15]。如遇巨大甲状腺肿，特别是侵犯纵隔，可能发生大出血，应行血型测定和筛查。使用润滑剂和眼垫对患者进行眼部保护，尤其是那些眼睛特别容易溃疡和干燥的严重眼球突出症患者[16]。

10. 如果患者甲状腺功能异常应如何处理？

急诊病例中，可采取多种方案使甲状腺功能亢进患者甲状腺激素水平快速稳定。静脉注射 β 受体阻滞剂可使心率在正常范围内，并缓解诸多症状，如焦虑和发汗。最常用的 β 受体阻滞剂是艾司洛尔，以 $50 \sim 500 \mu g/(kg \cdot min)$ 速度连续静脉输注，使目标心率低于 85 次 / 分[17]。艾司洛尔不会影响甲状腺功能亢进的潜在病理机制，但 β 受体阻滞剂普萘洛尔产生类似于 PTU 的第三级作用［译者注：原文为 "tertiary effects"。甲状腺功能亢进治疗方法中的三级作用分别为：①从受体部位阻断儿茶酚胺的作用；②通过独立的机制（非肾上腺素受体途径）阻断甲状腺激素对心肌的直接作用；③抑制 5′- 脱碘酶活性，阻止 T4 转化为 T3。PTU 治疗作用机制与抑制 5′- 脱碘酶活性有关，故普萘洛尔的第三级作用同 PTU 作用机制类似］，阻止外周组织中 T4 向 T3 的转化[2]。如果期望产生这些外周阻滞作用，可静脉注射普萘洛尔。

急诊情况下的第二步是服用抗甲状腺药物。应该认识到：如果服用硫代酰胺（PTU 和 MMI）的时间少于 2 周，虽然效果有限，但仍应给药。MMI 比 PTU 能更快使甲状腺功能恢复正常，且不良反应（如粒细胞缺乏症、肝炎和血管炎）更少[18]。硫代酰胺不适合静脉内给药，应通过口服、鼻胃管或直肠给药。此外，MMI 和 PTU 仅抑制甲状腺激素合成，因此碘化物的使用应在用药后 $2 \sim 3 h$ 内跟进，以阻断甲状腺激素释放，并进一步降低循环中甲状腺激素水平。

急诊情况下治疗甲状腺功能亢进患者的另一个基本方法是静脉注射类固醇，即糖皮质激素。地塞米松可减少甲状腺激素释放并降低外周血 T4 向 T3 的转化。最后，甲状腺功能亢进患者的急诊手术，补充液体和电解质、给氧和使用降温毯的支持疗法至关重要[4]。

甲状腺切除后甲状腺功能亢进症状不会立即改善，T4 的半衰期为 $7 \sim 8$ 天[19]。β 受体阻滞剂须在术后一段时间内持续使用，但抗甲状腺药物治疗可以停止。

11. 如果患者存在较大的甲状腺肿怎么办？

实质性甲状腺肿应该引起麻醉医师的注意，因为可能会压迫、推移或侵犯并缩窄其下层气管管腔。术前应进行颈部 CT 扫描，以确定存在气道压迫症状的甲状腺肿大患者的气管狭窄程度。

流量-容积曲线在常规病例中作用有限，但可能有助于确定气管压迫患者是否出现气道狭窄[20]。继发于肿瘤或气管软化的可变胸外梗阻表现为流量-容积曲线吸气支扁平，而呼气相则可维持气道通畅。通常由声带麻痹造成的可变胸内阻塞则会在呼气相出现一个平台。最后，固定的上气道病变，如甲状腺肿，在流量-容积曲线的吸气和呼气周期中均产生平台。

由于胸部解剖位置原因，上腔静脉易受压迫，可能导致上腔静脉综合征[4]。静脉造影有助于检测上腔静脉综合征和附近的解剖学结构。除了血栓形成、头痛和眩晕等后遗症外，这种渐进、隐匿的上腔静脉压迫可能引起逆行侧支血流和间质水肿，导致面部、颈部和上肢肿胀。

12. 术前镇静可使用哪些药物？

无论是否使用阿片类药物，均应缓慢滴定苯二氮䓬类药物，可达到所需的镇静水平和抗焦虑作用。不建议术前使用抗胆碱能药物（例如阿托品），因为容易诱发心动过速并干扰体温调节机制[2]。

13. 甲状腺切除手术可使用哪种麻醉药？

甲状腺切除手术通常在气管内全麻下进行，不过喉罩的使用日益普遍。丙泊酚是目前甲状腺功能亢进患者常用的诱导药物。硫喷妥钠常作为首选，因为其降低了硫脲原子核继发的 T4 向 T3 的外周转化，但其利用率目前尚不清楚。应避免使用具有拟交感神经特性的药物，包括氯胺酮、阿托品、麻黄碱和肾上腺素。同样，不应使用解迷走神经药物（如泮库溴铵），因为可导致心率增加。

14. 该患者如何实施气管插管？

如果存在明显的气道压迫，实施气管插管可能需要先进的气道设备，例如清醒下纤维支气管镜技术[21]。麻醉医师应该使用最低限度的术前镇静，将加强型气管导管插至超过压迫点的深度[22]。事实上，可能应首选清醒插管，且手术团队成员均应意识到，由于解剖畸形和组织血管增多，这些患者可能存在困难气道。气道受压较严重的患者，可使用小型号的加强型阳极气管导管（译者注：即由以阳极氧化铝丝为材料制成的金属网支撑的加强型气管导管，铝表面经过阳极氧化处理后覆盖了一层致密的氧化铝，可以达到绝缘效果），防止气道塌陷。应准备好硬质支气管镜以防气道塌陷，气管导管送入深度应超过甲状腺[2]。估计每 20 例甲状腺切除术，就有 1 例出现困难插管[23]。

15. 甲状腺功能亢进患者如何有效维持麻醉？

为避免交感神经系统对手术刺激的过度反应，必须保持足够的麻醉深度。甲状腺功能亢进患者给药时，药物代谢增强值得关注。挥发性麻醉药（如异氟烷、地氟烷和七氟烷）联合瑞芬太尼或舒芬太尼的输注能够抑制交感神经系统对外科手术刺激的反应，且不会增加心脏组织对儿茶酚胺的敏感性，是特别有效的麻醉维持方案。然而，地氟烷浓度突然升高有时会出现短暂的交感神经系统兴奋，因此应谨慎使用较大剂量的地氟烷[24]。

为维持足够的麻醉深度，与甲状腺功能亢进相关的全身性代谢增加看似需要增加平均肺泡有效浓度（mean alveolar concentration，MAC）[译者注：原文如此，应为最低肺泡有效浓度（minimum alveolar concentration，MAC）]，但事实并非如此。甲状腺功能亢进动物的对照研究显示，麻醉药物用量并无显著增加[25]。药物代谢的增强不会影响脑内用于产生所需药理效果的麻醉药分压。但麻醉医师应该牢记，甲状腺危象确实可能通过升高体温来改变 MAC。超过 37℃时，体温每升高 1℃，MAC 升高约 5%[18]。喉返神经术中电生理监测的主要目的是检测和预防甲状腺手术中的喉返神经损伤。喉返神经监测时不

应使用非去极化神经肌肉阻滞剂。拮抗神经肌肉阻滞时应选择格隆溴铵（而非阿托品）和乙酰胆碱酯酶抑制剂联合使用，以避免阿托品引起的心动过速，格隆溴铵对心率影响较小[26]。

目前研究所使用的喉返神经监测系统有多种，包括声门观察、声门压力监测、内镜下放置肌内声带电极、气管导管表面电极和环状软骨后表面电极。由于气管导管表面电极安全、实用且操作简单，已成为最常用的喉返神经监测设备。

16. 麻醉期间甲状腺功能亢进患者应如何监测？

麻醉维持期间对甲状腺功能亢进患者的监测旨在尽早发现甲状腺危象。首先应建立血压和呼气末二氧化碳分压的监测；通过心电图了解心功能并持续监测核心体温，以发现体温或心率升高。为防止体温过高，建议使用降温毯和冰冻晶体溶液，使用 β 受体阻滞剂艾司洛尔治疗心动过速。根据具体情况决定是否实施有创监测。在甲状腺危象的情况下，动脉测压的同时应建立两条大口径的外周静脉通道[2, 4]。

17. 甲状腺手术有哪些并发症？如何有效处理？

甲状腺功能亢进患者最恐惧的手术并发症是甲状腺危象。甲状腺危象的症状与恶性高热、类癌危象和嗜铬细胞瘤的症状相似，这使其诊断和治疗较为复杂。应记住，恶性高热和甲状腺危象的主要区别在于，甲状腺危象不会出现许多恶性高热的临床表现，特别是代谢性酸中毒、严重的高碳酸血症和肌肉僵硬[27]。此外，肌酸磷酸激酶水平在恶性高热时迅速增加，而甲状腺功能亢进时则降至正常的一半左右。实际上，甲状腺危象患者的甲状腺激素可能甚少高于基础值，所以血清甲状腺激素检测几乎没有用处。甲状腺危象死亡率为 10%～20%，目前尚无明确的检测方法可确诊甲状腺危象。病理生理学最可能的机制为使用甲状腺激素结合抑制剂后甲状腺激素从循环中的结合蛋白中释放。其治疗方法类似于急诊甲状腺功能亢进患者的处理，应在危重情况下立即开始[7]：

- 静脉注射 β 受体阻滞剂将心率降低至 85 次/分
- 静脉注射地塞米松 2 mg，每 6 h 一次

- 口服 PTU，200～400 mg，每 8 h 一次
- 降温毯、冰袋、冷湿氧气
- MIVF（译者注：原文无英文全称，推测为 maintenance intravenous fluids，维持液体静脉输注）

甲状腺危象期间禁忌使用水杨酸类药物（如阿司匹林），因为可能与结合蛋白形成竞争性结合，显著增加游离甲状腺激素水平[26]。

18. 拔除气管导管时应关注哪些问题？

拔除气管导管前必须考虑患者的气道保护能力，如有疑虑，应保留气管插管。这类病例中，实质性甲状腺肿长时间压迫导致术后气管塌陷以及喉返神经损伤，是造成气道狭窄的两个重要原因[28]。与气管插管类似，如果患者气管出现软化或明显压迫，在拔管前建议使用纤维支气管镜直接观察气道通畅情况，并在退出纤维支气管镜和拔出气管导管时评估声带运动。如果发生气管塌陷，应立即进行再次气管插管。备好喉镜、备用的气管内导管和气管切开包[29]。

19. 术后应该监测什么？

双侧喉返神经损伤会导致双侧声带麻痹。这种情况非常严重，需要紧急插管以解决可能危及生命的呼吸窘迫。双侧喉返神经损伤时，立即进行颈部手术探查可能有助于确定喉返神经损伤的类型，这是功能恢复的预测因素，也是影响未来治疗的主要因素。然而，喉返神经单侧受损更常见，因此，声音嘶哑和误吸风险比呼吸道阻塞更普遍[4]。喉返神经损伤在甲状腺癌、甲状腺功能亢进性（毒性）甲状腺肿和复发性甲状腺肿手术病例中更常见。

术后呼吸系统损害的其他原因包括出血、气胸、低血钙和气管软化。颈部血肿的形成可迅速发生且毫无预兆，如有任何呼吸衰竭的征兆均需马上处理，迅速开放切口和血肿引流。出现任何气道狭窄的迹象时，均应在静脉和淋巴回流受限引起气道水肿之前，进行气管内插管。皮质类固醇和外消旋肾上腺素可减轻喉水肿，但不能代替气管插管。当手术分离范围延伸至纵隔时，有可能导致气胸，应与术后呼吸道损伤进行鉴别。甲状腺全切除术不慎切除甲状旁腺可导致低钙血症。如果不补充钙，则会出现

口周与指端麻木和刺痛感，随后发生喘鸣和气道阻塞。这种情况最常在术后 3 天内发生，较少在术后即刻发生[2, 30]。

参考文献

1. Williams RH, Melmed S. Williams textbook of endocrinology. Philadelphia: Elsevier/Saunders; 2011.
2. Stoelting, R. Stoelting's anesthesia and co-existing disease (Revised/Expanded ed.). Philadelphia: Churchill Livingstone/Elsevier; 2008.
3. Brent GA. Mechanisms of thyroid hormone action. J Clin Invest. 2012;122:3035.
4. Yao FSF, Artusio JF. Yao & Artusio's anesthesiology: problem-oriented patient management. Philadelphia: Lippincott Williams & Wilkins; 2012.
5. Ain KB, Rosenthal MS. The complete thyroid book. New York: McGraw-Hill; 2005.
6. Adler SN, Gasbarra DB, Klein DA. A pocket manual of differential diagnosis. Philadelphia: Lippincott Williams & Wilkins; 2008. p. 66–67.
7. Nayak B, Burman K. Thyrotoxicosis and thyroid storm. Endocrinol Metab Clin North Am. 2006;35(4):663–86, vii.
8. Dahl P, Danzi S, Klein I. Thyrotoxic cardiac disease. Curr Heart Fail Rep. 2008;5(3):170–6.
9. Klein I, Ojamaa K. Thyroid hormone and the cardiovascular system: from theory to practice. J Clin Endocrinol Metab. 1994;78:1026.
10. Bahn RS. Graves' ophthalmopathy. N Engl J Med. 2010;362:726.
11. Sarlis NJ, Gourgiotis L. Thyroid emergencies. Rev Endocr Metab Disord. 2003;4:129.
12. Kandil E, Noureldine SI, Abbas A, Tufano RP. The impact of surgical volume on patient outcomes following thyroid surgery. Surgery. 2013;154(6):1346–52; discussion 1352–3.
13. Van Vliet G, Deladoëy J. Diagnosis, treatment and outcome of congenital hypothyroidism. Endocr Dev. 2014;26:50–9. doi:10.1159/000363155 (Epub 2014 Aug 29).
14. Barker P, Mason RA, Thorpe MH. Computerised axial tomography of the trachea. A useful investigation when a retrosternal goitre causes symptomatic tracheal compression. Anaesthesia. 1991;46:195–8.
15. Freitas JE, Freitas AE. Thyroid and parathyroid imaging. Semin Nucl Med. 1994;24:234–45.
16. Jones MR, Motejunas MW, Kaye AD. Preanesthetic assessment of the patient with hyperthyroidism. Anesthesia News, 2014; 40 (12):25–29.
17. Thome AC, Bedford RF. Esmolol for perioperative management of thyrotoxic goiter. Anesth. 1989;71:291–4.
18. Miller R. Miller's anesthesia (Revised/Expanded ed.). New York: Elsevier/Churchill Livingstone; 2005.
19. Kehlet H, Klauber PV, Weeke J. Thyrotropin, free and total triiodothyronine, and thyroxine in serum during surgery. Clin Endocrinol (Oxf). 1979;10(2):131–6.
20. Lunn W, Sheller J. Flow volume loops in the evaluation of upper airway obstruction. Otolaryngol Clin North Am. 1995;28:721–9.
21. Sandberg WS, Urman RD, Ehrenfeld JM. The MGH textbook of anesthetic equipment. Philadelphia: Elsevier/Saunders; 2011.
22. Elisha S, Boytim M, Bordi S, Heiner J, Nagelhout J, Waters E. Anesthesia case management for thyroidectomy. AANA J. 2010;78(2):151–60.
23. Bouaggad A, Nejmi SE, Bouderka MA, Abbassi O. Prediction of difficult tracheal intubation in thyroid surgery. Anesth Analg. 2004;99:603–6.
24. Pac-Soo CK, Ma D, Wang C, Chakrabarti MK, Whitwam JG. Specific actions of halothane, isoflurane, and desflurane on sympa-

thetic activity and A delta and C somatosympathetic reflexes recorded in renal nerves in dogs. Anesthesiology. 1999;91(2):470–8.

25. Babad AA, Eger EL II. The effects of hyperthyroidism and hypothyroidism on halothane and oxygen requirements in dogs. Anesth. 1968;29:1087–93.

26. Pimental L, Hansen K. Thyroid disease in the emergency department: a clinical and laboratory review. J Emerg Med. 2005;28:201–9.

27. Peters K, Nance P, Wingard D. Malignant hyperthyroidism or malignant hyperthermia. Anesth Analg. 1981;60:613–5.

28. Green WE, Shepperd HW, Stevenson HM, Wilson W. Tracheal collapse after thyroidectomy. Br J Surg. 1979;66:554–7.

29. Geelhoed GW. Tracheomalacia from compressing goiter: management after thyroidectomy. Surgery. 1988;104:100–8.

30. Netterville J, Aly A, Ossoff R. Evaluation and treatment of complications of thyroid and parathyroid surgery. Otolayngol Clin North Am. 1990;23:529–50.

31. Burch HB, Wartofsky L. Life-threatening thyrotoxicosis. Thyroid storm. Endocrinol Metab Clin North Am. 1993;22(2):263–77.

26 嗜铬细胞瘤

Julie A. Gayle，Ryan Rubin，Alan D. Kaye

左珊珊 肖可 译 赵高峰 张鸿飞 校

病例

患者男性，65 岁，合并不稳定性高血压、硝酸甘油可缓解的心绞痛和肌酐升高，近期 MRI 诊断肾上腺肿瘤，拟行右侧肾上腺切除术。患者偶有心悸和发汗。负荷试验未发现急性缺血的迹象。心脏介入导管检查提示两支冠状动脉病变[1]。

药物（口服）	单硝酸异山梨酯 120 mg/d
	苯磺酸氨氯地平 5 mg/d
	依那普利 20 mg/d
	阿托伐他汀 40 mg/d
	吉非罗齐 600 mg/d
	阿司匹林 325 mg/d
	钾 20 meq/d
	硝酸甘油（必要时）
	氟西汀 20 mg/d
既往史	高血压
	冠状动脉疾病
	高胆固醇血症
	家族性震颤
	抑郁
过敏史	无已知药物过敏
体格检查	身高 5 英尺 11 英寸（180 cm），体重 85 kg，BMI 26 kg/m²
	生命体征：血压 180/105 mmHg（患者自诉当天未服用抗高血压药），心率 90 次/分，呼吸 18 次/分，SaO₂ 98%

	患者检查配合，虽有礼貌，但呈焦虑状态，手持续震颤
	气道检查：Mallampati 分级 1 级，张口度和甲颏距离正常
	心血管检查：胸骨右上缘Ⅲ/Ⅳ级收缩期杂音，无颈动脉杂音
	双肺听诊呼吸音清
实验室/影像检查	肌酐 1.5 mg/dl
	血红蛋白 13.5 mg/dl
	心电图：窦性心律，偶发室性期前收缩，伴左心室肥厚与非特异性 ST 段和 T 波改变
	经胸超声心动图：心室功能正常，射血分数 79%，左心室肥厚，主动脉硬化
	MRI：右肾上腺肿大，1.8 cm×6 cm，伴中央坏死[1]

1. 什么是嗜铬细胞瘤？

起源于交感-肾上腺系统嗜铬细胞的分泌儿茶酚胺的神经内分泌肿瘤，称为嗜铬细胞瘤。嗜铬细胞瘤是一种罕见且潜在致命的神经内分泌肿瘤，通常见于肾上腺。而肾上腺以外的嗜铬细胞瘤则为起源于交感神经系统神经节的肿瘤。准确地说，85% 的嗜铬细胞瘤源于肾上腺，15% 来自肾上腺外。肾上腺外的部位包括脑神经、骨盆交感神经节、纵隔或颈部神经。腹部最常见的肾上腺外嗜铬细胞瘤位于肠系膜下动脉的起点，称为 Zuckerkandl 区（译者注：为德语，取名自奥地利解剖学家，意为动脉分叉附近的副神经节丛）[2]。

2. 嗜铬细胞瘤的发病率是多少?

约 0.01%～0.1% 高血压患者体内发现嗜铬细胞瘤[3]。历史上嗜铬细胞瘤的确切定义并不一致，所以很难准确报告嗜铬细胞瘤实际发病率。美国每年估计有 500～1600 例病例，患病率为 1/6500～1/2500[4]。嗜铬细胞瘤可发生在任何年龄段，但 40～50 岁常见，男女发病率无差别[5]。

3. 肾上腺的功能是什么?

肾上腺有两个功能独立的单元，即肾上腺皮质和肾上腺髓质，每个单元具有不同的胚胎学和功能特征，包裹在同一个被膜中[6]。肾上腺皮质有三个功能区，分别分泌盐皮质激素、糖皮质激素和性激素。肾上腺髓质合成和分泌儿茶酚胺。这些儿茶酚胺包括肾上腺素、去甲肾上腺素和多巴胺，调节身体对应激的交感反应。肾上腺髓质分泌过多的肾上腺素和去甲肾上腺素是引起嗜铬细胞瘤相关症状和体征的原因。

4. 描述嗜铬细胞瘤的病理生理学

"嗜铬细胞瘤"一词源于希腊语，英文含义是"暗色的肿瘤"，是指这些细胞用铬盐染色后获得的颜色[7]。胚胎发育过程中，嗜铬细胞在交感神经节、迷走神经、副交感神经节和颈动脉附近沉积形成嗜铬细胞瘤。其中部分嗜铬组织可能位于其他部位，如肾、肝门、性腺、膀胱壁、前列腺和直肠[8]。循环中大量儿茶酚胺，特别是肾上腺素和去甲肾上腺素，是嗜铬细胞瘤患者发生病理生理变化的主要原因。

α 肾上腺素受体和 β 肾上腺素受体介导儿茶酚胺的作用。血管收缩是 α_1 受体激活的结果。α_2 受体介导突触前反馈抑制去甲肾上腺素释放。激活 β_1 受体可提高心率和收缩力。β_2 受体可调节小动脉和静脉的扩张和支气管平滑肌的松弛[8]。过量分泌的肾上腺素、去甲肾上腺素和少量多巴胺进入血液循环，导致严重的难治性高血压。

嗜铬细胞瘤患者出现高血压危象的诱因包括[9]：

- 麻醉诱导
- 分娩
- 部分阿片类药物
- 多巴胺拮抗剂（甲氧氯普胺）
- β 受体阻滞剂
- 感冒药
- 影像学造影剂
- 抑制儿茶酚胺再摄取的药物
  - 可卡因
  - 三环类抗抑郁药

5. 嗜铬细胞瘤有什么症状和体征?

虽然嗜铬细胞瘤是导致持续性高血压的原因，但高血压患者中只有不到 0.1% 为嗜铬细胞瘤，约 50% 的嗜铬细胞瘤患者有持续性高血压。诊断时可能描述为心悸发作、高血压、出汗、头痛和濒死感[4]。

- 神经系统
  - 头痛、出汗、忧虑和焦虑、震颤、高血压脑病、癫痫发作
- 心肺系统
  - 高血压、心悸、心动过速、出汗、脸色苍白、呼吸困难、端坐呼吸、体位性低血压（容量不足）、充血性心力衰竭、肺水肿、心肌病、快速性心律失常
- 胃肠道
  - 恶心、腹泻、腹痛、营养不良、体重减轻，包括血糖控制受损和胰岛素抵抗的代谢紊乱

6. 嗜铬细胞瘤最常见的临床表现有哪些?

嗜铬细胞瘤患者的"典型三联征"包括阵发性头痛、出汗和心动过速。这些症状强烈提示嗜铬细胞瘤。约 50% 的患者有阵发性高血压，使得阵发性或持续性高血压成为嗜铬细胞瘤的最常见症状。有症状的患者中，头痛发生率高达 90%，多达 70% 的有症状患者伴出汗症状[10-11]。

7. 嗜铬细胞瘤如何诊断?

诊断主要基于临床表现。一旦临床诊断，就需要进行诊断性生化检查来检测儿茶酚胺是否分泌过多。这些检验包括血浆 3- 甲氧基肾上腺素检测，以及 24 h 尿液儿茶酚胺和 3- 甲氧基肾上腺素[12-13]。

选择何种检验方法取决于患者的风险。高危患者包括那些有发病诱因的遗传综合征或存在嗜铬细

胞瘤家族史和（或）个人史的患者。当与多发性内分泌腺瘤 2 型（MEN2）相关时，约 50% 的患者出现症状，但只有 1/3 的患者有高血压[14]。高危人群患者中，首选检测血浆 3- 甲氧基肾上腺素。风险较低的患者需采集 24 h 尿液儿茶酚胺和 3- 甲氧基肾上腺素。

其他生化检测包括尿香草扁桃酸（VMA）含量和可乐定抑制试验。尿 VMA 水平是一种较古老且较便宜的检测方法，属于非特异性试验。可乐定抑制试验可降低无肿瘤患者的血浆儿茶酚胺水平，对嗜铬细胞瘤患者无影响[7]。

上述检查证实嗜铬细胞瘤诊断后，应进行腹部 CT 或 MRI 等影像学检查。

8. 嗜铬细胞瘤的治疗方法是什么？

嗜铬细胞瘤的治疗方法是手术治疗。为降低死亡率、达到最优化的治疗效果和术前病情稳定，需要多学科共商治疗策略。经验丰富的外科医师、麻醉医师和内分泌医生共同努力，将患者的手术风险降至最低。

9. 嗜铬细胞瘤的术前注意事项有哪些？

肾上腺素受体阻滞剂用于降低麻醉诱导和肿瘤操作中高血压危象的风险。α 肾上腺素能拮抗剂旨在使血压、心率和心功能正常化，并有助于恢复血管内容量。术前其他注意事项还包括：评估由疾病进展引起的终末器官功能障碍、调整血糖和电解质[15]。

熟悉和避免使用嗜铬细胞瘤患者的禁忌用药，以及可能引发高血压危象的药物同样重要[16]。

嗜铬细胞瘤患者应避免的常用药物如下：

- 阿片类镇痛药
  - 吗啡
  - 曲马多
  - 纳洛酮
- 止吐药
  - 甲氧氯普胺
  - 丙氯拉嗪
- 皮质类固醇
- 去甲肾上腺素再摄取抑制剂
- 选择性 5-HT 再摄取抑制剂

- 利奈唑酮
- 鼻黏膜收缩剂
  - 伪麻黄碱
  - 苯丙醇胺
- 三环类抗抑郁药
- 单胺氧化酶抑制剂 A 型
- 胰高血糖素
- 减肥剂
- 注意力缺陷伴多动治疗的药物

以上列表仅为示例，并非全部纳入。

其他术前问题包括关于含酪胺的食品和饮料的说明。大量酪胺会加剧儿茶酚胺失控式释放。

嗜铬细胞瘤患者应避免的常见食物如下：

- 坚果（花生、巴西椰子）
- 啤酒和葡萄酒
- 巧克力
- 腌制和熏制肉类
- 陈年奶酪
- 发酵大豆或鱼制品
- 某些水果和蔬菜（香蕉、菠萝、牛油果、蚕豆、茄子）

以上列表仅为示例，并非全部纳入。

10. 简要叙述嗜铬细胞瘤患者术前如何进行肾上腺素能阻滞和容量准备

术前 1～2 周，所有嗜铬细胞瘤患者均应接受 α 肾上腺素能阻滞治疗。酚苄明是一种长效、非竞争性 α 受体拮抗剂。手术前，逐渐增加酚苄明剂量以达到减轻症状和稳定血压的目的[15]。由于酚苄明作用时间长且不可逆，在肾上腺切除后至术后一段时期内可引起难治性低血压。酚苄明阻断突触前膜上的 α_2 受体，心脏交感神经末梢去甲肾上腺素的释放随之增加，从而引起心动过速。一旦 α 受体阻滞剂起效，就可使用 β 受体阻滞剂来治疗心动过速和心律不齐。α 肾上腺素能阻滞起效前使用 β 受体阻滞剂可导致充血性心力衰竭。

多沙唑嗪、哌唑嗪、特拉唑嗪是短效选择性 α_1 肾上腺素能阻滞剂。总体而言，这些药物可减少反射性心动过速和术后低血压的发生率。但这些短效选择性 α_1 受体阻滞剂可能无法充分控制围手术期高血压发作。钙通道阻滞剂可单独或与选择性 α_1 受体阻滞剂联合应用于控制嗜铬细胞瘤患者的血压[17]。钙通道阻滞剂可阻断去甲肾上腺素介导的钙流入血管平滑肌，有助于控制高血压和心动过速。有研究认为钙通道阻滞剂效果弱于 α 肾上腺素受体阻滞剂，对于已使用肾上腺素受体阻滞剂但血压控制不佳的患者，钙通道阻滞剂可作为补充用药[18]。

可使用 Roizen 标准评估嗜铬细胞瘤术前处理的充分性，该标准也始终用于指导降低围手术期发病率和死亡率[19-20]。标准包括：

- 手术前 24 h 内无院内血压 > 160/90 mmHg。
- 无低于 80/45 mmHg 的体位性低血压。
- 术前 1 周无 ST 段或 T 波改变。
- 每分钟不超过 5 次室性期前收缩。

近年来，作为嗜铬细胞瘤患者围手术期治疗的有效用药，硫酸镁、氯维地平和加压素备受关注。尽管硫酸镁并非治疗嗜铬细胞瘤的新药，但在成人、儿童和其他罕见情况下（如妊娠期），其在肿瘤切除前对血流动力学的控制已被证明有效。氯维地平是一种钙通道阻滞剂，可在肿瘤切除之前快速滴定并精确控制血流动力学，以治疗高血压危象。肿瘤切除后，加压素可有效治疗儿茶酚胺抵抗性休克[21]。

目前，对于使用 α 受体阻滞剂还是特异性 α₁ 受体阻滞剂，似乎取决于经验。两者均广泛用于嗜铬细胞瘤患者的术前管理[18]。在为嗜铬细胞瘤患者做手术切除准备时，需要仔细考虑每种药物的风险和益处、症状严重程度、治疗效果和围手术期不良反应。

11. 嗜铬细胞瘤手术切除患者的麻醉注意事项有哪些？

全身麻醉复合椎管内麻醉已成功用于嗜铬细胞瘤切除术。核心理念是避免血压剧烈波动。为迅速识别和治疗突发性血压变化，应特别注意下文列出的可能发生的诱发事件，确保包括动脉穿刺置管在内的有效监测，以及开放充足的静脉通路。血流动力学不稳定应立即用药物纠正。手术刺激造成血流动力学剧烈变化时，可使用抑制交感神经反应的药物，包括硝酸甘油、硝普钠、尼卡地平和丙泊酚[4]。

其他可安全用于嗜铬细胞瘤患者的药物包括苯二氮䓬类、依托咪酯、芬太尼、阿芬太尼、瑞芬太尼、罗库溴铵、维库溴铵、异氟烷和七氟烷。**地氟**

烷可引起明显的交感神经刺激，尽可能避免用于嗜铬细胞瘤患者[4]。

可预测的血流动力学不稳定触发因素如下：

- 麻醉诱导和气管插管
- 腹腔镜手术中气腹
- 手术切皮
- 肿瘤操作和腹部探查
- 静脉结扎术

建议采用适当的大口径静脉通路、有创动脉压监测、中心静脉压监测、5 导联心电图监测、脉搏氧饱和度、呼气末二氧化碳监测、导尿、血糖和体温监测。对于心肌病患者，建议进行心输出量监测。

避免在麻醉管理中使用可能引起高血压危象的药物至关重要。**嗜铬细胞瘤患者不应使用增加交感神经张力的药物，如氯胺酮、麻黄碱、泮库铵、甲氧氯普胺**[22]。还应避免使用组胺刺激性药物，如吗啡和阿曲库铵。**氟哌利多与嗜铬细胞瘤患者的高血压危象有关，尤其在大剂量使用时**[4]。

12. 嗜铬细胞瘤患者术中注意事项有哪些？

外科手术切除嗜铬细胞瘤的术中目标是：避免药物和手术操作导致儿茶酚胺激增，维持心血管系统功能稳定，并在切除肿瘤后维持血流动力学和容量平稳。

据报道，部分特定指标可用于预测嗜铬细胞瘤手术切除患者发生术中高血压的可能性。这些变量包括分泌大量去甲肾上腺素和较大的肿瘤（大于 4 cm）、使用 α 肾上腺素能阻滞治疗前后均呈现高血压症状（平均动脉压大于 100 mmHg）的高血压患者。α 受体阻滞后体位改变造成血压下降超过 10 mmHg 的患者也易于发生术中高血压[23]。

13. 手术入路和血流动力学的考虑

随着肿瘤定位成像技术的进步，腹腔镜治疗嗜铬细胞瘤的方法可减轻术后疼痛并加速康复。气腹和肿瘤操作会导致儿茶酚胺分泌过多及血压急剧升高。此外，二氧化碳气腹会导致高碳酸血症，导致交感神经张力增加。与肿瘤操作相关的血压升高应使用短效药物（如酚妥拉明、艾司洛尔或拉贝洛尔）治疗。持续使用吸入性药物和血管活性药物，如硝酸甘油、硝普钠和尼卡地平可有效控制与肿瘤手术操作相关的高血压发作[4]。有文献综述报道了多数用于控制术中血压的药物组合。麻醉管理时，应避免明显高血压的出现。为避免肾上腺静脉结扎和肿瘤切除术后出现明显且难治性低血压，推荐使用与肿瘤操作相关的高血压峰值预期持续时间相似的短效药物。以下是几种在手术切除嗜铬细胞瘤前应用于治疗严重高血压发作的药物组合[4]：

- 拉贝洛尔注射液
- 哌唑嗪和美托洛尔
- 右美托咪定、瑞芬太尼、硝普钠和拉贝洛尔
- 硝酸甘油、艾司洛尔和可乐定

14. 静脉结扎后儿茶酚胺水平为何剧烈下降？

静脉结扎后的顽固性低血压可能是多种因素联合作用的结果。其中包括酚苄明残留的 α 受体阻滞作用和循环中儿茶酚胺水平的突然下降。其他原因包括肾上腺素受体下调、对侧肾上腺抑制、心肌功能障碍和失血引起的血容量不足。除非有证据证明大量输液无效，否则在肿瘤血管结扎前应先扩充血容量，再启用血管活性药物。必要时可使用去氧肾上腺素、加压素和去甲肾上腺素[8]。

15. 嗜铬细胞瘤切除术后的注意事项有哪些？

术后即刻和较长一段时间内，患者可能出现低血压、高血压和低血糖等并发症。约 50% 的患者在几天内出现高血压。儿茶酚胺水平升高可持续至肿瘤切除后 1 周，因此需要降压药。此外，嗜铬细胞瘤仍可能存在。持续性低血压可能与残余的 α 肾上腺素能阻滞药效或腹腔内出血有关[8]。也有文献报道需要 48 h 使用血管升压药治疗的低血压罕见病例。肿瘤切除术后胰岛素反弹性分泌过多可能导致低血糖，据报道低血糖时间可持续至术后 6 天。全身麻醉和服用止痛药后精神状态发生改变可能影响低血糖的诊断、及时识别及治疗[17]。

16. 特殊情况

（1）妊娠与嗜铬细胞瘤：嗜铬细胞瘤是妊娠期高血压的一种罕见而危险的病因。妊娠期嗜铬细胞瘤的临床特点与一般人群相似。体位变化、妊娠子宫的机械作用、子宫收缩和胎动增加可能导致症状

阵发性发作[24]。妊娠期间的仰卧位可能导致肿瘤压迫和阵发性仰卧位高血压，而坐位或站立位则不会出现高血压。高血压和蛋白尿可能被误诊为先兆子痫而非嗜铬细胞瘤。妊娠期嗜铬细胞瘤一经确诊，处理与一般人群相似。酚苄明和 β 肾上腺素能阻滞剂在妊娠期治疗嗜铬细胞瘤通常被认为安全。但酚苄明可通过胎盘，并可能导致围产期抑郁症和短暂性低血压[25]。肼屈嗪或拉贝洛尔联合硫酸镁有助于治疗妊娠期间儿茶酚胺分泌过多引起的高血压和心律失常[26]。妊娠期间确诊的嗜铬细胞瘤对孕产妇和（或）胎儿具有较高的死亡风险。剖宫产是首选的分娩方式。剧烈的胎动和分娩可能与高血压危象有关。妊娠早期诊断嗜铬细胞瘤使得手术切除肿瘤成为可能，为后续的顺利妊娠带来希望[27]。妊娠晚期诊断嗜铬细胞瘤可能需要保守治疗至胎儿接近足月，进行择期剖宫产和肿瘤切除[28]。

（2）未确诊的嗜铬细胞瘤：嗜铬细胞瘤的典型症状是头痛、心悸、出汗过多及突发性高血压。具有三个典型症状的患者不足 50%。50% 以上嗜铬细胞瘤患者出现持续性高血压，可能被误认为是原发性高血压。与嗜铬细胞瘤相关的其他症状也可能与其他常见原因混淆，而不是这种罕见的神经内分泌肿瘤。然而，未经诊断的嗜铬细胞瘤患者在接受麻醉和手术情况下可能发生意外、威胁生命的高血压危象。未确诊患者中引发嗜铬细胞瘤危象的因素包括麻醉诱导和手术操作期间的各种常规操作。清醒患者的焦虑、气管插管和（或）手术期间的浅麻醉，以及机械因素，包括牵拉、冲洗、肿瘤附近操作和腹腔镜二氧化碳气腹，均可能引发嗜铬细胞瘤儿茶酚胺的过度释放和对经典治疗无效的高血压危象[29]。如怀疑隐匿性嗜铬细胞瘤，当机立断使用短效血管扩张剂（如酚妥拉明或硝普钠）可能有效。如发生严重的心动过速，应先使用 α 受体阻滞剂，在充分阻滞 α 受体活性，避免随后的血管收缩、高血压和心力衰竭后，方可使用 β 受体阻滞剂[29]。如果可能，最明智的决定是中止手术[27]。

参考文献

1. Myklejord DJ. Undiagnosed pheochromocytoma: the anesthesiologist nightmare. Clin Med Res. 2004;2(1):59–62.
2. Manger WM, Gifford RW. Pheochromocytoma. J Clin Hypertens. 2002;4:62–72.
3. Young WF Jr. Endocrine hypertension: then and now. Endocr

Pract. 2010;16:888–902.

4. Woodrum D, Kheterpal S. Anesthetic management of pheochromocytoma. World J Endocr Surg. 2010;2(3):111–7.

5. Guerrero MA, Schreinemakers JM, Vriens MR, Suh I, Hwang J, Shen WT, Gosnell J, Clark OH, Duh QY. Clinical spectrum of pheochromocytoma. J Am Coll Surg. 2009;209(6):727.

6. Bland ML, Desanclozeaux M, Ingraham HA. Tissue growth and remodeling of the embryonic and adult adrenal gland. Ann N Y Acad Sci. 2003;989:59.

7. Sasidharan P, Johnston I. Phaeochromocytoma: Perioperative Management. Anaesthesia Tutorial of the Week 151. 14 Sep 2009.

8. Ahmed A. Perioperative management of pheochromocytoma: anaesthetic implications. J Pak Med Assoc. 2007;57(3):140–6.

9. Eisenhofer G, Rivers G, Rosas AL, Quezado Z, Manger WM, Pacak K. Adverse drug reactions in patients with pheochromocytoma: incidence, prevalence and management. Drug Saf. 2007;30 (11):1031–62.

10. Young WF, Kaplan NM. Clinical presentation of diagnosis of pheochromocytoma. www.uptodate.com updated May 12, 2014.

11. Bravo EL, Gifford RW. Pheochromocytoma. Endocrinol Metab Clin North Am. 1993;22:329.

12. Waguespack SG, Rich T, Grubbs E, Yink AK, Perrier ND, Ayala-Ramirez M, et al. A current review of the etiology, diagnosis and treatment of pediatric pheochromocytoma and paraganglioma. J Clin Endocrinol Metab. 2010;95(5):2023–37.

13. Sheps SG, Jiang NS, Klee GG, van Heerden JA. Recent developments in the diagnosis and treatment of pheochromocytoma. Mayo Clin Proc. 1990;65(1):88–95.

14. Pomares FJ, Canas R, Rodriguez JM, et al. Differences between sporadic and multiple endocrine neoplasia type 2A phaeochromocytoma. Clin Endocrin (Oxf). 1998;48:195.

15. Domi R, Sula H. Pheochromocytoma, the challenge to anesthesiologists. J Endocrinol Metab. 2011;1(3):97–100.

16. Phitayakorn R, McHenry CR. Perioperative considerations in patients with adrenal tumors. J Surg Oncol. 2012;106:604–10.

17. Lentschener C, Gaujoux S, Tesniere A, Dousset B. Point of controversy: perioperative care of patients undergoing pheochromocytoma removal-time for a reappraisal? Eur J Endocrinol. 2011;165:365–73.

18. Pacak K. Approach to the Patient: Preoperative Management of the Pheochromocytoma Patient. J Clin Endocrinol Metab. 2007. 92 (11).

19. Turkistani A. Anesthetic management of pheochromocytoma: a case report. MEJ Anesth. 2009;20(1):111–4.

20. Sherif L, Hegde R, Shetty K, Gurumurthy T, Jain P. Anesthetic management of a rare case of extra adrenal pheochromocytoma—a case report. The Internet Journal of Anesthesiology. 2008. 21(1).

21. Lord MS, Augoustides JG. Perioperative management of pheochromocytoma: focus on magnesium, clevidipine, and vasopressin. J Cardiothorac Vasc Anesth. 2012;26(3):526–31.

22. Domi R, Laho H. Management of pheochromocytoma: old ideas and new drugs. Niger J Clin Pract. 2012;15(3):253–7.

23. Bruynzeel H, Feelders RA, Groenland HN, van der Meiracker AH, van Eijck CHJ, Lange JF, de Herder WW, Kazemier G. Risk factors for hemodynamic instability during surgery for pheochromocytoma. J Clin Endocrinol Metab. 2010;95(2):678–85.

24. Hamilton A, Sirrs S, Schmidt N, Onrot J. Anaesthesia for phaeochromocytoma in pregnancy. Can J Anaesth. 1997;44:654–7.

25. Santeiro ML, Stromquist C, Wyble L. Phenoxybenzamine placental transfer during the third trimester. Ann Pharmacother. 1996;30:1249.

26. James MFM. Adrenal Medulla. The anesthetic management of pheochromocytoma. In: Anaesthesia for patients with endocrine disease. Oxford: Oxford University Press; 2010; p. 149–68 (Chapter 8).

27. Hull CJ, Bachelor AM. Anesthetic management of patient with endocrine disease. In: Wylie and Churchill Davidson's. A practice of anesthesia. 7th ed. 2003; p. 811–27.

28. Takahashi K, Sai Y, Nosaka S. Anaesthetic management for caesarean section combined with removal of phaeochromocytoma. Eur J Anaesthesiol. 1998;15:364.

29. Anis Baraka (2011). Undiagnosed Pheochromocytoma Complicated with Perioperative Hemodynamic Crisis and Multiple Organ Failure, Pheochromocytoma—A New View of the Old Problem, Dr. Jose Fernando Martin (Ed.). ISBN: 978-953-307-822-9, InTech, doi:10.5772/25963. Available from: http://www.intechopen.com/books/pheochromocytoma-a-new-view-of-the-old-problem/undiagnosed-pheochromocytoma-complicated-with-perioperative-hemodynamic-crisis-and-multiple-organ-failure.

第六部分
腹部

Michael T. Bailin

饱胃

27

Scott Switzer, Derek Rosner

左珊珊　肖可　译　赵高峰　张鸿飞　校

病例

您被紧急通知来放射科，为一个做头部 MRI 检查的 25 岁男性患者提供镇静治疗。患者是机动车事故后状态，股骨开放性骨折，情绪激动。放射科医生觉得仅在清醒镇静情况下较难完成检查。

用药史	长效盐酸哌甲酯片，氢吗啡酮 2 mg（在急诊）
过敏史	无
既往史	注意缺陷多动障碍
体格检查	生命体征：心率 115 次 / 分，血压 140/90 mmHg，呼吸 24 次 / 分，SpO_2 99% 鼻导管吸氧 3 L/min
	头、眼、耳、鼻、喉：颈托
	浓密的络腮胡
	瞳孔缩小，等大，反射迟缓
	不配合气道检查
	其他无明显表现
实验室检查	除血液酒精含量为 0.25% 以外，其他均无异常
禁食状态	未知

1. 什么是"饱胃"?

麻醉学中，术语"饱胃"（full stomach）适用于最近摄入食物和（或）有损害胃排空的药理学、代谢、解剖学或激素方面问题的患者。在麻醉的所有阶段，饱胃患者均存在胃内容物误吸入肺的较大风险。

导致误吸并发症的最重要因素是胃容积和 pH 值。研究表明，胃容积约为 20 ml/kg 及 pH 值＜ 2.5 时误吸并发症更严重。

例如，妊娠晚期的患者即使遵守了禁食标准，也被认为是"饱胃"。

2. 增加胃内容物误吸可能性的危险因素有哪些?

增加胃内容物误吸可能性的危险因素包括解剖学、药理学、代谢、自主神经和激素状态，它们会影响胃排空或损害保护性气道反射。这些因素包括但不限于：

- 自主神经病变
- 肾上腺素能增强状态（应激、疼痛等）
- 酒精中毒
- 使用阿片类药物 / 镇静
- 抗胆碱能药物
- 颅脑外伤
- 脑病
- 鼻胃插管（咽反射减弱，食管下段括约肌改变）
- 肠梗阻 / 急腹症
- 肥胖
- 妊娠
- 食管裂孔疝

患有严重自主神经病变的糖尿病患者可能存在胃排空障碍。此外，患有巨大裂孔疝、病态肥胖和妊娠的患者由于胃食管连接处向头端移位和食管下括约肌张力丧失，可能有较高的胃内容物误吸可能性[1]。

3. 肥胖或胃食管反流病如何影响胃内容物误吸风险？如果胃食管反流病控制良好呢？

躯干部位脂肪堆积的病态肥胖患者胃食管连接处可能向头端移位，改变食管下括约肌压力，增加胃内容物误吸的风险。此外，肥胖患者更易患 2 型糖尿病，引起自主神经病变，可能减缓胃排空。胃食管反流病（gastroesophageal reflux disease，GERD）患者通常不会有更高的胃内容物误吸风险，除非其 GRED 是继发于一个巨大的裂孔疝或其他改变食管下括约肌张力的疾病。GRED 控制良好的患者胃内容物误吸风险通常不高[1]。

4. 可采用哪些已证明有效的药物措施来减少胃内容物误吸的风险？

尽管尚无药物可降低胃内容物误吸的风险，但可采用某些药物干预措施来减轻并发症的危害。只有质子泵抑制剂（PPI）和组胺 2（H_2）阻滞剂可同时降低胃容积和增加胃 pH 值，如法莫替丁（H_2 阻滞剂）或埃索美拉唑（PPI）。可考虑用于高危患者的药物包括促胃动力药甲氧氯普胺，通过阻断多巴胺受体发挥作用。这种药物既增加食管下括约肌张力，又可促进胃运动。枸橼酸钠是一种非颗粒型抗酸剂，可用来提高胃的 pH 值。

5. 影响食管下括约肌压力的因素有哪些？

食管下括约肌是胃食管连接处的 2 ～ 4 cm 高压力区域。与食管其余部分不同，食管下括约肌会在胆碱能影响和钙内流后维持较高的静息张力。然而，许多食物、药物和解剖因素可以改变这种压力关系。以下是最常见的因素：

- 食物
  - 巧克力
  - 乙醇
  - 薄荷
  - 咖啡因
- 激素
  - 胆囊收缩素
  - 黄体酮
  - 促胰液素
  - 胰高血糖素

- 生长抑素
- 血管活性肠肽
- 自主神经系统
  - β 肾上腺素受体激动剂
  - α 肾上腺素受体拮抗剂
  - 抗胆碱药
- 其他
  - 茶碱
  - 吸烟
  - 吗啡、哌替啶
  - 钙通道阻滞剂
  - 地西泮
  - 多巴胺

6. 全身麻醉诱导前是否放置鼻胃管应考虑哪些因素？

饱胃患者，由于麻醉诱导会消除保护性气道反射，在给药前减少胃内容物的容量非常有益。这项措施尤其适用于胃肠梗阻后明显腹胀，导致胃肠气体和液体分泌物积聚的病例。"胃部减压"的目标很有意义，但应慎重考虑。

插入鼻胃管并不舒服，患者不配合且在缺乏良好镇静的情况下可能无法耐受，可能使我们希望维持的保护性咽部反射受损。该过程也会导致出血，并对鼻 / 口咽造成伤害，使喉镜检查更加困难。此外，值得注意的是，鼻胃管吸引甚少能完全抽空胃内容物。

放置于食管和胃内的胃管也会损害食管下括约肌张力，并已被证实为误吸的危险因素。因此，许多医生会在手术前拔除鼻胃管。

该患者不适合在全身麻醉诱导前放置鼻胃管，原因如下：头部外伤史增加了筛板骨折的可能性，放置过程中可能导致颅内损伤；其次，该患者精神状态改变和恶化，置入鼻胃管可能引起躁动、恶心或呕吐，必然加重交感神经反应。上述因素在脑损伤患者均应避免。因此，有理由认为，这名患者放置鼻胃管依据不足，而且有潜在危险。

7. 什么是"保护性气道"？

理想的"保护性气道"是指清醒患者具备完整气道反射。不具备上述条件时，麻醉医师认为的"保护性气道"是在气管中放置充气的带套囊气管导管。喉罩并非保护性气道。

8. 什么是"快速顺序诱导"？

麻醉中的快速顺序诱导是指为确保迅速建立患者气道，最大限度降低胃内容物误吸风险的操作过程和给药顺序。快速顺序诱导过程为，使用 ASA 标准监护仪和给氧去氮，静脉注射诱导药物，然后迅速注射快速起效的肌肉松弛剂。此外，患者麻醉之前，先实施环状软骨压迫，努力将食管压迫在软骨环后部，将胃内容物误吸的风险降至最低。置入直接喉镜之前，不进行正压呼吸。一旦确认气管导管位置正确，并闻及双侧呼吸音，气囊充气，则认为气道安全，进而解除对环状软骨的压迫。

9. 什么是环状软骨压迫？在快速顺序诱导过程中环状软骨压迫的作用是什么？

环状软骨压迫，或称 Sellick 手法，是指在快速顺序诱导过程中在环状软骨前部施加向下（后）的压力，以防止胃内容物反流和误吸。环状软骨是声门中唯一完整的软骨环，因此可用于压迫食管，并有望在椎体前方封闭食管。传统观点认为，诱导前施加 10 ～ 20 N 的力量，诱导后增加至 30 ～ 40 N。直至通过肺部听诊确认保护性气道的建立，甚至检测到呼出的二氧化碳，才能释放环状软骨的压力。

尽管这种方法直观有效，但其临床效益的可重复性并未得到证明。几项研究表明，即使操作者训练有素，也无法对环状软骨进行有效压迫，可能因为无法准确地对环状软骨进行定位，也可能因为对环状软骨施加的力量不正确，又或者是施加的压力仅使食管侧向推移而非向后移位。此外，即使正确应用了环状软骨压迫，也会遮挡声门的视野，插管时影响气管导管的通过。其他与环状软骨加压相关的并发症包括非麻醉患者的恶心、呕吐和误吸，食管破裂，以及未发现的气道或颈椎损伤的恶化。

由于环状软骨压迫的临床益处未经证实，以及延迟保护性气道快速建立的可能性，在快速顺序诱导阶段，环状软骨压迫的应用在较大程度上存在争议。尽管如此，诸多学者仍然认为环状软骨压迫应作为标准操作，现有临床证据情况下仍应采用这项措施。

10. 快速顺序诱导过程中应使用哪些神经肌肉阻滞剂？你如何选择？

去极化和非去极化神经肌肉阻滞剂（肌肉松弛剂）均可用于快速顺序诱导。去极化肌肉松弛剂琥珀胆碱是快速顺序诱导时气管内插管的经典用药。但如存在对琥珀胆碱的禁忌证（恶性高热病史或钾浓度升高等），可使用非去极化肌肉松弛剂罗库溴铵。罗库溴铵用于标准麻醉诱导的常规剂量为 0.6 ～ 0.7 mg/kg。但使用罗库溴铵进行快速顺序诱导，剂量可增加至 1.2 mg/kg，以缩短达到足够插管条件的时间。

11. 麻醉性监护对该患者的利弊有哪些？

该情况下可采用麻醉性监护。这种技术的好处包括避免气道器械的使用，因为可能造成患者颈椎脊髓损伤，并避免面罩通气（注意浓密的络腮胡）和气管插管（固位的颈托）时可能出现的困难。但考虑到患者的醉酒状态、禁食状态不明和刚才出现的躁动，对其使用安全而充分的镇静麻醉可能有一定难度。根据患者的气道状态、潜在的颅内高压以及患者在影像学检查时距离麻醉医生较远综合考虑，如选择麻醉性监护，则应避免使用会导致咽反射消失或引起呼吸抑制的药物，以防发生误吸。麻醉性监护可使用的药物包括 α_2 激动剂右美托咪定和 N-甲基-D- 天冬氨酸拮抗剂氯胺酮（假设不存在颅内高压）。

12. 该患者清醒纤维支气管镜气管插管的利弊有哪些？

该患者采取清醒纤维支气管镜气管插管的优点是保留患者的自主呼吸和咽反射，发生呕吐时也能保证气道通畅。然而，对该患者进行清醒气管插管存在较多困难。由于患者处于醉酒状态，其依从性可能不佳。患者在最初的气道检查中并不配合，同时患者的"浓密络腮胡"、颈托和张口度减少，影响经口放置纤维支气管镜。进行鼻腔血管收缩和鼻咽麻醉，鼻腔入路可避免口咽入路所面临的挑战。值得注意的是，由于该患者为机动车事故后状态，可能存在忽略的伤情和头部受伤的情况。影像学检查结果出来之前不能排除筛板骨折。

13. 如果患者在无气道保护的诱导过程中发生呕吐，正确的治疗方法是什么？

应立即将患者转向侧卧位，头低位，以促进反流的胃液远离声门。轻柔地进行口咽吸引以清理上呼吸道。鉴于该患者颈椎稳定性不确定，变换体位时必须小心，应至少有三名看护人员相互协助，"滚木式"挪动患者。这种紧急情况，立即保持呼吸道通畅是重中之重。如保护性气道尚未建立，应给予琥珀胆碱以达到最佳的气管插管状态。脊髓损伤患者紧急情况下，采用同轴稳定手法直接喉镜插管是合理选择，也是最快速的插管方法。此时视频喉镜可能会更有用，但纤维支气管镜实施气管插管通常并非最佳选择，因为口咽部可能存在胃内容物，该方法需要更多时间。考虑到患者情绪躁动，头部外伤可能导致颅内高压。快速建立明确的气道并避免高碳酸血症（通气不足所致）非常必要。

14. 误吸后立即进行纤维支气管镜检查有什么作用？支气管肺泡灌洗又有什么作用？

一旦建立保护性气道，患者应充分麻醉，使用非去极化肌肉松弛剂，确保血流动力学稳定。并马上以纤维支气管镜评估胃内容物对气道的污染程度，及时清除气管和近端小气道的阻塞物/分泌物。虽然仔细充分的吸引可能有助于减少肺部并发症，但应谨慎使用生理盐水进行支气管肺泡灌洗，可能会将误吸物冲至远端气道，加重肺部并发症。

该患者在纤维支气管镜检查期间应注意充分通气，以避免在颅内高压的可能性下出现高碳酸血症。

15. 什么是 Mendelson 综合征？

Mendelson 综合征由纽约产科医生 Curtis Mendelson 于 1946 年提出，是指在全身麻醉诱导后吸入胃内容物引起的支气管肺部并发症。体征和症状通常表现为两相过程，症状在误吸早期 1～2 h 出现，然后由于嗜中性粒细胞浸润，4～6 h 再次出现。缺氧、呼吸困难和发绀是主要症状，但大量误吸时可能并发血流动力学不稳定，最终发展为 ARDS 和多系统器官衰竭。肺损伤（化学性肺炎）的主要原因是胃内容物 pH 值低。水肿、肺不张和肺出血是常见的并发症。误吸后还会发生阻塞性肺炎或继发性细菌性肺炎。

16. 胃内容物误吸后的可能影像学检查结果是什么？

患侧肺段的肺泡/肺叶浸润性改变（尤其是仰卧患者的右下叶和中叶）可能需要长达 48 h 才能完全出现，且需要数周才能完全吸收。因此，胸部 X 线检查的阳性结果可能严重滞后于症状的进展；同样，X 线检查结果的好转可能也晚于临床状况的改善。胸部 X 线检查示肺容积显著减少，提示支气管阻塞伴阻塞后肺萎陷。

17. 如何监护出现胃内容物误吸后严重并发症的患者？类固醇或抗生素的作用是什么？

大量误吸事件后的治疗包括保持患者头部向上 45°体位，根据需要通过气管内插管保护气道，并采用标准的肺通气保护策略，防止进一步误吸。支持性治疗包括目标导向氧疗（SpO_2 在正常范围内），根据病情需要给予静脉输液，使用升压药维持血流动力学稳定。糖皮质激素一直是发生胃内容物误吸事件后的常规给药，但因其可致革兰氏阴性杆菌肺炎的风险增加和 ICU 住院时间延长，最近有研究对其常规应用提出了质疑。抗生素不适用于纯化学性肺炎。但高危患者（患有胃轻瘫、使用质子泵抑制剂或 H_2 拮抗剂或患有牙周疾病时）可能需要预防性使用针对革兰氏阴性菌和厌氧菌的抗菌药物[2]。

18. 对于胃内容物误吸的患者，呼吸机如何设置？

胃内容物误吸患者通常会发展为化学性肺炎。其严重程度可从短暂的刺激性咳嗽、无需氧疗，到后续的 ARDS 和多系统器官衰竭。需要机械通气的患者应接受目标导向滴定法氧气治疗。SpO_2 是合理的观察指标，但严重情况下也可使用中心静脉血氧饱和度（$ScvO_2$）或动脉氧分压。呼吸机设置采用标准的肺保护策略，通常包括低潮气量（4～6 ml/kg）、PEEP（5～8 cm H_2O）和间歇性肺复张手法以预防/治疗肺不张。

19. 该患者如何进行术后治疗？是否可以拔除气管导管？

与胃内容物误吸相关的化学性肺炎症状轻重不一，因此该患者的术后治疗取决于未来几小时的病程进展和外科团队的手术干预。如果动脉血气分析证实在低浓度吸氧情况下肺顺应性和氧饱和度正常，且通气充足，则可拔管，然后经鼻导管或经面罩吸氧。

拔除气管导管后采用无创通气可能不一定成功，因为导致患者在早期出现呼吸困难的任何处理，都可能在接下来的几小时内继续发展，导致重新插管。不考虑肺功能的前提下，让患者保留气管插管的另一个原因为，其是否存在短期内再次手术的可能。与患者术后治疗相关的外科团队进行讨论非常必要。

参考文献

1. Ng A, Smith G. Gastroesophageal reflux and aspiration of gastric contents in anesthetic practice. Anesth Analg. 2001;93:494–513.
2. Raghavendran K, Nemzek J, Napolitano LM, Knight PR. Aspiration-induced lung injury. Crit Care Med. 2011;39(4):818–26.

28 肝移植麻醉

John Stenglein

左珊珊　肖可　叶靖　译　赵高峰　张鸿飞　校

病例

ICU 邀请您对一名 45 岁男性患者进行评估，该患者患有丙型肝炎且未经治疗，新诊断血色素沉着病，长期抑郁并酗酒。最近，其因门静脉高压、反复腹水，病情日益复杂，同时脑病正在加重。

用药史	螺内酯、普萘洛尔、乳果糖、新霉素、多种维生素
既往史	抑郁、焦虑、酗酒
	丙型肝炎感染、肝硬化、门静脉高压
手术史	1 年前因静脉曲张破裂出血行经颈静脉肝内门体静脉内支架分流手术
体格检查	体重 165 磅（74.8 kg），身高 5 英尺 10 英寸（178 cm）；血压 100/64 mmHg，心率 100 次 / 分，呼吸 18 次 / 分，SaO_2 96%（吸入室内空气）；气道检查无明显异常，肋缘以下可触及肝边缘
	仰卧位可减轻患者主诉的呼吸短促负担

生理学

1. 简述肝的解剖结构

肝是最大的内脏器官和腺体，重约 3 ～ 4 磅（约 1.4 ～ 1.8 kg），由四个不等的叶组成。最大的右叶和左叶被镰状韧带分开。较小的尾状叶和方形叶位于器官的内脏侧，在其他两个叶之间。

进一步将肝分成八个部分，所有部分均被一层薄薄的结缔组织所覆盖，称为 Glisson 囊。

2. 什么是肝门？

是指进入肝的胆总管、门静脉和肝动脉所在的中央肝门。

3. 简述肝的血液供应

肝有双重血液供应，约占心输出量的 25%。肝总动脉起源于腹腔干（由主动脉发出），并在进入肝之前发出胆囊动脉。尽管肝总动脉仅供应肝总血流量的 1/4，但却负责肝一半的氧供。门静脉由脾静脉和肠系膜上静脉汇合而成，接受消化道、脾、胰腺和胆囊的血液，占肝血流量的 75%，但供氧则低于动脉。两个系统相连接的区域称为肝动脉缓冲区（hepatic arterial buffer response，HABR），由腺苷介导，并具有维持灌注的功能[1]。

4. 什么是肝窦？

肝窦是指肝内一种开放的孔隙血管或不连续的毛细血管。这种不连续的内皮允许与白蛋白相仿的蛋白质自由通过。肝窦与肝细胞被窦周（Disse）间隙分离。

肝窦接受来自肝动脉的富氧血液和来自门静脉的富营养血液，也是 Kuppfer 细胞的所在地，该细胞过滤并处理微生物、毒素和抗原。

血液从肝窦流入每个小叶（肝的基本结构单位）的中央静脉。中央静脉汇聚成肝静脉，这些肝静脉离开肝并将血液回流入下腔静脉。

5. 什么是肝腺泡？

肝腺泡是肝的基本功能单位。它形成于门静脉管周围，由小动脉和胆管以及神经和淋巴组织组成，从门静脉管流出的血液经肝窦流向中央小静脉。根据与门静脉管的接近程度，该血流分为三个循环区。1 区的流量最高，而 2 区和 3 区的氧气和养分含量依次减少，使 3 区的肝细胞更容易因循环中断而缺血。

6. 什么是门静脉系统？

门静脉系统引流胃肠道血液至肝。从食管远端到近端肛管的血液与脾、胰腺回流的静脉汇合，流入肝的静脉系统。因此，胃肠道吸收的诸多物质经历首过效应，进入全身循环之前选择性代谢和解毒。

7. 肝有什么功能？

肝的各种功能由肝细胞完成。肝通常与其他系统和器官合作，发挥数百种不同的功能。下面列出了部分主要功能，按内分泌、合成代谢和分解代谢特征排列：

- 内分泌功能
  - 产生胰岛素样生长因子 -1（IGF-1）
  - 产生血小板生成素
  - 产生血管紧张素原（其升高可抑制肾素的负反馈回路）
  - 羟基化维生素 D
  - 碘化甲状腺素（T4）和三碘甲腺原氨酸（T3）（T3 向 T4 转化）
  - 代谢和偶联类固醇激素
  - 储存糖原以备日后转化为葡萄糖
- 合成代谢功能
  - 产生抗凝血酶 Ⅲ
  - 产生 α₁ 抗胰蛋白酶
  - 产生蛋白质 C 和 S
  - 产生纤溶酶原
  - 产生 Ⅰ、Ⅱ、Ⅴ、Ⅶ、Ⅸ、Ⅹ、Ⅺ、Ⅻ、Ⅷ 因子（无 Ⅲ、Ⅳ、Ⅷ、vWF 因子）前激肽释放酶
  - 产生 C 反应蛋白、结合珠蛋白、铜蓝蛋白、转铁蛋白
  - 产生假性胆碱酯酶
  - 产生 α 酸糖蛋白
  - 产生谷胱甘肽——消除氧化剂的辅助因子

- 产生酮
- 合成白蛋白（血浆胶体渗透压 / 药物结合）
- 合成饱和脂肪酸
- 合成胆固醇
- 合成胆盐（脂质吸收、转运、分泌）
- 进行糖异生（糖原为首要来源，然后是乳酸、甘油、丙氨酸和谷氨酸）
- 分解代谢功能
  - 把氨基酸分解成氨
  - 排除并代谢从消化道吸收的毒素（酒精、毒品等）
  - 通过生产尿素排除氨
  - 支持生物转化反应
    第一阶段——通过添加极性 / 移除非极性基团使药物更具极性
    第二阶段——添加亲水分子
  - 代谢葡萄糖、果糖、乳酸、柠檬酸和醋酸
  - 降解血红蛋白、胆红素、纤维蛋白裂解产物
  - 清除激活的凝血因子
  - 灭活醛固酮、抗利尿激素、胰岛素、雌激素和雄激素

病理生理学

1. 什么是肝硬化？发展需要多长时间？

肝硬化是各种慢性肝疾病的最终结果，所有这些疾病均会导致不可逆转的肝瘢痕形成，由此产生的纤维化（瘢痕）增加血流阻力，需要更高的灌注压血液才能进入。血流最终青睐于门体系统分流所提供的较低阻力，并开始完全绕过肝（及其行使的功能）。

幸运的是，肝是具有巨大储备功能的器官。仅需 20% 的肝即可维持正常功能，这就是许多隐匿性肝病需要数年才能表现出体征或症状的原因，也是活体肝移植成功的关键。

2. 美国肝硬化最常见病因有哪些？全世界最常见病因是什么？

虽然酒精中毒是美国最常见的肝硬化病因，但其只发生在 10% ～ 20% 的过量饮酒者身上。乙醇脱

氢酶催化的乙醇代谢会导致严重的氧化损伤，从而消耗抗氧化剂并导致肝损伤。

病毒性肝炎（特别是 B 型和 C 型）是全世界肝硬化最常见的病因。

3. 肝衰竭的病因如何分类？

肝衰竭的病因可分为非胆汁淤积性和胆汁淤积性肝硬化。

- 非胆汁淤积性肝硬化的原因
  - 肝炎（病毒、酒精、药物引起）
  - 血色素沉着病
  - α_1 抗胰蛋白酶
  - 囊性纤维化
  - Wilson 病
  - 布-加（Budd-Chiari）综合征
  - 淀粉样变性
  - 鹅膏菌中毒
  - 溶剂（例如四氯化碳）
- 胆汁淤积性肝硬化（肝内或肝外）的原因
  - 原发性胆汁性肝硬化
  - 原发性硬化性胆管炎
  - 胆道闭锁（最常见的小儿肝移植原因）

4. 急性和慢性肝衰竭有什么区别？

急性肝衰竭（又名暴发性肝衰竭）是指既往没有肝病的患者中，在不到 26 周的时间内，出现新发性脑病和国际标准化比值（INR）升高（≥ 1.5）。半数以上病例归因于药物（通常是对乙酰氨基酚）相关毒性。由于疾病进展迅速，通常并无门静脉高压和肝硬化的征象。

只有 40% 的急性肝衰竭患者可自行恢复[3]。

5. 对乙酰氨基酚中毒导致肝衰竭的机制是什么？有哪些方法可改变其临床病程？

成人对乙酰氨基酚的主要代谢途径是葡萄糖醛酸化。

其主要代谢物相对无毒，并排泄至胆汁中。少量药物通过细胞色素 P-450 途径代谢为 N-乙酰对苯醌亚氨（NAPQI），NAPQI 是一种具有高度肝毒性的强氧化剂。超治疗剂量摄入后，由细胞色素 P 系统产生的 NAPQI 水平超过了可用谷胱甘肽储备的结合 / 失活能力，有毒代谢物蓄积并开始破坏肝细胞。

口服活性炭易与对乙酰氨基酚结合，摄入对乙酰氨基酚后 1 h 内服用具有明显益处。

8 h 内大量服用 N-乙酰半胱氨酸（NAC）可显著降低毒性风险，因为 NAC 是谷胱甘肽前体，可增加谷胱甘肽的浓度来结合 NAPQI。

6. 病毒性肝炎的五种主要类型有哪些？如何传播？慢性感染的比例有多少？

甲型肝炎是最常见的病毒性肝炎（占所有病例的 50%），具有高度传染性，主要通过粪-口传播。但美国每年估计有 100 名患者死于感染相关的急性肝衰竭[4]。灭活的甲型肝炎病毒（HAV）疫苗可提供 10 年或更长时间的保护。

慢性乙型肝炎患者占世界人口的 5%[5]。90% 感染者可从急性感染中恢复，然而 1% ～ 5% 的成人仍处于携带者状态。80% ～ 90% 的受感染儿童将成为携带者。主要传播途径与接触受感染的体液有关。美国疾控中心推荐接种三剂乙型肝炎病毒（HBV）疫苗，其对婴儿、儿童和暴露前接种的成人保护效力达 90%，并且不再建议已完成该系列接种的正常患者再次注射疫苗加强针。HBsAg 和 HBeAg 血清阳性的女性，垂直传播率约为 90%[6]。

约 25% 的儿童期慢性感染者和 15% 的儿童期后慢性感染者，过早死于肝硬化或肝癌，并且多数患者在肝硬化或终末期肝病发作前并无症状[7]。

据估计，1.8% 的美国人口携带丙型肝炎病毒（HCV），提示约 75% 的急性感染者已转为慢性感染。丙型肝炎一般通过血液传播。从感染到肝硬化或肝细胞癌可能需要几十年，与 HBV 类似。新批准的药物可治愈 90% 以上的感染，取决于亚型[8]。

丁型肝炎病毒（HDV）仅在 HBV 存在的情况下传播，且以类似方式传播。HDV 可与 HBV 同时感染而传播或叠加在慢性感染基础上发生传播。所有肝炎感染中，HDV 与 HBV 结合，死亡率最高，可达 20%。

戊型肝炎病毒（HEV）的传播和临床过程均类似于甲型肝炎。但妊娠期间该病更严重，可能导致急性肝衰竭。妊娠晚期急性感染的死亡率接近 20%[10]。

7. 急性肝炎感染或肝硬化是否增加手术风险?

急性肝炎是择期手术的重要风险之一,易导致高发病率和死亡率。同样,肝硬化(慢性)是非肝手术的主要危险因素。因此,应避免在失代偿状态下进行择期手术,如 INR 增加、脑病或感染。

8. 什么是布-加综合征?

布-加综合征是由肝静脉血栓形成引起的一种罕见疾病,通常表现为腹痛、黄疸、腹水和肝大。约半数患者出现高凝状态,与妊娠、真性红细胞增多症、口服避孕药、狼疮抗凝物等原因有关。多数患者药物治疗无效或不能使用药物治疗而需要有创方法介入,例如通过外科手术在血栓周围进行血液分流。不幸的是,许多患者因急性肝衰竭而需要肝移植。

9. 什么是妊娠急性脂肪肝?

妊娠急性脂肪肝是肝细胞的微血管脂肪浸润,可能与遗传性脂肪酸线粒体 β 氧化酶缺乏有关[11],估计发病率为 1/20 000 ~ 1/7000。

妊娠急性脂肪肝症状通常出现在妊娠晚期,伴有恶心、呕吐、黄疸、腹痛和脑病。实验室证据可能显示肝功能指标升高和凝血酶原时间延长。肝活检具备诊断性,无论胎儿胎龄,均应尽快分娩。多数患者可以康复,但英国一项纳入 57 位女性患者的研究中,一名需要肝移植,一名发生死亡[12]。

10. 什么是血色素沉着病?

血色素沉着病是一种常染色体隐性遗传性疾病(美国纯合子比例为 0.5%)[13],与肠道吸收增加有关。铁超载导致全身组织,特别是肝、心脏、胰腺和垂体有害物质堆积。女性由于月经来潮,发病率通常较低。血色素沉着病可导致糖尿病、充血性心力衰竭和皮肤色素沉着增加("青铜色糖尿病")。实验室检查显示血清铁和铁蛋白增加,转铁蛋白饱和度增加。经肝活检确诊。治疗方法是有计划性放血。过量摄入乙醇和并存肝病毒感染会恶化疾病进程,而晚期诊治除了移植外可能没有其他选择。

11. 什么是 Wilson 病?

Wilson 病(肝豆状核变性)是与铜积累有关的常染色体隐性遗传性疾病,与胆道排铜障碍有关。未经治疗通常致命,多数死于肝病[14]。症状包括广泛的神经功能障碍和肝功能障碍,最终导致肝硬化。最初的检查包括肝功能检测、全血细胞计数和血清铜蓝蛋白,以及眼裂隙灯检查和 24 h 尿液铜排泄测试。可能在检查中发现 Kayser-Fleischer 环,其为诊断评分系统的内容之一,是指角膜周围出现新月形色素沉着。根据疾病严重程度,通常采用青霉胺与铜螯合剂治疗。对于急性肝衰竭或对治疗无反应的慢性肝病 Wilson 病患者,肝移植可以挽救生命。

12. 什么是 α₁ 抗胰蛋白酶缺乏?

α₁ 抗胰蛋白酶(alpha-1 antitrypsin,AAT)缺乏是一种涉及肺和肝的遗传性疾病。美国严重 AAT 缺乏者数量估计为 80 000 ~ 100 000[15]。AAT 是弹性蛋白酶、胰蛋白酶、糜蛋白酶和凝血酶的丝氨酸蛋白酶抑制剂。肺中该酶缺乏会因为弹性丧失而导致全腺泡性肺气肿。治疗通常包括输注纯化的人源抗蛋白酶。

AAT 在肝异常积聚引起肝病,并与肝硬化和(或)肝细胞癌的发生有关。终末期肝衰竭患者只能进行移植。幸运的是,一个正常表型的供肝在移植后会产生和分泌正常的 AAT,可以治愈。

13. 什么是四氯化碳?

四氯化碳(CCl_4)是一种化学物质,既往用于清洁溶剂、制冷剂和灭火器,1970 年被禁止销售,其代谢生成一种剧毒的代谢物,能引起小叶中心坏死。自从人们认识到 CCl_4 是最危险的肝毒素之一,能够引起急性肝衰竭之后,其使用明显减少。

14. 什么是门静脉高压?

门静脉高压的临床定义是肝静脉压力梯度升高至 > 5 mmHg。发生在门静脉淤血(出现血流阻力)的环境中,使离开胃和小肠的静脉血通过低压侧支途径返回中心循环。梯度 ≥ 10 mmHg(称为临床显著的门静脉高压)可预测肝硬化并发症的发生,包括死亡。

这种压力增加导致门体分流，毒素和废物不经肝过滤即进入中央循环，促进脑病的发展。门体分流也可能为胃肠道吸收的细菌绕过肝窦中的 Kupffer 细胞提供了通道[16]。

由于肝动脉血流与门静脉系统血流的相互关系，门静脉高压导致对肝动脉血流灌注的依赖性增加。

15. 如何诊断门静脉高压？

如果患者具有已知的危险因素，且临床表现与诊断一致，则可诊断为门静脉高压。虽然可以直接测量门静脉压，但更常用的评估手段是肝静脉压力梯度（hepatic venous pressure gradient，HVPG），可以将肝窦对血流的阻力引起的压力梯度量化。

通过将导管经右颈内静脉置入肝静脉测量静脉压，获得游离肝静脉压（free hepatic venous pressure，FHVP），其与腹内压（由于腹水而升高）相关。随后导管球囊充气，楔入阻塞肝静脉，可反映下游门静脉压力，称为肝静脉楔压（wedged hepatic venous pressure，WHVP）。这在概念上类似于肺动脉楔压，创建一个远端静态流体柱，反映下游压力。

WHVP 减去 FHVP 即得到 HVPG，近似于门静脉和下腔静脉之间的梯度。正常范围是 3～5 mmHg。

16. 什么是静脉曲张？何时会出现问题？

静脉曲张是指扩张的黏膜下静脉，是从门静脉系统到奇静脉和半奇静脉的低阻力通道，可有效缓解门静脉高压。压力高于 12 mmHg 通常是静脉曲张破裂的临界压力。

胃底静脉曲张出血相比食管静脉曲张少，但严重的胃出血更难控制。

静脉曲张破裂出血是失代偿期肝硬化的特征之一，不幸的是，与肝硬化相关的死亡病例中约 1/3 由静脉曲张破裂出血引起。因此，患者常需要进行内镜检查和治疗，因为 20%～30% 的患者将在诊断门静脉高压后 2 年内出血。最初发病后存活的患者中，60% 会在 1 年内再次出血[17]。

17. 急性静脉曲张破裂出血如何处理？

出血可通过束带、内镜下套扎或注射硬化剂治疗。急性出血还应容量复苏、纠正严重凝血障碍并降低门静脉压力。气管插管保护气道。降低门静脉压力的药物包括加压素、生长抑素和（或）奥曲肽。虽然 β 受体阻滞剂可降低门静脉压力，但可能并不适用于失血引起的低血压患者。

球囊填塞也是处理突发性静脉曲张破裂出血的有效方法，但可能导致严重并发症，包括食管破裂和误吸。既往以三腔二囊（Blakemore-Sengstaken）管置入食管，在胃内充气。根据球囊压迫胃食管交界处和减少静脉曲张血流的理论，采用 1 kg 重量的向上牵引力。如果存在持续出血，尽管有向上的压力，仍有必要食管球囊充气以直接压迫相关血管。

18. 什么是肝臭？

它是指呼出气中带有香甜、粪便臭混合的气味。门体分流导致硫醇类直接进入肺部后呼出并在检查中发现。

19. 健康人群肝在突发性出血中有何作用？

肝在内脏系统中通常发挥贮存血液的作用。健康人群突发血容量降低时，肝能将高达 1 L 的血液重新分配到体循环中。肝功能受损和血流改变情况下，机体耐受突发大出血的能力减弱。

20. 门静脉高压如何导致血小板减少？

血小板减少是肝硬化患者的显著特征，与多因素有关。正常情况下，脾内含有约 1/3 的循环血小板。其中原因之一是血小板通过脾组织的运输时间较长（10 min）。门静脉高压情况下，增加的压力通过脾静脉传回，最终导致脾大。肿大的脾进一步减缓转运，血小板长期暴露在脾组织中会增加其被吞噬细胞破坏的机会[18]。其他相关因素包括酒精中毒导致骨髓功能抑制，以及肝合成血小板生成素减少。

21. 肝移植患者肝衰竭的其他常见肝外特征有哪些（按系统分类）？

内分泌

- 低血糖
- 男性乳房发育

神经系统

- 脑病
- 脑水肿——四级脑病患者的发病率高达 75%[19]。可导致颅内压增加、缺血、脑疝等，可能是由于谷氨酰胺积聚引发的渗透效应导致星形胶质细胞肿胀，自动调节丧失或两者兼而有之[20]。

肺

- 氨中毒或酸中毒引起过度通气
- 腹水或胸腔积液压迫膈肌导致肺不张
- 右向左的肺内分流（高达心排血量的 40%），可能导致低氧血症
- 肺内血管扩张（肝肺综合征）

心血管系统

- 心肌病（乙醇，血色素沉着症）
- 混合静脉氧分压升高
- 高心排血量（高动力）低体循环血管阻力状态
- 内脏血管床的体液潴留
- 动静脉分流（广泛的动静脉瘘畸形），继发于贫血的黏度降低，导致心排血量增加而体循环阻力降低
- 胆盐增加的负离子性效应
- 胆血症也会减弱对去甲肾上腺素、血管紧张素 Ⅱ 和异丙肾上腺素的反应
- 内源性扩血管物质水平升高
- 有效循环容量降低，肾素-血管紧张素原级联反应增加，导致过多的钠潴留

肾

- 严重循环衰竭状态导致肾前性氮质血症
- 低钠血症

血液

- 凝血因子生成减少和凝血障碍倾向
- 血小板减少症（肝血小板生成素合成减少）

22. 什么是斜卧呼吸？什么是直立性低氧血症？

斜卧呼吸是相对于端坐呼吸，是指直立位时呼吸急促。直立性低氧血症是指处于直立位时出现氧饱和度降低。这一系列症状通常与肝肺综合征有关，也是右向左分流的证据。

这种临床体征通常既有解剖学的原因，又有功能性原因，极为罕见[21]。前者包括房间隔缺损、卵圆孔未闭或有孔房间隔缺损动脉瘤。不太为人所知的是功能性原因（本例为肝硬化）导致体位改变造成的异常分流，导致下腔静脉血流在心房水平重新分布。直立体位加重右向左分流[22]。

23. 低白蛋白的原因和后果是什么？白蛋白在循环中能保留多久？

通常，肝通过调配每日蛋白质产量的 15% 以维持循环中的白蛋白在 500 g 左右[23]。白蛋白的半衰期约为 20 天。虽然肝负责生成白蛋白，但低白蛋白也可能与肾损伤增加或肾衰竭加重有关。

作为渗透压的主要决定因素（80%[24]），低白蛋白可能影响毛细血管床吸收体液入血的趋势，从而导致水肿和腹水加重。值得注意的是，白蛋白由于其强大的负电荷，在血浆蛋白结合中发挥重要作用。低白蛋白可能导致部分与血浆蛋白高度结合的药物的游离浓度（代谢活性）更高，例如华法林、呋塞米、苯二氮䓬类和非甾体抗炎药。

24. 什么是腹水？其如何产生？如何治疗？

腹水是指腹腔积液，可导致不同程度的腹胀。腹水可以是漏出性，也可以是渗出性，取决于病因。检查时通常描述为有"移动性浊音"或"液波震颤"，通过超声检查确认。

腹水最常并发于门静脉高压。肝硬化患者中常见低白蛋白和体液潴留，均会加重腹水。通常采取限制盐摄入、使用利尿剂（醛固酮拮抗剂）或穿刺治疗。难治性病例可通过手术将腹腔中的液体分流回静脉循环（LeVeen 分流术），但难治性腹水也是肝移植的适应证。

25. 什么是 LeVeen 分流？

该手术是通过一个皮下引流管将腹腔液引流至颈内静脉或上腔静脉中，建立腹腔静脉分流，偶尔用于缓解难治性腹水。并发症包括分流术失败、液体过载、轻度弥散性血管内凝血（DIC）或感染。

26. 什么是原发性细菌性腹膜炎？

原发性细菌性腹膜炎（spontaneous bacterial

peritonitis，SBP）是指在没有明显传染源的情况下腹腔内的"原发"感染，门静脉高压和腹水患者中常见，常规穿刺时有 10% ～ 27% 的患者发生[25]。如果体液中检测发现细菌或大量中性粒细胞（> 250 个 /mm³），则可确诊。症状通常包括发热、白细胞增多、疼痛和不适，但部分患者可能并无症状[26]。其病因可能与肠壁通透性增加或肝清除门静脉菌血症的能力受损有关。有 SBP 风险的患者多需要抗生素预防性治疗。

27. 什么是肝肾综合征？

肝肾综合征（hepatorenal syndrome，HRS）是指急性或慢性肝衰竭患者出现肾功能隐匿性恶化，是肝硬化的常见并发症，部分原因与内脏扩张导致肾灌注下降有关。血管活性介质增加导致的灌注减少可有效模拟肾前性损伤的生理变化。

据估计，肝硬化和腹水患者诊断后 1 年内患 HRS 的比例为 18%，5 年内患 HRS 的比例为 39%[27]。其属于排除性诊断，肝功能未恢复或未接受肝移植手术，通常意味着患者只有几周的生命[28]。

HRS 是一种功能性疾病，HRS 患者的肾可作为供体成功用于其他受体，以解决其肾功能问题。

28. 什么是肝肺综合征？

肝移植患者中高达 20% 存在肝肺综合征（hepatopulmonary syndrome，HPS），肝移植也是唯一有效的治疗方法[29]。多数患者最终出现休息和活动时均发生呼吸困难，也可出现直立性低氧血症和斜卧呼吸。其病因尚不清楚，诊断包括门静脉高压、呼吸空气时 PaO_2 低于 80 mmHg 和肺内血管扩张（intrapulmonary vascular dilation，IPVD）。

可利用超声心动图、放射性标记白蛋白扫描或肺血管造影诊断 IPVD。使用手振生理盐水作为造影剂，被肺毛细血管过滤前，造影剂通常会使右心室出现不透明现象。但如果静脉注射后在左心脏看到不透明现象，则提示存在右向左心内分流或肺内分流。心内分流时，气泡会在 3 次搏动之内出现，而肺内分流在注射后 3 ～ 6 次搏动时出现气泡，表明存在 IVPD。

IVPD 中，核扫描显示较大的标记白蛋白分子通过肺血管床。肺内血管未扩张的状态下，这些分子通常会留在肺血管床中。

29. 什么是门肺动脉高压？

门肺动脉高压（portopulmonary hypertension，PPHTN）定义为，缺乏其他诱因的患者出现门静脉高压合并肺动脉高压。PPHTN 是由于毒素通过门体分流绕过正常的肝代谢，血管舒张物质和缩血管物质之间不平衡所致。既往认为其是肝移植的禁忌。

5- 羟色胺通常被肝降解，可能与 PPHTN 有关。即使在全身血管阻力较低的情况下，循环中该物质的存在也可能导致肺平滑肌增生和肥大[30]。

经颈静脉肝内门体分流术

1. 什么是经颈静脉肝内门体分流术？

经颈静脉肝内门体分流术（transjugular intrahepatic portosystemic shunting，TIPS）通常用于治疗门静脉高压及其相关并发症，其缩写 TIPS（或 TIPSS）更为常用。

TIPS 通常在介入手术室进行，在门静脉和一支肝静脉之间建立一条降低肝血流阻力的人工通路。该导管的设计是为了减少脾、胃、食管下段和肠的压力，降低静脉曲张破裂的风险。

常通过颈内静脉穿入导丝和导引鞘后进入以下结构：

颈内静脉→上腔静脉→下腔静脉→肝静脉，通过肝实质进入门静脉。

一旦确认了解剖结构和压力，先用血管成形术球囊扩张导管，后放置网状内移植物（支架）。

2. TIPS 有什么好处？能否代替肝移植？

尽管该手术通常用来暂时缓解失代偿性肝硬化，但也可作为肝移植的过渡。早期放置 TIPS 可将 1 年生存率由接受常规治疗的 61% 提高至 86%[31]。

植入的支架完全放置于肝内，可以在移植时取出。研究表明，多达 90% 的 TIPS 患者静脉曲张出血减少，但其对整体生存是否有益尚存在争议。

3. TIPS 应采取何种麻醉方式？

作为一种微创手术，TIPS 可以在局部麻醉和小剂量静脉镇静的情况下进行。然而，患者往往已经到失代偿脑病的程度，反流 / 误吸风险更高，需要保证气道安全。

4. 手术的风险有哪些？

对于有经验的外科医生，该手术死亡率为 0 ～ 2%[32]。重新分布的血流有效绕过肝（肠道的首过清除），因此已经出现脑病的患者对其他毒素更敏感，手术后这些毒素绕过肝残存的解毒功能，进而产生相应的不良反应。

最后，该手术需要注射静脉造影剂才能有效显示，因此存在肾毒性及过敏的风险。

移植

1. 肝移植的适应证有哪些？

肝硬化并非肝移植的适应证。肝移植的适应证包括急性肝衰竭、肝硬化伴有并发症（静脉曲张出血、腹水、脑病、肝肾综合征）、某些肿瘤（肝细胞性肝癌）以及具有全身性表现的肝代谢性疾病。

是否接受肝移植，需要进行风险-收益分析。基于原发损伤的病因和（或）存在的潜在感染，术后使用免疫抑制可能给机体带来严重风险。移植器官甚少能治愈潜在的疾病。

肝细胞性肝癌患者是否适合肝移植应基于米兰标准，该标准的建立是希望确保受体能通过移植达到改善预后的目的[33]。该标准将肝移植限定于病变范围较小（＜ 5 cm）、不涉及主要血管的非转移癌患者。

不幸的是，术后必须使用免疫抑制，增加了肿瘤再次生长的风险。

2. 何为原位肝移植？

"原位"是指"正常或通常位置"。如果是原位肝移植（orthotopic liver transplant，OLT），供体通常置于腹部肝原有的位置。

3. 供体和受体如何匹配？

供体与受体匹配的主要标准是 ABO 血型和移植肝的大小。ABO 不相容移植通常仅限于紧急情况。

4. 多少肝移植等待者成功接受了肝移植？

等待肝移植的患者中，只有 2/3 的人存活到获得肝移植[34]。

2014 年，美国共进行 6729 例肝移植手术。2011 年，美国等待移植的中位数时间是 12.6 个月。

5. 移植的禁忌证有哪些（不同移植中心可能存在差异）[35]？

- 脓毒症
- 晚期心肺疾病（手术风险过高）
- 不符合治愈标准（米兰标准）的转移性疾病
- 血管肉瘤
- 肝内胆管癌
- 缺乏足够的社会支持
- 获得性免疫缺陷综合征
- 最近 6 个月内持续滥用药物
- 心理问题严重
- 颅内压持续＞ 50 mmHg 或脑灌注压＜ 40 mmHg

相对禁忌证

- 高龄
- HIV 感染
- BMI ≥ 40（部分移植中心会在患者移植前或移植期间实施胃袖状切除手术）

6. 移植前还应考虑哪些健康问题？

考虑到免疫抑制的需要，应对患者进行筛查，以确定是否存在潜在感染，包括结核病。流行地区的患者也应进行球虫病和类圆线虫病的筛查。

移植前应接种甲型肝炎、乙型肝炎、肺炎球菌、流感、白喉、百日咳和破伤风疫苗，以确保在移植前有足够的免疫反应。

作为多学科评估的一部分，患者还应进行结肠癌筛查。移植前也应进行必要的拔牙，因为免疫抑制会增加局部感染的风险。

7. 捐赠器官的两个主要来源是什么？

绝大部分（96%）的移植肝来自已故的供体[36]。由于仅需要部分肝即可满足机体需要，活体肝移植成为可能。可将右肝叶（占肝的 60%）移植给成年患者，而较小的左肝叶可移植给肝大小相似的儿童或成年患者。由于肝具有再生能力，如恢复顺利，供体和受体的肝功能均可恢复正常。虽然被切除的肝叶无法再生，但其余肝叶的增生可确保功能恢复。

2014 年仅进行了 280 例活体肝移植，部分原因是出于对供体健康的担忧，因为报道有几例与供体相关的死亡发生。

8. 美国现有的器官如何分配？

器官共享联合网络（United Network for Organ Sharing，UNOS）成立于 1984 年，为美国所有器官移植制定政策并收集数据，因为供体器官供不应求，需要进行定量配给。该方法通常优先考虑病情最重的患者，而不强调在等待名单上花费的时间。具体就肝移植而言，按 MELD 评分对患者进行排名，并按血型进行分层。

9. 什么是 Child-Pugh 评分？

Child-Pugh 评分（CP 评分）是 UNOS 最初用于分配供体肝的评分系统，旨在对接受门静脉高压手术治疗的肝硬化患者进行预后评分。其基于五项临床指标（总胆红素、白蛋白、凝血酶原时间、腹水和脑病）的严重程度进行评分。

对腹水和脑病的主观评估是 Child-Pugh 评分备受质疑的原因之一，最终 MELD 评分取而代之用于指导器官分配。

10. 什么是终末期肝病模型（MELD）评分？如何确定？多久计算一次？

MELD 最初用于评估接受 TIPS 的肝硬化患者的预后，之后成为各种原因引起肝硬化 3 个月死亡风险的有力预测指标。联合国系统在 2002 年以该标准取代了 Child-Pugh 评分。严重患者每 7 天更新一次 MELD 评分。

MELD 评分基于患者的肌酐、胆红素和 INR。分数介于 6 到 40 之间。MELD 分数低于 15 时不进行肝移植存活率更高，因此，分数 ≥ 15 的患者成为真正的移植等待者。作为参考，多数肝移植等待者的 MELD 分数小于 25，而只有 2% 的移植者 MELD 得分大于 25[37]。

11. 什么是 MELD 例外评分？

传统的 MELD 评分系统并未考虑到所有因素，因此仍有部分情况会导致生存期缩短。可通过下列诊断增加额外评分：原发性肝癌、肝肺综合征、门肺动脉高压、囊性纤维化、肝动脉血栓形成等。

如果评估人员认为 MELD 评分 / 例外评分不能准确反映患者的发病和死亡风险，则可通过向当地的器官移植审查委员会申请，进行额外的 MELD 评分评估是否应实施肝移植。

12. 被视为 Status 1 意味着什么？

患者通常患有急性肝衰竭，预期寿命不超过 7 天。因此，UNOS 给予其获得器官的最高优先权。

13. 移植后的存活率有多少？

肝移植术后 1 年存活率接近 90%[38]，术后 3 年约为 80%，5 年时降至 55%[39]。

14. 什么是肝透析？适应证有哪些？

肝透析是一种较新的解毒技术，其原理与血液透析相似。主要用于肝移植的过渡，或在急性肝损伤后使其再生。分子吸附剂再循环系统（molecular adsorbents recirculation system，MARS）通过两个透析回路，吸收患者血液中与白蛋白结合的毒素，随后清除白蛋白。其可吸附的物质包括氨、胆汁酸、胆红素和铁。

一项纳入 483 例患者的荟萃分析显示，与标准药物治疗相比，人工肝支持系统的死亡率并无显著提高。然而，亚组分析确实显示，慢性肝衰竭患者发生急性肝衰竭时死亡率明显降低[40]。另一项纳入 70 名患者的前瞻性随机研究显示，使用人工肝支持系统后脑病严重程度显著改善[41]。

术前

1. 患者主诉的哪些症状可能提示肝功能不全？

肝功能不全的患者通常出现尿色深、乏力、食欲不振和恶心，也可能出现低热。

2. 肝衰竭患者常见的阳性体征有哪些？

巩膜黄染、黄疸、腹水、脾大、肝掌、男性乳房发育、扑翼样震颤、睾丸萎缩、蜘蛛痣、瘀点和瘀斑。

3. 术前评估的作用有哪些？

一旦肝功能不全有所改善，术前评估的主要目标之一就是在手术前对存在的任何问题进行优化，例如并存的凝血功能障碍。患者术前可通过服用维生素 K 或输注血小板改善。

评估患者是否有可能在麻醉和手术后存活非常必要，因为心血管健康状况不佳很可能是移植的禁忌证。由于缺乏可用器官，供体肝需用于病情最重的患者，因此必须对患者术后存活的可能性进行准确评估。

4. 什么是肝性脑病？

肝性脑病是指由肝功能障碍引起的可逆性精神状态改变，可能需要委托人来签署麻醉同意书。慢性肝功能不全时，通常由某些急性损伤（例如胃肠道出血或感染）触发，症状从轻微认知功能障碍至昏迷不等。半数以上的肝硬化患者最终发展为不同程度的肝性脑病[42]。

认知功能障碍与神经毒性物质堆积有关，正常情况下此类物质由健康肝代谢。门体分流使含氮代谢产物（NH_3）完全绕过肝。然而，氨水平通常与症状严重程度并不相关，也非诊断所必需。

这些循环毒素导致细胞毒性脑水肿[43]、γ 氨基丁酸活性增加、血脑屏障破坏，甚至导致昏迷。根据严重程度，West-Haven 分级标准将肝性脑病分为 Ⅰ～Ⅳ级。

5. 什么是肝功能检查？这些数值是否随肝硬化进展而改变？

转氨酶（AST/ALT）的水平通常反映肝细胞损伤，而并非肝的实际功能。因此，转氨酶升高水平与疾病严重程度之间并无显著相关，随着肝细胞数量的减少，细胞损伤的信号不再"显示"到血液中。

胆红素、碱性磷酸酶、γ- 谷氨酰转肽酶（GGT）和乳酸脱氢酶（LDH）上升是胆汁淤积或胆道梗阻的有效证据。尽管碱性磷酸酶升高有一定价值，但其对肝胆疾病缺乏特异性。

LDH 是肝损伤的非特异性信号，也可能由非肝原因引起。如果仅有 LDH 升高，则可能存在肝损伤。

6. 转氨酶轻度 / 中度 / 重度 / 极度升高的临界点是什么？

轻度：100 ～ 249 IU/L。

中度：250 ～ 999 IU/L。

重度：1000 ～ 1999 IU/L。

极度：> 2000 IU/L。

轻度升高通常提示脂肪肝、非酒精性脂肪性肝炎（non-alcoholic steatohepatitis，NASH）、药物毒性和慢性病毒感染。增加幅度较大（3 ～ 22 倍）见于急性肝炎或慢性状态恶化的患者。

7. AST/ALT 比值对诊断有何帮助？

AST/ALT > 4：1，是典型 Wilson 病。

AST/ALT ≈ 2：1，可能提示酒精性肝病。

AST/ALT < 1：1，提示非酒精性脂肪性肝炎。

8. 什么是肝合成功能？与哪些指标相关？

与肝损伤的血清标志物相比，肝合成蛋白质的能力可能反映肝整体功能。通常通过测量白蛋白水平和凝血酶原时间评估肝合成功能。

尽管白蛋白是肝合成量最大的蛋白质，但 3 周的半衰期会使白蛋白在任何类型的肝细胞损伤或功能障碍发生后较长时间内保持正常，因此其并非急性肝损伤的敏感指标。

凝血因子（特别是凝血因子Ⅶ）的半衰期可短至 4 h，对其快速检测可及时反映功能变化。因此，凝血酶原时间（PT）/INR 通常作为肝功能障碍的标志用于评估和跟踪随访肝病患者。同样，由于仅需较少数量即可满足生理需要，凝血因子Ⅶ水平须下降 70%，PT 才会延长。

9. 该患者术前可使用镇静剂吗？是否应考虑其他药物？

镇静剂可能加重许多终末期肝病患者的认知状态，因此应谨慎使用或完全避免。镇静剂可掩盖认知功能的急剧下降（如颅内压升高），药物也较难代谢，作用时间延长。

氟马西尼（未使用苯二氮䓬类药物情况下）可改善部分严重脑病患者的意识水平[44]。

10. 乳果糖有什么好处？

乳果糖是一种二糖，常作为渗透性泻药使用。其降低肠道 pH 值，从而减少产氨细菌，并可能改善肝性脑病患者的认知功能[45]。

11. 术前评估应包括哪些检查？

实验室：ABO-Rh 血型、肝功能、凝血检测、血细胞分类计数、甲胎蛋白、钙和维生素 D 水平。

病毒血清学［巨细胞病毒、EB 病毒、HIV、甲型 / 乙型 / 丙型肝炎、快速血浆反应素（梅毒）］。

尿液分析。

药物（毒物）筛查。

12. 心肺功能评估的目的是什么？

冠状动脉疾病（CAD）患者肝移植的并发症发病率和死亡率无疑会增加[46]。移植患者的心肺功能评估应包括 CAD、心肌病、瓣膜病、潜在肺部疾病、肝肺综合征和肺动脉高压的筛查。

AHA/ACC 建议：非活动性心脏疾病的肝移植患者中，如果具有三个或以上 CAD 危险因素，则应进行无创运动负荷测试。2013 年美国肝病研究协会和美国移植学会的指南更为激进，其建议对所有接受肝移植的成年患者进行无创性心脏检查评估[47]。

部分学者甚至主张对有两种以上心血管危险因素的患者进行血管造影，以评估疾病的严重程度[48]。

对于严重冠状动脉狭窄的患者，移植前可能需要血管重建。

术中管理

1. 如何实施麻醉诱导？

由于移植手术的紧急性，常需要进行快速顺序诱导。同样，腹水的存在可能升高胃内压力，降低功能残气量，患者误吸风险更高。持续的恶心、静脉曲张出血、肺内分流等问题也需要快速建立通畅的气道。相反，气道检查发现不安全因素可能需要使用清醒插管技术。

2. 需要什么通路 / 设备才能安全地处理此病例？

除标准的 ASA 监护外，应基于肝疾病的严重程度和手术类型决定有创监护和血管通路的选择。一般来说，需要留置动脉导管。也需要建立大口径静脉通路，因为疾病相关的凝血异常，手术出血可能显著增加。预计需要大量输血，需与血库术前进行沟通。

通常使用具备高输液流速（> 500 ml/min）的快速输液系统，如 Level-One 或 Belmont 系统，包含储液器、泵、过滤器和热交换装置在内，还可检测并避免管路出现血块或空气栓塞、体温过低和（或）管路阻塞。

3. 还可使用其他哪些监测仪？

除标准监护仪外，麻醉医师越来越依赖超声图像来判断容量状态、调整正性肌力药物、及时发现栓子和评估心室功能。在一项对肝移植中心麻醉医师的调查中，超过 86% 的调查对象（$n = 217$）报告在部分或所有移植病例中使用了经食管超声心动图[49]。

约一半的肝移植手术流程推荐使用颅内压监测，因为颅内压明显升高既会恶化预后，也是移植的禁忌证[50]。有颅内压升高风险的患者应尽量减少激动 / 刺激。头部抬高，使用甘露醇，过度通气，使用高渗盐水，甚至巴比妥类药物将颅内压降至 20 ～

25 mmHg 以下，保持脑灌注压高于 50 ～ 60 mmHg。

4. 如何维持麻醉深度？

所有挥发性麻醉药均会使肝血流量产生剂量依赖性下降。然而，吸入麻醉药仍然是肝移植的主要选择，因为其对肝功能的整体影响较小，并且评估麻醉深度较容易。与氟烷和恩氟烷相比，七氟烷和异氟烷对门静脉血流、肝动脉血流和肝总血流的影响较小。异氟烷有利于内脏血流，因此这一传统吸入麻醉药仍备受青睐。

七氟烷和异氟烷比其他挥发性麻醉药更能有效维持肝动脉缓冲效应[51]。手术期间任何病例发生严重低血压时，均需暂时停用吸入麻醉药。咪达唑仑对血流动力学方面的影响最小，可使患者在麻醉期间出现记忆遗忘。

相反，丙泊酚可增加肝动脉和门静脉血流[52]。可能是由于快速失血对丙泊酚药理学的影响，或由于在无肝期清除作用下降，因此丙泊酚并非常规应用。

5. 应选用何种肌松药？

尽管在肝功能障碍情况下假性胆碱酯酶可能减少，但其并非琥珀胆碱的禁忌证。

维库溴铵通过肝清除，肝硬化患者中神经肌肉阻滞时间延长[53]。罗库溴铵也通过肝代谢和消除，肝功能不全时作用延长。两者均可通过仔细监测使用。

顺阿曲库铵因不依赖器官的消除和不释放组胺而成为终末期肝病患者肌松药的较理想选择。

6. 肝疾病如何影响药物代谢和药代动力学？

肝疾病时蛋白质合成减少，可能导致药物结合率的改变，药物游离部分增加，导致血管床外分布的体积潜在增加。

还应考虑容量分布改变，特别是有腹水时，以及肝细胞功能障碍造成药物代谢减少的可能性。

终末期肝病可增强吗啡、哌替啶、阿芬太尼、维库溴铵、罗库溴铵、米库氯铵、苯二氮䓬类和右美托咪定等药物的作用。

尽管芬太尼主要由肝代谢，但在肝疾病中其消除作用并无明显改变[54]。

7. 肝移植中诱导性低血压的作用是什么？

控制性降压是一种已经使用了数十年的技术，以减少出血和输血需求。控制性降压的定义是将收缩压降低至 80 ～ 90 mmHg，将平均动脉压（MAP）降低至 50 ～ 65 mmHg，或将基础 MAP 降低 30%[55]。使用该策略时必须权衡终末器官缺血的风险。

8. 什么是静脉-静脉转流术？

原位肝移植所采用的静脉-静脉转流术（venovenous bypass，VVB）比体外循环更为简单，仅由离心泵和肝素连接结合管组成。手术包括经股静脉的下腔静脉置管，也可能包括门静脉置管，使血液分流回到心脏（通常是经腋静脉或颈内静脉）。该技术流行于 20 世纪 80 年代和 90 年代，特别用于下腔静脉钳夹试验后血流动力学不稳定的情况。静脉-静脉转流术建议用于 5 min 试验钳夹期内平均动脉压下降超过 30% 及心脏指数下降 50% 以上的患者[56]。

其优点是能够维持前负荷，改善肾灌注，减轻肠静脉淤血，延缓代谢性酸中毒的发展。然而，空气栓塞、血栓栓塞和转流管意外脱出的风险可能导致显著的并发症和死亡率。据报道，使用静脉-静脉转流术引起并发症的总发生率为 10% ～ 30%[57]。

同时，由于多数肝移植患者存在肝硬化，门静脉侧支发育良好，门静脉钳夹对血流动力学状态的影响可忽略不计，静脉-静脉转流术并非在各中心均使用。

9. 肝移植的手术分为哪几个阶段？

A. 无肝前（分离）期。肋缘下切口较长，游离肝周围黏连组织，使其仅通过下腔静脉、门静脉、肝动脉和胆总管与机体保持连接。

B. 无肝期。无肝期始于钳夹肝上和肝下下腔静脉。此外，肝动脉、门静脉和中央胆管在切除自体肝之前被夹闭。然后供体肝与肝上、肝下下腔静脉和门静脉吻合。

C. 肝后（新肝）期。冲洗新肝以去除空气、残留杂质和防腐剂。取下静脉夹，吻合肝动脉。供肝的总胆管通过胆总管端端吻合。

10. 每个阶段的麻醉挑战有哪些?

无肝前期——腹部切开并腹水引流时,应该预料可能发生血容量不足,可使用胶体维持前负荷。通常,整个手术过程一半的失血量发生在此阶段。

无肝期——下腔静脉和门静脉的交叉钳夹使静脉回流减少多达50%。随着心排血量的降低,低血压非常常见。钳夹引起的远端静脉压升高也会影响肾和肠道灌注。供体肝的置入可能导致其靠近的膈肌收缩,影响通气和氧合。

由于肝不再代谢柠檬酸盐,输血可导致离子性低钙血症和心肌抑制,也应警惕继发于肠道和外周静脉淤血的进行性酸中毒。

纤维蛋白溶解也可能在这一阶段开始,因为缺乏肝产生的纤溶酶原激活物抑制物,从而导致组织纤溶酶原激活物的作用不受抑制。

新肝期——再灌注与钾和氢离子浓度突然升高有关,可能危及生命。约1/3的患者出现再灌注后综合征,其定义为全身性低血压和肺动脉高压,可能与酸中毒、高钾血症、栓塞、血管活性物质,甚至低温等综合作用有关。

纤维蛋白溶解在再灌注后最严重,与移植物血管内皮细胞释放的组织纤溶酶原激活物突然增加有关。血栓弹力描记图(thromboelastography,TEG)指导输血,使用日益广泛。

11. 什么是缺血再灌注损伤?

缺血再灌注损伤是指由于缺氧和活性氧物质(包括超氧化物、过氧化氢和羟自由基)产生而对供体器官造成伤害,可能导致一定程度的细胞坏死或凋亡。同样,供肝激活Kupffer细胞和释放炎性细胞因子,也可增加细胞损伤。

术后管理

1. 移植肝发挥功能的最初迹象是什么?

移植肝发挥功能的相关指标在手术室和术后早期即可观察到。包括钙需要量降低;随着柠檬酸盐的代谢,离子钙自发性增加;酸中毒改善;尿量增加;核心温度升高以及移植肝的胆汁排出量增加。

2. 肝功能检测指标多久开始正常?

术后最初几天,转氨酶水平会因移植物缺血、切取损伤、器官保存和再灌注损伤而急剧升高。此后,转氨酶和胆红素水平并无下降趋势,提示肝动脉血栓形成的可能性,应迅速进行超声评估。

3. 免疫抑制剂的主要类型有哪些?

免疫抑制剂彻底改变了移植医学。各种类型的免疫抑制剂包括:糖皮质激素,钙调素抑制剂,大环内酯类抗生素,嘌呤和嘧啶合成抑制剂,抗体治疗。

可通过诱导或维持、生物学性质(抗淋巴细胞抗体/抗细胞因子受体抗体)或药理学特点,或根据作用机制对免疫抑制剂进一步分类。

4. 如何控制患者术后不适? 可使用硬膜外麻醉控制术后疼痛吗?

因为术前存在凝血障碍,围手术期可能进一步发展,因此硬膜外镇痛属于禁忌证。术后疼痛控制通常采用阿片类药物,包括患者自控镇痛。

参考文献

1. Lautt WW. The 1995 Ciba-Geiby award lecture. Intrinsic regulation of hepatic blood flow. Can J Physiol Pharmacol. 1996;74:223.
2. Bardag-Gorce F, French BA, et al. The importance of cycling of blood alcohol levels in the pathogenesis of experimental alcoholic liver disease in rats. Gastroenterology. 2002;123:325.
3. Lee WM, Larson AM, Stravits RT. AASLD position paper: the management of acute liver failure: update 2011. American Association for the Study of Liver Diseases. Available at: http://www.aasld.org/practiceguidelines/Documents/Acuteliverfailure update2011.pdf (2011). Accessed 3 Aug 2015.
4. CDC. Prevention of hepatitis A through active and passive immunization. MMWR 1999; 48(No. RR-12):4.
5. World Health Organization. Hepatitis B. World Health Organization. Available at: http://www.who.int/csr/disease/hepatitis/whocdscsrlyo20022/en/index1.html (2015). Accessed 3 Aug 2015.
6. American College of Obstetricians and Gynecologists. ACOG Practice Bulletin No. 86: Viral hepatitis in pregnancy. Obstet Gynecol. 2007;110(4):941–56. PMID: 17906043.
7. Centers for Disease Control and Prevention. Hepatitis B FAQs for Health Professionals. Available at: http://www.cdc.gov/hepatitis/hbv/hbvfaq.htm#overview (2015). Accessed 3 Aug 2015.
8. U.S. Food and Drug Administration. Faster, Easier Cures for

Hepatits C. Available at: http://www.fda.gov/ForConsumers/ConsumerUpdates/ucm405642.htm (2015). Accessed 3 Aug 2015.

9. Makino S, Chang MF, Shieh CK, et al. Molecular cloning and sequencing of a human hepatitis delta (delta) virus RNA. Nature. 1987;329(6137):343–6.

10. World Health Organization. Global Alert and Response (GAR); Hepatitis E. Available at: http://www.who.int/csr/disease/hepatitis/whocdscsredc200112/en/index1.html (2015). Accessed 11 July 2015.

11. Treem WR, Rinaldo P, et al. Acute fatty liver of pregnancy and long-chain 3-hydrocyacyl-coenzyme A dehydrogenase deficiency. Hepatology. 1994;19(2):339.

12. Knight M, Nelson-Piercy C, et al. A prospective national study of acute fatty liver of pregnancy in the UK. Gut. 2008;57(7):951.

13. Edwards CQ, Kushner JP. Screening for hemochromatosis. N Engl J Med. 1993;328(22):1616.

14. EASL Clinical Practice Guidelines: Wilson's disease. European Association for Study of Liver. J Hepatol. 2012;56(3):671–85.

15. Campos MA, Wanner A, et al. Trends in the diagnosis of symptomatic patients with alpha1-antitrypsin deficiency between 1968 and 2003. Chest. 2005;128(3):1179.

16. Kumar A, Sharma P. Hepatic venous pressure gradient measurement: time to learn. Indian J Gastroenterol. 2008;27(2):74–80.

17. Bosch J, Garcia-Pagan JC. Prevention of variceal rebleeding. Lancet. 2003;361:952–4.

18. Handin R, Lux S, Stossel T. Blood: principles and practice of hematology, Vol. 1. Lippincott Williams & Wilkins, 2003. P1021.

19. Lee VM. Acute liver failure. N Engl J Med. 1993;329(25):1892.

20. Biel A, Larsen FS. Pathophysiology of cerebral edema in fulminant hepatic failure. J Hepatol. 1999;31:771–6.

21. Cheng TO. Platypnea-orthodeoxia syndrome: etiology, differential diagnosis, and management. Cathet Cardiovasc Interv. 1999;47:64–6.

22. Cheng TO. Mechanisms of Platypnea-Orthodeoxia: what causes water to flow uphill. Circulation. 2002;105:e47.

23. Friedman LS, Martin P, et al. Liver function tests and the objective evaluation of the patient with liver disease. In: Zakim D, Boyer T, editors. Hepatology: a textbook of liver disease. 3rd ed. Philadelphia: WB saunders; 1996. p. 791.

24. Nicholson JP, Wolmarans MR, et al. The role of albumin in critical illness. Br J Anaesth. 2000;85(4):599–610.

25. Runyon BA. Spontaneous bacterial peritonitis: an explosion of information. Hepatology. 1988;1(8):171–5.

26. Koulaouzidis A, Bhat S. Spontaneous bacterial peritonitis. World J Gastroenterol. 2009;15(9):1042–9.

27. Gines A, Escorsell A, et al. Incidence, predictive factors, and prognosis of the hepatorenal syndrome in cirrhosis with ascites. Gastroenterology. 1993;105(1):229–36.

28. Alessandria C, Ozdogan O. MELD score and clinical type predict prognosis in hepatorenal syndrome: relevance to liver transplantation. Hepatology. 2005;41(6):1282.

29. Hendrickse A, Azam F, et al. Hepatopulmonary syndrome and portopulmonary hypertension. Curr Treat Options Cardiovasc Med. 2007;9(2):127–36.

30. Egermayer, et al. Role of serotonin in the pathogenesis of acute and chronic pulmonary hypertension. Thorax. 1999;54:161–8.

31. Garcia-Pagan JC, et al. Early use of TIPS in patients with cirrhosis and variceal bleeding. N Engl J Med. 2010;362(25):2370.

32. Freedman AM, Sanyal AJ, et al. Complications of transjugular intrahepatic portosystemic shunt: a comprehensive review. Radiographics. 1993;13(6):1185.

33. Mazzaferro V, Gegalia E, et al. Liver transplantation for the treatment of small hepatocellular carcinomas in patients with cirrhosis. N Engl J Med. 1996;334(11):693.

34. OPTN/SRTR 2011 Annual Report of the U.S. Organ Procurement and Transplantation Network and the Scientific Registry of Transplant Recipients: Transplant Data 1998–2011. Released December 19, 2012, http://optn.transplant.hrsa.gov/data/annual report.asp (2012). Accessed 28 Dec 2012.

35. Martin P, DiMartini A, et al. Evaluation for liver transplantation in adults: 2013 practice guidelines by the American Association for the Study of Liver Diseases and The American Society of Transplantation. Hepatology. 2014;59(3):1144.

36. http://optn.transplant.hrsa.gov/converge/latestData/rptData.asp. Retrieved on 7/13/2015.

37. Trotter JF, Osgood MJ. MELD scores of liver transplant recipients according to size of waiting list: impact of organ allocation and patient outcomes. JAMA. 2004;291(15):1871–4.

38. Lidofsky SD. Liver transplantation for fulminant hepatic failure. Gastroenterol Clin North Am. 1993;22(2):257.

39. Health Resources and Services Administration, U.S. Department of Health and Human Services. Organ procurement & transplantation network. Available at http://optn.transplant.hrsa.gov/latestData/rptStrat.asp (2015). Accessed 3 Aug 2015.

40. Kjaergard LL, Liu J, et al. Artificial and bioartificial support systems for acute and acute-on-chronic liver failure: a systematic review. JAMA. 2003;289(2):217.

41. Hassanein T, Tofteng F, et al. Efficacy of albumin dialysis (MARS) in patients with cirrhosis and advanced grades of encephalopathy: a prospective, controlled, randomized multicenter trial. Hepatology. 2004;38(LB04):726A.

42. Jalan R, Hayes PC. Hepatic encephalopathy and ascites. Lancet. 1997;350:1309.

43. Cordoba J, Blei AT. Brain edema and hepatic encephalopathy. Semin Liver Dis. 1996;16(3):271.

44. Pomier-Layragues G, Giguere JF, et al. Flumazenil in cirrhotic patients in hepatic coma: a randomized double-blind placebo-controlled crossover trial. Hepatology. 1999;29:347–55.

45. Prasad S, Dhiman RK. lactulose improves cognitive functions and health-related quality of life in patients with cirrhosis who have minimal hepatic encephalopathy. Hepatology. 2007;45(3):549–59.

46. Plotkin JS, Scott VL, et al. Morbidity and mortality in patients with CAD undergoing orthotopic liver transplant. Liver Transpl Surg. 1996;2(6):426.

47. Raval Z, Harinstein ME. Cardiovascular risk assessment of the liver transplant candidate. J Am Coll Cardiol. 2011;58(3):223.

48. Martin P, DiMartini A, et al. Evaluation for liver transplantation in Adults: 2013 practice guidelines by the American Association for the Study of Liver Diseases and the American Society of Transplantation. Hepatology. 2014;59(3):1144.

49. Wax DB, Torres A, et al. Transesophageal echocardiography utilization in high-volume liver transplantation centers in the united states. J Cardiothorac Vasc Anesth. 2008;22(6):811–3.

50. Vaquero J, Fontana RJ, et al. Complications and use of intracranial pressure monitoring in patients with acute liver failure and severe encephalopathy. Liver Tranpl. 2005;11(12):1581–9.

51. Matsumoto N, Kotumi M, et al. Hepatolobectomy-induced depression of hepatic circulation and metabolism in the dog is counteracted by isoflurane, but not by halothane. Act Anaesthesiol Scand. 1999;43:850–4.

52. Carmichael FJ, Crawford MW, et al. Effect of propofol infusion on splanchnic hemodynamics and liver oxygen consumption in the rat. Anesthesiology. 1993;79:1051–60.

53. Bencini AF, Scaf AH, et al. Hepatobiliary disposition of vecuronium bromide in man. Br J Anaesth. 1986;58:988–95.

54. Haberer JP, Schoeffler P, et al. Fentanyl pharmacokinetics in anaesthetized patients with cirrhosis. Br J Anaesth. 1982;54:1267–70.

55. Degoute CS. Controlled hypotension: a guide to drug choice. Drugs. 2007;67(7):1053–76.

56. Vertoli P, el Hage C, et al. Does adult liver transplantation without venovenous bypass result in renal failure. Anesth Analg. 1992;75:489–94.

57. Chari RS, Gan TJ, et al. Venovenous bypass in adult orthotopic liver transplantation: routine or selective use? J Am Coll Surg. 1998;186:683–90.

29 腹主动脉瘤开放性修复术的麻醉

Stefan Alexandrov Ianchulev

张品　陈利海　译　赵高峰　张鸿飞　校

病例

　　患者女性，77 岁，拟开腹行肾下型腹主动脉瘤修复手术。

　　相关病史：因为存在关节炎和周围血管疾病，运动耐量＜ 4 METs。既往有高血压病史，控制尚可，有冠心病病史，15 年前行三支冠状动脉旁路移植术。右冠状动脉和回旋支静脉桥，左冠状动脉前降支乳内动脉搭桥。4 年前急性心肌梗死，检查过程中发现左侧颈动脉和主动脉瓣狭窄。同年的稍后时间行左颈动脉内膜剥脱术和主动脉瓣置换术。

其他病史	中度肾动脉狭窄和乳腺癌，乳房肿瘤切除术后
既往手术史	左髋关节置换，颈动脉内膜剥脱术，三支冠状动脉旁路移植术，主动脉瓣置换术
用药史	氨氯地平，阿托伐他汀，布美他尼，美托洛尔，阿司匹林
过敏史	辛伐他汀（肌肉酸痛），头孢唑林（过敏反应）
体格检查	身高 165 cm，体重 93 kg，BMI 35
	血压 140/88 mmHg，心率 64 次/分，Mallampati 分级 2 级，颏甲距离两横指，AAO×3（清醒、警觉、定向力正常）
检查	实验室检查：Na^+ 141 mmol/L, K^+ 4.3 mmol/L, Cl^- 101 mmol/L, HCO_3^- 30 mmol/L, BUN 23 mg/dl, Cr 0.94 mg/dl, 血红蛋白 11.5 g/dl, 血细胞比容 35%, PT 10.9 s, PTT 36.2 s, INR 1.0 s, 肾小球滤过率 54 ml/min
	心电图：窦性心律，66 次/分，一度房室传导阻滞，左束支传导阻滞
	心脏超声：射血分数 50%，二尖瓣中度反流，左心室前、后、下壁运动中度减弱。肺动脉高压，约 50 mmHg，人工主动脉瓣，$P_{max} = 2.8$ m/s

1. 什么是腹主动脉瘤？

　　腹主动脉瘤（abdominal aortic aneurysm，AAA）是指腹主动脉扩张，可延伸超过肾动脉。如果动脉瘤延伸至膈肌以上，则为胸 AAA（thoracoabdominal aortic aneurysm，TAAA）。动脉外膜退化是该病的主要特征。促进该疾病发展的因素包括血流剪切力、炎症和高凝状态，氧化型低密度脂蛋白是其增强因素。动脉粥样硬化的主动脉和周围血管容易形成动脉瘤和夹层。动脉夹层可导致壁内血肿形成。真性动脉瘤累及主动脉壁全层，假性动脉瘤则通过受损的肌层在内膜扩张。该病的自然史反映了动脉粥样硬化持续进展的过程[1]。

2. AAA 形成的主要危险因素有哪些？

　　吸烟、高血压、遗传因素、年龄增加（超过 40 岁）、高密度脂蛋白水平低、低密度脂蛋白水平高、纤维蛋白原增多以及动脉粥样硬化。血小板计数降低可能与动脉瘤消耗有关。目前建议对 65 岁以上的吸烟男性进行筛查。

3. AAA 的发病率和患病率是多少？

　　每年有超过 45 000 名 AAA 患者接受手术治疗。20 世纪 90 年代末，挪威的一项基于人口统计学的研究发现，男性和女性的患病率分别为 8.9% 和 2.2%。美国，55 ～ 65 岁的男性中，约 1% 的动脉瘤患者存在临床症状，此后每 10 年患病率增加 2% ～ 4%。女性的患病率比男性低 4 倍，而且发病要晚 10 年[2]。

4. AAA 有哪些临床表现？

AAA 多为偶然发现，若行择期手术，全因死亡率低于 8%。急性腹主动脉夹层表现为腹痛、背部或腹股沟区疼痛，搏动性包块，以及可能出现血流动力学不稳定。患者存在以上症状时应立即评估，以防止夹层进一步发展和破裂。

5. AAA 破裂的风险有哪些？

破裂风险取决于内腔直径，并随动脉瘤发展而增加。值得警惕的临界直径为 4.5 cm。一项针对 AAA 患者的研究显示，当直径小于 4.5 cm 时，瘤内直径每年平均增长 0.3 cm，6 年累计破裂风险小于 2%。若 AAA 直径大于 5 cm，破裂风险升至 20% 以上。AAA 破裂死亡率高达 23%～69%；如果未破裂，死亡率则为 1.4%～6.5%[3]。

6. AAA 筛查的建议有哪些？

建议对年龄 65～75 岁、存在已知危险因素的患者进行一次超声筛查，并对检测到的动脉瘤积极监测。对年龄高于 75 岁、之前检查结果阴性的女性或男性进行常规筛查并无益处。生活方式的改变和药物治疗可能减缓瘤体生长并推迟修复的时间。当动脉瘤内径达到 5.5 cm 时，破裂风险等于手术死亡的风险，因此大于 6.0 cm 或两倍于正常主动脉内径的动脉瘤需要修复术[4]。

7. 目前 AAA 修复的建议是什么？

分级	AAA 位置	大小	手术	证据强度
I	肾下 / 近肾	≥5.5 cm	修补	B 级
II 1	肾下 / 近肾	4.0～5.4 cm	每 6～12 个月检查	A 级
II 1	肾下 / 近肾	5.0～5.4 cm	可能需要修补	B 级
II 2	肾上型胸 AAA 或 IV 型动脉瘤	5.5～6.0 cm	强烈推荐修补	B 级
II 3	AAA	<4.0 cm	每 2～3 年行超声检查	B 级
III	无症状肾下 / 近肾	男性<5.0 cm 女性<4.5 cm	不推荐干预	A 级

腹主动脉瘤的干预建议[5]

8. 如何为 AAA 择期手术患者选择手术方式？

当患者考虑择期 AAA 修补时，外科医生会推荐两种方法中的其中一种：开放性修复或动脉瘤腔内修复术（endovascular aortic repair，EVAR）。2005 年 ACC/AHA 指南建议对手术并发症风险低至中等的患者进行开放性修复，对手术风险高的患者实施腔内修复[5]。

9. AAA 如何分类？分类是否影响麻醉管理？

AAA 的分类主要基于动脉瘤与肾动脉的关系，分为肾上型、近肾型和肾下型 AAA。肾下型 AAA 至少有 10 mm 的正常主动脉段与动脉瘤头端相邻[4]。肾上型 AAA 可能涉及腹腔动脉。因此，了解疾病涉及的血管以及因此可能增加的手术操作至关重要。AAA 的分型在决定是采取开放性修复还是 EVAR 的选择中发挥重要作用，并对术中麻醉管理产生重要影响。

此外，AAA 还可分为涉及动脉壁全层的梭形动脉瘤、较局限且不涉及所有壁层的囊状动脉瘤或假性动脉瘤，以及容易导致术中大量出血的炎性动脉瘤。

10. 哪些 AAA 患者应行开放性修复？

围手术期并发症中、低风险的患者可行开放性修复。手术死亡率低于 10% 的老年患者，可能比较适合开放性手术。部分研究表明，术前对冠状动脉疾病的诊断性检查和介入治疗有助于将围手术期主要心脏不良事件（major adverse cardiac event，MACE）发生率降至 2% 左右。但其他研究结果并不乐观[2]。合并肾和心脏疾病与死亡率增加相关。患者存在进行性心脏和肾疾病时可能从 EVAR 受益。

11. 哪些患者更适合 EVAR？

具有较高手术并发症风险的患者、具有良好解剖和临床特征的患者可能适合 EVAR。

影响 EVAR 或开放性修复决策的解剖因素：

（1）血管通路——髂动脉

（2）动脉瘤形态（曲度、血栓）

（3）动脉瘤颈长及形态（钙化、血栓、长度、

角度）

（4）肾和腹腔动脉受累

（5）存在血栓

12. 采用什么评分系统指导手术决策？

根据主动脉角度和曲度以及腔内血栓情况进行评分。每项得分 1～3 分，总分越高，提示 EVAR 效果越差[4]。

主动脉角度和曲度评分

分级	曲度指数	主动脉角度	血栓的数量
0	≤ 1.05	160°～180°	无明显血栓
1	≥ 1.05，≤ 1.15	140°～159°	< 25% 横截面积
2	> 1.15，≤ 1.20	120°～139°	25%～50% 横截面积
3	> 1.20	< 120°	> 50% 横截面积

临床因素：

（1）已用于评价开放性修复与 EVAR 优点的评分系统包括 APCHE、POSSM、ASA、SVS/AAVS。

（2）患者年龄、心脏、肺以及肾的情况。

（3）中度至高度心脏风险的患者仍以 EVAR 为主，死亡率为 3%～7%。

（4）术前合并肾功能不全的患者 EVAR 预后较差。

（5）糖尿病患者具有更高的支架相关并发症发生率和早期死亡率。但与非胰岛素控制的 2 型糖尿病患者和非糖尿病患者相比，使用胰岛素控制的 2 型糖尿病患者内漏发生率更低。

（6）应考虑患者的选择。EVAR 在前 4 年内效果较好，但之后血管内漏及再次介入手术的风险增加。多于 80% 的患者倾向于选择 EVAR（SIR 指南 56，57-58）[4]。

（7）无论采用哪种手术方法，具有高危因素的患者均需要多学科的评估和决策。

13. 关于短期和长期结果，两种方法差异如何？

在 30 天死亡率、住院时间和输血量方面，EVAR 的短期效果优于开放性修复。但长期来看，上述优势消失了，两种手术的 6 年死亡率相等。其他差异

包括，EVAR 组的显影剂暴露和放射性检查、内漏的发生以及再次手术的可能性均高于开放性修复组。费用方面，EVAR 短期优势并不明显。现有文献并不支持为小型 AAA 使用 EVAR[6]。AAA 破裂可采取 EVAR 治疗[7]。

就短期结果而言，肥胖和虚弱患者可从 EVAR 中获益。主动脉覆膜支架技术、分支支架和带窗技术支架设计以及应用全经皮途径，使利弊权衡更倾向于 EVAR[6]。

14. 开放性修复的主要风险是什么？

阻断血管引起的器官缺血和体液改变，是开放性手术围手术期死亡和并发症发生的主要原因。开放性手术的问题包括需要更多的血液制品和液体，ICU 停留时间延长，以及出现急性肾损伤和肺炎等早期并发症。

15. AAA 破裂还需要考虑哪些因素？

怀疑 AAA 破裂的稳定患者，应进行 CT 血管造影以确定 AAA 的形态。不稳定的患者应立即送往手术室。杂交手术室更利于在台上灵活决策，以便最大限度地控制夹层和出血。也可利用腹腔干以上动脉球囊来稳定血流动力学，为麻醉团队输血输液赢得足够时间。

16. 当 AAA 破裂时腹腔室综合征有什么影响？

经过液体或血液复苏及凝血功能障碍的患者容易发展为腹腔室综合征。在腹腔室综合征对其他器官造成影响之前应早期识别并高度警惕。腹腔室综合征（abdominal compartment syndrome，ACS）可引起肝或肾衰竭，静脉回流受阻，引起凝血功能障碍，并可能很快危及生命。

17. 术前并存的心血管疾病对 AAA 的修复有什么影响？

开放性修复是一个高风险的血管手术，与心脏发病率和死亡率相关。血管外科患者围手术期心肌梗死和死亡的合并患病率分别为 4.9% 和 2.4%。从

长远看，分别接近 8.9% 和 11.2%。应该从潜在的心肌缺血和心室功能方面详细了解心脏功能状态。

考虑到额外检查的有创性和固有风险，其价值可能适得其反。

18. AAA 患者存在哪些症状或体征时，提示应进一步评估术前心脏功能状态？

不稳定型心绞痛、心律控制不佳和慢性心力衰竭症状应在术前即行评估和优化治疗。这也是美国心脏协会和美国心脏病学院对心脏病患者非心脏手术围手术期评估的最新建议。这种以指南为基础的方法不应该简单地以手术治疗为目标，而是要帮助患者和医疗人员做出明智的决策，帮助优化当前的治疗，并为管理围手术期心脏问题提供处理意见。急诊手术应以患者的复苏为重点，术后应对患者心脏风险进行分层。

19. 术前心肌血运重建哪些情况下有益？

AAA 患者常合并冠状动脉疾病和颈动脉疾病。预防性冠状动脉血运重建（Coronary Artery Revascularization Prophylaxis，CARP）临床试验并未改善患者的短期预后和长期生存状况。术前不合并多因素心脏风险的患者在血管手术后的长期生存率最高[8]。对高危患者，荷兰应用压力回声的超声心动图心脏风险评估（Dutch Echocardiographic Cardiac Risk Evaluation Applying Stress Echo，DECREASE）也得到了类似结果。目前美国心脏协会/美国心脏病学会对冠状动脉旁路移植术的建议也反映了这一点，只有存在不稳定型心绞痛症状的患者会从血运重建中受益，尽管这些患者围手术期并发症的发生率更高。行预防性血运重建术的患者，冠状动脉旁路移植手术因素的死亡率为 5.5%，因此该手术的精确收益降低。

20. 患者需要更进一步的心脏检查吗？

本例患者有广泛的心肌病变，心肌功能明显变化。经胸或经食管超声心动图有助于明确当前（血运重建和主动脉瓣置换术后）心肌功能，可帮助诊断左心室动脉瘤或血栓。经胸超声心动图在诊断左心室心尖的血栓方面有较好优势。因为患者心功能得到优化的可能较小，所以无需额外的检查。由于患者活动能力没有变化，也无新发呼吸急促的症状，

21. 什么情况下应在 AAA 修复前进行经皮冠状动脉介入治疗？

预防性经皮冠状动脉介入治疗（percutaneous coronary intervention，PCI）可用于不稳定型心绞痛或心肌缺血的患者。严重的动脉粥样硬化疾病对接受 PCI 的患者增加了血管通路相关的围手术期风险。最近，经桡动脉和肱动脉等不同的 PCI 介入治疗入路已在临床使用。

22. 你是否会进行其他的无创诊断检查？何时进行？

无创诊断检查仅在被认为是中度风险且需要手术干预的患者中进行。如进一步的检查不会导致治疗方法的改变，则目前不建议进行检查。围手术期用药管理及其优化具有临床意义。

23. 术前高血压控制不佳有什么影响？

术前访视应包括生命体征检查，AAA 患者不明原因的高血压应及时检查排除肾动脉狭窄（renal artery stenosis，RAS）。RAS 可通过肾素-血管紧张素-醛固酮机制导致高血压控制不良。未控制的或长期的高血压可能掩盖低血容量，并可能存在明显的左心室肥厚。这些患者往往对血管内容量的微小变化非常敏感。全身麻醉诱导可导致低血容量患者明显的低血压，且对治疗反应较差。有证据表明，血压低于正常的 20% 会产生不良影响，包括肾和心肌灌注不足[9]。

24. B 型脑钠肽的功能是什么？什么时候需要术前检测？

存在中度危险因素的患者，应考虑检测 B 型脑钠肽（BNP）作为评估心脏疾病的指标。Young 等的研究显示，BNP 具有预测术后主要心脏不良事件（MACE）的价值，其优势比为 15.0。作者指出，BNP 对 MACE 具有高排除值和低纳入值。因此，此类患者的检测项目中应加入该检测内容[10]。

25. 血细胞比容和肌酐的结果预测作用如何?

术前血细胞比容与手术预后有关。术前血细胞比容低(<28%)的患者术后发生急性冠状动脉事件和输血的风险更高。输血本身存在风险,包括输血相关的急性肺损伤、免疫损害和溶血反应。最近发表在《英国麻醉学杂志》上的一篇文章发现术前贫血与不良预后以及医疗资源增加相关[11]。目前建议在术前考虑对择期手术患者给予促红细胞生成素、铁剂和维生素 B_{12} 的多种药物联合治疗。部分医疗中心建立了贫血门诊,作为围手术期外科之家诊疗的一部分。

术前肌酐和肾小球滤过率可评估肾功能,这与围手术期并发症发生率和死亡率有关。肾功能较差的患者总体情况较差,住院并发症发生率较高[12]。术前肌酐 > 2 mg/dl、GFR < 60 ml/min 是短期和长期死亡率的独立预测因素[13-14]。肾损伤患者围手术期使用 β 受体阻滞剂和他汀类药物治疗已被证实有益[1]。

26. 应对该患者做什么心脏检查? 如果怀疑冠状动脉旁路移植失败怎么办?

有重度血管病变的患者动脉粥样硬化发生率较高,其中多达 50% 的患者表现为明显颈动脉病变。术前评估应包括心电图,以发现与心率、心律及传导有关的异常。存在不稳定型心绞痛或近期急性冠脉综合征时需要深入评估,并决定是否需要进行额外的检查和(或)干预。负荷超声心动图或心导管检查可进一步明确病情。该例患者有明确的心脏手术史以及高龄。如果移植的动脉发生粥样硬化导致术前缺血或出现新的心力衰竭症状,治疗策略包括经皮冠状动脉非支架介入治疗或支架植入。假如在 AAA 修补术前进行心脏手术,该患者有较高风险发生围手术期不良事件。心导管术可能是改善移植血管血流最安全的方式。经皮冠状动脉介入治疗后的手术指南如图 29.1 所示。

27. 关于心律失常和药物治疗(β 受体阻滞剂、可乐定、血管紧张素转换酶抑制剂和他汀类药物),术前应如何干预?

(a)未控制的心律失常和高度房室传导阻滞,如二度 II 型,需要进行评估,必要时可植入心律控制装置。

(b)β 受体阻滞剂适用于能耐受其药效的患者并可明显减少围手术期缺血,但对于其他稳定的患者,其作用备受质疑。POISE 研究评估了全因死亡率并得出结论:虽然术后心肌梗死的发生率较低,但美托洛尔缓释片组术后 30 天内死亡率或卒中发生率明显偏高。如果刚开始使用(之前未使用),β 受体阻滞剂可能并不推荐用于稳定的患者。POISE II 期研究中,未发现可乐定对围手术期心肌梗死发生率的影响,但与低血压和非致死性心搏骤停的发生率增加有关[15]。血管紧张素转换酶抑制剂对动脉粥样硬化的急性血管事件有一定益处,但麻醉诱导期间可能引发难以纠正的低血压,所以手术当日不推荐使用。他汀类药物一直被认为能改善血管外科术后患者的预后。最近的临床研究证实他汀类药物可改善肾预后,并降低资源利用和医院

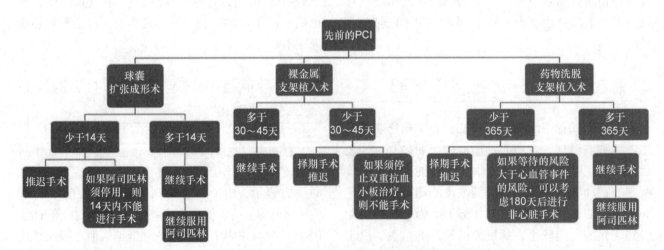

图 29.1 经皮冠状动脉介入术后手术指南(基于 2014 年美国心脏协会指南)[19]

整体费用[6]。

28. 如何评估接受大血管手术患者的呼吸系统情况？对于戒烟有什么建议？

接受 AAA 开放性修复的患者可能出现各种肺部并发症。多数腹腔内手术容易导致肺不张、肺炎、咳嗽减弱、肺活量下降、COPD 恶化，并可导致呼吸衰竭。仔细评估当前的肺部状态，包括吸烟情况（过去和现在）、哮喘控制情况、药物治疗时间、之前因肺部住院和插管的情况，以及是否合并慢性支气管炎。不建议仅在术前进行戒烟，此举可致围手术期气道激惹性增加，进而导致肺功能恶化。长时间戒烟比术前临时戒烟有益，动脉血内一氧化碳含量显著降低，氧合改善。

推荐对大量吸烟者及晚期 COPD 患者行动脉血气分析，以评估二氧化碳潴留的严重程度。动脉血 CO_2 > 45 mmHg 与较高的术后并发症发生率相关。支气管扩张剂可能对重度 COPD 患者有益。围手术期使用选择性 β 受体阻滞剂（比索洛尔、美托洛尔、艾司洛尔）应谨慎。对 COPD 加重的治疗，糖皮质激素治疗可能有益。

呼吸状况明显受限的患者可在术后即刻采用硬膜外镇痛。诱发性肺量测定法和持续气道正压是唯一证实有益的模式[1]。

29. 如何处理该患者的凝血问题？

血管性疾病患者存在高凝倾向，可能影响血管手术患者移植血管术后的通畅性。术前仔细询问病史及体格检查对评估凝血状态至关重要。计划实施区域性神经阻滞以控制术后疼痛时，必须仔细回顾病史并制定围手术期抗凝策略。术中凝血功能障碍可由肝素化、手术并发症或使用其他抗凝或抗血小板治疗引起。血管外科手术影响纤溶系统、抗凝血酶Ⅲ、纤维蛋白原水平以及蛋白质 C 和 S。应与外科医生讨论围手术期肝素化的必要性，并纳入硬膜外镇痛管理计划。

30. 如果患者合并糖尿病，有什么建议？

糖尿病是一种对人体器官和系统产生显著影响的常见病。目前建议围手术期应严格控制血糖在 90～150 mg/dl。美国内分泌学会建议住院期间的最高血糖应控制在 180 mg/dl。ICU 血糖控制更严格，范围 90～110 mg/dl。应重视急性低血糖，其可能引起潜在的严重神经损伤。

31. 术中应选择哪些监测？关于有创动脉测压、中心静脉和肺动脉导管的讨论。

AAA 开放性修复是一种大的腹腔内或后腹膜手术，存在大量体液容量变化和较长的动脉阻断缺血时间。除 ASA 标准监测外，应进行动脉测压和中心静脉置管。血管外科患者可能有明显的动脉粥样硬化性疾病，两臂的血压可能存在明显差异。上肢动脉置管应选择在血压较高的一侧。

至少使用三腔 7 Fr 的静脉导管，用于中心静脉压力监测和输注血管活性药物或强心药物。已有研究表明，中心静脉和肺动脉压力与循环血容量并不相关。肺动脉导管由于其相关的并发症发生率和死亡率，有效性备受争议，且需要非常专业的知识来解读，其主要功能已被经食管超声心动图（TEE）取代。TEE 已成为非心脏手术患者管理中不可缺少的工具。

32. 还可以采取哪些额外的监测？

连续心排血量监测有助于患者的液体管理，一般通过动脉导管的连续脉搏波形曲线下面积获取相关数据。目前并不推荐使用每搏输出量变异度（stroke volume variation，SVV）来优化容量管理，但每搏输出量和每搏输出量指数可指导治疗。其他可选择的监测包括脑氧测量以及运动和体感诱发电位。脑氧监测仪器可反映关于大脑额叶前部氧供需平衡的信息。使用这项技术可降低住院时间和费用。监测运动和体感诱发电位可能对发现脊髓缺血有价值，但这些技术的开展需要更多的技术人员、更细致的麻醉计划，和必要的相关知识。

33. AAA 手术从哪里入路？

AAA 开放性修复可通过腹膜后入路或正中线入路完成。腹膜后入路暴露更加充分，可减少肠道损伤和液体丢失。

34. AAA 开放性修复患者血流动力学管理的目标是什么?

现有文献表明,AAA 开放性修复手术更多采取控制液体的管理策略,目的是维持血容量和心脏功能,避免输注大量液体。液体过量会引起水肿,血液稀释,并导致术后问题,包括继发于肠水肿的细菌通过肠壁转移。术后 3 天内的容量剧烈改变将对心血管系统造成严重影响,并可能导致呼吸机支持时间延长和肺水肿。加快手术康复(enhanced recovery after surgery,ERAS)方案解决了上述诸多问题,包括术前、术中和术后因素。文献表明,标准化流程可能改善预后。

35. 该患者需要建立哪种静脉通路?

考虑到开放性修复过程中可能出现大出血和体液转移,建议使用大口径静脉导管。两个大口径外周静脉(如两个 14 G 静脉通路)和一个中心静脉应该足够。如果外周静脉无法建立,可考虑置入 8 Fr 或 9 Fr 的大口径中心静脉。

36. 应选择何种静脉液体?

此类手术伴随大量液体转移(或丢失),等容量输液有益于患者的目标导向方案。ASA 建议减少胶体的使用。由于体液因素或直接的血管损伤破坏了血管系统的多糖包膜(糖萼),晶体液向血管外转移。胶体在血管内停留的时间较长,但可导致肾损害和凝血功能障碍。近年来,高渗盐水备受关注,但可能引起渗透压显著增高及高钠血症,进而影响肾功能。输注高渗盐水的患者术中液体需要量明显降低。Strandvik 等发现,尽管 ICU 患者颅内压降低,血压有效恢复,但并未影响患者预后[16]。

37. 对于 AAA 开放性修复手术,选择何种麻醉方法?

全身麻醉及全身麻醉复合硬膜外麻醉均可。吸入性麻醉可产生缺血预处理,硬膜外麻醉有利于降低交感神经兴奋性,降低心率,缓解高血压症状。硬膜外麻醉的缺点之一是引起血管扩张,需要较多的静脉输液扩容。麻醉医师多选择在术前放置硬膜外导管,并在主要失血步骤和再灌注期结束后开始给药。

38. 该患者适合用何种抗生素?

接受腹腔内手术的患者应在切皮前预防性使用抗生素。该患者不适合使用头孢唑林,因其对头孢唑林过敏(β 内酰胺类抗生素),万古霉素和克林霉素比较适合。该手术不涉及肠道损伤,因此不必使用甲硝唑或氨基糖苷[17]。

39. 术中主动脉阻断的病理生理影响及处理

需要在动脉瘤上方阻断主动脉。阻断位置越靠近心脏,引起的生理反应越严重。主动脉阻断影响血流动力学(图 29.2)、心脏功能(表 29.1)和体液因子(前列腺素、儿茶酚胺、血管收缩剂、肾素-血管紧张素-醛固酮系统的激活)的释放。

夹闭初期引起外周阻力增加,导致静脉回流和心排血量下降。夹闭肾动脉水平以下时,血液随之向内脏循环和肌肉再分配。儿茶酚胺大量分泌引起静脉收缩,并导致颅内和肺部血容量增加。机体对肾动脉水平以上的夹闭耐受性较差,循环再分配能力也较弱。心脏负荷增加,更容易导致左心室节段性室壁运动异常。冠状动脉灌注受损的患者可能出现心肌缺血,无法维持心排血量。

动脉阻断可对其远端的肌肉和器官造成显著影响,其灌注依赖于侧支循环压力。提升血压可增加远端灌注,减轻缺血。对主动脉阻断引起的高血压反应,可用降低后负荷的药物(如氯维地平或尼卡地平),也可使用降低前负荷的药物(如硝酸甘油)。使用阻断钳之前控制性降压可使机体更易耐受后负荷的增加。人体研究发现,缺血预处理可降低高达 23% 的心肌和肾损伤[18]。

40. 主动脉阻断期间是否进行肾保护?是否有效?

目前没有任何一种肾保护策略被证明比其他方法更有效或更优越。证据表明合理的补液可获得较好的预后。输注碳酸氢盐对肾保护无效,可能与钠过负荷有关。阻断前和松开阻断钳后使用甘露醇,可通过渗透利尿的原理增加尿量,但尚未证明有肾保

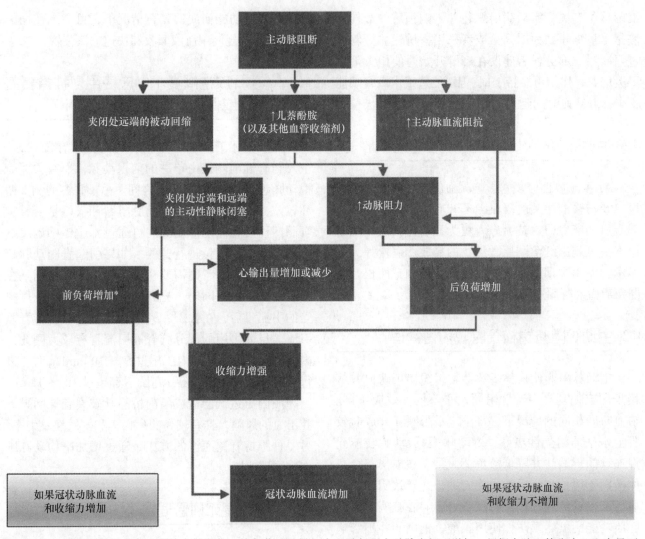

图 29.2 主动脉阻断的全身血流动力学变化。前负荷（星号）未必随肾下主动脉夹闭而增加。根据内脏血管张力，血容量可向内脏循环转移，前负荷并不增加（Adapted from Gelman S：The pathophysiology of aortic cross-clamping. Anesthesiology 82：1026-1060，1995，with permission of Wolters Kluwer）

表 29.1 主动脉阻断开始时心血管变量的变化百分比

心血管变量	阻断变化百分比		
	腹腔干动脉上	肾上-腹腔干动脉下	肾下
平均动脉压	54	5[a]	2[a]
肺毛细血管楔压	38	10[a]	0[a]
左心室舒张末容积	28	2[a]	9[a]
左心室收缩末容积	69	10[a]	11[a]
射血分数	−38	−10[a]	−3[a]
室壁运动异常患者	92	33	0

Adapted from Roizen MF，Beaupre PN，Alpert RA et al.：Monitoring with two-dimensional transesophageal echocardiography. Comparison of myocardial function in patents undergoing supraceliac，suprarenal-infraceliac，or infrarenal aortic occlusion. J Vasc Surg 1：300-305，1984，with permission of Elsevier

[a] 与腹腔干上动脉阻断组相比，差异有统计学意义

护作用。缺血再灌注情况下，甘露醇清除自由基的能力可能具有保护作用，但证据尚不充分。总体来说，尿量与术后急性肾损伤发生率之间的关系尚未确定。非诺多泮的价值尚未证实。扩张肾血管剂量的多巴胺通过增加心排血量和灌注发挥作用。髓袢利尿剂可能通过减少容量正常患者的 ATP 利用而有益。利尿剂可能会对低血容量患者造成损害。直接输注冰林格液进行选择性低体温对长时间阻断可能有益[18]。

41. 高位主动脉钳阻断时，应该采取何种策略保护肠系膜和肝？

腹腔干动脉以上主动脉阻断存在肠道和肝缺血，以及白细胞介素和肿瘤坏死因子释放的高风险。与

细菌移位有关，术后病情恶化并影响预后。最佳方法是尽量缩短缺血时间，或者采用搭桥建立旁路绕过阻断钳。部分作者建议在麻醉开始时使用大剂量甲泼尼龙，作用可维持 2 h，但可能造成术后肾功能不全。肝缺血时间延长，可考虑输注碳酸氢盐。

42. 主动脉阻断对凝血功能有哪些影响?

AAA 开放性修复术影响凝血的方式有两种。失血以及与输液相关的凝血因子和血小板稀释可能引起凝血功能障碍，贫血患者更为显著。其次，阻断钳本身可刺激纤溶酶原激活物的释放。血栓弹力图显示，夹闭主动脉时凝血因子活性增加，而松开阻断钳后血液凝固速度减慢。

43. 主动脉阻断钳松开时应如何管理?

主动脉阻断使机体多数器官组织出现缺血并依赖于侧支循环。主动脉阻断水平不同，效应不同。缺血时间相同的情况下，肾下水平阻断在开放时较肾上水平的耐受性更好。主动脉-双股动脉转流允许连续的再灌注并降低酸负荷。再灌注损伤与全身体液因子释放和高乳酸血症有关，并导致明显的低血压和血管舒张。严重的酸中毒影响心脏病患者的心肌功能。虽然预防性使用碳酸氢钠可能并不影响细胞内环境，但其代谢副产物 CO_2 会使呼吸状态恶化，因此不推荐使用；如果再灌注对心肌功能有显著影响，应使用碳酸氢钠。

松开阻断钳前的准备至关重要，应优化容量状况，纠正异常的电解质水平。若腹腔干主动脉阻断以及大量输血，循环中的柠檬酸盐可能无法被肝代谢，低钙血症和凝血功能异常可能持续存在。应及时补钙，同时应非常谨慎。

44. 如何处理大量失血?

AAA 开放性修复术可能发生大出血。目前推荐，给予红细胞 8U 或输注红细胞 6U 后仍需输血时，应补充血浆和血小板。关于创伤和大量输血方面的最新研究表明，浓缩红细胞（PRBC）、新鲜血浆（FFP）和血小板的比例为 1：1：1 时效果最佳。可有针对性地使用重组因子替换那些耗竭的血液成分。因子Ⅷ浓缩物和纤维蛋白原浓缩物的作用尚需

评估。凝血功能崩溃的紧急情况下，可考虑使用因子Ⅶa。应常规使用血液回收和快速输液装置。

45. AAA 开放性修复术中应使用何种脊髓监测方法或保护措施?

此类手术有 1% ～ 11% 的病例发生脊髓缺血，主要与脊髓前侧仅由单一的前根动脉供血有关。前根动脉起源于 T8 和 L1/L2 之间。由于脊髓的侧支循环较差，目前尚不清楚主动脉阻断和搭桥是否影响脊髓灌注。脊髓前部的灌注可通过术中体感诱发电位和运动诱发电位进行监测。如果引起脊髓动脉缺血的可能性较高，则需要实施脊髓引流，特别是在脊髓动脉以上阻断时。充分理解脑脊液产生和可耐受的引流量后，在 L3 ～ L4 水平置入硅胶管行脊髓引流。目前可用的部分脑脊液引流管有较大侧孔并内置阀门，只有当颅内压超过 5 ～ 10 mmHg 时才进行引流。1 h 内脑脊液引流量不宜超过 10 ～ 12 ml，因为颅内压过低会造成颅内桥静脉破裂和蛛网膜下腔出血的风险，具有较高的死亡率和并发症发生率。另一种维持脊髓灌注的方法是通过增加平均动脉压来增加灌注压。

46. 术中温度如何管理?

全身麻醉时体温调节功能受损。最初 2 h 内，热量重新分配会导致患者低体温。液体使用、躯体暴露和环境温度会加剧体温丢失。低温影响包括药物代谢、凝血功能在内的多种生理过程，并可能导致失血量增加。作为临床实践公认的质量管理措施，应力求维持患者体温正常。主动脉阻断期间，轻度局部低温可能增加对缺血的耐受性，但全身低温确定有害。阻断主动脉的过程中，不建议对下半身使用保暖装置，因为可能增加代谢需求而导致缺血加重。

47. 如何进行术后疼痛管理?

AAA 开放性修复术疼痛较明显，胸段硬膜外置管可有效镇痛。如果存在硬膜外导管置入禁忌，应考虑经腹横筋膜水平（tranversus abdominal plane, TAP）阻滞及静脉注射阿片类药物。应在术前访视时制订术后疼痛管理的方案，并在术前启动镇痛管

理策略。经硬膜外导管联合输注阿片类药物和局麻药具有许多优点，包括改善术后呼吸功能。对于术后肠梗阻风险较高的经腹腔入路手术患者，硬膜外持续使用局麻药（不使用阿片类药物）被证实可有效镇痛。总体来说，建议采用多模式镇痛，包括使用非甾体药物（如对乙酰氨基酚）、硬膜外使用局麻药及选择性使用阿片类药物。

参考文献

1. Miller RD, Eriksson LI, Fleisher L, Wiener-Kronish JP, Young WL. Miller's anesthesia. 7th ed. Philadelphia: Churchill Livingstone; 2009.
2. Aggarwal S, et al. Abdominal aortic aneurysm: a comprehensive review. Exp Clin Cardiol. 2011;16(1):11–5.
3. Baril DT, Kahn RA, Ellozy SH, Carroccio A, Marin ML. Endovascular abdominal aortic aneurysm repair: emerging developments and anesthetic considerations. J Cardiothorac Vasc Anesth. 2007;21(5):730–42.
4. Walker TG, Kalva SP, Yeddula K, Wicky S, Kundu S, Drescher P, d'Othee BJ, Rose SC, Cardella JF; Society of Interventional Radiology Standards of Practice Committee; Interventional Radiological Society of Europe; Canadian Interventional Radiology Association. Clinical practice guidelines for endovascular abdominal aortic aneurysm repair: written by the Standards of Practice Committee for the Society of Interventional Radiology and endorsed by the Cardiovascular and Interventional Radiological Society of Europe and the Canadian Interventional Radiology Association. J Vasc Interv Radiol. 2010. 21(11):1632–55. doi:10.1016/j.jvir.2010.07.008.
5. Hirsch AT, Haskal ZJ, Hertzer NR, Bakal CW, Creager MA, Halperin JL, Hiratzka LF, Murphy WR, Olin JW, Puschett JB, Rosenfield KA, Sacks D, Stanley JC, Taylor LM Jr, White CJ, White J, White RA, Antman EM, Smith SC Jr, Adams CD, Anderson JL, Faxon DP, Fuster V, Gibbons RJ, Hunt SA, Jacobs AK, Nishimura R, Ornato JP, Page RL, Riegel B; American Association for Vascular Surgery; Society for Vascular Surgery; Society for Cardiovascular Angiography and Interventions; Society for Vascular Medicine and Biology; Society of Interventional Radiology; ACC/AHA Task Force on Practice Guidelines Writing Committee to Develop Guidelines for the Management of Patients With Peripheral Arterial Disease; American Association of Cardiovascular and Pulmonary Rehabilitation; National Heart, Lung, and Blood Institute; Society for Vascular Nursing; TransAtlantic Inter-Society Consensus; Vascular Disease Foundation. ACC/AHA 2005 Practice Guidelines for the management of patients with peripheral arterial disease (lower extremity, renal, mesenteric, and abdominal aortic): a collaborative report from the American Association for Vascular Surgery/Society for Vascular Surgery, Society for Cardiovascular Angiography and Interventions, Society for Vascular Medicine and Biology, Society of Interventional Radiology, and the ACC/AHA Task Force on Practice Guidelines (Writing Committee to Develop Guidelines for the Management of Patients With Peripheral Arterial Disease): endorsed by the American Association of Cardiovascular and Pulmonary Rehabilitation; National Heart, Lung, and Blood Institute; Society for Vascular Nursing; TransAtlantic Inter-Society Consensus; and Vascular Disease Foundation. Circulation. 2006 Mar 21;113(11):e463–654.
6. Subramian B, Singh N, Roscher C, Augustides JGT. Innovations in treating aortic disease: the abdominal aorta. J Cardiothorac Vasc Anesth. 2012;26(5):959–65. doi:10.1053/j.jvca.2010.10.003.
7. Veith FJ, Cayne NS, Berland TL, Mayer D, Lachat M. EVAR for Ruptured Abdominal Aortic Aneurysms: tips for improving survival rates among patients who undergo endovascular repair of rAAAs. Endovascular Today. 2011. Available at http://evtoday.com/2011/03/evar-for-ruptured-abdominal-aortic-aneurysms/.
8. McFalls EO, Ward HB, Moritz TE, et al. Coronaryartery revascularization before elective major vascular surgery. N Engl J Med. 2004;351:2795–804.
9. Walsh M, et al. Relationship between intraoperative mean arterial pressure and clinical outcomes after noncardiac surgery: toward an empirical definition of hypotension. Anesthesiology. 2013;119(3):507–15.
10. Young, YR, et al. Predictive value of plasma brain natriuretic peptide for postoperative cardiac complications–a systemic review and meta-analysis. J Crit Care. 2014. 29(4):696 e691–10.
11. Baron DM, Hochrieser H, Posch M, Metnitz B, Rhodes A, Moreno RP, PearseRM, and Metnitz P for the European Surgical Outcomes Study (EuSOS) group for the Trials Groups of the European Society of Intensive Care Medicine and the European Society of Anaesthesiology. Preoperative anaemia is associated with poor clinical outcome in non-cardiac surgery patients. British Journal of Anaesthesia. 2014; 113 (3): 416–23, doi:10.1093/bja/aeu098.
12. Pasqualini L, Schillaci G, Pirro M, et al. Renal dysfunction predicts long-term mortality in patients with lower extremity arterial disease. J Intern Med. 2007;262:668–77.
13. Lee TH, Marcantonio ER, Mangione CM, et al. Derivation and prospective validation of a simple index for prediction of cardiac risk of major noncardiac surgery. Circulation. 1999;100:1043–9.
14. Welten GM, Chonchol M, Hoeks SE, et al. Statin therapy is associated with improved outcomes in vascular surgery patients with renal impairment. Am Heart J. 2007;154:954–61.
15. Devereaux PJ, et al. Clonidine in patients undergoing noncardiac surgery. N Engl J Med. 2014;370(16):1504–13.
16. Strandvik GF. Hypertonic saline in critical care: a review of the literature and guidelines for use in hypotensive states and raised intracranial pressure. Anaesthesia. 2009;64:990–1003. doi:10.1111/j.1365-2044.2009.05986.x.
17. American Society of Health–System Pharmacists. Clinical Practice Guidelines forAntimicrobial Prophylaxis in Surgery. In *ASHP Therapeutic Guidelines*. Retrieved from http://www.ashp.org/surgical-guidelines.
18. Barash PG. Clinical anesthesia. 6th ed. Philadelphia: Wolters Kluwer/Lippincott Williams & Wilkins; 2009.
19. Fleisher LA, Fleischmann KE, Auerbach AD, et al. ACC/AHA guideline on perioperative cardiovascular evaluation and management of patients undergoing noncardiac surgery: executive summary: a report of the american college of cardiology/american heart association task force on practice guidelines. J Am Coll Cardiol. 2014;64(22):2373–405. doi:10.1016/j.jacc.2014.07.945.

推荐阅读

20. POISE Study Group, Devereaux PJ, Yang H, Yusuf S, Guyatt G, Leslie K, Villar JC, Xavier D, Chrolavicius S, Greenspan L, Pogue J, Pais P, Liu L, Xu S, Málaga G, Avezum A, Chan M, Montori VM, Jacka M, Choi P. Effects of extended-release metoprolol succinate in patients undergoing non-cardiac surgery (POISE trial): a randomised controlled trial. Lancet. 2008 May 31;371(9627):1839–47. doi:10.1016/S0140-6736(08)60601-7. Epub 2008 May 12.

30 动脉瘤腔内修复术的麻醉

Stefan Anexandrov Ianchulev

张品　陈利海　叶靖　译　赵高峰　张鸿飞　校

病例

患者男性，70 岁，拟行肾下腹主动脉瘤（AAA）腔内修复术。

主要病史：心血管系统：运动耐量 < 4 METs，高血压，冠心病伴中度射血分数降低，稳定型心绞痛，外周血管疾病，颈动脉狭窄，2009 年行左侧颈动脉内膜剥脱术。肾动脉狭窄，髋关节骨关节炎，重度 COPD，激素治疗且近期病情加重住院治疗，现肾下 AAA 5.5 cm，需行 AAA 修复术。

体格检查	身高 165 cm，体重 95 kg；BMI 34.5
	心肺听诊：正常，肺部无干、湿啰音
	血压 140/88 mmHg，心率 64 次/分，Mallampati 分级 2 级
	AAO×3（清醒、警觉和定向力正常）
手术史	左侧颈动脉内膜剥脱术
用药史	氨氯地平，阿托伐他汀，美托洛尔，阿司匹林，叶酸，鱼油，激素治疗，多种维生素输注
会诊结论	心脏检查提示无更进一步的风险分层，风险可接受
过敏史	辛伐他汀，阿莫西林克拉维酸钾，复方磺胺甲噁唑，静脉造影剂（碘），可待因，普鲁卡因胺，头孢氨苄
实验室检查	Na^+ 141 mmol/L，K^+ 4.3 mmol/L，Cl^- 101 mmol/L，HCO_3^- 30 mmol/L，BUN 23 mg/dl，Cr 1.4 mg/dl，血红蛋白 11.5 g/dl，血细胞比容 31%，PT 10.9 s，PTT 36.2 s，INR 1.2，肾小球滤过率 54 ml/min
心电图	正常窦性心律，不完全性房室传导阻滞；左束支传导阻滞
胸部 X 线检查	过度通气征象，下位膈

1. 根据患者病史、体格检查和既往检查，该如何处理？

该患者合并冠心病、周围血管疾病、慢性阻塞性肺疾病（COPD）、肥胖、慢性肾功能不全。其他试验如双嘧达莫负荷试验和多巴酚丁胺负荷超声试验敏感性低（20%～30%），特异性高（95%～100%）。若该患者心脏应激负荷试验呈阳性，需要进一步检查，并可能影响对冠心病的最终处理。如果最终无法实施治疗或因全身情况太差，就无需进一步检查。患者在准备手术过程中所经受的每一项试验均有其自身风险，属于手术以外的风险。风险分层可能发生在术后。但应在术前制订最佳的药物治疗方案。他汀类药物和 β 受体阻滞剂在此类人群中的益处已得到证实。该患者的麻醉方式选择非常重要。全身麻醉与区域麻醉相比，心血管并发症发生率更高[1]。

2. 左束支传导阻滞对于该患者影响如何？

仅存在长期的左束支传导阻滞并不需要进一步检查或治疗。如果计划行肺动脉置管，应采取预防措施以治疗完全性传导阻滞。导管引起的右束支传导阻滞通常短暂，但如果持续时间较长，可能引起长时间心脏停搏而需要进行心肺复苏。建议使用复苏药物及心外起搏。左束支传导阻滞的患者可能极少发现 ST 段降低或升高。

3. 该患者的肾状况如何考虑？

严重的心血管疾病中肌酐和尿素氮的升高提示慢性肾功能损害。应了解肾小球滤过率以明确慢性肾疾病的分期。慢性肾疾病分期越高的患者，围手术期并发症发生率和死亡率越高。患者的慢性肾疾病分期依据肾小球滤过率、年龄、性别和种族，通过公式确定：$186 \times$（肌酐 $/88.4$）$- 1.154 \times$ 年龄 $- 0.203 \times 0.742$（如果是女性）$\times 1.210$（如果是黑人）。

慢性肾疾病患者在使用静脉造影剂时肾功能损害的风险增高。据报道，$18\% \sim 29\%$ 的造影剂使用病例出现肾功能不全分期加重[2]。对于慢性肾疾病患者应更深入了解病史，评估最近的尿素氮、肌酐和肾小球滤过率变化情况，并应进行术前补液。

4. COPD 在 AAA 患者中常见吗？该如何治疗？

许多老年患者患有 COPD，尤其是那些有大量吸烟史的患者。评估患者症状加剧的因素并进行优化治疗至关重要。肺功能测试提示病情有显著可逆性，则应进一步优化以达到最佳状态。由于肺储备降低，严重的肺部疾病使患者面临更高的并发症发生率和死亡风险。

应评估支气管炎及痰量。因 COPD 病情恶化而进行气管插管治疗的病史可能影响麻醉方式的选择。关于全身麻醉、区域麻醉或局部麻醉的选择，应进行深入讨论。需要尊重患者意愿，但应提醒患者气管插管时间有可能延长并可能发生相关并发症。需要家庭氧疗、症状或基础肺功能急性变化提示应当评估动脉血气及二氧化碳潴留情况。电解质检测发现碳酸氢盐升高，可能是对二氧化碳潴留引起呼吸性酸中毒的代偿。应注意口服类固醇，并可能需要更换。

5. COPD 病情加重时，具有哪些额外风险？COPD 对麻醉决策有什么影响？

COPD 是术后机械通气时间延长和相关并发症的另一个危险因素。鉴于此类手术的微创性，可考虑采用区域麻醉。局部区域麻醉与患者围手术期肺功能改善相关，住院时间更短。Edwards 在 2011 年的研究显示，与区域麻醉组相比，全麻组肺炎和无法脱离呼吸机的比例明显增高[1]。考虑到该患者近期 COPD 加重，首选区域麻醉。

6. 肥胖如何影响 AAA 修复的结局？

Giles 在 2007 年的 NSQIP 研究中发现，肥胖与开放性和腔内 AAA 修复预后较差有关[3]。肥胖常与阻塞性睡眠呼吸暂停、高脂血症和 2 型糖尿病有关。这些相关的并发症给手术患者带来了额外风险。

7. 运动能力受限的患者如何管理？

根据 6s 内 5 m 步行测试，患者若不能走上一层楼梯或以 3 km/h 的速度在地面行走，不良事件发生率增加[4]。步行试验已被确定为术后并发症发生率和死亡率增加的独立预测因素。在 Afilalo 研究中，不能胜任步行试验的患者的不良结局发生率是能在 6s 内行走 5 m 的患者的 2 倍以上。

8. 造影检查的适应证有哪些？

成像过程中，肾损伤患者由于造影剂暴露和代谢负担导致风险增加。静脉注射造影剂过敏的患者最常见对含碘造影剂中的碘过敏。这种情况最好避免使用碘剂，并用非离子造影剂代替。动脉瘤腔内修复术（endovascular aortic aneurysm repair，EVAR）中需要使用碘造影剂，建议使用皮质类固醇和 H_1/H_2 受体阻滞剂预处理。N- 乙酰半胱氨酸可能有肾保护作用。术前应充分补液，但应注意避免出现急性充血性心力衰竭。肾损害风险极高的患者中，可使用二氧化碳作为造影剂进行术中成像，但需权衡利弊，因为存在较高的气体栓塞风险。

9. 哪些因素决定了患者是否适合 EVAR？

（1）动脉瘤相关的解剖因素

a. 髂动脉血管途径，其大小和曲度是选择经皮穿刺或更高的切口及旁路移植血管途径的必备条件。经皮穿刺需要至少 7 mm 的腔内直径。

b. 动脉瘤的形态（曲度、血栓）可能影响血管支架适合度。必须进行血管造影，以明确供应肾、肠道以及前根动脉等重要动脉分支。

c. 必须明确动脉瘤颈部的长度和形态（钙化、血栓、长度、角度）。至少需要 10 mm 的动脉瘤颈部才能使血管支架近端保持恰当的位置。瘤体整体大小也至关重要，因为动脉瘤过大易造成血管支架放置失败（Ⅰ型和Ⅱ型）。

d. 动脉瘤内的血栓有脱落和远端栓塞的危险。

（2）肾动脉和腹腔干动脉受累：血管支架的工艺进步使植入支架覆盖大动脉分支成为可能，术中通过人工血管开窗进行二级支架植入可以重建这些血管分支的灌注。根据患者情况设计的个体化带孔血管支架，可在肾动脉、腹腔和肠系膜上动脉开窗。也可通过肱动脉或腋动脉血管途径，术前需要和外科医生沟通。

10. 与开放性手术相比，实施 EVAR 与预后相关的解剖因素有哪些？

依据主动脉的角度和曲度，以及腔内血栓的存在，建立评分系统（表 30.1、30.2、30.3 和 30.4）。得分从 1 分到 3 分，总分越高，EVAR 的效果越差[2]。

表 30.1　主动脉角度和曲度评分[2]

主动脉角度和曲度评分		
评分	指数	主动脉角度
0	≤ 1.05	160° ~ 180°
1	> 1.05, ≤ 1.15	140° ~ 159°
2	> 1.15, ≤ 1.20	120° ~ 139°
3	> 1.2	< 120°

表 30.2　血栓得分[2]

血栓得分	
评分	血栓的数量
0	无明显血栓
1	< 25% 横断面积
2	25% ~ 50% 横断面积
3	> 50% 横断面积

表 30.3　主动脉颈长评分[2]

主动脉颈长评分	
评分	主动脉颈长度（mm）
0	> 25
1	> 15, < 25
2	> 10, < 15
3	< 10

表 30.4　主动脉近端直径评分[2]

主动脉近端直径评分	
评分	主动脉颈直径（mm）
0	< 24
1	≥ 24, < 26
2	≥ 26, < 28
3	> 28

11. 哪些临床因素影响 EVAR 与开放性修复的手术决策？

（1）用于评价 EVAR 与开放性修复优势的评分系统包括 APCHE、POSSM、ASA、SVS/AAVS。

（2）年龄、心脏、肺和肾情况。

（3）EVAR 仍然被认为有中度至高度心脏风险，死亡率为 3% ~ 7%。

（4）合并肾功能不全与 EVAR 不良结局相关。

（5）糖尿病与血管支架装置相关并发症和早期死亡率显著相关。但与非胰岛素控制的 2 型糖尿病患者和非糖尿病患者相比，胰岛素控制的 2 型糖尿病患者内漏发生率更低。

（6）白蛋白低于 3.6 g/dl 是造成患者并发症发生率和死亡率增加的相关风险因素。

（7）吸烟是术后肺部并发症的驱动因素之一。研究发现，与持续吸烟或戒烟超过 8 周的患者相比，术前 1 ~ 8 周内戒烟患者的并发症发生率更高。

（8）应考虑患者的意愿：一项临床研究发现，EVAR 在前 4 年显示出更好的结果，但随后腔内内漏和再次介入手术的风险增加。目前的研究显示，选择 EVAR 的患者占 80% 以上（SIR 指南 56、57、58）。

（9）无论 EVAR 还是开放性修复，具有高危因素的患者均应进行多学科的评估和决策。

12. AAA 患者 EVAR 与开放性修复术前评估有何不同？

这些患者的术前评估无差异。EVAR 应对患者的肾状况给予更多关注。虽然 EVAR 手术本身更微创，但患者病情一般更重。如果进行全身麻醉，患者可能面临更高风险。根据患者的全身状态，可能建议区域麻醉甚至局部麻醉。更重要的是应了解手术如何进行，以及何时需要紧急采用开放的手术入路[5]。部分中心建议，考虑选择开放性修复时，应该由多学科团队参与。美国心脏病学会和美国心脏协会的建议是指导术前心脏检查的实用工具。

EVAR 患者存在并发动脉瘤破裂或髂动脉损伤的风险，需要具有管理大容量液体或血液制品输注的能力。

一般而言，如果无禁忌，所有血管手术患者均应服用阿司匹林和他汀类药物。

13. 静脉和动脉置管的基本依据是什么？如何管理容量？

该患者应该开放两个大口径的外周静脉通路。桡动脉置管最好选择右侧，以防止在手术过程中需要以左侧肱动脉作为备选手术入路。预计血流动力学不稳定或需要使用血管活性药物的患者应置入中心静脉导管。外周静脉效果不满意时也应考虑中心静脉通路。

中心静脉压预测血管内容量并不可靠。为此目的置入中心静脉通路并非必要。肺动脉导管的使用与并发症发生率和死亡率显著相关，同时，其用来反映左心充盈压力和容量状态也缺乏可靠性。经食管超声心动图评估患者的容量状态是最好的方法。使用经食管超声心动图可能需要更深的镇静或全身麻醉。

术前应经静脉通路补液以纠正容量不足。还可使用更微创的监测设备和计算公式指导补液，包括脉压变异及每搏输出量变异度。对于保留自主呼吸或存在明显心律失常的患者，这些方法的有效性有待商榷。上述设备的计算假设存在固有偏差，因此在利用其数据信息时应谨慎。0.9% 生理盐水或等渗性碳酸氢盐溶液可用于围手术期补液，特别是对肌酐升高的患者。术中建议监测血细胞比容、电解质和动脉血气。

14. 目前使用的 EVAR 血管支架有哪些？

表 30.5 中提到了 AAA 腔内修复的常用血管支架（血管支架的具体选择标准不在本章讨论范围，但了解部分关于血管支架的特点至关重要）。其他血管支架正在开发和临床试验中。

表 30.5　常用的 AAA 腔内修复支架 *

支架	制造商	属性
Zenith Flex AAA	Cook, Bloomington, IN	分叉式三件套模块化支架，由聚酯织物制成，具有自膨胀功能。近端大小 22 ～ 36 mm，髂血管端 8 ～ 24 mm
Powerlink AAA	Endologix, Irvine, CA	由聚四氟乙烯制成的单体自膨胀支架。近端直径为 25 mm 或 28 mm，髂动脉支架大小为 16 mm。可选择性与肾上固定
Excluder AAA endoprosthesis	Gore & Associates, Flagstaff, AR	一种两件式模块化自膨胀支架。各种尺寸可固定于髂动脉及肾动脉下方
AneuRx endoprosthesis	Medtronic, Minneapolis, MN	一种两件式模块化装置
Talent endoprosthesis	Medtronic, Minneapolis, MN	一种模块化装置，采用了肾上支架

* 其他的支架正在开发和试验中

15. 选择全身麻醉还是区域性麻醉，或者监测麻醉（MAC）？

手术治疗的复杂程度及患者生理指标的波动，再加上手术室技术的进步，使麻醉医师必须参与到杂交介入手术室患者的管理中。

美国国家外科手术质量改进计划（National Surgical Quality Improvement Program，NSQIP）的建立允许对各种参数标准进行回顾性分析。关于麻醉类型，Edwards 等基于 NSQIP 的一项研究显示，与椎管内麻醉和局部 / 监测麻醉管理相比，全身麻醉 EVAR 患者与较高的肺部发病率和更长的住院时间相关[1]。该研究提示，采用更微创的麻醉技术可能有助于降低高危患者围手术期并发症发生率和 EVAR 相关费用。EUROSTAR 的研究也论证了区域麻醉和局部麻醉是高危人群最优的选择。EUROSTAR 研究对 5500 多名患者进行调查，结果显示区域麻醉或局部麻醉结合监测麻醉优于全身麻醉组。

对于上述患者，如果 AAA 的解剖结构允许简单的手术入路和简单的血管支架植入，则推荐硬膜外麻醉或脊椎麻醉（腰麻）。经与患者讨论后，可采用镇静下的局部麻醉。硬膜外麻醉结合静脉镇静可维持长时间的麻醉。局部麻醉和区域麻醉的优点是减少进入 ICU 的概率、缩短住院时间，减少早期并发症的发生。这些患者的远期死亡率明显降低。此外，液体和升压药的使用也较少，术后心脏和肺部并发症也较少。

后负荷降低可能对射血分数受损的患者有益，需要在维持前负荷和液体管理之间权衡。推荐使用缓慢起效的硬膜外麻醉。

16. EVAR 患者需要进行抗凝治疗时，实施区域麻醉应考虑哪些因素？

如果置管顺利，发生硬膜外血肿的风险较低，至少在硬膜外置管 1 h 以后才能静脉注射肝素。最后一次使用肝素 2 ～ 4 h 后，并且凝血因子正常的情况下，方能拔除硬膜外导管。建议对肝素治疗超过 4 天的患者进行血小板计数监测。使用低分子量肝素时，建议在预防深静脉血栓最后一次给药后 10 ～ 12 h 内避免椎管内操作。如果是治疗深静脉血栓剂量的肝素，则应在 24 h 以后实施椎管内麻醉。

抗凝药物如氯吡格雷、达比加群、普拉格雷和其他抗凝药物，需要仔细检查剂量，并与内科医师和外科团队沟通。通常情况下，使用这些药物时需要在椎管内麻醉前停用 5 ～ 10 天[6]。

17. 术中血流动力学如何管理？

维持机体内环境稳定和重要脏器的灌注对此类患者至关重要。补液及维持术中平均动脉压非常重要，避免或尽量减少在未识别低血容量原因的情况下使用升压药物。

18. 你会选择什么液体，为什么？

目前研究表明，围手术期液体管理显著影响预后[5]。建议对造影剂暴露的肾功能受损患者进行最优化的液体管理，如文献中所述的目标导向治疗（GDT）。但所有推荐的策略均未达到 1 级推荐[7]。全身麻醉下的尿量监测及清醒自主呼吸患者的动脉压力波形分析均未证实有效。

维持血管内容量至关重要，但众多研究中不同的液体类型结局并无明显差异。关于胶体与晶体的争论持续存在。但有证据表明，较大道尔顿的胶体可能造成术后肾损伤并影响凝血功能。一般认为平衡晶体溶液是使用造影剂患者的标准治疗选择。

有证据表明，避免低血容量是最好的肾保护。祥利尿剂、甘露醇、肾剂量的多巴胺或非诺多巴胺等药物与改善预后并无相关性。甘露醇具有清除自由基的功效。渗透性利尿可使造影剂的清除速度更快，从而将其影响降至最低。

应注意尽量避免使用升压药，特别是在全身麻醉内脏血流减少的情况下。必要时谨慎使用升压药以抵消麻醉诱导的血管扩张作用。对于心肌功能受损的患者，纯 α 受体激动剂可能导致心排血量进一步降低，损害器官灌注。

19. 关于出血应该注意什么？

对于界限清楚的肾下型 AAA，简单的 EVAR 出血量很少。但复杂的 AAA 修复可能在血管部位出血较多。对于这些患者，需要实时监测血红蛋白 / 血细胞比容和动脉血气分析。虽然输血与不良预后和较高的并发症发生率相关，但必须维持足够的携氧能力，因此必要时仍需输血。

20. 如何管理 EVAR 患者术中的血压？

血压管理是术中管理的重要组成部分。由于缺乏固定以及需要球囊扩张，早期血管支架易移位。首次放置血管支架时，高血压和心动过速可使其移位。为避免这种情况，推荐使用腺苷诱发低血压和短暂的心脏停搏。血管支架球囊扩张可能导致后负荷显著增加，并对心肌功能和血压产生显著影响。目前又开发了对后负荷影响较小的三分叉球囊以及自动扩张的血管支架，以降低对血流动力学的影响。基于现有的技术水平，建议在支架释放时维持轻度低血压，收缩压保持在 100 mmHg 以下。长时间低血压和高龄与谵妄发生率增加和住院时间延长相关。

21. 如何使用肝素抗凝？

最初通常使用 5000 单位的肝素静脉注射。EVAR 需要的激活全血凝固时间（ACT）标准是正常值的 2 ～ 2.5 倍。随着手术时间延长，可利用 ACT 指导肝素治疗。

22. 考虑到导尿管相关的感染，EVAR 患者是否留置导尿管？

因为患者可能尿量较多，而且大量的造影剂会损害肾功能，因此建议留置导尿管。必须对液体的出入量进行详细评估并适量补液。原计划并不复杂的手术可能因故需要较长时间，或者需中转开放手术，目前这种概率为 2%。

23. AAA 破裂患者是否可选择 EVAR？

越来越多的病例使用血管内支架和其他微创技术治疗 AAA 破裂。许多团队已报道这种方法成功的案例，但也有使用 EVAR 不太成功的报告。由于其具有微创、操作简便、对主动脉周围结构和肠道损伤小、出血少、对体温影响小及相关并发症减少等优点，许多外科医生愿意选择 EVAR。随着经验的增加，成功率也随之增加。也有作者推荐 AAA 破裂患者的标准治疗方案，建议仅在设备完善的影像中心进行此类手术，尽量减少输液量，关注患者对短暂性低血压的耐受。然而，由于缺乏明确证据，而且担心尝试腔内治疗可能延误治疗时机甚至增加风险，该观点尚未被广泛接受[8]。此类病例首选局部麻醉。腹腔干以上的主动脉球囊阻断减轻循环衰竭的风险，但增加了支架植入的难度。建议对 AAA 破裂病例的腹腔室综合征进行早期诊断。如果发生这种情况，开腹血肿清除将改善少尿和气道高压，同时建议对患者进行膀胱压力监测。EVAR 可能为血流动力学不稳定或失血性休克患者带来最大获益。平均 49% 的 AAA 破裂患者接受腔内治疗。那些治疗成功经验较多的中心认为，对于 AAA 破裂的患者，最重要的问题是选择合适的主动脉球囊，早期识别腹腔室综合征并建立结构化系统和方案。从麻醉角度来看，应该建立大口径的静脉通路，并保证足够的交叉配血。椎管内麻醉并不合适。Van Beek 在关于短期生存率的荟萃分析中认为，AAA 破裂的腔内修复短期生存率并不低于开放性手术[9]。

24. AAA 破裂患者采用 EVAR 治疗时，哪些因素限制局部麻醉和镇静的效果？

（a）血肿扩大引起的疼痛。
（b）腹腔内压力升高和呼吸功能不全。

（c）四肢和臀部缺血性疼痛。
（d）代谢性酸中毒、呼吸代偿不足以及低血压引起意识障碍和躁动。

25. AAA 的内漏有哪些类型？（表 30.6）

表 30.6　内漏的类型

内漏类型	说明	修复
I 型	主动脉壁与支架近端或远端之间密封不充分，破裂可能性高	直接修复
II 型	由肋间、腰椎、睾丸或肠系膜动脉分支引起的动脉瘤囊的逆行填充。随时间延长，多数会形成血栓	延迟。当这种类型的泄漏导致动脉瘤持续扩张时，即应处理
III 型	支架结构故障，囊内有血流	直接修复
IV 型	与材料孔隙度有关的泄漏。可能是原发的（在安置时），也可能是继发的（在初始密封建立后延迟发生）	延迟
V 型	无明确原因动脉瘤球囊持续加压	延迟

26. 脑脊液引流或诱发电位监测在 AAA 的腔内修复中有哪些作用？

正常情况下的 AAA，尤其是肾下型，不需要脑脊液引流。如果血管支架近端植入位置在较高水平，则前根动脉闭塞的可能性增加。前根动脉起源于 T5 和 L5 之间，通常在 T9 和 T12 之间直接来源于主动脉。脊髓的血管侧支可以起源于肠系膜下动脉、髂内动脉和骶中动脉。肾下型 AAA 肠系膜下动脉闭塞。部分外科医生建议在支架植入前使用主动脉球囊阻断 10～15 min 以检查清醒患者的神经功能障碍，或对全身麻醉患者使用体感诱发电位/运动诱发电位监测。术后可置入脊髓导管引流脑脊液。神经功能障碍应首先通过升高平均动脉压改善脊髓灌注压（灌注压=平均动脉压-颅内压或中心静脉压，两者以较高者为准）。如果未达到预期效果，则需要进行脑脊液引流，但其也存在较高风险。需要重视硬膜外血肿的发生率，特别是在抗凝治疗时。所有患者均应积极监测与之相关的症状。另一个风险是意外发生脑脊液大量引流，每小时引流不可超过 10～12 ml。脑脊液大量流失可导致硬脑膜拉伸并引起桥静脉部分撕裂，导致严重的蛛网膜下腔出血。

27. 此类患者术后疼痛如何管理？

经皮穿刺入路行 EVAR 的患者疼痛较轻，腹膜后或下腹部髂血管入路时疼痛较明显。对于前者，局部麻醉足够，而后者最好采用硬膜外镇痛或静脉患者自控镇痛（PCA）。老年患者对阿片类药物的作用非常敏感，因此需要制订细致周全的计划。硬膜外镇痛的优点是利于早期拔管，减少阿片类药物，更好地控制疼痛。

28. 患者应该在哪里复苏？

血管手术的患者通常需要加强监护及密切观察，ICU 最适合这些患者。局部麻醉和监护麻醉下进行的 EVAR 可在观察病房或 PACU 中过夜，然后送至普通病房。但许多医院未设置监护观察逐步降级的血管外科病房，而将患者送入 ICU。患者监测较大程度取决于手术的创伤性。无论何种入路的开放性修复，术后均应进入 ICU 治疗。EVAR 患者在手术过程中使用的液体更少，血管活性药物也更少，因此从血流动力学的角度而言，其术后管理通常并不复杂。

29. 什么是植入后综合征？

这是 EVAR 术后并未发生感染但以发热、C 反应蛋白升高和白细胞增多为特征的综合征。植入后综合征的病因可能与对血管支架材料的反应、内皮细胞改变或血栓性材料隔离有关。一般情况下该过程为自限性，可能持续 2～10 天，对非甾体类药物的治疗反应较好。

30. EVAR 的长期结果如何？

与开放性手术修复相比，EVAR 患者的 30 天短期死亡率显著降低。住院时间缩短，但对长期生存并无益处。两组患者的 2 年累积存活率均在 90% 左右[10]。EVAR-1 研究纳入 1000 多名患者，其主要指标是年龄大于 60 岁且 AAA 大于 5.5 cm 的患者全

因死亡率。结果显示，EVAR 组 30 天全因死亡率显著改善（1.7%），而开放组为 4.7%。但最初 30 天内 EVAR 组有更多病例需要再次治疗。两组的结局终点并无明显差异，但 EVAR 组动脉瘤相关死亡率较低。与 EVAR 组相比，开放组所有其他并发症和再次治疗的发生率均较低。

另一项临床研究 EVAR-2 的纳入标准与 EVAR-1 相同，比较 EVAR 和不适合手术的内科治疗两组患者的全因死亡率。本研究中 EVAR 组的手术死亡率高于 EVAR-1 研究。该组总死亡率为 64%，EVAR 组和内科治疗组无差异。然而，EVAR 组额外的监测和干预措施明显增加了治疗成本[11]。EVAR 应终身监测，通常每年进行一次 CT 血管造影及影像学检查。目前，可在手术初期植入球囊压力监测装置进行远程压力监测。该装置由一个给电容器充电的压电薄膜（雷蒙装置）组成。超声波可以激活压电薄膜。一旦充电，该设备就可测量周围压力，并通过超声波将其信息传输至检测探头。对该设备的研究表明，通过 CT 血管造影发现囊腔减小的患者，其囊腔压力也降低。另一种高频传输装置是 EndoSure，其测得的压力与囊内导管压力具有良好的相关性[12]。

参考文献

1. Edwards MS, et al. Results of endovascular aortic aneurysm repair with general, regional, and local/monitored anesthesia care in the American college of surgeons national surgical quality improvement program database. J Vasc Surg. 54(5):1273–82.
2. Walker TG, et al. Clinical practice guidelines for endovascular abdominal aortic aneurysm repair: written by the standards of practice committee for the society of interventional radiology and endorsed by the cardiovascular and interventional radiological society of Europe and the Canadian interventional radiology association. J Vasc Interv Radiol. 2010;21(11):1632–55.
3. Giles KA, et al. The impact of body mass index on perioperative outcomes of open and endovascular abdominal aortic aneurysm repair from the national surgical quality improvement program 2005–2007. J Vasc Surg. (official publication, the Society for Vascular Surgery [and] International Society for Cardiovascular Surgery, North American) 2010;52(6):1471–77.
4. Afilalo J, et al. Gait speed as an incremental predictor of mortality and major morbidity in elderly patients undergoing cardiac surgery. J Am Coll Cardiol. 2010;56(20):1668–76.
5. Subramian B, Singh N, Roscher C, Augustides JGT. Innovations in treating aortic disease: the abdominal aorta. J Cardiothorac Vasc Anesth. 2012;26(5):959–65. doi:10.1053/j.jvca.2010.10.003.
6. Narouze S, et al. Interventional spine and pain procedures in patients on antiplatelet and anticoagulant medications: guidelines from the American society of regional anesthesia and pain medicine, the European society of regional anaesthesia and pain therapy, the American academy of pain medicine, the international neuromodulation society, the North American neuromodulation society, and the world institute of Pain. Reg Anesth Pain Med.

2015;40(3):182–212.

7. Saratzis AN, et al. Acute kidney injury after endovascular repair of abdominal aortic aneurysm. J Endovasc Ther. 2013;20(3):315–30.

8. Livesay JJ, Talledo OG. Endovascular aneurysm repair is not the treatment of choice in most patients with ruptured abdominal aortic aneurysm. Tex Heart Inst J. 2013;40(5):556–9.

9. van Beek SC, et al. Editor's choice—endovascular aneurysm repair versus open repair for patients with a ruptured abdominal aortic aneurysm: a systematic review and meta-analysis of short-term survival (1532-2165 (Electronic)).

10. De Bruin JL, et al. Long-term outcome of open or endovascular repair of abdominal aortic aneurysm. N Engl J Med. 2010;362 (20):1881–9.

11. Brown LC, et al. The UK EndoVascular Aneurysm Repair (EVAR) trials: randomised trials of EVAR versus standard therapy (2046-4924 (Electronic)).

12. Baril DT, et al. Endovascular abdominal aortic aneurysm repair: emerging developments and anesthetic considerations. J Cardiothorac Vasc Anesth. 2007;21(5):730–42.

31

病态肥胖

John Stenglein

张品 汪燕 李凤仙 译 刘岗 张鸿飞 校

病例

患者女性，43 岁，身高 5 英尺 5 英寸（约 165 cm），重 440 磅（约 200 kg），BMI＝73，拟行腹腔镜胃束带手术而行术前评估。

由于膝盖长期疼痛，她几乎不活动，就诊时主诉："我关节间隙太窄了，骨头挨着骨头。" 患者诉日常活动就会加重气促。

用药史	赖诺普利 20 mg，每日一次口服
	辛伐他汀 20 mg，每日一次口服
	二甲双胍 500 mg，每日两次口服
	奥利司他 120 mg，饭前口服
过敏史	无已知过敏
既往史	高血压、高胆固醇血症、糖尿病和阻塞性睡眠呼吸暂停病史。患者主诉其夜间持续正压通气（CPAP）压力设置为 12 cmH$_2$O。20 年前服用减肥药 Fen-Phen 时减重 100 磅（约 45 kg），但后来体重出现反弹
体格检查	生命体征：血压 154/75 mmHg，心率 105 次/分，呼吸 22 次/分，SpO$_2$ 94%（呼吸空气）
	后颈皮肤皱褶处有明显色素沉着
心电图	正常窦性心律，右心室肥大
实验室异常结果	血细胞比容 51%
多导睡眠图	呼吸暂停低通气指数（AHI）＝32

1. 肥胖如何定义？肥胖和病态肥胖的发病率是多少？

肥胖是指身体内的脂肪比例异常升高。肥胖的程度通常采取体重指数（body mass index，BMI）评估。美国成年人中超过 1/3 为肥胖患者，即 BMI ≥ 30[1]。

美国成年人中约 4% 为病态肥胖，BMI ≥ 40[2]。

2. 如何计算 BMI？成年人肥胖如何分类？

BMI＝体重（kg）/身高的平方（m²）

< 18.5	体重过低	
18.5 ～ 24.9	正常	
25.0 ～ 29.9	超重	
30.0 ～ 34.9	肥胖	（1 级）
35.0 ～ 39.9	肥胖	（2 级）
≥ 40	病态肥胖	（3 级）
≥ 50	超级病态肥胖	

3. BMI 的局限性有哪些？其有何优缺点？

体重指数的计算并未考虑到患者的形体结构或肌肉发达程度。因此，该计算通常高估了瘦体重较高患者的肥胖程度，而低估了瘦体重较轻患者的肥胖程度。

BMI 定义的肥胖显示出较高的特异性（男性为 95%，女性为 99%），但敏感性较差（男性为 36%，女性为 49%）[3]。

BMI 作为一个筛查工具比较便捷，但不能用于诊断，其只根据身高和体重计算，因此不需要诸如卡尺、浸入式水桶、基于辐射的扫描或阻抗等测量工具。

4. 脂肪分布的不同生理类型有哪些？

肥胖可分为周围性或中心性。中心性或男性型肥胖，通常氧耗增加，心脏病发病率升高。中心性肥胖伴有的促炎细胞因子升高促进胰岛素抵抗水平的增加[4]。女性型或周围性肥胖患者脂肪组织主要沉积在髋部、臀部和大腿。研究表明，这种类型的肥胖对新陈代谢的影响较弱，与心血管疾病并非强相关。

5. 什么是代谢综合征？发病率为多少？临床意义是什么？

代谢综合征是与心脏病和糖尿病等发病率较高疾病相关的系列症状。以下五种诊断中至少有三种便可诊断：中心性肥胖、高血压、高甘油三酯血症、高密度脂蛋白水平降低及空腹血糖增高[5]。

美国 60 岁人群代谢综合征的发病率约为 40%[6]。有代谢综合征风险的患者应依据相关的合并症进行筛选，因为可能影响麻醉管理和风险分层。

6. 何时推荐减重手术？

减重手术适用于 BMI ≥ 40 kg/m² 的患者。但如果相关合发症会随着体重的显著下降而改善，BMI 大于 30 kg/m² 的个体亦可考虑。术前应常规对患者进行多学科评估，以筛选手术获益预计大于风险的患者。

7. 哪些疾病与肥胖相关？

肥胖可能与甲状腺功能减退、库欣综合征、胰岛素瘤、性腺功能减退和下丘脑疾病有关。相关综合征还可能包括普拉德-威利（Prader-Willi）综合征、瘦素缺乏和巴尔得-别德尔（Bardet-Biedl）综合征。术前检查应排除可能导致患者体重过度增加的其他疾病。

8. 肥胖通常会导致哪些疾病？

肥胖会增加冠心病、脑血管意外、高血压和非胰岛素依赖型糖尿病的风险。肥胖还与肝疾病、胆囊疾病、阻塞性睡眠呼吸暂停、红细胞增多症、骨关节炎和不育症有关。肥胖还可能增加子宫内膜癌、乳腺癌和结肠癌的风险，是深静脉血栓形成的独立危险因素[7]。

9. 根据器官系统分类，与肥胖相关的主要生理变化有哪些？

呼吸系统

肺容积等	缩写	影响
功能残气量	FRC	↓
肺活量	VC	↓（全麻下肥胖患者 50% vs. 非肥胖患者 20%）
最大吸气量	IC	↓
补呼气量	ERV	↓
肺总容量	TLC	↓
余气量	RV	无变化
闭合气量	CC	无变化（FRC 可能因下降而低于 CC）
无效腔		无变化
呼吸肌功效		↓
胸壁顺应性		↓

心血管系统

代谢需求增加（**脂肪每增加 1 kg，心输出量增加 20～30 ml**）。

血容量增加（**慢性缺氧导致红细胞增多症**）。

每搏输出量增加[**心室扩张——偏心型左心室肥厚，脂肪组织降低心室顺应性 L/（min·kg）**]。

消化系统

胃容积增加（与肥胖相比，更与暴饮暴食密切有关）。

腹内压增加。

胃食管反流病和食管裂孔疝发病率增加。

内分泌系统

高交感神经张力可能导致胰岛素抵抗。

高血糖可能导致伤口感染。

肾素-血管紧张素-醛固酮系统（renin-angiotensin-aldosterone system，RAAS）水平升高可能不利于钠排泄以及增加血压。

血液学

凝血因子水平增加，可能导致深静脉血栓形成。

10. 什么是 Roux-en-Y 胃旁路术？该手术后预计可减轻多少体重？

该术式将近端空肠与近端胃囊吻合，使食物绕过大部分胃和十二指肠。患者在 1～2 年内平均减掉 50%～60% 的多余体重。

11. 还有哪些外科手术可帮助减肥？

手术可分为限制性、吸收障碍性或两者兼有。最简单的限制性手术是腹腔镜下在胃上部放置一个可充气的胃束带，这种方式可以形成一个小袋，在进食时迅速充满小袋以促进饱腹感。这种低风险手术的优点是可逆，较少引起吸收障碍。

袖状胃切除术也可通过腹腔镜进行，通过切除约 80% 的胃来促进体重减轻。该术式减少了可摄入的食物量（限制性），也可能降低胃的吸收和内分泌功能。

阻塞性睡眠呼吸暂停

1. 什么是阻塞性睡眠呼吸暂停（OSA）？确定患者是否存在 OSA 的风险至关重要，为什么？

阻塞性睡眠呼吸暂停（obstructive sleep apnea, OSA）的定义是：睡眠期间，尽管存在持续呼吸动作，但气流中断达到至少 10 s 或以上。呼吸暂停每小时达 5 次或以上且氧饱和度下降大于 4% 以上可诊断 OSA。

除了慢性低氧血症和高碳酸血症导致的生理性改变外，OSA 患者术后呼吸系统并发症的风险更高。这些均影响麻醉计划和术后管理[8]。

2. 何时应怀疑隐匿性 OSA？

OSA 通常与中枢性肥胖、颈围增加和（或）小下颌畸形有关。对于出现右心室肥厚、左心室肥厚、红细胞增多症或肺动脉高压的患者，鉴别诊断时也应考虑 OSA 的可能。虽然肥胖是 OSA 的最大风险因素，但也有可能两者只出现其一。只有约 70% 的 OSA 患者肥胖，所以筛查不应只局限于超重患者。

3. OSA 发病率是多少？

据估计，4% 的男性和 2% 的女性有与 OSA 相似的症状。此外，这些人群中有 82% 的男性和 92% 的女性存在中度或重度睡眠呼吸暂停而漏诊[9]。

4. 如何筛查可疑 OSA 患者？ STOP-BANG 问卷是什么？

2008 年，STOP 问卷首次在 *Anesthesiology* 杂志发表，已被证实可作为手术患者术前筛查 OSA 的有效工具。随后在最初问卷基础上，又纳入四个附加问题，增加了预测中度和重度睡眠呼吸障碍的敏感性。

STOP-BANG 的问题答案为"是"或"不是"。

1. 打鼾（Snoring）——您是否大声打鼾（隔着房门就能听到或者高于谈话声）？

2. 困倦（Tired）——您是否经常白天感觉疲劳、乏力或困倦？

3. 观察（Observed）——是否有人观察到您在睡觉时呼吸停止？

4. 血压（Blood pressure）——您是否有高血压，或正在接受高血压治疗？

5. BMI——体重指数是否大于 35 kg/m^2？

6. 年龄（Age）——年龄是否超过 50 岁？

7. 颈围（Neck circumference）——男性，衬衫领子是否为 17 英寸（约 43 cm），或更大？女性，衬衫领子是否为 16 英寸（约 41 cm），或更大？

8. 性别（Gender）——你是男性吗？

OSA 高危人群：有 3 项及以上回答为"是"。

OSA 低危人群，小于 3 项回答为"是"。

STOP-BANG 筛查工具对呼吸暂停低通气指数（apnea hypopnea index，AHI）> 5、> 15 和 > 30 的敏感性分别为 86.1%、92.8% 和 95.6%，对中度和重度 OSA 的阴性预测值分别为 84.5% 和 93.4%[10]。

5. 如何诊断 OSA？ 如何分级？

OSA 可通过多导睡眠图或"睡眠测试"诊断。该测试检测并记录脑电图、心电图、眼电图、脉搏氧饱和度、二氧化碳波形、气流、食管压力、血压、咽部和四肢肌电图以及房间噪声。

多导睡眠图用于检测呼吸暂停和低通气的发作事件。呼吸暂停定义为至少持续 10 s 的气流停止，而低通气则是在同样时间内气流减少 50%。两者中任何一个引起氧合下降 4% 认定为一次呼吸暂停"事件"。

睡眠呼吸暂停的严重程度（被称为呼吸暂停低通气指数）是基于每小时睡眠的呼吸暂停"事件"次数。

5 ~ 15 次＝轻度

16 ~ 30 次＝中度

≥ 30 次＝重度

共识认为，中度或重度 OSA 患者应使用 CPAP 治疗[11]。

6. 该患者 AHI 值为 32，有何意义？

AHI 值为 32 提示重度 OSA，可能影响术前用药、镇痛药物的选择、术后管理及监测。

7. 睡眠呼吸暂停有哪些不同类型？

睡眠呼吸暂停可分为中枢性、阻塞性或混合性。中枢性睡眠呼吸暂停是指吸气信号触发正常但无呼吸动作。化学感受器检测到 CO_2 水平升高、pH 值降低以及氧分压下降，但在正常生理阈值范围内不能启动呼吸。OSA 患者，尽管气流动力受解剖学梗阻的影响，但呼吸驱动仍然完好。

8. OSA 对全身有何影响？

长期的 OSA 可增加通气驱动对缺氧的依赖，而不是最初主要受 CO_2 水平升高的刺激。但这两种诱发通气因素的敏感性实际上可能均降低，进而导致慢性低氧血症和高碳酸血症。与主诉嗜睡过多不同的是，慢性低氧血症的隐性效应可导致交感神经张力升高，进而导致体循环和肺动脉高压、继发性红细胞增多症（血细胞比容 51%）、右心衰竭、左心衰竭，甚至过早死亡。

9. 肺心病（译者注：原文如此，应为 OSA）的病理生理学是什么？

在 OSA 引起的低氧状态下，弥漫性低氧性肺血管收缩可导致肺血管阻力的普遍增加。与呼吸暂停相关的低氧血症和高碳酸血症引起交感神经张力增高，进一步增加原本已经升高的血管阻力。此外，为对抗气道梗阻而导致的胸内极端负压可引起肺小动脉不可逆的重塑。一定程度内，右心可代偿肺动脉循环后负荷的增加。但随着病情持续进展，最终可能引发右心衰竭。

10. 何为匹克威克（Pickwickian）综合征（肥胖-低通气综合征）？

1837 年，查尔斯·狄更斯（Charles Dickens）出版了他的第一部小说《匹克威克俱乐部遗书》（*The Posthumous Papers of the Pickwick Club*）。乔是小说中的人物之一，他是一个贪婪的食客，白天存在严重嗜睡情况。20 世纪 50 年代，对乔的这种角色描述与人们对睡眠呼吸障碍的日益重视联系在一起，由此创造了"匹克威克综合征"一词。如今，肥胖-低通气综合征被认为是一种睡眠呼吸障碍，是许多睡眠相关呼吸疾病的总称。

肥胖-低通气综合征的诊断标准为：BMI > 30 kg/m^2、清醒状态下动脉血二氧化碳分压 ≥ 45 mmHg、无其他原因可以解释为什么会低通气。多数诊断此病的患者合并 OSA。

11. 病态肥胖患者是否考虑日间手术？OSA 如何影响你的决策？

虽然肥胖本身并不一定会影响围手术期并发症的发生或非计划的住院，但包括 OSA 在内的合并症可能会使患者面临更高的日间手术风险。一般认为 BMI ≤ 40 kg/m^2（译者注：原文为"> 40 kg/m^2"，经查阅参考文献后确认应为"≤ 40 kg/m^2"）且术前充分优化合并症的患者，仍可安全地进行日间手术。但无论患者其他情况如何，BMI > 50 kg/m^2 时不适合日间手术[12]。

有综述对已发表文献进行回顾分析，结果发现，未经充分治疗的 OSA 患者接受日间手术后发生并发症的风险更高。经过优化治疗，若患者术后能耐受气道正压（positive airway pressure，PAP）装置治疗，仍可考虑日间手术。对于那些出院后不能或不愿使用 PAP 设备的患者，应慎重考虑日间手术，并进行术后监护。基于诸如"STOP-BANG"问卷调查等筛查的可疑 OSA 患者，日间手术应采用更严格的管理,术后镇痛主要考虑非阿片类镇痛药物[13]。

术前注意事项

1. 是否需要对该患者进行额外的检查?

由于患者有代谢综合征病史,不能活动、呼吸急促加重及以前有 Fen-Phen 服用史,若近期未进行药物应激性超声检查,应考虑加做。因运动受限导致的肥胖人群中,心绞痛或劳力性呼吸困难(dyspnea on exertion,DOE)可能并不明显。

根据 2014 年 AHA/ACC 非心脏手术指南,"不明原因呼吸困难"患者术前应评估左心室功能。此外,"对于风险较高,运动耐量较差(< 4 METS)或功能状态未知的患者,如果具有心脏成像的运动试验可能改变治疗策略,则可通过这些测试来评估心肌缺血。"

超声检查如有右心功能不全或肺动脉高压的证据,则支持术中进行有创监测。更加明确的风险分层可能也有助于指导术前关于手术风险及益处的谈话。

2. 患者的 CPAP 设置(12 cmH₂O)会引起什么问题?如何保障麻醉诱导安全?

CPAP 设置 > 10 cmH₂O,可能意味着面罩通气困难,因为维持气道通畅需要较高的压力[14]。回顾以往的手术和麻醉记录,结合患者当时的体重,是预测麻醉诱导后通气困难最可靠的方法。同样,基于过去的经验,可以预测患者是否能够面罩通气或安全地实施气管插管。

在上述因素不确定的情况下,颈围是肥胖患者气管插管困难的最关键预测因素。颈围在 40 cm 时,只有 5% 的患者会出现插管困难,而在 60 cm 时发生率接近 35%[15]。

3. 你会在术前使用镇静药物吗?

肥胖患者对中枢神经系统抑制药物的敏感性增加。因为咽部过多的脂肪组织可能会在镇静作用下塌陷,所以他们更易受到后气道张力降低的影响。

这可能增加诱导前预充氧和诱导后面罩通气的难度。因为使用抗焦虑药物的风险,除非患者非常焦虑,否则术前应避免使用任何镇静药物。

4. 麻醉诱导前你会使用 H₂ 拮抗剂、胃肠促动力药物和(或)非颗粒类抗酸药物吗?

在常规禁食及无其他胃肠功能障碍的情况下,肥胖的非糖尿病手术患者并不比瘦的患者更容易出现胃内容量增多、低 pH 值的情况[16]。

但是,普遍认为食管裂孔疝和(或)胃食管反流症的存在可能增加反流误吸的风险,这两种疾病在肥胖人群中较为常见[17]。BMI 每增加 3.5 kg/m²,出现新反流症状的风险增加 2.7 倍[18]。此外,腹型肥胖的患者胃内压可能更高,易于发生食管裂孔疝和(或)反流症状,与食管下段括约肌松弛的发生率增加有关[19]。

麻醉医生应考虑采取措施将误吸事件的风险降至最低,特别是评估为困难气道,禁忌快速序贯诱导时。麻醉前针对反流误吸有目的的预处理用药可降低清醒插管的风险。

5. 对于之前接受过某种减肥手术的患者,术前应关注哪些内容?

正常解剖结构的任何改变均可能对胃排空时间产生负面影响,导致胃内容物滞留时间延长。其次,胃肠道术后患者吸收不良的风险更高。维生素缺乏或营养不良可能降低患者对手术的耐受性并导致术后生理功能损伤的调节能力降低。

胃食管交界处或幽门位置或功能的改变,可能降低正常解剖结构防止消化内容物反流到胃或食管的功能。

6. 你会对一名6周前行胃旁路术、存在呕吐、拟急诊行腹腔镜手术的患者术前置入鼻胃管吗?

插入鼻/口胃管可能会使新鲜的缝合线吻合口有穿孔危险。只有在充分考虑了风险和益处并与外科医生沟通后,才能采取这种措施。

术中注意事项

1. 为什么预充氧对肥胖患者至关重要？怎样才能提高呼吸暂停缺氧的耐受性？

随着体重增加，耗氧量亦增加，这将导致从呼吸暂停至氧饱和度开始下降的时间缩短。与采用几次最大肺活量呼吸不同，保持良好密闭性的情况下至少吸纯氧 3 min，将会延长从正常至血氧饱和度开始下降的时间[20]。头抬高（25°）情况下的预充氧也可延长这一时限[21]。最后，预充氧过程中使用 CPAP 10 cmH₂O 可最大程度减少肺不张，同时保证诱导前氧储备最大[22]。

2. 病态肥胖对气道管理有何影响？

过度肥胖使体表标志模糊，增加了初期气道评估的复杂化。由于无法触摸到相关结构，可能较难准确评估甲颏距离、舌颏距离和胸骨颏距离。此外，下颏靠近胸部，可能限制张口。此外，喉镜柄可能接触胸部，使喉镜镜片置入困难。

一旦置入喉镜镜片，视野中的脂肪组织可能减少咽部空间，改变气道形状，增加通气和气管插管难度。肥胖程度与咽部空间之间呈负相关。此外，脂肪组织可能影响舌骨位置，导致会厌覆盖声门入口。

呼吸音的听诊可能比较困难，需要更依赖呼气末二氧化碳来确保通气是否正常。支气管镜检查可能是确定气管导管位于隆突上方的唯一方法。同样，这些造成麻醉诱导过程困难的因素也会增加苏醒和拔除气管导管时的风险。

3. 描述"斜坡"体位的使用和特点

斜坡体位的目的是使患者的外耳道与胸骨切迹水平对齐。理想情况下，这也将使口腔、咽部和喉部三条轴线对齐，有利于声门暴露和气管导管置入，类似于非肥胖患者的嗅花体位。

4. 如何实施麻醉诱导？该患者是否有清醒插管的指征？

该患者情况不太可能耐受长时间的呼吸暂停。

根据其肥胖程度和高 CPAP 需求，非常可能发生面罩通气困难。由于过多的脂肪组织使胃内压潜在性增高，这种情况快速气管插管较为适用，可通过快速顺序诱导或改良的快速顺序诱导迅速控制气道。

对于误吸风险较高或需氧量增加的患者，应优先进行气道安全评估。如果失去气道控制的可能性较大，则建议实施清醒气管插管。同时应采取措施尽量降低误吸的风险。

5. 如何制订镇痛计划？

与单纯基于阿片类药物的镇痛技术相比，多模式镇痛可能减少术后低通气的问题。可以考虑的药物和种类包括非甾体抗炎药、α₂ 受体激动剂和 NMDA 拮抗剂（如氯胺酮）。虽然肥胖患者区域麻醉难度较大，但通过靶向性镇痛可能降低术后呼吸抑制的发生。

6. 对于患者体位应该有哪些关注？

病态肥胖患者接受治疗时，必须注意与足凳部位、侧卧位或任何重力依赖侧手术床接触点的压力增加。因此，应尽量缩短手术时间，并经常检查和（或）调整任何有压伤危险的部位。

有报道肥胖患者术后横纹肌溶解的极端病例，其原因是手术体位对臀肌的压迫，导致肾衰竭和死亡[23-24]。除了局部接触外，头低足高位可能使已经降低的胸部顺应性进一步恶化。麻醉医生需要根据患者的生理耐受情况设定一定的体位限制。

有必要知道多数手术室床对患者的承重限制，取决于床本身的位置。当反向或手术床折叠位时，最大允许承重可能显著低于正常位置时患者仰卧位情况下的参考值。

7. 病态肥胖患者接受俯卧位手术，应考虑哪些因素？

虽然病态肥胖患者俯卧位手术并非禁忌，但仍需谨慎。研究表明，病态肥胖患者俯卧位后心脏每搏输出量显著下降，可能与胸内压增加有关。腹内脏器受压可能直接影响下腔静脉并引起静脉回流减少。相比之下，全身血管阻力和肺血管阻力普遍升高，应结合患者的心功能情况综合考虑。

病态肥胖患者高血压、糖尿病、血管疾病增加，这些因素均与俯卧位手术术后失明发生率增加相关。

麻醉诱导前让患者自己评估体位可能有益。清醒插管后进行清醒状态下俯卧位值得提倡，有利于患者自己调整位置以使眼部及其他着力点受压最小，同时在患者意识消失前评估心肺功能受损的程度[25]。尽量减少对腹部的压迫，可最大可能地减少俯卧位对患者生理的影响。

术中发生气道或心血管紧急情况时可能需要立即将患者改为仰卧位。紧急翻转体格较大的患者同时增加患者和医务人员的风险，特别是在等待援助时可能因延误翻身而使情况更加恶化。

8. 诊疗病态肥胖患者时还需要考虑哪些困难？

建立血管通路可能是一个巨大的挑战。基于手术和患者病情的分析，应尽早考虑使用超声建立明确的静脉通路（无论外周静脉或中心静脉）。

肥胖导致手臂成圆锥形，增加血流动力学监测的难度。可能需要将无创袖带放置在前臂或通过超声留置动脉导管，以保证术中合适的监测。值得注意的是，前臂袖带测量的收缩压和舒张压通常高于实际血压值。

9. 哪些心电图改变与肥胖有关？

由于腹部脂肪增加，膈肌扩张受限，可能导致P波、QRS波和T波电轴左偏[26]。同样，胸壁脂肪沉积可能降低QRS波电压。左心室肥厚和T波低平在该人群中出现的频率增加。

药理学

1. Fen-Phen 是什么？需要关注什么？奥利司他的药理机制与 Fen-Phen 有何不同？

Fen-Phen（fenfluramine-phentermine，芬氟拉明-芬他命）是一种减重药，其流行高峰出现在20世纪90年代。研究发现，其能促进新陈代谢，降低食欲。芬氟拉明是一种5-羟色胺再摄取抑制剂（SSRI），而芬他命同时具有去甲肾上腺素再摄取抑制剂（SNRI）和促进多巴胺释放的功能。由于服用Fen-Phen的患者心脏瓣膜病和肺动脉高压发病率增

加，1997年该产品退出市场。此后，制造商支付了数十亿美元的赔偿金。

考虑到患者使用Fen-Phen减重，推荐术前通过心脏超声心动图评估瓣膜功能、肺动脉压和右心功能。

奥利司他是一种FDA批准的脂肪酶抑制剂，抑制摄入的甘油三酯分解。未消化的脂肪不被吸收，随粪便排出体外。

2. 患者肥胖状况如何影响药物选择？

脂溶性药物在肥胖患者中具有更高的分布容积，将降低峰值浓度，目标受体部位的药物量降低，并延长消除半衰期。水溶性药物具有更低的分布容积，一般应参照患者的理想体重而不是总体重用药。

3. 什么是理想体重？如何计算？

理想体重（ideal body weight，IBW）是根据精算表的统计数据估计，与特定身高和性别的最低死亡率相关，经常用于保险业。布洛卡指数（Broca's index）是用于估计理想体重的几个数学方程之一。该值通常用于预测肥胖患者的药代动力学。

IBW（kg）＝身高（cm）－ X

成年男性：X ＝ 100

成年女性：X ＝ 105

4. 常用的麻醉药物剂量应依据总体重还是理想体重计算？

亲脂性药物一般根据总体重（total body weight，TBW）使用，因为与疏脂性药物相比，亲脂性药物的分布容积增加。常见的亲脂性药物包括丙泊酚、咪达唑仑、芬太尼、舒芬太尼、右美托咪定和琥珀胆碱。

丙泊酚虽然亲脂性强，但由于其分布容积有一定的时间依赖性，建议诱导时以瘦体重（lean body mass，LBM）为基础计算，持续输注时以TBW为基础。LBM通常近似为IBW的120%。同样，尽管瑞芬太尼具有较高的亲脂性，但其在血浆酯酶作用下快速代谢，也应按照IBW计算给药。

疏脂性药物一般以IBW为基础计算药量，这些药物包括阿芬太尼、氯胺酮、维库溴铵、罗库溴铵和吗啡。

一般建议局部浸润麻醉的局部麻醉药最大剂量以 IBW 为基础计算。然而，肥胖情况下，因为静脉充血和脂肪可能影响硬膜外间隙的容量，导致麻醉平面高于预期，故脊髓和硬膜外麻醉药物剂量可能需要减少 25%。

5. 哪种吸入麻醉药更适合病态肥胖患者?

地氟烷的低血气分配系数使其成为肥胖人群麻醉维持的首选药物。较低的分配系数使地氟烷在脂肪组织中蓄积最小，有利于更快苏醒。然而由于其刺激性较大，可能并不适合所有患者。

氧化亚氮的血气分配系数也较低。然而，其可能引起肠道膨胀以及存在术后恶心呕吐时间依赖性风险，最好在接近苏醒时使用，以促进挥发性药物浓度的快速降低。

术后管理

1. 恢复时采取半卧位的优点是什么?

半卧位是指患者仰卧，将床头抬高至 30°～45°。已经证明，术后半卧位可使腹腔内容物下降，减轻对膈肌的压迫，进而增加功能残气量、肺顺应性和患者氧合。

2. 如何控制术后疼痛?

虽然术后应继续使用多模式镇痛，但在恰当监测并避免背景剂量输注情况下，患者自控镇痛（patient-controlled analgesia，PCA）已被证明可安全用于胃旁路手术后的病态肥胖患者[27]。

参考文献

1. Ogden C, Carroll M, Kit B, et al. Prevalence of childhood and adult obesity in the United States, 2011-2012. JAMA. 2014;311 (8):806–14. doi:10.1001/jama.2014.732.
2. Levy J. US obesity rate inches up to 27.7% in 2014. Gallup-Healthways Well-Being Index, Gallup, Inc. 21 June 2015. Web. http://www.gallup.com/poll/181271/obesity-rate-inches-2014.aspx.
3. Romero-Corral A, Somers VK, et al. Accuracy of body mass index to diagnose obesity in the US adult population. Int J Obes (Lond). 2008;32(6):959–66.
4. Alam K, Lewis JW, Stephens JM, et al. Obesity, metabolic syndrome and sleep apnoea. All proinflammatory states. Obes Rev. 2007;8:119–27.
5. Alberti KG, Zimmet P, Shaw J. The metabolic syndrome—a new worldwide definition. Lancet. 2005;366:1059.
6. Liberopoulos EN, Mikhailidis DP, Elisaf MS. Diagnosis and management of the metabolic syndrome in obesity. Obes Rev. 2005;6:283–96.
7. Holst AG, Jensen G, et al. Risk factors for venous thromboembolism. Circulation. 2010;121:1896–903.
8. Cullen DJ. Obstructive sleep apnea and postoperative analgesia—a potentially dangerous combination. J Clin Anesth. 2001;13(2):83–5.
9. Chung F, Elsaid H. Screening for obstructive sleep apnea before surgery: why is it important? Curr Opin Anaesthesiol. 2009;22 (3):405–11.
10. Ong TH, Raudha S, et al. Simplifying STOP-BANG: use of a simple questionnaire to screen for OSA in an Asian population. Sleep Breath. 2010;14:371–6 Epub 2010 Apr 26.
11. Eckman DM. Anesthesia for bariatric surgery. In: Miller RD, et al., editors. Miller's anesthesia. 8th ed. Philadelphia: Churchill Livingstone. p. 2204.
12. Joshi GP, Ahmad S, Riad W, Eckert S, Chung F. Selection of patients with obesity undergoing ambulatory surgery: a systematic review of the literature. Anesth Analg. 2013;117(5):1082–91.
13. American Society of Anesthesiologists Task Force on Perioperative. Management of patients with obstructive sleep apnea. Practice guidelines for the perioperative management of patients with obstructive sleep apnea. Anesthesiology. 2014;120(2):268–86.
14. Eckman DM. Anesthesia for bariatric surgery. In: Miller RD, et al., editors. Miller's anesthesia, 8th ed. Philadelphia: Churchill Livingstone. p. 2209.
15. Brodsky JB, Lemmens HJ, et al. Morbid obesity and tracheal intutbation. Anesth Analg. 2002;94:732.
16. Harter RL, Kelly WB, Kramer MG, et al. A comparison of the volume and pH of gastric contents of obese and lean surgical patients. Anesth Analg. 1998;86:147.
17. Menon S, Trudgill N. Risk factors in the aetiology of hiatus hernia: a meta-analysis. Eur J Gastroenterol Hepatol. 2011;23(2):133–8.
18. Nilsson M, Johnsen R, Ye W, et al. Obesity and estrogen as risk factors for gastroesophageal reflux symptoms. JAMA. 2003; 290:66.
19. Ogunnaike BO, Whitten CW. Evaluation of the obese patient. In: Longnecker, et al., editors. Anesthesia, 1st edn. New York: McGraw Hill Professional. p. 381.
20. Drummond GB, Park GR. Arterial oxygen saturation before intubation of the trachea; an assessment of oxygenation techniques. Br J Anaesth. 1984;56:987–92.
21. Dixon BJ, Dixon JB, et al. Preoxygenation is more effective in the 25 degrees head-up position for the morbidly obese patient. Obes Surg. 2003;13:4–9.
22. Coussa M, Proietti S, et al. Prevention of atelectasis formation during the induction of GA in morbidly obese patients. Anesth Analg. 2004;98:1491–5.
23. Bostanjian D, Anthone GJ, Hamouti N, et al. Rhabdomyolysis of gluteal muscles leading to renal failure: a potentially fatal complication of surgery in the morbidly obese. Obes Surg. 2003;13:302–5.
24. Collier B, Goreja MA, Duke BE III. Postoperative Rhabdomyolysis with bariatric surgery. Obes Surg. 2003;13:941–3.
25. Douglass J, Fraser J, Andrzejowski J. Awake intubation and awake prone positioning of a morbidly obese patient for lumbar spine surgery. Anaesthesia. 2014 Feb;69(2):166–9.
26. Alpert MA, Boyd TE, et al. Effect of weight loss on the ECG of normotensive morbidly obese patients. CHEST. 2001;119(2).
27. Choi YK, Brolin RE, et al. Efficacy and safety of patient-controlled analgesia for morbidly obese patients following gastric bypass surgery. Obes Surg. 2000 Apr;10(2):154–9.

32

腹腔镜手术

Carmelita W. Pisano

张品 李凤仙 译 刘岗 张鸿飞 校

病例

患者女性，68 岁，长期月经过多，拟行腹腔镜全子宫切除术。

既往史	循环系统：高血压
	呼吸系统：阻塞性睡眠呼吸暂停；慢性阻塞性肺疾病，Ⅱ期
	消化系统：胃食管反流病
	内分泌系统：2 型糖尿病
用药史	阿替洛尔 25 mg，每日两次
	氢氯噻嗪 25 mg，每日一次口服
	赖诺普利 40 mg，每日一次口服
	埃索美拉唑 40 mg，每日一次口服
	噻托溴铵，每日喷两次
	沙丁胺醇，必要时两喷
过敏史	无已知药物过敏
个人史	曾经吸烟：吸烟史 30 年，每天 1 包，5 年前戒烟
体格检查	生命体征：血压 125/75 mmHg，心率 51 次 / 分，呼吸空气情况下 SaO_2 97%
	体重 305 磅（约 138 kg），身高 68 英寸（约 173 cm）；BMI 46.4
	肺部听诊：双侧听诊清晰
代谢当量	4 ~ 5
实验室检查	Na^+ 140 mmol/L、Cl^- 102 mmol/L、尿素氮 18 μmol/L、血糖 150 mg/dl
	为什么血钠、碳酸氢盐略低于正常值？
	K^+ 4.2 mmol/L、HCO_3^- 24 mmol/L、肌酐 0.9 μmol/L
	这些实验室检查可能让人"三思而后行"

全血细胞计数：白细胞 $8×10^9$/L，血红蛋白 7.9 g/dl，血小板 $250×10^9$/L，血细胞比容 28%

心电图	正常窦性心律，心率 58 次 / 分
肺功能	第 1 秒用力呼气容积（FEV_1）60%
	FEV_1/FVC: 0.6

1. 腹腔镜手术如何定义?

腹腔镜手术是腹腔镜通过微创切口进入腹腔后进行操作的一类手术。进入腹腔后，注入气体形成气腹。可用于腹部或盆腔（骨盆镜检查）器官的检查、诊断和（或）手术[1]。

2. 举例说明目前的腹腔镜手术

腹腔镜手术可用于所有腹部器官，包括胃切除术、减轻反流和减肥手术、胆囊切除术、肝和胰腺切除术、肠和直肠手术、肾上腺切除术和脾切除术。泌尿外科手术包括前列腺切除术和肾切除术。妇科手术包括子宫切除术、卵巢和输卵管手术[3]。

3. 腹腔镜手术的优点有哪些? 哪些患者从腹腔镜手术中获益最大?

腹腔镜手术有诸多优点：恢复时间缩短，主要是由于腹腔镜手术时甚少进行肠道操作，减少了术后肠梗阻的发生率；与腹腔镜手术相关的切口更小，因此更美观，术后疼痛也更少[4]；术中出血量减少，手术切口感染发生率降低[5]；对于特定的患者群体，如病态肥胖患者和患有严重心肺并发症的患者，微创手术能显著减少术后肺部并发症。

4. 腹腔镜手术的缺点有哪些?

除了外科医生学习曲线更陡(即需快速掌握),腹腔镜手术的其他缺点还包括深度觉差,以及由于使用腹腔镜器械移动范围有限而导致的灵活性降低[6]。

5. 腹腔镜手术有哪些绝对和相对禁忌证?

腹腔镜手术的禁忌证多属于相对禁忌证,这些风险必须与微创手术的益处相比较。相对禁忌证包括患者存在颅内压增高[和(或)占位性病变]、严重低血容量和已知的右向左心内分流的疾病(如卵圆孔未闭)[7]。

6. 如何为腹腔镜手术创造最佳的手术条件?

最佳的手术条件包括经肠道准备和(或)放置鼻/口胃管行胃肠减压,使得建立暴露手术视野的气腹更容易、安全,降低了置入戳卡时对器官造成伤害的概率。通过神经肌肉阻滞松弛腹壁肌肉,促进气腹建立[1, 8]。

7. 腹腔镜手术中选择什么气体建立气腹? 为什么?

用来建立气腹的气体是二氧化碳(CO_2),因为其具有易获得、低成本、相当稳定和不可燃的特性。因为CO_2的易溶性,其入血后被迅速缓冲并经肺排出[9]。

8. 使用 CO_2 的缺点有哪些?

使用CO_2作为建立气腹的外源性气体的缺点之一是腹膜刺激。同时还可导致高碳酸血症和呼吸性酸中毒,引起代谢、激素和免疫相关的不良反应[10]。虽然CO_2在血液中溶解度高,气体(CO_2)栓塞发病率低,但一旦发生,后果非常严重。

术前问题

1. 结合患者病史和体格检查,其行腹腔镜手术时有何顾虑?

该患者的基础肺部病史(慢性阻塞性肺疾病)和阻塞性睡眠呼吸暂停增加术后肺部并发症的发生。病态肥胖使手术难度增加,也可能发生困难气道、头低位通气困难及体位损伤。可能由于月经过多而引起患者贫血,少量出血就可能达到需要输血的阈值。

2. 该患者的病史为何会增加术后肺部并发症的发生? 判断的 GOLD 标准是什么? 如何充分使用 GOLD 标准?

该患者为慢性阻塞性肺疾病(COPD)Ⅱ期。COPD患者分类的GOLD标准是根据患者阻塞的严重程度(表32.1),通过肺功能测试确定,主要为FEV_1和FEV_1/FVC值[11]:

为了更好地预测哪些患者会出现术后肺部并发症,金标准必须与其他因素(如活动耐量、吸烟史)结合使用。由于腹腔镜手术中使用CO_2而形成的高碳酸血症增加中、重度COPD患者的管理难度,导致术后出现高碳酸血症性呼吸衰竭。结合患者年龄、中度COPD和阻塞性睡眠呼吸暂停(OSA)病史以及手术部位,预计其发生术后肺部并发症,如低氧血症、肺不张、高碳酸血症、肺炎和通气衰竭的可能性增加[12]。

- 年龄:术后肺部并发症的风险随患者年龄增长(> 65 岁)而增加,且与患者基础肺功能状态无关。
- COPD:见表 32.1。轻度 COPD 患者合并其他严重并发症患者,以及中至重度 COPD 患者术后肺部并发症的风险显著增加。考虑到该患者在手术时的整体健康状况,其肺部并发症的相对风险为 2.7 ~ 4.7[13]。

表 32.1 用于 COPD 患者分类的 GOLD 标准

COPD 分期的 GOLD 标准			
Ⅰ期	轻度 COPD	$FEV_1/FVC < 0.70$	$FEV_1 \geqslant 80\%$ 正常值
Ⅱ期	中度 COPD	$FEV_1/FVC < 0.70$	FEV_1 50%~79% 正常值
Ⅲ期	重度 COPD	$FEV_1/FVC < 0.70$	FEV_1 30%~49% 正常值
Ⅳ期	极重度 COPD	$FEV_1/FVC < 0.70$	$FEV_1 < 30\%$ 正常值,或 < 50% 正常值同时伴有慢性呼吸衰竭

- OSA:虽然目前未对所有患者进行术前常规筛查,但最新数据表明,OSA 与术后肺部并

发症之间密切相关[12]。

- 手术部位：切口距离膈肌越近，术后肺部并发症的风险越高。

术中问题

1. 腹腔镜手术引起生理变化的三个主要原因是什么？

腹腔镜手术中出现生理变化主要与下列因素（单独或联合出现）有关：

- 气腹：气腹是进行腹腔镜手术的必要条件。建立、维持气腹和应对腹内压升高可能引起术中许多问题[14]。
- CO_2：虽然因为 CO_2 的惰性和不可燃性使其成为气腹的首选气体，但吸收入血会对全身多个器官系统造成病理生理影响。
- 患者体位：头低足高位或头高足低位均会对患者血流动力学产生显著影响。

2. 腹腔镜手术对动脉-呼气末 CO_2 分压梯度（$PaCO_2-P_{ET}CO_2$）有何影响？

ASA 分级 I 级和 II 级的患者，$P_{ET}CO_2$ 用于监测 $PaCO_2$ 的可靠性一般不受 CO_2 气腹的影响。然而，其对于 ASA 分级 III 级和 IV 级患者可能并不适用。对于这些患者，气腹引起肺泡无效腔增加和（或）通气血流比例失调，肺泡-动脉（A-a）梯度较正常（通常 $3 \sim 5$ mmHg）时增加；此时即使 $P_{ET}CO_2$ 正常，$PaCO_2$ 也可能显著升高[15]。

3. 该患者是否需要动脉置管？为什么？

基于该患者 COPD II 期和 OSA 病史以及 $P_{ET}CO_2$ 可能不能准确反映 PCO_2 的事实，动脉置管可能有益，据此可直接监测 $PaCO_2$，将有助于处理腹腔镜手术中的高碳酸血症。

4. 腹腔镜手术中高碳酸血症的主要原因有哪些？

腹腔镜手术中的高碳酸血症原因可能是 CO_2 在腹腔的扩散、低通气、CO_2 生成增加（例如乳酸和酮酸）、无效腔增加（例如肺栓塞、重度 COPD）[16]。

5. CO_2 的吸收对心血管系统有何影响？

高碳酸血症对心血管系统有直接和间接刺激作用。CO_2 经腹膜吸收，通常由肺排出，与其高溶解度和扩散力有关。如果患者存在肺换气不足或明显的肺部疾病，通气管理可能比较困难，患者易发生高碳酸血症并可能导致酸中毒[17]。轻度高碳酸血症可兴奋交感神经，导致心动过速并增加心肌收缩力。中度至重度高碳酸血症可引起心肌抑制和酸中毒导致的直接血管扩张[18]。严重的高碳酸血症也可引起心律失常，尤其是在缺氧情况下。

6. 腹腔内压力升高如何影响心血管系统？

正常的腹腔内压是 $0 \sim 5$ mmHg，气腹后增加到 $10 \sim 15$ mmHg。压力超过 15 mmHg 会导致腹腔间室综合征并损害器官功能。气腹导致全身血管阻力增加（由于腹部器官和血管压迫）及心排血量轻度减少，最终导致平均动脉压升高，其升高程度与腹腔内压成正比。除了气腹机械性压力外，平均动脉压增加也是儿茶酚胺、血管加压素和肾素-血管紧张素系统激活的结果。当腹腔内压超过 20 mmHg 时，由于下腔静脉受压导致静脉回流减少，前负荷降低，心率、血压和心排血量下降。为尽可能降低这些影响，建立气腹时应缓慢并在满足手术条件的最低压力下进行（< 15 mmHg）。血管扩张剂、阿片类药物等可用于治疗全身血管阻力的升高，在气腹建立前预充液体可防止静脉回流和心排血量的降低[1]。

7. 气腹致腹膜扩张时可出现哪些心律失常？

高流速的快速气腹建立可导致心律失常，包括严重的心动过缓、结性心律以及心脏停搏，可能是因为气腹导致的腹腔快速扩张引起明显的迷走神经兴奋[19]。

8. 头低足高体位对心血管系统有何影响？

头低位或头低足高位可增加静脉回流（前负荷）和心排血量，健康患者容易耐受，然而对于左心室功能较差的患者，容量和压力的增加可能有害[20]。

9. 腹腔内压力升高（气腹）对呼吸系统有何影响？

腹腔镜手术中，气腹是影响肺功能的主要因素。这些影响包括膈肌抬高、胸内压上升、肺顺应性下降、气道压力增加以及功能残气量降低。多数健康的 ASA 分级 I 级和 II 级的患者可耐受这些肺部变化。但对于 ASA 分级 III 级和 IV 级患者，特别是术前合并肺部疾病的患者，这些影响可能产生严重后果[21]。

10. CO_2 吸收对呼吸系统有何影响？

腹腔镜手术中 CO_2 吸收入血导致的高碳酸血症可以刺激呼吸中枢。CO_2 水平高于 $100 \sim 150$ mmHg 会导致呼吸抑制[21]。术中必须注意有效的通气策略，以确保 CO_2 充分排出。高碳酸血症可引起支气管扩张，严重高碳酸血症导致的酸中毒可引起肺血管收缩[19]。

11. 头低足高位对呼吸系统有何影响？

头低足高位本身不会引起明显的肺部变化。但在气腹情况下，头低足高位可通过降低肺顺应性、增加气道压力和降低功能残气量而进一步加大气腹的影响[21]。

12. 气腹如何影响肾系统？

气腹通过机械压迫作用影响肾系统。腹腔镜手术中肾小球滤过率下降的原因中，这种压迫效应占 50% 左右，肾血流量和尿量也减少。尽管补液充分，但这些影响可能仍然存在，因此，腹腔镜手术中的少尿一般认为是由高碳酸血症继发的神经体液改变以及气腹的压缩作用所致[22]。当腹腔内压力低于 15 mmHg 时，少尿可以逆转[23]。

13. 高碳酸血症对中枢神经系统有何影响？

腹腔镜手术中的高碳酸血症对中枢神经系统有直接影响。脑血流与 $PaCO_2$ 成比例变化。$PaCO_2$ 每增加 1 mmHg，脑血流增加 $1 \sim 2$ ml/（100 g · min）。因此，CO_2 气腹引起高碳酸血症，导致颅内压升高。轻度高碳酸血症直接引起皮层抑制，增加癫痫发作阈值，但 CO_2 水平升高可直接刺激皮层下丘脑中枢，可能导致皮层兴奋性增加和癫痫发作。严重高碳酸血症引起皮层和皮层下抑制，出现全身麻醉，最可能是因为细胞内 pH 值降低导致胞内紊乱所致[14, 24]。

14. 腹腔镜手术中能否使用氧化亚氮？为什么？

腹腔镜手术中是否可使用氧化亚氮（笑气）存在争议。两大主要问题是氧化亚氮可能引起肠道扩张和术后恶心呕吐。关于肠道扩张的争论主要因为，氧化亚氮的可溶性是氮气的 30 倍，意味着在密闭的含气空间中（即肠腔），氧化亚氮进入的速度快于氮气排出的速度，从而增加密闭含气空间的大小。但有研究表明，腹腔镜手术中使用氧化亚氮对手术条件并无显著影响。此外，也有几项研究发现，腹腔镜手术中使用氧化亚氮不会增加术后恶心和呕吐的发生率[25-26]。

15. 腹腔镜手术中选择局部或区域麻醉是否合理？为什么？

虽然全身麻醉是腹腔镜手术首选的麻醉方法，但局部麻醉和区域麻醉亦可供选择且可行。局部麻醉也包括外科医生将局麻药浸润至手术切口，以减轻切口疼痛，但腹腔内并未麻醉，清醒患者存在不适，此时可静脉使用镇静和麻醉性镇痛药物。椎管内麻醉是将局麻药注射在脊髓周围（脊髓或硬膜外腔），腹腔镜手术阻滞平面需达到 T4 水平[27]。腹腔镜手术采取局部或区域麻醉的优点是避免了全身麻醉及其相关风险（如气道损伤、咽喉痛、术后恶心呕吐），阿片类药物用量明显降低[28]。局部麻醉的缺点包括增加患者焦虑和疼痛（特别是 CO_2 气腹引起的肩部疼痛），需要使用镇静药物和（或）阿片类药物，进而可能导致呼吸抑制[28]。腹腔镜手术区域麻醉的缺点是需要高平面（T4）阻滞，可能导致心脏抑制、心动过缓、交感神经阻滞引起低血压、肩部疼痛等[29]。

译者注：麻醉方式的选择需要权衡利弊，满足手术需要的同时，应选择患者收益最大的麻醉方式。腹腔镜手术时，仅采取区域阻滞麻醉，势必需要复合较大剂量的静脉麻醉药物方可满足手术需要，从

而产生更多的副作用并给患者带来其他相关并发症。即使区域阻滞麻醉有一定优点，但希望仅通过这一种方法而实施腹腔镜手术，纯粹属于舍本逐末之举，更何况该麻醉方法本身也存在穿刺失败而必须更改麻醉方法的可能。因此，如果采取书中的策略，可能误导部分读者。同时，如果顾虑全身麻醉的风险，可联合采用区域阻滞或局部浸润麻醉，以减少全身麻醉药物用量，也可满足术后镇痛的需求，从而减少各自相关副作用。此外，舒适化医疗日益受到重视，而麻醉学专业及麻醉医师在其中的作用远未得到发挥和展示。通过加强围手术期患者的舒适化治疗，更好地为患者手术及康复创造条件，最终可能改善预后。

16. 腹腔镜手术中可能发生哪些并发症？

腹腔镜手术中可能发生的术中并发症包括：

- 与进入腹腔相关的并发症：进入腹腔有几种方法。密闭的方法是经脐部小切口盲探将 Veress 气腹针插入腹腔[30]。一旦证实 Veress 针位置正确，即可建立气腹。开放的方法是外科医生在直视下经脐部切开皮肤、腹部筋膜和腹膜，然后插入哈森（Hassan）戳卡并建立气腹[30]。这两种方法均可导致并发症。放置气腹针或戳卡的并发症发生率约为 0.3%[30]。并发症包括腹膜后重要血管和（或）肠管损伤、实质器官损伤、腹壁血肿、切口感染、粘连撕脱、筋膜破裂和形成疝[30-31]。虽然戳卡插入造成的重大血管和肠道损伤非常少见，但研究表明，使用开放法可能降低严重并发症的发生率[30]。

- 与建立气腹相关的并发症：与建立气腹相关的并发症包括皮下气肿、纵隔气肿和气胸，均与 Veress 针或戳卡放置不当有关[31]。与 CO_2 注入相关的并发症包括心律失常、CO_2 潴留和呼吸性酸中毒、术后腹内残余气体引起的疼痛和静脉 CO_2 气体栓塞[31]。气腹也可能导致一系列血流动力学的改变，包括刺激神经体液血管活性系统从而释放儿茶酚胺、心率、平均动脉压、全身及肺血管阻力增加，静脉回流减少、前负荷和心排血量降低[31]。对于 ASA 分级为 I 级和 II 级的患者，腹内压不超过 15 mmHg 时，可较好地耐受这些生理变化。

- 其他并发症：其他并发症包括头低足高位相关的并发症，如头部和颈部静脉充血、颅内和眼内压升高、角膜和结膜水肿、支气管内插管和低氧血症[14]。

17. 气胸有哪些表现？如何发现和诊断气胸？

气胸是腹腔镜腹部手术的一种常见并发症。其特征是胸膜腔内空气或气体的异常聚集。腹腔镜手术中，CO_2 在腹内压力作用下，可沿解剖路径（如食管裂孔）进入胸腔，造成肺和胸壁分离[32]。腹腔镜手术中发生气胸的相关危险因素包括手术时间超过 200 min、正呼气末二氧化碳分压 > 50 mmHg、高龄及操作者经验不足[32-33]。术中可通过肺总顺应性降低、气道压力升高、$PaCO_2$ 和 $P_{ET}CO_2$ 升高来诊断气胸。也可出现明显的血流动力学改变，如颈静脉怒张、低血压、呼吸音消失、膈肌膨出、皮下气肿扩张，尤其是当发生张力性气胸时[32]。心电图的改变可能是气胸的敏感标志。发生气胸时，心前区导联 QRS 波振幅降低[34]。术后患者表现出不安和呼吸窘迫的征象也可能提示气胸。为了确诊术中及术后气胸，应进行胸片检查，除非怀疑存在张力性气胸，这种情况可能需要在成像前穿刺减压。此外，超声检查已被证明有助于诊断气胸，也可帮助确定治疗方案[35]。

18. 如何治疗气胸？

腹腔镜手术气体引起的气胸通常会自行消退，因为 CO_2 能快速从胸部扩散出去。对于术中或术后的气胸，除了术中机械通气时增加 PEEP 并增加每分通气量，也可以吸入纯氧。应行连续 X 线胸片检查和（或）动脉血气分析监测气胸的治疗情况。腹腔镜手术气体导致的气胸通常不需要置入胸腔闭式引流[32, 35]。

19. 支气管内插管可能导致什么结果？

腹腔镜手术中，支气管内插管可能表现为低氧血症和气道压力升高[36]。有几个高危因素可能导致支气管内插管。尽管患者的体位（头低足高位）可能是因素之一，但气腹是造成导管向支气管内移动的主要因素[37]。

20. 空气和 CO_2（气体）栓塞有何不同？

血管破损并存在压力梯度时将导致气体进入血管，就会发生 CO_2 气体（或空气）栓塞。腹腔镜手术中，盲探插入气腹针过程中可能损伤血管，CO_2 直接注入血管导致气体栓塞[14]。区分 CO_2 气体栓塞和空气栓塞至关重要，因为后者可能带来灾难性后果。主要区别包括栓塞的成分及其在血液中的溶解度以及合并使用氧化亚氮情况下对这两种栓塞造成的效应不同[38]。空气栓塞的成分是 79% 的氮气和 21% 的氧气，而 CO_2 气体栓塞是 100% 的 CO_2[14, 38]。栓塞的大小是一个重要区别，空气栓塞可致心血管衰竭，但等量 CO_2 栓塞可能不会，因其在血液中的溶解度较高。空气进入开放的血管（通常在心脏上方）时，就会引起空气栓塞。

译者注：上文所述情况仅为少量气体入血时，且多发生在术中。但在盲穿建立气腹过程中，如果气腹针损伤血管而未能发现，此时高压的 CO_2 气体迅速入血，直接导致灾难性后果，甚至心搏骤停。因此，外科医生建立气腹时，麻醉医生应关注手术进程并密切监测生命体征。一旦发生血流动力学剧烈变化或心电图异常，应立即告知外科医生停止手术并查找原因。

21. CO_2 栓塞的典型表现有哪些？如何诊断？

CO_2 栓塞的临床表现从无症状到心血管衰竭和死亡[39]，取决于 CO_2 进入的速度、体积以及患者的情况。由于其较高的血液溶解度，CO_2 栓塞通常比空气栓塞造成的危害小。由空气栓塞所引起的支气管收缩或肺顺应性改变在 CO_2 栓塞中并不常见[39]。最严重情况下，CO_2 栓塞可能表现为"气锁"效应，可因右心室梗阻、伴或不伴有卵圆孔未闭的反常栓塞而导致右心衰竭和左心衰竭、心律失常或心脏停搏、肺动脉高压、全身性低血压和心血管衰竭[39]。如果栓塞足够大，可听诊出"磨轮"杂音。在不增加每分通气量的情况下，呼气末 CO_2 分压会降低，而动脉血 CO_2 分压增加[39]。诊断 CO_2 栓塞最敏感的方法是经食管超声心动图，经胃下腔静脉切面是监测 CO_2 气栓的理想切面。然而，经食管多普勒最近被证明几乎和经食管超声心动图同样敏感，而且价格更便宜[39]。

22. 如何治疗 CO_2 栓塞？

如果怀疑发生 CO_2 栓塞，应立即停止注气、释放气腹、停止氧化亚氮并将吸入氧浓度（FiO_2）增加到 100%[40]。还应对患者过度通气，采用陡峭的头低和左侧卧位（Durant 体位），以减少通过右侧心脏的气体量，避免导致右心室流出道梗阻[40]。血流动力学严重受损时，可放置中心静脉或肺动脉导管抽吸气体。

术后问题

腹腔镜手术术后问题有哪些？

除了由于腹内气体潴留引起的肩部疼痛外，气腹对呼吸功能的影响可能持续至术后，患者需要吸氧、无创或高氧流量输送系统[14]。患者也可能出现少尿。腹腔镜手术后恶心呕吐的发生率可高达 42%[41]，可能是由于在腹腔注气的过程中腹膜快速牵拉，激活了涉及恶心和呕吐的神经源性通路[42]。

参考文献

1. Wetter P, Kavic M, et al. Prevention and management of laparoscopic surgical complications, 3rd edn. Society of Laparoscopic Surgeons; 2012.
2. Cunninham A. Anesthestic implications of laparoscopic surgery. Yale J Biol Med. 1998;71:551–78.
3. Kono R, Nagase S, et al. Indications for laparoscopic surgery of ovarian tumors. Tohoku J Exp Med. 1996;178(3):225–31.
4. Amornyotin S (2013) Anesthetic management for laparoscopic cholecystectomy, endoscopy. In: Amornyotin S, editor. ISBN 978-953-51-1071-2, InTech. doi:10.5772/52742.
5. Leonard IE, Cunningham AJ. Anesthetic consideration for laparoscopic cholecystectomy. Best Pract Res Clin Anaesthesiol. 2002;16(1):1–20.
6. Westebring-van der Putten EP, Goossens RHM, et al. Haptics in minimally invasive surgery—a review. Minim Invasive Ther. 2008;17(1):3–16.
7. Hayden P. Anaesthesia for laparoscopic surgery. Continuing Educ Anaesth Crit Care Pain. 2011;11(5):177–80.
8. Martini CH, Boon M, et al. Evaluation of surgical conditions during laparoscopic surgery in patients with moderate vs deep neuromuscular block. Br J Anesth. 2014;112(3):498–505.
9. Srivastava A, Niranjan A. Secrets of safe laparoscopic surgery: anaesthetic and surgical considerations. J Minim Access Surg. 2010 Oct–Dec;6(4):91–4.
10. Neuhaus SJ, Gupta A, et al. Helium and other alternative insufflation gases for laparoscopy. Surg Endo. 2001 June;15(6):553–60.
11. Vestbo J, et al. Global strategy for the diagnosis, management and prevention of chronic obstructive pulmonary disease: GOLD

executive summary. Am J Respir Crit Care Med. 2013;187:347–65.

12. Smetan GW. Postoperative pulmonary complications: an update on risk assessment and reduction. Clevel Clin J Med. 2009;76 (4):60–5.

13. Licker M, Schweizer A, et al. Perioperative medical management of patients with COPD. Int J Chron Obstruct Pulmona Dis. 2007;2 (4):493–515.

14. Yao FF, Fontes ML, et al. Anesthesiology: problem-oriented patient management, 7th edn. Lippincott Williams & Wilkins; 2012. pp. 671–704.

15. Kodali BS. Capnography and laparoscopy. In: Capnography: a comprehensive educational website, 8th edn.

16. Bibhukalyani D. Acid-base disorders. Indian J Anaesth. 2003;47 (5):373–9.

17. Nguyen NT, Wolfe BM. The physiological effects of pneumoperitoneum in the morbidly obese. Ann Surg. 2005;241(2):219–26.

18. Veekash G, Wei LX, et al. Carbon dioxide pneumoperitoneum, physiological changes and anesthetic concerns. Ambul Surg. 2010 July;16(2):41–6.

19. Rist M, Hemmerling TM, et al. Influence of pneumoperitoneum and patient position on preload and splanchnic blood volume in laparoscopic surgery of the lower abdomen. J Clin Anesth. 2001;13:244–9.

20. Hirvonen EA, Nuutinen LS, et al. Hemodynamic changes due to Trendelenburg positioning and pneumoperitoneum during laparoscopic hysterectomy. Acta Anaesth Scan. 1995;39(7):949–55.

21. Min KS, Kyu WS, et al. The effect of pneumoperitoneum and trendelenburg position on respiratory mechanics during pelviscopy surgery. Kor J Anesth. 2010;59(5):329–34.

22. London ET, Hung SH, et al. Effect of intravascular volume expansion on renal function during prolonged CO_2 pneumoperitoneum. Ann Surg. 2000;231(2):195–201.

23. Al-Kandari A, Gill IS. Difficult conditions in laparoscopic urologic surgery. Berlin: Springer; 2011.3.

24. Zucker KA. Surgical laparoscopy. Lippincott, Williams & Wilkins; 2001.17.

25. Taylor E, Feinstein R, et al. Anesthesia for laparoscopic cholecystectomy. Is nitrous oxide contraindicated? Anesthsiology. 1992;76:541–3.

26. Singh P, Gupta M, et al. Nitrous oxide during anesthesia for laparoscopic donor nephrectomy: Does it matter? Indian J Urol. 2008 Jan–Mar;24(1):126–7.

27. Tzovaras G, Fafoulakis F, et al. Spinal vs general anesthesia for laparoscopic cholecystectomy. Arch Surg. 2008;143(5):497–501.

28. Sinha R, Gurwara AK, et al. Laparoscopic surgery using spinal anesthesia. JSLS. 2008 Apr–Jun;12(2):133–8.

29. Perrin M, Fletcher A. Laparoscopic abdominal surgery. BJA: CEACCP. 2004;4(4):107–10.

30. Perugini RA, Callery MP. Complications of laparoscopic surgery. In: Holzheimer RG, Mannick JA, editors. Surgical treatment: evidence-based and problem-oriented. Munich: Zuckschwerdt; 2001.

31. Pryor A, Mann WJ, et al. Complications of laparoscopic surgery. In: Marks, J, Falcone, T, editors. UpToDate. 2015 June.

32. Machairiotis N, Kougioumtzi I, et al. Laparoscopy induced pneumothorax. J Thorac Dis. 2014;6(Suppl 4):S404–6.

33. Bala V, Kaur MD, et al. Pneumothorax during laparoscopic cholecystectomy: a rare but fatal complication. Saudi J Anaesth. 2011 Apr–Jun;5(2):238–9.

34. Ludemann R, Krysztopik R, et al. Pneumothorax during laparoscopy. Surg Endosc. 2003 Dec;17(12):1985–9.

35. Jang DM, Seo HS, et al. Rapid identification of spontaneously resolving capnothorax using bedside M-mode ultrasonography during laparoscopic surgery: the "lung point" sing (two cases report). Kor J Anesth. 2013;65(6):578–82.

36. Mackenzie M, MacLeod K. Repeated inadvertent endobronchial intubation during laparoscopy. Br J Anaesth. 2003;91:297–8.

37. Gupta N, Girdhar KK, et al. Tube migration during laparoscopic gynecological surgery. J Anaesth Clin Pharmacol. 2010 Oct–Dec;26(4):537–8.

38. Groenman FA, Peters LW, et al. Embolism of air and gas in hysteroscopic procedures: pathophysiology and implication for daily practice. J Minim Invasive Gynecol. 2008 Mar–Apr;15 (2):241–7.

39. Park EY, Kwon JY, et al. Carbon dioxide embolism during laparoscopic surgery. Yonsi Med J. 2012;53(3):459–66.

40. Zirky AA, DeSousa K, et al. Carbon dioxide embolism during laparoscopic sleeve gastrectomy. J Anaeth Clin Pharmacol. 2011 Apr–Jun;27(2):262–5.

41. Iitomi T, Toriumi S, et al. Incidence of nausea and vomiting after cholecystectomy performed via laparotomy or laparoscopy. Masui. 1995;44:1627–31.

42. East JM, Mitchell DIG. Postoperative nausea and vomiting in laparoscopic versus open cholecystectomy at two major hospitals in Jamaica. West Indian Med J. 2009;58(2):130–7.

33 类癌病

Tara C. Carey

李华 汪燕 译 刘岗 张鸿飞 校

病例

患者男性，47岁，拟行剖腹探查和小肠切除术。

现病史	进行性腹部绞痛，伴持续性腹泻和每日皮肤潮红。6年前诊断小肠类癌和肝转移。为控制疾病和缓解症状，拟手术治疗
用药史	氨氯地平 10 mg，每日一次
	泮托拉唑 40 mg，每日一次
	奥施康定 80 mg，每日三次口服
	羟考酮 5 mg，每 4 h 一次口服，爆发痛时（平均 20 mg/d）
	奥曲肽长效缓释剂，每月 40 mg 皮下注射
既往史	具有多个小肠肿瘤和肝转移的转移类癌
	高血压
	慢性腰背痛
体格检查	身高 175 cm，体重 75 kg，心率 80 次/分，血压 114/74 mmHg，体温 36.5℃
	头部：无毛细血管扩张，瞳孔等大等圆，对光反射灵敏
	心血管：正常心率和心律、无杂音、摩擦音或奔马律，无颈静脉扩张
	呼吸：呼吸音清晰，无哮鸣音和湿啰音
	腹部：愈合良好的手术瘢痕、无肝大
	四肢：无周围水肿

1. 什么是类癌?

类癌是罕见、生长缓慢的神经内分泌肿瘤，起源于神经内分泌系统的肠嗜铬细胞，或称库尔奇斯基（Kulchitsky）细胞[1]。类癌现在被归为分化良好的神经内分泌肿瘤[2]。发病率估计为每年 2/100 000 ~ 4/100 000[3-4]。类癌与多发性内分泌肿瘤（multiple endocrine neoplasia，MEN）1 型综合征有关[5-6]。

类癌最常见于胃肠道（65%），少见于气管支气管树或肺（25%），罕见于其他部位（如卵巢、胰腺）（10%）。在胃肠道，类癌最常见于小肠（40%）和阑尾（19%）[2]。

这些肿瘤释放多种血管活性物质，如 5-羟色胺、多巴胺、去甲肾上腺素、组胺、缓激肽、速激肽和前列腺素，导致类癌综合征[4-6]。

2. 什么是类癌综合征?

类癌综合征是由肿瘤释放的血管活性物质进入体循环，从而出现各种症状，包括皮肤潮红、腹泻、支气管痉挛、腹部痉挛和右心衰竭。其中皮肤潮红和腹泻是最常见的症状[6-7]，约 90% 的患者出现皮肤潮红，70% 的患者出现腹泻，而伴有喘息（20%）和支气管痉挛（10%）的患者较少见[7]。类癌综合征出现的皮肤潮红主要累及面部、颈部和胸部，或伴有灼热感。

仅约 10% 的类癌患者出现类癌综合征[3, 8-9]，是因为类癌综合征最常见于胃肠道原发性肿瘤已转移至肝的患者。发生肝转移之前，胃肠道原发性肿瘤释放的激素和多肽通过门脉循环经肝代谢失活。一旦肿瘤转移到肝，这些化学物质就会绕过肝，直接进入体循环，导致类癌综合征。

当原发肿瘤将血管活性物质直接释放至体循环中时，可在没有肝转移的情况下发生类癌综合征。对于位于胃肠道外的原发性类癌，如支气管、卵巢和胰腺肿瘤，情况就是如此[5]。

3. 对于疑似类癌患者，术前注意事项有哪些?

为了鉴别类癌综合征患者，术前必须进行全面的病史了解和体格检查，因为此类患者术中出现类癌危象的风险更高。不仅要评估患者是否有皮肤潮红、腹泻、喘息、呼吸急促和支气管痉挛史，还必须评估类癌性心脏病和右心衰竭有关的症状（即颈静脉扩张、肝大、周围性水肿、疲劳等），因为这会显著增加患者手术时的发病率和死亡率[10]。明确患者出现症状的时间至关重要，因为50%的类癌综合征患者会发展成类癌性心脏病[11]，通常在类癌综合征发病后的24～28个月内发生[12]。最后，应评估患者是否接受奥曲肽治疗及剂量，接受奥曲肽作为基础治疗的患者，如果在围手术期出现症状，可能需要增加剂量[3]。

体格检查应包括评估有无喘息、毛细血管扩张、右心衰竭的体征、心脏杂音以及容量情况，频繁腹泻情况下应考虑可能存在容量不足。

4. 类癌患者术前评估哪些实验室或影像学检查有用?

有助于诊断类癌的实验室检查包括测定血清嗜铬粒蛋白A和24 h尿液5-羟吲哚-3-乙酸（5-HIAA）。嗜铬粒蛋白A是类癌分泌的一种糖蛋白，56%～100%的类癌患者此蛋白会升高[13]。因为嗜铬粒蛋白A水平升高与肿瘤体积相关，可连续跟踪其水平以评估疾病进展或对治疗的反应[13]。5-HIAA是5-羟色胺的代谢产物，类癌患者，特别是肝转移患者常升高，而胃肠道类癌无转移的患者可能正常。5-HIAA浓度升高与疾病进展和预后恶化呈正相关[12]。术前高水平的5-HIAA也被证明是增加围手术期并发症和死亡率的危险因素[10]。

奥曲肽扫描或生长抑素受体闪烁显像是确定类癌和转移性疾病最敏感的影像学方法[14]。放射性标记的奥曲肽被注射到体内并与类癌肿瘤的生长抑素受体结合，然后在成像时对其进行观察。还应复查常规MRI和CT扫描以评估是否存在转移性疾病。

5.（A）类癌性心脏病在类癌患者中是否常见? 类癌性心脏病有何意义?

50%以上的类癌综合征患者发生类癌性心脏病

（carcinoid heart disease，CHD）[11]，且可能是多达20%的类癌综合征患者的主要症状[15]。CHD与类癌患者发病率和死亡率增加相关[15-18]。CHD患者3年生存率为31%，相比之下，无CHD患者则为60%[12]。鉴于CHD与发病率和死亡率增加有关，且围手术期并发症风险增加，在术前明确该疾病的发病人群至关重要。

（B）CHD的病理生理以及最常见的瓣膜异常

CHD的典型特征是在瓣膜小叶、腱索、乳头肌和心腔的心内膜表面有纤维组织的斑块样沉积[16]。类癌释放高浓度的5-羟色胺和其他血管活性物质至腔静脉，随后到达右心，与引发这些斑块样沉积物的病理形成有关[15-16]。这些介质随后通过肺循环并在能够触发左心相同病理反应之前被降解[15-16]。90%以上的CHD患者右心瓣膜受到影响，只有10%的CHD患者左心受影响[15-16]。卵圆孔未闭的患者中更常见左心累及，这些介质在被肺循环降解之前先流入左心[15-16]。CHD中最常见的瓣膜异常是三尖瓣关闭不全和肺动脉狭窄。

（C）CHD术前评估应包括哪些内容?

临床上，患者最初可能因劳累而出现轻微、非特异性症状，如疲劳或劳力性呼吸困难。随着瓣膜病的进展，可能出现更多右心衰竭的常见体征和症状。应进行有针对性的体格检查，以评估是否存在心脏杂音、颈静脉压升高、周围水肿、肝脾大和腹水[15]。每日皮肤多次潮红（＞3次/天）已被证明是CHD发生和发展的独立危险因素[18]。

（D）还有哪些实验室或影像学检查可用于评估CHD和（或）其严重程度?

对类癌患者的实验室评估有助于确定哪些患者患CHD风险更大。尿液中5-HIAA的水平增高与CHD发生风险和超声心动图进展有关[15-16, 18]。N-末端B型利钠肽前体（NT-proBNP）是心房和心室由于容积和（或）压力超负荷继发的室壁压力增加而释放的利钠肽，对于预测CHD具有较高敏感性（87%）和特异性（80%），甚至在无类癌综合征的患者中也是如此。

NT-proBNP > 260 pg/ml 可用于排除明显的 CHD[15-17]。

类癌综合征患者，尤其是频繁皮肤潮红发作、有 CHD 相关的症状或检查结果、5-HIAA 或 NT-proBNP 水平增高，应进一步行经胸超声心动图评估，以便更好地评估和（或）确定 CHD 的严重程度。

6. 术前还需要哪些实验室检查或诊断检测？

如上所述，血清嗜铬粒蛋白 A、24 h 尿液 5-HIAA 含量以及某些情况下 NT-proBNP 可用于确定类癌患者疾病的严重程度。除这些检查外，还应通过实验室检查评估腹泻时是否存在容量不足、电解质异常和高氯代谢性酸中毒。应复查影像学检查，包括奥曲肽扫描，评估是否存在肝转移和其他疾病。如果怀疑患者有 CHD，为更好地评估心功能，应行心电图和经胸超声心动图检查。

7. 除标准 ASA 监测外，该患者术中还需建立哪些途径的静脉通路和监测？

考虑到类癌危象时可能需要进行液体复苏，应建立大口径静脉通路。对于出血风险较高的手术，这一点尤为重要。鉴于在麻醉诱导和手术过程中需要持续进行血流动力学监测，需在诱导前行有创血压监测。必要时开放中心静脉通道，尤其是在可能使用升压药的情况下，如 CHD 或其他重大合并症的患者。

8. 什么是类癌危象？

类癌危象是类癌综合征中一种更严重、可能危及生命安全的状态，类癌或转移灶释放的血管活性物质会导致严重的皮肤潮红、支气管痉挛、心动过速和（或）血流动力学不稳定，直至血管完全崩溃[1]。

9. 何时可能发生类癌危象？

麻醉诱导、直接处理肿瘤、栓塞、化疗导致的肿瘤溶解、体格检查、应激、焦虑、疼痛、麻醉深度不足、高血压、低血压、高碳酸血症、低体温以及使用可能触发类癌危象的药物（如拟交感神经药和释放组胺的药物）可引发类癌危象[11, 19]。尽管这些围手术期事件被认为导致类癌危象风险增加，但

至关重要的是要保持警惕，因为已显示类癌病患者会自发危象[19]。

10. 哪些患者有发生类癌危象的风险？

已有类癌综合征、肝转移或胃肠道外原发性类癌患者被认为有发生类癌危象的较高风险。多项研究和已发表的指南表明，只有症状性类癌或类癌综合征患者才有发生类癌危象的风险。其中部分研究甚至建议没有术前症状的患者不需要预防性治疗[7, 20-21]。Massimino 等学者的一项回顾性研究发现，无类癌综合征的患者和有类癌综合征的患者发生类癌危象的风险相当，术中类癌危象的唯一预测因素是是否存在肝转移[20]。Massimino 等[20]也认为，即使术前影像学检查未见肝转移，也应假定所有类癌患者均具有发生类癌危象的风险，因为相当一部分患者的肝转移在术前影像学检查中并不明显，但可在术中确定。

11. 可采取哪些步骤以最大程度地减少类癌危象的发生？

避免术中类癌危象正如上文所述，进行充分的术前评估以更好地定义患者的疾病严重程度、是否有转移灶、是否有 CHD。这些患者的管理常需要与手术团队、肿瘤科医生、内分泌科医生以及（如果需要时）心脏病专家进行多学科沟通，以确保患者在手术前达到最佳状态。

苯二氮䓬类药物或不释放组胺的阿片类药物可实现充分的术前抗焦虑，以避免应激引起的儿茶酚胺释放。可在术前使用阻断肿瘤释放血管活性物质或发挥作用为目标的药物，如 H_1 和 H_2 阻滞剂。有研究建议使用皮质类固醇或 5- 羟色胺阻滞剂，如赛庚啶[5]，但这些药物的有效性尚存争议[22]。奥曲肽是类癌和类癌危象的术前、术中和术后的主要治疗药物。

术中，缓慢、可控的麻醉诱导对最大程度地降低交感神经兴奋并避免类癌危象至关重要。如果患者有误吸危险，则必须权衡快速顺序气管插管的必要性和血流动力学波动及类癌危象发生的风险。瑞芬太尼是一种可快速滴定的强效镇痛剂，是抑制使用喉镜诱发交感反应的理想药物[23]。

类癌危象也可能因浅麻醉和肿瘤操作而发生，因此必须确保充分的麻醉深度，尤其是在手术刺激

较大时。术中与外科团队进行密切交流至关重要。如果在处理肿瘤时出现症状，应让外科医生停止操作，直至血流动力学稳定。

12. 什么是奥曲肽？

奥曲肽是一种生长抑素类似物，可与生长抑素受体结合并防止类癌释放血管活性物质。奥曲肽已被证明在类癌综合征的治疗及类癌危象的防治中具有重要价值[5, 9]。

13. 类癌患者围手术期如何使用奥曲肽？为什么？剂量如何？

类癌综合征患者术前通常使用奥曲肽治疗。如果尚未在手术前使用，则这些患者可能需要进行几周奥曲肽治疗的准备。有必要与外科医生、内分泌科医生和肿瘤科医生进行跨学科讨论，以确定患者是否会从奥曲肽的术前治疗中获益。

关于哪些患者应接受预防性负荷剂量的奥曲肽尚无明确共识。部分指南建议仅在有术前症状的患者中预防性使用奥曲肽，而也有医疗机构对所有类癌患者常规使用预防性奥曲肽，即使患者术前并无症状[20]。如上所述，CHD、5-HIAA水平异常升高、肝转移及类癌综合征的患者均与疾病进展有关，因此均可能受益于奥曲肽的预防性治疗。除非有更可靠的类癌危象预测因子，否则必须评估患者和手术相关的危险因素，以确定是否需要进行预防性治疗。

奥曲肽预防类癌危象的推荐剂量差异较大，术前静脉推注 50 ~ 500 μg，术中静脉输注 50 ~ 150 μg/h 或不输注[3, 11, 20]，据报道输注量最高达 500 μg/h[11]。已有研究显示，使用奥曲肽进行症状治疗的慢性患者需要更高剂量治疗类癌危象[3]。因此，必须明确患者术前是否服用奥曲肽及剂量。

对于任何已知或怀疑类癌疾病的患者，甚至没有类癌综合征的患者，均应备好奥曲肽，因为这些患者有术中发生类癌危象的风险[19-20]。如果发生类癌危象，应每 5 ~ 10 min 给予奥曲肽 100 ~ 500 μg，直至问题解决。

14. 奥曲肽是否总是有效？

尽管奥曲肽是治疗类癌危象的主要手段，并且

能降低术中并发症的发生率[5]，但并不能 100% 逆转类癌危象[9, 20]。麻醉医生和外科医生应共同努力，以最大程度地减少发生类癌危象的诱因，并准备其他的治疗方法，包括液体复苏和血管升压药物。

15. 奥曲肽治疗有哪些不良作用？

与类癌危象相关的危及生命的症状相比，奥曲肽常见不良反应相对较少。包括头痛、恶心、呕吐、腹部绞痛、胆汁淤积和胰岛素抑制导致的高血糖[3]。接受奥曲肽治疗的患者围手术期应监测血糖，以避免与高血糖相关的并发症。

16. 麻醉诱导的目标是什么？

如上所述，类癌病患者在全身麻醉诱导期间有发生类癌危象的风险。持续血流动力学监测下的缓慢、可控的麻醉诱导对于存在类癌危象风险的患者至关重要。必须在置入喉镜前确保足够的麻醉深度。

17. 类癌患者是否宜进行椎管内麻醉？

由于过去有硬膜外或脊椎麻醉后出现严重低血压的报道[24-25]，既往认为类癌患者相对禁忌椎管内麻醉。最近的数据表明，类癌患者也许可以安全地耐受椎管内麻醉，有多篇类癌综合征患者成功接受脊椎麻醉或硬膜外麻醉的病例报道[13, 22, 26]。椎管内麻醉可减少手术刺激导致的交感反应并减轻术后疼痛，从而降低了类癌危象的发生风险。如果实施椎管内麻醉，则必须密切监测血流动力学，因为患者可能发生需要处理的严重低血压。对于硬膜外麻醉患者，应逐步增加局麻药剂量，以避免严重低血压。对于计划进行脊椎麻醉的患者，术前充分补液可增加血流动力学稳定性。中等剂量的局麻药与阿片类药物组合，可减少局麻药用量，并最大程度地降低交感神经阻滞相关的副作用，并能预防心脏加速纤维的阻滞[22]。

18. 为类癌患者实施麻醉时应使用或准备哪些药物？

奥曲肽在预防和治疗类癌危象时具有不可估量的价值，类癌患者任何情况下均应备用。预防皮肤

潮红和与组胺释放有关的支气管痉挛可使用抗组胺药。尽管是否有效尚无定论，仍可使用抗 5- 羟色胺药，例如赛庚啶、昂丹司琼，以及可减少缓激肽产生的皮质类固醇类药物[9]。可使用 β 受体阻滞剂或通过丙泊酚、挥发性麻醉药或瑞芬太尼加深麻醉来治疗高血压[23]。

19. 类癌患者应避免使用哪些药物，为什么？

应避免使用刺激组胺释放的药物，因为其可能促使肿瘤释放组胺。这些药物包括喹诺酮类抗生素、非去极化神经肌肉阻滞剂（阿曲库铵及米库氯铵）、琥珀胆碱、吗啡和哌替啶。避免使用氯胺酮，因为会增加交感神经系统的兴奋。释放儿茶酚胺的药物（如麻黄碱、去甲肾上腺素、肾上腺素）也应避免，因为其会使继发于类癌危象的低血压加重。支气管痉挛时，异丙托溴铵和皮质类固醇优于沙丁胺醇等 β 受体激动剂，因为 β 受体激动剂可能增强介质释放[5]。

20. 对于类癌患者，应使用哪种血管加压药？为什么？

类癌患者首选起直接作用的外周血管收缩剂，例如去氧肾上腺素或血管加压素，因为其不引起儿茶酚胺释放[8, 20]。

21. 试述类癌危象的处理

如果患者开始表现出类癌危象的迹象，如皮肤潮红、支气管痉挛或血流动力学不稳定，应迅速处理以避免灾难性后果。立即通知外科停止手术，直至患者血流动力学稳定。每 5 ～ 10 min 以 100 ～ 500 μg 静脉注射奥曲肽，逐渐增加剂量，直至危象解除。应积极输注液体辅助复苏。如果患者持续低血压，去氧肾上腺素和血管加压素是首选的血管加压药。虽然应避免使用肾上腺素和麻黄碱，因为其可能促使炎性介质释放而加重低血压，但也有使用肾上腺素和麻黄碱成功救治类癌危象的病例报道。肾上腺素和麻黄碱这些药物应储备用于对上述措施无反应的难治性低血压和心血管衰竭情况。如上所述，支气管痉挛时，异丙托溴铵优于 β 受体激动剂或肾上腺素。

22. 类癌综合征患者术后应注意什么？

术后患者仍有发生类癌危象的风险，可能需要在重症监护病房或中等级别的监护病房密切监测心肺状况并确保充分镇痛。患者可能需要接受长达 48 h 的奥曲肽持续输注，直到可以过渡到家庭治疗为止。

参考文献

1. Oberg K. Neuroendocrine gastrointestinal and lung tumors (carcinoid tumors), carcinoid syndrome, and related disorders. In: Melmed S, Polonsky KS, Larsen PR, Kronenberg HM, editors. Williams textbook of endocrinology. 12th ed. Philadelphia: Elsevier Saunders; 2011.
2. Turner JR. The gastrointestinal tract. In: Kumar V, Abbas AK, Aster JC, editors. Robbins and cotran pathologic basis of disease. 9th ed. Philadelphia: Elsevier Saunders; 2015.
3. Seymour N, Sawh SC. Mega-dose intravenous octreotide for the treatment of carcinoid crisis: a systematic review. Can J Anaesth. 2013;60(5):492–9. doi:10.1007/s12630-012-9879-1.
4. Choi CK. Anesthetic considerations and management of a patient with unsuspected carcinoid crisis during hepatic tumor resection. Middle East J Anaesthesiol. 2014;22(5):515–8.
5. Grant F. Anesthetic considerations in the multiple endocrine neoplasia syndromes. Curr Opin Anaesthesiol. 2005;18(3):345–52.
6. Wijeysundera D, Sweitzer B. Preoperative evaluation. In: Miller R, editor. Miller's Anesthesia. 8th ed. Philadelphia: Elsevier Saunders; 2015.
7. Patel C, Mathur M, Escarcega RO, Bove AA. Carcinoid heart disease: current understanding and future directions. Am Heart J. 2014;167(6):789–95. doi:10.1016/j.ahj.2014.03.018.
8. Powell B, Mukhtar AA, Mills GH. Carcinoid: the disease and its implications for anaesthesia. Contin Educ Anaesth Crit Care Pain. 2011;11:9–13. doi:10.1093/bjaceaccp/mkq045.
9. Mancuso K, Kaye AD, Boudreaux JP, Fox CJ, Lang P, Kalarickal PL, Gomez S, Primeaux PJ. Carcinoid syndrome and perioperative anesthetic considerations. J Clin Anesth. 2011;23(4):329–41. doi:10.1016/j.jclinane.2010.12.009.
10. Kinney MAO, Warner ME, Nagorney DM, Rubin J, Schroeder DR, Maxson PM, Warner MA. Perianaesthetic risks and outcomes of abdominal surgery for metastatic carcinoid tumours. Br J Anaesth. 2001;87:447–52. doi:10.1093/bja/87.3.447.
11. Gupta P, Kaur R, Chaudhary L, Jain A. Management of bronchial carcinoid: An anaesthetic challenge. Indian J Anaesth. 2014;58(2):202–5. doi:10.4103/0019-5049.130830.
12. Fox DJ, Khattar RS. Carcinoid heart disease: presentation diagnosis and management. Heart. 2004;90(10):1224–8. doi:10.1136/hrt.2004.040329.
13. Woo KM, Imasogie NN, Bruni I, Singh SI. Anaesthetic management of a pregnant woman with carcinoid disease. Int J Obstet Anesth. 2009;18(3):272–5. doi:10.1016/j.ijoa.2009.01.009.
14. Oberg K, Kvols L, Caplin M, Delle Fave G, de Herder W, Rindi G, Ruszniewski P, Woltering EA, Wiedenmann B. Consensus report on the use of somatostatin for the management of neuroendocrine tumors of the gastroenteropancreatic system. Ann Oncol. 2004;15(6):966–73. doi:10.1093/annonc/mdh216.
15. Gustafsson BI, Hauso O, Drozdov I, Kidd M, Modlin IM. Carcinoid heart disease. Int J Cardiol. 2008;129(3):318–24. doi:10.1016/j.ijcard.2008.02.019.
16. Grozinsky-Glasberg S, Grossman AB, Gross DJ. Carcinoid heart disease: from pathophysiology to treatment—'something in the way it moves'. Neuroendocrinology. 2015;101(4):263–73. doi:10.

1159/000381930.

17. Ramage JK, Ahmed A, Ardill J, Bax N, Breen DJ, Caplin ME, Corrie P, Davar J, Davies AH, Lewington V, Meyer T, Newell-Price J, Poston G, Reed N, Rockall A, Steward W, Thakker RV, Toubanakis C, Valle J, Verbeke C, Grossman AB. Guidelines for the management of gastroenteropancreatic neuroendocrine (including carcinoid) tumours (NETs). Gut. 2012;61 (1):6–32. doi:10.1136/gutjnl-2011-300831.

18. Bhattacharyya S, Toumpanakis C, Chilkunda D, Caplin ME, Davar J. Risk factors for the development and progression of carcinoid heart disease. Am J Cardiol. 2011;107(8):1221–6. doi:10.1016/j.amjcard.2010.12.025.

19. Guo LJ, Tang CW. Somatostatin analogues do not prevent carcinoid crisis. Asian Pac J Cancer Prev. 2014;15(16):6679–83.

20. Massimino K, Harrskog O, Pommier S, Pommier R. Octreotide LAR and bolus octreotide are insufficient for preventing intraoperative complications in carcinoid patients. J Surg Oncol. 2013;107:842–6. doi:10.1002/jso.23323.

21. Boudreaux JP, Klimstra DS, Hassan MM, Woltering EA, Jensen RT, Goldsmith SJ, Nutting C, Bushnell DL, Caplin ME, Yao JC. North American neuroendocrine tumor society (NANETS) the NANETS consensus guideline for the diagnosis and management of neuroendocrine tumors: well-differentiated neuroendocrine tumors of the Jejunum, Ileum, Appendix, and Cecum. Pancreas 2010;39(6):753–66. doi:10.1097/MPA. 0b013e3181ebb2a5.

22. Orbach-Zinger S, Lombroso R, Eidelman LA. Uneventful spinal anesthesia for a patient with carcinoid syndrome managed with long-acting octreotide. Can J Anaesth. 2002;49(7):678–81. doi 10. 1007/BF03017444.

23. Farling PA, Durairaju AK. Remifentanil and anaesthesia for carcinoid syndrome. Br J Anaesth. 2004;92:893–5. doi:10.1093/ bja/aeh135.

24. Mason RA, Steane PA. Carcinoid syndrome: its relevance to the anaesthetist. Anaesthesia. 1976;31:228–42.

25. Vaughan DJA, Brunner MD. Anesthesia for patients with carcinoid syndrome. Int Anesthesiol Clin. 1997;35:129–42.

26. Monteith K, Roaseg OP. Epidural anaesthesia for transurethral resection of the prostate in a patient with carcinoid syndrome. Can J Anaesth. 1990;37(3):349–52. doi:10.1007/BF03005589.

34 肾移植

Jonathan Ross

李华　汪燕　译　刘岗　张鸿飞　校

病例

患者男性，52 岁，患有高血压、胃食管反流病、2 型糖尿病。目前每周三次血液透析，计划接受活体肾移植，供体来自其姐姐，ABO 血型相容。患者在术前一天晚上进行了透析。今晨实验室检查显示白细胞 7.2×10^9/L，血细胞比容 31%，红细胞 9.8×10^{12}/L，Na^+ 132 mmol/L，K^+ 5.6 mmol/L，血糖 141 mg/dl，肌酐 8.1 mg/dl，尿素氮 77 mg/dl。患者身高 5 英尺 10 英寸（约 178 cm），体重 88 kg。一般状况良好，无发热。生命体征：血压 91/44 mmHg，心率 98 次/分，呼吸 16 次/分，呼吸空气时 SpO_2 96%；肺部呼吸音清晰，心率和心律正常。按术前准备，严格禁食水。

1. 在成为肾移植候选者之前需进行哪些筛查？

在纳入移植名单或有资格获得活体器官之前，所有患者均要接受系列评估。对等待移植的患者进行预筛查，应包括所有器官的全面评估，以确认患者整体健康程度。只要患者在候选名单上，就应定期进行血常规、电解质、肾、凝血和肝功能检查。同样，评估过程中，应进行尿液分析（非无尿患者）、心脏检查及胸部 X 线或 CT 扫描[1-2]。

必须评估受体的免疫相容性，并与可能的供体器官进行匹配。个体的 HLA 标志物在第 6 号染色体上编码，因此可以通过基因检测轻松获得。供体和受体之间的 HLA 匹配程度越高，发生免疫介导的器官排斥反应概率就越低。

2. 移植前即刻需考虑哪些问题？

当最终将器官分配给患者时，受体可以分为两类："紧急"移植（即，由于使用尸体供体器官移植导致准备时间非常短）和"计划"移植（活体亲属移植或非亲属间的供体器官移植）[3]。鉴于所有患者实际上均为终末期肾病（end-stage renal disease，ESRD），在这两类移植中优化电解质平衡和容量状态均至关重要。故术前即刻的实验室检查非常重要，包括全血细胞计数、电解质和凝血功能，在术前需要进行必要的纠正。如果电解质明显紊乱，则可以进行不定期的透析，并尽量减少超滤，以保持血管内容积[4-5]。

对糖尿病患者而言，正常的血糖水平对于最大限度地降低感染风险、促进伤口愈合和成功的血管吻合至关重要[6]。胰岛素输注（如果需要，和葡萄糖共同滴注）是文献中最快速、准确的滴定控制血糖的方法，但许多机构仍在使用滑动量表胰岛素治疗[7-8]。

3. ESRD 患者常见哪些合并症？

一旦肾输出量（以肾小球滤过率衡量）降至 15 ml/（min·1.73 m^2）以下，患者通常会开始透析，此时即被认为患有 ESRD。因为各种原因，肾病患者几乎每个器官系统均会受到影响，肾病对手术患者心血管和血液系统影响最大。

4. 这些患者有哪些心血管合并症？

进展期肾病中出现的容量和压力增加通常会导致永久性动脉损伤，从而引起高血压（由于无法控制的容量超负荷）以及血管对体液转移的反应性降低[9-10]。由于健康肾中的肾小球旁细胞是肾素的主要来源，此类患者还易出现肾素-血管紧张素系统失调。目前尚无关于 ESRD 患者肾素产生变化的明确数据，部分患者的血管紧张素Ⅱ水平降低，但也有部分患者却增加[11]。

5. ESRD 患者有哪些血液学问题？

除了容量超负荷外，血液中代谢废物的水平还会增加，可能导致代谢性酸中毒、低钠血症、高钾血症、高镁血症和高氯血症。这些变化的发生缓慢而隐秘，因此心脏可以（在某种程度上）代偿较高水平的血钾，但如果高钾血症症状明显，则必须使用钙剂治疗，然后再用药物降低血钾水平（见下文）[12]。如果血镁升高，高镁血症会导致肌肉松弛和肌无力，以及其他更严重的心脏传导异常[13]。

肾功能差的患者促红细胞生成素水平也趋于降低，导致红细胞生成减少，因此存在贫血（正常色素和正常红细胞性贫血）的可能。除疾病原因造成贫血外，透析还会对红细胞造成明显的物理损害。患者需经常注射人工合成的促红细胞生成素以缓解这一潜在问题[14]。即便进行了注射促红细胞生成素，此类患者的血细胞比容仍低于无肾衰竭者。为避免组织氧合的相对不足，循环会处于轻度高动力状态。为促进组织氧合，患者 2,3-DPG 水平增加，使氧合血红蛋白的解离曲线向右移动[15]。

6. 该患者手术前一日进行透析后血钾仍较高，这是手术的禁忌证吗？高钾血症对心脏有何影响？

钾和钠是形成动作电位的主要成分，而动作电位是电化学信号在心脏和神经系统中传播的基础。血钾水平过高会降低心脏的兴奋性、抑制起搏和电信号的整体传导。随钾浓度升高，窦房结信号受到抑制，房室束传导效率低下，患者将逐渐出现心脏传导阻滞、心动过缓，甚至最终心搏骤停[16]。

慢性肾病患者由于肾受损，无法有效排出钾离子，导致血钾水平升高。值得庆幸的是，由于这些患者中的血钾缓慢而长期增高，从而发生心脏代偿，并且只有血钾水平高于预期时，患者才会出现典型高钾血症相关心电图变化（即心脏传导变化）。因此

该病例只要心电图未提示高钾血症（T 波高尖、P 波低平、房室传导阻滞等），即可进行手术[17]。

7. 如果钾离子浓度为 6.6 mmol/L 而不是 5.6 mmol/L，是否可以手术？

尽管肾衰竭患者的钾浓度可能长期升高，但血清水平高于 6.0 mmol/L 通常是手术的禁忌证，因为从 6.0 mmol/L 起即使血钾仅少量增加，也可能导致无法预料的严重心脏传导异常。患者术前应增加一次透析以降低血钾，也可使用降低钾离子的药物。输注胰岛素和葡萄糖有助于降低血钾，或使用沙丁胺醇或碳酸氢盐。这些药物使钾离子进入细胞内，降低循环浓度而发挥作用。

8. 该患者是否需要有创血压监测？需要其他监测吗？

肾移植通常不需要有创血压监测。下列情况下需要有创血压监测的辅助：可能出现严重血流动力学波动、需要多次采集血液样本进行实验室检查、有严重合并症的患者（如晚期主动脉瓣狭窄）、患者体型不适合标准血压袖带或者需要使用血管活性药物控制血压时（例如动脉瘤夹闭）。如果除外上述因素，则采取标准 ASA 监测即可。

9. 该患者需要建立哪种类型的静脉通路？

典型的肾移植手术大出血的风险并不高，建立一至两条 18 G 静脉通路即可满足需要[18]。通常无需中心静脉通路或中心静脉压监测，除非有合并症或没有其他血管通路可选。

10. 该患者可采用什么麻醉方式？

肾移植通常在全身麻醉下进行，也有证据支持使用椎管内麻醉，包括蛛网膜下腔阻滞、硬膜外麻醉和硬腰联合麻醉[19-20]。选择局部麻醉技术时需要考虑：手术中使用肝素（或其他抗凝剂）以减少供体肾血栓形成的风险，但会增加长期透析患者的出血风险。

11. 即将接受肾移植的患者，药物代谢会发生哪些变化？

移植前患者的一系列生理功能出现明显变化，进而影响常用药物代谢。血清白蛋白水平降低导致蛋白结合率高的药物血药浓度增加。但值得注意的是，此类患者麻醉诱导或维持所需的丙泊酚（高度结合蛋白质的药物）用量增加[21-22]，因为其常处于高血容量和高循环动力状态（贫血导致，见上文）（表 34.1）。

表 34.1　ESRD 患者药代动力学的变化

药物	药代动力学[23]
丙泊酚	需要增加剂量
依托咪酯	不受影响
氯胺酮	不受影响
吗啡	代谢产物可蓄积，导致中枢神经系统 / 呼吸抑制
芬太尼、瑞芬太尼、舒芬太尼	基本不受影响
琥珀胆碱	不受影响，但患者可能本身存在高血钾
非去极化肌松药	用量减少（清除延迟），但阿曲库铵 / 顺阿曲库铵除外
新斯的明	效果延长
格隆溴铵、阿托品	效果延长
咪达唑仑	不受影响

12. ESRD 或接受肾移植的患者使用七氟烷有争议吗？

曾经认为，七氟烷的使用可能会产生无机氟离子[24]，以及与含有强碱（例如 NaOH）的 CO_2 吸收剂相互作用时产生 "复合物 A（compound A）"（一种氟化醚），这些化合物具有肾毒性[25-26]。实际上，在人类或动物模型中，尚无研究证明七氟烷产生的氟离子达到肾毒性水平[27]。然而，大鼠的动物研究证实，联合使用七氟烷、低新鲜气体流量和强碱 CO_2 吸收剂时，确实存在短暂肾毒性的可能。人类将重复呼吸回路中的复合物 A 转化为肾毒性物质的代谢酶活性比大鼠低 10 ～ 30 倍，因此没有证据显示人使用七氟烷会引起短暂性肾功能不全[28-29]。美国 FDA 确实建议在使用七氟烷超过 1 h 时，新鲜气体流量

应高于 2 L/min，但其他国家无类似规定。

13. 活体亲属、活体非亲属和尸体来源的移植肾有何区别？

与尸体供体相比，活体供体（亲属或非亲属）移植有几个优点，包括：

- 等待移植的时间较短。尸体的供体器官供应有限，且对患者而言可能需要较长的等待时间。部分 ESRD 患者，其整体健康状况可能在等待移植期间迅速下降。活体自愿捐助者可以有效缩短某个移植者的器官等待时间，并且可将该移植者从等待名单中删除，缩短所有移植者的等待时间[2]。
- 移植者的恢复时间更快。尽管目前器官保存液有助于组织的保存，但来自活体供体的器官在移植后有更大的机会立即发挥作用，从而缩短整体住院时间[3]。
- 改善远期预后。与尸体来源的肾相比，活体来源的肾移植存活率更高。移植后的最初 2 年，任何来源的移植肾功能均良好。此后，尸体来源的肾衰竭率更高。尽管确切原因尚不清楚，但可能与脑死亡时供体器官移植前循环中存在大量炎性因子有关[30]。

在肾功能随时间下降和移植肾存活时间方面，活体亲属肾移植和非亲属肾移植的总体结果类似[31-32]。与非亲属供体相关的主要问题是排斥反应的发生率（见下文）。然而，现代的免疫抑制方法可有效 "屏蔽" 非亲属供体细胞反应系统中的 HLA 不相容性。

14. 可能发生何种移植物（移植器官）排斥反应？

肾移植中，主要的排斥反应包括：

- 超急性排斥反应：发生于移植后几分钟到几小时内。这种类型的排斥反应是由于体内存在针对供体肾重要抗原的抗体，类似于输血中 ABO 血型不匹配。身体会对引起超急性反应的外来组织产生全身炎症免疫反应[33]。这种排斥反应并不常见，因为术前血液样本的抗体筛查可以检测 T 细胞或 B 细胞的阳性交叉匹配情况。然而，也有部分 HLA 相容的肾出现此类反应，仍是导致肾移植失败的一

个重要因素。目前认为，既往输血史、妊娠或移植史是循环中导致超急性排斥反应的细胞毒性 IgG-HLA 抗体产生的最初原因。除炎症反应外，这些抗体还可以凝集红细胞，在新的肾动脉内造成广泛血细胞聚集，使肾缺氧，导致组织死亡[33-34]。

- 急性排斥反应：发生于移植后 1 周至几个月。这种类型的移植肾排斥反应与保护性细胞（细胞免疫）的攻击有关，而与抗体（体液免疫）形成无关。细胞毒性 T 细胞、杀伤细胞和其他细胞因子介导的免疫细胞迁移至移植肾并引起凋亡，导致组织死亡。这种类型的反应可以通过适当的免疫抑制治疗缓解，肾移植患者中发生率约为 15%～20%。多次（经治疗）急性排斥反应可导致慢性排斥反应[35-36]。

- 慢性排斥反应：发生于移植后 1 年以上。几乎所有移植患者最终均产生某种形式的慢性排斥反应。这种排斥反应会导致细胞死亡和重塑，从而引起移植肾结构纤维化（瘢痕）和功能的改变。

15. 如何减少免疫介导的器官排斥反应?

尽管血浆置换术偶尔用于非 HLA 匹配供体活体肾移植的患者，但减少移植肾排斥反应的主要方法是使用免疫抑制剂。联合使用单克隆抗体、类固醇激素、钙调磷酸酶抑制剂和 TOR 抑制剂，可降低随时间变化的免疫反应[37-38]。免疫抑制疗法有三个阶段：

- 诱导治疗，包括最大程度的免疫抑制，在移植前或移植期间开始使用。该阶段对麻醉医师来说最重要，因为这类药物有部分需在术中使用，最常见的是类固醇激素和 Campath（见下文）。

- 维持治疗，旨在预防最初几个月的急性排斥反应。

- 长期免疫抑制，免疫抑制剂的个体化治疗，以获得最佳效果。

16. 该病例中外科医生要求输注 Campath。什么是 Campath?

阿仑珠单抗（Campath）是一种单克隆抗体，最初用于治疗 B 细胞和 T 细胞淋巴瘤[39]。其与淋巴细胞表面结合并将其破坏，因此作为一种有效的免疫抑制剂，应用于器官移植。

17. 肾移植术的主要并发症有哪些?

接受肾移植的患者会出现许多手术并发症[40-42]。由于肾是连接循环系统和泌尿系统的桥梁，该组成部分中任何一个出现问题均可能导致肾移植患者出现并发症。

从血管角度看，最直接、明显的是肾血管与新肾的吻合失败。由于每根肾动脉接受的血流量约为心排血量的 12%～15%，一旦血管破裂，每分钟可能失血数百毫升。所幸此类并发症在肾移植手术中并不常见。更常见的是肾动脉的低流量状态导致肾动脉血栓形成，这种低流量状态与吻合过密导致血管梗阻、"扭结"或严重低血压有关。动脉扭结表现为尿流急性停止。如果能快速（通过多普勒超声）发现这种并发症，就可能挽救该器官。多普勒超声也被用来诊断肾静脉连接相关的并发症。急性静脉血栓形成可导致肾水肿，也可导致移植失败[43]。

其他并发症包括泌尿系统连接错误，可能导致尿液回流和肾积水（如果连接太紧）或尿漏（通常是由于输尿管末端坏死）。超声将显示肾周积液，患者常出现发热和尿量减少。

18. 患者在手术当天早上接受透析治疗，该时间有何问题?

尽管透析可以去除体内的许多废物，有利于电解质平衡，但超滤可导致体内大量液体转移，可能引起低血容量。因此有必要进行液体治疗并增加持续输注速率[44]。

19. 血管吻合并开放后肾会"发红"，此时出现 etCO₂ 增加和 T 波高尖，为什么?

器官在体外冷缺血的时间越长，积累的代谢废物越多。尸体来源的肾通常被低温储存在含有高钾的溶液中（以防止细胞内钾向外扩散），可保存 40 h[45]。活体捐赠者的目标是缺血时间少于 30 min（使用冰水保存时），而在温暖环境下不超过 3～5 min[46-47]。无灌注时，毒性代谢产物在保存的器官中迅速积聚。低温减缓了肾整体的新陈代谢，从而减少了代谢废物的产生。然而，低温并不能使细胞功能完全停止。没有氧气，细胞内必然进行无氧代谢。如果耗尽了可利用的能源，部分细胞就会发生凋亡和破裂，释放出更多的有毒物质。当灌注恢复时，积聚的有毒代谢物被"冲洗"进入循环。这些废物包括钾离子（该患者出现的 T 波高尖）和 CO_2，后者被血液中的碳酸氢盐系统缓冲并从肺中呼出，呼气末二氧化碳（$etCO_2$）增加。除非继续存在器官缺血，否则这两种作用均是暂时性，只有在移植器官血管开放后的短时间内出现。

20. 该患者液体治疗的目标是什么？

新肾的主要问题是避免缺血和急性肾小管坏死（acute tubular necrosis，ATN）[48]。主要通过保持液体正平衡来实现。如果患者没有严重充血性心力衰竭（CHF）或其他液体正平衡的明显禁忌，可给予液体以维持中心静脉压 10～15 mmHg 和肺动脉压 18～20 mmHg，以优化肾血流量。肾移植时 CVP 或 PA 导管均非常规放置，且患者无尿（直到移植成功），因此进行液体平衡评估时通常采取其他方法。患者麻醉状态下常输注晶体液以维持收缩压 130～150 mmHg，通常需要补液 10～20 ml/（kg·h）[44, 49]。

21. 肾移植患者应输注什么类型的液体？

肾移植患者多使用晶体液。尽管也有文献报道使用羟乙基淀粉类和其他人工胶体，但在移植方案中最常使用生理盐水或生理盐水与碳酸氢盐（等张力）各半量的混合液。传统上因担心加重肾移植后灌注不佳的患者发生高钾血症，在这些手术中不输注含钾的溶液。但由于只输注生理盐水会导致高氯代谢性酸中毒，目前多主张生理盐水-碳酸氢钠混合液与生理盐水交替使用。为使血管液体空间最大化，本病例预计输注数升液体。血容量＞ 70 ml/kg 与移植肾功能快速恢复呈正相关[50]。

22. 移植期间使用利尿剂有何禁忌？

襻利尿剂通常用于增加移植肾的尿量。作为一种渗透性利尿剂，甘露醇可以改善肾血流量（通过增加血容量），有助于启动移植后器官的肾功能，有利于预后。利尿剂的唯一潜在问题是，对于那些由于严重合并症而不能通过输注晶体液达到适当血容量的患者，使用利尿剂后存在低血容量的风险。针对移植肾的尿量进行治疗时，这种情况一般不太可能发生，但在部分肾功能立即恢复的病例中可能发生血容量不足[51-52]。

23. 移植手术中使用升压药有何禁忌？

过去，不鼓励使用任何具有 α 受体激动剂（缩血管）特点的血管活性药。与其他移植一样，外科医生在考虑使用这些血管收缩药物时也会犹豫，因为担心器官血流减少。尽管存在这样的担心，但文献表明，肾移植中使用低剂量去氧肾上腺素或麻黄碱所造成的影响可能没有先前所认为的那么显著，但该问题仍需进一步研究[53-54]。

24. 外科医生要求输注低剂量多巴胺，有何益处？

低剂量多巴胺［0.5～2.5 μg/（kg·min）］被认为优先激活肾血管床多巴胺（D_1）受体，理论上增加该区域血流量，从而提高移植肾的存活率。然而，这一做法备受质疑，因为多项研究表明，低剂量多巴胺与移植肾存活率之间并无相关性，可能是因为移植肾对多巴胺的反应与自身肾不同。还有一个问题是长期生存率下降和其他负面因素，可能与患者在移植期间和随后住院期间接受小剂量多巴胺输注有关[55]。

25. 移植手术后患者应该在 PACU 还是 ICU 苏醒？

肾移植患者通常应该在手术结束后拔除气管导管，除非有脓毒症、液体超负荷或其他急性心肺事件的迹象，否则不应在 ICU 拔管。PACU 的医护人员应能发现超急性移植排斥反应或肾循环问题（与手术强度不符的疼痛和无尿），可能需要立即进行手术探查。

26. 患者在 PACU 出现严重高血压，血压为 230/115 mmHg。什么是戈德布拉特（Goldblatt）肾？

戈德布拉特（Goldblatt）肾，或称肾性高血压，是指肾处于缺血状态，可能由于压力（或流量）不足，肾素释放以增加血压（因此，还有可能增加血流量）[56]。最终的结果是肾素-血管紧张素系统介导的全身性高血压。虽然使用血管扩张剂可以暂时降低血压，但对因治疗是解除肾动脉狭窄。移植后患者中，最可能的原因是肾动脉吻合处狭窄，可能是缝合过紧、血凝块堵塞或扭结，需要再次手术探查。

27. 术后镇痛有哪些选择？

受移植器官大小的影响，肾移植基本属于开放手术。因此，切口需要良好的术后镇痛。由于位置在腹膜后，不涉及内脏牵拉或腹膜切口，因此最重要的疼痛源是切口本身。最常见的疼痛治疗是使用吗啡或盐酸氢吗啡酮患者自控镇痛（PCA）。研究确实表明硬膜外镇痛在疼痛管理方面效果更好，但此类手术中仍然并不常用[44, 57-59]。非甾体抗炎药已被证明对肾病患者有害，通常不用于肾移植手术的疼痛治疗[60-61]。对乙酰氨基酚在肾移植患者中的代谢方式改变，最好避免或减量使用[62]。

参考文献

1. Kittleson MM. Preoperative cardiac evaluation of kidney transplant recipients: does testing matter? Am J Transplant (official journal of the American Society of Transplantation and the American Society of Transplant Surgeons). 2011;11(12):2553–4.

2. Brennan TV, Fuller TF, Vincenti F, Chan S, Chang CK, Bostrom A, et al. Living donor kidney transplant recipients and clinical trials: participation profiles and impact on post-transplant care. Am J Transplant (official journal of the American Society of Transplantation and the American Society of Transplant Surgeons). 2006;6(10):2429–35.

3. Torkaman M, Khalili-Matin-Zadeh Z, Azizabadi-Farahani M, Moghani-Lankarani M, Assari S, Pourfarziani V, et al. Outcome of living kidney transplant: pediatric in comparison to adults. Transpl Proc. 2007;39(4):1088–90.

4. Wolfe RA, Ashby VB, Milford EL, Ojo AO, Ettenger RE, Agodoa LY, et al. Comparison of mortality in all patients on dialysis, patients on dialysis awaiting transplantation, and recipients of a first cadaveric transplant. New Engl J Med. 1999;341(23):1725–30.

5. Rostaing L, Maggioni S, Hecht C, Hermelin M, Faudel E, Kamar N, et al. Efficacy and safety of tandem hemodialysis and immunoadsorption to desensitize kidney transplant candidates. Exp Clin Transplant (official journal of the Middle East Society for Organ Transplantation). 2015;13(Suppl 1):165–9.

6. Reese PP, Israni AK. Best option for transplant candidates with type 1 diabetes and a live kidney donor: a bird in the hand is worth two in the bush. Clin J Am Soc Nephrol CJASN. 2009;4(4):700–2.

7. Dukes JL, Seelam S, Lentine KL, Schnitzler MA, Neri L. Health-related quality of life in kidney transplant patients with diabetes. Clin Transplant. 2013;27(5):E554–62.

8. Fourtounas C. Transplant options for patients with type 2 diabetes and chronic kidney disease. World J Transplant. 2014;4(2):102–10.

9. Malyszko J, Bachorzewska-Gajewska H, Tomaszuk-Kazberuk A, Matuszkiewicz-Rowinska J, Durlik M, Dobrzycki S. Cardiovascular disease and kidney transplantation evaluation of potential transplant recipient. Pol Arch Med Wewn. 2014;124(11):608–16.

10. Keddis MT, Bhutani G, El-Zoghby ZM. Cardiovascular disease burden and risk factors before and after kidney transplant. Cardiovasc Hematol Disord: Drug Targets. 2014;14(3):185–94.

11. Hestin D, Mertes PM, Hubert J, Claudon M, Mejat E, Renoult E, et al. Relationship between blood pressure and renin, angiotensin II and atrial natriuretic factor after renal transplantation. Clin Nephrol. 1997;48(2):98–103.

12. Nasir K, Ahmad A. Treatment of hyperkalemia in patients with chronic kidney disease: a comparison of calcium polystyrene sulphonate and sodium polystyrene sulphonate. J Ayub Medical Coll Abbottabad JAMC. 2014;26(4):455–8.

13. Gill K, Fink JC, Gilbertson DT, Monda KL, Muntner P, Lafayette RA, et al. Red blood cell transfusion, hyperkalemia, and heart failure in advanced chronic kidney disease. Pharmacoepidemiol Drug Saf. 2015;24(6):654–62.

14. Belonje AM, de Boer RA, Voors AA. Recombinant human Epo treatment: beneficial in chronic kidney disease, chronic heart failure, or both? Editorial to: "correction of anemia with erythropoietin in chronic kidney disease (stage 3 or 4): effects on cardiac performance by Pappas et al." Cardiovasc Drugs Ther/Sponsored International Society of Cardiovascular Pharmacotherapy. 2008;22(1):1–2.

15. Mucke D, Strauss D, Eschke P, Gross J, Grossmann P, Daniel A. Adenine nucleotide- and 2,3-diphosphoglycerate metabolism in human erythrocytes in chronic kidney insufficiency. Z fur Urol und Nephrol. 1977;70(1):39–49.

16. Welch A, Maroz N, Wingo CS. Hyperkalemia: getting to the heart of the matter. Nephrol Dial Transplant (Official Publication of the European Dialysis and Transplant Association—European Renal Association). 2013;28(1):15–6.

17. Bugge JF. Hyperkalemia, heart failure and reduced renal function. Tidsskrift for den Norske laegeforening: tidsskrift for praktisk medicin, ny raekke. 2010;130(13):1354–5.

18. de Weerd AE, van Agteren M, Leebeek FW, Ijzermans JN, Weimar W, Betjes MG. ABO-incompatible kidney transplant recipients have a higher bleeding risk after antigen-specific immunoadsorption. Transplant Int (Official Journal of the European Society for Organ Transplantation). 2015;28(1):25–33.

19. Hadimioglu N, Ertug Z, Bigat Z, Yilmaz M, Yegin A. A randomized study comparing combined spinal epidural or general anesthesia for renal transplant surgery. Transpl Proc. 2005;37(5):2020–2.

20. Lopez-Herrera-Rodriguez D, Guerrero-Dominguez R, Acosta Martinez J, Sanchez Carrillo F. [Epidural analgesia for renal transplant surgery]. Rev Esp Anestesiol Reanim. 2015;62(1):54–5.

21. Nathan N, Debord J, Narcisse F, Dupuis JL, Lagarde M, Benevent D, et al. Pharmacokinetics of propofol and its conjugates after continuous infusion in normal and in renal failure patients: a preliminary study. Acta Anaesthesiol Belg. 1993;44(3):77–85.

22. Osborne R, Joel S, Grebenik K, Trew D, Slevin M. The pharmacokinetics of morphine and morphine glucuronides in kidney failure. Clin Pharmacol Ther. 1993;54(2):158–67.

23. Elston AC, Bayliss MK, Park GR. Effect of renal failure on drug metabolism by the liver. Br J Anaesth. 1993;71(2):282–90.

24. Bito H, Atsumi K, Katoh T, Ohmura M. Effects of sevoflurane anesthesia on plasma inorganic fluoride concentrations during and after cardiac surgery. J Anesth. 1999;13(3):156–60.

25. Iyer RA, Anders MW. Cysteine conjugate beta-lyase-dependent biotransformation of the cysteine S-conjugates of the sevoflurane degradation product compound A in human, nonhuman primate, and rat kidney cytosol and mitochondria. Anesthesiology. 1996;85(6):1454–61.

26. Versichelen LF, Bouche MP, Rolly G, Van Bocxlaer JF,

Struys MM, De Leenheer AP, et al. Only carbon dioxide absorbents free of both NaOH and KOH do not generate compound A during in vitro closed-system sevoflurane: evaluation of five absorbents. Anesthesiology. 2001;95(3):750–5.

27. Driessen B, Zarucco L, Steffey EP, McCullough C, Del Piero F, Melton L, et al. Serum fluoride concentrations, biochemical and histopathological changes associated with prolonged sevoflurane anaesthesia in horses. J Vet Med A Physiol Pathol Clin Med. 2002;49(7):337–47.

28. Funk W, Gruber M, Jakob W, Hobbhahn J. Compound A does not accumulate during closed circuit sevoflurane anaesthesia with the Physioflex. Br J Anaesth. 1999;83(4):571–5.

29. Kharasch ED, Schroeder JL, Sheffels P, Liggitt HD. Influence of sevoflurane on the metabolism and renal effects of compound A in rats. Anesthesiology. 2005;103(6):1183–8.

30. Yabu JM, Fontaine MJ. ABO-incompatible living donor kidney transplantation without post-transplant therapeutic plasma exchange. J Clin Apheresis. 2015.

31. Ahmadi F, Ali-Madadi A, Lessan-Pezeshki M, Khatami M, Mahdavi-Mazdeh M, Razeghi E, et al. Pre-transplant calcium-phosphate-parathormone homeostasis as a risk factor for early graft dysfunction. Saudi J Kidney Diseas Transplant (An Official Publication of the Saudi Center for Organ Transplantation Saudi Arabia). 2008;19(1):54–8.

32. Ahmad N, Ahmed K, Khan MS, Calder F, Mamode N, Taylor J, et al. Living-unrelated donor renal transplantation: an alternative to living-related donor transplantation? Ann R Coll Surg Engl. 2008;90(3):247–50.

33. Boehmig HJ, Giles GR, Amemiya H, Wilson CB, Coburg AJ, Genton E, et al. Hyperacute rejection of renal homografts: with particular reference to coaglation changes, humoral antibodies, and formed blood elements. Transpl Proc. 1971;3(2):1105–17.

34. Chung BH, Joo YY, Lee J, Kim HD, Kim JI, Moon IS, et al. Impact of ABO incompatibility on the development of acute antibody-mediated rejection in kidney transplant recipients pre-sensitized to HLA. PLoS ONE. 2015;10(4):e0123638.

35. Brocker V, Mengel M. Histopathological diagnosis of acute and chronic rejection in pediatric kidney transplantation. Pediatr Nephrol. 2014;29(10):1939–49.

36. Wu WK, Famure O, Li Y, Kim SJ. Delayed graft function and the risk of acute rejection in the modern era of kidney transplantation. Kidney Int. 2015.

37. Lim WH, Eris J, Kanellis J, Pussell B, Wiid Z, Witcombe D, et al. A systematic review of conversion from calcineurin inhibitor to mammalian target of rapamycin inhibitors for maintenance immuno-suppression in kidney transplant recipients. Am J Transplant (Official Journal of the American Society of Transplantation and the American Society of Transplant Surgeons). 2014;14(9):2106–19.

38. Ledesma-Gumba MA, Danguilan RA, Casasola CC, Ona ET. Efficacy of risk stratification in tailoring immunosuppression regimens in kidney transplant patients at the national kidney and transplant institute. Transpl Proc. 2008;40(7):2195–7.

39. Csapo Z, Benavides-Viveros C, Podder H, Pollard V, Kahan BD. Campath-1H as rescue therapy for the treatment of acute rejection in kidney transplant patients. Transpl Proc. 2005;37(5):2032–6.

40. Di Carlo HN, Darras FS. Urologic considerations and complications in kidney transplant recipients. Adv Chronic Kidney Disease. 2015;22(4):306–11.

41. Jensen KK, Roder O, Bistrup C. Surgical complications and graft survival in pediatric kidney transplant recipients treated with a steroid-free protocol: experiences from a Danish university hospital. Transpl Proc. 2013;45(9):3258–61.

42. Jiang M, Gandikota N, Ames SA, Heiba S. Identification of urologic complications after kidney transplant. Am J Kidney Disease (official journal of the National Kidney Foundation). 2011;58(1):150–3.

43. Plainfosse MC, Calonge VM, Beyloune-Mainardi C, Glotz D, Duboust A. Vascular complications in the adult kidney transplant recipient. J Clin Ultrasound JCU. 1992;20(8):517–27.

44. Sprung J, Kapural L, Bourke DL, O'Hara JF Jr. Anesthesia for kidney transplant surgery. Anesthesiol Clin N Am. 2000;18(4):919–51.

45. Goh CC, Ladouceur M, Peters L, Desmond C, Tchervenkov J, Baran D. Lengthy cold ischemia time is a modifiable risk factor associated with low glomerular filtration rates in expanded criteria donor kidney transplant recipients. Transpl Proc. 2009;41(8):3290–2.

46. Gandolfo MT, Rabb H. Impact of ischemia times on kidney transplant outcomes. Transplantation. 2007;83(3):254.

47. Kouwenhoven EA, de Bruin RW, Heemann U, Marquet RL. JN IJ. Does cold ischemia induce chronic kidney transplant dysfunction? Transpl Proc. 1999;31(1–2):988–9.

48. Tripathi M, Das CJ, Agarwal KK, Khangembam BC, Dhull VS. Spontaneously resolving lower polar ATN in a transplant kidney with dual vascular supply demonstrated on 99mTc EC renography. Clin Nucl Med. 2013;38(5):390–1.

49. Carlier M, Squifflet JP, Pirson Y, Gribomont B, Alexandre GP. Maximal hydration during anesthesia increases pulmonary arterial pressures and improves early function of human renal transplants. Transplantation. 1982;34(4):201–4.

50. O'Malley CM, Frumento RJ, Hardy MA, Benvenisty AI, Brentjens TE, Mercer JS, et al. A randomized, double-blind comparison of lactated Ringer's solution and 0.9% NaCl during renal transplantation. Anesth Analg. 2005;100(5):1518–24, table of contents.

51. Lauzurica R, Teixido J, Serra A, Torguet P, Bonet J, Bonal J, et al. Hydration and mannitol reduce the need for dialysis in cadaveric kidney transplant recipients treated with CyA. Transpl Proc. 1992;24(1):46–7.

52. Smith DE, Gambertoglio JG, Vincenti F, Benet LZ. Furosemide kinetics and dynamics after kidney transplant. Clin Pharmacol Ther. 1981;30(1):105–13.

53. Alcaraz A, Luque P, Mendes DR, Calatrava P, Heredia EN, Jimenez W, et al. Experimental kidney transplantation in pigs from non-heart-beating donors: evaluation of vasoactive substances and renal artery flow. Transpl Proc. 2001;33(6):2971–2.

54. Day KM, Beckman RM, Machan JT, Morrissey PE. Efficacy and safety of phenylephrine in the management of low systolic blood pressure after renal transplantation. J Am Coll Surg. 2014;218(6):1207–13.

55. Fontana I, Germi MR, Beatini M, Fontana S, Bertocchi M, Porcile E, et al. Dopamine "renal dose" versus fenoldopam mesylate to prevent ischemia-reperfusion injury in renal transplantation. Transpl Proc. 2005;37(6):2474–5.

56. Hurley JK, Lewy PR. Goldblatt hypertension in a solitary kidney. The J Pediatr. 1977;91(4):609–11.

57. Hadimioglu N, Ulugol H, Akbas H, Coskunfirat N, Ertug Z, Dinckan A. Combination of epidural anesthesia and general anesthesia attenuates stress response to renal transplantation surgery. Transpl Proc. 2012;44(10):2949–54.

58. Shah VR, Butala BP, Parikh GP, Vora KS, Parikh BK, Modi MP, et al. Combined epidural and general anesthesia for paediatric renal transplantation-a single center experience. Transpl Proc. 2008;40(10):3451–4.

59. Hammouda GE, Yahya R, Atallah MM. Plasma bupivacaine concentrations following epidural administration in kidney transplant recipients. Reg Anesth. 1996;21(4):308–11.

60. Woywodt A, Schwarz A, Mengel M, Haller H, Zeidler H, Kohler L. Nephrotoxicity of selective COX-2 inhibitors. J Rheumatol. 2001;28(9):2133–5.

61. Gooch K, Culleton BF, Manns BJ, Zhang J, Alfonso H, Tonelli M, et al. NSAID use and progression of chronic kidney disease. Am J Med. 2007;120(3):280 e1–7.

62. Martin U, Temple RM, Venkat-Raman G, Prescott LF. Paracetamol disposition in renal allograft recipients. Eur J Clin Pharmacol. 2002;57(12):853–6.

第七部分
眼、耳和喉的手术

Dennis J. McNicholl

35 开放性眼外伤

Alvaro Andres Macias

李华 汪燕 译 刘岗 张鸿飞 校

病例

患者男性，77岁，在家摔倒后右眼破裂，急诊就医。自诉一侧面部撞到椅子边上，无意识丧失。

用药史	辛伐他汀 20 mg，每日一次口服
	氨氯地平／缬沙坦 1 片（10 mg/160 mg），每日一次口服
	华法林 5 mg，每日一次口服
	阿司匹林 81 mg，每日一次口服
	美托洛尔 25 mg，每日两次口服
	丙酸氟替卡松 88 μg 吸入
	盐酸安普乐定 0.5% 左眼 1～2 滴，每日两次
过敏史	无已知药物过敏
既往史	心脏：高血压；高胆固醇血症；心房颤动；左心室扩张性充血性心力衰竭，2 年前放置埋藏式自动复律除颤器
	肺：有吸烟史（1 包/天 ×10 年，15 年前戒烟）
	轻度慢性阻塞性肺疾病
	眼、耳、鼻、喉：左眼青光眼
体格检查	生命体征：血压 130/98 mmHg，心率 85 次/分，呼吸 16 次/分，呼吸空气时 SpO$_2$ 98%
	一般状况：警觉、清醒、定向力完好，自诉脸右侧疼痛
	头、耳、眼、鼻、喉：右眼开放性外伤，眼内容物部分缺失，无法评估视力。右眼眶周围有瘀伤，右眼下方有 2 cm 长的裂伤，上面有干的血迹
	心脏：心音不规则，无杂音

	肺：听诊、叩诊清晰，无哮鸣音
禁食、禁饮状态	到达急诊室前 2 h 吃过午饭
实验室检查	血细胞比容 40%
	葡萄糖 156 mg/dl
	钾 4.0 mg/dl
	国际标准化比值（INR）2.5

概述

穿透性眼外伤后紧急或急诊手术患者的麻醉管理具有挑战性。麻醉诱导、维持或拔除气管导管过程中，任一时间点眼压升高，均存在眼内容物挤出的危险，同样在手术期间也必须避免患者发生体动。其他需要关注的问题包括饱胃患者误吸的风险，以及合并其他外伤（如眼眶外伤或颅外伤）的可能。

根据 2002 年的数据，美国医院急诊科共接诊 26.2 万例各类眼外伤。受伤人数最多的场所分别是家庭（124 998 人）、工作场所（96 938 人）和运动场所（35 633 人）[1]。眼内异物是最常见的眼外伤类型，占眼外伤总数的 35%。开放性伤口和挫伤各占 25%，其余为烧伤。近 35% 的眼外伤发生于 17 岁以下。虽然眼外伤并非双眼完全失明的主要原因，但是单眼失明最常见的原因[2]。

手术已被证实可保护 75% 的患者视力。眼外伤的后果主要与眼球后部的损伤程度相关[3]。2009 年的一份报告显示，109 例眼外伤中有 40% 是穿透性损伤或眼球破裂，手术治疗后效果良好，最终 Snellen 量表视力得分为 6/12（20/40）或更高[4]。

1. 休息时的正常眼压是多少？眨眼或眯眼时眼压如何变化？

正常眼压（intraocular pressure，IOP）为 10～20 mmHg。眼压变化取决于房水的产生速度和眼睛的外部压力。正常眨眼可使眼压升高 5～10 mmHg，而用力眨眼可使眼压升高至 90 mmHg[5]。

2. 哪些生理或病理生理因素可以改变眼压？

眼压存在昼夜变化，最常见早晨升高[6]。且眼压会随姿势而变化：仰卧时增加 2～4 mmHg，Valsalva 动作可使眼压增加至 75～100 mmHg。任何眼外压力最初均会使眼压升高（如指压、眶内肿块等），但随着房水流出量的增加，眼压会降低。穿透性外伤具有双重作用，最初会导致眼压随外部压力增加而增加，但随后因为部分眼内容物流失到外部，眼压通常会降低。

3. 青光眼对眼压有何影响？

青光眼是一种由多种因素导致的视神经病变，病因之一为眼压升高。然而，部分患者可能发展成眼压正常的"低压性青光眼"（又称正常眼压性青光眼），但患者仍表现为视神经损伤和视力逐渐丧失。因此，有人认为正常眼压（范围为 10～22 mmHg）的定义过于主观[7]。

4. 眼外伤最常见的原因是什么？

- 眼内异物是眼外伤中最常见的类型，占眼外伤总数的 35%[2]。
- 开放性损伤和挫伤各占 25%，其余为烧伤。
- 近 35% 的眼外伤发生在 17 岁以下患者。

5. 开放性眼外伤的患者是否应紧急手术？

建议在外伤后 24 h 内修复和（或）缝合眼睛，以减少眼内感染和其他严重的眼部并发症。需要进行全面的眼科检查，以评估眼球及其内容物的损伤程度[8]。然而，诸如创伤类型（穿透性或钝性）和患者年龄等因素对手术修复类型和治疗所需的时间窗亦有影响。由组织包埋导致的运动受限可能引发缺血和纤维化，因此应在接下来的 48 h 内（最好是 24 h 内）修复。初次修复旨在重建眼球的完整性，以解决眼压过低问题，并保护眼球免受感染。异物应留在原位，直至可以进行手术切除，原因是异物可能具有填塞效应，从而减少玻璃体中液体的挤出。如果有葡萄膜组织脱垂，除非已坏死或污染，否则应通过外科手术将其重新植入眼睛。应准确识别脱出的玻璃体并切除。晶状体受累是眼内炎症的重要危险因素。如果晶状体囊破裂，则需要手术摘除晶状体[9]。在穿孔的情况下，甚少需要关闭创面出口，因为其通常可自行封闭，并不会成为感染的入口。进入伤口所需的眼球操作实际上增加了出血或葡萄膜组织脱垂的风险，从而引起更多并发症。

6. 需要麻醉的眼外伤患者应关注哪些内容？

- 眼外伤的机制，以及相关外伤或颅内压升高［如眼眶和（或）颅骨骨折、硬膜下血肿或颅内外伤］的可能性。
- 意识水平（尤其是有头部外伤时）。
- 眼科医师进行眼科检查的发现，包括穿孔的大小。缺损越大，挤出眼内容物的概率越大。
- 既往麻醉史，特别要注意困难气道或恶心呕吐史。
- 最后一次口服液体和（或）固体食物的时间。
- 麻醉门诊的情况（如过敏史、用药史、既往史）。
- 毒理学检查（如果存在相关症状）。

7. 开放性眼球手术中最常见的麻醉类型是什么？为什么？

全身麻醉是最常使用的麻醉类型。其主要目的是为患者提供充分镇痛，防止咳嗽、恶心或呕吐以及用力眨眼或哭泣，从而避免有害的眼压升高[2]。儿科患者中，全身麻醉是理想的麻醉方式。区域麻醉不推荐用于清醒的儿童患者。

8. 局部麻醉能用于眼睛破裂的手术吗？

尽管有争议，但仍有使用局部麻醉进行眼球破裂手术的病例报告。非常特殊的情况可使用局部麻醉，如存在潜在困难气道，或视力恢复的可能性较小，对眼压增加的关注相对不那么重要的患者。有部分病例报告描述了在特定类型的外伤性眼损伤（例如，眼内异物移除或修复先前手术伤口的裂开）中成功使用局部眼部阻滞[10]。如果伤口在眼前段，且相对较小，则局部阻滞更容易成功。

对那些有其他合并症和危险因素的患者，局部麻醉并不合适。疼痛控制和制动是手术修复的关键。这些手术往往时间较长，可能超过 2 h，患者保持静止不动难度较大。如前所述，患者常处于饱胃状态，也不适于镇静。

9. 对使用抗凝和（或）抗血小板药物的患者考虑采取局部麻醉，应采取哪些预防措施？

对于因心脏或血管病变而处于凝血和栓塞并发症高风险的白内障手术患者，应在整个围手术期内持续使用治疗剂量的阿司匹林和华法林。一项大规模回顾性研究发现，与术前停药的患者相比，继续服用阿司匹林、华法林（INR 高达 4.6）或氯吡格雷直至白内障手术前的患者，使用局部麻醉（如眼部阻滞）后影响视力的出血并发症的发生率并不高[11]。

然而，在接受双重抗血小板治疗（如阿司匹林加氯吡格雷）的白内障手术患者中，关于出血风险的数据有限[12]。通常在药物洗脱支架后使用双抗治疗，如果过早停止使用抗血小板药物，则可能发生致命的支架内血栓。此时如果可能，我们建议推迟眼部手术，直至每日使用双抗治疗达到推荐的最短所需治疗时间之后再行手术，或者在表面麻醉下手术。

关于新型抗凝剂，目前还没有充分证据推荐。

10. 紧急或急诊眼科手术需要进行哪些术前实验室检查？

通过比较，因为不能改善预后或减少并发症的发生，所以择期白内障手术之前不需要常规的术前检查[13]。紧急或急诊眼科手术之前的术前检查应基于患者的既往史和目前的合并疾病。正在使用华法林的患者，建议检查 INR。然而，眼科局部麻醉时 INR 正常值界限仍有争议。对于最新的抗凝剂，目前还没有足够的经验为局部麻醉或手术的安全性提供可靠建议。然而，如前所述，局部麻醉在眼外伤患者中一般并非首选方案。

11. 择期和急诊眼科手术中，如何管理起搏器和埋藏式自动复律除颤器？

目前，建议埋藏式自动复律除颤器（AICD）保持激活状态，同时手术室内备好磁铁。眼科手术中电凝的使用率极低。美国眼科麻醉学会进行的一项调查显示，仅使用双极电凝时，83% 的成员让 AICD 保持激活状态，且目前尚无关于 AICD 发生故障或放电的报告[14]。须时刻提醒外科医生，如果触发心律失常，激活状态的 AICD 会放电，可能导致患者发生体动。从检测出心律失常到患者因设备放电导致体动通常有 4 ~ 15 s 的时间延迟。

12. 什么是眼心反射？眼心反射最常见的表现是什么？

Aschner 和 Dagnini 于 1908 年首次报道了眼心反射（oculocardiac reflex，OCR）[15]。后来文献中出现了部分孤立的报道。1956 年，Sorenson 和 Gilmore 报道了一例因眼直肌刺激收缩引起的心搏骤停病例[16]。1958 年，Kirsch 报告了一例眼外肌操作后致命的心搏骤停病例[17]。其发生率不一，但据报道，眼科手术中心搏骤停的发生率高达 3500 例麻醉中出现 1 例[17]。

（1）眼心反射如何定义？

C. Yi 和 D. Jee 将眼心反射定义为：对单根眼外肌进行后退-切除术时引起的心率降低 > 10% 或发生任何类型心律失常[18]。

（2）眼心反射有哪些临床表现？

- 最常见眼外肌牵拉和（或）眼球压迫、用镊子夹结膜、眼眶内注射局部麻醉剂和术后绷带压迫导致的心率下降。
- 一般表现为心动过缓、交界性心律失常、心脏停搏，罕见死亡。

（3）哪类患者存在眼心反射高风险？

眼心反射在儿童（90% 在 15 岁以下）和年轻人中更常见，全身麻醉高于局部麻醉。

有证据表明脑电双频指数（BIS）＜50会降低眼心反射的发生率[18]。

（4）哪些因素可以加重眼心反射的临床表现？

缺氧和高碳酸血症可能加重眼心反射，导致心动过缓迅速转为心搏骤停，或者可能增加患者对这种反射的敏感性。

（5）眼心反射相关的解剖结构

- 睫长神经和睫短神经
- 睫状神经节
- 膝状神经节
- 第Ⅴ脑神经
  - 三叉神经感觉主核
  - 网状结构中短的联络纤维
  - 迷走神经的运动核
- 迷走神经

（6）有无措施可有效预防眼心反射的发生？

- 无论是肌内注射还是静脉注射阿托品均不能完全有效消除或预防眼心反射的发生。
- 一项由 Bosomworth 等学者进行的研究，在麻醉诱导后和手术前为 17 名患者预防性静脉注射阿托品[19]，剂量是术前用药（0.1～0.4 mg）的一半。结果显示，在手术开始 30 min 内，阿托品组只有一名患者在眼外肌牵拉过程中出现心律变化（心动过缓）。当手术时间超过 30 min 时，17 例患者中有 4 例出现心律失常。

（7）如何治疗眼心反射？

对因治疗是去除诱发刺激。一旦反射发生，静脉注射阿托品是最常用的治疗药物，通常剂量为 0.2～1 mg 静脉注射。值得注意的是，由于迷走神经张力随年龄而变化，即使大剂量的阿托品也可能无法提升婴儿和老年患者已经变慢的心率。

13. 可以使用哪种抗焦虑药？

常用苯二氮䓬类药物，因其不会增加眼压[20]。在呼吸驱动力受损、睡眠呼吸暂停或相关中毒患者（酒精、鸦片制剂）中，应完全避免或谨慎使用苯二氮䓬类药物，因其可导致呼吸抑制，引起 CO_2 潴留，继发眼压升高。

诱导前缓慢使用 0.6 µg/kg 剂量的右美托咪定（静注时间大于 10 min），可预防使用琥珀胆碱时的

眼压显著升高[21]。

14. 开放性眼科手术使用快速顺序诱导时，预防误吸的最佳策略是什么？

尽管甲氧氯普胺可增加胃蠕动和增强胃排空，但其作为快速顺序诱导（rapid-sequence induction，RSI）的一部分使用仍有争议。需要注意该药的潜在副作用，包括运动障碍和锥体外系症状[5]。

枸橼酸钠可能是最有效预防化学性肺炎的药物，因为其可立即降低胃液酸度。但必须小心，因为其本身存在酸味，可能诱发恶心和呕吐。这些副作用会升高眼压[22]。

避免使用经口或经鼻胃管排空胃，因为可能造成更多局部损伤（特别是经鼻置入胃管）。尝试放置任何类型的导管均可能导致咳嗽、呕吐或类似反应，增加眼压，并可能导致眼球内容物挤出。

15. 如何实施麻醉诱导？应使用哪种肌松药？为什么？

因为此类患者常见饱胃状态，故最常用琥珀胆碱快速顺序诱导技术，也是首选方案。

琥珀胆碱 1.5 mg/kg 可提供最佳的插管条件，作用时间最短，但可导致眼压一过性升高。所以应使用足够剂量的麻醉诱导药物（例如丙泊酚 1.5～2.5 mg/kg），以尽量减少具有临床意义的眼压增加[23]。**以这种方式给予琥珀胆碱后，未见眼球内容物溢出的报道**[24-25]。

如果采取快速顺序诱导，但琥珀胆碱禁用（如高钾血症、恶性高热、神经肌肉疾病或长时间静止），则建议使用非去极化肌松药，如罗库溴铵。罗库溴铵气管插管的标准剂量为 0.6 mg/kg，然而，进行快速顺序诱导时，罗库溴铵剂量应为 1.2 mg/kg。这一较高剂量具有相对快速起效的优点（并且可以提供与 1.5 mg/kg 琥珀胆碱相同的极佳气管插管条件），并不会导致眼压显著增加。罗库溴铵的一个潜在缺点是起效时间为 90～140 s[26]。与琥珀胆碱相比，意味着气道未受保护的时间略有增加，从而使患者面临误吸风险。使用较高剂量罗库溴铵的另一个潜在缺点是作用时间和肌松恢复时间延长，因此需要给予肌松拮抗剂。舒更葡糖通过包裹罗库溴铵和维库溴铵，形成无活性的复合物，从而达到逆转

神经肌肉传导阻滞的作用。

16. 该患者可以使用哪些药物进行麻醉诱导？

除氯胺酮外，几乎所有的麻醉诱导药物（包括吸入麻醉剂、催眠药和阿片类）均能降低眼压[5]，因此适用于开放性眼球手术的麻醉诱导。

因为氯胺酮可能引起眼球震颤和眼肌痉挛，通常应避免使用[5]。此外，氯胺酮是否会增加眼压，尚存在争议。

合理的诱导顺序是：麻醉诱导药物（如丙泊酚1.5～2.5 mg/kg 静脉注射），之后是阿片类药物（例如，芬太尼1～2 μg/kg或瑞芬太尼1～1.5 μg/kg静脉注射）和肌松药（见肌松药部分）。此外，在麻醉诱导前2 min 可给予1.0～1.5 mg/kg利多卡因，以减轻喉镜检查引起的眼压升高[27]。老年患者通常应减少麻醉诱导剂、阿片类药物和利多卡因的剂量（例如，丙泊酚可减少至0.5～1.5 mg/kg）。

这种情况下应慎用依托咪酯，尽管其能降低眼压[28]，但可能诱发肌阵挛（即骨骼肌运动），严重时可增加眼压，并可能增加分泌物分泌。如果选择依托咪酯进行麻醉诱导，则可通过给予苯二氮䓬类药物（如1～2 mg咪达唑仑）、阿片类药物（如1～2 μg/kg芬太尼）和肌松药以减少或消除肌阵挛[29]。

17. 该患者麻醉如何维持？

眼科手术应维持深麻醉，以防止体动或咳嗽。可通过吸入强效麻醉药或全凭静脉麻醉技术及使用肌松药实现。

吸入麻醉药减少房水产生、增加房水流出、降低眼外肌张力、降低动脉血压，从而降低眼压。全凭静脉麻醉（total intravenous anesthetic，TIVA）技术至少与吸入麻醉一样能有效降低眼压[23]。复合麻醉（例如，瑞芬太尼0.5～2 μg/kg加吸入麻醉药）也已成功应用。

当患者存在较高的术后恶心呕吐风险时，应选择丙泊酚的全凭静脉麻醉，并结合多模式的抗呕吐治疗。

18. 该患者如何拔除气管导管？

气管拔管应在有咳嗽倾向之前完成。拔管前静脉注射利多卡因1～2 mg/kg有助于减轻咳嗽，但

静脉注射局麻药产生的镇静副作用可能延长苏醒时间。应力求平稳拔除气管导管。但对于饱胃、困难气道或可能造成气道相关损伤的患者，不建议在深麻醉下拔管。

19. 手术后如何处理疼痛？

可采取多模式方法治疗眼外伤后的疼痛，通常使用阿片类药物、非甾体抗炎药和对乙酰氨基酚。根据眼睛受伤害程度和手术种类，患者仍处于全身麻醉状态时，外科医生在手术结束时进行眼区神经阻滞。在患者仍处于麻醉状态下实施区域阻滞，对实施阻滞的外科医生或麻醉医生而言具有一定挑战性，因为此时患者无法进行反馈。

20. 开放性眼科手术应使用何种抗生素方案？

随时间推移，预防性抗生素治疗主要用于控制潜在感染，其提高了通过外科治疗达到功能恢复的可能性[30]。

推荐的抗生素方案如下[31]：

- 玻璃体内注射万古霉素：1 ml 注射器，1 mg/0.1 ml。
- 玻璃体内注射头孢他啶：2.25 mg/0.1 ml，1 ml注射器。
- 青霉素过敏时：玻璃体内注射庆大霉素：100 μg/0.1 ml，1 ml注射器，或阿米卡星200～400 μg/0.1 ml，1 ml注射器。
- 可疑蜡样芽孢杆菌感染：玻璃体内注射克林霉素：0.5 mg/0.1 ml（可选）。所有蜡样芽孢杆菌均对万古霉素敏感。
- 可疑真菌感染：玻璃体内注射两性霉素B：5～10 μg/0.1 ml。

21. 在恢复有用视力方面，遭受开放性眼球损伤的患者，有哪些可供借鉴的数据结果？

伤后即刻患者受累眼的光感水平可作为预后的一般预测指标。在患者的外伤眼缺乏任何光感的情况下，美国眼科损伤记录报告指出，16%的患者视力得到改善，2%的患者甚至达到20/40或更好的视力。在受伤后仍有光感的患者中，69%的患者术后

视力改善，19% 的患者视力恢复正常[29]。

22. 穿透性眼创伤的儿童患者，需考虑哪些特殊问题？

建议避免在麻醉诱导前尝试建立静脉通路，因为不仅会刺激患儿，还可能导致眼压显著增加。理想情况下，此类患者应通过面罩给予吸入麻醉药实施诱导。麻醉诱导后建立静脉通道。如果手术团队同意，非禁食患者应遵循 NPO 指南[29]。

参考文献

1. Product Summary Report-Eye Injuries Only, 2. U.S. Consumer Product Safety Commission, Directorate for Epidemiology. Nat Elec Injur Surv Syst (NEISS). 2003; 1.

2. Macias AA, Bayes J, McGoldrick KE (2015, 01 15). Anesthesia for emergent eye surgery. *UpToDate*. Retrieved 04 25, 2015, from http://www.uptodate.com/contents/anesthesia-for-emergent-eye-surgery?source=search_result&search=anesthesia+eye&selectedTitle=1%7E150.

3. Rahman I, Maino A, Devadson D, Leatherbarrow B. Open globe injuries: factors predictive of poor outcome. Eye. 2006;20:1336–41.

4. Andreoli CM, Gardiner MF. Open globe injuries: emergent evaluation and initial. UptoDate; 2009. Retrieved 24 Feb 2016 from http://www.uptodate.com/contents/open-globe-injuries-emergent-evaluation-and-initial-management.

5. Barash P, Cullen BF, Stoelting RK, Cahalan M, Stock C, Ortega R. Clinical anesthesia. 7th ed. Philadelphia: Lippincott Williams and Wilkins; 2013.

6. Coleman DJ, Trokel S. Direct-recorded intraocular pressure variations in a human subject. Arch Ophthalmol. 1969;82:637–40.

7. Chauhan BC, Drance SM. The influence of intraocular pressure on visual field damage in patients with normal tension and high tension glaucoma. Arch Ophthalmol. 1990;31:1145.

8. Agrawal R, Shah M, Mireskandari K, Yong GK. Controversies in ocular trauma classification and management: review. Int Ophthalmol. 2013;33:435–45.

9. Thompson WS, Rubsamen PE, Flynn HW Jr, Schiffman J, Cousins SW. Endophthalmitis after penetrating trauma. Risk factors and visual acuity outcomes. Ophthalmology. 1995;100:1696–701.

10. Scott IU, McCabe CM, Flynn HW, Lemus DR, Schiffman JC, Reynolds DS, Pereira MB, Belfort A, Gayer S. Local anesthesia with intravenous sedation for surgical repair of selected open globe injuries. Am J Ophthalmol. 2002;134:707–11.

11. Jamula E, Anderson J, Douketis JD. Safety of continuing warfarin therapy during cataract surgery: a systematic review and meta-analysis. Thromb Res. 2009;124:292–9.

12. Grzybowski A, Ascaso FJ, Kupidura-Majewsk K, Packer M. Continuation of anticoagulant and antiplatelet therapy during phacoemulsification cataract surgery. Curr Opin Ophthalmol. 2015;26:28–33.

13. Chen CL, Lin GA, Bardach NS, Clay TH, Boscardin WJ, Gelb AW, Maze M, Gropper MA, Dudley RA. Preoperative medical testing in Medicare patients undergoing cataract surgery. N Engl J Med. 2015;1530–8.

14. Bayes J. Management of implanted cardiac defibrillators during eye surgery. Anesth Analg. 2008;372:671.

15. Naccarati S. The oculocardiac reflex (Dagnini-Aschner phenomenon)-its use in medicine and psychology. Arch Neur Psych. 1921;5(1):40–57. doi:10.1001/archneurpsyc.1921.02180250043004.

16. Sorenson EJ, Gilmore JE. Cardiac arrest during strabismus surgery; a preliminary report. Am J Ophthalmol. 1956;41:748–52.

17. Kirsch R. The prevention of cardiac arrest in ocular surgery. South Med J. 1958;51:1448–53.

18. Yi C, Jee D. Influence of the anaesthetic depth on the inhibition of the oculocardiac reflex during sevoflurane anaesthesia for paediatric strabismus surgery. Br J Anaesth. 2008;101:234–8.

19. Bosomworth PP, Ziegler CH, Jacoby J. The oculo-cardiac reflex in eye muscle surgery. Anesthesiology. 1958;19:7–10.

20. Carter K, Faberowski LK, Sherwood MB, Berman LS, McGorray S. A randomized trial of the effect of midazolam on intraocular pressure. J Glaucoma. 1999;8:204–7.

21. Jaakola ML, Ali-Melkkilä T, Kanto J, Kallio A, Scheinin H, Scheinin M. Dexmedetomidine reduces intraocular pressure, intubation responses and anaesthetic requirements in patients undergoing ophthalmic surgery. Br J Anaesth. 1992;68:570–5.

22. American Society of Anesthesiologists Committee. Practice guidelines for preoperative fasting and the use of pharmacologic agents to reduce the risk of pulmonary aspiration: application to healthy patients undergoing elective procedures: an updated report by the American Society of Anesthesiologists Committee on Standards and Practice Parameters. Anesthesiology. 2011;114 (3):495–511.

23. Schäfer R, Klett J, Auffarth G, Polarz H, Völcker HE, Martin E, Böttiger BW. Intraocular pressure more reduced during anesthesia with propofol than with sevoflurane: both combined with remifentanil. Acta Anaesthesiol Scand. 2002;46:703–6.

24. Vinik H. Intraocular pressure changes during rapid sequence induction and intubation: a comparison of rocuronium, atracurium, and succinylcholine. J Clin Anesth. 1999;11:95–100.

25. Libonati MM, Leahy JJ, Ellison N. The use of succinylcholine in open eye surgery. Anesthesiology. 1985;62(5):637–40.

26. Chiu CL, Jaais F, Wang CY. Effect of rocuronium compared with succinylcholine on intraocular pressure during rapid sequence induction of anaesthesia. Br J Anaesth. 1999;82:757–60.

27. Drenger B, Pe'er J, BenEzra D, Katzenelson R, Davidson JT (1985). The effect of intravenous lidocaine on the increase in intraocular pressure induced by tracheal intubation. *Anesth Analg* 64, 1211–13.

28. Jm Berry, Merin RG. Etomidate myoclonus and the open globe. Anesth Analg. 1989;69:256–9.

29. Sinha AC, Baumann B. Anesthesia for ocular trauma. Trends Anesth Crit Care. 2010;21:184–8.

30. Pieramici DJ, MacCumber MW, Humayun MU, Marsh MJ, de Juan E Jr. Open-globe injury. Update on types of injuries and visual results. Ophthalmology. 1996;103:1798–803.

31. Ahmed Y, Schimel AM, Pathengay A, Colyer MH, Flynn HW Jr. Endophthalmitis follow open-globe injuries. Eye. 2012;26(2):212–7.

36 乳突切开鼓室成形术的麻醉

Martha R. Cordoba Amorocho

李华　李凤仙　译　刘岗　张鸿飞　校

病例

患者女性，24岁，因胆脂瘤致听力丧失，拟行右耳乳突切除术。

用药史	吸入药（具体不详）2掀，每4 h必要时（上次使用时间为3个月前） 劳拉西泮2 mg口服每6 h一次，焦虑时
过敏史	无已知药物过敏
既往史	哮喘和惊恐发作
手术史	3年前阑尾术切除术，有术后恶心呕吐史
妇产科	2周前末次月经
体格检查	生命体征：心率82次/分，血压120/64 mmHg，呼吸10次/分，呼吸空气时SpO$_2$ 99% 身高5英尺5英寸（约165 cm），体重156磅（约71 kg） 头、耳、眼、鼻、喉：正常头颅，瞳孔等大等圆，对光反射良好，口咽无异常 心脏听诊：心率、心律正常，无杂音 肺部：双肺听诊清晰 气道评估：Mallampati分级1级，张口度正常，颈部活动范围适当 无其他显著异常

1. 该患者术前评估应重点考虑什么？

乳突切开鼓室成形术患者的术前评估与其他耳鼻喉科日间手术患者并无明显差异。这些手术通常是择期手术，且失血量和液体转移有限。但对静脉注射抗生素无反应的急性乳突炎是一个例外，存在面瘫、脓毒症或颅内感染等并发症的可能，需行紧急或急诊手术[1]。

评估患者发生术后恶心呕吐（PONV）的风险并制订相应的麻醉方案至关重要。由于在手术过程中会旋转患者头部，所以患者清醒时判断其可接受的颈部活动范围非常重要，这样可避免在全身麻醉后由于体位改变可能对患者造成的颈部损伤。

正如术前评估所能预测的那样，应该对患者是否能安全耐受轻度/中度血压下降（部分病例中会使用控制性降压）或局麻药中肾上腺素的影响进行评估。

耳部疾病的常见症状包括听力丧失、眩晕和恶心。由于这些症状，患者在手术前可能存在不适。如果患者使用助听器，应在麻醉诱导前尽可能长时间使用助听器，并在可能情况下，苏醒时重新给患者戴上助听器，以促进交流并尽量减少患者焦虑[2]。

2. 该患者一直在关注全身麻醉相关的风险，其对在镇静下手术很感兴趣。你会对患者说什么？

因为手术过程中会有不适，如果患者术中发生体动，可能导致不良后果，故多数乳突切开鼓室成形术在全身麻醉下进行。然而，这些手术也可以在监测麻醉（monitored anesthesia care，MAC）和局部麻醉下进行，如果患者耐受性良好，不适程度也较低[3]。为了提高手术成功率，医院、麻醉医生和外科医生必须有在镇静状态下实施这些手术的足够经验。

充分的镇静和镇痛可通过不同药物实现。对于鼓室成形术的镇静和镇痛，右美托咪定似乎可与咪达唑仑-芬太尼相媲美[4]。丙泊酚也可用于这些病例的镇静[5]。

仔细选择 MAC 患者至关重要。理想情况下的 MAC 患者应该非肥胖、误吸风险低、无幽闭恐惧症或惊恐发作的病史，并且气道通畅。患者应了解手术过程中会发生什么，比如手术室噪声，以及对他们有什么要求（比如保持不动、耐受相对清醒的状态）。本病例中的患者既往有惊恐发作史，那么 MAC 手术可能并不合适。

3. 为什么外科医生实施的局部浸润麻醉对麻醉医生至关重要？

外科医生在手术开始时会注射含有肾上腺素的利多卡因。局部麻醉很少会导致暂时性面神经麻痹[6]，一旦发生，则患者在镇静状态下也会感到痛苦，甚至持续至全身麻醉苏醒后。

肾上腺素全身吸收可引起高血压或心律失常等血流动力学不稳定。麻醉医生通常会让血压和心率自然恢复到正常水平，但对于严重或急性发作的高血压，则需要首选血管扩张剂或 α 受体拮抗剂治疗。

4. 乳突切开鼓室成形术中的具体注意事项有哪些？

中耳手术患者的麻醉有其特点，包括注意患者的体位、使用手术显微镜（需无血手术野）、避免使用氧化亚氮、面神经监测和保护、平稳苏醒以及预防和治疗 PONV。

5. 针对此类患者术中体位，应采取哪些预防措施？

手术中，手术床的床头和患者气道通常会旋转 90° 或 180° 而远离麻醉医生。在手术台旋转过程中和旋转后，需要适当准备以确保患者安全。关键是要充分固定气管导管或喉罩，避免监护仪导线缠绕和断开，并确保麻醉回路管道和静脉通路长度足够。

此外，此类手术中患者头和颈部伸展并转向对侧，手术侧的耳朵朝上。应避免对侧耳、眼受压，同时避免可能损伤颈神经的极端体位。应将患者安全地固定在手术台上，防止坠床，因为这些病例中手术床经常会过度倾斜。

6. 为什么显微镜对该手术至关重要？其对麻醉有何影响？

手术在显微镜下进行，虽然这些手术的出血量非常小，但轻微出血均会被放大，影响术野清晰度。控制性降压是实现无血手术野的常用方法，也是乳突切开鼓室成形术成功的必要条件。这可以通过吸入麻醉药或全凭静脉麻醉技术实现。

合理的血压降低目标是血压轻度至中度（15% ~ 20%）降低，应避免血压过低（平均动脉压 < 60 ~ 65 mmHg）。低血压会增加缺血性器官衰竭导致的发病率和死亡率。心血管评估应考虑患者耐受轻度低血压的能力，有明显颈动脉狭窄或冠状动脉疾病的患者不适合使用控制性降压。

中耳手术中，进行控制性降压可使用的药物包括可乐定[7]、艾司洛尔[8]、硝普钠[9]、硫酸镁[10]和瑞芬太尼。当前首选的麻醉方法为，瑞芬太尼输注联合丙泊酚或吸入麻醉，充分满足手术需要，且没有心血管降压药的副作用[11]。瑞芬太尼也会减少患者在手术中的体动，并在手术结束时快速苏醒。右美托咪定可能会有帮助，但其在乳突切开鼓室成形术中应用的研究仍然有限[12-13]。

麻醉维持过程中可选择的吸入麻醉药有七氟烷[14]、异氟烷和地氟烷[15]，均能为中耳手术提供手术条件并维持可接受的低血压。

7. 此类病例中使用氧化亚氮有什么问题？

中耳腔充满空气，不能膨胀。氧化亚氮比氮气更易溶解在血液中，因此当使用氧化亚氮时，其进入中耳的速度比氮气更快，可能导致中耳压力增加。相反的情况发生在氧化亚氮停止使用后，随着氧化亚氮扩散到血液中，中耳出现负压。这些机械性作用可能导致鼓膜破裂，并可能使移植物材料和（或）听骨人工关节重建假体发生移位。

此外，氧化亚氮存在增加患者 PONV 的风险，氧化亚氮引起的中耳气压变化也可能是此类手术 PONV 增加的原因[16]。

使用氧化亚氮并无明显益处，因为存在上述缺点，建议在乳突切开鼓室成形术中避免使用。如果使用氧化亚氮，应在鼓室成形术或听骨链成形术前至少 30 min 停用，以使中耳腔重新平衡。

8. 面神经监测是否影响麻醉计划？

面神经损伤是乳突切开鼓室成形术中值得关注的问题之一。因此，此类手术中可使用面神经肌电图监测（facial nerve electromyography monitoring，FNM）。FNM 电极放置在同侧口轮匝肌和眼轮匝肌位置，接地电极置于颈部或胸部。

维持麻醉期间禁忌使用肌松药，因为面部神经损伤可能发生在其分布的任何地方，如果使用了肌松药，则可能无法发现这种损伤。然而可在诱导时使用琥珀胆碱以便于气管插管。也有医生喜欢仅使用丙泊酚和瑞芬太尼，在不使用任何肌松药的情况下完成气管插管。如果在气管插管时使用肌松药，手术前应确认神经肌肉功能已恢复[17]（以排除假性胆碱脂酶缺乏）。由于患者未使用肌松药，外科医生应在疼痛刺激前清楚告知麻醉医生。

瑞芬太尼可与吸入麻醉药联合使用或与丙泊酚合用行全凭静脉麻醉，以减少患者体动的发生。控制性轻度低血压适用于本手术，但由于乳突切开鼓室成形术疼痛刺激并不强烈，所以使用瑞芬太尼后，可能出现严重的心动过缓或低血压，务必注意。如果出现心动过缓，可根据需要给予格隆溴铵、阿托品、麻黄碱、肾上腺素，但有时只需停止使用瑞芬太尼即可。

9. 如何保护该患者的呼吸道，气管导管还是喉罩？

乳突切开鼓室成形术是否使用喉罩，多数考虑与其他手术类似。喉罩已被确定为气管导管的安全替代品，没有证据表明气道并发症增加[18-19]。此外，无论使用氧化亚氮与否，气道设备的选择似乎均不会影响中耳压力[20]。

部分麻醉医生更喜欢喉罩，因为不使用肌松药就可以可靠地置入，并且在手术结束移除喉罩时刺激较小，有助于平稳苏醒。然而，考虑到在该病例中气道可能远离麻醉医生，所以许多麻醉医师更喜欢使用气管导管。

10. 如何实施麻醉苏醒计划？

乳突切开鼓室成形术中，保持中耳压力稳定，避免术后出血是手术成功的关键。因此，苏醒时应尽可能避免咳嗽和呕吐。然而，没有绝对的技术可以实现这些目标。

麻醉医生可以选择在清醒或深麻醉下拔除气管导管。

清醒拔除气管导管通常被认为是一种安全的技术，因为此时保护性气道反射已经恢复，但可能出现明显的咳嗽、呕吐，甚至喉痉挛。麻醉医生更喜欢在这些病例中使用喉罩，因为手术结束一旦患者清醒就可移除喉罩，比拔除气管导管更平稳。

与外科医生密切沟通是平稳清醒拔除气管导管的必要条件。外科医生应该能够预测手术的结束时间，让麻醉医生有充分的时间调整药物剂量。手术结束清理手术区域和用敷料包扎乳突时，外科医生应动作温柔，以减少刺激，可能此时麻醉已变"浅"但患者尚未具备拔管条件。

深麻醉下拔除气管导管的优点是比清醒拔管的苏醒期更平稳，但深麻醉下拔管会使气道失去保护。如果进行深麻醉下拔管，应仔细考虑选择适合的患者，存在误吸、气道梗阻（例如阻塞性睡眠呼吸暂停）、术后呼吸抑制或困难气道（已知或怀疑）风险的患者应除外。

如果尝试深麻醉下拔除气管导管，在手术室进行更为合理和安全，等待患者从麻醉中苏醒，同时继续标准监测。麻醉医生应随时准备处理任何可能发生的拔管后气道并发症，如喉痉挛。

11. PONV 有多重要？如何治疗？

耳科手术后 PONV 的发生率高达 50%～80%[21]，可能与麻醉本身有关，也可能是中耳结构的直接操作和内耳结构的间接干扰所致。

治疗和预防 PONV 对改善患者体验至关重要，因为恶心呕吐比疼痛更令人痛苦。此外，任何干呕和呕吐均会引起中耳压力梯度变化，并影响手术部位的愈合。持续性眩晕、恶心和呕吐可能需要住院治疗，甚至需要延长住院时间。

如果存在其他危险因素，患者发生 PONV 的可能性进一步增加。这些危险因素包括女性（从青春期开始）、未吸烟、PONV 或晕动病史、儿童期（婴儿期后或青少年时期）、手术持续时间（手术时间增加 3 min，PONV 风险增加约 60%）（译者注：原文如此，应为手术时间增加 30 min，PONV 风险增加约 60%）以及使用氧化亚氮、挥发性麻醉药或术后使用阿片类药物[22]。

由于此类手术 PONV 的发生率高，除非存在禁忌，否则应常规预防用药。可选择不同的止吐药物，取决于给药时间、潜在副作用和禁忌证。

5- 羟色胺受体拮抗剂，如昂丹司琼，通常在手术结束时使用，可能的副作用为肝酶增加、QT 间期延长、便秘和头痛。麻醉诱导后给予地塞米松，手术结束时给予氟哌利多，但美国 FDA 曾针对氟哌利多发布过"黑框警告"，可能导致死亡和致命性 QT 延长或尖端扭转型室性心动过速。至少在手术结束前 4 h 使用东莨菪碱透皮制剂。手术结束时给予异丙嗪和丙氯哌嗪。东莨菪碱、异丙嗪和丙氯拉嗪可导致镇静、口干和头晕。抗组胺药苯海拉明和羟嗪也可能有效，并作为抢救药物使用，但其也可产生镇静作用[23]。

经皮东莨菪碱[24-25]、咪达唑仑[26]、地塞米松[27-28]、丙氯拉嗪[29]和昂丹司琼[30]单次使用，已被证明可降低中耳手术后 PONV 的发病率。

与单药疗法相比，多模式止吐疗法效果更好。已证明格拉司琼-地塞米松[31]和地塞米松-咪达唑仑[32]联合使用对此类手术有效。

PONV 高危患者接受中耳手术时应考虑使用丙泊酚在内的麻醉方法。与异氟烷相比，使用丙泊酚进行麻醉的患者恶心呕吐明显减少[33]。即使联合使用瑞芬太尼，接受丙泊酚麻醉的患者仍然获益。与七氟烷、瑞芬太尼麻醉相比，由丙泊酚和瑞芬太尼组成的全凭静脉麻醉，PONV 发病率和严重程度均较低[34]。即使考虑到费用，也应该考虑行吸入麻醉药联合丙泊酚输注麻醉，因为术后第一个 24 h 的恢复似乎与更低的 PONV 发生率有关[35]。

与静脉注射吗啡相比，外科医生在麻醉诱导后对耳大神经进行周围神经阻滞可减少 PONV 的发生[36]。外科医生不仅应考虑在 MAC 患者中使用局部麻醉，也应对全身麻醉病例使用。

参考文献

1. Levine AI, Govindaraj S, DeMaria JS, Gooden C, Chandrasekhar S. Otologic surgery anesthesiology and otolaryngology. New York: Springer; 2012 (pp. 173–182).
2. Liang S, Irwin MG. Review of anesthesia for middle ear surgery. Anesthesiol Clin. 2010;28(3):519–28.
3. Sarmento KMDA Jr, Tomita S. Retroauricular tympanoplasty and tympanomastoidectomy under local anesthesia and sedation. Acta Otolaryngol. 2009;129(7):726–8.
4. Parikh DA, Kolli SN, Karnik HS, Lele SS, Tendolkar BA. A prospective randomized double-blind study comparing dexmedetomidine vs. combination of midazolam-fentanyl for tympanoplasty surgery under monitored anesthesia care. J Anaesthesiol Clin Pharmacol. 2013;29(2):173–8.
5. Thota RS, Ambardekar M, Likhate P. Conscious sedation for middle ear surgeries: a comparison between fentanyl-propofol and fentanyl-midazolam infusion. Saudi J Anaesthesia. 2015;9(2):117–21.
6. Caner G, Olgun L, Gültekin G, Aydar L. Local anesthesia for middle ear surgery. Otolaryngol-Head Neck Sur. 2005;133(2):295–7.
7. Marchal JM, Gómez-Luque A, Martos-Crespo F, Sanchez De La Cuesta F, Martínez-López MC, Delgado-Martinez AD. Clonidine decreases intraoperative bleeding in middle ear microsurgery. Acta Anaesthesiol Scand. 2001;45(5):627–33.
8. Celebi N, Artukoglu F, Dal D, Saricaoglu F, Celiker V, Aypar U. Effect of hypotensive anesthesia on cognitive functions. A comparison of esmolol and remifentanil during tympanoplasty. Saudi Med J. 2007;28(9):1357–61.
9. Degoute CS, Ray MJ, Manchon M, Dubreuil C, Banssillon V. Remifentanil and controlled hypotension; comparison with nitroprusside or esmolol during tympanoplasty. Can J Anaesth. 2001;48(1):20–7.
10. Ryu JH, Sohn IS, Do SH. Controlled hypotension for middle ear surgery: a comparison between remifentanil and magnesium sulphate. Br J Anaesth. 2009;103(4):490–5.
11. Degoute CS, Ray MJ, Gueugniaud PY, Dubreuil C. Remifentanil induces consistent and sustained controlled hypotension in children during middle ear surgery. Can J Anaesth. 2003;50(3):270–6.
12. Ayoglu H, Yapakci O, Ugur MB, Uzun L, Altunkaya H, Ozer Y, Ozkocak I. Effectiveness of dexmedetomidine in reducing bleeding during septoplasty and tympanoplasty operations. J Clin Anesth. 2008;20(6):437–41.
13. Richa F, Yazigi A, Sleilaty G, Yazbeck P. Comparison between dexmedetomidine and remifentanil for controlled hypotension during tympanoplasty. Eur J Anaesthesiol. 2008;25(05):369–74.
14. Jellish WS, Owen K, Edelstein S, Fluder E, Leonetti JP. Standard anesthetic technique for middle ear surgical procedures: a comparison of desflurane and sevoflurane. Otolaryngol-Head Neck Sur. 2005;133(2):269–74.
15. Kaygusuz K, Yildirim A, Kol IO, Gursoy S, Mimaroglu C. Hypotensive anaesthesia with remifentanil combined with desflurane or isoflurane in tympanoplasty or endoscopic sinus surgery: a randomised, controlled trial. J Laryngol Otol. 2008;122(07):691–5.
16. Nader ND, Simpson G, Reedy RL. Middle ear pressure changes after nitrous oxide anesthesia and its effect on postoperative nausea and vomiting. Laryngoscope. 2004;114(5):883–6.
17. Cai YR, Xu J, Chen LH, Chi FL. Electromyographic monitoring of facial nerve under different levels of neuromuscular blockade during middle ear microsurgery. Chin Med J. 2009;122(3):311–4.
18. Taheri A, Hajimohamadi F, Soltanghoraee H, Moin A. Complications of using laryngeal mask airway during anaesthesia in patients undergoing major ear surgery. Acta Otorhinolaryngol Ital. 2009;29(3):151–5.
19. Ayala MA, Sanderson A, Marks R, Hoffer M, Balough B. Laryngeal mask airway use in otologic surgery. Otol Neurotol. 2009;30(5):599–601.
20. Hohlrieder M, Keller C, Brimacombe J, Eschertzhuber S, Luckner G, Abraham I, von Goedecke A. Middle ear pressure changes during anesthesia with or without nitrous oxide are similar among airway devices. Anesth Analg. 2006;102(1):319–21.
21. Fujii Y. Clinical strategies for preventing postoperative nausea and vomiting after middle ear surgery in adult patients. Current Drug Safety. 2008;3(3):230–9.
22. Gan TJ. Risk factors for postoperative nausea and vomiting. Anesth Analg. 2006;102(6):1884–98.
23. Gan TJ, Meyer T, Apfel CC, Chung F, Davis PJ, Eubanks S, Watcha M. Consensus guidelines for managing postoperative nausea and vomiting. Anesth Analg. 2003;97(1):62–71.
24. Honkavaara P, Saarnivaara L, Klemola UM. Prevention of nausea and vomiting with transdermal hyoscine in adults after middle ear

surgery during general anaesthesia. Br J Anaesth. 1994;73(6): 763–6.

25. Reinhart DJ, Klein KW, Schroff E. Transdermal scopolamine for the reduction of postoperative nausea in outpatient ear surgery: a double-blind, randomized study. Anesth Analg. 1994;79(2):281–4.

26. Jung JS, Park JS, Kim SO, Lim DG, Park SS, Kwak KH, et al. Prophylactic antiemetic effect of midazolam after middle ear surgery. Otolaryngol-Head Neck Sur. 2007;137(5):753–6.

27. Ahn JH, Kim MR, Kim KH. Effect of iv dexamethasone on postoperative dizziness, nausea and pain during canal wall-up mastoidectomy. Acta Otolaryngol. 2005;125(11):1176–9.

28. Liu YH, Li MJ, Wang PC, Ho ST, Chang CF, Ho CM, Wang JJ. Use of dexamethasone on the prophylaxis of nausea and vomiting after tympanomastoid surgery. Laryngoscope. 2001;111(7):1271–4.

29. Van Den Berg AA. A comparison of ondansetron and prochlor-perazine for the prevention of nausea and vomiting after tympanoplasty. Can J Anaesth. 1996;43(9):939–45.

30. Ku PK, Tong MC, Lo P, van Hasselt CA. Efficacy of ondansetron for prevention of postoperative nausea and vomiting after outpatient ear surgery under local anesthesia. Otol Neurotol. 2000;21 (1):24–7.

31. Gombar S, Kaur J, Kumar Gombar K, Dass A, Singh A. Superior anti-emetic efficacy of granisetron–dexamethasone combination in children undergoing middle ear surgery. Acta Anaesthesiol Scand. 2007;51(5):621–4.

32. Yeo J, Jung J, Ryu T, Jeon YH, Kim S, Baek W. Antiemetic efficacy of dexamethasone combined with midazolam after middle ear surgery. Otolaryngol-Head Neck Sur. 2009;141(6):684–8.

33. Jellish WS, Leonetti JP, Murdoch JR, Fowles S. Propofol-based anesthesia as compared with standard anesthetic techniques for middle ear surgery. Otolaryngol-Head Neck Sur. 1995;112(2): 262–7.

34. Jellish WS, Leonetti JP, Fahey K, Fury P. Comparison of 3 different anesthetic techniques on 24-hour recovery after otologic surgical procedures. Otolaryngol-Head Neck Sur. 1999;120 (3):406–11.

35. Lee DW, Lee HG, Jeong CY, Jeong SW, Lee SH. Postoperative nausea and vomiting after mastoidectomy with tympanoplasty: a comparison between TIVA with propofol-remifentanil and bal-anced anesthesia with sevoflurane-remifentanil. Korean J Anes-thesiol. 2011;61(5):399–404.

36. Suresh S, Barcelona SL, Young NM, Seligman I, Heffner CL, Coté CJ. Postoperative pain relief in children undergoing tympanomas-toid surgery: is a regional block better than opioids? Anesth Analg. 2002;94(4):859–62.

困难气道

Dennis J. McNicholl

肖可 刘美玉 译 李凤仙 张鸿飞 校

病例

患者女性，30 岁，肥胖，因机动车事故（motor vehicle accident，MVA）致头面部损伤和下肢开放性骨折，戴颈托被送入急诊科。

既往史	肥胖
	哮喘
用药史	口服避孕药
过敏史	无已知过敏
手术史	剖宫产术两次
	鼻窦手术
体格检查	身高 5 英尺 6 英寸（约 167 cm），体重 210 磅（约 95.5 kg）（BMI 34）
	生命体征：心率 106 次 / 分，血压 108/59 mmHg，呼吸 22 次 / 分，SpO$_2$ 96%（无重复呼吸面罩氧疗下）
	一般情况：警醒，对人、地点和时间的定向力均正常。对事故无记忆，戴颈托
	神经：无局灶性神经功能缺陷，肢体可活动，除左下肢肌力 3 级外，其余肢端肌力为 5 级，感觉完整
	五官：瞳孔等大等圆，双侧瞳孔对光反射和调节反射正常，左侧面部撕裂伤
	心血管：心动过速、无杂音、毛细血管充盈时间 < 3 s
	肺部：双侧呼吸音相同，无哮鸣音
	腹部：肥胖，无压痛，无肿胀
	四肢：左侧开放性胫腓骨骨折
禁食状态	事故前 3 h 进食

1. 你收到急诊科的"即刻（STAT*）"传呼，要求为正前往你所在医院的机动车事故患者提供气道管理帮助。在你去急诊科的路上，你对该患者的气道管理有哪些考虑？

因为这个阶段有很多"未知"，所以在患者到来前，有几种场景可能会在你的脑海中浮现。患者的意识状态如何？是否已经气管插管，或者在急诊科行评估或影像检查前是否需要立即气管插管？受伤的机制是什么？事故中受到多大能量的冲击？颈部受伤的可能性有多大？院前医务人员是否已经尝试过气管插管？气道有出血吗？患者血流动力学是否稳定或随时间推移而恶化？上述问题均需要考虑，这些问题可以帮助你集中注意力，并据此做好相应准备，这样在患者到达时你就可以收集到更多信息和病史资料。

2. 患者到达时戴着颈托躺在平板上，警醒，对人和时间的定向力均正常，但不记得事故中发生了什么。下一步气道管理的重点是什么？

也许当务之急是确定此时是否需要气管插管。生命体征（及其变化趋势）、精神状况（及其发展趋势）、受伤机制、是否需要手术（立即或延迟）以及在决定手术前是否需在急诊科进行影像学检查，这些均会影响是否气管插管或何时气管插管的决定。考虑这些会对你的决定产生影响的因素时，还必须

---

* 译者注：美国急诊传呼分为三个层次，紧急程度从高到低分别为 Stat、Emergent、Urgent

考虑到患者由于创伤、颈托、饱腹等因素导致的多重风险，并制订相应的计划。

当患者发生呼吸窘迫、精神状态恶化、出现血流动力学不稳定的休克先兆以及反流误吸时，应进行紧急气道保护。

3. 该患者气道如何评估？

该患者的主要优点是处于清醒状态。这种情况下可以根据病史和体格检查进行更全面的气道评估。实际上，ASA 指南建议，只要可行，在开始麻醉治疗和气道管理前应进行呼吸道病史采集和气道检查[1]。

采集**呼吸道病史**的目的旨在发现存在困难气道征兆的内科、外科因素和麻醉因素。如果可以及时获得以前的麻醉记录，则可能获取气道管理的有用信息。麻醉记录年代越久远，其指导意义就越小。然而，即使没有实际记录，仍可以从相关的病史问询收集到更多的信息——患者在之前的手术后是否被告知过任何麻醉/气道问题、是否接受过需要气道插管的手术、自上次手术以来体重是否明显增加或降低等。

同样，只要有条件，就应进行**气道检查**。目的是发现可能提示存在困难气道的体征。同时，建议多方面评估气道。

4. 该患者病史中是否有气道管理相关的问题值得关注？

以气道为重点询问患者病史可能发现相关问题并予以查明。该患者做过鼻窦手术，如果可能，应搜集更多有关这方面的信息，例如手术过程中是否存在困难插管，或上次手术是什么时候（正如其目前情况，如果经鼻气管插管或使用鼻咽通气道，应考虑患者鼻咽部组织脆弱或存在炎症反应）以及该手术的手术指征（如息肉、肿瘤切除、鼻出血）。

该患者另一个诊断是哮喘，询问其是否曾因哮喘进行过气管插管有助于了解该疾病的情况（不仅可以提供有关气管插管的信息，还可能提示存在严重的气道基础疾病）。还要了解沙丁胺醇喷雾剂的使用频率以及是否需要口服类固醇激素来控制哮喘症状。

患者是否打鼾也是一个重要的病史采集问题。

与其他问题相比，这个问题有点特别，患者本人很难给出答案（虽然部分患者会承认被自己的鼾声吵醒）。即使患者承认或被别人告知自己打鼾，这些信息也只是偶尔被记录在病历内，所以可能"逃过"多数医师的"法眼"。对打鼾最在意的可能就是麻醉医生，因为打鼾是面罩通气困难的一个危险因素。

在进行全面的气道病史检查时，值得注意的是，即使患者没有手术史，但如果既往出现过需要气管插管的非手术情况（例如哮喘、慢性阻塞性肺疾病加重、脓毒症等），也可以获得与气管插管有关的重要信息。

5. 根据该患者情况，你希望在体检中发现哪些可能对气道管理有用的重要信息？

该患者清醒，至少可以配合一定程度的气道检查。但因为颈托的存在，部分检查受限。气道的基本评估包含颈椎活动度，但目前情况显然无法评估。颈托也会限制张口度（正常情况下气道检查的另一个基本内容）。

ASA 指南建议评估气道的多种特征，总共列出了 11 个。但同时也指出，这并非详尽的列表，也未强制对所有内容进行评估（再次强调，应根据临床情况判断是否应该评估气道的某些方面）。

气道检查的所有项目中，实际只有四项需要患者配合（译者注：括号内的检查结果提示有困难气道风险）：

- 悬雍垂是否可见（Mallampati 分级 3 级或 4 级）
- 切牙间距（小于 3 cm）
- 头和颈部的活动度（不能伸展颈部或下颏碰不到胸部）
- 下颌骨主动前伸时上下颌切牙的关系（下颌切牙无法置于上颌切牙前）

以下七条气道检查不需要患者合作，可通过目测或轻轻使用压舌板进行外部评估。这些评估可以提供困难气道可能性的重要且关键的信息。包括：

- 上切牙长度（相对较长）
- 正常下颌闭合时上颌切牙与下颌切牙的关系（明显的"地包天"）
- 腭部形状（高腭弓或腭部狭窄。可通过轻轻使用压舌板评估）
- 下颌下间隙的顺应性（僵硬、固化、被肿块

占据或无弹性）

- 甲颏距离（小于三指，三指通常约 6 cm）
- 颈长度（短）
- 颈粗细（粗）

舌体相对于口腔大小这一特征并不在以上检查项目中，但可能是气管插管期间具有重要临床意义的身体特征。该特征与下颌下间隙的顺应性有一定关系，因为在直视喉镜检查过程中通常会将舌体推移至该间隙。据此，舌体较大或下颌下间隙顺应性降低，均提示困难气道可能，但同时存在两种情况时，即舌体较大合并下颌下间隙顺应性降低，困难气管插管的难度明显增加。

此外，该患者 BMI 升高，也增加了面罩通气困难（difficult mask ventilation，DMV）和气管插管困难（difficult intubation，DI）的风险。

6. 你是否会尝试获取既往医疗记录后再考虑处理该患者的气道问题？

总体而言，获取更多的病史至关重要，可能影响气道管理策略。如果患者病史提示可能发生困难气道或严重情况，如果时间允许且可行，则应获得这些记录。某些情况下，为了安全管理困难气道，还需要请其他科室医师会诊（例如耳鼻喉科医生）。

获取既往记录可能与在自己医院的电子病历系统中查找麻醉记录一样简单快捷，也可能与向另一家医疗机构提交申请一样繁琐得令人望而却步。

是否为了获取既往记录而推迟插管，取决于这些信息在当时对患者气道管理的重要性，并注意需用多少时间来获取该信息。如同本病例中这种二级（Emergent）/ 三级（Urgent）紧急状态下，患者的临床情况决定了是否需要获取既往病史或记录。

7. 创伤影像学检查〔例如 CT 扫描、X 线、创伤超声重点评估（FAST）〕应在气道保护之前还是之后进行？头颈部 CT 成像能否帮助你决定采取何种方法保持气道通畅？

创伤影像检查的时机通常由急诊内科医生或创伤团队决定。尽管进行额外的影像检查可能有助于

病情判断，但即使颈部 CT 检查得出的所谓"正常"结果，也不能排除某些损害（例如脊髓钝挫伤、韧带不稳定），因此，从气道管理的角度来看，CT 影像结果对气道管理策略的改变可能微乎其微，故此阶段假设颈椎不稳比较明智。

8. 据你估计，该患者气道管理可能存在哪些问题？

ASA 困难气道处理法则旨在帮助识别潜在的气道问题并制订预案，而不是在气道危机出现时才启用。

在患者病史采集和气道检查完成后，应有足够的信息对当前临床状况相关的六个基本气道管理问题（如 ASA 困难气道处理法则所述）的可能性及其临床影响进行评估。这些问题如下：

- 患者是否难以配合或不配合
- 是否有面罩通气困难
- 是否有声门上气道建立困难
- 是否有喉镜检查困难
- 是否有插管困难
- 是否有外科气道建立的困难

以上问题中值得注意的是，可以通气比可以气管插管更重要。尽管麻醉医生的气管插管能力已成为人们关注的重点，但在救治已知或疑似困难插管的患者时，面罩通气能力才是真正的救命技能。本病例中，无法采取与择期病例中类似的方法对患者气道进行详细评估，这就使得正确评估患者面罩通气困难的危险因素变得更加重要。

9. 如何制订管理该患者气道的计划？

ASA 困难气道处理法则描述了关于气道管理的四个基本选择：

- 清醒还是全麻诱导后气管插管
- 首次气管插管选择无创还是有创方法
- 首次气管插管是否使用可视喉镜
- 是否保留自主呼吸

与气道管理决策树相似的气道管理方法是气道处理法则（Airway Approach Algorithm，AAA）[2]。这个法则是在 ASA 困难气道处理法则（ASA Difficult Airway Algorithm）之前运用的方法。

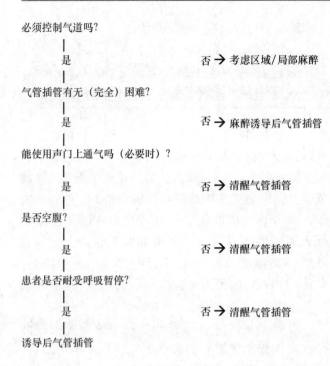

必须控制气道吗？
　　｜
　　是　　　　　　　　　否 → 考虑区域/局部麻醉
　　｜
气管插管有无（完全）困难？
　　｜
　　是　　　　　　　　　否 → 麻醉诱导后气管插管
　　｜
能使用声门上通气吗（必要时）？
　　｜
　　是　　　　　　　　　否 → 清醒气管插管
　　｜
是否空腹？
　　｜
　　是　　　　　　　　　否 → 清醒气管插管
　　｜
患者是否耐受呼吸暂停？
　　｜
　　是　　　　　　　　　否 → 清醒气管插管
　　｜
诱导后气管插管

　　根据 AAA，如果已经确定确实需要控制气道，则只剩下两个答案可供选择：清醒气管插管或麻醉诱导后气管插管。这两个选项即对应 ASA 困难气道处理法则的入口点（流程图中每个框的顶部）。

10. 你会尝试清醒气管插管吗？

　　在气管插管前评估（体格检查、病史）的基础上，必须评估气管插管或面罩通气困难的可能性。清醒气管插管的适应证包括：
- 既往气管插管困难史
- 预期面罩通气困难
- 体格检查提示气管插管困难
- 面部、颈部、上呼吸道、颈椎创伤
- 误吸高风险
- 颈椎病
- 低血压、休克
- 呼吸衰竭

　　患者颈托固定，处于制动状态，有面部撕裂和足以分散注意力的创伤（下肢开放性骨折）（译者注：distracting injury 为"足以分散注意力的创伤"，有 distracting injury，就不能临床排除颈椎创伤，因为下肢开放性骨折疼痛较强，足以掩盖颈椎创伤的疼痛），因此该病例有颈椎损伤的可能。一般来说，对于颈椎病或颈椎创伤，清醒插管可以使神经检查在气管插管后、全麻诱导前进行，该结果可以和气

管插管前的神经检查进行比较，并记录在病程中。该患者也应视为饱胃，存在较高的误吸风险。

　　对于像这样颈椎潜在不稳定的患者，如果确定使用直接喉镜下气管插管把握性较大，那么可在人为固定颈椎保持轴线稳定性（manual in-line stabilization, MILS）后，用直接喉镜进行气管插管。

11. 经鼻气管插管会优于经口气管插管吗？

　　据文献报道，纤维支气管镜经鼻插管可减少颈部活动，因此部分病例可使用纤维支气管镜经鼻插管。此外，与经口纤维支气管镜插管暴露声门路径的角度陡直相比，经鼻纤维支气管镜暴露声门时角度更加圆滑（更易于暴露声门）。

　　然而，由于存在面部外伤（这是经鼻气管插管的相对禁忌证）以及鼻窦手术史，不建议该患者采用经鼻气管插管。

12. 进行气管插管时如何处理颈托？

　　颈托的目的是限制已知或疑似颈部损伤患者的颈部运动，它的存在也会限制患者的张口度，通常会妨碍直接喉镜气管插管。对于计划采取 MILS 方案的直接喉镜气管插管，可以安排训练有素的专业人士保持患者颈部稳定（不施加牵引力）的同时移除颈托的前部。

　　对于纤维支气管镜气管插管，如果张口程度足以置入纤维支气管镜（以及保护纤维支气管镜的牙垫），则可以不必取下颈托。

13. 你会在气道黏膜表面麻醉之前使用干燥剂吗？

　　如果在清醒的纤维支气管镜气管插管前需要对气道进行表面麻醉，则应考虑使用止涎剂。抗胆碱药中格隆溴铵（0.2 mg 静脉注射）最常用。与阿托品相比，其起效迅速（2 ~ 4 min），且不会透过血脑屏障，故降低了中枢抗胆碱能作用引起谵妄的风险。

　　止涎剂可减少口腔分泌物，从而提升麻醉医生视野的可见度。此外，当口咽黏膜干燥时，表面麻醉剂效果更好，从而减少了局麻药用量和毒性反应的风险。

　　该患者到达医院时存在心动过速，原因可能多

方面（疼痛、焦虑、血容量减少等）。尽管如此，这种情况下使用抗胆碱能药物后需要考虑心率增加的副作用。显然，部分患者比其他患者更能耐受抗胆碱能药物引起的心率增加。

对于那些不适合使用止涎剂的患者，可以考虑其他干燥口腔和黏膜的方法。使用 Yankauer 吸引管或软头气管内吸引管进行轻柔吸引可能减少分泌物；但要注意这样做时可能引发呕吐反射。也可以手工干燥舌头和口腔黏膜，例如用纱布垫包裹在压舌器周围并直接伸入口腔擦拭（同样注意不要引起呕吐反射）。

14. 如何进行气道局部表面麻醉？气道表面麻醉有何风险或副作用？

许多技术可用于气道表面麻醉，包括即时雾化器（atomizer）、电动雾化器（nebulizer）（译者注：nebulizer 本质上是电动 atomizer，两者均能将液体化学剂转化为细雾，然而两者之间存在区别。nebulizer 需要一定时间，而 atomizer 是即时雾化。atomizer 可以控制剂量，而 nebulizer 则不然）、软膏和经气管滴注。常用药物为利多卡因或苯佐卡因，但每种药物均有其副作用。

表面麻醉比较耗时，可能延缓患者后续治疗。如果有分泌物，则较难达到充分的表面麻醉效果，且重复使用后急性毒性反应的风险增加。最后，表面麻醉（特别是声带的表面麻醉）可能导致咳嗽或呕吐，如果发生误吸或氧饱和度降低，反而缩短需要气道保护的时间。与较大用量的局麻药相比，较小的用量（1～2 ml）可能产生较少的咳嗽反射。

15. 当前麻醉学培训和实践中，鼓励在遇到困难时寻求帮助。该患者清醒气管插管之前，你会寻求帮助吗？

一般来说，麻醉实践较大程度上有赖于麻醉医生的个人专业能力，但也应认识到，麻醉医生也是手术团队的成员之一，必要时应及时寻求帮助。

ASA 困难气道指南（ASA Difficult Airway Guidelines）中关于寻求帮助的一条意见是，至少需要另一名人员立即前来协助气道管理。指南并未限定此人员应受过何种程度的训练或具备何种经验，显然是由每

个麻醉医生自行决定由谁参与协助。

16. 患者使用非重复吸入面罩时 SpO_2 为 96%，对其进行气道管理时应如何维持氧合？

如果需要更多的时间来保护气道，建议在开始处理困难气道之前使用面罩预给氧，以延迟氧饱和度下降的开始时间。然而，如果患者不配合 / 好动或小儿，可能无法成功进行面罩预给氧。然而，对于那些合作但因幽闭恐惧症或焦虑症而不能耐受面罩通气的患者而言，简单地取下面罩，让其从呼吸环路连接口处呼吸可能更容易令他们接受，并能达到一定的预给氧目标（与完全不使用面罩预给氧相比）。

吸氧也是困难气道管理过程中的重要组成部分。在**气管插管前**预给氧，可以使用（但不限于）经鼻导管、面罩给氧或两者兼而有之。对于困难气道患者的**气管拔管后**供氧，选择方式包括（但同样不限于）面罩给氧、鼻面部吹氧（blow-by oxygen，译者注：鼻面部吹氧，一种并不精确的供氧方式，将输氧管插入纸杯，纸杯距离患者口鼻面部 2 英寸给患者输氧，主要用于儿童不能耐受吸氧面罩时，有幽闭恐惧症的成人也可用此方法）或经鼻导管给氧。

17. 何种情况下你会请耳鼻喉科医生在床旁待命，甚至做好外科建立气道的准备？

必须承认，麻醉中的气道管理与相关专科（例如急诊科、耳鼻喉科）之间至少存在部分重叠，为了患者利益，应强调团队协作。

如果建立有创气道的可能性较大，谨慎的原则是采取措施为之做好准备，包括要有一名身穿手术衣、戴手套、手持手术刀的耳鼻喉科医生（gowned-and-gloved ENT surgeon with scalpel）时刻准备手术建立气道。临床中这种情况比较少见，但必要时这样做也合乎规范。该患者是否需要这样的准备，取决于其是否被认定为气管插管成功的可能性低（无论是经口还是经鼻）、声门上通气（面罩通气或喉罩通气）成功的可能性低、无法配合清醒气管插管或清醒气管切开。假设所有这些情况均存在，上述低可能性的情况真的发生了，那么这名患者的气道管理就要转为建立紧急有创气道。

ASA 困难气道处理法则的"终点"是，所有其他模式均未成功并且无法为患者供氧和通气时，应紧急建立有创气道。有意思的是，虽然这项技术是由 ASA 为麻醉医生制订的困难气道处理法则中的内容，但几乎所有与此相关的培训均针对如何避免发展到使用该技术的地步。不仅因为该操作的失败率高，并发症发生率也高。因此，有一位熟悉气管手术的医生随时待命非常必要。该处理法则并未要求由麻醉医生来执行此操作（建立有创气道）。

18. 为该患者实施清醒纤维支气管镜气管插管，应如何准备？你会告诉患者哪些内容？

真正紧急情况下，花时间告诉困难气道患者气道管理方案的风险和步骤似乎适得其反。原因之一是，这样做会分散用于处理当前任务的精力；其次，任何这样的讨论均不太可能改变气道管理策略。然而，对于这样一个重要且可能危及生命的操作，良好沟通（与患者或其医疗委托人/代表）的前提是值得为此考虑，且能让患者理解到合作会给他们自己和医生带来益处。患者存在困难气道时，ASA 指南建议告知患者（或其委托人）与困难气道管理相关的特殊风险和流程。

19. 患者告诉你她非常焦虑，并询问是否可以在气管插管时使用镇静剂，你如何回答？

这种情况下关键是"合理使用"，因为该患者使用镇静剂存在诸多风险。

该病例中患者被描述为"清楚警醒"，然而患者并不记得事故本身，这值得注意。患者临床上看起来相对稳定，但颈椎问题尚未排除。如果选择清醒气管插管，理想情况是用局部麻醉药对气道进行表面麻醉，几乎不需要使用镇痛或抗焦虑药物。

如果决定使用抗焦虑药物以改善患者配合度，从而提高气管插管成功的可能性，则有以下几种方案可供选择：

（1）咪达唑仑相对短效，有抗焦虑和遗忘作用，可被氟马西尼拮抗。当然，苯二氮䓬类药物与阿片类药物存在协同作用，呼吸抑制值得关注，所以需要明确目前为止患者在临床病程中是否接受过阿片类药物治疗。

（2）另一种选择是右美托咪定，不仅可维持呼吸驱动力，同时具有抗焦虑作用，但该药物没有拮抗剂。

（3）虽然氯胺酮在某些情况下可用于镇静，但其存在副作用，如烦躁不安和唾液分泌增加，这些副作用该病例中均不希望发生。

20. 使用镇静剂后，患者看起来不那么焦虑了。几分钟后，患者呼吸频率明显下降，且难以唤醒。此时你该怎么办？

此时有几件事要做，但最关键的是要认识到这种情况需要立即重视。必须保证充足的供氧。使用语言或触觉刺激提高患者意识水平，同时考虑使用镇静剂的拮抗剂。

上述方法无效时，应面罩辅助通气并吸氧，以应对呼吸频率的下降。

21. 尝试面罩通气时，监护仪上看不到呼气末二氧化碳（etCO$_2$），怎么办？

这在一定程度上取决于操作者面罩通气的水平。面罩通气不足的指征包括：

- 胸廓运动减弱或消失。
- 呼吸音消失或减弱。
- 可闻及气道梗阻声音、胃充气/膨胀。
- 氧饱和度不足或降低。
- 发绀。
- etCO$_2$ 消失、降低或升高。
- 呼气流量消失或不足（肺活量测定）。
- 高碳酸血症或低氧血症导致的血流动力学影响（例如心动过速、高血压、心律失常）。

某些情况下，监测可能误报 etCO$_2$ 消失（例如，CO$_2$ 采样管过长可能导致采样气体延迟到达监护仪，或呼吸环路连接松动）。另一种可能性是心排血量极低，表现为难以察觉的低 etCO$_2$。

这种情况需要马上处理，应立即重建通气，尝试面罩通气，或立即进行气管插管。

22. 面罩通气困难能否预见？

这种情况需要紧急气管插管，面罩通气的条件并不理想，而且颈托影响面罩的密闭程度以及正常情况下本可以容易进行的下颌前移和复位操作。该患者至少存在一个面罩通气困难的危险因素，即BMI。虽然"肥胖"经常被认为是面罩通气困难的一个危险因素，但并不完全准确，因为 Langeron[3] 在原始文献中将 BMI > 26 kg/m² 定义为肥胖，而这实际上对应传统 BMI 分类中的"超重"。

从报告的病例信息中尚不清楚患者是否打鼾（如前所述，很难从患者报告的病史中发现，且不常列入病程记录中）。因此，打鼾也可能是该患者的危险因素，应予以考虑，特别是在高 BMI 患者。

面罩通气困难的常见危险因素如下：
- 有胡须
- BMI > 26 kg/m²
- 牙齿缺失
- 年龄 > 55 岁
- 打鼾史

23. 当你在该患者麻醉记录中描述气管插管过程时，应如何描述你所遇到的面罩通气困难？

详细记录面罩通气的过程及成功（或失败）经验对未来治疗至关重要，采取常用描述方法记录即可。Han 等学者开发了一个评分标准对面罩通气的困难程度进行有效分级，具体如下：

面罩通气困难评分

0 级	未尝试面罩通气† （24%）
1 级	可行面罩通气（54%）
2 级	需用使用带有口腔通气道或其他辅助器具的面罩通气（20%）
3 级	面罩通气困难 *（1.2%）
4 级	无法面罩通气（0.05%）

† 译者注：经查阅原始文献，Han 等学者的研究共纳入 1854 例全麻患者，其中有 24.2% 未行面罩通气即进行快速顺序诱导后气管插管，因此未评估面罩通气的难易度。

* 该量表中，"面罩通气困难（difficult mask）"定义为"面罩通气不足、不稳定或需要两名人员辅助通气"和"无论是否使用肌松药"

24. 面罩通气困难是否常见？

总体来说，每 100 次全身麻醉可能发生 1 ~ 2次面罩通气困难，每 1000 次全身麻醉可能发生 1 ~ 2 次面罩完全无法通气的情况（即标准通气、口咽通气道、双人操作的面罩通气均失败等）。当然，这些数字是大致估计，因为在面罩通气困难的危险因素较多的患者亚群中，实际发生率更高。

定义面罩通气不足有一定难度，因为该定义涉及呼吸音、胸廓运动、氧饱和度低于一定数值、发绀的发生等。与气管插管相比，面罩通气充分性的判定更像是一个连续过程，而并非成功与否的二元论。

随着新技术的应用和更高级气道设备（特别是视频喉镜）的推广，仅依赖于患者陈述既往全麻时无气道问题来判断其是否存在困难气道可能并不可靠。既往麻醉中未出现问题，很可能是因为已经预计到困难气道，但通过已有的专业设备做了充分准备后成功实施气管插管。

25. 气管插管困难是否常见？

与面罩通气困难相比，气管插管困难的定义比较简单：气管插管成功或失败，没有模棱两可。直接喉镜下气管插管困难的发生率从 0.1% 到 13% 不等。气管插管失败的发生率约为 0.5% ~ 2.5%。

26. 患者同时存在面罩通气困难、气管插管困难的概率有多大？

幸运的是，患者存在面罩通气困难合并气管插管困难的情况非常罕见。据估算，该情况的发生率约为每 10 000 例全身麻醉中有 0.01 ~ 2 例。

27. 建立有创气道有哪些选择？

同样，必须参考 ASA 困难气道处理法则，只有三个选项：
- 手术或经皮气管切开术
- 声门上喷射通气
- 逆行气管插管

因为反复尝试气道插管可能造成气道水肿、声带损伤或不必要的创伤，可以取消择期手术。但本病例中，取消手术并不可行。

28. 环甲膜切开术的禁忌证是什么？

既往存在喉部疾病	急性炎症 慢性炎症 恶性肿瘤
凝血障碍	
气道解剖异常	
婴幼儿及年龄＜6 岁的儿童	
环甲膜切开术经验不足（经验可减少并发症）	

29. 该患者拔除气管导管时的风险高吗？

诚然，人们对困难气道管理的大部分关注集中在气管插管上，然而，如果气管插管需要一个完善的管理计划，那么拔除气管导管也需要。

判断一名气管插管困难的患者是否也会出现拔管困难需要运筹决策，同样需要考虑许多因素。如果影响气管插管的因素已不复存在（例如已去除颈托，或气道肿瘤已切除），那么拔管的风险实际上降低了。相反，如果患者实施了颈椎融合手术，或现在气道水肿更严重，则拔除气管导管的风险可能更高。

其他可能提示拔除气管导管风险较高的临床情况有：

- 医疗情况
  - 气管软化（动态气道阻塞）
  - 声带反常运动（吸气或呼气时声带内收）
  - 帕金森病（震颤：声门开/闭异常，误吸风险）
  - 类风湿关节炎（平时即表现为伸颈困难、环杓关节炎）
  - 阻塞性睡眠呼吸暂停（平时即存在气道梗阻表现，使用镇静剂/麻醉剂时加重）
  - 肥胖（加速血氧饱和度下降，伴或不伴有气道梗阻）
  - 气道烧伤（分泌物清除能力受损，CO_2 产生增加）
- 外科手术
  - 耳鼻喉科手术
  - 喉部手术（声门水肿）
  - 甲状腺手术（喉上神经或喉返神经损伤，局部血肿）
  - 颈深部感染（水肿）
  - 气管切除术（保护性缝合限制了重新气管插管的通道）
  - 悬雍垂腭咽成形术（先前存在阻塞性睡眠呼吸暂停、肥胖、气道水肿）
  - 颌面部手术（下颌手术、下颌骨缝线）
  - 颈椎手术（活动度减少，伴或不伴有俯卧位及气道肿胀）
  - 颅后窝手术（脑神经或颈椎损伤，呼吸中枢损伤）
  - 颈动脉内膜切除术（血肿、神经损伤）

30. 尝试拔除气管导管时，你会采取什么特殊的预防措施？你会请耳鼻喉科医生在床旁协助吗？

ASA 指南中关于气管插管的建议同样适用于拔管（例如预给氧、气道不安全时输送补充氧、需要增加人员协助管理）。

必要时能够及时重新气管插管应成为拔管计划的一部分，因此需要制订明确计划并准备可用的专业设备。

推荐短时间使用可提高重新插管速度的引导设备，ASA 指南推荐了两种不同类型的装置：**管芯（stylet）**（插管探条）和**导管型通气设备（conduit）**：

拔管前，通过气管导管将**管芯**（插管探条）插入气管，以便在需要时通过此管芯再次气管插管。这类装置的代表有气道交换导管或插管探条（bougie）。这两种材料的根本区别在于，气道交换导管的中空管芯具备了一定的给氧和通气能力（需要使用可以连接到简易呼吸器面罩端或麻醉机通路或喷射通气器上的适配器），而插管探条为实心，无法做到这一点。另一个不同之处是插管探条头端有一个转角（倾斜角度为 40°），而气道交换导管则没有。

另一方面，**导管型通气设备**也包括喉罩或插管型喉罩等，可实现声门上通气和气管插管。

31. 该患者应该被告知有困难气道吗？

在对存在困难气道危险因素的患者尝试气管插管时，可能最终并未表现为困难气道。既往史中气管插管操作的实际经验将为气道的困难程度提供可靠信息。此外，临床情况（比如急诊还是择期）或患者特征（例如使用颈托、患者体位）可能增加患者气道困难程度，但如果这些因素发生了变化或随后的气管插管过程与之无关，则并不增加气道困难程度。

如果患者存在多个气管插管困难的危险因素，但最终直接完成了气管插管［通过传统的简易呼吸器面罩通气和（或）直接喉镜下气管插管］，那么将这些信息记录在病历中并告知患者就显得尤为重要，这样有利于将来需要时能及时调取相关信息，避免因获取这些信息而造成临床资源的浪费，也能避免对患者心理产生的影响。

ASA 指南确实建议将遇到的所有关于困难气道的信息均详细记录在患者病历中，这自然包括所采用的技术和设备信息，以及各自的成功或失败经验。部分医院的病历系统还可以将患者的相关情况以表格形式呈现，以便在下次入院治疗时予以参考。

ASA 还建议将这些重要信息告诉给患者相关的其他人。当然，主要是告知患者（如果患者丧失行为能力，则通知其医疗委托人）。为此，也许需要向他们发一封"困难气道信"，可能还会建议给他们一个警示手环，以提醒其他人存在该情况。对于那些表面上看起来并非困难气道的患者（"非预计的困难气道"患者）来说，警示手环可能更有用。

患者遇到的任何困难气道问题也应告知外科医生和家庭医生。

32. 与困难气道相关的主要不良后果有哪些?

即使已经预料到并有时间制订计划，困难气道的处理在诸多方面仍存在较高风险。临床实践中，除困难气道外，很少有其他临床状况会因处理不当而立刻导致灾难性后果。当不能及时保障气道通畅时，有出现不良后果的可能性。这些不良后果包括气道损伤（如出血、水肿、食管穿孔、气管穿孔、气胸）、牙齿或气道损伤、误吸、死亡、脑损伤、心搏骤停和建立不必要的有创气道。

33. 气道管理失败和产生并发症的最主要原因有哪些?

- 术前气道评估不准确或不完善。
- 未能正确预测面罩通气的难易程度。
- 未能正确预测直接喉镜下气管插管的难易程度。
- 未能正确预测拔除气管导管的并发症。
- 不愿放弃失败的气道管理计划。
- 在困难气道出现时未能第一时间寻求帮助。
- 后备计划准备不完善。
- 压力下发挥失常。
- 判断失误。

参考文献

1. Practice Guidelines for Management of the Difficult Airway. American Society of Anesthesiologists. Anesthesiology. 2013;128 (2):1–19.
2. The Airway Approach Algorithm. Rosenblatt WH. J Clin Anesth. 2004;16(4):312–6.
3. Langeron O, Masso E, Huraux C, et al. Prediction of difficult mask ventilation. Anesthesiology. 2000;92:1229.
4. Han R, Tremper K, Kheterpal S, O'Reilly M. Grading scale for mask ventilation. Anesthesiology 2004;101:267.

推荐阅读

5. Atlee JL. Complications in Anesthesia. Chapter: Elsevier/ Saunders; 2007 40.
6. ASA (2005) Management of the difficult airway—a closed claims analysis.
7. Glick DB, Cooper RM. The Difficult Airway. 2013.
8. Hagberg, CA. Benumof and Hagberg's airway management, 3rd Ed.; 2013.
9. Hung OR, Murphy MF. Management of the difficult and failed airway, 2nd Ed. McGraw-Hilll; 2011.
10. Rosenblatt WH, Popescu, WM. Master techniques in upper and lower airway management; 2015.

38 儿童扁桃体切除术和腺样体切除术

Makara E. Cayer

肖可 汪燕 译 刘岗 张鸿飞 校

病例

患者男性，4 岁，体重 17 kg，患唐氏综合征，拟行扁桃体和腺样体切除术。

用药史	无
过敏史	无已知药物过敏
既往史	21 三体综合征
	阻塞性睡眠呼吸暂停
	扁桃体和腺样体肥大
体格检查	生命体征：在正常年龄范围内，BMI 为 25
	口咽：扁桃体 3 度肿大，其余正常
	其他系统体格检查无明显异常

1. 扁桃体和腺样体切除术最常见的适应证是什么？

2006 年，美国约有 530 000 例儿童行扁桃体切除术（伴或不伴腺样体切除术）[1]。扁桃体切除术的常见适应证是梗阻（包括阻塞性睡眠呼吸暂停）、感染（包括慢性扁桃体炎）和扁桃体肿大。腺样体切除术的常见适应证包括鼻咽阻塞、咽鼓管功能障碍和复发性中耳炎、慢性鼻窦炎、阻塞性睡眠呼吸暂停，以及慢性或复发性腺样体炎[2]。

2. 什么是阻塞性睡眠呼吸暂停？该疾病在儿科和成年患者中的分类有何不同？

阻塞性睡眠呼吸暂停（obstructive sleep apnea，OSA）被定义为睡眠期间上呼吸道部分或完全性阻塞所致的综合征，是睡眠障碍性呼吸中最严重的一种。发作时导致氧饱和度降低、高碳酸血症和心脏功能障碍。体征及症状包括睡眠不佳、频繁憋醒、白天嗜睡、打鼾并可观察到呼吸暂停。儿童中，症状还包括多动或注意力难以集中[3]。根据睡眠研究结果，将 OSA 按严重程度分为：轻度、中度和重度（尽管各睡眠研究中心使用不同的分类系统）。儿童中，阻塞性呼吸暂停指数大于 1 即为异常。该指数指阻塞性呼吸费力事件的次数，而判断阻塞性呼吸费力事件必须有多于 2 次阻塞性呼吸暂停。饱和度最低值低于 92% 为异常[2]。在儿童中，呼吸暂停低通气指数大于 10 次 /h，血氧饱和度最低值低于 80% 通常被认为情况严重[4]。

3. 儿童 OSA 的症状有哪些？

儿童 OSA 的症状包括响亮的鼾声、入睡后喘息、睡眠中断、半夜惊醒、睡眠不安、醒后意识模糊、流口水、张口呼吸、梦游、早晨难以醒来、白天易怒、遗尿、日间嗜睡、学习成绩不佳以及频繁上呼吸道感染（upper respiratory infections，URI）[5]。

4. 如果该患儿有 OSA，他有患肺源性心脏病的风险吗？为什么？

患有 OSA 的儿童可能存在缺氧和高碳酸血症。缺氧和高碳酸血症会导致肺动脉收缩。OSA 是一种慢性疾病，可能导致肺动脉高压、右心衰竭和肺源性心脏病[2]。及早治疗 OSA 可以最大程度降低这些风险。

5. 如何评估扁桃体大小？多大的扁桃体会增加儿童全身麻醉呼吸道梗阻的风险？

扁桃体肥大是手术适应证，扁桃体的大小由耳鼻喉科医生评估。通过计算扁桃体肿大阻塞咽部空间的比例，将扁桃体大小分为 0 度～ 4 度。

分级	扁桃体肿大阻塞咽部的比例
0 度	无阻塞
1 度	≤ 25%
2 度	> 25% 但 ≤ 50%
3 度	> 50% 但 ≤ 75%
4 度	≥ 75%

分级为 3 度或以上则表明麻醉诱导时呼吸道梗阻的风险增加[2]。

6. 如果患儿存在 URI，如何处理？是否需要取消手术？为什么？你将如何决定？

儿科麻醉中，经常需要考虑到近期发生的 URI，所以麻醉医生应询问近期是否存在 URI。近年来关于患有 URI 的儿童的治疗和麻醉已经有了新进展。过去，如果患儿目前存在或术前 4 周内患过 URI，许多医生会取消手术。该决定有据可循：有研究发现，与未患 URI 或 4 周前曾患 URI 的儿童相比，现患 URI 或 4 周内患过 URI 的儿童呼吸系统不良事件的发生率更高[6-7]。这些儿童中呼吸系统不良事件的独立危险因素包括 5 岁以下儿童置入气管导管（endotracheal tube，ETT）、父母吸烟、分泌物过多、早产、气道反应性疾病、鼻塞和气道手术[7]。然而，这些儿童的远期不良事件发病率也无增加。因此，在考虑过上述独立危险因素并采取相应措施之后，多数患 URI 或最近患过 URI 的儿童可以接受麻醉。Tait 和 Malviya 的一篇回顾性文章[8]提出了一种算法，可用于对有 URI 症状的儿童进行麻醉前决策。该算法考虑了手术的紧迫性、体征和症状的严重性（以及它们是否明确为感染所致）、麻醉计划（全身麻醉还是区域麻醉）。其他独立危险因素也应纳入考虑，如 5 岁以下的患者是否需要置入 ETT、父母是否吸烟、是否有大量分泌物、鼻塞、早产史，以及任何气道反应性疾病史。其他考虑因素还包括过去是否取消

过手术、是否需要紧急手术、患者和家人就医前是否经历了长途跋涉，以及麻醉医师对患有 URI 的患儿实施麻醉时的舒适度分级。麻醉医生应在考虑了以上因素并与外科医生和患者家属讨论相关问题后再做出决定。如果决定继续手术，可以采取一定措施降低风险，包括可能情况下避免 ETT、给患儿补液、使用抗胆碱能药物减少分泌物，或者湿化供氧[8]。

7. 是否应对该患者进行睡眠监测？

多导睡眠图（睡眠监测）是诊断和明确 OSA 严重程度的金标准。然而，美国每年有 50 万例儿童扁桃体切除术，却没有足够资源对这些患者进行睡眠监测[4]。2011 年，有关儿童扁桃体切除术前多导睡眠监测的临床实践指南建议，对患有肥胖、颅面畸形、唐氏综合征、神经肌肉疾病、镰状细胞病或黏多糖增多症的儿童进行睡眠监测。该患儿符合扁桃体切除术前建议行睡眠监测。睡眠监测可更好地描述 OSA 的表现特点及其严重程度，帮助医生为这些患者制订合适的围手术期计划，包括是否需要住院过夜，以及住院过夜的地点（是重症监护还是非重症监护病房），并有助于第一时间确定是否需要手术[9]。

8. 21 三体综合征（又称唐氏综合征）的儿童接受麻醉应考虑哪些问题？

唐氏综合征患儿患 OSA 的风险高于普通人群，患病率约为 30% ～ 50%[10-11]。因此，患有唐氏综合征和 OSA 的儿童均存在 OSA 相关的风险。唐氏综合征患儿可能有寰枢椎不稳、先天性心脏病、肌张力低下和甲状腺功能减退的风险。在接受扁桃体或腺样体切除术之前，此类患者通常已对先天性心脏病进行过仔细的评估和修复。如果这些患儿心脏情况不稳定，手术应推迟进行。如果患儿有某些心脏缺陷或修复病史，术前可能需要使用抗生素预防心内膜炎。

9. 寰枢椎不稳在唐氏综合征人群中是否常见？其如何评估？目前的评估建议有哪些？其症状有哪些？麻醉和手术期间应采取什么措施来保护与唐氏综合征患者相关的寰枢椎不稳？

10% ～ 30% 的唐氏综合征患者有寰枢椎不稳影

像学证据，这部分人群中仅 1% ～ 2% 有症状[12]。

对伴有寰枢椎不稳的唐氏综合征患者的评估和治疗建议过去几十年中发生了较大变化。过去，唐氏综合征医学兴趣小组（Down Syndrome Medical Interest Group）建议患儿在 3 ～ 5 岁、12 岁时各进行一次影像学筛查，如果成年患者参加特殊奥林匹克运动会或行择期手术之前，也建议进行筛查[12]。2011 年，美国儿科学会（American Academy of Pediatrics）更新了唐氏综合征儿童指南，其中也包括了针对寰枢椎不稳的指南更新[13]。这些关于唐氏综合征的全新指南强调，影像学筛查不能预测寰枢椎不稳的未来风险，还强调了健康检查的重要性，包括体格检查、询问相关症状，还为患者和父母提供了关于症状和颈椎保护的前瞻性指导。为了纠正颈椎至正确的位置和生长趋势，对父母的前瞻性指导应从患儿出生到 1 月大的时候就开始。父母应该在患儿出生后的第 1 年内接受有关脊髓受损症状和体征的教育。不再建议无症状儿童做颈椎拍片。唐氏综合征患者及其亲属均应谨慎参加全接触性运动或可能导致颈椎受伤的运动。

耳鼻喉科手术后可能出现突发症状，可能与麻醉或外科操作有关。持续进行前瞻性指导应贯穿童年后期、青春期和成年期[12]。

有症状的患者应仅行颈椎中立位 X 线检查。只有该结果正常时，方可行颈椎屈曲位和伸展位 X 线检查。如果发现异常，应紧急转诊至神经外科或骨科治疗[13]。

术前评估时，应询问患者和家属是否有寰枢椎不稳的体征或症状（例如颈部疼痛、步态紊乱或肌无力体征）。如果没有寰枢椎不稳的体征或症状，则手术继续，在整个麻醉和手术过程中应保持颈椎中立位。

10. 患者是否应行全血细胞计数和凝血功能检查？是否行血型鉴定和筛查？

除非有理由怀疑贫血，否则无需进行全血细胞计数。除非患者有凝血异常的病史（确诊的凝血障碍、有容易淤青或出血的异常症状、有出血性疾病的家族史），否则不需要进行凝血检查[14]。凝血检查成本效益比不高[15]。此外，由于扁桃体切除术或腺样体扁桃体切除术后输血率低，不需要进行血型鉴定和筛查。对于输血可能性甚小的患者，这类术前检测增加了成本[16]。

如果患者确实有凝血功能障碍，应在术前进行适当治疗。围手术期计划应在术前有血液科医生参与的情况下制订。

11. 该患儿因为重度 OSA 准备手术，术前能否口服咪达唑仑？

父母陪伴和分散注意力可能是让重度 OSA 患儿平静下来的更安全的方法。咪达唑仑会与 OSA 患儿体内的止痛药产生协同作用，加重呼吸抑制。如果非药物方法无效，则术前可使用苯二氮䓬类药物镇静，但麻醉医生或护士应在旁边密切观察，并使用脉搏氧饱和度仪监测。氟马西尼备用也是明智之举。

12. 对于重度 OSA 患者，你会在没有静脉通道的情况下进行麻醉诱导吗？

最好在麻醉诱导前建立静脉通道。OSA 患者在麻醉诱导后可能出现呼吸道阻塞，进而导致面罩通气困难[2]。儿童通常采取经面罩吸入诱导的方法，因为许多患儿在未镇静情况下不能配合建立静脉通道。虽然应尽可能在麻醉诱导前建立静脉通道，但下列情况下可考虑吸入性诱导：

（1）患者没有已知的面罩通气困难或困难气管插管史。

（2）患者没有面罩通气困难和困难气管插管的其他危险因素。如上所述，扁桃体肥大引起的 OSA 会使面罩通气困难，但通常不会引起气管插管困难。

（3）麻醉诱导后有足够人员立即协助建立静脉通道。

如果不满足这些条件，即使患儿无法配合，也应在麻醉诱导前建立静脉通道。

13. 面罩吸入七氟烷麻醉诱导后患儿出现心动过缓，为什么？如何处理？

首先，应确认患者是否氧合和通气良好，因为缺氧会导致心动过缓。如果氧合和通气充足，那么接着应考虑排除吸入麻醉剂继发的心动过缓。唐氏综合征患者中，无论患者是否合并先天性心脏病，使用包括七氟烷和氟烷在内的吸入性麻醉剂进行麻醉诱导后均可能发生心动过缓，可能与心脏自主调节功能受损有关[17]。此时可通过降低吸入性麻醉剂浓度并采取调整气道的措施（如置入口咽通气道、推下颌、提下颏和提高面罩密封性）来改善[17-18]。如果心动过缓严重，且经上述措施无改善，则需要给予阿托品或肾上腺素。必要时应实施心肺复苏和儿科高级生命支持。

14. 患者经处理后面罩通气得到改善并已建立静脉通道，此时你计划置入何种类型的气道装置，ETT（带或不带套囊）还是喉罩（LMA）？

腺样体和扁桃体切除术在 ETT 或 LMA 麻醉下均可安全完成，然而每种选择均有其优缺点。

此类口咽部手术时会使用电凝止血，存在气道着火的风险。不带套囊的 ETT 无法防范这种风险。因此，应使用带套囊 ETT 并充气以隔离气道中的气体。此外，避免富氧环境可进一步降低着火风险，因此建议维持较低水平的吸入氧浓度（fraction of inspired oxygen，FiO_2）（例如低于 30%）。

LMA 可安全地用于扁桃体切除术，然而，使用 LMA 时也有可能需要更换为 ETT。该例扁桃体肥大病例置入 LMA 可能更困难。此外，如果患儿在术中出现呼吸暂停，可能需要正压通气，而正压通气会增加儿童扁桃体切除术中 LMA 并发症的发生率。同时，也应该考虑 LMA 对外科医生操作舒适度的影响[19]。

15. 该患者 FiO_2 28%，ETT 进入右主支气管，此时血氧饱和度降低至 80% 左右。麻醉医生将 FiO_2 调至 100%，ETT 适当后退并听诊双肺呼吸音正常，之后忘记调低氧气浓度，当外科医生使用电凝止血时，气道里冒出一团火焰。着火的必要条件有哪些？

着火需要三个必要条件：氧气、热源和燃料。手术室中，氧化剂是氧气、空气或氧化亚氮，热源通常是电刀、光源或激光，燃料可以是 ETT、手术巾、纱布垫、患者头发或皮肤[20]。

16. 如何防止手术室内起火？

手术开始前，手术团队应讨论防火问题。外科医生、麻醉医生和其他手术室人员应熟悉其在着火预防和处理中的职责。

若使用易燃的皮肤消毒剂，须在干燥后方能铺巾。不能让氧化剂聚积在手术巾下面，外科医生和麻醉医生应不断沟通氧化剂和热源的使用。使用可能点火的装置（译者注：如电刀）前外科医生应告知麻醉医生，此时麻醉医生应降低氧气浓度，并停止使用氧化亚氮。外科医生在点火源周围放置湿润的海绵，气道手术中使用带套囊的 ETT。此外，留意起火的早期预警信号，包括爆炸声、闪光、高温或烟雾。如果看到这些信号，则停止手术，并评估是否起火[21]。

17. 如果术野发生着火，应如何处理？

拔除气道装置（ETT 或 LMA）并停止所有气道气流，将可燃物从气道中移除，并行气道内生理盐水灌洗。如果火仍未扑灭，应使用二氧化碳灭火设备。

下一步，必须重新建立通气。应尽量避免高 FiO_2，检查先前拔除的 ETT 完整性，以明确是否有气道内残留。还应考虑支气管镜检查。此后应评估患者肺部情况和血流动力学状况，并与外科医生讨论后续治疗计划[21]。

18. 假设未着火，患者气管插管，外科医生开始行扁桃体切除术，你会给地塞米松吗？为什么？

美国耳鼻喉-头颈外科学会（American Academy of Otolaryngology-Head and Neck Surgery，AAO-HNS）强烈建议行扁桃体切除术的儿童术中应静脉注射地塞米松[22]，可减少术后 24 h 内的恶心呕吐，也能促使患者在术后第 1 天尽快恢复软质饮食或固体饮食。研究中最常使用的剂量是 0.5 mg/kg，但较低剂量也可能有效。根据 AAO-HNS 的推荐，几乎没有证据表明术中单次剂量的地塞米松会对患者造成不良影响。但也有研究发现，术中单次注射 0.5 mg/kg 地塞米松后出血增加[23]。因此，该领域尚需进一步研究。

19. 你会给昂丹司琼吗？

如果未使用止吐药预防，儿童扁桃体切除术后恶心呕吐发生率高于70%，增加住院过夜概率、需要静脉输液，并增加资源消耗。单次注射地塞米松可降低术后恶心呕吐的风险，如联合使用5-羟色胺受体拮抗剂（例如昂丹司琼），则可进一步降低这种风险[22, 24]。

20. 你会使用异丙嗪预防或治疗术后恶心呕吐吗？

2004年，美国FDA发布了关于对2岁以下儿童使用异丙嗪的"黑框警告"（译者注：用于标注该药的严重副作用，是仅次于撤回药品的严重药物警告），并增加了对2岁以上儿童使用的警告[25]。异丙嗪可导致包含致命性呼吸抑制在内的诸多不良事件，不应用于2岁以下儿童。只有在理由非常充分的情况下方可对2岁以上的儿童使用异丙嗪，特别是在使用了其他呼吸抑制剂（如阿片类药物或麻醉药物）时更应慎用。如果术后使用异丙嗪，强烈建议进行呼吸暂停的监测，至少应监测连续脉搏氧饱和度。

21. 你会在术中使用阿片类药物吗？与因慢性扁桃体炎接受扁桃体切除术但不合并OSA的10岁患儿相比，该患儿使用阿片类药物的剂量有何不同？

扁桃体切除术后发生包含死亡在内的严重呼吸道并发症风险在以下人群中增加：3岁以下、患有严重OSA的儿童、患有唐氏综合征或神经肌肉疾病的儿童。该患儿属于高风险人群。在一项对患有严重睡眠暂停的儿童行腺样体扁桃体切除术的回顾性研究中，减少阿片类药物的使用和给予地塞米松，能使发生严重呼吸问题而需要采取医疗措施的事件发生率降低50%以上。与非OSA患者相比，OSA患者阿片类药物的使用剂量应减少约50%[4, 26-27]。

此外，作为多模式镇痛计划的一部分，术前应口服对乙酰氨基酚药物或术中给予栓剂。

22. 你会在术后使用非甾体抗炎药控制疼痛吗？

尽管非甾体抗炎药对扁桃体切除术后患者的疼痛有效[28]，但理论上其通过影响血小板功能而增加出血。一篇2013年收录于Cochrane数据库的系统综述（Cochrane Database Systematic Review）认为，儿童扁桃体切除术后使用非甾体抗炎药是否增加出血风险尚不确定。这篇综述中特别值得注意的是，与其他非甾体抗炎药相比，并未发现酮咯酸会增加出血风险，该结果与既往研究并不一致[29]。不过AAO-HNS较早时的实践指南建议应避免使用酮咯酸，因为有出血风险[22]。然而，布洛芬可作为术后疼痛治疗中减少阿片类药物使用的策略之一，但应事先与外科医生讨论。非甾体抗炎药在该人群中的使用仍存争论。

23. 右美托咪定在该病例中是否适用？如何在围手术期发挥其药理学作用优势？哪些常见副作用值得关注？能否在恢复室使用？

右美托咪定可作为多模式止痛方案的一部分，其可以减少术后阿片类药物所需剂量[30]，还可减少儿童麻醉苏醒期谵妄，即使术后即刻使用仍然有用[31]。

右美托咪定是一种作用于中枢的选择性 α_2 受体激动剂，其对 α_2 受体的选择性是可乐定的7倍。

右美托咪定具有镇静、镇痛作用，呼吸抑制轻微，其值得注意的副作用有低血压和心动过缓[20]。

另外，在麻醉后复苏室期间，右美托咪定既可作为止痛药，也可作为苏醒期谵妄和躁动的治疗药物。虽然右美托咪定在常规剂量下的副作用（如上所述，包括心动过缓和低血压）可能并无明显症状，但恢复室护理人员仍应进行右美托咪定副作用的培训。

24. 该患儿应采取清醒还是深麻醉下拔除气管导管？

深麻醉下给患儿拔除气管导管是降低扁桃体切除术后出血风险的方法之一。不过，也有许多儿童在清醒状态下拔管，且并不增加术后出血的风险。有学者认为，OSA患者深麻醉下拔管会增加呼吸系统并发症的风险。扁桃体切除术后，这些患者在拔管时仍有发生梗阻的风险，而且这种风险在深麻醉下会增加，发生喉痉挛的风险也可能更高。

然而，也有一项研究表明，尚无法证明儿童扁桃体切除术后深麻醉下拔管比清醒拔管并发症有所增加，即使患者合并有唐氏综合征、颅面畸形、OSA或2周内存在URI等。该研究中，唯一增加围手术期呼吸并发症风险的因素是患儿体重低于 14 kg[32]。因此，选择深麻醉还是清醒拔管时，应结合患儿的术前诊断、OSA 症状以及能否面罩通气和顺利气管插管等综合考虑。

25. 患者在恢复室里平静入睡，血氧饱和度稳定在 95% 左右。患儿父母询问外科医生能否给他们开一张术后镇痛的可待因处方，你认为可待因作为该患儿的术后镇痛药是否合适？

可待因不应作为该患儿的术后镇痛药物。2013 年，美国 FDA 发布"黑框警告"，儿童扁桃体切除术和（或）腺样体切除术后禁忌使用可待因。可待因在肝内被转化为吗啡，部分患者是可待因的"超级代谢者"，会将其转化为"危及生命"或"致命剂量"的吗啡。基于扁桃体切除术和（或）腺样体切除术的儿童服用可待因后发生死亡和其他严重不良事件的结果，美国 FDA 发布了该"黑框警告"[33]。

26. 外科医生原计划给患者注射可待因来控制术后疼痛，现在你会建议使用何种药物？

根据 2011 年的 AAO-HNS 指南，应教育患儿的监护人与患儿进行有效沟通，内容包括疼痛的严重程度、是否需要镇痛药、是否输液、是否定期使用镇痛药、拒绝口服药物时能否经直肠途径给予对乙酰氨基酚以及疼痛是否在早上加重[22]。推荐对乙酰氨基酚作为扁桃体切除术后疼痛治疗的一线药物，布洛芬作为二线药物也可安全使用，也可与外科医生讨论选择哪种药物。因为可导致肾损伤，脱水患者不应使用布洛芬。氢可酮和羟考酮可以谨慎使用最低有效剂量，但应避免使用可待因。任何过度嗜睡的儿童均不应使用阿片类药物[34]。如上所述，术中单次使用地塞米松可减少术后恶心呕吐和疼痛，虽然不会增加术后出血的发生率，但可能增加出血的严重程度[35]。

27. 患儿可以在手术当天出院回家吗？

该患儿存在术后呼吸并发症的危险因素，术后应过夜观察，并进行呼吸暂停监测。严重的 OSA 是扁桃体切除术后住院观察的指征之一[4]。术前患有 OSA 的患者在术后第一天晚上会继续发生 OSA，而且术前存在严重 OSA 的患者术后发生 OSA 事件也最严重[36]。根据 AAO-HNS 发布的睡眠监测证实的 OSA 患儿临床实践指南（AAO-HNS：Clinical Practice Guidelines for children with OSA），如果患儿小于 3 岁或有严重的 OSA，扁桃体切除术后应留观一晚并行睡眠呼吸监测[9]。

28. 你正在值班，急诊科送来一位 5 天前接受扁桃体切除术的 10 岁患儿，该患儿发生术后出血，计划手术止血。请叙述扁桃体切除术后出血的时间轴和原因

扁桃体切除术后有两个出血时间段。第一个时间段为原发性出血，发生在手术后 24 h 内，常与手术止血不彻底有关。第二个时间段为继发性出血，最常发生在术后 5 ～ 12 天，原因是焦痂过早脱落。原发性出血发生率为 0.2% ～ 2.2%，继发性出血为 0.1% ～ 3%[37]。

29. 目前你认为该患儿有哪些关注点？你会如何解决这些问题？

该患儿可能由于大量失血、呕吐（吞入血液引起胃刺激和诱发呕吐）引起摄入量减少而出现低血容量症。此外，患者可能存在急性贫血，取决于失血量和晶体液入量。患者可能吞入血液，因此并非空腹，误吸风险增加。口咽部和声门上区域的血液影响视野，增加气管插管难度。

麻醉医生应在术前进行快速评估，包括直立性低血压或头晕在内的低血容量体征和症状。还应回顾其他病史，并尽可能复习既往麻醉记录，注意既往气管插管和气道的相关信息[2]。

手术室应准备好气管插管设备，包括多个直接喉镜、各种型号带管芯 ETT、普通 ETT。如果可以，应该有多名麻醉医生在场协助。同时应行交叉配血，并至少准备 2 U 血液制品。如果在入室前就有大出血或正在出血，或者患者血流动力学不稳定，手术室应备好血液，甚至应该在去往手术室的途中即开始输血。麻醉诱导前应进行标准监测，并建立大口径静脉通道。应提供两套吸引装置，以便一个吸引装置因故阻塞或无法正常工作时另一个还能提供有效吸引。

应在麻醉诱导前建立静脉通路，用于液体、血液以及药物的输注。

患者在左侧卧位下预给氧，以便血液能远离气道。然后将患者转为仰卧位，并进行快速顺序诱导。诱导时可压迫环状软骨，但可能无法防止误吸。

麻醉诱导时催眠镇静药应减量，因为标准剂量可能导致低血容量患者发生严重低血压。如果患者已经出现低血压和低血容量，在诱导前可能需要使用血管升压药。除非存在禁忌证，否则应使用琥珀胆碱，剂量为 1.5 ～ 2 mg/kg，并同时使用阿托品 200 μg/kg，因为琥珀胆碱单独使用时刺激胆碱能自主神经受体，导致包括心动过缓和心脏停搏在内的心律失常。应迅速气管插管，并使用带套囊的 ETT 控制气道。

在手术完全控制出血后，应对患者口咽部和胃部进行吸引。应在清醒状态下于左侧卧位拔除 ETT，以促进分泌物或残余血液的引流[2]。

参考文献

1. Cullen KA, Hall MJ, Golonsky A. Ambulatory surgery in the United States, 2006. Natl Health Stat Report. 2009;11:1–25.
2. Raafat SH, Brown KA, Verghese ST. Otorhinolaryngologic procedures. In: Cote CJ, Lerman J, Anderson BJ, editors. A practice of anesthesia for infants and children. 5th ed. Philadelphia: Elsevier Saunders; 2013.
3. American Society of Anesthesiologists. Practice guidelines for the perioperative management of patients with obstructive sleep apnea: a report by the American Society of Anesthesiologists Task Force on Perioperative Management of Patients with Obstructive Sleep Apnea. Anesthesiology. 2006;104:1081–93.
4. Brown KA, Brouilette RT. The elephant in the room: lethal apnea at home after adenotonsillectomy. Anesth Analg. 2014;118:1157.
5. Cote CJ, Posner KL, Domino KB. Death or neurologic injury after tonsillectomy in children with a focus on obstructive sleep apnea: Houston, we have a problem! Anesthesia Analgesia. 2013;118(6):1276–83.
6. Cohen MM, Cameron CB. Should you cancel the operation when a child has an upper respiratory tract infection? Anesth Analg. 1991;72:282–8.
7. Tait AR, Malviya S, Voepel-Lewis T, et al. Risk factors for perioperative adverse respiratory events in children with upper respiratory tract infections. Anesthesiology. 2001;95:299–306.
8. Tait AR1, Malviya S. Anesthesia for the child with an upper respiratory tract infection: still a dilemma? Anesth Analg. 2005;100(1):59–65.
9. American Academy of Otolaryngology—Head and neck surgery: clinical practice guideline: polysomnography for sleep-disordered breathing prior to tonsillectomy in children. http://oto.sagepub.com/content/145/1_suppl/S1.full. Accessed 29 July 2015.
10. Stebbens VA, Dennis J, Samuels MP, Croft CB, Southall DP. Sleep related upper airway obstruction in a cohort with Down's syndrome. Arch Dis Child. 1991;66:1333–8.
11. de Miguel-Diaz J, Villa-Asensi JR, Alvarez-Sala JL. Prevalence of sleep-disordered breathing in children with down syndrome: polygraphic findings in 108 children. Sleep. 2003;26:1006–9.
12. Dedlow ER, Siddiqi S, Fillipps DJ, Kelly MN, Nackashi JA, Tuli SY. Symptomatic atlantoaxial instability in an adolescent with trisomy 21 (Down's syndrome). Clin Pediatr. 2013;52(7):633–8.
13. Bull MJ. The COMMITTEE ON GENETICS. Clinical report-health supervision for children with down syndrome. Pediatrics. 2011;128:393–406.
14. American Academy of Otolaryngology-head and neck surgery; clinical indicators: tonsillectomy, adenoidectomy, adenotonsillectomy in childhood. https://www.entnet.org/sites/default/files/TA-Adenotonsillectomy-CI%20Updated%208-7-14.pdf. Accessed 29 July 2015.
15. Werner EJ. Preoperative hemostatic screening for pediatric adenotonsillar surgery: worthwhile effort or waste of resources? Pediatr Blood Cancer. 2010;55(6):1045–6.
16. Fernández AM, Cronin J, Greenberg RS, Heitmiller ES. Pediatric preoperative blood ordering: when is a type and screen or crossmatch really needed? Paediatr Anaesth. 2014;24(2):146–50.
17. Kraemer FW, Stricker PA, Gurnaney HG, McClung H, Meador MR, Sussman E, et al. Bradycardia during induction of anesthesia with sevoflurane in children with Down syndrome. Anesth Analg. 2010;111(5):1259–63.
18. Bai W, Voepel-Lewis T, Malviya S. Hemodynamic changes in children with Down syndrome during and following inhalation induction of anesthesia with sevoflurane. J Clin Anesth. 2010;22(8):592–7.
19. Lalwani K, Ritchins S, Aliason I, Milczuk H, Fu R. The laryngeal mask airway for pediatric adenotonsillectomy: predictors of failure and complications. Int J Pediatr Otorhinolaryngol. 2013;77:25.
20. Ehrenwerth J, Seifert HA. Electrical and Fire Safety. In: Barash PR, Cullen BF, Stoelting RK, Cahalan MK, Stock MC, editors. Clinical anesthesia. 6th ed. Philadelphia: Lippincott Williams and Wilkins; 2009.
21. American Society of Anesthesiology. Practice advisory for the prevention and management of operating room fires. Anesthesiology. 2008;108:786–801.
22. Baugh RF, Archer SM, Mitchell RB, et al. Clinical practice guideline: tonsillectomy in children. Otolaryngol Head Neck Surg. 2011;144:S1.
23. Czarnetzki C, Elia N, Lysakowski C, Dumont L, Landis BN, Giger R, et al. Dexamethasone and risk of nausea and vomiting and postoperative bleeding after tonsillectomy in children: a randomized trial. JAMA. 2008;300:2621–30.
24. Bolton CM, Myles PS, Nolan T, Sterne JA. Prophylaxis of postoperative vomiting in children undergoing tonsillectomy: a systemic review and meta-analysis. Br J Anaesth. 2006;97:593.
25. Starke PR, Weaver J, Chowdry BA. Boxed warning added to promethazine labeling for pediatric use. N Engl J Med. 2005;352:2653.
26. Raghavendran S1, Bagry H, Detheux G, Zhang X, Brouillette RT, Brown KA. An anesthetic management protocol to decrease respiratory complications after adenotonsillectomy in children with severe sleep apnea. Anesth Analg. 2010;110(4):1093–101.
27. Brown KA, Laferriere A, Moss IR. Recurrent hypoxemia in young children with obstructive sleep apnea is associated with reduced opioid requirement for analgesia. Anesthesiology. 2004;100:806.
28. Kelly LE, Sommer DD, Ramakrishna J, Hoffbauer S, Arbab-Tafti S, Reid D, et al. Morphine or Ibuprofen for post-tonsillectomy analgesia: a randomized trial. Pediatrics. 2015;135(2):307–13.
29. Lewis SR, Nicholson A, Cardwell ME, Siviter G, Smith AF. Nonsteroidal anti-inflammatory drugs and perioperative bleeding in paediatric tonsillectomy. Cochrane Database Syst Rev. 2013;7.
30. Pestieau SR, Quesado ZM, Johnson YJ, Anderson JL, Cheng YI, McCarter RJ, et al. High-dose dexmedetomidine increases the opioid-free interval and decreases opioid requirement after tonsillectomy in children. Can J Anaesth. 2011;58(6):540–50.
31. Ibacache ME, Munoz HR, Brandes V, Morales AL. Single-dose dexmedetomidine reduces agitation after sevoflurane anesthesia in children. Anesth Analg. 2004;98:60–3.
32. Baijal RG1, Bidani SA, Minard CG, Watcha MF. Perioperative respiratory complications following awake and deep extubation in

children undergoing adenotonsillectomy. Paediatr Anaesth. 2015;25(4):392–9.

33. FDA Drug Safety Communication: Safety review update of codeine use in children; new Boxed Warning and Contraindication on use after tonsillectomy and/or adenoidectomy. http://www.fda.gov/Drugs/DrugSafety/ucm339112.htm.

34. Yellon RF, Kenna MA, Cladis FP, McGhee W, Davis PJ. What is the best non-codeine post adenotonsillectomy pain management for children? Laryngoscope. 2014;124(8):1737–8.

35. Plante J, Turgeon AF, Zarychanski R, et al. Effect of systemic steroids on post-tonsillectomy bleeding and reinterventions: systematic review and meta-analysis of randomized controlled trials. BMJ. 2012;345:e5389. doi:10.1136/bmj.e5389.

36. Nixon GM, Kermack AS, McGregor CD, Davis GM, Manoukian JJ, Brown KA, Brouillette RT. Sleep and breathing on the first night after adenotonsillectomy for obstructive sleep apnea. Pediatr Pulmonol. 2005;39:332–8.

37. Windfuhr P, Chen YS, Remmert S. Hemorrhage following tonsillectomy and adenoidectomy in 15,218 patients. Otolaryngol Head Neck Surg. 2005;132(2):281–6.

39 气道激光手术

Dongdong Yao

肖可　左珊珊　译　刘岗　张鸿飞　校

病例

　　患者女性，57 岁，吸烟 40 包-年（pack-year）。因喉癌和喉狭窄出现声音嘶哑，拟行直接喉镜检查、悬挂式显微镜检查和激光治疗。

用药史	氨氯地平，每日口服 50 mg
	噻托溴铵（Spiriva®），每日吸 2 次，每次吸入 2 喷
	沙丁胺醇，呼吸困难时吸入 2 喷
过敏史	无已知过敏
既往史	心血管：高血压
	肺：慢性阻塞性肺疾病
体格检查	生命体征：血压 132/84 mmHg，心率 75 次 / 分，呼吸 20 次 / 分，SpO_2 95%（呼吸空气时）
	耳鼻喉：无喘鸣音
	心脏：正常范围
	肺：无哮鸣音
	气道检查：Mallampati 分级 2 级
	其他：无明显异常

1. 什么是激光？气道手术中使用激光的优势有哪些？

　　虽然激光的英文通常被书写成 "laser"，但 "LASER" 一词实际上是 "Light Amplification by Stimulated Emission of Radiation" 的首字母缩写。激光发射一束平行窄谱相干单色光，可经镜面反射及透镜聚焦。激光的特性使得外科医生可以将高能激光束引导至手术部位，有时可在难以触及的狭窄空间精确切除病变，从而最大限度地减少出血、水肿和对周围组织的损害。

　　自从激光被引入医疗领域以来，其应用便迅速扩展到许多专业，包括耳鼻喉科、泌尿科、皮肤科、眼科等。其中，耳鼻喉科医生是最早开发和优化这种工具的先锋之一，他们将其用于治疗各种上呼吸道疾病，如喉狭窄、良性喉息肉、声带小结、囊肿、肉芽肿、复发性呼吸道乳头状瘤病和喉部恶性病变。

2. 气道手术中最常用的激光是什么？这些激光之间的主要区别是什么？

　　如今，多种类型的激光技术用于耳鼻喉手术，每种激光均有其优缺点。选择激光时，操作者应根据病例情况在组织效能和热损伤之间寻求平衡。

　　自 20 世纪 70 年代以来，二氧化碳（CO_2）激光已成为耳鼻喉手术中最常用的激光。CO_2 激光的波长为 10 600 nm，相当于红外光波长。CO_2 激光发射的能量把前几层细胞的水分完全吸收，然后转化为热能，导致组织瞬间汽化。此外，CO_2 激光可以通过显微镜进行精准有效的较小病灶切除手术。这些特点使 CO_2 激光成为具有良好止血效果的微创手术的理想切割 / 灼烧工具。然而，传统的 CO_2 激光不能经过光纤传输，需要通过关节导光臂将激光照射至手术部位，所以只能用于可直接对准的区域。这样的线性视角将 CO_2 激光的使用限制在手术室中，因为需采取全身麻醉将患者摆成直接喉镜检查的体位。

　　其他常用的激光有脉冲染料激光（Pulsed Dye Laser，PDL）和磷酸钛氧钾-钕-钇铝石榴石激光

（Potassium Titanyl Phosphate-Neodymium-Yttrium aluminum garnet laser，KTP-Nd-Yag）。与CO_2激光不同，这些激光发射波长约 500 nm 的绿光，并能选择性瞄准血红蛋白，因此可以选择性地加热血管，清除血管病变，同时保留覆盖的上皮组织。此外，PDL 和 KTP-Nd-Yag 激光均易通过光纤束传输。微血管激光消融术已被发现可用于部分喉部疾病的有效治疗，如复发性乳头状瘤病、组织发育不良和微血管瘤，特别是可在诊室中使用，而不需要全身麻醉。

激光是气道手术中相对较新的外科设备，其独有的特点也给麻醉医生带来了潜在风险。与外科医生共用气道加大了麻醉管理的复杂程度。因此，不同学科之间相互理解和密切合作是手术安全顺利的关键。

3. 对该患者进行气道评估／管理的关键考虑因素有哪些？

气道评估和困难气道的管理是麻醉医生的基本技能，这些技能对气道疾病尤为重要，因为气道疾病可能对气道管理构成明显影响。

详细的病史询问和细致的体格检查往往是一个良好的开始。对声音和呼吸模式的仔细检查有助于发现喉管狭窄的原因。声门上型喘鸣通常发生在吸气相，声门型喘鸣可以是吸气相或呼气相（取决于病变类型），声门下型病变表现为双相喘鸣音。声音嘶哑表明病变可能在声带水平。如果患者出现呼吸困难，提示可能存在严重的喉狭窄。此外，如果半卧位后患者呼吸困难加重，提示气道病变严重——如果进行全身麻醉诱导，可能继发完全性气道阻塞。此时需要在清醒状态下行纤维支气管镜气管插管，甚至气管切开。

放射治疗可能是某些喉癌患者治疗方案的一部分。该疗法可能导致上、下气道的解剖学改变，增加气管插管难度。应特别注意评估头／颈活动度、软组织水肿和纤维化程度、张口度、牙齿排列等。

影像学检查是评估喉部肿瘤的另一套实用工具，可以作为鉴别肿瘤解剖特征（包括肿瘤大小、确切位置、与声带及其他气道结构的关系等）的重要依据。

许多患者在手术前接受间接喉镜检查，因此，外科医生可以提供有价值的信息，如喉狭窄的严重程度、肿瘤的活动性和出血风险。术前与外科医生讨论并制订计划的重要性无论怎么强调都不为过。

4. 关于术前戒烟，你有何建议？

吸烟者在接受手术麻醉时需要特别注意，因为吸烟与诸多围手术期并发症有关，最常见的围手术期相关风险是伤口愈合受损、伤口感染和肺部并发症。

戒烟后 20 min 内，心率和血压下降。戒烟后 12 h 内，血液一氧化碳水平恢复正常。术前戒烟 3～8 周将显著降低吸烟相关并发症的发生率。美国麻醉医师协会（American Society of Anesthesiologists，ASA）主张对所有要做手术的患者均应询问有无吸烟史，并给予戒烟咨询。患者应在手术前后尽可能长时间地戒烟，并在戒烟过程中获得帮助。

5. 择期手术前是否需要对该患者增加术前检查内容？

对于代偿良好的轻中度疾病患者进行低风险择期手术，如果该手术没有术中大失血风险，一般不需要常规的术前检查。相反，完整的病史采集和仔细的体格检查是确保患者安全的关键。根据所获得的信息，必要时可考虑进行相关的实验室检查。

COPD 是术后肺部并发症最常见的危险因素。当 COPD 患者接受非心胸手术时，肺功能检查结果通常无法预测围手术期结局。

该病例不需要进一步的检查。

6. 你将如何对该患者实施监测？

就该病例而言，标准的 ASA 监测足矣。该患者相对健康且功能状态良好，拟行低风险手术，预计不会有明显失血或液体转移。因此，没必要进行额外或有创的监测。

标准 ASA 监测包括：

（1）氧合：建议使用带有低氧浓度报警功能的氧分析仪。气道激光手术过程中，吸入低浓度氧气以减少气道起火的风险。氧分析仪能确保患者在整个手术过程中接受临床安全浓度的氧气吸入。同样，还需要使用脉搏氧饱和度仪监测氧合。

（2）通气：所有接受全身麻醉的患者均需持续评估通气量是否足够，并持续监测呼气末 CO_2。

（3）循环：确保循环功能良好的基本监测方法有连续心电图、动脉血压（通过无创血压监测或直接动脉测压）和心率。除此之外，接受全身麻醉的患者还应通过以下方法中的至少一种来持续评估循环功能：脉搏触诊、心音听诊、有创动脉血压监测或描记、超声外周脉搏监测、脉搏容积描记或血氧监测。

（4）体温：食管温度可能不适于气道手术。可考虑监测其他部位的温度，如前额或腋窝，尽管其不能准确反映中心温度。

如有临床指征，也可考虑使用其他常规监测，如神经肌肉阻滞监测（见问题 17）。

7. 喉部激光手术中如何进行气道管理？

喉部激光手术中，有两种通气方法可供选择：气管插管全身麻醉伴间歇性呼吸暂停或喷射通气。

气管插管的优点如下：

- 提供一个安全的气道，防止误吸并实现控制性通气。
- 为外科医生手术操作提供更好的视野。
- 为外科医生提供充足的手术时间或麻醉医生术中管理创造更好的时间条件。
- 声带完全固定，为外科医生提供更稳定的操作环境。

气管插管的缺点如下：

- 可能影响外科医生对喉部的手术操作，术中有时需要回撤气管导管以获得最佳的手术视野和切除效果，因此存在患者血氧饱和度下降的可能。
- 潜在的起火风险。

本文稍后讨论喷射通气的优缺点。

8. 该患者如何进行全麻诱导？

考虑患者病情的情况下，根据气道状况制订麻醉诱导的详细方案。如果疑似有气管插管困难和（或）面罩通气困难，那么尽量少用或不用诱导前镇静药物，采取清醒状态下的纤维支气管镜插管通常最明智。建立气道期间喉部肿瘤可能发生潜在出血，应准备好吸引器。如果患者并非已知或疑似困难气道，并且完全没有气道损伤的症状或体征，那么常规诱导技术可安全使用。

9. 手术时着火需要满足哪些主要条件？

手术患者着火是指发生在手术患者身上或体内的起火。气道着火则是发生在患者呼吸道内，有时也包括患者所连接的呼吸回路着火。据估计，美国每年有 550～650 起外科着火，包括气道和非气道着火。气道激光手术可能造成严重甚至致命的起火风险。任何外科着火需要三个关键条件（有时称为"外科着火三角"）：

（1）火源：气道手术中使用电刀和激光设备用于切割、凝固组织时存在风险。其他着火源包括纤维支气管镜、旋转切割器和钻头（均能产生极高的热量）。

（2）氧化剂：氧气和氧化亚氮是手术室内的常用气体，属于是氧化剂，可增加可燃性和增强火势。

（3）燃料：手术室中有多种易燃物品，包括气管导管、海绵/纱布、手术巾单、面罩、鼻导管和含酒精的溶液。

10. 如何预防气道着火？

气道着火常导致严重并发症，处理的最好方法是预防。手术室人员之间密切沟通对预防气道起火非常重要。许多医疗机构将起火风险评估纳入气道手术前的安全核查中。相关的安全核查包括气道着火的预防，以及术中发生气道着火时的处理计划，以便所有团队成员提前了解要做什么和需要什么资源。

针对手术着火需要满足的三个关键条件的应对策略：

（1）火源/激光：外科医生应在每次使用激光前告知手术室所有人员，以便采取相应的预防措施。应在手术室入口门上放置警告标志。麻醉医生必须与外科医生保持密切沟通，并在使用激光时保持特别警惕，使用激光时采取临床可接受的最低功率和最短持续时间。从手术部位移走前，应停用激光设备并将其置于待机模式。

（2）氧化剂：外科医生启动激光前，如果麻醉吸入气体中使用了氧化亚氮，应停用，并将氧浓度降低至不会导致缺氧的最低水平。

（3）燃料：传统的聚氯乙烯气管导管（endotracheal tube，ETT）以及红色橡胶和硅胶管在高温下容易被点燃，这些材料燃烧后产生的副产物可能具有毒性。气道激光手术中，应使用专门设计的抗激光 ETT。美国 FDA 已经批准了一批专门用于激光手术的 ETT。成年患者通常使用 5.0（内径 5 mm）的抗激光 ETT，可最大限度地减少对手术视野的影响。ETT 套囊应充入含染料（如亚甲蓝）的生理盐水，以便及时发现由激光导致的 ETT 套囊破损。手术中应使用浸湿的纱布和海绵。

11. 如何处理气道着火？

虽然气道着火非常少见，但一旦发生，则需要立即处理。ASA 手术室着火救治特别工作小组（ASA Task Force on Operating Room Fires）已经制订了应对着火的指南和流程。麻醉医生应在气道着火的应对中发挥主导作用。

第一，手术应中止，关闭激光或处于待机模式。

第二，应停止气道气体供应，并移除 ETT 和海绵、纱布这类易燃材料，以尽量减少气道热损伤和化学损伤的可能。断开呼吸回路通常是停止气道气体供应最快捷的方法。去除氧化剂，能显著降低火势，甚至消除火灾。

第三，使用生理盐水冲洗气道灭火。如果第一时间未能灭火，如有必要可对患者使用 CO_2 灭火器。如果火势仍然持续，手术室人员应考虑启动火警警报、疏散患者、关闭手术室门，并切断手术室的气体供应。

第四，麻醉医生应重建气道并恢复通气，如果患者可以耐受，最好使用室内空气进行通气。如果临床条件合适，应避免使用富含氧化剂的气体。检查 ETT 是否有碎片遗留在气道中。然后麻醉医生应仔细评估气道的损伤程度，并对患者进行相应治疗。可考虑支气管镜检查，根据检查结果与外科医生讨论进一步的治疗计划，并根据损伤程度，考虑是否重新气管插管或气管切开。

12. 激光手术还有哪些潜在危险？如何保护患者？

激光用于外科手术有其特有优势，然而也可能给患者和手术室工作人员带来严重风险，甚至致命。在美国，激光的临床使用受到联邦法规和自愿性共识标准一定程度的限制，目的是将这些风险降至最低。美国 FDA 提出了一套激光使用的相关规定，已被几个州采纳或修改后采纳。美国国家标准

协会（American National Standards Institute，ANSI）发布了《美国卫生保健机构激光安全使用国家标准》（American National Standard for the Safe Use of Lasers in Health Care Facilities）（Z136.3-2011），应最大限度地遵守这些标准和指南。

除了手术起火，手术室中使用激光还存在其他几种潜在危险：

（1）激光气化物所致的空气污染：激光束的强烈能量使组织蒸发，产生烟和细小的碎片颗粒。烟量随手术类型、疾病类型、使用的激光量和外科医生技术的不同而改变。研究证实，烟羽流（译者注：消防专用术语，指在燃烧表面上方附近为火焰区，而火焰区上方为烟气的羽流区，其流动完全由浮力效应控制，称为烟羽流或浮力羽流。由于浮力作用，烟气流会形成一个热烟气团，在浮力作用下向上运动，上升过程中卷吸周围新鲜空气与原有的烟气发生掺混）可能含有有毒气体和蒸气，如苯、氰化氢、甲醛、生物气溶胶、死细胞和活细胞物质（包括血块碎片）。高浓度的烟雾会刺激眼睛和上呼吸道。激光羽烟可能诱导突变、致畸、或成为病毒感染的媒介。这些由激光手术产生的空气污染物一般通过室内通风和局部排气相结合的方式得到有效控制。后者可通过在手术部位安装高效排烟器来实现。此外，强烈建议手术室人员在激光手术期间使用专门的高效能面罩。

（2）激光能量转移到不适当的位置：当激光束未对准目标组织时，激光系统应设定在待机模式。激光意外发射的确能对患者或手术室内的工作人员造成伤害，尤其眼组织易受损伤。CO_2 激光可导致严重的角膜损伤，而 KTP-Nd-Yag、氩激光或红宝石激光可能造成视网膜烧伤。根据 ANSI 标准，激光手术时患者和手术室工作人员均应采取眼睛保护措施。患者应闭上眼睛并贴上胶带，然后敷盖湿纱布垫，以避免接触到任何意外发射的激光束。手术室人员应佩戴安全的激光保护性护目镜。此外，应遮蔽手术间窗户，所有通往此手术间的门均应张贴警告标志，提醒进入此手术区域的人员。

激光手术其他可能的并发症还包括意外操作所致组织损伤、血管穿孔或静脉气体栓塞。

13. 什么是间歇性呼吸暂停技术？呼吸暂停阶段需要重点考虑哪些内容？

有时，即使小型号 ETT 也可能影响手术视野，

间歇性呼吸暂停技术可最大程度的暴露手术视野。

首先用含麻醉药物的氧气对患者过度通气，然后暂停通气，外科医生从患者气道内拔除抗激光的ETT，以便对气道病变进行手术。当患者血氧饱和度开始下降时，停止手术，在手术喉镜的直接显像下将ETT重新插入气管。再次对患者进行过度通气，以便下一阶段的呼吸暂停。间歇性呼吸暂停技术因在激光手术时将ETT和所有其他易燃物从气道中移除，从而将起火风险降至最低。

间歇性呼吸暂停技术的优点是提供极佳的手术视野，同时在气道内使用激光时，起火的风险最小。缺点包括每次呼吸暂停均存在时间限制，多次拔管/再插管操作可能造成气道损伤、通气不足、误吸，以及使用吸入麻醉时麻醉深度变化。

麻醉医生和外科医生之间的密切沟通是从呼吸暂停到通气阶段安全过渡的关键。

14. 什么是喷射通气？其优点有哪些？

喷射通气始于20世纪60年代，目的是在硬质支气管镜检查中，能兼顾充分通气和暴露良好手术视野这两个实际问题，将脉冲气体喷射至气道中，无需患者气道与呼吸机密闭连接。

对于气道正常的患者，通过常规的预给氧和静脉用药（如丙泊酚）诱导行全身麻醉。确定能面罩通气后，使用神经肌肉松弛剂，并用ETT或喉罩保证气道安全，然后置入手术喉镜和喷射通气机。另一种方法是置入操作器械时，患者处于呼吸暂停状态。一旦通气管置于气管内，开始喷射通气，并观察胸廓起伏以确保足够的通气。声门上喷射通气为手术提供了一个完整视野，然而这种方法不能准确监测气道压力或呼气末二氧化碳。另一方面，虽然声门下喷射通气可以实现气道压力和呼气末二氧化碳监测，但该方法通常需要导管，可能影响手术区域，并存在起火风险。

与ETT相比，喷射通气的优点是增加手术视野的暴露，减少喉气管黏膜的直接损伤，降低气道起火的风险。

某些病例可采取间歇性呼吸暂停技术与喷射通气相结合，则可暂时移除通气设备，进一步暴露手术视野。

15. 喷射通气的潜在并发症有哪些？该技术的禁忌证有哪些？

与喷射通气相关的潜在并发症包括：
- 没有明确气道保护下的胃膨胀，因此发生肺误吸的风险更高。
- 通气和（或）氧合不足。喷射通气过程中，CO_2测定可能非常不准确，数值通常被低估。当使用非常高频率喷射通气时，CO_2气体交换不足。必要进行术中脉搏血氧饱和度监测。
- 气压伤、气胸、纵隔气肿或皮下气肿。
- 通气过程中声带的被动运动增加手术难度。
- 黏膜干燥：长时间暴露在有压力的干燥气体中会导致黏膜炎症、大量黏液分泌和气道阻塞、纤毛上皮丢失，甚至坏死性气管支气管炎。

喷射通气的禁忌证包括：
- 肥胖：胸壁顺应性降低可能导致通气不足和意外的胃胀气。
- 慢性阻塞性肺疾病：呼气相不足可能导致气体积聚和自发性呼气末正压（auto-positive end-expiratory pressure，auto-PEEP），从而增加气压伤的风险。如果合并大疱性肺气肿，则尤为危险。
- 颌后缩或反颌畸形：这种情况可能导致口咽、气管轴线难以重合。
- 声门病变、严重的咽喉瘢痕和喉痉挛：气道阻塞导致完全性、被动性呼气更加困难，从而导致通气不足和（或）气压伤。

16. 气道激光手术应如何维持麻醉？

全凭静脉麻醉（total intravenous anesthesia，TIVA）或吸入麻醉均适用于气道激光手术。选择哪一种技术取决于许多因素，例如是通过ETT通气还是喷射通气、患者的健康情况或麻醉医生的个人喜好和经验。

对于喷射通气，吸入麻醉并非首选。由于没有可靠的管道输送挥发性药物，肺泡浓度不易控制，从而较难达到所需的稳定的麻醉深度。此外，挥发性药物会造成手术室污染。

即使是ETT控制通气，如果手术过程中预计会有频繁的呼吸暂停，也建议使用TIVA。TIVA时，麻醉药物的输送相对稳定，且不受间歇性通气暂停的影响，从而保证了患者稳定。

气道激光手术中的 TIVA 通常联合使用催眠药物（如丙泊酚）与短效阿片类药物（如瑞芬太尼或阿芬太尼）。建议在 TIVA 时监测麻醉深度以指导用药，如脑电双频指数（Bispectral index，BIS™）监测。

17. 该手术能否使用神经肌肉松弛剂？

气道的激光手术一般不需要神经肌肉阻滞，但气管插管、置入手术喉镜和喷射通气除外。

置入支撑喉镜对患者有较强的刺激性，充分的肌肉松弛可以放松咬肌，有助于喉镜置入最佳位置，此外还需要一定的麻醉深度和完善的镇痛。喷射通气也需要肌肉松弛，不仅可改善胸壁顺应性，还可最大限度地减少气道阻塞，从而减少气压伤的可能。

为了获得令人满意的术中肌肉松弛效果，可持续输注琥珀胆碱或间断注射中时效的非去极化神经肌肉阻滞剂（non-depolarizing neuromuscular blockade，NDNMB）。琥珀胆碱可导致心律失常、高钾血症、恶性高热和组胺释放。此外，琥珀胆碱长时间输注可能导致 II 相阻滞。另一方面，对于短时间手术，中时效的 NDNMB 在手术结束时可能不易拮抗，导致延迟拔管。因此，使用 NDNMB 时，应通过神经刺激器积极监测神经肌肉功能。

18. 气道激光手术后在麻醉恢复室常见的并发症有哪些？

- 牙齿、嘴唇和其他软组织损伤：这些均为喉部显微手术后最常见的并发症。气管插管前和插管后，以及在置入外科喉镜器械之前和之后，均应进行仔细的牙齿和口腔检查。
- 喉咙痛和吞咽困难：是另一个常见的术后并发症，除了仔细观察外，通常不需要专门治疗。如果出现该并发症，且在术后前几日无改善，或者随时间推移而加重，应请耳鼻喉科专家会诊。
- 术后气道水肿：虽然激光可降低其发生率，但术后黏膜水肿在气道手术中并不少见。患者通常在恢复室即出现吸气性喘鸣。常规预防性静脉注射皮质类固醇（如地塞米松），消旋肾上腺素是一线治疗用药。需要气管切开的术后严重气道阻塞罕见。

- 术后出血：与可有效降低术后气道水肿类似，激光也可减少术后出血。然而，继发性出血仍可能发生，特别是切除较多组织后。如果出现持续性显著出血，可能需要紧急气管插管和手术探查。
- 气胸和皮下气肿是罕见的并发症：仔细的体格检查和胸部 X 线检查可协助诊断。如果患者的呼吸受影响，应考虑重新气管插管。
- 喉痉挛：首先给予纯氧正压通气治疗。如果喉痉挛持续存在，应给予小剂量的静脉麻醉药物（如丙泊酚 0.5～1 mg/kg）或琥珀胆碱（0.1～0.5 mg/kg）治疗，除非存在禁忌。

参考文献

1. American Society of Anesthesiologists (2008) HOD statement of smoking cessation. http://www.asahq.org/resources/clinical-information/hod-statement-of-smoking-cessation.
2. American Society of Anesthesiologists (2010) Standards for basic anesthetic monitoring. http://www.asahq.org/~/media/Sites/ASAHQ/Files/Public/Resources/standards-guidelines/standards-for-basic-anesthetic-monitoring.pdf.
3. Apfelbaum JL, et al. Practice advisory for the prevention and management of operating room fires: an updated report by the American Society of Anesthesiologists Task Force on Operating Room Fires. Anesthesiology. 2013;118(2):271–90.
4. Jaquet Y, et al. Complications of different ventilation strategies in endoscopic laryngeal surgery: a 10-year review. Anesthesiology. 2006;104(1):52–9.
5. Macias AA, et al. Lasers, airway surgery, and operating room fires. In: Vacanti CA, et al., editors. Essential clinical anesthesia. New York: Cambridge University Press; 2011. p. 708–12.
6. Rampil IJ. Anesthesia for laser surgery. In: Miller RD, editor. Miller's anesthesia. 7th ed. Philadelphia: Churchill Livingstone; 2009. p. 2405–18.
7. Smetana GW, et al. Preoperative pulmonary risk stratification for noncardiothoracic surgery: systematic review for the American College of Physicians. Ann Intern Med. 2006;144(8):581–95.
8. Steiner W, Ambrosch P. Endoscopic laser surgery of the upper aerodigestive tract: with special emphasis on cancer surgery. New York: Thieme Stuttgart; 2000.
9. Surgeon General's Reports (2004) The Health Consequences of Smoking: A Report of the Surgeon General.
10. Tonnesen H, et al. Smoking and alcohol intervention before surgery: evidence for best practice. Br J Anaesth. 2009;102(3):297–306.
11. Yan Y, et al. Use of lasers in laryngeal surgery. J Voice. 2010;24(1):102–9.

第八部分
血液系统 / 血液病

Charles P. Plant

40

输血反应

Charles P. Plant, Jonathan H. Kroll

肖可 李凤仙 译 刘岗 张鸿飞 校

病例

患者男性，18 岁，用拳头打碎一扇平板玻璃窗后导致右前臂较深撕裂伤，无其他伤口。

用药史	Adderall（苯丙胺 / 右苯丙胺）
过敏史	无已知药物过敏
既往史	注意力缺陷多动障碍
体格检查	血压 110/40 mmHg，心率 150 次 / 分，呼吸 25 次 / 分，吸空气血氧饱和度 95%

患者发育良好，身高和体重与年龄相符。警觉、定向力正常、合作。因焦虑和手臂疼痛而处于中度痛苦状态，额头发汗明显，明显心动过速，心搏有力。无其他外伤，其他检查亦无特殊。

患者健侧手臂建立静脉通道。实验室检查结果示血细胞比容为 35%。等待交叉配血期间患者输注了 3 L 生理盐水。目前血细胞比容为 25%，正在输血。已请整形外科医生会诊。

1. 何为荨麻疹性输血反应？

荨麻疹性输血反应（urticarial transfusion reaction，UTR）是与血制品输注相关的轻度过敏反应。该过敏反应的临床表现只有麻疹，无更严重的过敏症状，如喘鸣、低血压和血管性水肿。UTR 是受体接受供体血制品输注时抗原 / 抗体相互作用引起，诸多供体血清蛋白抗原参与其中。

2. 如何治疗 UTR？

发生 UTR 时，应评估患者情况并暂停输血。一旦排除严重输血反应，可重新开始输血。也可使用抗组胺药治疗，输血前也可考虑预防性使用抗组胺药，但不推荐常规使用。

3. 过敏反应的体征和症状有哪些？

皮肤表现［如荨麻疹、红斑、瘙痒和（或）血管性水肿］在过敏反应中几乎均会发生。严重时通常会伴有喘鸣和低血压等临床表现，也可能出现恶心、呕吐和腹泻等胃肠道症状，患者可能出现濒死感。症状通常在输血后 5 ~ 30 min 内出现。

4. 如何治疗？

过敏性休克属于临床紧急情况，应停止输血，呼叫人员协助。患者高流量吸氧，建立可快速输液的静脉通道，必要时可建立骨髓腔内输注通路。用生理盐水实施积极液体复苏，持续监测患者的心电图和脉搏血氧饱和度，用袖带式血压计测量血压。如有必要，可直接触摸大动脉搏动来估计血压。过敏性休克是由于肥大细胞和嗜碱性粒细胞释放组胺和细胞因子等炎症介质所致。肾上腺素会减缓这些介质的释放，因此，快速注射肾上腺素是主要治疗方法。也可以肌内注射肾上腺素，但如果有立即危及生命的临床表现时，则应考虑静脉注射。应使用苯海拉明等 H_1 抗组胺药，也可使用 H_2 受体阻滞剂，如西咪替丁。如果存在支气管痉挛，应吸入 β 肾上腺素能激动剂。尽早静脉注射较大剂量皮质类固醇，但其效果要在几小时后才会显现。发生输血反应时应将剩余的血制品送回实验室重新检测分析。

5. 何为急性溶血性输血反应？

急性溶血性输血反应是由输入的红细胞在血管

内溶血引起的紧急情况，可危及生命。最常见原因是笔误导致输注了血型不匹配的血液。患者主诉发冷、焦虑、恶心、气促和腰部疼痛。也可能发展为发热、低血压和褐色尿，症状和体征通常在开始输血后 15 min 内出现。如果未及时发现，由于不断溶血，红细胞内的钾持续释放，可能发展为危及生命的高钾血症。如果患者处于麻醉状态，其表现可能为低血压、荨麻疹、气促、高钾血症、心电图改变、血尿和异常出血。溶血的红细胞释放血红蛋白和其他蛋白质至血清，这些蛋白质在肾小管中沉淀、堆积，阻塞肾小管并最终导致肾衰竭。凝血级联反应激活，从而消耗血小板和包括纤维蛋白原在内的凝血因子，继而发展为弥散性血管内凝血综合征。

6. 如何治疗急性溶血性输血反应？

急性溶血性输血反应是一种临床紧急情况，应停止输血，呼叫人员协助。通过监测患者的连续心电图观察是否有高血钾的表现（如 T 波高尖）。如有必要，应将林格液改为生理盐水，以尽可能减少钾的输入。治疗包括积极补液和利尿。血制品应送回实验室重新检查。应多次检查实验室凝血功能以明确是否发生凝血障碍，进行全血细胞计数以了解是否有血小板减少症和贫血。血小板减少和凝血功能障碍引起无法控制的出血时应紧急输血，以弥补血液成分的不足。

7. 何为非溶血性发热性输血反应？

非溶血性发热性输血反应属于排除性诊断。患者在输血过程中或输血后不久出现发热，但并未出现如急性溶血性输血反应、过敏性休克、输血相关性脓毒症、输血相关性肺损伤等更严重的临床表现；有时还伴有寒战、僵硬、气促、焦虑和（或）头痛，是与血制品中的白细胞有关。当血制品输入患者体内，白细胞会释放细胞因子。现在普遍使用少白细胞的浓缩红细胞，已将该不良反应降低至 1% 以下。

8. 如何治疗非溶血性发热性输血反应？

治疗主要为对症处理。瘙痒和（或）轻度皮疹可使用抗组胺药治疗，发热反应可使用退热药（如对乙酰氨基酚）治疗。输血前使用这些药物可预防

或减轻非溶血性发热性输血反应。

9. 何为迟发型溶血性输血反应？

迟发型溶血性输血反应在输注含红细胞的血制品 24 h 后出现，常见原因是在血制品筛查中未能发现存在同种抗体。这种引发迟发型溶血性输血反应的同种抗体通常为 IgG 抗体。还有 Kidd、Duffy 和 Kell 抗体。初次输血时抗体最终会消退，但再次输血时产生免疫记忆反应。受体的同种抗体水平迅速上升并与供体红细胞结合，引起溶血反应。症状也可延迟 1 ～ 4 周出现，表现为发热、寒战和黄疸。实验室检查与溶血反应表现一致，即血清（未结合）胆红素升高、尿胆红素原升高、血浆触珠蛋白降低（触珠蛋白与游离血红蛋白结合，从而被消耗）、血清乳酸脱氢酶升高、含铁血黄素尿、高铁血白蛋白血症和网织红细胞增多症。

10. 如何治疗迟发型溶血性输血反应？

通常情况下不需要治疗，随访中应该不会出现持续溶血。溶血反应后的血液筛查可发现与该病相关的同种抗体。迟发反应通常并不严重，甚至会漏诊，尤其是如果患者已出院回家。其严重程度取决于同种抗体的致病效力（例如亲和力和效价）。妊娠期间的同种异体免疫特别值得关注。尤其是 Rh 阴性母亲可能对 Rh 阳性胎儿产生同种异体免疫。因此，对于 Rh 阴性母亲应常规使用 Rho（D）免疫球蛋白进行预防。有输血史的镰状细胞血症患者一旦出现迟发型输血反应，发生血管闭塞危象的风险增加。如果计划再次妊娠或手术，应行同种抗体筛查在内的血液学检查。

11. 何为输血相关性循环过负荷？

输血相关性循环过负荷（transfusion-associated circulatory overload，TACO）是一种肺水肿综合征，发生在输血时 / 后出现呼吸困难、端坐呼吸、外周性水肿和高血压，是由输注超容量的血液成分造成循环过负荷引起。危险因素包括年龄 > 60 岁、充血性心力衰竭、肺功能衰竭、贫血和短期内大量输血。尽管如此，TACO 也可能发生在外伤患者，这些患者既往体健，但通过快速输液装置输血也可发生。

TACO 和输血相关的急性肺损伤（transfusion-related acute lung injury，TRALI）可通过血压进行鉴别：TRALI 表现为低血压，而 TACO 多为高血压。

12. 如何治疗 TACO？

预防比治疗更重要，缓慢输注血制品并严密监测，从而防患于未然。治疗包括呼吸支持、吸氧和利尿。必要时行双相气道正压（Bi-level positive airway pressure，BiPAP）通气，甚少需要气管插管。

13. 何为输血相关的细菌性脓毒症？

输血相关的细菌性脓毒症（transfusion-associated bacterial sepsis，TABS）由输注的血液成分中存在细菌引起。幸运的是 TABS 非常少见，但一旦发生，往往会危及生命。通常血液污染与采血时未按照标准流程操作有关。症状和体征包括发热、发冷和低血压。与典型的脓毒症不同，TABS 并没有明确的局部感染源，尽管如此，仍应谨慎地排除。特别需要注意的是如果血制品中含有革兰氏阴性微生物，那么大量内毒素可能输入体内。

14. 如何治疗 TABS？

发生 TABS 时应使用广谱抗生素并给予血流动力学支持，并调查可疑血制品的来源。

15. 何为输血相关的急性肺损伤？

输血相关的急性肺损伤（TRALI）是一种发生于输血后的潜在危及生命的肺部疾病，由供血者的抗体激活受血者的中性粒细胞引起（其他免疫病理学机制也参与其中）。因此，富含供血者血浆的血制品（例如浓缩血小板和新鲜冰冻血浆）比去除血浆的血制品（例如浓缩红细胞）更容易导致 TRALI。激活的中性粒细胞对肺血管内皮细胞造成损伤，内皮细胞"渗漏"，导致肺水肿。根据定义，肺水肿一般发生在输注血制品后 6 h 内。应排除导致呼吸窘迫的其他原因，特别是容量过负荷和充血性心力衰竭。事实上，TRALI 很难与其他导致呼吸窘迫的原因区分。TRALI 通常表现为突发的呼吸困难、呼吸急促、发绀（$SpO_2 < 90\%$）和发热，常伴有低血压和肺部啰音。胸片显示双侧斑片状浸润，严重时可进展为"白肺"。根据定义，如果其他疾病也可导致呼吸窘迫，则不能诊断为 TRALI。

16. 如何治疗 TRALI？

TRALI 的治疗包括吸氧、静脉输液和使用血管升压药，必要时行 BiPAP 通气支持，严重情况下需气管插管。无论何种情况，均应实施肺保护策略，例如设定低 / 保护性潮气量。可使用皮质类固醇治疗。但由于常存在低血压，通常应避免使用利尿剂。受血者不应再接受可能导致其发病的供体血制品。应对相关血制品的供血者进行识别，以便其所捐献的血液制品不会再次用于该受血者。

美国血库学会（American Association of Blood Banks，AABB）技术手册提供了大量参考内容[1]。Hart 等学者[2]也为麻醉医生进行临床输血管理提供了更简明扼要的参考。

参考文献

1. Fung MK, Grossman BJ, Hillyer C, Westhoff CM editors. AABB technical manual. 18th ed. Bethesda, MD: American Association of Blood Banks Press; 2011.
2. Hart S, Cserti-Gazdewich CM, McCluskey SA. Red cell transfusion and the immune system. Anaesthesia. 2015;70(Suppl 1):38–45.

41 术中凝血病

Alimorad G. Djalali, Anil K. Panigrahi

尹晴 刘俊文 译 刘岗 张鸿飞 校

病例

患者女性，40岁，亚洲人，拟行择期乳房假体翻修术。曾因乳腺癌接受双侧乳房切除术，手术时术中及术后出血过多（> 1000 ml），评估后发现凝血病，并且其在两次剖宫产后也曾发生过出血过多。

患者的女儿患有染色体22q缺失综合征。本人否认有鼻或牙龈出血史。

凝血检查显示：

- PT、aPTT 正常，凝血因子Ⅷ、Ⅸ、Ⅻ活性正常
- 血管性血友病因子（vWF）活性正常，vWF 抗原水平正常
- 血小板聚集和功能正常
- 凝血因子Ⅴ的凝血活性和 D- 二聚体水平结果尚未回报
- 已准备进行纤溶活性检测

1. 术前常规进行凝血功能检测有无作用？

目前还没有证据证明术前常规进行凝血功能检测有助于识别存在术中和术后出血风险的患者[1-2]。手术患者常规进行凝血功能筛查阳性预测率较低，原因众多。

- 出血性疾病在普通人群中的患病率较低，对人群不加区分地进行常规检测，假阳性结果的可能性增加[3]。
- 实验室检查的凝血功能正常值范围包含了普通人群的两个标准差结果，因此，正常人群有 2.5% 出现凝血时间延长。
- 凝血功能检查主要用于评估疑似有遗传性或获得性凝血因子缺陷患者的凝血功能，如果

不加区别地应用，可能导致明显的假阴性和假阳性结果[4]。

- 凝血因子ⅩⅢ或 α_2 抗纤溶酶缺乏症患者凝血酶原时间（PT）和活化部分凝血活酶时间（aPTT）值正常，而这两种情况均可能发生严重的术中出血。
- 服用阿司匹林等血小板抑制剂的患者凝血功能也可能正常。
- 怀孕、应激或创伤会导致凝血因子Ⅷ水平升高，从而使 PTT 值正常，掩盖轻度血友病 A（Hemophilia A）或血管性血友病（von Willebrand disease，vWD）。
- 假阳性结果可能与技术原因有关，例如血样被肝素污染（使用肝素抗凝导管抽取血标本）或导管内血液不足（枸橼酸浓度升高），也可能是由于患者并没有凝血因子缺乏或即使存在凝血因子缺乏但并无临床意义，例如普通人群中有 2% 存在凝血因子Ⅻ缺乏，但这并不增加出血风险[5]。

因此，详细的临床病史、家族史和体格检查仍然是识别患者围手术期出血风险最敏感的方法。

2. 如何评估该患者的凝血功能障碍？

导致临床出血的止血异常可分为两种：

- 一期止血异常——血管内皮细胞缺陷、血小板功能障碍或不足。
- 二期止血异常——凝血因子缺乏或不足。

一期止血异常通常表现为黏膜或皮肤出血，患者出现瘀点（毛细血管出血）、瘀斑或月经过多。血管损伤后，血小板或内皮功能紊乱时立即发生出血，很少表现为延迟性出血；而凝血障碍通常表现为大

的瘀斑或弥漫性深层软组织血肿，这种情况下通常会因创伤刺激出现延迟性出血。

掌握这些疾病的不同表现，并详细了解病史（包括用药史）以及体格检查，有助于采取合适的实验室检查以有重点地进行诊断评估[6]。

3. 凝血级联反应的主要步骤有哪些？

止血是通过细胞相互作用和酶促反应的协调一致而实现。原发性止血是指血小板的作用，发生在内皮损伤导致胶原暴露之后。当循环中的血小板接触到暴露的胶原时，血小板流速减慢并黏附到血管内皮细胞上。内皮细胞释放血管性血友病因子（von Willebrand factor，vWF），通过与胶原蛋白和血小板受体糖蛋白 I b/ 凝血因子IX（FIX）/ 凝血因子 V（FV）复合体结合来增强血小板黏附性[7]。随后，血小板被激活，其储存颗粒内的内源性生物活性物质释放，进而招募更多的血小板并促进其聚集。而最初的血小板栓子作为进一步凝血因子反应的底物继续促进凝血反应，这一过程被称为二期止血。

经典的凝血反应为一系列有序的级联反应，分为内源性凝血途径、外源性凝血途径和共同凝血途径。尽管目前证据表明，凝血始于组织因子 / 凝血因子VIIa 复合物的产生，进而激活凝血因子IX成为凝血因子IXa[8]，但最初的级联反应模型有助于通过凝血筛查试验来诊断凝血因子的缺乏，因为筛查试验也是基于该模型而设计。

- 内源性凝血途径包括凝血因子XII、XI、IX和VIII以及前激肽释放酶和高分子量激肽原。当因子XII接触到表面带负电的物质而激活，启动内源性凝血途径，该途径可通过 aPTT 进行分析监测。
- 外源性凝血途径由组织因子（也称为组织凝血活酶）和因子VII组成。
- 内源性和外源性凝血途径最终汇聚到由凝血因子X、V、II和纤维蛋白原组成的共同凝血途径，其最后一步是由活化的凝血因子II（凝血酶）裂解纤维蛋白原形成纤维蛋白单体。

4. aPPT 和 PT 用于评估什么？

用于筛查凝血功能的两项主要检查是 aPTT 和 PT，分别检测内源性和外源性凝血途径。

- aPTT 检测用于筛查内源性凝血途径中凝血因子的缺陷，监测肝素治疗、检测狼疮抗凝物。
  - 内源性和（或）共同凝血途径凝血因子水平降低的患者 aPTT 将延长。
- PT 检测用于筛查外源性和共同凝血途径因子的缺陷，并监测口服抗凝治疗的效果。
  - 随着纤维蛋白原和凝血因子 II、V、VII或X水平的降低，PT 将延长。

5. aPTT 和 PT 检测是如何进行的？

aPTT 检测首先将患者血浆与活化剂（磷脂和二氧化硅或高岭土）接触后孵育几分钟，从而促使凝血因子XII的自动激活，凝血因子XII与辅因子前激肽释放酶和高分子量激肽原共同激活凝血因子XI。然后，凝血因子XIa 将凝血因子IX转换为IXa。继而，钙促进凝血因子IXa/VIII激活凝血因子X。凝血因子Xa/V将凝血因子II转化为IIa（凝血酶），然后将纤维蛋白原裂解为纤维蛋白。测量血凝块形成的时间。接触活化剂的预孵育步骤是该测定被称为活化部分凝血活酶时间的原因。

PT 检测是将患者血浆与凝血活酶（重组组织因子 / 磷脂 / 钙混合物）孵育，孵育后向混合物中加入钙，并测定纤维蛋白形成的时间。

6. 为什么要使用 INR 值？

由于使用的凝血酶制剂不同，不同实验室所测的凝血酶原时间也有所不同。为了使不同实验室监测的华法林的抗凝效果具有可比性，设计了国际标准化比值（international normalized ratio，INR），即将患者的 PT 时间除以所在实验室的平均正常 PT，然后计算所得结果的 ISI 次方。ISI（国际敏感度指数）是对某一实验室凝血因子的测定与该因子国际参考值的比较［译者注：国际敏感度指数是用所在实验室多份不同凝血因子水平的血浆与国际参考制品（IRP）做严格的校准，通过回归分析求得回归斜率而得到，代表凝血活酶试剂对凝血因子缺乏的敏感性，ISI 值越低，则敏感性越高］。

7. 什么情况会导致 PT 和（或）aPTT 增加？

- 仅 PT 延长——凝血因子VII抑制 / 缺乏。

- 仅 aPTT 延长——肝素治疗、凝血因子Ⅷ缺乏、凝血因子Ⅸ缺乏、凝血因子Ⅺ缺乏。凝血因子Ⅻ、前激肽释放酶原、高分子量激肽原缺乏或存在狼疮抗凝剂（抗磷脂抗体），则 aPTT 延长，但不会导致临床出血风险显著增加。
- PT 和 aPTT 均延长——肝疾病，维生素 K 缺乏，抗凝治疗，弥散性血管内凝血，大量输血，凝血因子 X、V 或 Ⅱ 缺乏或缺陷，纤维蛋白原异常。

8. 哪些并存疾病可导致凝血功能异常？

- 肝功能障碍。
- 肾功能不全。
- 脓毒症（炎症和凝血途径的相互影响）。
- 严重甲状腺功能障碍。
- 淀粉样变性。
- 结缔组织疾病。
- 肿瘤和副肿瘤疾病。
- 营养不良。
- 炎性肠病。
- 螫刺毒作用（如蛇咬伤）。

9. 术中凝血功能障碍的主要原因有哪些？

- 遗传性出血性疾病
  - 出血体质——vWD（最常见）、血友病 A 和 B
  - 血栓前状态——抗凝血酶缺乏、蛋白 C 或 S 缺乏、抗磷脂综合征、凝血因子 V Leiden 突变、异常纤维蛋白原血症
- 获得性出血性疾病
  - 药物——抗凝剂和抗血小板药物
  - 肝疾病
  - 肾疾病（尿毒症血小板功能障碍）
  - 弥散性血管内凝血
  - 血栓前状态——肝素诱导的血小板减少、恶性肿瘤、制动、获得性异常纤维蛋白原血症（例如，继发于肝疾病或多发性骨髓瘤）
- 与创伤有关的凝血功能障碍（急性创伤性凝血功能障碍）

10. 创伤、脑损伤和大出血的凝血功能障碍有何不同？

创伤类型不同对凝血系统的影响不同。轻微的脑损伤可能造成比失血数百毫升的股骨骨折更严重的凝血障碍。一般来说，失血量是反映凝血功能障碍严重程度的良好指标。以下对大量输血的定义可能有助于诊断：

- 24 h 内全身血容量被置换（输注 10～12 U 浓缩红细胞）。
- 3 h 内全身血容量的 50% 被置换（输注 5～6 U 浓缩红细胞）。
- 持续大量失血，4 h 内至少需输注 4 U 浓缩红细胞。
- 出血速度超过 150 ml/min。

指南不同，关于大量输血的定义略有不同。

创伤患者的复苏中，可能出现明显的异常情况：血浆凝血因子浓度和活性降低、血小板减少和贫血[9]。活动性出血期间进行凝血筛查很难提供有用信息。另外，常规凝血试验（aPTT、PT）需要一定时间才能完成，不能反映活动性出血时的实时情况。

大失血的治疗就像手术室里的创伤治疗一样复杂。评估和监测纤维蛋白原水平、血小板计数、贫血和核心体温均为治疗创伤患者需要考虑的重要因素[10]。

11. 体温和 pH 对凝血有什么影响？

低温影响纤维蛋白原合成，并降低了许多凝血因子的活性，而这些凝血因子的功能正常呈温度（> 35℃）依赖性[11]。此外，核心温度过低也会导致血小板功能障碍[12-13]。值得注意的是，标准的凝血检测无法反映低温的影响，因为在分析之前样品通常要加热至 37℃。

凝血因子发挥作用需要适宜的生理环境，酸中毒时凝血因子功能明显降低。pH < 7.2 时出现凝血功能障碍，可能与抑制了钙依赖性凝血因子复合物的形成有关。具体而言，随着酸中毒的加重，凝血酶原复合体（凝血因子 Xa、凝血因子 Va、磷脂和凝血酶原）的活性逐渐降低[14]。此外，酸性环境中血凝块的形成减少、强度降低。

12. 哪种凝血因子的半衰期最短？其意义是什么？

凝血因子Ⅶ是体内半衰期最短（3～6 h）的凝血因子，凝血因子Ⅴ（$t_{1/2}$ 36 h）和Ⅷ（$t_{1/2}$ 10～14 h）不稳定，血浆保存过程中受影响最大。凝血因子Ⅴ和Ⅷ也是创伤相关的凝血功能障碍患者中最常缺乏的因子[15]。基于上述内容以及关于改善发病率和死亡率的最新研究结果，治疗严重创伤相关的凝血功能障碍患者时，建议早期输注血液制品，浓缩红细胞、新鲜冰冻血浆和血小板单位按照 1：1：1 的比例进行[16-17]。

13. 什么是活化的凝血因子Ⅶ？

怀疑凝血因子Ⅶ缺乏导致凝血功能障碍时，可使用重组活化的人凝血因子Ⅶ（rFⅦa）。活化的凝血因子Ⅶ最初研制并批准用于治疗对凝血因子Ⅷ或Ⅸ已产生抑制的血友病患者、获得性血友病或单独的凝血因子Ⅶ缺乏症患者。然而，自临床应用以来已出现多种超说明书的适应证。尤其因为凝血因子Ⅶ半衰期较短且由肝合成，rFⅦa 已被用于纠正肝功能障碍患者的凝血功能异常，特别是那些无法耐受较大剂量新鲜冰冻血浆输注的患者。此外，rFⅦa 可用于减少创伤和手术后对标准成分输血治疗无效的微血管出血。

14. 什么是纤维蛋白原降解产物？其有什么作用？

当纤维蛋白聚合物被纤溶酶裂解时，释放纤维蛋白降解产物。组织纤溶酶原激活剂最初激活纤溶酶原形成纤溶酶。纤溶酶是负责纤维蛋白降解的主要酶。除了纤维蛋白，纤溶酶还能降解纤维蛋白原和其他凝血因子，其对纤维蛋白聚合物作用后将纤维蛋白的 D- 二聚体结构域释放到循环中。D- 二聚体的交联是纤维蛋白凝块形成过程中凝血因子ⅩⅢ激活的结果，因此循环中 D- 二聚体的增加提示血管内凝块的纤维蛋白溶解。

15. 输注新鲜冰冻血浆的适应证是什么？

根据最新的 ASA 围手术期血液管理实践指南

[18]，下列情况应输注血浆：

- 未使用肝素的情况下 INR > 2.0 时微血管出血过多。
- 输血超过 1 个血容量的患者疑似因凝血因子缺乏而出现微血管出血过多（无法实时进行凝血功能测定）。
- 凝血酶原复合浓缩物无法获得时，需要紧急逆转华法林的作用。
- 特定凝血因子浓缩物无法获得时，需要纠正已知的凝血因子缺乏。

值得注意的是，血浆不应用于 PT/INR 和 aPTT 正常的患者，也不能用于增加血容量。

16. 冷沉淀如何制备？其含有哪些凝血因子？

冷沉淀是将新鲜冰冻血浆在 1～6℃下解冻，低温下不溶的蛋白质沉淀后通过离心收集，这种沉淀物再重悬浮在少量的血浆中（通常为 10～15 ml）。每个单位含有 200～250 mg 纤维蛋白原、≥ 80 IU 凝血因子Ⅷ、80～120 IU vWF、40～60 IU 凝血因子ⅩⅢ以及纤维粘连蛋白。通常成人剂量是 10 U，以 10 包 / 组输注。冷沉淀缺乏维生素 K 依赖因子（Ⅱ、Ⅶ、Ⅸ、Ⅹ），因此，不应使用冷沉淀物来逆转华法林导致的抗凝，而应使用新鲜冰冻血浆。同样，冷沉淀不应用于治疗血友病 B（凝血因子Ⅸ缺乏），此时应使用重组人凝血因子Ⅸ（rFⅨ）。

17. 如何监测血小板活性？

血小板活性通常使用血小板聚集法监测，该过程包括将血小板悬浮液（富含血小板的血浆）与特定的活化剂（如胶原、ADP、肾上腺素或瑞斯托菌素）孵育。血小板聚集的时间和程度通过监测悬浮液的透光率来测量，这一数据随血小板聚集而升高。

另一种监测方法是使用血小板功能分析仪（Platelet Function Analyzer，PFA-100），该检测可以在全血枸橼酸抗凝下进行，可室温保存。血液中的血小板在毛细管内受高流速的影响，并暴露在胶原涂层的膜上。加入一种诱聚剂（ADP 或肾上腺素）以刺激血小板聚集。当血小板栓子形成时，可以监测到由此导致的流速降低。该时间即为凝血时间（closure time，CT），血小板功能障碍时会延长。

18. 什么是血栓弹力图?

血栓弹力图(thromboelastograph, TEG)是对全血凝块形成动力学的分析。TEG 设备测量血凝块在形成和溶解过程中的黏弹特性,然后进行分析和绘制。虽然 TEG 技术已经有几十年的历史,但目前还不是术中凝血功能的常规检测内容。Cochrane 最近的一篇综述发现,使用 TEG 指导成年患者创伤的输血治疗,尚缺乏足够的证据支持,然而,作者同时指出,之所以得出这一结论,可能是因为在如何应用 TEG 指导患者治疗方面尚缺乏共识[19]。

19. 哪些药物会导致术中凝血障碍?

影响正常止血功能的治疗药物越来越多。

抗凝剂:

- 维生素 K 拮抗剂——华法林减少了 Ⅱ、Ⅶ、Ⅸ 和 Ⅹ 等重要凝血因子的生成,蛋白 C 和 S 这两种抗凝血因子的浓度也降低。

- 普通肝素(unfractionated heparin, UFH):UFH 是不同长度糖胺聚糖的混合物。UFH 通过与抗凝血酶(AT, 以前称为抗凝血酶Ⅲ)络合、加速凝血酶和凝血因子Xa的失活而发挥作用。给予鱼精蛋白后,UFH 很容易与抗凝血酶解离。

- 低分子量肝素(low molecular weight heparin, LMWH):LMWH 是一种纯化的、比普通肝素小的分子,具有更强的抗Xa活性,几乎无抗凝血酶作用。低分子量肝素半衰期较长,并可随肾功能减退而延长。与 UFH 不同,LMWH 不能被鱼精蛋白完全逆转。

- 戊多糖和达那肝素钠是两种与 LMWH 相关的化合物,具有更高特异性抗Xa活性和较长的半衰期。

- 直接Xa抑制剂——利伐沙班($t_{1/2}$ 7 ~ 17 h)、阿哌沙班($t_{1/2}$ 5 ~ 9 h)和依杜沙班($t_{1/2}$ 6 ~ 11 h)可灭活循环中以及和凝血块结合的凝血因子Xa。这两种药物均为口服药,没有特定的逆转剂。

- 凝血酶抑制剂——有许多化合物的新配方,可灭活循环中以及和凝血块结合的凝血酶(凝血因子Ⅱa)。

  - 注射剂——比伐芦定($t_{1/2}$ 25 min)、阿加曲班($t_{1/2}$40 ~ 50 min)、地西卢定($t_{1/2}$ 2 h)。

  - 口服药——达比加群($t_{1/2}$ 12 ~ 17 h),达比加群无逆转剂。

抗血小板药物:

- 阿司匹林——阿司匹林不可逆地抑制血小板环氧合酶和血栓素 A_2。其他非甾体抗炎药,如布洛芬和塞来昔布,以一种几乎可逆的方式抑制环氧合酶。阿司匹林或非甾体抗炎药治疗后术中大出血的风险较低。

- ADP 受体阻滞剂——这些药物阻断与二磷酸腺苷(adenosine diphosphate, ADP)结合的血小板 $P2Y_{12}$ 受体,从而限制血小板聚集。

  - 氯吡格雷、噻氯匹定、普拉格雷、替卡格雷和坎格雷洛是 ADP 受体阻滞剂的代表性药物。

- 糖蛋白Ⅱb/Ⅲa 抑制剂——这类药物通过阻止糖蛋白Ⅱb/Ⅲa 与纤维蛋白原结合介导的交联而抑制血小板聚集。

  - 阿昔单抗、替罗非班及依替巴肽是目前使用的糖蛋白Ⅱb/Ⅲa 抑制剂。

有出血副作用的药物:

- 选择性 5-羟色胺再摄取抑制剂消耗血小板颗粒中的 5-羟色胺,从而降低血小板活性。

- 丙戊酸因降低凝血因子Ⅶ、Ⅷ、ⅩⅢ、血小板、vWF、纤维蛋白原、蛋白 C 和抗凝血酶水平。

20. 什么原因造成肝素诱导的血小板减少症?

肝素诱导的血小板减少症(heparin induced thrombocytopenia, HIT)是由自身抗体识别肝素与血小板因子 4(PF4)复合物所致,PF4 是一种存在于血小板颗粒中的蛋白质。当自身抗体与肝素结合时,能识别暴露的 PF4 表位,因此这些抗体的临床活性通常需要在肝素存在时才表现出来。网状内皮系统(脾、肝)清除了抗体包被的血小板,以及由于形成动脉血栓和静脉血栓而消耗血小板,共同引起了血小板减少症。血栓的形成被认为是抗体结合引起血小板活化的结果。血小板减少症通常发生在开始肝素治疗的 5 ~ 10 天内,这与抗体形成的时间有关,然而,如果患者以前接触过肝素且抗体仍然存在(1 ~ 3 个月),则可能发生于接触肝素的前 24 h 内,后者是一种记忆免疫反应。多达 50% 的 HIT 患者可形成血栓，并导致皮肤坏死、四肢坏疽和器官梗死[20]。新发血小板减少症（计数 < 150 000/μl）或肝素治疗开始后 5 ～ 10 天血小板计数下降 ≥ 50%，同时出现血小板活化抗体，可诊断 HIT。这些抗体激活血小板的能力可通过 5- 羟色胺释放试验（serotonin release assay，SRA）或肝素诱导的血小板聚集试验（heparin-induced platelet aggregation assay，HIPA）来检测。如果以上测试不具备条件，可使用酶联免疫吸附试验（enzyme-linked immunosorbent assays，ELISA），需要注意的是，与功能分析相比，ELISA 的假阳性和假阴性率更高。如果怀疑 HIT，应立即停用所有含肝素的产品，启动适当的抗凝治疗。首先应使用直接凝血酶抑制剂（如阿加曲班和比伐芦定），最终通常过渡到华法林治疗。也可超说明书（off label）使用直接凝血因子 Xa 抑制剂。

21. 血管性血友病是什么？其临床表现有哪些？

血管性血友病（vWD）是最常见的出血性疾病，约占总人口的 1%[21]，男性和女性发病率相当。vWD 包括几种具有不同特点的亚型，反映了 vWF 质或量的缺陷，导致治疗意义的不同[22]。vWF 在循环内以大的多聚体蛋白形式存在，通过与血小板受体和内皮下蛋白的相互作用，促进血小板与血管损伤部位结合。vWF 还能结合凝血因子 Ⅷ，从而延长其半衰期并促进纤维蛋白凝块的形成。vWF 浓度或活性降低的患者可能出现黏膜出血、鼻出血或牙龈出血。vWF 水平在一定程度上与种族、血型、年龄和炎症状态有关。例如，O 型血人群 vWF 水平降低且半衰期缩短，而非洲裔美国人 vWF 水平似乎更高。

vWD 主要分为三种类型：
- 1 型——vWF 数量轻度不足
- 2 型——vWF 结构与功能缺陷
  - 2A 型——大 vWF 多聚体减少，血小板黏附性降低。
  - 2B 型——与血小板糖蛋白 Ⅰ b 的亲和力增加。
  - 2M 型——血小板黏附性降低，但多聚体分布正常。
  - 2N 型——凝血因子 Ⅷ 的结合减少。
- 3 型——重度（vWF 几乎完全缺乏）

vWD 的围手术期治疗包括 3 种策略：

（1）通过促进内源性储备的释放，提高血浆 vWF 浓度。

（2）通过外源性给予凝血因子（rFⅧ -vWF 复合物或冷沉淀）提高 vWF 水平。

（3）使用其他药物改善止血作用。

22. 去氨加压素在 vWD 患者中有何作用？

去氨加压素（desmopressin，DDAVP）可促进血管内皮细胞释放 vWF，对 1 型 vWD 和部分 2 型 vWD 有效，同时可增加 FⅧ浓度。氨甲环酸是一种抗纤溶药物，对术中 vWD 有一定治疗作用。去氨加压素是一种合成的加压素类似物，几乎没有升压效果，但保留抗利尿活性。

23. 血友病分为哪几种类型？

血友病有两种主要类型：A 型和 B 型。A 型血友病最常见（5000 名出生活婴儿中有 1 名为 A 型血友病），而且病情严重的可能性更大。B 型血友病，也被称为"圣诞病"，并不常见（每 30 000 名出生活婴儿中有 1 名为 B 型血友病）[23]。

- A 型血友病——先天性凝血因子 Ⅷ 缺乏。
- B 型血友病——先天性凝血因子 Ⅸ 缺乏。

这两种血友病在所有种族均可出现，属于 X 染色体相关的隐性遗传病。虽然女性罕见，但如果两个等位基因均受影响，如两条 X 染色体，也可发生于女性。血友病的严重程度分为三类：

- 重度血友病—— < 正常凝血因子活性的 1%（ < 0.01 IU/ml）。
- 中度血友病—— ≥ 正常凝血因子活性的 1% 但 < 5%（ ≥ 0.01 IU/ml， < 0.05 IU/ml）。
- 轻度血友病—— ≥ 正常凝血因子活性的 5% 但 < 40%（ ≥ 0.05 IU/ml， < 0.40 IU/ml）。

多达 2/3 的 A 型血友病和 1/2 的 B 型血友病患者病情严重。

24. 血友病患者手术时对凝血因子有何要求？

对于早期关节或肌肉出血，30% ～ 40% 的凝血因子水平即可满足需要。对于牙科手术或肌内血肿患者，凝血因子水平应达到 50%。对于严重出血（颅内或腹腔内出血），凝血因子水平应达到 80% ～ 100%。

同样，对于骨科和其他大手术，术前应达到 80% ～ 100% 的凝血因子水平。一旦出血得到控制，术后期间（10 ～ 14 天）应维持在 30% ～ 50% 的预防性水平。

25. 重组因子Ⅷ（rFⅧ）和重组因子Ⅸ（rFⅨ）的剂量是如何定义的？

一个国际单位（IU）的凝血因子被定义为 1 ml 正常血浆中的凝血因子含量。因此，100% 的正常凝血因子水平等于 1 IU/ml。由于分布体积的不同，rFⅧ和 rFⅨ 剂量的计算也不同。

- 因子Ⅷ剂量（国际单位）= 体重（kg）× 期望增加百分比 × 0.5。
- 因子Ⅸ剂量（国际单位）= 体重（kg）× 期望增加百分比 × F。
  - F = 分配体积的校正系数，随 rFⅨ 制剂不同而不同，从 1 到 1.2 变化。

参考文献

1. Chee YL, Greaves M. Role of coagulation testing in predicting bleeding risk. Hematol J. 2003;4(6):373–8. doi:10.1038/sj.thj.6200306.
2. Kitchens CS. To bleed or not to bleed? Is that the question for the PTT? J Thromb Haemost. 2005;3(12):2607–11. doi:10.1111/j.1538-7836.2005.01552.x.
3. Eisenberg JM, Clarke JR, Sussman SA. Prothrombin and partial thromboplastin times as preoperative screening tests. Arch Surg. 1982;117(1):48–51.
4. Levy JH, Szlam F, Wolberg AS, Winkler A. Clinical use of the activated partial thromboplastin time and prothrombin time for screening: a review of the literature and current guidelines for testing. Clin Lab Med. 2014;34(3):453–77. doi:10.1016/j.cll.2014.06.005.
5. Halbmayer WM, Haushofer A, Schon R, Mannhalter C, Strohmer E, Baumgarten K, Fischer M. The prevalence of moderate and severe FXII (Hageman factor) deficiency among the normal population: evaluation of the incidence of FXII deficiency among 300 healthy blood donors. Thromb Haemost. 1994;71(1):68–72.
6. Kozek-Langenecker SA, Afshari A, Albaladejo P, Santullano CA, De Robertis E, Filipescu DC, Fries D, Gorlinger K, Haas T, Imberger G, Jacob M, Lance M, Llau J, Mallett S, Meier J, Rahe-Meyer N, Samama CM, Smith A, Solomon C, Van der Linden P, Wikkelso AJ, Wouters P, Wyffels P. Management of severe perioperative bleeding: guidelines from the European Society of Anaesthesiology. Eur J Anaesthesiol. 2013;30(6):270–382. doi:10.1097/EJA.0b013e32835f4d5b.
7. Brass LF. Thrombin and platelet activation. Chest. 2003;124(3 Suppl):18S–25S.
8. Gailani D, Broze GJ Jr. Factor XI activation in a revised model of blood coagulation. Science. 1991;253(5022):909–12.
9. Murray DJ, Pennell BJ, Weinstein SL, Olson JD. Packed red cells in acute blood loss: dilutional coagulopathy as a cause of surgical bleeding. Anesth Analg. 1995;80(2):336–42.
10. Levy JH, Dutton RP, Hemphill JC 3rd, Shander A, Cooper D, Paidas MJ, Kessler CM, Holcomb JB, Lawson JH, Hemostasis Summit P. Multidisciplinary approach to the challenge of hemostasis. Anesth Analg. 2010;110(2):354–64. doi:10.1213/ANE.0b013e3181c84ba5.
11. Martini WZ. The effects of hypothermia on fibrinogen metabolism and coagulation function in swine. Metabolism. 2007;56(2):214–21. doi:10.1016/j.metabol.2006.09.015.
12. Michelson AD, MacGregor H, Barnard MR, Kestin AS, Rohrer MJ, Valeri CR. Reversible inhibition of human platelet activation by hypothermia in vivo and in vitro. Thromb Haemost. 1994;71(5):633–40.
13. Martini WZ. Coagulopathy by hypothermia and acidosis: mechanisms of thrombin generation and fibrinogen availability. J Trauma. 2009;67(1):202–8 discussion 208-209.
14. Engstrom M, Schott U, Romner B, Reinstrup P. Acidosis impairs the coagulation: a thromboelastographic study. J Trauma. 2006;61(3):624–8. doi:10.1097/01.ta.0000226739.30655.75.
15. Rizoli SB, Scarpelini S, Callum J, Nascimento B, Mann KG, Pinto R, Jansen J, Tien HC. Clotting factor deficiency in early trauma-associated coagulopathy. J Trauma. 2011;71(5 Suppl 1):S427–34. doi:10.1097/TA.0b013e318232e5ab.
16. Holcomb JB, del Junco DJ, Fox EE, Wade CE, Cohen MJ, Schreiber MA, Alarcon LH, Bai Y, Brasel KJ, Bulger EM, Cotton BA, Matijevic N, Muskat P, Myers JG, Phelan HA, White CE, Zhang J, Rahbar MH, Group PS. The prospective, observational, multicenter, major trauma transfusion (PROMMTT) study: comparative effectiveness of a time-varying treatment with competing risks. JAMA Surg. 2013;148(2):127–36. doi:10.1001/2013.jamasurg.387.
17. Holcomb JB, Tilley BC, Baraniuk S, Fox EE, Wade CE, Podbielski JM, del Junco DJ, Brasel KJ, Bulger EM, Callcut RA, Cohen MJ, Cotton BA, Fabian TC, Inaba K, Kerby JD, Muskat P, O'Keeffe T, Rizoli S, Robinson BR, Scalea TM, Schreiber MA, Stein DM, Weinberg JA, Callum JL, Hess JR, Matijevic N, Miller CN, Pittet JF, Hoyt DB, Pearson GD, Leroux B, van Belle G, Group PS. Transfusion of plasma, platelets, and red blood cells in a 1:1:1 vs a 1:1:2 ratio and mortality in patients with severe trauma: the PROPPR randomized clinical trial. JAMA 2015;313(5):471–82. doi:10.1001/jama.2015.12.
18. American Society of Anesthesiologists Task Force on Perioperative Blood M. Practice guidelines for perioperative blood management: an updated report by the American Society of Anesthesiologists Task Force on Perioperative Blood Management*. Anesthesiology. 2015;122(2):241–75. doi:10.1097/ALN.0000000000000463.
19. Hunt H, Stanworth S, Curry N, Woolley T, Cooper C, Ukoumunne O, Zhelev Z, Hyde C. Thromboelastography (TEG) and rotational thromboelastometry (ROTEM) for trauma induced coagulopathy in adult trauma patients with bleeding. Cochrane Database Syst Rev. 2015;2:CD010438. doi:10.1002/14651858.CD010438.pub2.
20. Greinacher A. Clinical practice. Heparin-Induced Thrombocytopenia. N Engl J Med. 2015;373(3):252–61. doi:10.1056/NEJMcp1411910.
21. Mannucci PM. Treatment of von Willebrand's Disease. N Engl J Med. 2004;351(7):683–694. doi:10.1056/NEJMra040403, 10.1097/TA.0b013e3181a602a7.
22. Nichols WL, Hultin MB, James AH, Manco-Johnson MJ, Montgomery RR, Ortel TL, Rick ME, Sadler JE, Weinstein M, Yawn BP. von Willebrand disease (VWD): evidence-based diagnosis and management guidelines, the National Heart, Lung, and Blood Institute (NHLBI) Expert Panel report (USA). Haemophilia. 2008;14(2):171–232. doi:10.1111/j.1365-2516.2007.01643.x.
23. Carcao MD. The diagnosis and management of congenital hemophilia. Semin Thromb Hemost. 2012;38(7):727–34. doi:10.1055/s-0032-1326786.

42 血友病

Shamsuddin Akhtar

尹晴 刘俊文 译 李凤仙 张鸿飞 校

病例

患者男性，23 岁，有中度 A 型血友病病史，拟行右侧腹股沟嵌顿疝修补术。患者既往易出现擦伤和血肿，曾在全身麻醉下行拔牙手术。

用药史　无

血友病的临床表现

1. 什么是血友病？血友病有哪些不同类型？

血友病是一种以凝血因子Ⅷ（FⅧ）、凝血因子Ⅸ（FⅨ）或凝血因子Ⅺ（FⅪ）先天缺乏或水平较低为特征的疾病[1]。血友病有三种类型：FⅧ缺乏称为 A 型血友病，FⅨ缺乏称为 B 型血友病（原名"圣诞病"），（FⅪ）缺乏称为 C 型血友病。

血友病是人类最常见的严重遗传性出血性疾病。几乎所有 A 型和 B 型血友病患者生成 FⅧ或 FⅨ的基因存在突变，已报道有多种类型的基因突变[2]。因为 FⅧ和 FⅨ基因位于 X 染色体上，A 型和 B 型血友病通常遵循 X 染色体相关的隐性遗传模式，因此主要影响男性[1]。只有两条 X 染色体均受到影响的女性才会罹患这种疾病，相对较罕见。约 30% 的血友病由散发的基因突变引起，无相关家族史[1]。A 型血友病的男性患病率约为 1/10 000，B 型血友病的男性患病率约为 1/50 000。A 型和 B 型血友病的临床症状和体征及遗传方式相同[1]。C 型血友病较罕见（人群发病率为 1/100 000），通常见于德系犹太人；与血友病 A 或 B 型不同，C 型血友病是一种常染色体隐性遗传病。

2. 什么是 A 型获得性血友病？

A 型获得性血友病（acquired hemophilia A，AHA）是一种罕见的自身免疫性疾病，由免疫球蛋白 G 抗体与 FⅧ分子的特定区域结合，从而部分或完全中和其凝血功能而引起[3]。AHA 的发病率随年龄增长而增加，超过 80% 的患者年龄在 65 岁及以上。半数病例为特发性，而其余病例与妊娠、自身免疫性疾病、恶性肿瘤或药物 / 过敏反应有关。

3. 什么是血管性血友病？

血管性血友病（Von Willebrand disease，vWD）是一种因血管性血友病因子（von Willebrand factor，vWF）水平降低或功能异常而引起的疾病。vWF 由血管内皮细胞和巨核细胞储存和分泌[2]，其具有两个功能：①促进血小板与内皮下层的黏附；②vWF 是 FⅧ的载体分子，并保护其免受活化蛋白 C 的蛋白水解。在缺少 vWF、FⅧ相互作用情况下，FⅧ血浆半衰期受明显影响，将从有 vWF 时的 12 h 减少到没有 vWF 时的 2 h[4]。血浆半衰期缩短导致 FⅧ水平降低，出现类似 FⅧ缺乏的出血性疾病[1]。FⅧ正常血浆浓度为 100 ～ 200 ng/ml，而 vWF 浓度约为 10 μg/ml[1]。FⅧ与 vWF 的摩尔比为 1∶50。因此，vWF 浓度通常超过 FⅧ浓度。已经报道六种不同类型的血管性血友病[2]。由于 vWF 和 FⅧ功能密切相关，怀疑患有 FⅧ缺乏症的患者也应接受血管性血友病的评估[2]。

4. FⅧ和FⅨ如何参与凝血?

FⅧ与凝血因子Ⅴ（FⅤ）结构类似，两者均为凝血级联中的丝氨酸蛋白酶[1]。FⅧ在凝血级联反应的扩增阶段发挥关键作用，其生理活化剂凝血酶通过3个位点裂解FⅧ，从vWF中释放FⅧ，导致FⅧ活化（aFⅧ）。FⅩa和FⅨa也能活化FⅧ。aFⅧ与FⅨ结合，引起凝血酶活化。该反应发生在抗磷脂表面（活化的血小板），aFⅧ的存在可使该反应增强约200 000倍。这就是为什么FⅧ严重缺乏时会显著降低FⅩa生成率并对凝血产生不利影响[1]。FⅧ或FⅨ缺乏会影响内源性凝血途径，导致活化的部分凝血活酶时间（activated partial thromboplastin time，aPTT）延长。血友病患者的凝血酶原时间和血小板功能试验（PFA 100）通常正常[2]。

FⅧ主要在肝和血管内皮细胞合成。肝衰竭的患者通常有足够水平的FⅧ，与包括肺血管系统在内的肝外组织生成有关[1, 5]。长期以来认为血友病可通过肝移植治愈。

5. 何时及如何诊断血友病?

血友病的评估始于家族史。对于有血友病家族史的患者，可以在宫内或新生儿早期诊断。通过绒毛取样、羊膜穿刺可进行产前诊断。相反，没有家族史时，诊断通常在某次异常出血后做出。初步检查显示血小板计数和PT正常，aPTT异常升高。如果怀疑凝血因子缺乏，可通过测定血浆中FⅧ或FⅨ浓度进行评估。新生儿FⅨ水平低于正常，因此建议在出生后1个月再检测是否存在B型血友病。单纯的FⅨ血浆水平低几乎均由先天性B型血友病引起[1]。

也可使用DNA分析，多达98%的血友病病例中可发现特定的基因突变[1]。确定特定的血友病基因型目前是血友病综合治疗的标准方法。由于vWF和FⅧ在功能上密切相关，怀疑患有FⅧ缺乏症的患者也应接受血管性血友病的评估[2]。

6. 血友病如何分类?

A型血友病根据严重程度分为三级。重度A型血友病患者FⅧ水平低于正常的1%，中度血友病患者的FⅧ水平为正常的1%～5%，轻度血友病患者的FⅧ水平可能为正常的5%～40%。FⅧ严重缺乏的病例中，通常在2岁以内确诊，即孩子开始活跃时。中度患者诊断可能稍晚，通常在20岁前。部分轻度血友病病例，仅在晚年因手术治疗后发生出血时确诊[2]。

7. 血友病（A型和B型）的临床表现有哪些?

A型、B型血友病的临床特征相同。凝血因子的基础水平决定血友病患者的出血倾向。重度患者（FⅧ水平＜1%）：难产时即可发生新生儿颅内出血，每年发生多次自发性出血事件，患儿在6～18个月开始活跃并进行更多活动时会出现自发性软组织或关节出血。中度病例（FⅧ水平为正常的1%～5%）：自发性出血罕见，但易出现瘀斑；牙科操作、创伤和外科手术可能导致出血过多且持续时间过长。轻度病例（FⅧ水平为正常的5%～40%）：创伤或有创操作通常会出现显著出血。

重度血友病患者中，关节出血是典型的临床症状。通常情况下踝、膝和肘部关节会受到影响，但所有关节均可能发生出血，导致肿胀、活动能力降低、滑膜肥大和慢性疼痛[6]。血友病患者中关节出血占所有出血事件的75%[1-2]。随后，减少运动会导致患肢肌肉废用性萎缩。

除关节出血外，血友病患者还易发生明显且长时间的软组织和黏膜皮肤出血。血友病患者中肌肉出血相当常见，主要发生在小腿、大腿、臀部和前臂部位。如果出血严重，可能需要紧急手术减压和筋膜切开，因为这些部位的出血会导致筋膜室综合征、卡压性神经病变和缺血性坏死。神经血管受损需要紧急输注凝血因子，如有必要可外科减压。慢性肌肉和软组织血肿形成包裹性"血友病假瘤"，可能需要手术引流。较高比例的血友病患者存在慢性疼痛[6]。

创伤后可能发生颅内出血，现代医学出现前，75%的颅内出血导致死亡[6]。偶尔发生自发性血尿和消化道出血[2]。

8. AHA的临床表现有哪些?

在没有血友病家族史的患者中，AHA通常的临床表现是自发性或诱发性出血及不明原因的aPTT延长。自发性皮下血肿和大面积瘀伤在AHA中常见，但关节出血并不常见[3]。

9. 止血时 FⅧ 应达到什么水平？非手术环境下血友病患者目前治疗的指导方针是什么？

正常止血所需的 FⅧ 水平见表 42.1。非手术情况下，严重血友病患者通常在出血后（按需）使用 FⅧ 或 FⅨ 进行治疗。已经证明预防性治疗（每周 3 次）将凝血因子最低水平保持在正常的 1% 以上，可以预防与出血相关的关节疾病[2, 7-8]，目前有多种不同的血友病患者预防性用药方案[9-10]。

10. 新鲜冷冻血浆、冷沉淀和凝血酶原复合物浓缩物中含有多少 FⅧ 和 FⅨ？如何补充 FⅧ 或 FⅨ？

新鲜冷冻血浆（fresh frozen plasma，FFP）通常含有有凝血活性的 FⅧ 0.7 ～ 0.9 U/ml[11]，FⅧ 最不稳定，解冻后 5 天内活性下降约 40%[12]；冷沉淀含有有凝血活性的 FⅧ 5 ～ 13 U/ml。通常，仅当无法获得 FⅧ 浓缩物时，冷沉淀才可用于治疗 A 型血友病。冷沉淀还含有 vWF、FⅩⅢ 和纤维蛋白原[11]，不含 FⅨ，因此不应用于治疗 B 型血友病。另一方面，三因子和四因子凝血酶原复合物浓缩物（prothrombin complex concentrate，PCC）的 FⅨ 含量为 20 ～ 30 IU/ml，但不含 FⅧ，因此不应用于治疗 A 型血友病[12]。

典型出血时使用 FⅧ 治疗，尤其是受伤后 2 h 内。如果 FⅧ 水平升高到正常的 50% 以上，自发性出血通常得到控制。然而，对于大手术、关键部位（密闭间隙、中枢神经系统）的自发性出血或严重的创伤后出血，FⅧ 水平需要提升至 100%（或 FⅨ 水平＞正常的 125%，参见表 42.1），并维持正常水平直至康复。大出血或手术后，FⅧ 水平需要维持 10 ～ 14 天，可以通过静脉注射或输注实现。静脉注射的给药剂量应达到所需水平的 100%，然后每隔 8 ～ 12 h 给予初始剂量的一半，并密切监测凝血因子水平，目的是在术后将凝血因子水平保持在 50% 以上。或者，在初始静脉推注剂量后以 3 U/（kg · h）的速率持续静脉输注[1]。

给予 FⅧ 1 U/kg 可使血浆浓度增加正常水平的 2%，同样，给予 FⅨ 1 U/kg 可使其浓度增加 1%。因此，在严重 A 型血友病患者中，想要达到正常水平的 100%，FⅧ 的给药剂量应为 50 U/kg。不同临床情况下 FⅧ 和 FⅨ 的理想浓度如表 42.1 所示。

表 42.1　补充凝血因子建议 *

出血部位	所需凝血因子水平（%）	A 型血友病（rFⅧ）（U/kg）	B 型血友病（rFⅨ）（U/kg）
口腔黏膜	＞ 30	20	40
鼻出血	＞ 30	20	40
关节或肌肉	＞ 50	30	50
胃肠道	＞ 50	30	50
泌尿生殖系统	＞ 50	50	75
中枢神经系统	＞ 100	75	125
创伤或手术	＞ 100	75	125

* from Ref. [1]

11. FⅧ、FⅨ 的半衰期是多久？

所有血浆来源的凝血因子具有相似的药代动力学。FⅧ 的半衰期最短，重组或血浆来源的 FⅧ 半衰期为 12 h，FⅨ 的半衰期为 24 h。

术前管理

1. 择期手术前，需要了解哪些具体信息或做哪些准备？

许多（30%）接受 FⅧ 治疗的严重 A 型血友病患者在其生命的某个阶段会产生对 FⅧ 的同种抗体。很有必要了解这些抗体的存在情况，因其会使患者对外源性 FⅧ 补充治疗产生抵抗。针对 FⅨ 的自身抗体极为罕见[1]。如果患者抗体滴度低，需要输注 FⅧ 以暂时克服抗体效应。而如果患者的抗体滴度较高，可能需要注射 rFⅦa 控制出血，从而绕过凝血级联反应中的缺陷。在 rFⅦa 和 aPCC 使用之前，此类患者禁忌择期手术。

补充凝血因子需要持续至术后多日，需要注意的是，必须确认治疗用的凝血因子浓缩物不仅在术后使用，且应持续使用至伤口完全愈合[13]。

2. 有血友病病史的患者还应考虑哪些其他疾病？

直至 20 世纪 80 年代后期，补充凝血因子还只能通过输注 FFP 或冷沉淀，因此那个年代的许多血友病患者无意中感染了艾滋病、乙型肝炎和丙型肝炎等病毒性疾病。故年龄较大的血友病患者患艾滋病、慢性肝炎、肝硬化或肝癌的风险更高，而肝病可能导致血小板减少，进而加重出血事件[2]。幸运的是，对这些潜在并发症的认识促进了更安全的血液产品供应链的发展；对每名献血者进行筛选，对每一份血液制品进行检测，同时也已开发出病毒灭活方案，部分重组治疗产品（rFⅧ、rFⅨ和rFⅦa）也已上市。

3. 术前患者的凝血状态应纠正到何种程度？

重度或中度血友病患者接受手术时，几乎不可避免会出血过多。出血会引起疼痛，导致伤口愈合不良，并增加感染风险。术前必须补充特定凝血因子以纠正凝血功能。通过适当的多学科管理，可以预防术中和术后出血。

手术后止血所需的确切凝血因子含量和凝血因子治疗持续时间尚不清楚。应以使凝血因子达到正常水平的100%来计算所需凝血因子浓缩物（FⅧ或FⅨ）的剂量，并在手术开始的10～20 min内使用。术后前3天凝血因子最低应维持在80%～100%；第4～6天，最低应达到60%～80%；第7天后，最低应保持在40%～60%[13]。

4. 血友病患者中去氨加压素的作用是什么？

轻度血友病患者使用去氨加压素（desmopressin，DDAVP）可提高血浆FⅧ水平。DDAVP可引起内皮细胞释放内源性vWF，并使FⅧ复合物水平增加2～4倍[1-2]，这种增高的水平可维持8～10 h[14]。FⅧ水平的上升与静息水平成正比。DDAVP还可增加血小板黏附性，该作用与其对FⅧ复合物水平的影响无关。然而，多次给予DDAVP会由于内源性储存的消耗而导致快速耐药，因此，连续给药时间不应超过3天[1]。常规静脉剂量为0.3 μg/kg，静脉滴注30 min以上，静脉输注30～60 min后出现最大效应。因为DDAVP是一种加压素类似物，可引起低钠血症。DDAVP可通过静脉、皮下注射或鼻腔给药，可以在轻度A型血友病患者意外创伤和出血后立即使用[2]，也可用于获得性血友病患者，对抗体效价低的患者有潜在疗效。

与FⅧ相反，FⅨ水平不会因DDAVP而升高，因此DDAVP用于B型血友病治疗无效。需要术前给予FⅨ将血浆浓度提高至手术所需水平[13]。

术中管理

1. 血友病患者中活化重组因子Ⅶ是否有用？应如何使用？

重组活化凝血因子Ⅶ（recombinant activated factor Ⅶ，rFⅦa）或活化的PCC（activated PCC，aPCC）可用于治疗血友病[10]、获得性A型血友病[3]和使用外源性FⅧ抑制剂[10]导致的出血。以上药物被认为属于桥接治疗的药物，因为FⅦa直接与暴露在组织损伤部位的组织因子结合，激活FⅩ并产生局部止血作用，而活化的PCC有足够的FⅩa将凝血酶原激活为凝血酶。该作用与FⅧ至FⅨ的途径无关，不受其抑制作用的影响。由于FⅦa半衰期较短（约2 h），可能需要反复用药[2]，而aPCC半衰期较长，约7 h[3, 15-16]。

2. 抗纤溶药物在血友病患者治疗中有何作用？

抗纤溶药物（氨甲环酸或氨基己酸）可减少血友病患者的黏膜出血，最常用于口腔科或牙科手术。对于大手术，氨甲环酸可在麻醉诱导前不久静脉注射（通常为1 g），或者在手术前1天或2天开始口服给药（1 g，每天3～4次），以确保手术时有足够的血浆药物水平[13]。氨甲环酸应持续使用7～10天。扁桃体切除术后结痂通常在7天后脱落，因此可能需要更长的用药时间[1]。同时使用氨甲环酸和FⅧ可以增加血凝块对纤溶的抵抗力[10]。

3. 血友病患者进行肌内注射安全吗？

理论上如果FⅧ活性大于30%，肌内注射安全。应尽可能使用最小规格的注射针头。然而目前临床实践中患者不太可能需要肌内注射。多数患者已经建立了临时或长期的中心静脉通路，可在术中使用。

4. 该患者行腹股沟疝修补术采取椎管内麻醉是否可取？

凝血障碍患者是椎管内麻醉的禁忌证，但在已经适当补充凝血因子浓缩物并且凝血功能正常的患者可以实施区域麻醉。多数情况下应选择全身麻醉。

5. 血友病患者气管插管时应注意什么？

虽然血友病患者容易出血，但气管内插管并非禁忌。在喉镜检查和插管过程中应格外小心，建议动作轻柔，尽量避免不必要的操作。

6. 血友病患者选择麻醉药物时需要特别注意什么？

血友病患者可能同时患有肝疾病。根据肝功能障碍的程度，通过肝代谢的药物应谨慎使用[17]。除了避免椎管内阻滞 / 镇痛，其他麻醉技术的选择并无特殊。

术后管理

1. 行开放性腹股沟疝修补术后，患者在当天可以出院回家吗？

腹股沟疝修补术是血友病患者常见的手术之一[13]。然而，如上所述，术中不是唯一可能发生大出血的时候。术后必须维持高水平的 FⅧ或 FⅨ 7～10 天，直至伤口愈合。根据患者疾病的严重程度、手术范围、出血风险和实际情况，血友病患者通常由医院或专门的血友病中心进行多学科综合治疗。

2. 血友病患者术后应如何治疗？

血友病患者应避免使用非甾体类抗炎药阿司匹林，可导致血小板功能障碍。通常给予阿片类药物治疗疼痛。

特殊考虑

血友病患者急诊手术或创伤时应如何管理？

血友病患者急诊手术或创伤时的管理可能极具挑战。必须将特定的凝血因子补充到正常水平。血液科医生和血库应尽早介入。患者可能需要 rFⅦa 或 aPCC 和抗纤溶药物辅助治疗，并经常监测凝血状态，维持适当的凝血因子水平。

参考文献

1. Carcao M, Moorehead P, Lillicrap D. Hemophilia A and B. In: Hoffman R, Benz EJ, Silberstein LE, Heslop HE, Weitz JI, Anastasi J, editors. Hematology: basic principles and practice. 6th ed. Philadelphia: Elsevier; 2013. p. 1940–60.
2. Hoffbrand AV, Moss PAH. Coagulation disorders. Essential haematology. Singapore: Wiley-Blackwell; 2011. p. 345–61.
3. Janbain M, Leissinger CA, Kruse-Jarres R. Acquired hemophilia A: emerging treatment options. J Blood Med. 2015;6:143–50. doi:10.2147/JBM.S77332. eCollection 2015.
4. Lenting PJ, van Mourik JA, Mertens K. The life cycle of coagulation factor VIII in view of its structure and function. Blood. 1998;92(11):3983–96.
5. Jacquemin M, Neyrinck A, Hermanns MI, Lavend'homme R, Rega F, Saint-Remy JM, et al. FVIII production by human lung microvascular endothelial cells. Blood. 2006;108(2):515–7.
6. Young G, Tachdjian R, Baumann K, Panopoulos G. Comprehensive management of chronic pain in haemophilia. Haemophilia. 2014;20(2):e113–20. doi:10.1111/hae.12349 Epub 2013 Dec 23.
7. Manco-Johnson MJ, Abshire TC, Shapiro AD, Riske B, Hacker MR, Kilcoyne R, et al. Prophylaxis versus episodic treatment to prevent joint disease in boys with severe hemophilia. N Engl J Med. 2007;357(6):535–44.
8. Oldenburg J, Brackmann HH. Prophylaxis in adult patients with severe haemophilia A. Thromb Res. 2014;134(Suppl 1):S33–7. doi:10.1016/j.thromres.2013.10.019 Epub 4 Sep 26.
9. Carcao M. Changing paradigm of prophylaxis with longer acting factor concentrates. Haemophilia. 2014;20(Suppl 4):99–105. doi:10.1111/hae.12405.
10. Berntorp E, Shapiro AD. Modern haemophilia care. Lancet. 2012;379(9824):1447–56.
11. American Society of Anesthesiologists Task Force on Perioperative. Blood T, Adjuvant T. Practice guidelines for perioperative blood transfusion and adjuvant therapies: an updated report by the American Society of Anesthesiologists Task Force on Perioperative Blood Transfusion and Adjuvant Therapies. Anesthesiology. 2006;105(1):198–208.
12. Tanaka KA, Mazzeffi M, Durila M. Role of prothrombin complex concentrate in perioperative coagulation therapy. J Intensive Care. 2014;2(1):60. doi:10.1186/s40560-014-0060-5. eCollection 2014.
13. Mensah PK, Gooding R. Surgery in patients with inherited bleeding disorders. Anaesthesia. 2015;2015(70 Suppl 1):112–20.
14. Svensson PJ, Bergqvist PB, Juul KV, Berntorp E. Desmopressin in treatment of haematological disorders and in prevention of surgical bleeding. Blood Rev. 2014;28(3):95–102. doi:10.1016/j.blre.2014.03.001 Epub Mar 22.
15. Villar A, Aronis S, Morfini M, Santagostino E, Auerswald G, Thomsen HF, et al. Pharmacokinetics of activated recombinant coagulation factor VII (NovoSeven) in children vs. adults with haemophilia A. Haemophilia. 2004;10(4):352–9.
16. Varadi K, Negrier C, Berntorp E, Astermark J, Bordet JC, Morfini M, et al. Monitoring the bioavailability of FEIBA with a thrombin generation assay. J Thromb Haemost. 2003;1(11):2374–80.
17. Leff J, Shore-Lesserson L, Kelly RE. Hemophilia and coagulation disorders. Yao and Artusio's Anesthesiology. Philadelphia: Wolters Kluwer; 2012. p. 793–811.

43 镰状细胞病的麻醉管理

Gustavo A. Lozada

尹晴 谢创波 译 刘岗 张鸿飞 校

病例

非裔美籍男性患者，27岁，1天前在冰上滑倒致左脚踝骨折。患者有轻微咳嗽，比较焦虑。拟行骨折切开复位内固定术。

用药史	羟考酮 5 mg : 10 mg 口服，每 4 h 一次
	对乙酰氨基酚 650 mg 口服，每 6 h 一次
	羟基脲
	叶酸
过敏史	无已知药物过敏
既往史	镰状细胞病
	疼痛危象
	肺炎
	急性胸部综合征
	多次输血
既往手术史	腹腔镜胆囊切除术
	扁桃体切除术
	髋部脓肿切开引流术
体格检查	生命体征：血压 132/79 mmHg，心率 100 次/分，呼吸 18 次/分，体温 36.8℃，氧饱和度 98%，身高 175 cm，体重 71 kg
	一般情况：警觉、清醒、定向力良好，但紧张
	胸部：常规呼吸频率，双侧肺野听诊清晰
	腹部：套管针放置一致的三个小切口瘢痕
	四肢：左下肢管型石膏固定
	其他：无异常
实验室检查	血红蛋白 8 g/dl
	白细胞 10×10^9/L

血小板 215×10^9/L

INR 1.0

血糖 89 mg/dl

---

1. 什么是镰状细胞病？

镰状细胞病是一种以红细胞变形（镰刀状）为特征的先天性常染色体隐性遗传性血红蛋白病，是由 β 珠蛋白基因外显子 1 的第 6 密码子单点突变引起，导致谷氨酸被缬氨酸取代。由此产生的突变血红蛋白（血红蛋白 S）在 β 链结构上与正常成人血红蛋白 A 不同。纯合子状态（即血红蛋白 SS）导致最严重的镰状细胞病，而杂合子状态（即血红蛋白 AS）主要为良性携带者。

2. 血红蛋白 S 的病理生理意义是什么？

血红蛋白 S 不稳定，比血红蛋白 A 更易降解。由于血红蛋白 S 不稳定而释放铁，对红细胞膜造成氧化损伤，随后发生溶血。循环中生成的游离铁消耗游离一氧化氮，使血管内皮细胞遭受氧化损伤。由于细胞内完整血红蛋白的丢失，红细胞内的一氧化氮转运也会受损，最终发展为慢性炎症性微血管病变。

在脱氧构象态下，血红蛋白 S 不溶于水而沉淀。沉淀的血红蛋白聚合，使细胞变形。与不稳定的血红蛋白 S 分解相关的氧化膜损伤引起的病理性细胞脱水，导致细胞变形。由此红细胞成为"镰刀"形状。

3. 镰状细胞病的发病率是多少？

镰状细胞病是最常见的遗传性溶血性贫血之一，

美国约有 50 000 ～ 70 000 人罹患[1]。

4. 镰状细胞病的临床表现是什么?

镰状细胞病的特征是慢性溶血性贫血、急性疼痛性血管闭塞加重、血管疾病、进行性终末器官损害和寿命缩短。疾病过程的表现包括肺部疾病、进行性神经损害（包括颅内出血和血栓性卒中）、肾疾病、深静脉血栓形成和下肢溃疡。疼痛危象和急性胸部综合征是最常见的急性并发症，也是镰状细胞病的特征性病理改变。

5. 什么是镰状细胞病疼痛危象?

镰状细胞疼痛危象，又称血管闭塞危象（vaso-occlusive crisis，VOC），主要表现为骨痛和（或）腹痛。VOC 被认为是与白细胞黏附和迁移、血管收缩、血小板活化和黏附以及凝血有关的复杂过程。目前认为，由于皮质或骨髓梗死导致炎症和水肿，产生皮质压迫，进而引起骨痛。最常见的疼痛部位是腰椎、股骨干和膝部。腹痛由腹胀、胃肠功能障碍和器官梗死引起，也可来自肋骨的牵涉痛。

6. 什么是急性胸部综合征?

与肺炎具有相似特征的急性胸部综合征（acute chest syndrome，ACS）包括胸部 X 线片上新发肺叶浸润、胸痛、体温 > 38.5℃和呼吸窘迫（喘息、咳嗽或呼吸急促）。ACS 的可能诱因包括感染、肺梗死、骨髓梗死后脂肪栓塞和外科手术。

ACS 的治疗包括抗生素、支气管扩张剂、吸氧、激励性呼吸训练及输血。

7. 镰状细胞病患者发病和死亡的主要原因是什么?

该类患者发病和死亡的主要原因是肺部和神经系统疾病以及慢性肾疾病。

镰状细胞病导致慢性进行性肺部疾病，最初可表现为儿童和青少年的下呼吸道阻塞和反应性气道疾病，并在后期发展为纤维化和限制性肺病。ACS 反复发作可加速肺部疾病的进展。镰状细胞病患者的神经系统疾病包括出血性或梗死性脑卒中。肾疾病包括肾小球疾病和乳头状坏死。

8. 镰状细胞病患者的正常血红蛋白水平是多少?

多数镰状细胞病患者存在贫血，其基础血红蛋白水平通常为 5 ～ 10 g/dl。

9. 为什么镰状细胞病患者要使用羟基脲?

羟基脲增加胎儿血红蛋白生成，减少黏附分子表达，改善 NO 转运。已经证明使用羟基脲治疗可减少疼痛发作和住院概率。

10. 镰状细胞病患者最常做的外科手术是什么?

继发于慢性溶血的胆石症在此类患者中常见，因此，胆囊切除术是最常见的外科手术。脾切除、股骨头缺血性坏死的髋关节置换术和骨感染引流也较常见。镰状细胞病患者最常见的神经外科手术是颅内动脉瘤消融术。

11. 术前如何评估该患者?

应明确患者镰状细胞恶化的频率、方式和严重程度的病史，尤其要知道患者最后一次病情恶化的时间和住院时间。住院时间越长，通常病情越严重。确定哪些器官受损及其程度，最常受影响的器官是肺、肾和脑。

应对所有患者进行基础血红蛋白水平检测、胸部 X 线检查和尿液分析。此外，根据已知器官损害病史和程度以及预期的手术情况，需要进行包括肺功能、心电图、动脉血气和神经影像学等在内的检查。

12. 是否需要进行肺功能测试?

评估肺部状况至关重要。是否进行更多的检查取决于疾病的严重程度。所有患者均应进行胸部 X 线检查。如果怀疑肺广泛受累，应考虑肺功能检查。

13. 术前有必要做心电图吗?

是否对这位 27 岁的患者进行心电图检查应根据

其病史，而非常规进行。如果病史或临床表现需要，则应在手术前获得心电图检查结果。

14. 术前有必要做神经影像检查吗？

大脑是镰状细胞病中最易受影响的器官之一，包括颅内出血和血栓性脑卒中在内的进行性神经损伤在此类患者中常见。然而，是否需要进行神经影像检查应基于病史。除非病史证明有必要，否则无需检查。

15. 术前是否需要进行尿液检查？

肾通常受镰状细胞病的影响，术前检查应包括尿液分析，以评估肾受损情况。该患者应行尿液检查。

16. 这位患者术前需要动脉血气检查吗？

除非有临床原因，如患者出现肺功能障碍的体征和症状（即缺氧），否则无需动脉血气检查。

17. 术前需要进行血红蛋白含量检测吗？

多数镰状细胞病患者存在贫血，基础血红蛋白水平为 5 ～ 10 g/dl，因此了解术前血红蛋白水平至关重要。

18. 该手术能否在区域麻醉下进行？

镰状细胞病并非区域麻醉（包括椎管内麻醉）的禁忌。该患者的麻醉方式有多种选择，如脊椎麻醉、硬膜外麻醉、腰硬联合麻醉，也可采取单次或置入导管后行腘窝（坐骨神经）和隐神经（股神经）外周神经联合阻滞。如果选择全身麻醉，也可通过外周阻滞进行行术后镇痛。区域麻醉具有镇痛效果好、节省麻醉性镇痛药、副作用少、出院早等优点。

19. 该病例应选择何种麻醉方式？

该手术可在全身麻醉或区域麻醉下进行。区域麻醉有诸多优点，包括镇痛效果明显。如果留置硬膜外导管或外周神经阻滞导管，可产生良好的镇痛效果并维持几天。

20. 该患者能使用术前用药吗？

过去，由于担心引起呼吸抑制、缺氧和细胞镰状化，会避免使用术前用药。然而，镰状细胞病患者由于其疾病的慢性特性而遭受较大痛苦。如果患者高度焦虑，那么避免服用抗焦虑药物并不合适。

镰状细胞病患者通常存在明显的阿片耐受，特别是近期有反复发作的严重疼痛而使用较高剂量阿片类药物治疗时。因此应将阿片类药物滴定至适当水平，从而避免剂量不足引起不必要的痛苦。

和普通人群相同，在给予任何术前药物后，均应采取适当的监测，如使用脉搏氧饱和度监测，以及时评估患者用药后是否发生过度镇静和呼吸抑制。

21. 外科医生希望在手术中使用止血带，并征求你的意见。你怎么办？

有三篇文献共报告了 37 名患者骨科手术中顺利使用动脉止血带[2-4]，缺乏这类患者中止血带禁忌的临床报告。因此，外科医生可以在手术中使用止血带。

22. 镰状细胞病患者的麻醉管理目标是什么？

目标包括维持容量充足（正常血容量）、氧合充分、镇痛完善，避免低体温、酸中毒和静脉淤滞。

23. 该患者的液体管理目标是什么？

目前还没有研究评估镰状细胞病患者围手术期液体平衡，不过有数据支持对常规、标准的液体管理策略适当修改。因此，应以维持血容量正常为目标。

24. 手术期间应输注什么液体？

任何常用的静脉输液，如乳酸林格液、勃脉力或生理盐水均可用于容量治疗。必要时也可使用白蛋白等胶体液。

25. 低温是否会增加镰状细胞病患者围手术期并发症？

关于围手术期体温过低是否导致围手术期血管

闭塞危象或其他镰状细胞病并发症，并无相关的病例报告或研究。镰状细胞病患者体外循环过程中的低体温并未造成不良后果。

然而，避免体温过低是多数临床麻醉的基本目标。因此，和普通人群相同，应保持体温正常并监测核心体温。除非有禁忌，否则应使用动力暖风保温毯等主动加温装置。

26. 镰状细胞病对输血治疗有何影响？

红细胞同种异体免疫促使非 ABO 红细胞抗体生成，在镰状细胞病患者中发病率较高。因此，应常规进行广泛的交叉配血试验。必要时应在手术前（1天或 2 天）做好配型和筛查，以便血库有时间准备相容的血液制品。

镰状细胞病患者中，迟发性输血反应、新抗体的产生和输注的红细胞寿命缩短的发生率也更高。

27. 该患者术前需要输血吗？

镰状细胞病患者是否能从术前输血中获益尚存在争议，对此尚未形成共识。对于较小的外科手术和风险较低的患者（例如较年轻患者和症状较轻的患者）及术后镰状细胞贫血并发症风险较低的患者，输血风险大于收益。然而，对于接受较大外科手术或风险较高的患者，术前输血的益处尚不清楚，因为还没有研究明确支持这一做法。有一项小型研究建议应输血将术前血红蛋白水平提高到 10 g/dl，但该研究提前结束，纳入人数也较少[5]。必须与患者和外科医生讨论术前输血的风险和收益。具体而言，应综合考虑以下情况：患者镰状细胞病的严重程度如何？其基础血红蛋白水平是多少？已经发生了什么终末器官损伤？失血的风险有多大？要用止血带吗？

28. 手术是否需要进行动脉置管测压？

除非患者因心脏病需要有创监测，否则不需要动脉置管，袖带血压即可。

29. 有必要置入中心静脉压导管吗？

除非另有适应证，否则该患者不需要监测中心静脉压。

30. 该患者如何实施麻醉诱导？

标准的诱导程序足矣。静脉麻醉剂（如丙泊酚或依托咪酯）与阿片类药物（如芬太尼）联合使用，使用常用的非去极化神经肌肉松弛剂，如阿曲库铵、维库溴铵或罗库溴铵。除非患者患有晚期肾疾病，否则也可使用琥珀胆碱。

31. 如何保护气道？

这种情况下，可以使用标准气管内插管或喉罩。然而，该患者在前一天经历了一次创伤，应作为饱胃患者处理。

32. 如何进行麻醉维持？

与其他患者相同，可采取平衡麻醉，使用异氟烷、七氟烷或地氟烷，也可使用芬太尼与吗啡或氢吗啡联用来达到充分的镇痛效果。鉴于镰状细胞病长期使用麻醉性镇痛药，应考虑辅助性镇痛剂，例如，也可使用氯胺酮辅助麻醉。必要时使用肌肉松弛剂。

如果使用硬膜外麻醉，可采用间断推注或持续给药的方式。

33. 手术过程中，你如何处理患者的疼痛？

镰状细胞病患者可能对阿片类镇痛药高度耐受，因此可能需要更高的剂量。应考虑使用辅助性镇痛剂，例如氯胺酮可减少阿片类药物的使用，也已发现其可减少长期服用阿片类药物引起的痛觉过敏状态。理想情况下，患者应接受术前神经阻滞。

34. 该患者的气管导管拔除标准是否会与其他患者有所不同？

镰状细胞病患者的气管导管拔除标准与普通人群患者全麻相同。

35. 术后管理目标是什么？

术后管理应包括标准的支持治疗联合用于镰状细胞病患者的其他治疗措施。这些措施包括必要时吸氧、充分镇痛和补液、早期活动和激励性呼吸训练。

36. 患者是否需要吸氧？

应该像其他患者一样吸氧，而且由于低氧血症会导致镰状细胞增多，吸氧治疗在镰状细胞病患者中尤其重要。

37. 在麻醉后监测治疗室（PACU）如何处理患者的疼痛？

和普通人群全麻患者相同，多模式镇痛应该是镰状细胞病患者的目标。此类患者对阿片类镇痛药高度耐受，部分患者可能还存在成瘾，因此，阿片类镇痛药剂量应适当，注意避免用药不足，给患者造成不必要的痛苦，应考虑使用氢吗啡酮或吗啡患者自控镇痛（PCA）。有多种非阿片类辅助性镇痛药可用于控制术后疼痛，其中包括普瑞巴林、加巴喷丁、对乙酰氨基酚、可乐定、氯胺酮和非甾体抗炎药。这些均为辅助性镇痛药，而不是阿片类镇痛药的替代品。如果患者术前未接受外周神经阻滞，可行单次或连续的腘窝阻滞和隐神经阻滞。

38. 与镰状细胞病相关的术后并发症有哪些？

镰状细胞病越严重、手术范围越广，术后并发症的发生率越高。血管闭塞危象和急性胸部综合征是镰状细胞病患者特有的两种并发症。血管闭塞危象会导致无法忍受的严重疼痛。氢吗啡酮、吗啡、芬太尼或哌替啶是镰状细胞疼痛危象时严重疼痛的标准治疗药物。可考虑联合使用阿片类镇痛药与非阿片类辅助性镇痛药。推荐使用患者自控镇痛或芬太尼透皮贴剂。急性胸部综合征是镰状细胞疼痛危象的重要并发症。平均发病时间为术后 3 天，持续 8 天。为减缓其进展，推荐使用支气管扩张剂、广谱抗生素、吸氧、激励性呼吸训练和适当镇痛。

39. 镰状细胞病患者禁用哌替啶吗？

哌替啶并非镰状细胞病的禁忌。然而，由于致病代谢物去甲哌替啶积聚，应谨慎使用哌替啶，特别是存在肾损害或癫痫的患者。

40. 到达 PACU 1 h 后，患者出现呼吸窘迫。你被叫去评估患者，你会怎样做？

除了疾病特有的术后并发症外，镰状细胞病患者也会发生与普通人群相同的术后并发症。对术后呼吸窘迫的评估应包括体格检查（包括听诊胸部），评估患者的警觉、清醒和定向程度，以及评估生命体征。应遵循评估、识别、干预的流程。可能需要进行胸部 X 线检查和动脉血气检测，必要时给予吸氧，并酌情使用支气管扩张剂。如果患者病情继续恶化，可考虑使用简易呼吸器面罩通气或气管插管。镰状细胞病患者患急性胸部综合征的风险增加，因此，出现呼吸窘迫时需要立即积极治疗。

41. 该患者的 PACU 离室标准是否与其他患者不同？

镰状细胞病患者的 PACU 离室标准与普通人群患者相同，包括无需辅助的自主呼吸、生命体征稳定、体温正常和疼痛控制完善。

参考文献

1. Hassell KL. Population estimates of sickle cell disease in the U.S. Am J Prev Med. 2010;38(Suppl. 4):S512–21.
2. Stein RE, Urbaniak J. Use of the tourniquet during surgery in patients with sickle cell hemoglobinopathies. Clin Orthop Relat Res. 1980;151:231–3.
3. Adu-Gyamfi Y, Sankarankutty M, Marwa S. Use of a tourniquet in patients with sickle-cell disease. Can J Anaesth. 1993;40(1):24–7.
4. Oginni LM, Rufai MB. How safe is tourniquet use in sickle-cell disease? Afr J Med Med Sci. 1996;25(1):3–6.
5. Howard J, Malfroy M, Llewelyn C, Choo L, Hodge R, Johnson T, Purohit S, Rees DC, Tillyer L, Walker I, Fijnvandraat K, Kirby-Allen M, Spackman E, Davies SC, Williamson LM. The transfusion alternatives preoperatively in sickle cell disease (TAPS) study: a randomized, controlled, multicenter clinical trial. Lancet. 2013;381:930–8.

第九部分
骨科手术

Kamen Vlassakov

44 全髋关节置换术

Vijay Patel，Kamen Vlassakov，David R. Janfaza

袁嬟 李华 译 刘岗 张鸿飞 校

终末期关节炎（骨关节炎／类风湿关节炎）患者拟行全髋关节置换术。

1. 术前准备和协调——评估、测试及治疗优化

2. 手术当日——术前用药、监测及麻醉方式选择

3. 术后管理

病例

患者男性，65岁，因终末期关节炎（类风湿关节炎／骨关节炎）致右侧髋部顽固性疼痛、严重活动受限入院，拟行右侧全髋关节置换术。

用药史	辛伐他汀 20 mg，口服，每日一次
	氯吡格雷 75 mg，口服，每日一次
	羟考酮 5～10 mg，口服，每4 h一次，缓解疼痛
	赖诺普利 20 mg，口服，每日一次
	阿替洛尔 50 mg，口服，每日一次
过敏史	无已知过敏
既往史	心血管系统：冠心病——2年前行介入治疗，左前降支置入药物洗脱支架；高血压；高胆固醇血症
体格检查	生命体征：血压 160/80 mmHg，心率 60 次／分，呼吸 12 次／分，SpO_2 98%

术前准备

1. 骨关节炎／类风湿关节炎患者术前准备时需重点关注哪些内容？该患者是否还需进一步评估[1]？

与骨关节炎或类风湿关节炎患者麻醉管理密切相关的术前准备既包括对患者原发病的全身各系统及多器官的综合评估，又要警惕治疗引发的继发效应，以及患者有无其他合并症。

气道

评估患者气道时，需针对颈椎进行详尽的病史询问及体格检查，以便及时发现潜在的寰枢关节半脱位或其他颈椎不稳定等风险。对可能存在颈椎不稳定的患者，采用常规操作手法进行直接喉镜暴露可能导致脊神经损伤。因此，应行完善的神经系统检查，同时应明确颈椎活动度。如果出现颈椎不稳定的症状或体征，应及时进行颈椎X线检查。如果原发病累及环枢关节，出现声门狭窄，则可能增加气管插管的困难程度。如患者存在气道相关症状，例如声嘶等，均需请耳鼻喉专科会诊。颞下颌关节病可导致张口度严重受限，此时宜在纤维支气管镜（fiberoptic bronchoscopy，FOB）引导下实施清醒气管插管。

心脏

类风湿关节炎患者易于合并心包积液或心脏压塞，同时合并冠心病的风险增加。因此，如发现心电图或胸片异常，需请心内科医师会诊。

肺

原发病的慢性病程可能导致肺纤维化或限制性肺疾病，对于这类患者应行肺功能检查，同时请呼吸内科医师会诊。

肾 / 胃肠道

类风湿关节炎或骨关节炎患者如长期服用非甾体抗炎药，可导致慢性肾功能不全、消化性溃疡或消化道出血。

感染 / 血液系统

治疗原发病的药物，包括改变病情类药物（disease modifying drugs，DMD）及激素类，均会引发免疫抑制，因此增加感染风险，同时易出现贫血及血小板功能障碍。

2. 患者存在冠心病病史，需要特别考虑哪些问题？这是否影响麻醉方式的选择及监测？该患者术中 / 术后出现心脏并发症的风险是否增加？为进一步评估其心功能，还应进行哪些术前检查？是否需要特别关注患者的高血压？针对药物洗脱支架介入史，要考虑哪些问题？手术是否需要延期？

类风湿关节炎患者合并冠心病并非罕见。药物洗脱支架（drug-eluting stents，DES）延缓冠状动脉扩张相关上皮形成及新生内膜增厚的同时，也增加了血栓形成的长期风险。因此，置入支架后需规律抗凝治疗，治疗常用氯吡格雷或（和）阿司匹林之类的糖蛋白 II b/III a 抑制剂。目前，支架介入治疗后双抗指南规定，不同类型的支架抗凝持续时间不同：普通金属裸支架需持续 4 周，而药物洗脱支架需增加到 6 个月。虽然还没有关于术前停止抗血小板治疗的相对心血管风险的前瞻性对照研究，但维持双抗治疗仍是预防早期支架内血栓的重要措施。然而在术前 1 周内短期停用氯吡格雷，同时继续使用阿司匹林，血栓风险相对较低。

这类患者常因关节疼痛、日常活动受限而导致活动量降低，因此不能单纯依赖活动后表现来评估患者基础心功能状态。伴有胸痛的活动耐量下降或其他心脏相关症候群患者需进一步检查。多数患者全髋关节置换属于择期手术，患者有充足时间调整

基础疾病，待全身状态优化后再进行手术。

对于因潜在疾病而日常活动耐量低下的患者需要进行冠心病筛查。有冠心病危险因素但未确诊该疾病的患者可行心脏负荷试验。传统的平板负荷试验对这类骨关节炎患者并不适用，需用其他方式来评估患者心功能及储备情况。

3. 术前口服氯吡格雷对手术 / 麻醉方式的选择有何影响？还需进行哪些血液指标检测？术前需等待多久（全麻和区域麻醉有何区别）[2]？

氯吡格雷（波立维）是一种噻吩吡啶类药物，通过抑制 ADP 受体介导的血小板活化抑制血小板聚集，且该抑制作用不可逆转，持续至整个血小板生命周期（约 7～9 天）。对择期手术而言，目前的专家共识推荐，氯吡格雷在术前至少需停用 7 天，因为此类药物对血小板的抑制作用只能通过输入新鲜血小板或等待新生血小板才能逆转。如果术前未停药，术中出血风险将增大，可能导致围手术期输血量增加，需提前做好准备。对使用氯吡格雷的患者进行椎管内麻醉可能增加硬膜外血肿的风险。因此，对拟行蛛网膜下腔阻滞的患者一定要确保其在麻醉操作前已停药至少 7 天。

4. 术前可使用哪些药物？是否有必要在术前 / 围手术期预防性应用抗生素[3-4]？

较大的关节手术镇痛管理常采用"多模式镇痛"策略，即应用多种具有协助作用的药物共同控制疼痛。研究表明，"多模式镇痛"可能减少阿片类药物副作用，优化镇痛效果，提高患者满意度。临床常用的方案是联合非甾体抗炎药、COX-2 抑制剂、抗惊厥药，延续使用至术后。

术前 / 围手术期预防性使用抗生素已成为骨科手术常规。研究证实，这样做有助于降低手术部位及假体周围感染的风险。假体周围感染会引发巨额医疗费用，往往需多次手术处理感染。因此，对于所有的全关节置换术，建议在关节置换前输入抗生素。在美国，首选药物为一代头孢菌素。一代头孢菌素和万古霉素联合使用也很常见。合适的抗生素预防治疗包括：根据理想体重给予患者充足剂量的药物，给药时机与手术切皮时间吻合，同时还需在合理时机再次用药。

术中管理

1. 针对不同的手术入路（前路或后外侧入路），有哪些问题需要考虑[5]？

全髋关节置换手术入路不同，术中患者需采用的体位不同。

目前最常用的是后入路（患肢在上的侧卧位），手术切口位于患肢大腿外侧，患者处于侧卧位置。这种体位下，包括麻醉医生、骨科医生以及手术室护士在内的全部团队成员，应注意始终确保患者的下肢和脊柱保持在中立位，并适当填充所有压力点，以防压迫损伤和神经相关损伤的可能。值得关注的是，该体位下，患者颈部有过度侧屈的风险，且位于身体下方的肢体有过度受压的可能。为维持中立位，通常会使用前向稳定桩，此处需确保足够的填充物，以防股三角区域受压。此外，需确保患者下方的眼睛未受压，且在变换成侧卧体位前，应对患者双眼贴膜保护。在患者下方手臂的腋窝尾侧放置胸卷（也叫腋下卷），使得重力不直接作用于腋窝，避免下方肢体臂丛神经及周围血管受压。下方手臂需垂直躯干放置，上方手臂应悬挂在臂托上，注意肩、肘部的角度不应超过 90°。

前入路髋关节置换时，患者仰卧位，术侧手臂应悬吊于胸部上方，既可防止其进入术野区域，又可为术中影像学透视提供空间。非手术侧的手臂可常规外展，但不应超过 90°，以防臂丛神经损伤。无论是哪侧手臂按上述方位固定后，均需考虑术中使用透视辅助定位的需要。置于手臂托上以及悬吊于胸前的手臂均需棉垫保护，以防过度受压及尺神经损伤。这种体位下最常见的压力性伤害是尺神经损伤。综上所述，使用加垫臂板、限制手臂外展不超过 90°、保持前臂中立位或掌心朝上放置以及经常检查体位和各受压部位等措施是有效预防神经损伤的关键措施。

2. 术中应实施哪些监测？是否需要进行动脉测压及中心静脉测压？

无论在区域麻醉还是全麻下手术，均需监测患者血压（通常使用无创血压监测）、心电图及脉搏氧饱和度。如果术中需要控制性降压，则需行有创动脉压监测。全麻患者还需常规行呼气末二氧化碳监测、吸入氧浓度监测、吸入麻醉剂浓度分析以及气道压监测。一般来说，髋关节置换术无需中心静脉测压，但需要使用大口径的静脉留置针（推荐开放两条大口径静脉通路）。采用侧卧体位的患者，推荐在其下方手臂开放静脉，这样既可确保具有更好的血流，又可不受上方手臂袖带测压干扰。无论使用哪种麻醉方式，应尽可能使用充气式升温毯为患者保温，并全程监测体温。积极的保温措施有助于减少术中出血。另外，低体温不利于伤口愈合，易诱发感染及心血管不良事件。

3. 该患者宜选用哪种麻醉方式？所选麻醉方式有什么优势？

全髋关节置换术可在全麻、蛛网膜下腔阻滞或硬膜外麻醉下完成，临床常联合使用上述方式。关于哪种麻醉方式更具优势，众说纷纭。两者在死亡率方面并无显著差异，围手术期并发症的显著差异也很难证实与哪种麻醉方式有关。当选择髋关节置换术的麻醉方式时，应根据患者情况权衡利弊。值得关注的是，最近有研究显示，对这类手术采取区域麻醉较全麻而言有几个明显的优势。

4. 区域麻醉对这类手术有哪些优势[6]？

- 区域麻醉，特别是椎管内麻醉可明显减少术中出血量，减少术中及术后输血量。
- 据报道，减少手术部位出血、提高骨水泥黏合度、缩短手术时间均为区域麻醉的优势。
- 降低术后下肢深静脉血栓（deep venous thrombosis，DVT）及肺栓塞（pulmonary embolism，PE）发生率。
- 避免全麻及机械通气对肺功能的影响。
- 为术后早期提供良好镇痛，缩短平均住院日。
- 降低整体医疗花费。

与全麻相比，区域麻醉能减少术中出血量，可能主要由于其交感神经阻滞作用，从而降低动、静脉压，从而显著减少术野区域静脉充盈。

5. 如患者合并心瓣膜病、血小板减少或慢性阻塞性肺疾病，宜选择哪种麻醉方式？

区域麻醉可为多数患者提供安全有效的麻醉，

但仍有例外。以下为椎管内麻醉，特别是蛛网膜下腔阻滞的相对及绝对禁忌证。

绝对禁忌证：

- 患者拒绝
- 菌血症或脓毒症
- 穿刺部位感染
- 凝血功能障碍、抗凝或严重的血小板功能障碍

相对禁忌证：

- 已知神经功能受损及颅内压增高
- 心脏病或心瓣膜病
- 不能配合或无反应的患者
- 低血容量

心瓣膜病，例如主动脉瓣狭窄，虽非蛛网膜下腔阻滞的绝对禁忌证，但由于麻醉出现交感神经阻滞，即便轻微效应导致患者后负荷下降，也可能对冠状动脉灌注产生灾难性影响。此时，需严密监测动脉压，以及密切监测和维持血管内容量（前负荷），同时应尽早积极使用血管活性药（常用一线药物为去氧肾上腺素）。

慢性阻塞性肺疾病亦非区域麻醉禁忌，事实上，这类患者气管内插管、机械通气并非理想选择，区域麻醉更具优势。

尽管血小板减少有增加硬膜外血肿的潜在风险，但并不意味着区域麻醉是这类患者的绝对禁忌。相比单纯关注血小板计数而言，更值得考虑的是，造成血小板减少症的病理生理及其特性以及血小板功能是否正常。

6. 患者在全麻诱导后及手术进行至半程时出现低血压

原因 / 鉴别诊断

- 静脉血栓栓塞（venous thromboembolism，VTE）是全髋关节置换术最常见的围手术期并发症。
- VTE 最初的症状和体征是什么？
- 术中出血量如何？心排血量、脑灌注压的决定因素有哪些？控制性降压时如何权衡利弊？
- 甲基丙烯酸甲酯 / 脂肪栓塞——有哪些危险因素？
- 骨水泥植入综合征：甲基丙烯酸甲酯是一种丙烯酸聚合物，其广泛应用于骨科手术已有 30 年历史。骨水泥植入反应可能表现为：低氧血

症、低血压、循环衰竭，甚至心搏骤停。最可能的诱因是，骨水泥在凝固时膨胀，髓腔内压力升高，髓腔内脂肪进入循环，导致脂肪栓塞。另外，骨水泥本身也有直接毒性作用。一般来说，上述症状会在骨水泥植入后即刻发生，但也有个别情况是在手术即将结束前髋关节复位时出现，栓子来源于先前被压闭的股静脉，由于复位操作，使栓子发生移位。

预防和治疗

- 植入骨水泥前，保证足够血容量，提高吸入氧浓度。
- 密切监测血压及呼气末二氧化碳波形。
- 停止 N_2O 麻醉。
- 使用血管加压药治疗低血压。
- 植入骨水泥前骨科医生充分吸引髓腔，可明显降低空气及脂肪栓塞发生率。
- 采用脉冲式对髓腔进行灌洗，可有效降低因髓腔内压力升高而导致碎片移位的概率。
- 对于严重心脏病患者，术前应与骨科医生沟通，术中尽量避免使用骨水泥。

7. 哪些措施可以减少全髋关节置换术中出血量？使用氨甲环酸的禁忌证是什么？使用自体血液回吸收的禁忌证有哪些？

减少全关节置换术中出血是骨科医生及麻醉医生共同的核心目标。控制性降压及自体血液回吸收这两项技术，在减少出血及输血量方面各具优势。

近期研究发现，静脉输入氨甲环酸不仅可有效控制出血，且性价比高。氨甲环酸是一种较弱的纤溶蛋白酶抑制剂，竞争性抑制纤溶酶原向纤溶酶的转化。氨甲环酸的效力是其前体氨基己酸的 8 倍。多项研究发现，全关节置换术中使用氨甲环酸，能有效减少术中及术后出血量。

术中使用氨甲环酸理论上存在增加血栓栓塞的风险，但目前报道有限，需进一步验证。对于血栓栓塞高风险人群，以及血栓栓塞进一步加重的患者，行择期手术时不应使用氨甲环酸预防出血。

下列患者择期手术时应避免使用氨甲环酸：

- 有活动性动、静脉血栓栓塞史
- 1 年内行冠状动脉支架介入治疗

- 有严重的缺血性心脏病或心肌梗死史
- 妊娠
- 严重肾功能障碍
- 近期蛛网膜下腔出血
- 3 个月内有脑血管事件（cerebrovascular accident，CAV）
- 获得性色觉缺陷

（引用来源：氨甲环酸临床应用的 BWH 指南）

作为一种有助于减少异体输血量的措施，自体输血主要以术中自体血液回吸收及术前自体采血两种形式实现。术前自体采血一般在手术前 2 周内进行，最迟不能晚于术前 72 h，需为患者补充足够铁剂，花费较高。术前自体采血虽能消除患者因输注异体血引发传染病的顾虑，但受采血量与患者健康状况的限制。活动性感染或合并心血管疾病者不适合术前自体采血，可能使病情恶化（例如缺血性心脏病）。

自体血液回吸收是一项有效且性价比高的可提供术中自体输血的技术，这种方式不需要术前采血。所有预计出血量超过 1 L 的手术均可考虑使用，目前已证实，关节置换类手术应用自体血回吸收，可有效减少异体输血量。

然而自体血液回吸收在术野存在可破坏红细胞的物质（如低张液）以及局部存在抗凝剂和骨水泥时不能使用。由于回收血液质量还受到碎片成分（包括难以清洗或过滤掉的相当数量的脂肪）的影响，这一技术在全髋关节置换术的应用受限。

控制性降压及等容血稀释是通过不同机制主动降低出血部位血液灌注，从而控制出血的方法。控制性降压是指术中使用全麻药及血管扩张剂，将患者平均动脉压降低基础值的 30%。这项技术已证实能够在多种骨科手术中减少出血量、优化术野清晰度，但也并非十全十美。降低平均动脉压会使本身已处于应激状态下的机体各器官再遭受缺血，可能加速靶器官损害，增加死亡率及并发症发生率。

急性等容血液稀释（acute normovolemic hemodilution，ANH）是在患者全麻诱导后不久采集一定量的全血，随后使用晶体液或（和）胶体液补充来保证其采血前后血容量相等。然而，ANH 能否有效减少异体输血量目前尚存争议，其安全性取决于操作者经验。因此，只有那些术前血红蛋白含量充足且其他方式均不适宜的患者才推荐。禁忌证包括伴有心排血量受损的心脏功能障碍、基础血红蛋白低于 11 g/dl、存在肾功能障碍及血小板异常或凝血功能障碍[7-10]。

术后管理

患者在腰段硬膜外麻醉下接受关节置换术后，最常见的并发症是什么？不同麻醉方式对患者死亡率及预后方面是否会产生不同影响？

- 血栓栓塞

静脉血栓栓塞是严重的并发症，但在全髋关节置换术术后阶段其发生风险降低。因为手术结束后，患者常规接受血栓预防治疗，首选药物预防治疗，但更多强调术后早期活动以预防下肢深静脉血栓。

- 疼痛及镇痛管理——硬膜外麻醉后，患者能否进行抗凝治疗？多久可以恢复抗凝治疗？哪些区域阻滞技术可以提供有效镇痛？

髋关节由股神经、坐骨神经及闭孔神经支配，皮肤及皮下组织由源自下胸段的脊神经（T10 ~ T12）皮支支配。臀部神经及其他来源于骶丛的细小神经分支也参与髋关节支配。该部位神经支配复杂，因此无法依靠单一的神经阻滞技术来完成髋关节置换术。阻滞 T12 ~ L5 脊神经的腰丛阻滞能够为这类患者提供充分有效的镇痛并延伸至术后（除去 T10 ~ T11 脊神经的皮区）。值得注意的是，由于难度较高且容易出现并发症，这项技术必须由经过训练且具有经验的医生操作。股神经三合一阻滞是在远端阻滞腰丛神经的分支，其操作简单且并发症少，可作为腰丛阻滞的替代技术。但无论是腰丛阻滞还是三合一阻滞，均无法阻滞支配关节的坐骨神经，此外，也不能确保完善阻滞闭孔神经，因此其镇痛效果劣于腰段硬膜外镇痛。

连续腰段硬膜外镇痛能够为患者提供良好的术后镇痛，但由于抗凝药物的普遍应用，其临床应用受限。更重要的原因是，腰段硬膜外镇痛会影响患者的早期活动。

参考文献

1. Miller RD, et al. Miller's anesthesia, 7th ed. Churchill Livingstone: p 1034–5; 2009 (1172).
2. Horlocker TT, et al. Regional anesthesia in the patient receiving antithrombotic or thrombolytic therapy: American Society of regional anesthesia and pain medicine evidence-based guidelines, Vol. 35(Issue 1). 3rd ed. Regional Anesthesia and Pain Medicine; 2010. p 64–101.
3. Gandhi K, Viscusi E. Multimodal pain management techniques in

knee and hip arthroplasty. J N Y Sch Reg Anesthesia. 2009;13: 1–10.

4. Southwell-Keely JP, Russo RR, March L, et al. Antibiotic prophylaxis in hip fracture surgery: a metaanalysis. Clin Orthop Relat Res. 2004;179.

5. Cheney FW, Domino KB, Caplan RA, Posner KL. Nerve injury associated with anesthesia: a closed claims analysis. Anesthesiology. 1999;90:1062–9.

6. Mauermann WJ, Shilling AM, Zuo Z. A comparison of neuraxial block versus general anesthesia for elective total hip replacement: a meta-analysis. Anesth Analg. 2006;103:1018–25.

7. Jashvant Poeran, Rehana Rasul, Suzuko Suzuki, Thomas Danninger, Madhu Mazumdar, Mathias Opperer, et al. Tranexamic acid use and postoperative outcomes in patients undergoing total hip or knee arthroplasty in the United States: retrospective analysis of effectiveness and safety. BMJ. 2014;349:g4829.

8. Huang F, Wu D, Ma G, Yin Z, Wang Q. The use of tranexamic acid to reduce blood loss and transfusion in major orthopedic surgery: a meta-analysis. J Surg Res. 2014;186:318–27.

9. Thompson GE, et al. Hypotensive anesthesia for total hip arthroplasty: a study of blood loss and organ function (brain, heart, liver, and kidney). Anesthesiology. 1978;48(2):91–6.

10. Bennett J, Haynes S, Torella F, Grainger H, McCollum C. Acute normovolemic hemodilution in moderate blood loss surgery: a randomized controlled trial. Transfusion. 2006;46(7):1097.

45 局部麻醉

Cyrus A. Yazdi

袁嬿 刘俊文 译 李凤仙 张鸿飞 校

病例

患者女性，65 岁，280 磅（约 127 kg），主因右侧桡骨远端闭合性骨折入院，在急诊科镇静下尝试复位失败，现至手术室拟行切开复位内固定术。

现病史	重度慢性骨关节炎，1 天前在厨房烹饪时摔倒，主诉右腕部疼痛、麻木，无法回忆致伤细节，被其子发现后，送至医院急诊室
用药史	长期服用地尔硫䓬、呋塞米、萘普生、阿司匹林及酌情使用对乙酰氨基酚（泰诺）
既往史	高血压 32 年；陈旧性心肌梗死 5 年，无遗留症状；肥胖
既往手术史	幼年时行扁桃体及腺样体切除术；25 年前行胆囊切除术；10 年前因足部骨折，自述在局麻下行手术治疗（其医疗记录无法获得）
过敏史	乳胶过敏，表现为皮疹及瘙痒
体格检查	血压 165/70 mmHg，心率 100 次 / 分，呼吸 25 次 / 分，体温 36.7℃，警觉、定向力好。疼痛、焦虑、肥胖
	气道：张口受限，牙齿完整无缺损，悬雍垂基底部不可见
	肺：双侧呼吸音减弱
	心脏：心率及心律正常
	四肢轻度水肿
胸片	左心室向心性肥厚
心电图	窦性心律，II、III、AVF 导联 Q 波；非特异性 ST-T 波改变
实验室检查	血糖 180 mg/dl，血红蛋白 12.0 mg/dl，SpO$_2$（吸空气时）91%
	患者已留置 18 G 静脉套管针

1. 该患者采用区域麻醉有哪些优势？

区域麻醉作为主要麻醉方式时不影响患者气道；可避免全麻的潜在风险，如气道损伤、肺部并发症、恶心、呕吐及深静脉血栓；可提供优于静脉阿片类药物的术后镇痛；通过良好镇痛可增加关节被动活动，有助于术后快速恢复和促进康复。

区域阻滞的优势还包括：提高患者满意度、增强患者的响应度、降低谵妄发生率、优化镇痛，特别有利于慢性疼痛管理，还有部分证据提示可通过缩短术后住院日来降低整体医疗花费[1]。

2. 区域麻醉的禁忌证有哪些？

绝对禁忌：

- 患者拒绝
- 局麻药过敏
  - 酰胺类局麻药过敏主要由局麻药安瓿中防腐剂成分羟基苯甲酸甲酯引发。
  - 酯类局麻药过敏者主要由其代谢产物之一对氨基苯甲酸引发。

相对禁忌：

- 穿刺部位感染：可选择远离感染部位的入路行相关神经阻滞。
- 出血：与椎管内麻醉要求相同，抗凝患者行阻滞的部位附近存在不可压迫止血的大血管时[2]。
- 已知神经损伤：无证据表明为有神经损伤者行适当的神经阻滞会加重其原有损伤。但常用的异感法或神经刺激器可能均无法诱发出常规反应，理论上将影响这些方法的神经定位，穿刺针有刺入神经内膜、加重原有损伤的风险。也有假设此类患者易发生"双重受压"合并症的风险，指在原有神经损伤基础上，新增化学性神经毒性或机械损伤，特别是阻滞部位接近原有神经损伤部位时更易发生。

- 围手术期拟行神经功能探查：如术后即刻或需要连续对患者进行神经功能检查，应避免采取区域麻醉，或者选用短效局麻药实施神经阻滞[3]。
- 高度怀疑及易于发生急性筋膜室综合征者：此时需密切监测患者神经血管功能，区域阻滞能否应用于此类患者尚存争议。

3. 区域麻醉有哪些并发症？

- 局麻药全身毒性反应（local anesthetic systemic toxicity，LAST）：是一种由于局麻药误入血管、快速 / 加速吸收或阈值 / 敏感性异常所引起的严重并发症。使用超声引导及注药时反复回吸，可有效减少局麻药入血概率。在注药全程及完成操作至少 30 min 内，须监测患者生命体征，及早识别 LAST 症状及体征。
  - 如出现神经系统症状或循环系统不稳定表现，需考虑 LAST。
  - 中枢神经系统症状包括：兴奋（意识模糊、烦躁、肌肉抽搐及惊厥），抑制（嗜睡、反应迟钝及昏迷），或非特异性表现——口腔内有金属味、耳鸣或头晕。
  - 循环系统症状包括：早期表现为高血压及心动过速，随后出现低血压、传导阻滞、室性心律失常及心脏停搏[4]。
- 外周神经损伤（peripheral nerve injury，PNI）：动物模型显示 PNI 的经典机制是与机械性、穿刺、缺血和（或）神经毒性有关。穿刺针与神经接触或（和）注射入神经，均可引发一系列造成神经缺血或神经毒性的事件。穿刺针损伤或破坏神经束膜会破坏神经周围筋膜保护层，破坏严重程度与随后的 PNI 严重性和可能性直接相关。然而，在暴露的神经轴突表面直接注射局麻药（即使无害），也可引发急性炎症反应或神经毒性。当神经外膜受损或长时间浸泡局麻药时，上述危害更严重（如局麻药中添加缩血管佐剂，会降低

局麻药清除，且易引发缺血）。如神经束膜完整性尚未完全破坏，注药时可引起一过性神经内压力增高并引发缺血。此外，神经周围出血或神经内微血肿均可导致缺血。最后，非特异性炎症反应可累及邻近甚至穿刺部位远端的单支或多支神经。在治疗肌间沟阻滞导致的永久性膈神经损伤时，采取神经移植手术治疗，可以观察到这种炎症反应造成的神经损伤。PNI 的发病率在最近几十年里趋于稳定，引入超声引导定位后，其发生率保持在每年 2/10 000 ～ 4/10 000。外周神经损伤取决于手术、麻醉操作及患者自身因素，因此有时难以确定准确的神经损伤原因。肩关节手术后易发生腋神经或肌皮神经损伤。肘关节置换术后尺神经损伤发生率高达 10%。全髋关节置换术（total hip arthroplasty，THA）后神经损伤的发生率差异较大，但多低于 1%，其中腓总神经损伤发生率最高（0.08% ～ 3.7%），股神经及臀上神经损伤发生较罕见。多数神经损伤无需处理，3 ～ 6 个月逐渐恢复。如患者感觉异常或运动阻滞持续存在，需请神经科专科会诊[5]。
- 血管损伤：血肿。

4. 为保证区域麻醉的安全，需要哪些监测和设备？

实施区域麻醉时的常规监护包括：心电图、血压及脉搏氧饱和度，必要的复苏设备包括：氧气、吸引器、储氧面罩、紧急气管插管设备。同时，强烈推荐备好急救车及脂肪乳。

5. 该患者宜使用哪种区域麻醉方式？肌间沟阻滞是否适合？其可能出现哪些并发症？

肌间沟入路的臂丛神经阻滞往往不能有效覆盖 C8 及 T1 脊神经支配区（包括尺神经、臂内侧皮神经及前臂内侧皮神经、部分桡神经及正中神经），此患者的骨折部位为桡骨远端，选择远端臂丛神经阻滞腋入路更适宜。

肌间沟臂丛神经阻滞可出现如下并发症：

- 膈神经阻滞：膈神经走行于前斜角肌前方，发生膈神经麻痹的概率接近 100%。

- 喉返神经阻滞而引起声嘶。
- Horner 综合征（较少见）：由于颈交感链阻滞而出现上睑下垂、患侧鼻塞、面部无汗、瞳孔缩小及眼球内陷[6]。
- 穿刺针直接损伤胸膜引发气胸。
- 局麻药直接注入蛛网膜下腔/硬膜外腔或经椎间孔扩散进入而出现蛛网膜下腔/硬膜外阻滞。
- 椎动脉损伤或局麻药进入椎动脉。

腋路臂丛神经阻滞：臂丛穿出胸小肌下外侧边缘形成上肢的终末分支。正中神经、桡神经及尺神经包绕腋动脉，肌皮神经走行于肱二头肌肌腹与喙肱肌之间。

腋路臂丛神经阻滞是肘部远端手术的较好选择。患者仰卧位，患肢上臂肩部外展90°，前臂肘部屈曲，手置于头后方。

腋路臂丛神经阻滞适用于前臂及手部手术，同时可有效避免气胸及膈神经损伤。其缺点为肌皮神经阻滞不完善，常须多点注药，因此可能降低患者满意度。超声引导有助于识别、阻滞肌皮神经。

与锁骨上入路相比，许多医生认为腋路操作时间较长且进针次数增加，可能降低患者信任度，肘部远端阻滞不完善需补救处理的可能性也更高。可以说，腋路臂丛神经阻滞可能导致患者满意度下降。尽管如此，其临床应用仍然广泛，尤其是当锁骨下或锁骨上臂丛无法实施时可提供一种安全的选择[6]。

6. 常用局麻药及其基本药理学特点

所有局麻药均由三部分组成：

- 芳香族苯环
- 叔胺基团
- 碳氢中间链

氨基酯类由血浆胆碱酯酶水解，氨基酰胺化合物在肝经酶生物转化。

局麻药效能、作用时间及起效时间：局麻药通过阻断朗飞结内电压门控钠离子通道，抑制神经纤维电传导而发挥效应，因此局麻药必须跨越神经纤维鞘的脂质双分子层，局麻药分子具有高度亲脂性，容易穿透神经细胞膜，进入细胞内，阻断通道。效能与油/水分配系数曲线图反映了局麻药效能与脂溶性之间存在明显相关性[7]。

局麻药的蛋白结合力与脂溶性及药物作用时间相关。一般而言，蛋白结合力越高，与受体亲和性越好，钠通道阻断时间越长，意味着局麻药作用时间越长。

局麻药起效时间主要与pKa相关。pKa是指局麻药在其离子态及结合态各占50%时的pH值。pKa决定药物的起效，结合态可穿透神经细胞膜，因此起效时间与局麻药结合态浓度相关。大部分局麻药的pKa偏碱性（7.7～9.0）[8]。

根据化学结构，局麻药可分为两类：酯类及酰胺类。常用酯类局麻药包括苯佐卡因、氯普鲁卡因、可卡因、普鲁卡因及丁卡因。由于酯键更容易断裂，酯类局麻药在溶液中不稳定。常用酰胺类局麻药包括布比卡因、依替卡因、左布比卡因、利多卡因、甲哌卡因、丙胺卡因及罗哌卡因。酰胺类局麻药非常稳定，可耐高压蒸汽[9]。

常用酯类局麻药

（1）普鲁卡因（起效迅速、超短效）：普鲁卡因是第一个进入临床的合成局麻药，作用时间短且麻醉效果较弱，其在血浆中快速水解，全身毒性低。其水解产物对氨基苯甲酸可成为致敏原，多次给药易产生过敏反应。普鲁卡因最早用于浸润麻醉、某些疼痛状态下的脊髓阻滞鉴别诊断以及产科蛛网膜下腔阻滞。

（2）氯普鲁卡因（起效迅速、超短效）：氯普鲁卡因起效迅速、作用时间短，全身毒性低。其可快速被血浆胆碱酯酶水解，降解速度为普鲁卡因的4倍。因对胎儿及母体起效快、毒性作用小，主要应用于产科硬膜外麻醉和镇痛，但产程中常需多次给药。这种情况下，也可使用氯普鲁卡因作为产妇镇痛的首次剂量，后续追加长效局麻药，如布比卡因。预计时间不超过30～60 min且无需术后持续镇痛的门诊手术，可采取氯普鲁卡因区域麻醉。氯普鲁卡因潜在的肌肉毒性和神经毒性限制了其使用，但最近日间手术开展后，氯普鲁卡因再次在蛛网膜下腔阻滞中使用。

（3）丁卡因（起效慢、长效）：丁卡因主要用于蛛网膜下腔阻滞，可使用等比重、低比重及重比重三种，其中重比重溶液最常用。丁卡因蛛网膜下腔阻滞起效相对较快，感觉、运动阻滞完善。单纯丁卡因蛛网膜下腔阻滞作用时间为2～3 h，加入肾上腺素可延至4～6 h。该药很少用于其他形式的局部麻醉，因其起效较慢，且大剂量时易引发全身毒性反应。目前在美国，该药已停止使用。

（4）苯佐卡因：仅适用于表面麻醉。苯佐卡因有多种专利和非专利制剂。手术室中最常用咽喉喷雾剂、口腔/齿槽软膏以及气管导管润滑剂。需要注意的是，该药可导致高铁血红蛋白血症[9]。

（5）可卡因：可卡因是首个成功用于临床的局部浸润及区域麻醉药。由于其较强的全身毒性作用及易成瘾性，现已较少使用，在美国被列为Ⅱ类药物。可卡因是良好的表面麻醉剂，在临床使用的浓度下具有缩血管作用，因此仍用于经鼻气管插管前麻醉和收缩鼻黏膜，亦可用鼻部手术中以达收缩血管及表面麻醉的目的。可卡因是唯一可抑制中枢及外周神经系统儿茶酚胺再摄取作用的局麻药。

常用酰胺类局麻药

（1）利多卡因（起效迅速、短-中时效）：利多卡因是目前应用范围最广、最常用的酰胺类局麻药，因其固有效力、起效迅速、中时效、具有表面麻醉作用及毒性低等优势而广受欢迎。区域麻醉时常用浓度为1%～2%，静脉局部麻醉时（Bier阻滞）常用浓度为0.5%。利多卡因适合作用用于2 h内的短小手术麻醉或疼痛性操作。然而，这些特性也是其主要弱点，其不适用于长时间手术麻醉或术后镇痛。通常情况下，选择2%的利多卡因用于短时间手术的深度麻醉。此外，利多卡因仍用于短时间的蛛网膜下腔阻滞，但短暂的神经症状发生率较高。利多卡因也可制备成软膏、凝胶、粘胶、喷雾等制剂，用于多种需要表面麻醉的手术。利多卡因是美国唯一获准可用于静脉局部麻醉的局麻药。

静脉输注利多卡因可用于治疗慢性疼痛、纠正心律失常及全麻复合用药。极低剂量时有抗癫痫作用（剂量依赖性），但很少使用利多卡因治疗癫痫（译者注：因利多卡因剂量增加时可能导致癫痫，所以即使其极低剂量有抗癫痫作用也很少使用）。

（2）甲哌卡因（起效迅速、中时效）：甲哌卡因起效时间及化学结构均与利多卡因相似，但作用时间较长。可用于局部浸润、外周神经阻滞及硬膜外麻醉。在部分国家，浓度4%～5%的重比重甲哌卡因可用作蛛网膜下腔阻滞。常用浓度为1%、1.5%和2%，适用于手术时间为2～3 h、需要术后尽快恢复肢体功能及不希望发生严重术后疼痛的病例。

遗憾的是，甲哌卡因不是有效的表面麻醉制剂。虽毒性与利多卡因相当，但其代谢产物在胎儿及新生儿中代谢较慢，因此不宜用作产科麻醉。甲哌卡

因的扩血管效应弱于利多卡因，特别适用于需要药物容量较大的臂丛麻醉。

（3）布比卡因（起效慢、长效）：布比卡因是一种常用的高性价比局麻药，是存在两个对应异构体的外消旋溶液。通过外周神经阻滞可产生长达数小时的手术麻醉及术后镇痛效果。常用浓度为0.25%～0.5%（0.75%仅用于蛛网膜下腔阻滞），起效慢、持续时间长。加入肾上腺素后，作用时间明显延长，用于外周神经阻滞，在精确定位下予以充足容量，作用时间可至24 h，甚至更长。高浓度、大容量的布比卡因阻滞程度较强，可满足手术麻醉要求，但起效时间较长。通常手术麻醉时使用0.5%布比卡因，外周神经连续置管时推荐浓度为0.0625%～0.25%；单次注射用于术后镇痛时，推荐浓度为0.25%～0.5%，降低浓度可减轻运动阻滞程度。

（4）罗哌卡因（起效慢、长效）：罗哌卡因只有S-异构体，其化学结构及药物特性与布比卡因相似。与布比卡因相比，其优势在于心脏毒性低、效能较弱（等效镇痛剂量时运动阻滞发生率低）及轻度缩血管效应，适用于所需药物容量/剂量较大且血液吸收较明显的阻滞部位。

（5）左布比卡因（起效慢、长效）：左布比卡因是布比卡因的S-异构体，其特性与消旋布比卡因几乎一致，但心脏及全身中毒的治疗指数更高。在欧洲应用日益广泛，但目前并未在美国上市。

（6）丙胺卡因：丙胺卡因的临床特性与利多卡因相似。起效相对迅速，中等时效，阻滞效能较强。扩血管效应远低于利多卡因，可不添加肾上腺素使用。

丙胺卡因生物转化产生的氨基酚可以将血红蛋白氧化成高铁血红蛋白，从而限制了其临床应用。丙胺卡因主要用于EMLA乳膏中，这是一种局部应用的丙胺卡因和利多卡因的共熔混合物。

（7）依替卡因：起效非常迅速（明显快于布比卡因），维持时间长。产生完善感觉阻滞的药量会导致明显的运动阻滞，故适用于对肌松条件要求高的手术。不能产生感觉-运动分离效果，因此一般不适合于产科硬膜外麻醉及术后镇痛，曾少量用于北美，现已停用。

（8）地布卡因：地布卡因起效时间与丁卡因相似，效能比丁卡因强，是美国唯一获准用于表面麻醉的药物。蛛网膜下腔阻滞的持续时间略长于丁卡

因，感觉阻滞扩散节段与丁卡因相似，但低血压发生率及运动阻滞程度均低于丁卡因。

7. 局麻药血浆浓度与哪些因素有关？

- 注药部位：药物全身吸收量与阻滞部位血供相关，血管丰富部位吸收快，发生全身毒性反应风险高。

全身吸收的速度由快到慢依次为：静脉＞肋间＞骶段硬膜外＞腰段硬膜外＞臂丛＞皮下。

- 局麻药剂量：全身毒性反应风险随药物浓度及容量增加而增高（表 45.1）。
- 局麻药种类：高组织结合力（丙胺卡因）及高蛋白结合力（布比卡因）或分布容积大可降低局麻药血浆含量，但未必能如期减少全身毒性反应。
- 代谢：酰胺类局麻药在肝代谢，酯类局麻药由血浆胆碱酯酶降解。
- 加肾上腺素：可降低局麻药血浆浓度，延缓血药浓度达峰时间。

表 45.1　常用局麻药最大剂量及作用时间

药物名称	最大剂量（mg/kg）	作用时间（h）
酯类		
氯普鲁卡因	12	0.5 ～ 1
普鲁卡因	12	0.5 ～ 1
可卡因	3	0.5 ～ 1
丁卡因	3	1.5 ～ 6
酰胺类		
利多卡因	4.5（7*）	0.75 ～ 1.5
甲哌卡因	4.5（7*）	1 ～ 2
丙胺卡因	8	0.5 ～ 1
布比卡因	2 ～ 2.5（3*）	1.5 ～ 8
罗哌卡因	3	1.5 ～ 8

* 加肾上腺素后的最大剂量[10]

8. 你会在局麻药中加入其他药物吗？

肾上腺素是外周神经阻滞时局麻药中最常添加的辅助用药之一，可收缩血管，减少注射部位吸收入血，从而延长作用时间。常用配比为 1：400 000 ～

1：200 000（2.5 ～ 5 μg/ml）。但因其具强力缩血管效应，应避免用于肢体远端阻滞时。其入血后可引起全身性高血压及心动过速，心脏病患者应慎用。因此，由于这些特性，肾上腺素常被添加到局麻药液中观察注药后是否出现高血压及心动过速，判断是否发生了血管内注射[10]。

加入碳酸氢钠碱化药液可缩短局麻药起效时间。药液 pH 升高使不带电的碱基含量增加，加快药物向神经鞘及细胞膜的弥散速率[11]。

可乐定是 α_2 受体激动剂，当以 10 ～ 150 μg 的剂量使用时，可延长外周神经阻滞的作用时间。右美托咪定是一种新型高选择性 α_2 受体激动剂，作为佐剂使用可延长局麻药阻滞持续时间。地塞米松作为佐剂用于外周神经阻滞，常用剂量为 1 ～ 4 mg，但其增强局麻药阻滞的效果、最佳剂量及安全性均尚存争议。

不同类型阿片类药物也常作为佐剂，因为理论上对外周神经阻滞有协同作用。但目前仅证实丁丙诺啡可加快局麻药起效时间、延长药物作用时间并优化阻滞效果。

9. 什么是蛛网膜下腔阻滞后短暂性神经综合征？有哪些危险因素？干预措施有哪些？

短暂性神经综合征（transient neurologic symptoms, TNS）是一类以臀部为主、向下肢放射的轻重不一的疼痛及麻木不适感的综合征，呈自限性，一般持续几日至 1 周。蛛网膜下腔阻滞时，使用重比重利多卡因（特别是大剂量时）发生率较高，是布比卡因的 4 倍。

TNS 可能诱因包括：特定的局麻药毒性、穿刺针机械损伤、神经缺血、坐骨神经牵拉、患者体位、使用极细笔尖式穿刺针或重比重局麻药造成局麻药在局部蓄积、深层肌肉痉挛、肌筋膜疼痛、早期活动及刺激背根神经节[12]。

危险因素主要包括：蛛网膜下腔阻滞时使用利多卡因、截石位及门诊手术，其他因素有膝关节镜手术及肥胖。TNS 患者神经系统检查常无异常且无肌力减退。因此，如患者合并感觉或运动异常，需立刻排查其他病因，例如硬膜外血肿、椎管内感染或神经根损伤，必须紧急处理，以免造成严重后果。这种情况下，除详细的神经系统检查外，还需行脊柱增强 CT 和（或）MRI 协助诊断。

目前的治疗选择包括非甾体抗炎药、阿片类药物、肌松剂和其他对症治疗。通常非甾体抗炎药就可迅速缓解疼痛，如治疗效果欠佳，可改用阿片类药物或肌松剂，还可加入物理治疗或经皮神经电刺激疗法（transcutaneous electrical nerve stimulation，TENS）。如患者有严重不适、疼痛剧烈，可再次入院行扳机点注射治疗。多数症状呈自限性，1～4天内改善[13]。

10. 局麻药全身毒性反应有哪些症状和体征？

局麻药的作用机制是抑制外周神经轴突上的电压门控钠通道，降低动作电位传导速度，同时也会阻断钾通道及钙通道。局麻药全身毒性反应（LAST）多数是由于局麻药误入血管造成，极少情况是由注药剂量过大导致。

中枢神经系统：LAST早期非特异性表现包括口周麻木、口腔内金属气味、头晕及眩晕，继而出现耳鸣、复视及眼球震颤等视觉、听觉改变，还可出现焦虑及濒死感。随血药浓度增高，进而出现烦躁、肌肉抽动、意识改变、强直阵挛性发作，当意识丧失甚至昏迷时，可能出现脑电活动减慢。如同时使用中枢神经系统抑制药（如术前用药），可不出现中枢兴奋期，而直接表现为抑制。中枢神经系统毒性严重程度与局麻药效能直接相关。

心血管系统：LAST可早期出现并进展成致命性传导阻滞（从PR间期延长到完全性传导阻滞、窦性逸搏或停搏）及室性心律失常（从单纯性的室性异位心律到尖端扭转型室性心动过速及心室颤动）。局麻药对心脏的作用还包括降低心肌收缩力及心排血量下降，其负性肌力作用呈剂量依赖性。由局麻药过量引起的心律失常，采取传统治疗可能较困难，心肌收缩力下降及心排血量降低进一步增加了治疗的复杂程度。

心血管系统依次发生如下变化：血中局麻药浓度尚低时，由于交感活性增强及外周血管阻力增加而出现心排血量增大、心率加快、血压升高。随血药浓度逐渐上升，由于外周血管扩张、血管阻力降低及（或）恶性、顽固性心律失常，出现低血压，最终可能导致心搏骤停。

血浆及组织pH与LAST密切相关。高碳酸血症增加脑血流量，加重中枢神经系统毒性。二氧化碳跨膜弥散加重细胞内酸中毒，促使局麻药向其阳离子或活性形式转化。阳离子形式的局麻药无法跨过细胞膜，出现离子捕获（离子陷阱），进一步加重

中枢神经系统毒性。

11. 如何预防LAST？

预防LAST是保障临床操作安全中至关重要的一项。首先，要确保操作环境适宜进行区域麻醉。完善监护、提高警惕、有资质的操作人员均十分重要（强烈推荐进行模拟操作培训），急救设备必须功能完好齐全，确保出现LAST甚至心搏骤停时随时可用。

选择正确的局麻药及其剂量和浓度，局部麻醉方法的选择和安全实施极为重要。操作前可使用苯二氮䓬类术前药，但其效果尚存争议。苯二氮䓬类药物可提高癫痫阈值，掩盖中枢神经系统毒性的早期症状，深度镇静者很难与医生及时沟通，影响对早期局麻药中毒症状和体征的识别。

术前用药或全身麻醉不会增加LAST风险，但可能延误甚至无法早期诊断。相当多的研究致力于及时识别静脉内注射的理想试验，以及理想的试验剂量组成。肾上腺素5～15 μg作为试验剂量广泛使用。阳性反应定义为：心率增加超过10次/分，收缩压上升超过15 mmHg或Ⅱ导联T波波幅下降超过25%。但上述反应在老年患者、服用β受体阻滞剂或心排血量低的患者中可能并不可靠。

无论是否使用肾上腺素判断是否发生血管内注射，缓慢注药、逐渐增加剂量、反复回吸（每3～5 ml），密切监测患者生命体征，这些措施对预防LAST至关重要。控制注药速度、总剂量分次及以不同的间隔间断注药均有助于降低血管内注药风险。注药速度过快时，血浆局麻药没有充足时间分布，瞬时血药浓度过高，易诱发抽搐，而缓慢注射由于药物分布的原因，抽搐发生时药物浓度较低[14]。

12. 妊娠是否增加局麻药毒性风险？为什么？

是的。妊娠期女性血浆 α_1 酸性糖蛋白（α_1-acid glycoprotein，AAG）浓度降低，使血浆游离态布比卡因含量增加，可能是引发布比卡因毒性反应和报道孕妇意外超剂量使用布比卡因导致心搏骤停的原因。与此不同的是，对于中时效局麻药（利多卡因、甲哌卡因），妊娠期蛋白结合力改变较小，孕妇使用此类药物发生心脏毒性风险并不增加[15]。

13. 什么是局麻药过敏反应？如何处理？

酯类局麻药（如氯普鲁卡因）均为对氨基苯甲酸的衍生物。因此，酯类局麻药可诱发皮肤反应，包括从原位到广泛性的皮疹及荨麻疹。单纯酰胺类局部麻醉药极少引起过敏反应。总体而言，酰胺类局麻药制剂不会引起过敏反应，除非其含有防腐剂对羟基苯甲酸甲酯，这种化学结构类似于对氨基苯甲酸，可能引发过敏反应。既往酰胺类局麻药过敏患者，如未记录明确致敏原，可考虑使用无防腐剂成分的酰胺类局麻药。即使对于酯类局麻药，局麻药过敏也极为罕见，一般来说，患者在注药后如出现喘息或呼吸窘迫，需考虑过敏反应。

局麻药过敏的处理原则与其他过敏反应类似。静脉注射利多卡因可导致哮喘患者出现反常性气道狭窄及支气管痉挛，其具体机制尚不清楚。

部分患者可能对局麻药中的防腐剂成分（如对羟基苯甲酸甲酯）过敏。最近几项关于过敏和免疫学的研究表明，对那些表面上发生局麻药明显过敏的患者进行评估时，即使是在出现过敏反应的症状或体征后进行评估，也几乎没有一例对所用局麻药真正过敏。

局麻药特异性的不良反应为高铁血红蛋白血症，普鲁卡因发生风险最高。据报道，其用于表面麻醉、硬膜外或静脉注射均可引发，严重程度呈剂量依赖性。一般来说，成年人使用至 600 mg 普鲁卡因才可能诱发临床可见的典型高铁血红蛋白血症。高铁血红蛋白的形成与普鲁卡因化学结构相关。普鲁卡因经肝代谢生成邻苯甲胺，使血红蛋白氧化成高铁血红蛋白。由普鲁卡因诱发的高铁血红蛋白血症呈自限性且可逆。静脉使用亚甲蓝（1 mg/kg）可加速逆转[16]。

14. LAST 如何治疗？

早期识别并停止用药极为关键。必须立即停止使用局麻药。应始终维持气道开放、吸氧并同时确保监测设备功能正常并正确使用。应评估神经系统及循环功能状况，直至患者症状消失、生命体征平稳[17]。

可给予苯二氮䓬类药物抑制或改善兴奋性神经症状或潜在的强直-阵挛发作。及早处理惊厥发作，以免引发呼吸性及代谢性酸中毒，加重毒性反应。抗惊厥治疗包括使用苯二氮䓬类药物（咪达唑仑 0.05 ～ 0.1 mg/kg）或小剂量丙泊酚（0.5 ～ 1.0 mg/kg）控制抽搐发作，使用纯氧通气，预防缺氧及高碳酸血症的不良效应[18]。

病例报道及动物实验均证实，脂肪乳可增加 LAST 复苏成功率。英脱利匹特（Intralipid®）是一种 20% 的脂肪乳剂，含有大豆油、甘油及卵磷脂，常用于全肠外营养。其作用机制为，脂肪乳发挥"脂质库"作用，与脂溶性局麻药结合，减少其游离活性态，降低其在心肌及其他重要组织内的生物利用度。应根据毒性反应的严重程度及进展速度合理使用脂肪乳。在长时程惊厥发作患者中早期使用脂肪乳可预防心脏毒性[19-20]。

脂肪乳推荐剂量：首次静脉推注 1.5 ml/kg（瘦体重），之后持续静脉输注 0.25 ml/（kg·min）。如果循环持续不稳定，首次量可重复 2 次以上，持续输注剂量可加倍至 0.5 ml/（kg·min），确保在恢复自主循环后继续输注至少 10 min[21]。对于顽固性心律失常及心搏骤停，采取改良后的心肺复苏策略，即显著减少肾上腺素用量，且避免使用血管加压素。为提高生存率，要做好长时间抢救准备，通知最近的体外循环小组并安装设备，通过建立体外循环以维持患者有效循环，直至局麻药再分布或代谢至其血药浓度降低到引发心脏毒性以下，即自主循环恢复。严重的心脏毒性导致心肌收缩力明显降低，此时多数医生会选择使用拟交感药物，但肾上腺素可诱发心律失常或加重患者因局麻药毒性导致的心律失常，因此，LAST 复苏期间应显著降低肾上腺素用量。在与局麻药毒性反应无关的高级生命支持（ACLS）指南中，血管加压素可有效维持血压，增加冠状动脉灌注，加速局麻药代谢[22]。但在 ASRA 实践指南中[21]，建议在 LAST 复苏期间应避免使用血管加压素。目前高级生命支持指南建议胺碘酮作为治疗心律失常的一线用药。此外，对于局麻药过量引起的室性心律失常，目前的数据支持胺碘酮作为首选药物[23]。不再建议使用溴苄铵。对于布比卡因毒性诱发的尖端扭转型室性心动过速，可能需要进行超速起搏[24-25]。

局麻药引发的心搏骤停，成功而持久的复苏往往需 1 h 以上。丙泊酚对心脏有直接抑制作用，不能完全替代脂肪乳，但在局麻药急性毒性反应时，小剂量分次应用可有效控制癫痫发作。用脂肪乳抢救仍是目前较新的治疗措施，仍需大量实验室及临床研究，进一步明确其机制，改进治疗方案。

以下为出现局麻药毒性反应及其他不良反应时的处理措施：

- 支气管痉挛及全身水肿，可能与过敏反应相关，可使用支气管扩张剂、抗组胺药及类固醇激素治疗。

- 避免缺氧及高碳酸血症，气道管理及是否气管插管应采取个体化方案。

- 血流动力学不稳定患者，必要时行胸外按压及电除颤，以保证重要器官灌注。

- LAST抢救时，尽早开始静脉使用脂肪乳，提高抢救成功率。脂肪乳应放置于可能使用到中毒剂量局麻药的区域阻滞手术间内，随时取用。

- 控制痉挛发作可使用苯二氮䓬类药物（如咪达唑仑 0.05 ～ 0.1 mg/kg）及丙泊酚（0.5 ～ 1.5 mg/kg）。

- 过敏反应及全身毒性反应均可导致严重低血压，给予血管加压药（如肾上腺素）和积极扩容有良好效果。LAST抢救时，推荐使用极小剂量肾上腺素（< 1 μg/kg）。

- 肾上腺素及血管加压素（仅有实验室数据支持）均可加重由布比卡因心脏毒性引发的恶性心律失常。不易诱发心律失常的磷酸二酯酶抑制剂等药物，例如米力农、氨力农也有研究，但其临床效果仍需进一步证实。

- 除脂肪乳外，室性心律失常时可使用胺碘酮，首剂为静脉注射 300 mg，每 3 ～ 5 min 重复给药，最大量为 150 mg。

- 上述治疗无效，复苏困难，应考虑房室起搏及体外循环等治疗措施[26]。

参考文献

1. Barash MD, Paul G, Bruce F, Cullen MD, Robert K, Stoelting MD. editors. Clinical anesthesia. 5th ed. Philadelphia: Lippincott Williams & Wilkins; 2006, p. 718–45, 1118–26.
2. Horlocker TT, Wedel DJ, Rowlingson JC, Enneking FK, Kopp SL, Benzon HT, Brown DL, Heit JA, Mulroy MF, Rosenquist RW, Tryba M. Regional anesthesia in the patient receiving antithrombotic or thrombolytic therapy: american society of regional anesthesia and pain medicine evidence-based guidelines. Reg Anesth Pain Med. 2010;35(1):64–101.
3. Hadzic A. Textbook of regional anesthesia and acute pain management. New York: McGraw-Hill Professional; 2006, p. 144–65, 403–543.
4. Finucane, BT. editor. Complications of regional anesthesia. New York: Springer; 2007, p 39–52, 74–86.
5. Neal JM, et al. The second ASRA Practice Advisory on neurologic complications associated with regional anesthesia and pain medicine: executive Summary 2015. Reg Anesth Pain Med. 2015;40(5):401–30.
6. Casati A, Putzu M. Multi stimulation techniques for peripheral nerve blocks. In: Hadzic A. editor. NYSORA textbook of regional anesthesia and acute pain management. New York, NY: McGraw-Hill; 2007. Chapter 46.
7. Catterall WA, Mackie K. Local anesthetics. In: Brunton LL, Chabner BA, Knollmann BC. editors. Goodman & gilman's the pharmacological basis of therapeutics, 12e. New York, NY: McGraw-Hill; 2011. Chapter 20.
8. Butterworth J. Clinical pharmacology of local anesthetics. In: Hadzic A. editor. NYSORA textbook of regional anesthesia and acute pain management. New York, NY: McGraw-Hill; 2007. Chapter 6.
9. Wallace A. Local Anesthetics. In: Johnson KB, editor. Clinical pharmacology for anesthesiology. New York, NY: McGraw-Hill; 2015.
10. Albert J, Lofstrom B. Bilateral ulnar nerve blocks for the evaluation of local anaesthetic agents. Acta Anaesth Scand. 1965;9:203–11.
11. Ca DiFazio, Carron H, Grosslilght KR, et al. Comparison of pH-adjusted lidocaine solutions for epidural anesthesia. Anesth Analg. 1986;65:760–4.
12. Pollock JE. Transient neurologic symptoms: etiology risk factors, and management. Reg Anesth Pain Med. 2002;27(6):581–6.
13. Hoefnagel A, Yu A, Kaminski A. Anesthetic complications in pregnancy. Crit Care Clin. 2016;32(1):1–28.
14. Hadzic A, Carrera A, Thomas B. Hadzic's peripheral nerve blocks and anatomy for ultrasound-guided regional anesthesia (New york school of regional anesthesia). New Delhi: McGraw-Hill; 2004.
15. Bern S, Weinberg G. Local anesthetic toxicity and lipid resuscitation in pregnancy. Curr Opin Anaesthesiol. 2011;24(3):262–7.
16. Becker DE, Reed KL. Local anesthetics: review of pharmacological considerations. Anesthesia Progress. 2012;59(2):90–102.
17. Weinberg GL. Treatment of local anesthetic systemic toxicity (LAST). Reg Anesth Pain Med. 2010;35(2):188–93.
18. Weinberg G, Hertz P, Newman J. Lipid, not propofol, treats bupivacaine overdose. Anesth Analg. 2004;99:1871–82.
19. Cave G. Harvey M Intravenous lipid emulsion as antidote beyond local anesthetic toxicity: a systematic review. Acad Emerg Med. 2009;16(9):815–24.
20. Ozcan MS, Weinberg G. Intravenous lipid emulsion for the treatment of drug toxicity. J Intensive Care Med. 2014;29(2):59–70.
21. Neal JM, Bernards CM, Butterworth JF IV, Di Gregorio G, Drasner K, Hejtmanek MR, Mulroy MF, Rosenquist RW, Weinberg GL. ASRA practice advisory on local anesthetic systemic toxicity. Reg Anesth Pain Med. 2010;35(2):152–61.
22. Felice KL, Schumann HM. Intravenous lipid emulsion for local anesthetic toxicity: a review of the literature. J Med Toxicol. 2008;4(3):184–91.
23. Wolfe JW, Butterworth JF. Local anesthetic systemic toxicity: update on mechanisms and treatment. Curr Opin Anaesthesiol. 2011;24(5):561–6.
24. Weinberg GL. Current concepts in resuscitation of patients with local anesthetic cardiac toxicity. Reg Anesth Pain Med. 2002;27(6):568–75.
25. Krismer AC, Hogan QH, Wenzel V, et al. The efficacy of epinephrine or vasopressin for resuscitation during epidural anesthesia. Anesth Analg. 2001;93:734–42.
26. Mayr VD, Raedler C, Wenzel V, Lindner KH, Strohmenger H-U. A comparison of epinephrine and vasopressin in a porcine model of cardiac arrest after rapid intravenous injection of bupivacaine. Anesth Analg. 2004;98:1426–31.

46 蛛网膜下腔阻滞麻醉

Benjamin Kloesel, Galina Davidyuk

袁嬗　刘俊文　译　刘岗　张鸿飞　校

病例

患者男性，67 岁，拟行右侧全膝关节置换术。

用药史	阿司匹林 81 mg，每日一次口服
	氯吡格雷 75 mg，每日一次口服
	氨氯地平 10 mg，每日一次口服
	美托洛尔 25 mg，每日两次口服
	氢氯噻嗪 25 mg，每日一次口服
	沙丁胺醇吸入剂，按需使用
	氟替卡松 / 沙美特罗 250/50 μg 吸入剂，每日两次，每次 1 喷
	奥美拉唑 20 mg，每日一次口服
	阿托伐他汀 20 mg，每日一次口服
过敏史	无已知药物过敏
既往史	高血压
	高胆固醇血症
	冠心病，4 年前于左主干及左回旋支置入药物洗脱支架
	严重慢性阻塞性肺疾病（FEV_1 32%）
	胃食管反流
体格检查	生命体征：血压 140/98 mmHg，心率 80 次 / 分，呼吸 16 次 / 分，氧饱和度 98%
	心脏：窦性，律齐，收缩期 2/6 级杂音
	肺：呼吸音低，双肺呼气末轻度喘鸣
	其他：无特殊

1. 蛛网膜下腔阻滞麻醉有哪些适应证？

蛛网膜下腔阻滞麻醉兼具麻醉、镇痛及肌松效果，适用于腹部、会阴区、下肢、泌尿生殖道及产科手术麻醉[1-2]。

2. 蛛网膜下腔阻滞麻醉时定位椎间隙的体表标志有哪些？

颈部可扪及最突出的骨性标志，即 C7 棘突。肩胛冈根部一般对应 T3 水平。肩胛骨下缘尖端通常对应 T7 水平。双侧髂嵴连线（又称"Tuffier 线"）一般通过 L4 椎体或 L4/L5 椎间隙。传统教学多以上述体表标志为主。有研究发现，尽管其准确性存在偏差，但并未影响椎管内操作的安全性。体表标志定位困难者，可使用影像学 X 线或超声辅助识别椎间隙，提高操作安全性（X 线能实时显示进针过程，超声有助于识别中线及测量硬膜外深度）[1-2]。

3. 蛛网膜下腔阻滞麻醉时有哪些重要解剖结构？

脊髓自脑干向下延伸，成人止于 L1 水平，婴儿止于 L3 水平，终末端形成脊髓圆锥，包裹于硬膜囊内，继续延伸至尾侧，终止于 S2 水平。L1（成人）/L3（婴儿）至 S2 段蛛网膜下腔内充满终丝（软脑膜的延续）及自脊髓圆锥发出的脊神经根（称马尾）。马尾汇集 L2 ～ L5、S1 ～ S5 及尾神经根，支配下肢、盆腔器官及会阴区。在抵达 S2 水平硬膜囊后，内侧终丝延续成外侧终丝，最终止于第一尾骨背侧。

由内向外包裹脊髓的 3 层组织依次称为：软脑膜、蛛网膜及硬膜。软脑膜血供丰富，与脊髓紧密贴合。软脑膜与蛛网膜间的细小间隙称为蛛网膜下腔，内含脑脊液。此处即为蛛网膜下腔阻滞麻醉时局麻药的注射部位。硬膜与蛛网膜相连，两者之间的潜在间隙为硬膜下腔。硬膜的外侧有一细小间隙，称为硬膜外腔，此处为硬膜外麻醉时局麻药的注射部位。硬膜外腔富含脂肪、淋巴管及血管（静脉丛）。蛛网膜则不含血管，是局麻药液扩散的主要阻力层（90%）。

脊髓共分 31 个节段（颈椎 8 节、胸椎 12 节、腰椎 5 节、骶椎 5 节、尾椎 1 节），发出相应 31 对脊神经。脊髓由内侧灰质及包绕灰质的白质构成。

采用正中入路蛛网膜下腔阻滞麻醉，通过皮肤、皮下组织后，穿刺针会依次经过 3 层韧带结构：棘上韧带、棘间韧带及黄韧带。抵达黄韧带时具有特殊手感（刺破黄韧带时多会产生突破感），提示麻醉医生已接近硬膜外腔。突破黄韧带后，即进入硬膜外腔，进一步穿透硬膜及蛛网膜后，进入蛛网膜下腔，此时可见脑脊液流出。采用旁正中入路时，穿刺过程中将不通过棘上韧带及棘间韧带[1-2]。

4. 脊髓的血供

脊髓血供源自 1 支脊髓前动脉及 1 对脊髓后动脉，脊髓前动脉起自椎动脉，脊髓后动脉起自小脑下动脉。3 支动脉通过节段性脊髓动脉汇集来自肋间动脉及腰动脉的血供，其中最大的分支动脉是 Adamkiewicz 动脉（根髓动脉）。75% 的个体中，该动脉起自 T8 和 L1 间隙的左侧。脊髓前动脉供应脊髓前 2/3，脊髓后动脉供应脊髓后 1/3。

静脉回流至 3 支脊髓前静脉及 3 支脊髓后静脉，上述静脉均与硬膜外腔静脉丛相连[1-2]。

5. 蛛网膜下腔阻滞麻醉时局麻药的作用机制是什么？

局麻药与电压门控钠通道可逆性结合，阻断钠离子传导。钠离子内流减少，动作电位诱发受限，传导减慢。局麻药产生"状态依赖性"阻滞效果。钠通道存在 3 种状态（静息-关闭、激活-开放、失活-关闭），其中局麻药与激活-开放状态的钠通道亲和力最强（与失活-关闭态钠通道的亲和力最弱）。

局麻药注入蛛网膜下腔可阻滞脊神经根及背根神经节。

传统教科书认为，细小、无髓鞘神经纤维最先被阻滞，随后为较大、有髓鞘神经纤维。各类神经

阻滞顺序如下：首先是 B 纤维介导的交感神经节前纤维，随后是介导温度觉的 C 纤维，进而为介导针刺觉的 A-δ 纤维与介导触觉的 A-β 纤维，最后为介导运动觉的 A-α 纤维。恢复顺序与阻滞顺序相反。各类纤维对局麻药敏感性不同，造成差异性感觉阻滞现象，即同一种局麻药的阻滞平面高低可能随受试感觉纤维类型的不同而存在差异。一般来说，冷感觉的平面最高（皮节阻滞区最广），针刺觉次之（较前低 1～2 个皮节），之后为触觉平面（较之低 3～4 个皮节），交感阻滞比感觉阻滞高 2～6 个皮节，运动阻滞则比感觉阻滞低 2～3 个皮节。

"差异性感觉阻滞"在 20 世纪 50 年代首次发现，此后研究结论不一。部分研究重现了不同类型感觉阻滞平面存在差异的结果，而其他研究则未能重现该结果。不同局麻药亦表现出阻滞平面的不同。对基础研究与临床研究进行对比，则进一步增加了结果的复杂性。例如，基础研究发现，大鼠坐骨神经中，A-γ/δ/α 和 β 纤维对利多卡因的敏感性高于 C 纤维[1-2]。

6. 不同手术应达到何种麻醉平面？确定麻醉平面的体表标志有哪些？

上腹部手术（胆囊切除术）及剖宫产手术麻醉平面需达 T4～T5，即乳头水平。下腹部的子宫手术平面同样需达 T4，以阻断腹膜牵拉及子宫外置时的伤害性刺激。较低位置的下腹部手术麻醉平面需达 T6～T8，即剑突附近（剑突对应 T6/T7）。TURP（经尿道前列腺电切术）、髋关节手术及阴道分娩麻醉平面需达 T10，即肚脐水平。大腿及下肢手术麻醉平面需达 T12/L1，即至少应达到腹股沟韧带水平。足部手术所需麻醉平面 L2/L3 即可（应用止血带时除外），止血带下方对应 L1～L4 皮节。应结合手术部位并考虑阻滞平面恢复的顺序，选择适当、有效的麻醉平面上界。痔疮或会阴区手术，麻醉平面位于 S2～S5 即可。

7. 蛛网膜下腔阻滞麻醉后会出现哪些生理变化？

心血管系统

蛛网膜下腔阻滞麻醉可减少心排血量，降低外

周血管阻力。阻滞交感神经纤维抑制了外周血管扩张，导致血液滞留在内脏系统及双下肢。静脉回流（前负荷）减少导致心排血量下降。如扩散平面达至 T1～T4，阻滞心脏交感神经纤维（加速纤维）致心率减慢，进一步降低心排血量[3-4]。

此外，体内存在 3 种与蛛网膜下腔阻滞相关的反射机制，可进一步减慢心率，甚至导致心搏骤停：

（1）窦房结细胞与起搏反射相关，受张力影响发生去极化（去极化程度与张力大小相关）。静脉回流骤减，导致窦房结细胞张力降低、去极化减少、心率减慢。

（2）压力感受器反射相关受体位于右心房壁及腔静脉-动脉连接处。静脉回流增加可激活该感受器，信号经迷走神经传递至心脏加速纤维，加快心率。反之，静脉回流减少时，降低对压力感受器的刺激。

（3）Bezold-Jarisch 反射（B-J 反射）：当左心室容积降低时，迷走神经传出信号增加，导致心率减慢。

呼吸系统

总体而言，蛛网膜下腔阻滞麻醉对呼吸系统的影响相对较小。即使麻醉平面达中-高胸段，每分通气量、潮气量及平均吸气流速等呼吸参数均不受影响。肺换气指标同样不受影响。仅肺总量、最大呼吸压力及流量因腹部呼吸肌力减弱而轻微下降[3-4]。

中枢神经系统

蛛网膜下腔阻滞麻醉可降低镇静催眠类药物用量，具体机制不清。有以下假说解释这一现象：去传入现象（阻断脊神经，减少传入系统信号向大脑的传递，使网状激活系统对镇静/催眠类药物更敏感），局麻药在脑脊液中向头侧扩散（局麻药对中枢的直接抑制作用），局麻药吸收导致全身血药浓度升高[3-4]。

泌尿系统

膀胱及尿道括约肌由骶神经（S2～S4）支配，阻滞该节段的神经支配后，会丧失排空动力，膀胱因此过度牵张，故使用长效局麻药，存在术后尿潴留的风险。膀胱张力过高可引发疼痛及高血压，刺激迷走神经则可导致心动过缓及低血压。对此情况，可留置尿管或行超声辅助下膀胱容量监测，按需留置及拔除尿管[3-4]。

胃肠道系统

胃肠道交感神经位于 T6～L1，阻滞该节段交感神经可产生以副交感神经兴奋为主的肠蠕动亢进，继发出现恶心、呕吐（也可由低血压及低灌注引发）[1-2]。

温度调节系统

通常全麻对体温调节机制的影响大于蛛网膜下腔阻滞麻醉。然而，蛛网膜下腔阻滞麻醉后交感神经阻滞导致的血管扩张使热量从核心组织（头、躯干、内脏器官）再重新分布至皮肤、上下肢。此外，蛛网膜下腔阻滞麻醉后寒战阈值降低，使机体产热减少[3-4]。

8. 哪些因素影响蛛网膜下腔阻滞麻醉平面扩散？

影响蛛网膜下腔阻滞麻醉平面扩散的因素包括：药物、患者及操作过程[1-2]。

- 药物因素
  - 比重（等比重/轻比重/重比重）：药物比重及患者体位是影响局麻药扩散的重要因素。比重是指 37℃时，局麻药密度（质量/体积）与脑脊液密度的差别——等比重即局麻药与脑脊液密度基本相同，重比重即局麻药密度高于脑脊液，轻比重即局麻药密度低于脑脊液。重力作用使重比重药物向低垂侧扩散，使轻比重药物向非低垂侧扩散。结合体位可产生偏身麻醉效果，例如，患者右侧卧位时，使用轻比重药物将产生左侧偏身麻醉效果，适用于左侧髋关节手术。对于仰卧患者，如使用重比重药物，预测平面时需考虑脊柱固有弯曲（如腰椎前突和胸椎后突）。对于俯卧位患者，则需知道 L3（L4）椎体位置最高而 T5～T6 椎体位置最低。
  - 剂量：药物剂量可由容量（ml）乘以浓度（mg/ml）计算，是决定药物扩散及药效持续时间的关键因素。
- 患者因素
  - 脑脊液容量及成分。

- 年龄：随年龄增长，脑脊液容量减少，局麻药敏感性相对增加，药物扩散平面更广。
- 妊娠及其他使腹内压增高及硬膜外静脉充盈的情况。
- 操作因素
  - 患者体位。
  - 注药部位。

9. 哪些局麻药可用于蛛网膜下腔阻滞麻醉？

以下药物均可用于蛛网膜下腔阻滞麻醉，短效类：普鲁卡因*、氯普鲁卡因；中效类：甲哌卡因、利多卡因、丙胺卡因*；长效类：罗哌卡因、布比卡因、左布比卡因*及丁卡因*（*药物在美国尚未上市）。

利多卡因及甲哌卡因由于副作用大，使用量逐渐减少。过去认为氯普鲁卡因神经损伤风险较高，而最新证据表明，造成神经损伤的致病因素实际上是制剂中含有的防腐剂成分。因此，新型无防腐剂成分的氯普鲁卡渐受关注，该药尤其适用于短小手术[5]。

10. 蛛网膜下腔阻滞麻醉使用利多卡因或甲哌卡因可能出现哪些并发症？

利多卡因用于蛛网膜下腔阻滞麻醉可导致短暂性神经综合征（transient neurological symptoms，TNS），又称短暂放射性激惹症或短暂性神经毒性。症状可在蛛网膜下腔阻滞麻醉后数小时至 24 h 出现，表现为臀区疼痛并放射至双下肢。其与马尾综合征鉴别要点为：TNS 无肌力减退或神经功能损伤，且影像学检查（CT/MRI）无神经病理学表现。其他局麻药亦可导致 TNS。一项 Cochrane 分析显示，使用利多卡因发生 TNS 的可能性比布比卡因、丙胺卡因、普鲁卡因、左布比卡因、罗哌卡因及氯普鲁卡因高约 4 倍（RR = 7.31）。甲哌卡因的 TNS 风险与利多卡因类似。另外，增加 TNS 风险的另一因素为截石位手术[4, 6]。

11. 蛛网膜下腔阻滞时局麻药中可添加哪些佐剂？

许多药物可作为佐剂加入局麻药中，以下为临床常用佐剂[4]：

- 阿片类药物（详见下文）。
- 血管收缩药（肾上腺素、去氧肾上腺素）：收缩血管可使局麻药作用时间延长（减少血液吸收及从脑脊液中清除）。该作用强度在不同局麻药中存在差异，效果最明显者为丁卡因。此外，肾上腺素能药物通过刺激脊髓背角 α 肾上腺素受体产生抑制伤害性刺激的作用。
- α₂ 受体激动剂（可乐定、右美托咪定）：可延长感觉及运动阻滞时间，减少局麻药用量。
- 乙酰胆碱酯酶抑制剂（新斯的明）：延长感觉及运动阻滞时间，减少镇痛药需要量，但可能产生明显副作用（恶心、呕吐、心动过缓）。

其他药物，如氯胺酮、镁剂、腺苷、曲马多、非甾体抗炎药类及咪达唑仑等作为佐剂的安全性尚在研究中。

12. 鞘内使用阿片类药物如何发挥作用？

阿片类药物鞘内使用后作用于脊髓，尤其是脊髓背角（Lamina Ⅱ）灰质的胶质区内。脂溶性弱的阿片类（吗啡、氢化吗啡酮）鞘内注射的效能约为静脉注射的 100 ～ 200 倍，呈典型喙样扩散，可发生延迟性呼吸抑制。与此相反，脂溶性强的阿片类（芬太尼、舒芬太尼）鞘内注射的效能仅为静脉注射的 10 ～ 20 倍，由于药物被快速吸收入血，喙样扩散并不明显。

值得关注的是，不同阿片类药物，脊髓阿片受体的生物利用度不同。鞘内注射吗啡及氢吗啡酮均具有较高的生物利用度，而芬太尼及舒芬太尼仅具有中等生物利用度[7]。这一现象与阿片类受体分布相关。脊髓阿片类受体位于灰质，周围被白质包裹。脂溶性强的药物更多聚集在白质内，易被血浆清除，仅有极少量进入灰质。脂溶性弱的药物可在脑脊液中停留更长时间，在白质内聚集量少，通过弥散至白质细胞外液，进而进入灰质内阿片受体。

13. 鞘内注射阿片类药物产生呼吸抑制的病理生理学机制是什么？

长久以来，有关鞘内注射阿片类药物后，喙样扩散的速度和强度始终存在争议。目前认为，每种阿片类药物（无论脂溶性强弱）脑脊液内扩散速度均相同。血液进入大脑时为脉冲式运动，产生间断性肿胀，继而出现药物在脑脊液中流动及弥散，这是药物在脑脊液中扩散的源动力。当脑组织增加，会出现活塞效应，促使脑脊液沿脊髓背面下流而沿脊髓腹侧面上流[7]。这就是脂溶性弱的阿片类药物喙样扩散更广的原因，其在脑脊液中停留时间较高脂溶性药物更长，后者很快被吸收入血并再分布。所有阿片类药物均可引起呼吸抑制及脊髓上效应，脂溶性弱者是由于随脑脊液喙样扩散至脑干中枢而引发，而脂溶性强者是经血液循环到达脑干中枢[1-2]。

14. 鞘内注射阿片类药物有哪些不良反应？

瘙痒、早期呼吸抑制（芬太尼、舒芬太尼）、迟发性呼吸抑制（吗啡、氢吗啡酮最晚可出现在给药后 24 h）、尿潴留、恶心及呕吐。

15. 蛛网膜下腔阻滞麻醉有哪些绝对及相对禁忌证？

绝对禁忌证包括患者拒绝、未治疗的全身感染（脓毒症）、穿刺部位感染、颅内压升高、对拟施药物过敏者。

相对禁忌证包括椎管狭窄、主动脉狭窄、低血容量及凝血功能异常。

16. 蛛网膜下腔阻滞麻醉有哪些不良反应？

交感神经纤维阻滞会导致血管扩张及低血压，其严重程度与药物剂量、鞘内扩散范围及患者自身因素相关。许多研究证实，在操作前或操作过程中给予液体扩容治疗及血管加压类 / 正性肌力药物可有效改善这一问题。

部分患者出现恶心、呕吐，可能由鞘内注射阿片类药物或交感神经阻滞后导致的低血压引起。此外，副交感神经兴奋导致胃肠蠕动亢进也可能是诱发因素。若为低血压引起，可给予去氧肾上腺素和（或）麻黄碱，即可改善。如为其余诱因，则需使用止吐药。

瘙痒是鞘内注射阿片类药物最常见的不良反应，可使用 μ 受体抑制剂，如纳洛酮、纳曲酮或纳布啡（μ 受体部分激动–抑制剂）等有效治疗。因此类瘙痒并非由组胺释放引起，故苯海拉明不作为首选药物，但因其具镇静作用，可能对缓解症状有一定

作用。

麻醉阻滞平面达 T1 ～ T4，心交感神经阻滞，可出现心动过缓。

骶神经阻滞可出现尿潴留，阻滞平面消退后症状可缓解。期间可留置导尿对症治疗[1-2]。

17. 蛛网膜下腔阻滞麻醉有哪些并发症？

心搏骤停是极罕见但致命的并发症，可能机制包括 T1 ～ T4 心交感神经加速纤维阻滞以及血管扩张导致静脉回心血量减少。心动过缓且前负荷降低会导致心排血量骤减，由此诱发的 Bezold-Jarisch 反射会进一步减慢心率。故蛛网膜下腔阻滞时出现心动过缓可能进展为心搏骤停。其中，迷走张力高的患者风险更大。导致蛛网膜下腔阻滞时出现中度心动过缓（心率低于 50 次 / 分）的诱因包括基础心率低于 60 次 / 分、ASA Ⅲ/Ⅳ级、使用 β 受体阻滞剂、感觉阻滞平面位于或高于 T5、年龄小于 50 岁以及患者 PR 间期延长。导致蛛网膜下腔阻滞时相关低血压的诱因包括感觉平面位于或高于 T5、年龄大于 40 岁、基础收缩压低于 120 mmHg、蛛网膜下腔阻滞复合全身麻醉、L2/L3 或以上节段穿刺以及局麻药中加入去氧肾上腺素。操作时应尽量避免血流动力学波动，保证充足前负荷。如患者发生心动过缓，需将其置于 Trendelenburg 体位，并使用阿托品及（或）麻黄碱治疗。去氧肾上腺素会加重心动过缓，用其处理低血压时需谨慎[8]。

另一少见但严重的并发症为中枢神经系统感染。脑膜炎发生率低于 1/50 000，需及时诊断并使用抗生素治疗。其他感染性并发症包括椎管内血肿及穿刺部位皮肤感染。

蛛网膜炎是脑膜炎症的一种，可由多种致病因素引起，如感染、出血、局麻药、防腐剂或其他刺激因素。近期有学者提出，操作前皮肤消毒时使用的酒精或氯己定如不慎进入穿刺部位，可能引发严重神经并发症。

出血并发症变化范围较大，从常见的并不需要特殊处理的穿刺部位血肿，到需要及时通过影像学检查进行诊断并可能需要手术减压以避免瘫痪的椎管内血肿。多数发生椎管内血肿的患者是由于服用抗凝药物或存在凝血功能异常，如血小板减少症或凝血功能障碍。及时诊断至关重要，因为有研究显示，血肿压迫导致的脊髓缺血，如在神经系统症状

出现后 8 h 内及时进行椎板切除术，可有效治疗脊髓缺血。

蛛网膜下腔阻滞麻醉后的神经损伤较罕见（发生率为 0.03%～0.1%）。幸运的是，多数神经损伤呈一过性，症状可逆。有个别严重后遗症（如马尾综合征和偏瘫），多数情况是操作者在患者主诉有疼痛或异感时仍注射局麻药，所以确保在患者清醒或轻度镇静下行椎管内操作至关重要。既往文献报道，此类严重并发症可见于如下情况：通过蛛网膜下腔微导管注入重比重、高浓度利多卡因造成蓄积，或局麻药中含不同类型防腐剂，如亚硫酸氢盐。

患者可对局麻药、防腐剂或佐剂出现过敏。脂类局麻药由于其代谢产物为致敏原对氨基苯甲酸（para-aminobenzoic acid，PABA），故出现过敏的可能性较其他药物大。防腐剂对羟基苯甲酸甲酯也可代谢产生 PABA，因此含上述成分的局麻药不应用于蛛网膜下腔阻滞麻醉。氨基酯类局麻药罕见过敏。

全脊髓麻醉是指局麻药向头侧扩散过于广泛，导致颈段脊髓阻滞。极度血管扩张导致低血压、心动过缓、呼吸暂停、意识消失或"锁定"状态。治疗措施包括心肺支持（气管插管、补液、血管加压药/正性肌力药）以及给予镇静催眠药物，直至麻醉平面消退[1-2]。

18. 如何诊断硬膜刺破后头痛？

硬膜刺破后头痛（post-dural puncture headache，PDPH）可发生在硬膜刺破之后，既可为意外发生（例如硬膜外穿刺操作过程导致），又可为有意导致（例如蛛网膜下腔阻滞麻醉或腰椎穿刺时）。诊断要点为典型的体位依赖性头痛。90% 的 PDPH 发生在硬膜刺破后 72 h 内，极少见的病例出现在硬膜刺破后数小时到数月。根据国际头痛诊断分类中硬膜刺破后头痛诊断标准（International Classification of Headache Disorders Diagnostic Criteria for Post-Dural Puncture Headache），具有以下 4 项，即可诊断为 PDPH：①坐位或站立后 15 min 内头痛加剧，平卧后 15 min 内可缓解，并至少满足以下附加标准中的一项：（a）颈项僵硬；（b）耳鸣；（c）听觉迟钝；（d）畏光；（e）恶心。②发病前曾进行硬膜穿刺操作。③头痛发生在硬膜穿刺后 5 天内。④如下情况，头痛症状可消失：（a）1 周内自行缓解；（b）针对脑脊液漏的治疗 48 h 内有效[9]。

19. 蛛网膜下腔阻滞麻醉时 PDPH 的发生率、危险因素及可干预因素有哪些？

PDPH 的危险因素可分为不可干预因素和可干预因素两类。不可干预因素包括：①年龄（20～30 岁最高发，大于 60 岁少见）；②女性；③低 BMI；④有 PDPH 既往史；⑤有慢性头痛病史。可干预因素包括：①穿刺针型号；②穿刺针形状；③穿刺时斜面方向及进针角度；④更换导丝；⑤操作者经验。

使用细小无创性穿刺针（Sprotte，Whitacre）PDPH 发生率最低，使用大号穿刺针（Touhy，Quincke）发生率较高。

硬膜外阻滞穿刺时意外刺破硬膜后留置蛛网膜下腔导管可降低 PDPH 发生率[9]。

20. PDPH 有哪些治疗措施？

传统治疗包括补液及口服咖啡因、Fioricet（布他比妥 50 mg/对乙酰氨基酚 300 mg/咖啡因 40 mg）以及非甾体抗炎药。Fioricet 用量为每次 1～2 片，每 4 h 按需给予，最多不超过 6 片（因布他比妥每日最大限量为 300 mg）。自 2014 年 1 月起，Fioricet 中对乙酰氨基酚含量从 325 mg 降至 300 mg，以避免药物过量。对于长期严重的 PDPH，可采用硬膜外腔血补丁进行治疗[10]。

病例补充情景

1. 蛛网膜下腔穿刺成功后给予 0.75% 重比重布比卡因 1.6 ml 后，患者主诉气短，出现轻度呼吸急促，脉搏氧饱和度正常。出现了什么情况？

局麻药向头侧扩散，阻滞支配腹壁肌肉的脊神经。此时，大部分呼吸参数及肺换气功能均未受影响，但由于腹壁及胸壁肌肉本体感觉的传入纤维受损，患者自觉气短和呼吸困难。此种焦虑相关的呼吸急促会导致低碳酸血症。如使用重比重局麻药，治疗措施应包括确认并防止药液向头侧进一步扩散。

2. 蛛网膜下腔穿刺成功后给予 0.75% 重比重布比卡因 1.6 ml 后，患者出现低血压及呼吸暂停。出现了什么情况？

局麻药向头侧广泛扩散阻断交感神经纤维，出现严重低血压，引起脑灌注不足。早期学说认为这是因为局麻药抑制了呼吸中枢，但该学说未经证实。

3. 56 岁男性患者拟在蛛网膜下腔阻滞麻醉下行右侧髋关节置换术。选择 L3/L4 椎间隙穿刺，注入 0.75% 等比重布比卡因 2 ml。10 min 后，测试平面发现双侧不一致，左侧为 T12，右侧为 L1。麻醉效果不完善，蛛网膜下腔阻滞失败，更改麻醉方法为气管内全麻。如何解释这一现象？

除外异常/不典型解剖结构及操作失误导致的麻醉效果不完善，最常见的原因是发生硬膜下腔注射、硬膜外腔注射或部分局麻药进入蛛网膜下腔。硬膜下腔注射在蛛网膜下腔阻滞操作中较罕见，由于硬膜外腔局麻药用量大，药液进入硬膜下腔则可能导致高位脊麻或全脊麻，因此在硬膜外腔穿刺时更值得注意。蛛网膜下腔阻滞时出现硬膜下腔注射常表现为麻醉效果不满意、不完善或双侧平面不一致。

如穿刺时针尖位置不当，硬膜与蛛网膜之间的潜在间隙可随局麻药注入而扩张，但此时药液并未完全进入蛛网膜下腔。Whitacre 及 Sprotte 穿刺针上有侧孔，可造成侧孔的一半进入蛛网膜下腔，此时亦可见脑脊液回流，而侧孔另一半却在硬膜与蛛网膜之间的间隙内。这种情况下，仅有部分药液进入蛛网膜下腔而剩余部分药液则注入硬膜下间隙内[11]。

4. 什么是"鞍麻"？

蛛网膜下腔注射重比重局麻药，可产生鞍麻（saddle block）效果。穿刺后，患者保持坐位，有助于重比重药物向下方扩散，并蓄积在骶部硬膜囊。相反，如患者采用俯卧折刀位，则可使用轻比重局麻药，俯卧时药液向上方扩散，以达鞍麻效果。此时，局麻药仅作用于骶部及下腰区皮节，出现臀部、大腿内侧及肛周区域麻醉效果，呈剂量依赖性。该技术

成功用于会阴区及肛周手术。

5. 什么是腰骶入路的蛛网膜下腔阻滞？

蛛网膜下腔阻滞的腰骶入路又称 Taylor 入路，是常用穿刺间隙失败后的替代方法。定位目标为 L5/S1 间隙，此处椎板间隙最宽。为提高穿刺成功率，采用旁正中入路进针。定位正确间隙的体表标志为髂后上棘，穿刺点位于其外侧、尾侧 1 cm 处，穿刺时需向头侧倾斜 45°～55°，并轻微朝向内侧进针。

6. 妊娠期行蛛网膜下腔阻滞可能出现哪些并发症？

妊娠期的生理改变对蛛网膜下腔阻滞麻醉可产生诸多影响。子宫增大，腹内压增高，腹部静脉受压导致硬膜外腔静脉丛扩张；脑脊液移位且胸腰段容量降低使所需局麻药用量减少；孕酮水平升高导致患者对局麻药敏感性增高。

妊娠期女性体内激素水平改变可导致椎管内韧带软化，增加黄韧带辨识难度；妊娠导致骨盆旋转，Tuffier 线移至 L4/L5 水平以上，体表定位困难。一项纳入 45 名女性的研究发现存在广泛的解剖学变异：触诊定位交叉点的平均间隙位于 L2/L3 尾侧，间隙范围从 L1/L2 头侧至 L4/L5 头侧[12]。

7. 剖宫产时蛛网膜下腔阻滞麻醉后发生低血压如何治疗？

剖宫产时患者蛛网膜下腔阻滞麻醉后低血压十分常见，有效治疗措施包括蛛网膜下腔阻滞前或阻滞时补液，使用胶体液替代晶体液扩容，以及给予血管加压药及正性肌力药。2012 年 Loubert 一项回顾性研究显示，使用晶体液共同负荷、胶体液维持前负荷，或使用胶体液共同负荷，可减少蛛网膜下腔阻滞麻醉后低血压发生率及减少血管加压药的用量。研究显示，晶体液维持前负荷效果欠佳。共同负荷策略是指在蛛网膜下腔注药后立即给予液体治疗。关于血管活性药物，去氧肾上腺素优于麻黄碱，因为孕妇使用大剂量麻黄碱会使新生儿脐带血中的 $PaCO_2$ 升高，pH 值和氧含量降低。因此，去氧肾上腺素作为一线用药，可单次给药或持续静脉输注[13]。

8. 术前使用抗血小板治疗或抗凝治疗的患者，蛛网膜下腔阻滞时有哪些注意事项？

血液病学发展速度，不断有影响凝血级联反应的新药问世。对临床麻醉医生来说，掌握最新指南、专家共识及新药相关信息至关重要。此外，不同的医疗机构可能根据自身情况修改指南推荐，需要麻醉医生跟进本机构内最新政策。

一般来说，凝血功能障碍（先天性、获得性）以及使用抗血小板/抗凝治疗药物者是椎管内麻醉的禁忌证。非甾体抗炎药（包括阿司匹林）例外，目前认为单独使用时仍可安全实施椎管内麻醉。

每日两次皮下注射普通肝素（每日剂量10 000 IU或更低）者可行椎管内麻醉；每日三次的治疗剂量安全性尚未评估，指南强调此类患者中椎管内麻醉的安全性尚不清楚。

皮下注射低分子肝素（low molecular weight heparins，LMWH）是发生椎管内血肿的明确危险因素。指南推荐预防剂量的LMWH需在操作前12 h停药，治疗剂量的LMWH需在操作前24 h内停药。

口服法华林抗凝者，需在操作前3～5天停药，待凝血功能检查中INR回报正常后方可行椎管内操作。

指南推荐停用抗血小板药物，需待血小板功能恢复正常后操作。不同药物停药时间窗各异（噻氯匹定14天，氯吡格雷5～7天，普拉格雷7～10天，依替非巴替丁/替罗非班8 h，阿昔单抗48 h）。

指南推荐，接受抗纤溶治疗者是椎管内麻醉的禁忌证。

凝血酶直接抑制剂达比加群需在椎管内麻醉操作前5天停药。Xa因子直接抑制剂利伐沙班需停药3天[14]。

对这些相互作用的理解是一个动态过程，麻醉医生应当掌握最新指南，保证患者安全，优化风险-收益比。

参考文献

1. Bernards CM, Hostetter LS. Epidural and spinal anesthesia. In: Barash PG, Cullen BF, Stoelting RK, Cahalan MK, Stock MC, Ortega R, editors. Clinical anesthesia. 7th ed. Philadelphia, PA: Lippincott Williams & Wilkins; 2013. p. 905–33.
2. Brull R, Macfarlane AJR, Chan VWS. Spinal, epidural, caudal anesthesia. In: Miller RD, Cohen NH, Eriksson LI, Fleisher LA, Wiener-Kronish JP, Young WL, editors. Miller's anesthesia. 1. 8th ed. Philadelphia, PA: Elsevier; 2015. p. 1684–720.
3. Salinas FV, Sueda LA, Liu SS. Physiology of spinal anaesthesia and practical suggestions for successful spinal anaesthesia. Best Pract Res Clin Anaesthesiol. 2003;17(3):289–303.
4. Liu SS, McDonald SB. Current issues in spinal anesthesia. Anesthesiology. 2001;94(5):888–906.
5. Goldblum E, Atchabahian A. The use of 2-chloroprocaine for spinal anaesthesia. Acta Anaesthesiol Scand. 2013;57(5):545–52.
6. Zaric D, Christiansen C, Pace NL, Punjasawadwong Y. Transient neurologic symptoms after spinal anesthesia with lidocaine versus other local anesthetics: a systematic review of randomized, controlled trials. Anesth Analg. 2005;100(6):1811–6.
7. Bernards CM. Understanding the physiology and pharmacology of epidural and intrathecal opioids. Best Pract Res Clin Anaesthesiol. 2002;16(4):489–505.
8. Pollard JB. Cardiac arrest during spinal anesthesia: common mechanisms and strategies for prevention. Anesth Analg. 2001;92(1):252–6.
9. Bezov D, Lipton RB, Ashina S. Post-dural puncture headache: part I diagnosis, epidemiology, etiology, and pathophysiology. Headache. 2010;50(7):1144–52.
10. Bezov D, Ashina S, Lipton R. Post-dural puncture headache: part II–prevention, management, and prognosis. Headache. 2010;50(9):1482–98.
11. Agarwal D, Mohta M, Tyagi A, Sethi AK. Subdural block and the anaesthetist. Anaesth Intensive Care. 2010;38(1):20–6.
12. Margarido CB, Mikhael R, Arzola C, Balki M, Carvalho JC. The intercristal line determined by palpation is not a reliable anatomical landmark for neuraxial anesthesia. Can J Anaesth. 2011;58(3):262–6.
13. Loubert C. Fluid and vasopressor management for Cesarean delivery under spinal anesthesia: continuing professional development. Can J Anaesth. 2012;59(6):604–19.
14. Horlocker TT, Wedel DJ, Rowlingson JC, Enneking FK, Kopp SL, Benzon HT, et al. Regional anesthesia in the patient receiving antithrombotic or thrombolytic therapy: American Society of Regional Anesthesia and Pain Medicine Evidence-Based Guidelines (Third Edition). Reg Anesth Pain Med. 2010;35(1):64–101.

47 臂丛神经阻滞

Nantthasorn Zinboonyahgoon, Kamen Vlassakov

袁嬹 李华 译 刘岗 张鸿飞 校

病例

患者老年男性，65岁，跌倒后被救护车送至医院，主诉右肘部剧烈疼痛。上肢影像学检查示右肱骨远端合并桡骨近端骨折。拟行切开复位内固定手术，签署手术同意书后，麻醉科应邀会诊。

既往史	心房颤动，慢性阻塞性肺疾病，充血性心力衰竭
用药史	华法林3 mg，每日一次，口服
	沙丁胺醇吸入剂，气短时2喷
	噻托溴铵每日2喷
	呋塞米20 mg，每日一次，口服
	酒石酸美托洛尔100 mg，每日一次，口服
过敏史	无已知药物过敏
体格检查	生命体征：血压110/60 mmHg，心率65次/分，呼吸16次/分，氧饱和度98%（鼻导管3 L/min吸氧）
	体重160磅（约72 kg），身高67英寸（约1.7米）
	神清，定向力好，神经系统查体正常
	心律不齐，未闻及杂音；双肺呼吸音清
	右肘可见畸形
	其他：无特殊

1. 术前应关注哪些问题？还需哪些术前检查？

该患者摔倒受伤，病史复杂。除常规检查外，需重点进行以下评估：

- 识别跌倒原因：机械性跌倒或由其他疾病引起的跌倒，例如神经系统疾病（短暂性脑缺血发作、卒中）或心血管疾病（晕厥、体位

性低血压、心律失常）。

- 评估合并损伤情况，特别关注是否存在颈椎骨折及颅脑损伤。如病史及体格检查不能除外，需行头颈部CT或MRI检查，应暂时对患者颈部予颈托固定。

- 仔细评估患者合并症
  - 心脏：行12导联心电图检查；关注活动后心功能状态，基础日常功能状态，梳理心脏相关检查，包括近期超声心动图结果。如患者存在活动性缺血症状或可疑心血管事件导致跌倒，建议在术前再行超声心动图检查，评估当前心功能状态，排除心肌缺血。
  - 慢性阻塞性肺疾病（COPD）：根据病史明确疾病分级、严重程度和病情加重频率、药物治疗（包括激素）及家庭氧疗情况。
  - 实验室检查，应包括全血细胞计数、凝血功能、电解质、尿素氮及肌酐。

2. 该患者可采用何种麻醉方式？各具哪些风险及优势？

肘部切开复位内固定术可在全麻、区域麻醉或两者复合下完成。每种麻醉方式需考虑以下问题：

- 臂丛神经阻滞（brachial plexus block，BPB）益处/优势包括：
  - 对血流动力学影响小。
  - 镇痛效果良好。
  - 体位安全（清醒）。
  - 对认知功能影响小。
  - 无需控制气道。
  - 恢复更快。

风险 / 缺点包括：

- 膈肌无力：臂丛神经阻滞，尤其是肌间沟入路，可引起同侧膈肌阻滞（无力），合并 COPD 或慢性肺疾病的患者耐受度差。
- 术后神经功能评估受限：该患者系多发骨折，合并急性骨筋膜室综合征（acute compartment syndrome，ACS）的风险较高。ACS 患者是否应行神经阻滞目前尚存争议，因其可能掩盖 ACS 相关症状，延误其诊断（后续进行讨论）。
- （深度）镇静下患者缺乏有效气道 / 通气管理。
- 不能确保术中患肢完全不动。

● 全身麻醉

益处 / 优势包括：

- 成功率高（100%）。
- 实施迅速。
- 效果可靠。
- 无需特殊的区域麻醉经验或仪器。

风险 / 缺点包括：

- 血流动力学变化明显，尤其在坐位时。
- 心血管、肺部并发症风险高。
- 气道管理有风险。

麻醉医生、患者及手术医生应结合患者实际情况、病情严重程度以及手术的紧迫性，就每种麻醉方式的利弊进行讨论后，决定具体麻醉方案。同时还应考虑手术医生的偏好以及麻醉医生区域麻醉技能及设备等条件。

3. 臂丛神经阻滞有哪些禁忌证？

● 绝对禁忌证：患者拒绝。
● 相对禁忌证
- 局麻药过敏。
- 已知神经功能损伤或术后需检测 / 监测神经功能。
- 穿刺部位感染。
- 凝血功能异常者禁行深部（不可压迫的间隙）阻滞操作。
- 有急性骨筋膜室综合征的高风险患者。
- 严重限制性或阻塞性肺疾病患者（腋路臂丛除外）。
- 时间紧迫时：急诊手术（应即刻行全麻诱导，术中或术后再行神经阻滞）。

4. 抗凝患者实施区域麻醉有哪些局限性？有何建议？

根据 2010 年 ASRA 有关接受抗血栓或溶栓治疗患者行区域麻醉的操作指南[1]，深部不可压缩部位的操作，对凝血功能的要求等同于椎管内麻醉。例如，至少应在使用预防剂量的低分子肝素超过 12 h 后方可进行相关操作，且 INR 应在正常范围。

所谓"深部不可压迫部位"尚无明确定义，一般是指椎旁间隙、腰丛、骶旁、经臀坐骨神经以及锁骨下臂丛。其他臂丛入路，因能通过有效压迫的方式进行止血，指征可适当放宽。此外，应用超声可视化技术能发现并避开血管结构，降低损伤风险。对锁骨上入路臂丛阻滞的凝血功能标准目前尚无统一标准，麻醉医师应根据临床经验，与患者及多学科团队讨论利弊后决策。

5. 描述臂丛神经阻滞相关的解剖基础及常用入路。如何根据手术部位及患者情况选择最适当入路？每种方法的潜在风险是什么？

臂丛神经由 C5 ～ T1 脊神经前支（又称神经根）构成[2]。5 支神经根汇聚、发散，顺延颈部向下依次形成干、股、束，最终形成终末支（图 47.1）。

除上臂内侧部分皮肤感觉（此处由 T2 ～ T3 肋间神经来源的肋间壁神经支配）、肩部顶端及锁骨中段的皮肤感觉（此处由颈丛 C2 ～ C4 神经支配）外，臂丛神经支配几乎整个上肢的运动及感觉。

根据穿刺针接近臂丛神经的部位可将其分为不同入路（表 47.1）。

入路选择主要取决于受伤及手术部位，同样也应考虑潜在风险及患者解剖特点。理论上，越近端入路（如肌间沟阻滞），阻滞范围可覆盖更近端的上肢区域（肩部），而越远端入路（如腋入路）对前臂及手部区域的阻滞更完善。值得注意的是，臂丛近端入路毗邻诸多重要结构，如膈神经、椎动脉、胸膜，选择此入路进行阻滞，可出现罕见但严重的并发症，如气胸、动脉内注射或永久性半侧膈肌麻痹。较常见的是一过性损伤，如短暂膈神经阻滞、Horner 综合征或声嘶，大多可完全缓解。一般来说，选择能有效覆盖手术区域的相对远端入路进行阻滞，可有效避免并发症（表 47.1）。

除上述特有的并发症外，臂丛神经阻滞也可出现外周神经阻滞常见的并发症，包括神经损伤、局

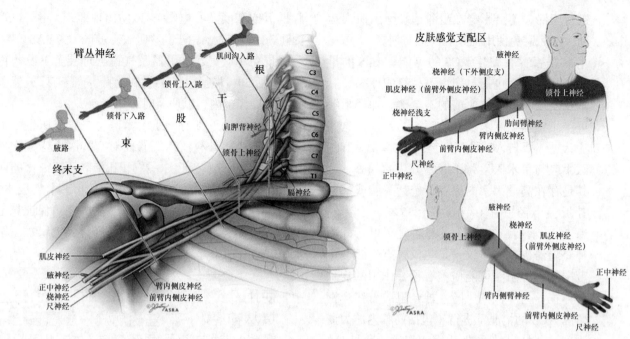

图 47.1　臂丛神经解剖及皮肤支配区示意图[2]（With permission of Wolters Kluwer）

麻药的全身毒性反应、感染、血肿、阻滞过程中疼痛 / 不适感以及阻滞失败。

表 47.1　臂丛神经阻滞常见入路——手术部位及相关并发症

臂丛神经阻滞入路	损伤 / 手术部位	相关并发症
肌间沟（根、干）	肩部、上臂	膈肌麻痹（膈神经阻滞）、喉返神经阻滞、动脉内注射（椎动脉）、鞘内注射、Horner 综合征、C8 ~ T1 阻滞不全
锁骨上（干、股）	上臂、前臂	气胸、膈肌麻痹（膈神经阻滞）、出血（血供丰富的部位）
锁骨下 / 锁骨后（束）	上臂、前臂、手	气胸、出血（不可压迫）、操作时不适感
腋路（终末支）	前臂、手	血肿（浅表）、肌皮神经阻滞不全（前臂外侧皮肤阻滞不全）

6. BPB 为什么相对禁忌用于严重肺部疾病患者？此类患者可选择何种神经阻滞用于术后镇痛？

多数近端臂丛入路会伴随一定比例的短暂膈肌麻痹（膈神经阻滞），可使肺功能降低约 30%[2]。既往体健者可能出现轻度呼吸困难，大多可耐受。对肺功能储备差，如严重 COPD 者，可能引发呼吸衰竭。

肌间沟臂丛神经阻滞所致的半侧膈肌麻痹发生率接近 100%。锁骨上及锁骨下臂丛神经阻滞时发生率分别为 34% ~ 50%、14%[3-4]。对呼吸功能不全者最安全的方法为腋路臂丛神经阻滞，几乎无膈肌阻滞风险。研究显示，肩胛上神经阻滞可为肩部手术提供有效镇痛，并减少阿片类药物用量[5]，且不影响膈肌功能。尽管肩胛上神经阻滞术后镇痛的效果不及肌间沟入路阻滞，但仍可作为肩部手术有效镇痛方式之一。

7. 阻滞操作前应和手术医生沟通什么？围手术期须关注哪些问题？

多学科协作是为患者提供良好治疗的关键。阻滞开始前（以及通常情况下，在手术开始前），应明确以下问题：

- 术后是否需要进行神经功能检查，尤其在骨折、手术操作及金属置入物紧邻神经及主要血管时。如果已有神经损伤或可能出现医源性损伤，区域麻醉应在术后完成神经功能检查后进行。然而，术后实施神经阻滞可能因患者体位欠佳、术后不适、配合不够、伤口敷料影响及组织水肿而难度增加。也可考虑在术前留置导管，但不注入局麻药，于术后及完成相关检查后再经导管注入负荷剂量的局麻药，尤其是解剖结构有异常者。
- 是否需要术中进行神经刺激——特别是在损伤或（和）继发瘢痕破坏正常解剖结构时，术中神经刺激有助于定位神经。在臂丛近端进行阻滞，不会影响在阻滞远端引出肌肉运动，但需避免使用神经肌肉阻滞剂。

- 术后是否存在发生 ACS 的可能。ACS 的早期症状、体征包括与伤情不相符的疼痛、麻木及发展为肢体缺血前的不全瘫。神经阻滞可产生镇痛、麻木及运动障碍的效果，这些症状、体征与 ACS 相似，会干扰诊断。麻醉医生应与手术医生讨论麻醉方法的利弊，尤其是存在高危因素的患者，包括下肢或前臂骨折、年轻患者（年龄小于 35 岁）及男性患者[6-7]。有 ACS 风险的患者是否可行外周神经阻滞仍存在争议且是热议焦点。此类患者实施神经阻滞可能掩盖有预警作用的症状与体征，为降低其风险，神经阻滞需在严密监测 ACS 的情况下进行（包括筋膜内压力监测），同时应与外科医生密切沟通。麻醉 / 镇痛宜选用短效局麻药，以便神经功能可快速恢复，利于持续检测和监测。为避免重度运动阻滞，应选择低浓度局麻药[8]。

8. 你会选择超声、神经刺激器或体表异感定位法实施臂丛神经阻滞吗？超声引导优于神经刺激器的依据是什么？

超声引导下实施外周神经阻滞可提高阻滞成功率、加快起效时间、减少穿刺次数、降低局麻药用量 / 需求，有助于识别并避免神经内及血管内注药[9]。但由于神经损伤发生率极低（1.5∶10 000），尚无证据显示超声引导与传统定位方法在神经损伤率方面存在差异[10]。

9. 在手术室外进行神经阻滞是否安全？在阻滞室进行操作时存在哪些优点？

只要操作环境符合实施区域麻醉的最低标准，外周神经阻滞可在手术室外安全进行。特定区域（阻滞室）须具备阻滞操作的相关仪器，还应配备监护仪及复苏设备，以备出现并发症，如过度镇静或局麻药全身毒性反应（local anesthetics systemic toxicity，LAST）时使用。阻滞室内还需配备一名护士或具有围手术期经验及经过训练的医疗人员，可在实施区域阻滞麻醉后监测患者的基本生命体征及意识状态。根据 ASRA 建议，阻滞操作及注药后至少 30 min 内，需对患者进行监测（标准的 ASA 监测——无创血压、脉搏氧饱和度及心电图），以防出现即刻（由于血管内注药）及迟发（由于药物吸收、过量）的 LAST[11]。复苏设备（氧气、吸引器及气道管理装置）及药物 [应包括 20% 脂肪乳（英脱利比特）] 需有序放置于推车或操作包内，以便及时可用。

阻滞室的设立有助于手术医生与麻醉医生分别工作，避免因外科医生等候而对麻醉医生产生额外压力。此外，研究证实，采用阻滞室及精细化的区域麻醉有利于提高手术室效率，降低手术室成本，缩短门诊患者在院停留时间[12]。这样还可保证充足的教学时间，并使住院医师操作机会大大增加（至400%），有助于提高住院医师教学质量[13]。

10. 使用 0.5% 布比卡因 30 ml 实施锁骨上臂丛神经阻滞，注药后几秒后患者出现室性心动过速及循环衰竭，应如何鉴别诊断？如何紧急处理？如何预防？

LAST 的典型表现为中枢神经系统（CNS）毒性（烦躁、听觉改变、嗜睡、精神状态改变、逐渐进展为全身强直-阵挛性癫痫发作），之后出现心血管系统（CVS）毒性（高血压、心动过速、室性心律失常、传导阻滞、心肌收缩力下降及心搏骤停）。然而，部分常用局麻药，例如布比卡因、罗哌卡因，甚至左布比卡因，从 CNS 毒性发展为 CVS 毒性的血药浓度窗较窄（CC/CNS 比值低）[译者注：CC/CNS 比值指的是发生不可逆心血管事件的局麻药剂量与产生中枢神经毒性（惊厥）的局麻药剂量的比值]，因此，患者可以不出现 CNS 毒性而直接表现为心脏毒性或同时出现 CNS 和 CVS 毒性的前驱症状与体征，尤其是在镇静情况下。当患者在阻滞操作时或操作完成后即刻，出现心律失常、循环不稳定及心搏骤停时，**应首先考虑 LAST**，需立即开始治疗。

治疗措施[11]：

- 快速有效的气道管理，以防缺氧及酸中毒。
- 使用苯二氮䓬类药物或小剂量丙泊酚控制癫痫发作。
- 出现 LAST 首发症状后即使用脂肪乳治疗。
  - 20% 脂肪乳 1.5 ml/kg 静脉注射，0.25 mg/（kg·min）静脉持续输注，至循环稳定后至少 10 min。
  - 如循环仍无法维持稳定，可重复负荷量及加倍持续输注量。

- 脂肪乳初始剂量的最高上限为 30 min 不超过 10 ml/kg。
- 如果出现心搏骤停，立即开始 ACLS。考虑到其可致心律失常的作用，以及曾有动物研究显示：与脂肪乳剂相比，局麻药诱发的心搏骤停时常规剂量的肾上腺素和加压素效果较差（不推荐使用血管加压素），此时应使用小剂量肾上腺素（10 ～ 100 μg）。

预防措施：

发生 LAST 时的两个主要原因为过量摄取（药物过量）和意外的血管内注药。通过以下措施可降低其发生率：

- 不同局麻药存在最高推荐剂量，如布比卡因总剂量不应超过 2.5 mg/kg[14]。
- 根据阻滞部位血供分布及局麻药吸收速度的不同（肋间＞骶管＞臂丛），调整局麻药用量及给药时机。
- 降低血管内注射风险
  - 局麻药逐渐加量，每次注入 3 ～ 5 ml，每次进针及注药前须轻轻回抽。
  - 局麻药中加入肾上腺素 2.5 ～ 5 μg/ml（即 1/400 000 ～ 1/200 000），用于判断是否发生血管内注射。
  - 超声引导可降低血管损伤风险，减少血管内注射发生率。

11. 锁骨上臂丛神经阻滞后 30 min，患者主诉气短

有哪些鉴别诊断？应如何明确诊断？有哪些治疗措施？

如果患者存在潜在的循环或呼吸系统问题，阻滞操作后出现症状，根据病因学，有两类诊断需要鉴别——操作相关及合并症相关。

（1）操作相关

1）气胸

- 症状和体征：常见深呼吸时出现胸膜炎样疼痛。提示性线索包括困难神经阻滞操作史，多次穿刺或穿刺针显影困难，咳嗽或阻滞时空气回吸试验阳性。体格检查发现听诊呼吸音减弱，可疑部位叩诊呈鼓音。需注意，体格检查不一定能发现小面积气胸。
- 诊断评估：传统检查包括胸部 X 线检查，可见肺边界欠清晰的透光区，脏层胸膜可显影或纵隔移位，严重时可见肺萎陷。胸部 X 线检查的局限性为：获得高质量的影像及对其正确解读需要一定时间，且胸片对识别小面积气胸的敏感性欠佳。

胸部超声是另一种可发现气胸及多种肺病变的检查方法。超声便携，可在多数手术间使用，能提供即时床旁信息。此外，研究显示，胸顶部超声扫描对识别阻滞操作后气胸的敏感性（100%）及特异性（100%）均高于胸部 X 线检查。气胸的阳性征象包括胸膜滑动征消失（B 模式下）及"海岸征"消失（M 模式下）[15]（图 47.2）。然而，超声所获取的信息依赖于操作者的经验，扫描方法及影像分析均需反复实践练习。

- 治疗[16]
  - 请外科团队会诊评估处理，包括必要时置入胸腔闭式引流管。

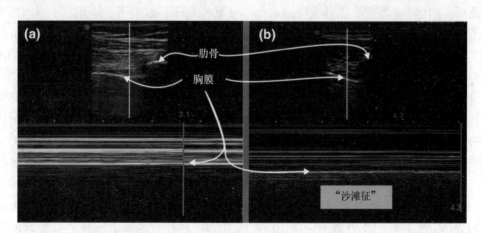

图 47.2　胸部超声 M 模式下气胸影像（左图）及正常肺影像（右图）。正常肺组织（右图）可见屏幕中部的高亮白色胸膜线上方为多条水平线，而胸膜线下方为颗粒状影像（"沙滩征"或"海岸征"）。气胸时（左图）影像可见在胸膜线上方及下方均出现多条水平线（"条码征"）。（From［27］，with permission of Wolters Kluwer）

– 密切观察并监护患者是否出现呼吸困难的症状和体征，2～3 h 后复查胸部 X 线检查。

– 氧疗有助于空气吸收。

– 如果患者症状明显、气胸面积增加或需要机械通气，应放置胸腔闭式引流管。

总体而言，较小的闭合性气胸可自行吸收，健康患者无需放置胸腔闭式引流管亦可耐受。事实上，在无症状患者中，因缺乏常规检查，由神经阻滞或中心静脉穿刺引发气胸的实际发生率可能比报道高。然而，有潜在肺疾病患者可能对气胸耐受性差，需尽早放置胸腔闭式引流管，以免病情恶化。

2）膈肌麻痹

● 症状和体征：仰卧位时，患者常主诉气短，可见上腹部反常运动。

● 诊断评估：膈肌麻痹的影像学征象包括胸部 X 线检查可见患侧膈肌抬高，荧光透视可见吸气时膈肌反常运动。

低位肋间隙胸部超声扫描可见呼吸时膈肌偏移消失，用力吸气时出现反常运动[17]。然而，超声所获取的信息依赖于操作者的经验，扫描方法及影像分析均需反复实践练习。

● 治疗：局麻药作用消退后，膈肌麻痹消失。常采取支持性治疗策略，使患者位于相对直立的体位，吸氧并观察呼吸状况。然而，有潜在肺疾病的患者可能进展为呼吸衰竭，需辅助通气或气管插管。

（2）合并症相关：合并复杂潜在心肺疾病患者，如出现急性呼吸困难，可能的诊断应考虑：COPD 急性加重、肺不张、误吸及缺血性或非缺血性因素引发的急性心力衰竭。仔细询问病史以及完善鉴别诊断对及时治疗至关重要，治疗包括呼吸、循环支持，请专科会诊，针对不同病理进行治疗（例如使用支气管扩张剂或利尿剂）。

12. 0.5% 布比卡因 30 ml 行锁骨上臂丛神经阻滞后 45 min 手术切皮。患者手臂无法活动但主诉疼痛。有哪些鉴别诊断？如何处理？

布比卡因及罗哌卡因用于外周神经阻滞的起效时间为 15～30 min（利多卡因及甲哌卡因为 10～15 min）[18]。注药后 45 min，布比卡因应起效完善。

上肢尤其是手术区域的感觉测试，可提供有关药液扩散范围的更多信息：

上臂内侧皮肤感觉正常：此区域完全或部分由肋间臂神经（T2 神经根）而并非臂丛神经支配。肋间臂神经为皮神经，可在腋窝水平上臂内侧行皮下浸润进行补充阻滞。如果手术切口累及前臂内侧，应同时进行臂丛阻滞及肋间臂神经阻滞。如手术区域已消毒铺巾，可由外科医生在上臂内侧行皮下浸润，既可选择在切口近端也可在切口处进行。

其余区域皮肤感觉正常：肌间沟入路臂丛神经阻滞可出现阻滞不全（臂丛神经下干的 C8、T1 神经根扩散受限，导致尺神经、臂内侧皮神经、前臂内侧皮神经、部分正中神经及桡神经覆盖不完善），腋路臂丛神经阻滞可出现肌皮神经（前臂外侧皮肤）阻滞不全。锁骨上臂丛神经阻滞入路位于第一肋上方，此处臂丛神经相对集中，通常可完全阻滞整个上肢。然而，多种因素，包括操作困难及解剖变异均可导致阻滞不全或失败。阻滞不全范围较小时，通常可通过下列措施补救：经 BPB 导管追加局麻药、手术医生皮下浸润及全身应用镇痛 / 镇静药物。还可再次进行神经阻滞，但理论上认为在已麻醉（即便麻醉效果不完善）区域内再行神经阻滞可造成神经损伤[19]。如上述补救措施均失败，应改为全身麻醉。

13. 患者右上肢阻滞效果完善。使用止血带，手术前 2 h 患者无不适，随后主诉上肢疼痛，如何解释？

长时间应用止血带可导致组织缺血及炎性介质（如钾离子、氢离子）堆积，引发强烈伤害性刺激及"止血带疼痛"。与外科手术刺激产生的躯体性疼痛由 A-δ 及 C 纤维介导不同，止血带引起的缺血性刺激疼痛主要由 C 纤维介导[20-21]。

A-δ 是细小的有鞘纤维，对局麻药敏感性比无髓鞘的 C 纤维高。换言之，C 纤维介导的疼痛对神经阻滞的抵抗性更强，阻滞消退更快，这就是为什么患者在长时间应用止血带后主诉麻醉区域出现钝痛感。

止血带疼痛在松开止血带后可缓解。如手术操作需继续在止血带下完成，可静脉给予镇痛药或镇静剂，以缓解疼痛，直至最终松开止血带。

14. 手术顺利，患者在恢复室内无疼痛。经锁骨上导管输注 0.2% 布比卡因 6 ml/h。20 h 后，患者主诉肘关节周围剧烈疼痛，如何处理？

经穿刺针注入初始负荷剂量局麻药后麻醉与镇痛效果完善，但经导管注药后镇痛无效的情况称为继发性失败，发生率较低（据报道，上肢阻滞的发生率为 10% ～ 26%）。有研究显示，与锁骨下臂丛神经置管相比，锁骨上臂丛神经置管二次失败的发生率稍高（26%），可能与锁骨上导管周围组织稳定性欠佳且活动较多有关[22]。

导致周围神经置管二次失败的原因包括：导管位置不准确、导管移位、脱出、阻塞、漏液、回路断开或输注泵故障。排查流程：首先检查输注泵及导管位置，皮肤处导管深度 / 长度标记，随后进行感觉及运动功能测试。如导管置入过深，可将导管略微拔出，保留置管深度，使其超过穿刺距离（即皮肤至目标神经深度）最低 1 ～ 3 cm（单孔导管 1 cm，多孔导管 3 cm）。如果注射泵及导管均正常，而患者皮肤感觉恢复正常，可经导管注入负荷量 0.1% ～ 0.2% 布比卡因 5 ～ 10 ml（镇痛浓度的局麻药），充分起效（30 min）后再次评估。如疼痛改善，可提高持续输注速率，以免再次因局麻药用量不足而引发疼痛。

15. 调整导管位置并经导管注射 0.2% 布比卡因 10 ml，30 min 后，患者整个上肢感觉减退但仍主诉剧烈疼痛。如何考虑及处理？

在神经阻滞有效［存在感觉和（或）运动阻滞］的区域内出现爆发痛提示存在严重病理状况。一系列研究曾报道，在患者最终进展为急性骨筋膜室综合征（ACS）之前，其神经阻滞有效的区域内，均出现爆发性疼痛[8, 23-26]。

ACS 是由于空间有限的筋膜间隙内压力升高，导致神经血管受损，最终引起组织坏死。与止血带缺血效应类似，镇痛剂量的局麻药对类似的高强度伤害性刺激效果较差。患者可出现皮肤完全麻木，甚至肌力减退，但仍有剧烈疼痛[8]。ACS 症状和体征包括疼痛、皮肤苍白、感觉异常、麻痹及无脉搏。然而，只有反常疼痛及被动运动时疼痛才被认为是发生不可逆性组织损伤前的早期诊断症状。

一旦怀疑 ACS，应通知骨科 / 创伤科团队与急性疼痛团队共同评估患者。

在 ACS 初期，治疗措施包括拆除石膏或周围敷料，密切观察是否存在缺血征象以及持续监测筋膜内压力。ACS 是危及肢体安全的紧急情况，延误诊断及筋膜切除术将导致预后严重不良。筋膜切除术最好在组织灌注受损之前或刚刚开始时立即进行。

有 ACS 风险的患者能否进行外周神经阻滞仍存争议，主要顾虑是阻滞可能掩盖疼痛而延误诊断。然而，对于起源于强烈伤害性刺激的缺血性疼痛，使用镇痛剂量的局麻药并不能阻断该疼痛（0.1% ～ 0.2% 罗哌卡因 4 ～ 6 ml/h）[8]。此外，在阻滞完善的区域内突发疼痛也可作为 ACS 的早期预警信号。有 ACS 风险的患者行外周神经阻滞时，需外科医生、麻醉医生及患者就区域阻滞的利弊、ACS 的症状与体征、安全有效的局麻药镇痛剂量及其他可供选择的疼痛治疗方案等内容密切沟通，相互理解。

参考文献

1. Horlocker TT, Wedel DJ, Rowlingson JC, Enneking FK, Kopp SL, Benzon HT, Brown DL, Heit JA, Mulroy MF, Rosenquist RW, Tryba M, Yuan CS. Regional anesthesia in the patient receiving antithrombotic or thrombolytic therapy: American Society of Regional Anesthesia and Pain Medicine Evidence-Based Guidelines. 3rd ed. Reg Anesth Pain Med. 2010 Jan–Feb;35(1):64–101.

2. Neal JM, Gerancher JC, Hebl JR, Ilfeld BM, McCartney CJL, Franco CD, Hogan QH. Upper extremity regional anesthesia essentials of our current understanding, 2008. Reg Anesth Pain Med. 2009;34:134–70.

3. Mak PH, Irwin MG, Ooi CG, Chow BF. Incidence of diaphragmatic paralysis following supraclavicular brachial plexus block and its effect on pulmonary function. Anaesthesia. 2001;56(4):352–6.

4. Petrar SD, Seltenrich ME, Head SJ, Schwarz SK. Hemidiaphragmatic paralysis following ultrasound-guided supraclavicular versus infraclavicular brachial plexus blockade: a randomized clinical trial. Reg Anesth Pain Med. 2015 Mar–Apr;40(2):133–8.

5. Singelyn FJ, Lhotel L, Fabre B. Pain relief after arthroscopic shoulder surgery: a comparison of intraarticular analgesia, suprascapular nerve block, and interscalene brachial plexus block. Anesth Analg. 2004 Aug;99(2):589–92, table of contents.

6. Elliott KG, Johnstone AJ. Diagnosing acute compartment syndrome. J Bone Joint Surg Br. 2003;85(5):625–32.

7. McQueen MM, Gaston P, Court-Brown CM. Acute compartment syndrome. Who is at risk? J Bone Joint Surg Br. 2000;82(2):200–3.

8. Aguirre JA, Gresch D, Popovici A, Bernhard J, Borgeat A. Case scenario: compartment syndrome of the forearm in patient with an infraclavicular catheter, breakthrough pain as indicator. Anesthesiology. 2013;118:1198–205.

9. Chan V, Abbas S, Brull R, Perlas A. Outcome data. In: Chan V, editor. Ultrasound imaging for regional anesthesia, a practical

guide booklet. 2nd ed.

10. Jeng CL, Torrillo TM, Rosenblatt MA. Complications of peripheral nerve blocks. Br J Anaesth. 2010;105(Suppl 1):i97–107.

11. Neal JM, Bernards CM, Butterworth JF IV, Di Gregorio G, Drasner K, Hejtmanek MR, Mulroy MF, Rosenquist RW, Weinberg GL. ASRA practice advisory on local anesthetic systemic toxicity. Reg Anesth Pain Med. 2010 Mar–Apr;35(2):152–61.

12. Armstrong KP, Cherry RA. Brachial plexus anesthesia compared to general anesthesia when a block room is available. Can J Anaesth. 2004;51(1):41–4.

13. Martin G, Lineberger CK, MacLeod DB, El-Moalem HE, Breslin DS, Hardman D, D'Ercole F. A new teaching model for resident training in regional anesthesia. Anesth Analg. 2002;95(5):1423–7.

14. Freck E, Braveman F. Local anesthetics. In: Urman R, Vadivelu N editors. Pocket pain medicine. Philadelphia: Lippincott Williams & Wilkins; 2011.

15. Reissig A, Kroegel C. Accuracy of transthoracic sonography in excluding post-interventional pneumothorax and hydropneumothorax. Comparison to chest radiography. Eur J Radiol. 2005;53(3):463–70.

16. Gupta S, Hicks ME, Wallace MJ, Ahrar K, Madoff DC, Murthy R. Outpatient management of postbiopsy pneumothorax with small-caliber chest tubes: factors affecting the need for prolonged drainage and additional interventions. Cardiovasc Intervent Radiol. 2008 Mar–Apr;31(2):342–8.

17. Sarwal A, Walker FO, Cartwright MS. Neuromuscular ultrasound for evaluation of the diaphragm. Muscle Nerve. 2013;47(3):319–29.

18. Gadsden J. Local anesthetics: clinical pharmacology and rational selection. In: Hadzic A, editor. Hadzic's peripheral nerve blocks and anatomy for ultrasound-guided regional anesthesia. New York, NY: McGrawHill Medical; 2012.

19. Neal JM, Bernards CM, Hadzic A, Hebl JR, Hogan QH, Horlocker TT, Lee LA, Rathmell JP, Sorenson EJ, Suresh S, Wedel DJ. ASRA practice advisory on neurologic complications in regional anesthesia and pain medicine. Reg Anesth Pain Med. 2008 Sep–Oct;33(5):404–15.

20. Kam PC, Kavanagh R, Yoong FF. The arterial tourniquet: pathophysiological consequences and anaesthetic implications. Anaesthesia. 2001;56(6):534–45.

21. MacIver MB, Tanelian DL. Activation of C fibers by metabolic perturbations associated with tourniquet ischemia. Anesthesiology. 1992;76(4):617–23.

22. Ahsan ZS, Carvalho B, Yao J. Incidence of failure of continuous peripheral nerve catheters for postoperative analgesia in upper extremity surgery. J Hand Surg Am. 2014;39(2):324–9.

23. Cometa MA, Esch AT, Boezaart AP. Did continuous femoral and sciatic nerve block obscure the diagnosis or delay the treatment of acute lower leg compartment syndrome? A case report. Pain Med. 2011;12:823–8.

24. Munk-Andersen H, Laustrup TK. Compartment syndrome diagnosed in due time by breakthrough pain despite continuous peripheral nerve block. Acta Anaesthesiol Scand. 2013;57(10):1328–30.

25. Walker BJ, Noonan KJ, Bosenberg AT. Evolving compartment syndrome not masked by a continuous peripheral nerve block: evidence-based case management. Reg Anesth Pain Med. 2012;37:393–7.

26. Kucera TJ, Boezaart AP. Regional anesthesia does not consistently block ischemic pain: two further cases and a review of the literature. Pain Med. 2014;15(2):316–9.

27. Edrich T, Pojer C, Fritsch G, Hutter J, Hartigan PM, Stundner O, Gerner P, Berger MM. Utility of intraoperative lung ultrasonography. A A Case Rep. 2015;4(6):71–4.

第十部分
产科学

Jie Zhou

48 临产与分娩

Vesela Kovacheva

谢创波 周磊 译 刘岗 张鸿飞 校

病例

31 岁初产妇，今晨羊膜囊自发破裂而临产。患有轻度哮喘，偶尔使用吸入沙丁胺醇治疗，孕期未见其他异常。最后一次进食时间为 1 h 前。患者要求行硬膜外分娩镇痛。

用药史	产前维生素，必要时使用沙丁胺醇
过敏史	无已知药物过敏
既往史	轻度哮喘
体格检查	生命体征：心率 86 次 / 分、血压 98/62 mmHg、呼吸 22 次 / 分、氧饱和度 98%
	肺部：呼吸音清，未闻及哮鸣音
	心脏：律齐，心率正常，未闻及心脏杂音
	背部：无脊柱侧凸

1. 硬膜外分娩镇痛的适应证 / 禁忌证有哪些?

硬膜外分娩镇痛是分娩时一项非常安全有效的疼痛控制技术。

- 适应证
  - 患者要求。既往仅建议在产妇宫颈扩张到一定程度后才实施硬膜外镇痛，原因是认为其可能增加剖宫产率。但该观点从未被证实，因此在产程的任何阶段均可实施硬膜外镇痛[1]。
  - 确认分娩产程启动（定义为有规律的宫缩），并引起宫颈扩张。
  - 无禁忌证。
- 禁忌证
  - 患者拒绝或无法配合。

- 凝血功能障碍——血小板减少症、联合使用抗凝药物、弥散性血管内凝血或其他原因导致凝血功能障碍，可增加硬膜外血肿风险。
- 感染——穿刺部位的局部感染或未治疗的全身感染，引发中枢神经系统感染风险。
- 与颅内压升高有关的中枢神经系统占位——肿瘤、囊肿或血管畸形，硬脊膜穿刺时有发生脑疝的风险。
- 操作者缺乏培训、经验不足或者人员不足——无法安全实施硬膜外分娩镇痛操作和对产妇进行全产程实时监护。

硬膜外分娩镇痛可能在下列患者中存在技术困难：腰段脊柱侧凸（特别是存在脊柱内固定时）、高BMI、高龄产妇、有硬膜外置管困难史。

2. 硬膜外分娩镇痛的优点 / 缺点有哪些?

- 优点
  - 分娩镇痛的最佳方法。
  - 产妇满意度高。
  - 胎儿暴露于麻醉药物的风险非常低。
  - 如果需要进行紧急器械助产或剖宫产，可以快速安全地转为硬膜外麻醉。
- 缺点
  - 发生并发症的风险。
  - 主要在可保证全产程实时监护的医院进行。
  - 分娩全程需保持静脉通道开放和膀胱排空（通常使用导尿管）。
  - 由于担心运动阻滞，产妇可能无法下床活动。
  - 产后需要等待运动阻滞和感觉阻滞恢复。

3. 硬膜外分娩镇痛的并发症有哪些?

硬膜外分娩镇痛的并发症包括:

- 阻滞不全、反复穿刺和硬膜外置管失败。通常发生于约 10% 的硬膜外置管病例,可能与操作困难(脊柱侧凸、产妇无法配合、操作者经验不足)、硬膜外导管尖端位置不理想(例如,导管移位)及其他未知原因有关。

- 导管意外置入蛛网膜下腔或血管内,存在高平面阻滞、全脊麻(蛛网膜下腔置管)和血管内注射大剂量局麻药的风险(血管内置管)。进行硬脊膜穿刺的患者,有发生硬脊膜刺破后头痛(post-dural puncture headache, PDPH)的风险。

- 广泛阻滞或阻滞时间延长,通常发生在使用了高浓度、大剂量局麻药的患者。

- 神经损伤、硬膜外脓肿和硬膜外血肿。这些并发症非常罕见,但因均可导致永久性和灾难性后果,应重视正确实施操作并对并发症进行监测。

4. 硬膜外分娩镇痛的不良反应有哪些?

- 瘙痒。可因硬膜外给予阿片类药物引起,具体原因尚不清楚,可能与阿片 μ 受体的中枢激活有关。瘙痒多为一过性,因此不需要治疗。必要时可使用阿片受体拮抗剂(纳洛酮)、部分激动-拮抗剂(纳布啡)或抗组胺药(苯海拉明)治疗。

- 恶心与呕吐。由于受多种因素影响,即使未进行硬膜外镇痛,分娩过程中恶心呕吐的发生率也相当高。但硬膜外使用阿片类药物可使其风险进一步升高。因此,对于有阿片类药物导致恶心、呕吐病史的患者,应避免硬膜外使用阿片类药物。如果已经发生恶心与呕吐,在无禁忌证的情况下可使用止呕药物治疗。

- 尿潴留。其通常由支配膀胱的交感神经纤维和副交感神经纤维阻滞所致。即使未实施硬膜外镇痛,多数产妇也会进行导尿。然而,对于未实施硬膜外镇痛的患者,如果存在膀胱扩张的证据,且未留置导尿管,则需要进行导尿。

- 产妇低血压。由交感神经阻滞和全身性血管阻力降低引起。子宫胎盘功能不全的情况下,产妇血压降低也可能导致胎儿心动过缓。其发生率取决于硬膜外给药的强度和剂量及胎儿先前的健康状态。为了使风险最小化,建议密切监测产妇血压,特别是在硬膜外置管和给予负荷剂量药物之后。处理手段包括改变产妇体位(改变子宫位置、头低脚高位)、静脉补液(500 ~ 1000 ml 晶体液快速输注)和(或)使用血管升压药[去氧肾上腺素和(或)麻黄碱],及时处理通常可使情况迅速改善。

- 发热。许多研究表明,分娩过程中接受硬膜外镇痛的产妇发热发生率更高。体温升高的原因尚不清楚。但这些发热患者绒毛膜羊膜炎的发生率更高,需要器械助产和剖宫产的比例也更高。

- 单纯性疱疹病毒的再激活。原因尚不清楚,仅有少量研究报道与椎管内使用阿片类药物有关。

5. 除了硬膜外镇痛,有没有其他椎管内镇痛方法可选?

除了硬膜外镇痛之外,产科麻醉医生实施椎管内分娩镇痛的其他方式还包括腰硬联合(combined spinal epidural, CSE)镇痛、硬脊膜刺破后硬膜外镇痛(dural puncture epidural, DPE)和连续蛛网膜下腔镇痛。CSE 镇痛的实施需要使用大号(通常是 17 G)硬膜外穿刺针穿刺至硬膜外腔,再采用针内针技术,通过硬膜外针插入较小号(通常是 25 G 或 27 G)的腰麻针来实施单次蛛网膜下腔给药,随后置入硬膜外导管。与硬膜外镇痛相比,CSE 技术起效迅速、镇痛质量高、骶部阻滞更好,但恶心、瘙痒和低血压的发生率轻度升高。另外,由于最初的蛛网膜下腔给药提供了充分的镇痛,对硬膜外置管不佳的识别可能延迟。DPE 的操作与 CSE 类似,但并未在蛛网膜下腔给药。这项技术可改善硬膜外腔药物的骶部扩散。如果在产程后期进行椎管内镇痛,DPE 有一定优势。如果发生硬脊膜意外穿破或因技术原因无法置入硬膜外导管,可采用连续蛛网膜下腔镇痛。连续蛛网膜下腔镇痛可提供高质量的阻滞效果,但其缺点是发生 PDPH、低血压、瘙痒、导管故障的风险更高,且有发生全脊麻的风险。

6. 哪些方法可作为椎管内分娩镇痛的备选方案？

除了椎管内分娩镇痛，其他分娩镇痛的方法包括药物性和非药物性方法。用于分娩镇痛的药物包括静脉使用阿片类药物、氯胺酮、右美托咪定和吸入氧化亚氮。阿片类镇痛药物可以单次推注给药（哌替啶、吗啡、芬太尼、纳布啡）或通过患者自控镇痛给药（芬太尼、瑞芬太尼）。患者自控镇痛可提供较高质量的分娩镇痛，但其效果仍然不如硬膜外分娩镇痛[2]。总体而言，阿片类药物可暂时缓解疼痛，但因产妇和胎儿不良反应，其使用受限。这些不良反应包括恶心、嗜睡、烦躁、缺氧和胎儿心动过缓。当不适于椎管内镇痛时，也可静脉输注或单次给予右美托咪定，但可能发生镇静过度和心动过缓等不良反应[3-4]。氧化亚氮最近开始在美国用于分娩镇痛，但在英国等其他国家，该方法已使用多年。与 50% 氧气混合，氧化亚氮可在每次宫缩开始时由产妇自行吸入给药。多数病例中，氧化亚氮的镇痛强度不足而不能应用于分娩全程[5]，但在分娩早期或椎管内麻醉操作时可辅助镇痛。

非药物性分娩镇痛方式包括配偶或朋友的情感支持、按摩疗法、催眠疗法、水疗法和导乐（doula）。导乐是由专业人员在分娩期间陪伴产妇并提供情绪和精神支持。大部分非药物性方法可与椎管内镇痛同时安全使用，并提升产妇总体满意度。

7. 分娩疼痛的基础是什么？

分娩疼痛的起源十分复杂，也是目前一个热门研究领域。在第一产程，由于子宫收缩和宫颈渐进性扩张，子宫壁的多个牵拉感受器被激活，感觉通过脊神经传入 T10～L1 脊髓节段。这种疼痛属于内脏性钝痛，难以定位。在第二产程，产妇向外用力分娩，导致会阴和阴道扩张，这些区域的牵张感受器由 S2～S4 脊髓节段支配。这种疼痛属于躯体性锐痛，容易定位。分娩疼痛的感觉呈高度个体化，受激素、情绪、社会、文化、宗教等多种因素影响。

8. 顺利实施硬膜外置管 2 h 后，由于产妇疼痛，你被呼叫至产房。如何处理？

床边疼痛会诊应包括评估疼痛部位、强度和持续时间，采用冷觉或针刺法测定感觉阻滞平面，并评估产妇生命体征、产程和胎儿健康状态。如果无感觉阻滞效果，且硬膜外导管体表刻度比置入时浅，那么导管可能已经脱出了硬膜外腔，需要重新置管。如果感觉阻滞平面低或不对称，但硬膜外导管体表刻度并未改变，疼痛的原因可能是麻醉药物剂量不足。应给予更大容量的局麻药作为一次硬膜外冲击剂量，并可改变产妇体位，使疼痛最严重的一侧向下。如果感觉阻滞平面足够，且处于分娩早期，可给予较高浓度的局麻药。如果感觉阻滞平面足够，但分娩进程正接近第二产程，椎管内给予阿片类药物（如芬太尼）可能更为恰当。此时给予局麻药可能导致运动阻滞，影响产妇分娩发力。上述所有情况下，均需评估产妇和胎儿的健康状态，并排除不完全子宫破裂、子宫破裂和胎盘早剥等紧急情况。硬膜外给药后，均需密切监测产妇生命体征以早期发现低血压。

9. 实施硬膜外分娩镇痛 1 h 后，由于胎心率不乐观，你被叫至床旁会诊。什么是胎心率监测？你将如何处理？

胎心率监测（fetal heart rate monitoring, FHM）是在分娩期与宫缩有关的胎心率随时间变化的连续监测，通过监测可作为病情恶化提示的胎心率变化，可及时采取干预措施，预防不良后果的发生。目前认为，多种分娩期事件，如胎儿低氧血症、低灌注和高碳酸血症可引起胎儿酸血症，从而激活颈动脉化学感受器发放冲动到延髓，引起胎儿迷走神经兴奋，导致胎儿心动过缓。因此，胎心率的变化可能是胎儿发生危险的早期指征。

阅读 FHM 记录时，需要评估以下内容：

- 子宫收缩——记录在走纸的底部，正常的宫缩频率是在 10 min 的观察时间内宫缩少于 5 次。更高的宫缩频率则称为宫缩过频，通常是使用缩宫素加强宫缩引起，可能损害胎盘灌注并引起胎儿酸血症。
- 基础胎心率——在 10 min 的观察时间内胎儿的平均心率。胎心率的正常范围是 110～160 次 / 分。可能导致胎儿心动过速的原因有感染、早期酸中毒、早产、多胎妊娠、贫血、甲亢和胎儿心脏异常。胎儿心动过缓与使用 β 受体阻滞剂和阿片类药物等药物、产妇低血压、严重贫血及持续性酸血症有关。胎儿持续心动过缓可能导致胎儿死亡。

- 胎心加速——胎儿心率突然增加 5 ~ 10 次 / 分并在 2 min 内迅速回到基础水平的短暂周期。这是胎儿交感神经系统和副交感神经系统相互作用的结果，也是胎儿健康状态的指标。

- 胎心减速——胎儿心率下降大于 15 次 / 分并迅速回到基础水平的短暂周期。根据胎心率与宫缩的关系，胎心减速可分为：
  - 早期减速——胎心率下降到最低点的时间与宫缩最高峰同步，通常由胎头压迫和轻度低氧血症所致。
  - 晚期减速——胎心率下降到最低点发生在宫缩最高峰后约 10 s，通常由产妇低血压、药物或子宫胎盘功能不全引起。
  - 变异减速——这类减速的发生与宫缩无关，通常突然发生，曲线可呈 "U" 型、"V" 型或 "W" 型，不规则，边缘锐利，下降快同时恢复也快，由脐带受压导致。

基于对这些 FHM 图形特征意义的判读，美国国立儿童健康与人类发展研究所在 2008 年建立了胎心率图形的三分类判读系统以指导后续治疗[6]。

- Ⅰ类：包括基础胎心率正常、有加速、有或无早期减速。属于正常胎儿健康状态的征象，不需要进一步干预。

- Ⅱ类：不能归属于Ⅰ类或者Ⅲ类的多种异常胎心率，包括微小基线变异、复发性变异减速和复发性晚期减速。通常并非胎儿受损害的征象，但需密切监测，考虑进一步检查以确定胎儿状态，纠正产妇发热、低血压或心动过缓。

- Ⅲ类：包括持续性胎儿心动过缓和基线变异消失。需要及时处理，如上述。如果这种情况仍然持续，通常需要实施器械助产或剖宫产。

在胎心率恶化时床旁会诊，麻醉医师可采取措施纠正产妇低血压、心动过缓或缺氧等。如果已经确定器械助产或剖宫产，则需要评估硬膜外阻滞平面，必要时可转为手术麻醉。假如椎管内麻醉效果不理想，由于在分娩过程中产妇气道可能发生变化[7]，应做好困难气道的准备。

10. 通过吸引器助产分娩一健康男婴 4 h 后，硬膜外导管也已拔除，产科医生要求给予"适当镇静"以便在床旁人工检查产妇持续出血的情况。你将怎么做？

需要和产科医生沟通麻醉方面的顾虑。对该病例而言，进入手术室检查比较恰当，因为有更多资源和设备可用。此外，对于可能存在困难气道和误吸风险的患者，镇静并非最佳选择。如果可能，应考虑蛛网膜下腔阻滞麻醉，否则需要实施全身麻醉并进行快速顺序诱导气管插管。

11. 在手术室内顺利实施蛛网膜下腔阻滞后，产科医生要求帮助其松弛子宫以便取出分娩残留物。你可以使用什么药物？

这种情况下最佳选择是静脉注射硝酸甘油 40 ~ 100 μg。硝酸甘油起效迅速、维持时间短，安全性好。或者，给予 2.0 ~ 3.0 MAC 的吸入性麻醉药也可成功松弛子宫，但这需要气管插管。

参考文献

1. American College of Obstetricians and Gynecologists, Committee on Obstetric Practice: ACOG committee opinion. No. 339: Analgesia and cesarean delivery rates. Obstet Gynecol 2006;107:1487–8.

2. Stocki D, Matot I, Einav S, Eventov-Friedman S, Ginosar Y, Weiniger CF. A randomized controlled trial of the efficacy and respiratory effects of patient-controlled intravenous remifentanil analgesia and patient-controlled epidural analgesia in laboring women. Anesth Analg. 2014;118:589–97.

3. Palanisamy A, Klickovich RJ, Ramsay M, Ouyang DW, Tsen LC. Intravenous dexmedetomidine as an adjunct for labor analgesia and cesarean delivery anesthesia in a parturient with a tethered spinal cord. Int J Obstet Anesth. 2009;18:258–61.

4. Elterman KG, Meserve JR, Wadleigh M, Farber MK, Tsen LC. Management of labor analgesia in a patient with acute myeloid leukemia. A A Case Rep. 2014;3:104–6.

5. Likis FE, Andrews JC, Collins MR, Lewis RM, Seroogy JJ, Starr SA, Walden RR, McPheeters ML. Nitrous oxide for the management of labor pain: a systematic review. Anesth Analg. 2014;118:153–67.

6. Macones GA, Hankins GD, Spong CY, Hauth J, Moore T. The 2008 National Institute of Child Health and Human Development workshop report on electronic fetal monitoring: update on definitions, interpretation, and research guidelines. Obstet Gynecol. 2008;112:661–6.

7. Kodali BS, Chandrasekhar S, Bulich LN, Topulos GP, Datta S. Airway changes during labor and delivery. Anesthesiology. 2008;108:357–62.

49

子痫前期

Dan Drzymalski

谢创波　周磊　译　刘岗　张鸿飞　校

病例

	女性，26 岁，G1P0、孕 32 周，因严重头痛伴宫缩，到产科就诊。
体格检查	因分娩疼痛明显不适
	双肺听诊有轻度湿啰音
	心脏听诊律齐，心率正常
	血压 190/112 mmHg，心率 115 次 / 分，呼吸 26 次 / 分，氧饱和度 99%（吸入室内空气）
实验室检查	血小板计数 85 000/mm³
	尿蛋白（尿液分析）++

1. 什么是子痫前期？

子痫前期是一种妊娠 20 周后以新发高血压、蛋白尿为显著特征的临床综合征。子痫前期可分为轻度子痫前期（血压 ≥ 140/90 mmHg、尿蛋白 ≥ 300 mg/24 h）和重度子痫前期（血压 ≥ 160/110 mmHg、尿蛋白 ≥ 5 g/24 h）。其他症状包括头痛、视觉障碍、上腹或右上腹疼痛和胎儿症状（如宫内生长受限）[1]。

2. 蛋白尿是否是诊断子痫前期的必要条件？

不是。美国妇产科医师协会妊娠高血压专业组于 2013 年 11 月发布的报告指出：蛋白尿阴性并非子痫前期的排除标准。蛋白尿阴性的产妇出现持续上腹或右上腹疼痛、持续脑功能障碍、胎儿生长受限、血小板减少症和血清肝酶浓度升高，应诊断为

可疑子痫前期，等待蛋白尿的出现可能延误最佳治疗时机[2]。

3. 什么是 HELLP 综合征？

首字母缩写 HELLP 是指溶血（Hemolysis）、肝酶升高（Elevated Liver enzymes）和血小板减少（Low Platelets）。溶血可通过异常的外周血涂片和贫血识别。实验室检查结果显示 AST ≥ 70 IU/L 和血小板计数低于 100 000/mm³。HELLP 综合征产妇围产期弥散性血管内凝血、胎盘早剥和早产等并发症风险增加[1]。

4. 子痫前期发病的危险因素有哪些？

子痫前期发病的危险因素包括肥胖、慢性高血压、糖尿病和代谢综合征。孕妇的 BMI 较孕前每增加 5 ~ 7 kg/m²，发生子痫前期的风险加倍。既往存在慢性高血压的产妇发生子痫前期的风险为无高血压者的 3 倍。糖尿病产妇发生子痫前期的风险加倍[3]。

5. 子痫前期有无较好的预防药物？

与前列环素相比，子痫前期患者的血栓素水平相对较高。血栓素在血管收缩中发挥重要作用。有假说认为：子痫前期可能由胎盘产生过量的血栓素引起。由于阿司匹林可抑制血栓素 A₂ 合成，有学者建议可使用阿司匹林预防子痫前期。

然而，随机对照试验并未发现阿司匹林在预防子痫前期方面优于安慰剂[1]。

6. 实施硬膜外分娩镇痛，你会考虑些什么？

由于子痫前期可能和血小板减少症有关，权衡硬膜外分娩镇痛的风险和收益至关重要。血小板计数正常情况下，轻度子痫前期不是椎管内分娩镇痛的禁忌证，并且早期硬膜外镇痛也可能改善子宫胎盘灌注。重度子痫前期和血小板减少症产妇发生硬膜外或脊髓血肿的风险增加，但也要考虑到此类患者行紧急剖宫产的风险增加。是否实施硬膜外分娩镇痛最终基于每个患者的实际情况[1]。

7. 你是否会给该患者实施腰硬联合分娩镇痛？

为患有子痫前期临产产妇实施腰硬联合（combined spinal-epidural，CSE）分娩镇痛有许多优缺点。CSE最主要的优点是镇痛起效迅速，可以瞬间降低疼痛引起的高血压反应。然而，CSE 的主要缺点是实施腰麻镇痛起效后无法评估硬膜外导管的功能。考虑到子痫前期患者行紧急剖宫产的风险增加，标准的硬膜外分娩镇痛可能更有利，因为其效果可以立即确认，并且可迅速转换为硬膜外麻醉[1]。

8. 为子痫前期患者实施椎管内分娩镇痛，最低血小板计数是多少？

为子痫前期产妇实施椎管内镇痛，单纯考虑"最低"血小板计数不足以评估硬膜外血肿的风险。总体而言，轻度子痫前期、血小板计数大于 100 000/mm³ 的产妇在实施椎管内镇痛无需进一步评估。血小板计数低于 100 000/mm³ 的产妇可能需要进一步检查凝血功能，包括 PT、PTT 和纤维蛋白原水平。血小板计数的变化趋势比绝对值更为重要。如果血小板计数快速下降，其最低值就较难预测并可能增加椎管内镇痛的复杂程度。无论如何，患有 HELLP 综合征且血小板计数低于 50 000/mm³ 的产妇行椎管内镇痛的出血风险增加，可能需要全身麻醉[1, 4]。

9. 分娩是子痫前期的一种"治疗"方法吗？

尽管胎儿和胎盘娩出常被称为子痫前期的"治疗"方法，但子痫前期的风险可持续到产后数天。这些风险包括肺水肿、脑血管意外、静脉血栓和子痫。事实上，随着胎儿娩出，由于显著的液体转移，肺水肿更可能发生在产后阶段。此外，约 5% 的产妇在产后才发生子痫前期。因此，子痫前期患者在产后阶段至出院之前均需要密切监测[5]。

10. 你会为该患者置入动脉导管吗？

轻度子痫前期产妇可能不需要置入动脉导管监测有创血压，但需要密切监测这些患者的疾病进展。血压控制不佳且需要快速滴定血管舒张药物的子痫前期产妇可能需要置入动脉导管。重度子痫前期患者，需要全麻诱导行剖宫产或反复进行血气分析，也可能需要有创血压监测[1]。

11. 该产妇要求全身麻醉下立即行剖宫产手术，气管插管喉镜暴露时应注意什么？

脑血管意外是子痫前期产妇的首要死因。由于喉镜暴露和气管插管操作过程中的高血压反应，发生颅内出血的风险非常高。重度高血压产妇在全麻诱导前需要置入动脉导管密切监测血流动力学变化。诱导前应给予拉贝洛尔将血压降至 140/90 mmHg 左右。如果单纯使用拉贝洛尔不能获得满意的血流动力学目标，则应积极考虑联合其他降压药物，包括输注硝普钠和（或）硝酸甘油[1]。

12. 该患者正在输注硫酸镁预防癫痫发作，应注意什么？

值得注意的是，硫酸镁降低神经肌肉接头对乙酰胆碱的敏感性，延长非去极化肌松药的作用时间。如果需要行全身麻醉，应减少非去极化肌松药剂量并使用外周神经刺激仪密切监测肌肉颤搐的恢复。另一方面，琥珀胆碱的作用持续时间并不延长，气管插管时应使用标准剂量[6]。

13. 产科医生因子宫松弛要求使用缩宫剂，哪些药物禁用于子痫前期患者？

子痫前期患者可能因子宫松弛而出现严重的产后出血。马来酸甲基麦角新碱（一种麦角生物碱）是一种有效提高子宫收缩的药物。但其作用于 5-羟色胺受体、多巴胺受体和 α 肾上腺素受体，可能引起肺血管和全身血管阻力显著增加，引起肺和全身性高血压危象。因此，马来酸甲基麦角新碱通常禁用于子痫前期患者[1]。

14. 一名患有 HELLP 综合征的子痫前期产妇，出现急性右上腹区疼痛和严重低血压，如何考虑？

HELLP 综合征患者出现肝包膜下血肿破裂的风险增加。超声检查可明确诊断，确诊者需紧急手术。由于最常见的死因包括凝血功能障碍和失血，该患者需要输注红细胞和新鲜冰冻血浆。为挽救孕妇生命，有必要急诊行开腹手术，但死亡率仍非常高[1]。

15. 什么是胎盘早剥？

胎盘早剥是指胎儿娩出前胎盘与子宫的异常分离。出血是胎盘早剥的主要并发症之一，值得注意的是出血可能隐藏在子宫内，导致低估失血量和延误诊断。凝血功能障碍增加了胎盘早剥的复杂程度，进一步增加出血。对胎盘早剥的产妇需要密切监护并尽早输血[7]。

16. 与其他健康产妇相比，子痫前期产妇发生胎盘早剥的风险是否增加？

子痫前期产妇发生胎盘早剥的风险约为健康产妇的 3 倍。考虑到胎盘早剥与弥散性血管内凝血风险增加相关，而子痫前期本身与凝血功能障碍相关，所以以子痫前期产妇在围产期发生大出血的风险特别高[8]。

17. 子痫前期产妇发生脑水肿的可能原因是什么？

脑水肿是子痫前期的并发症之一，可能与脑血管自动调节功能丧失有关。重度高血压情况下，内皮细胞功能障碍导致高灌注和间质水肿形成。应尽量减少静脉输液，以降低加重脑水肿的风险[1]。

参考文献

1. Chestnut DH. Chestnut's obstetric anesthesia: principles and practice. 5th ed, ed. 1 online resource (xiii, 1267 pages) p.
2. American College of O, Gynecologists, Task Force on Hypertension in P. Hypertension in pregnancy. Report of the American College of Obstetricians and Gynecologists' Task Force on Hypertension in Pregnancy. Obstet Gynecol. 2013;122(5):1122–31. PubMed PMID: 24150027.
3. O'Brien TE, Ray JG, Chan WS. Maternal body mass index and the risk of preeclampsia: a systematic overview. Epidemiology. 2003;14(3):368–74.
4. Halpern SH, Douglas MJ. Evidence-based obstetric anesthesia. Malden: BMJ Books: Blackwell Pub.; 2005. xi, 243 p.
5. Matthys LA, Coppage KH, Lambers DS, Barton JR, Sibai BM. Delayed postpartum preeclampsia: an experience of 151 cases. Am J Obstet Gynecol. 2004;190(5):1464–6.
6. Turner JA. Diagnosis and management of pre-eclampsia: an update. International journal of women's health. 2010;2:327–37. PubMed PMID: 21151680. Pubmed Central PMCID: 2990902.
7. Longnecker DE, Brown DL, Newman MF, Zapol WM. Anesthesiology. 2nd ed. ed. 1 electronic text (xxi, 1748 pages) p.
8. Lindqvist PG, Happach C. Risk and risk estimation of placental abruption. Eur J Obstet Gynecol Reprod Biol. 2006;126(2):160–4.

50 胎盘早剥和前置胎盘

Annemaria De Tina，Jie Zhou

谢创波　周祥勇　译　刘岗　张鸿飞　校

病例

患者女性，29 岁，孕 30 周，胎儿心动过缓，阴道流血伴腹痛。立即呼叫产科医生。

用药史	产前维生素，补铁剂
过敏史	无已知过敏
既往史	妊娠期胃食管反流病、缺铁性贫血
体格检查	生命体征：血压 110/60 mmHg、心率 105 次 / 分、呼吸 30 次 / 分、氧饱和度 99%。
	患者焦虑状态，见阴道缓慢流出鲜红色血液
	心脏：心律齐，仅在胸骨左缘闻及 2/6 级收缩期杂音
	其他：无特殊

1. 产前出血的四个主要原因是什么？其发生率如何？

产前出血的主要原因包括前置胎盘、胎盘早剥、子宫破裂和帆状胎盘血管前置。前置胎盘是指胎盘植入覆盖于子宫颈口，这种植入可能是胎盘边缘、部分或完全覆盖于宫颈口，发生率是 4/1000[1]。胎盘早剥是指在胎儿娩出前，胎盘从子宫壁完全或部分剥离，发生率随研究人群的不同而不同，为 3/1000～10/1000[2]。有阴道分娩史的孕妇子宫破裂发生率为 0.18/1000；在有剖宫产史的孕妇中，此发生率则显著增加到 9/1000[3]。如果胎儿血管帆状植入胎膜且覆盖宫颈口，则这段血管不受脐带或胎盘保护，诊断为帆状胎盘血管前置，既往报道的发生率为 1/5000～1/2500[4-5]。

2. 前置胎盘、胎盘早剥和子宫破裂的危险因素有哪些？

从 1995 年到 2000 年，在美国对 1600 多万名孕妇的前置胎盘和胎盘早剥的危险因素进行了研究。前置胎盘的危险因素包括高龄产妇、经产和剖宫产史。值得注意的是，这些因素在孕前就已存在。胎盘早剥的危险因素包括*妊娠期间*吸烟、摄入酒精、早产胎膜早破和绒毛膜羊膜炎[6-8]。

3. 子宫破裂的危险因素有哪些？

子宫破裂最常见的危险因素是剖宫产史和子宫手术史[9]。其他报道的危险因素包括引产术、巨大胎儿（≥ 4 kg）、孕龄超过 42 周、产妇年龄超过 35 周岁和产妇身材矮小[3]。子宫破裂虽然罕见，但为灾难性事件，需要及时识别和处理。

4. 妊娠晚期，孕妇的正常生命体征是什么？

妊娠期间，心率较正常基础水平增加 25%（平均增加 10～20 次 / 分），但孕妇心动过速仍然定义为 ≥ 100 次 / 分[10-12]。从妊娠早期到妊娠中期，血压缓慢下降，但到妊娠足月时回到基础水平[13]。妊娠期高血压定义为血压 ≥ 140/90 mmHg[14]。

尽管妊娠期间潮气量增加 40%，每分通气量增加 30%～50%，但呼吸频率并无显著增加。孕妇呼吸急促（呼吸 ≥ 20 次 / 分）通常为异常[15]。在海平面和低海拔地区，妊娠患者的氧饱和度应保持在正常水平[15]。

5. 妊娠期间可见哪些心血管生理变化？出现杂音最可能的病因是什么？

产妇经历的系列生理变化对心血管系统产生影响。后负荷显著降低，心排血量、心率和每搏输出量增加。这些适应性的血流动力学变化可能是由妊娠期间全身血管张力早期下降触发[16]。肺动脉楔压、中心静脉压、左心室每搏做功指数或平均动脉压无显著改变[11]。为了适应血浆容量和每搏输出量的增加，左心室扩张、肥厚。妊娠中期时，心肌收缩力增加[17]。

如果孕妇患有心脏瓣膜疾病，可能难以耐受心排血量和血容量增加 50%。心排血量增加，心肌氧供需平衡恶化，加剧慢性心力衰竭。低体循环阻力可能降低冠状动脉灌注，引起心肌缺血。在存在分流或先天性心脏缺陷的孕妇中，体循环阻力降低可能有一定意义[18]。分娩宫缩可迅速增加已经升高的心排血量。第二产程心排血量可增加 50%[11]。

多达 90% 的女性在妊娠期间会出现收缩期喷射性杂音，通常在左侧第二肋间隙或胸骨左缘听诊最清楚。这些杂音与流经正常瓣膜的血流变化有关，与增加的血容量、心排血量和血流速度有关[19]。

6. 失血性休克的四个分级是什么？发生低血压之前，该妊娠患者的失血量是多少？

基于 ATLS（高级创伤生命支持）失血性休克分级标准（表 50.1）[20]，健康妊娠患者在 Ⅲ 级休克或失血量达 30% 之前不会出现低血压征象。体重 70 kg 的足月妊娠患者血浆容量增加 50%，意味着在出现心动过速和低血压的表现之前，其失血量可能已达到 2 L。

7. 有哪些临床症状表明该患者发生失血性休克？

临床实践中，主治医师、住院医师和护士在评估阴道分娩或剖宫产后的出血量时很不精确。出血量经常被低估，随着出血量的增加，这种低估更严重[21]。医护人员应根据患者的临床表现来指导液体管理和治疗。严重失血性休克的临床表现包括尿量减少、精神状态改变（意识模糊、焦虑和嗜睡）、呼吸急促、脉压下降，后期出现心动过速与低血压[20]。

8. 应立即对该患者采取哪些治疗措施？

该患者存在多个紧急情况，必须同时诊断和处理。首先，该患者有持续阴道出血和失血性休克的早期表现，包括心动过速（心率 > 100 次 / 分）、呼吸急促（呼吸 > 20 次 / 分）和意识状态改变（焦虑）。该患者也存在急性腹痛，这可能有助于了解出血的病因。最后，这种情况下需要考虑到两个患者——产妇和胎儿。胎儿心动过缓属于产科急症，可能提示胎儿缺氧和（或）即将死亡。

应该紧急呼叫产科、麻醉科和新生儿科医生到床旁会诊。监测患者血压、心率、SpO$_2$ 和心电图。予该患者吸入纯氧，在膈肌平面以上开放两条大口径静脉通道并开始快速输注晶体液 1 ~ 2 L。患者可能需要输血，应该紧急行血液检查，包括全血细胞计数、凝血功能、血型和交叉配血。此时即可呼叫血液制品。最少每 5 min 评估一次生命体征，包括意识水平。应设法为患者保温。通知手术室做好急诊剖宫产的准备[22]。

表 50.1 低血容量性休克 ATLS 分级[20]

	Ⅰ级	Ⅱ级	Ⅲ级	Ⅳ级
失血量（%）	< 15	15 ~ 30	30 ~ 40	> 40
脉率（次 / 分）	< 100	100 ~ 120	120 ~ 140	> 140
血压（mmHg）	正常	正常	下降	下降
脉压	正常或升高	下降	下降	下降
呼吸频率（次 / 分）	14 ~ 20	20 ~ 30	30 ~ 40	> 35
精神状态	轻度焦虑	中度焦虑	焦虑、意识模糊	意识模糊、嗜睡
尿量（ml/h）	> 30	20 ~ 30	5 ~ 15	几乎没有
液体治疗	晶体	晶体	晶体和血液	晶体和血液

With permission of the American College of Surgeons

9. 如果该患者血型未知，紧急救治时应输注哪种血型的血制品？

如果不能立即获得交叉配血结果，该患者应接受 O 型 Rh（D）阴性或未交叉配型的浓缩红细胞[23]。如果不能获得患者血型，应输注通过紧急特定流程拿到的 AB 型新鲜血浆和单采血小板[24-25]。如果 Rh 阴性孕妇在紧急情况下输注了 Rh 阳性血小板，随后应输注 Rho（D）免疫球蛋白。

什么时候输注血浆、血小板和冷沉淀应根据实验室检查结果和临床情况决定。指南推荐输注的阈值是血小板计数 $\leqslant 50 \times 10^9/L$、INR > 1.5、纤维蛋白原 < 1.0 g/L[22]。

10. 该患者应接受全身麻醉还是椎管内麻醉？

许多产科急诊手术中，麻醉方式应根据患者的临床情况个体化选择。如果对产妇进行充分复苏后胎儿仍持续心动过缓，或阴道出血仍未得到控制，应考虑立即行急诊剖宫产手术。在低血容量未控制和纠正的情况下，推荐采用全身麻醉。如果产妇出血持续到可疑凝血功能障碍或弥散性血管内凝血，禁忌行椎管内麻醉。麻醉医师需要注意，实施椎管内麻醉操作需要时间，因此，持续性胎儿心动过缓可能是实施全身麻醉的指征[26]。

11. 麻醉诱导前，对该患者可采取哪些优化措施？

如果时间和临床允许，对产妇和胎儿均应进行改善治疗。如果产妇和（或）胎儿存在急诊分娩的指征，这些措施不应延缓分娩[27-28]。先兆早产的 30 周胎儿可通过糖皮质激素治疗改善，如每隔 24 h 肌内注射倍他米松 12 mg 共 2 剂，或每隔 12 h 肌内注射地塞米松 6 mg 共 4 剂。研究表明，该方案可降低围产期死亡率、呼吸窘迫综合征和其他婴儿疾病发病率[29]。

对于孕周 $\leqslant 31^{+6}$ 周即将早产的孕妇，应考虑给予硫酸镁（$MgSO_4$）。给药方法是静脉输注负荷剂量 4 g，给药时间超过 30 min，然后每小时输注 1 g 直到胎儿分娩，最长输注时间不超过 24 h。使用镁剂的风险和不良反应包括肌肉收缩乏力，其前兆是深肌腱反射消失。宫缩乏力可能进一步导致产后出

血。胎儿娩出后如发生低肌张力和窒息，需要新生儿专业救治人员进行处理[27-28]。

该妊娠患者有胃内容物误吸的风险，应对误吸性肺炎进行预防。研究表明，抗酸药（如口服枸橼酸钠 30 ml）和 H_2 受体拮抗剂（静脉推注雷尼替丁 50 mg）联合使用可预防胃液 pH 值下降[30]。对所有行择期或急诊剖宫产手术的产妇均应预防性使用抗生素[31]。

12. 产后出血的四个主要分类是什么？哪个最常见？

辨别产后出血（postpartum hemorrhage，PPH）的常见方法是 4 "T"：张力（Tone）——宫缩乏力或膀胱扩张。宫缩乏力是 PPH 最常见的原因。组织（Tissue）——胎盘组织或血凝块残留可引起持续的产后出血，也可导致宫缩乏力。创伤（Trauma）——在得到有效修复之前，阴道壁和宫颈的撕裂伤或子宫损伤可导致大量出血。凝血酶（Thrombin）——首次分娩的产妇可能存在未确诊的凝血障碍，也可能存在获得性或消耗性凝血功能障碍[32]。弥散性血管内凝血与以下因素有关：胎盘早剥、前置胎盘、羊水栓塞、子痫前期、HELLP 综合征、宫内死胎、宫内感染和妊娠期急性脂肪肝[33]。

13. 宫缩乏力的危险因素有哪些？

为了辨别和记住临床危险因素，宫缩乏力可分为不同的亚类。子宫过度膨胀可由羊水过多、多胎妊娠和巨大胎儿引起。宫缩衰竭可能继发于急速或持久的分娩、多产次和使用缩宫素。如果存在产妇发热或破膜时间延长，应怀疑羊膜腔内感染。子宫异常的危险因素包括子宫肌瘤、前置胎盘、膀胱扩张或其他异常。最后，包括卤族麻醉剂和硝酸甘油在内的子宫松弛药物也可引起子宫收缩乏力[32]。

14. 列举可用于治疗宫缩乏力的四种药物和四种机械治疗措施

伴子宫张力降低的持续性出血需要使用子宫收缩剂。以下是治疗子宫张力不足引起产后出血的推荐用药：

缩宫素 10 U，肌内注射；或将 10～40 U 缩宫

素稀释到 1 L 晶体液中持续静脉滴注。应避免快速静脉单次注射未稀释的缩宫素，因为可能引起低血压。

甲基麦角新碱 0.2 mg，每 2 ～ 4 h 肌内注射一次，高血压患者应避免使用。

15- 甲基 -PGF-2α［卡列前素或卡前列素氨丁三醇注射液（欣母沛）］0.25 mg，每 15 ～ 90 min 肌内注射一次，最高可给予 8 次。哮喘患者应避免使用，患有肝、肾和心脏疾病者相对禁忌。常见不良反应包括腹泻、发热和心动过速。

地诺前列酮（前列腺素 E_2）20 mg，阴道或直肠栓塞，每 2 h 给予一次。低血压患者应避免使用。常见不良反应为发热。

米索前列醇（Cyotec，前列腺素 E_1）800 ～ 1000 μg 经直肠给药[34]。

（译者注：原文中并未提及机械治疗措施）

参考文献

1. Faiz AS, Ananth CV. Etiology and risk factors for placenta previa: an overview and meta-analysis of observational studies. J Matern Fetal Neonatal Med. 2003;13(3):175–90.

2. Ananth CV, et al. An international contrast of rates of placental abruption: an age-period-cohort analysis. PLoS ONE. 2015;10(5): e0125246.

3. Kaczmarczyk M, et al. Risk factors for uterine rupture and neonatal consequences of uterine rupture: a population-based study of successive pregnancies in Sweden. BJOG. 2007;114(10):1208–14.

4. Rao KP, et al. Abnormal placentation: evidence-based diagnosis and management of placenta previa, placenta accreta, and vasa previa. Obstet Gynecol Surv. 2012;67(8):503–19.

5. Oyelese KO, et al. Vasa previa: an avoidable obstetric tragedy. Obstet Gynecol Surv. 1999;54(2):138–45.

6. Yang Q, et al. Comparison of maternal risk factors between placental abruption and placenta previa. Am J Perinatol. 2009;26(4):279–86.

7. Ananth CV, et al. Preterm premature rupture of membranes, intrauterine infection, and oligohydramnios: risk factors for placental abruption. Obstet Gynecol. 2004;104(1):71–7.

8. Ananth CV, et al. Placental abruption in the United States, 1979 through 2001: temporal trends and potential determinants. Am J Obstet Gynecol. 2005;192(1):191–8.

9. Walsh CA, Baxi LV. Rupture of the primigravid uterus: a review of the literature. Obstet Gynecol Sur. 2007;62(5):327–34.

10. Martin SR, Foley MR. Intensive care in obstetrics: an evidence-based review. Am J Obstet Gynecol. 2006;195(3):673–89.

11. Clark SL, et al. Central hemodynamic assessment of normal term pregnancy. Am J Obstet Gynecol. 1989;161(6 Pt 1):1439–42.

12. Sanghavi M, Rutherford JD. Cardiovascular physiology of pregnancy. Circulation. 2014;130(12):1003–8.

13. Iwasaki R, et al. Relationship between blood pressure level in early pregnancy and subsequent changes in blood pressure during pregnancy. Acta Obstet Gynecol Scand. 2002;81(10):918–25.

14. Magee LA, et al. Diagnosis, evaluation, and management of the hypertensive disorders of pregnancy: executive summary. J Obstet Gynaecol Can. 2014;36(7):575–6.

15. Bobrowski RA. Pulmonary physiology in pregnancy. Clin Obstet Gynecol. 2010;53(2):285–300.

16. Duvekot JJ, et al. Early pregnancy changes in hemodynamics and volume homeostasis are consecutive adjustments triggered by a primary fall in systemic vascular tone. Am J Obstet Gynecol. 1993;169(6):1382–92.

17. Robson SC, et al. Serial study of factors influencing changes in cardiac output during human pregnancy. Am J Physiol. 1989;256 (4 Pt 2):H1060–5.

18. Kaplan JA, Reich DL, Konstadt SN. Kaplan's cardiac anesthesia: expert consult premium. Elsevier Health Sciences; 2011.

19. Goldberg LM, Uhland H. Heart murmurs in pregnancy: a phonocardiographic study of their development, progression and regression. Dis Chest. 1967;52(3):381–6.

20. American College of Surgeons. Committee on Trauma. ATLS, advanced trauma life support for doctors: student course manual. American college of surgeons; 2008.

21. Stafford I, Dildy GA, Clark SL, Belfort MA. Visually estimated and calculated blood loss in vaginal and cesarean delivery. Am J Obstet Gynecol. 2008;199(5):519–e1.

22. Lyndon A, Lagrew D, Shields L, Main E, Cape V. Improving health care response to obstetric hemorrhage Version 2.0, in California Maternal Quality Care Collaborative 2015.

23. Main EK, et al. National Partnership for Maternal Safety: consensus bundle on obstetric hemorrhage. Anesth Analg. 2015;121(1):142–8.

24. Quraishy NJ, Cross AR. A compendium of transfusion practice guidelines. Washington DC: American Red Cross; 2010.

25. Gutierrez MC, et al. Postpartum hemorrhage treated with a massive transfusion protocol at a tertiary obstetric center: a retrospective study. Int J Obstet Anesth. 2012;21(3):230–5.

26. Chestnut DH. et al. Chestnut's obstetric anesthesia: principles and practice. Elsevier Health Sciences; 2014.

27. Magee L, et al. SOGC Clinical Practice Guideline. Magnesium sulphate for fetal neuroprotection. J Obstet Gynaecol Can. 2011;33 (5):516–29.

28. ACOG. Committee opinion no. 455: magnesium sulfate before anticipated preterm birth for neuroprotection. Obstet Gynecol. 2010;115(3):669–71.

29. ACOG. Committee Opinion No. 475: antenatal corticosteroid therapy for fetal maturation. Obstet Gynecol. 2011;117(2 Pt 1): 422–4.

30. Paranjothy S. et al. Interventions at caesarean section for reducing the risk of aspiration pneumonitis. Cochrane Database Syst Rev. 2014;2. Cd004943.

31. Smaill FM, Grivell RM. Antibiotic prophylaxis versus no prophylaxis for preventing infection after cesarean section. Cochrane Database Syst Rev. 2014;10, Cd007482.

32. Active management of the third stage of labour: prevention and treatment of postpartum hemorrhage: no. 235 October 2009 (Replaces No. 88, April 2000). Int J Gynaecol Obstet. 2010;108 (3):258–67.

33. Thachil J, Toh CH. Disseminated intravascular coagulation in obstetric disorders and its acute haematological management. Blood Rev. 2009;23(4):167–76.

34. ACOG Practice Bulletin. Clinical management guidelines for obstetrician-gynecologists number 76, October 2006: postpartum hemorrhage. Obstet Gynecol. 2006;108(4):1039–47.

妊娠期间非产科手术

Jeffrey Huang

谢创波　曾小莉　译　刘岗　张鸿飞　校

患者女性，26 岁，G2P1，孕 23 周，急腹症入院。既往史无特殊。最后一次产检为 2 周前孕 20 周时的常规检查。无腹腔内手术史。服用的药物仅有产前维生素、叶酸和硫酸铁。

体格检查　生命体征：血压 120/60 mmHg，心率 80 次 / 分，呼吸 16 次 / 分，体温 97°F（译者注：相当于 36.1℃）

心肺检查和一般情况均在妊娠期正常范围内

气道评估：Mallampati 分级 2 级，牙齿完整，颈部活动正常，甲颏距离大于 5 cm

白细胞计数 18 600/mm³，其他实验室检查结果正常，腹部超声提示胆囊结石和胆囊炎

1. 妊娠期间需行外科手术的比例有多少?

妊娠期间行非产科手术的比例约为 0.3% ～ 2.2%[1-2]。有大量孕妇在妊娠期间接受非产科手术，美国每年有多达 93 000 名孕妇需要手术[3]。然而，这个数字可能被低估，因为在妊娠早期，患者和医务人员可能并未意识到。

2. 接受择期手术的育龄女性中，妊娠试验阳性的发生率是多少?

接受骨科手术的育龄女性患者妊娠试验阳性的发生率为 0.002%[4]。接受门诊非产科手术的育龄女性患者，术前未发现的妊娠发生率为 0.3%[5]。许多女性在接受择期绝育手术时已经怀孕（2.6%）[6]。

3. 术前是否应该为所有育龄女性患者做妊娠试验?

英国国家患者安全局文件要求："如果有任何怀孕的可能性"，女性患者即应进行妊娠试验。ASA 麻醉前评估任务小组推荐："可考虑在麻醉前为所有育龄女性患者进行妊娠试验"。ASA 提倡医生和医院在这方面执行他们自己的政策和做法。许多医院常规给拟行择期手术的所有育龄女性患者行妊娠试验[4]。

4. 妊娠期常见的非产科手术有哪些?

妊娠早期最常见的手术是腹腔镜检查术（34%），而妊娠中、晚期最常见的手术是阑尾切除术[1]。常见的非产科手术包括：急性腹部疾病、恶性肿瘤和创伤[1]。妊娠期非产科手术严重术后并发症（如感染、再次手术、创口问题、呼吸并发症、静脉血栓、输血、产妇死亡）的发生率约为 6%[7]。

以下简要讨论孕妇因妊娠产生的适应性生理学变化。

5. 妊娠期间呼吸系统的改变有哪些?

到妊娠中期时，肺泡通气量增加 30% 或更多，足月时逐步增加到 70%[8]。随着子宫增大，足月时功能残气量（functional residual capacity，FRC）下降 20%，降低了氧储备和气道闭合时暂时维持供氧的潜能。由于胎盘、胎儿和子宫的发育，氧耗显著增加。

由于 FRC 降低和氧耗增加，在低通气和呼吸暂停时，孕妇可迅速出现低氧血症和酸血症。到妊娠中期时，吸入性麻醉药需要量下降 40%[9]。麻醉药物过量的可能性增加。口咽组织充血肿胀和脆性增加，可导致气管插管困难，气管插管失败是麻醉相关产妇死亡的主要原因。

6. 妊娠期间心血管系统的改变有哪些?

妊娠早期，心血管系统就已发生明显改变。妊娠第 8 周时，孕妇的心排血量增加 57%，每搏输出量增加 78%，而全身血管阻力下降 90%[10]。孕妇血容量增加 40% ~ 50%，并且由于血液稀释作用，血细胞比容降低 20%。妊娠早期开始出现贫血并在妊娠中期最显著。妊娠中期，下腔静脉也明显受压，导致心排血量下降 30%[3]。下腔静脉受压导致硬膜外静脉丛扩张，因此实施硬膜外麻醉时发生局麻药中毒的可能性增加。

7. 妊娠期间胃肠道系统的改变有哪些?

妊娠期间胃肠蠕动减慢、食管下段括约肌张力减弱、胃和幽门解剖结构变形，增加了误吸胃内容物的风险[11]。尚不清楚孕妇在妊娠的哪个阶段更容易在麻醉状态下出现反流和误吸[3]。任何有胃酸反流表现的孕妇均应认为存在误吸风险。

8. 孕妇对麻醉反应性的改变

- 静脉诱导药物：与非妊娠女性患者相比，妊娠 7 ~ 13 周的孕妇麻醉时所需硫喷妥钠的剂量减少 18%[12]。妊娠患者麻醉时丙泊酚的用量是否改变，尚存在争议。
- 肌松药：尽管孕妇的血浆胆碱酯酶水平从妊娠早期至产后 7 天下降了 25%，但琥珀胆碱的作用持续时间在足月产妇中并未延长[13]。由于分布容积改变，非去极化肌松药在孕妇中的作用时间延长（译者注：血容量增多导致药物分布容积增大；妊娠期存在生理性低蛋白血症，药物与血浆蛋白的结合发生变化，游离或未结合的药物增多，药效和毒性随之增强，非去极化肌松药作用延长）。
- 吸入性麻醉药：与非妊娠女性患者相比，妊娠早期孕妇吸入性麻醉药的最低肺泡有效浓度（minimum alveolar concentration，MAC）减少 30% ~ 40%[14]。
- 局麻药：由于孕妇硬膜外腔和蛛网膜下腔空间减少，椎管内麻醉时给予的局麻药扩散更加广泛。妊娠增加外周神经阻滞的反应性。妊娠期间，神经纤维对局麻药更加敏感，或局麻药在膜受体部位的扩散增加。
- 其他药物：妊娠期间，血容量增加引起生理性低蛋白血症。白蛋白和 α 糖蛋白浓度降低引起蛋白结合减少，导致药物毒性的概率增加。此外，由于妊娠期间药代动力学和药效动力学资料有限，需谨慎用药。

9. 妊娠期间行外科手术时，对胎儿应关注哪些内容?

应考虑麻醉药物的潜在致畸效应。

10. 什么是致畸剂?

致畸性是指产前暴露的后代出生后出现功能或解剖学上的显著改变[3]。

几乎所有常用的麻醉药物均对某些动物产生致畸作用。在哺乳动物细胞实验中，麻醉药物可引起细胞运动功能的可逆下降、DNA 合成的延长和细胞分裂的抑制[3]。

然而，研究中必须对具有特定基因易感性的物种或个体，在胚胎的特定发育阶段，给予适当剂量的致畸药物，方可诱导缺陷的形成[3]。多数研究者认为，如果在适当时间给予足够剂量，任何药物均可对实验动物产生致畸作用。小剂量致畸剂可能导致易感的早期胚胎发生结构异常或死亡，然而，更大剂量对胎儿也可能并不产生损害[15]。

11. 全身使用麻醉药物对实验动物胎儿的影响

小鼠注射戊巴比妥或苯巴比妥，可发现诸多异常[16]。硫醛酸可引起小鼠子代生长抑制缺陷[17]。发育未成熟的啮齿类动物大脑暴露于异丙泊酚、硫喷妥钠、氯胺酮等麻醉药物与脑细胞凋亡和功能缺陷有关[18-19]。

美沙酮对小鼠有致畸作用[20]。在仓鼠中，随着母体单次注射海洛因、非那佐辛、美沙酮等药物的剂量增加，畸形胎儿的数量也增加[21]。吗啡和哌替啶仅在某一剂量水平可增加胎儿畸形的数量。阿片类药物拮抗剂（如烯丙吗啡、纳洛酮和左洛啡烷）可阻断阿片类药物的致畸效应[21]。芬太尼、舒芬太尼和阿芬太尼均无致畸作用[22-23]。

肌肉松弛药不会透过胎盘。由于肌肉松弛药的呼吸抑制效应，很难进行在体实验。已有研究表明，氯化筒箭毒碱、泮库溴铵、阿曲库铵和维库溴铵只有在产生人体肌松效应的 30 倍剂量时才会致畸[24]。

妊娠大鼠体内注射利多卡因并不增加胎鼠先天畸形或不良预后的发生率[25]。有研究表明，可卡因对小鼠和大鼠均具有致畸作用[26]。

12. 全身使用麻醉药物对人类胎儿的影响

尚无研究表明，按临床剂量使用麻醉诱导药物（巴比妥类药物、氯胺酮、苯二氮䓬类药物）会对人类产生致畸作用[27]。使用吗啡或美沙酮的孕妇中，其后代器质性畸形的发生率并未发生改变[27]。

有三项回顾性研究表明，妊娠期间使用镇静剂与腭裂风险增加之间存在关联[28-30]。最近一项前瞻性研究纳入 854 名使用地西泮的妊娠早期女性，结果显示，其后代发生腭裂的风险并未增加[31]。目前共识认为，苯二氮䓬类药物不会致畸，可单次安全使用。但因担心发生腭裂的风险增加，应尽可能避免经常使用，特别是在妊娠早期[32]。

13. 吸入性麻醉药物对动物胎儿的影响

氧化亚氮

氧化亚氮在啮齿类动物中是一种弱致畸剂。大鼠连续暴露于 50% ～ 70% 的氧化亚氮中 2 ～ 6 天（从妊娠第 8 天开始），其胎儿形态畸形的发生率增加[33]。当大鼠在妊娠第 9 天暴露于 70% 氧化亚氮或类似浓度的氙气 24 h，只有氧化亚氮组出现胚胎吸收、骨骼畸形和肉眼可见的病变[34]。大鼠实验中，氧化亚氮可导致胎儿生长迟缓，形态学异常和身体偏侧化变异的发生率增加[35]。

氧化亚氮致畸的可能机制是抑制甲硫氨酸合成酶，影响 DNA 合成。甲硫氨酸合成酶催化转甲基作用，将甲基四氢叶酸的甲基转移到同型半胱氨酸，

生成四氢叶酸（THF）和甲硫氨酸。因此，氧化亚氮抑制甲硫氨酸合成酶可降低 THF 和甲硫氨酸水平。THF 水平的降低可导致 DNA 合成减少。然而，这种说法受到质疑。叶酸可通过旁路绕过甲硫氨酸合成酶抑制对 THF 合成的影响，给予叶酸可部分性（非完全性）减弱氧化亚氮在大鼠中的致畸效应[36]。异氟烷或氟烷与氧化亚氮联合使用几乎可防止所有的致畸作用，但不能阻止氧化亚氮对甲硫氨酸合成酶活性的抑制作用[37]。因此，氧化亚氮在大鼠中发生致畸作用的病因仍有待明确。

挥发性麻醉药物

- 氟烷：小鼠氟烷暴露 3 h 明显增加腭裂和爪子缺陷的发生率[38]。仓鼠在妊娠中期氟烷暴露 3 h 增加流产数量[39]。
- 异氟烷：小鼠异氟烷暴露增加腭裂发生率[40]。
- 七氟烷和地氟烷：七氟烷和地氟烷的致畸作用已有研究，尚无证据表明临床剂量具有生殖毒性。

14. 吸入性麻醉药物对人类胎儿的影响

进行人类研究非常困难。前瞻性临床试验既不切实际也不符合伦理。进行人类研究的方法包括，对长期暴露于低浓度麻醉气体的人群或对妊娠期间接受手术的女性不良生殖结局进行回顾性流行病学调查。

15. 关于微量浓度麻醉气体对妊娠的影响，目前有哪些数据？

由于缺乏可比较的对照组、缺乏实际暴露的持续时间和剂量细节，且暴露于多种环境因素，这些流行病学调查均存在缺陷，同时还受到样本量小、缺乏对照和低应答率的限制。这些研究表明，暴露于麻醉气体的女性流产的发生率比非暴露者约增加 25% ～ 30%。然而，这一差异并不显著，因为每天饮酒超过三杯的孕妇自然流产率增加 250%[41]，吸烟增加 80%[42]。一个为期 10 年的前瞻性研究对英国所有女性医生进行了调查，结果表明，和其他科在职的女性医生相比，女性麻醉科医生妊娠结局并无差异[43]。这些流行病学的研究并不支持长期暴露于低浓度麻醉气体会增加胎儿先天异常的风险。

16. 孕妇在麻醉下接受非产科手术会有何影响?

已有研究者对妊娠期间接受外科手术的女性进行研究。回顾了9073名产科患者的病历,其中有147名患者在妊娠期间接受了手术。将这147名患者与同期分娩的另外8926名患者进行比较,两组间出现胎儿先天畸形的发病率并无显著差异[44]。妊娠期接受手术的患者中,术后早产的发生率为8.8%,围产期死亡率和低出生体重儿的发生率增加[44]。来自加拿大的研究数据显示,2565名妊娠期间接受手术的女性中,胎儿先天性异常的发生率并无显著差异。妊娠早期和中期,全麻下接受外科手术的孕妇发生自然流产的风险增加[45]。对瑞典三个医疗注册中心数据的分析显示,720 000名孕妇中有5405名接受了手术[1],其中有2252例在妊娠早期进行,65%接受了全身麻醉。接受手术的孕妇中,其后代先天畸形和死产的发生率并未增加。但极低和低出生体重儿的发生率增加,这种增加与麻醉方式无关。

妊娠期间接受麻醉并不会导致总体先天畸形的增加,但可能增加流产的风险。

17. 手术过程中外科医生要求行胆管造影术,辐射对胎儿有何不良影响?

电离辐射是一种人类致畸剂,随剂量增加,流产、胎儿生长受限、先天畸形、精神发育迟滞等风险也增加,并增加儿童期恶性疾病和胎儿死亡的风险[46]。辐射的计量单位是grays(Gy)或milligrays(mGy),辐射剂量以贯穿整个妊娠期的累计剂量计算。多数研究者认为,在人类或动物妊娠期任何阶段,低于50 mGy的辐射剂量并不会对胚胎或胎儿产生可检测到的非癌症风险[47]。对腹部和盆腔的直接放射线检查及包括透视检查在内的腹部影像学检查可能引起更多的胎儿辐射暴露[48]。动物研究表明,300~1000 mGy的辐射水平与受精卵种植失败、流产、生长迟缓和中枢神经系统效应相关[48]。对人类胚胎或胎儿产生先天性影响的实际阈值最可能为0.10~0.20 Gy(10~20 rads)[47]。美国疾病控制与预防中心(center of disease control and prevention,CDC)的研究数据显示,产前辐射暴露导致的患癌风险接近或略高于儿童期辐射暴露导致的患癌风险[47]。

然而,如果对于孕妇而言放射学检查势在必行,又没有其他可接受的影像学检查,则不应拒绝该检查。放射科医生应遵循"合理、可行、尽量低剂量"的ALARA原则(as low as reasonable achievable)[3]。检查操作者应使用最低辐射剂量、进行胎儿防护和监测辐射剂量[48]。

18. 超声检查对胎儿潜在的不良影响

妊娠期诊断性超声检查无胎儿毒性作用。在大鼠产前超声检查中,低强度超声(达20 W/cm^2)对神经行为的影响证据不一[49]。但高强度超声(>30 W/cm^2)可引起产后神经行为效应[50]。超声波可增加胎儿体温。哺乳类实验动物中体温过高被认为是一种致畸因素,对人类则是一种可疑的致畸因素。人类流行病学调查结果表明,诊断性超声对发育中的胚胎或胎儿不会产生可检测到的风险[51]。由于较高的超声暴露可提高胚胎温度,在实施超声诊断操作时应考虑到温度过高的可能性[51]。为了防止温度过高,暴露时间和声波输出应设置到尽可能低的水平。

19. 行为畸形

行为畸形是指药物对后代环境行为或环境功能适应性的不良影响[52]。大鼠实验中,短暂的宫内氟烷暴露会导致出生后学习障碍、中枢神经系统退化和大脑重量减轻[53]。妊娠大鼠全身性给予包括巴比妥类、哌替啶在内的药物后,其后代行为发生改变[54-55]。给予母鼠利多卡因,对仔鼠的行为改变和临床功能障碍并无影响[25]。研究者给予7天龄大鼠以常用于小儿麻醉的联合用药(咪达唑仑、氧化亚氮、异氟烷),其剂量足以维持手术麻醉水平6 h,结果导致发育中大脑广泛的凋亡性神经变性、海马突触功能缺陷和持久性记忆/学习障碍[56]。然而,没有证据表明孕妇接受麻醉对其婴儿以后的智力、神经肌肉生理功能、学习能力和行为有不良影响[57]。

20. 低氧血症和高碳酸血症的致畸性

动物研究表明,在器官形成期低氧暴露会导致先天畸形[58]。人类中,短暂的缺氧和高碳酸血症的致畸作用目前还未被证明[59-60]。手术期间引起母体低氧血症的常见原因包括喉痉挛、气道阻塞、气管插管进入食管、通气不足、吸入混合麻醉气体中氧气不足、严重毒性反应、高平面脊椎麻醉或硬膜外阻滞导致产妇通气下降。

21. 麻醉实施者如何在术中保证胎儿健康?

宫内窘迫可引起胎儿严重损害。术中维持孕妇正常的动脉氧分压、携氧能力、氧亲和力和子宫胎盘灌注非常重要[3]。

22. 麻醉中孕妇的氧分压通常升高。是否有发生母体高氧血症的顾虑?

需要注意的是,母体氧分压升高可能降低子宫胎盘血流量和胎儿氧合。多项研究表明,母体 PaO_2 升高会增加胎儿 PaO_2[61-62]。目前没有研究表明母体高氧血症会引起胎儿的低氧血症[61-62]。即使母体 PaO_2 升高到 600 mmHg,胎儿 PaO_2 也绝不会超过 60 mmHg[3]。胎盘耗氧量高以及母体和胎儿在胎盘内的血流量分布不均匀,造成了这种巨大的母胎氧分压梯度[3]。母体高氧不会导致子宫内胎儿晶体后纤维增生症或动脉导管的提前闭合。

23. 母体的二氧化碳如何影响胎儿?

胎儿 $PaCO_2$ 与母体 $PaCO_2$ 直接相关。母体低碳酸血症可增加平均胸内压、减少心脏静脉回流并降低子宫胎盘灌注[63]。母体碱中毒可降低脐带血流量,使母体氧离曲线向左平移,增加母体血红蛋白对氧的亲和力,减少胎盘对胎儿的氧释放[64]。

母体高碳酸血症可引起胎儿酸中毒。轻度胎儿高碳酸血症几乎无影响,但重度胎儿高碳酸血症可导致胎儿心肌抑制和低血压。

24. 母体低血压如何影响胎儿?

母体低血压可引起子宫血流量减少,导致胎儿窒息。母体低血压最常见的原因包括麻醉深度过深、交感神经阻断(脊麻或硬膜外阻滞麻醉平面过高)、低血容量和腔静脉压迫[3]。

25. 哪种升压药可用于治疗孕妇低血压,麻黄碱还是去氧肾上腺素?

过去,治疗产妇椎管内麻醉时发生的低血压时,麻黄碱优于去氧肾上腺素。然而对随机对照研究进行 meta 分析得出了新结论[65],在预防和治疗产妇脊椎麻醉时的低血压方面,麻黄碱和去氧肾上腺素并无差异。使用去氧肾上腺素的产妇,其新生儿脐动脉血 pH 值高于使用麻黄碱产妇的新生儿。但两种血管升压药在真正的胎儿酸中毒发生率上并无差异[65]。进一步的研究表明,麻黄碱增加了胎儿体内乳酸、葡萄糖和儿茶酚胺的浓度[66]。麻黄碱增加代谢率,引起胎儿酸中毒。因此,治疗产妇低血压,去氧肾上腺素可能优于麻黄碱。

26. 哪些外科手术可能引起早产?

关于妊娠期间非产科手术的几项研究显示,术后阶段流产和早产的发生率升高[1, 67-69]。妊娠早期行卵巢囊肿切除术,术后流产率高。神经外科、骨科、胸外科或整形外科手术与早产并不相关[3]。有研究回顾了在妊娠 24 ~ 36 周时接受手术的 778 名孕妇,其中 22% 的患者在术后 1 周内分娩[69]。在手术后继续妊娠超过 1 周的孕妇中,早产的发生率并未进一步增加[69]。在妊娠中期的手术和不涉及子宫操作的手术中,发生早产的风险最低。

27. 麻醉是否会增加早产的发生率?

目前尚不清楚麻醉药物或技术是否与早产风险有关。然而,挥发性吸入麻醉药可抑制子宫肌层的兴奋性,理论上对腹部手术有利。

28. 哪些宫缩抑制剂可用来预防早产?

硫酸镁是妊娠期间最常用的抑制宫缩、保护胎儿神经的药物。已有研究表明,硫酸镁可降低极早产儿脑瘫的发生率和严重程度。然而,硫酸镁会对麻醉有影响,如加快神经肌肉阻滞剂的起效和减少全身麻醉药的需要量[70]。

研究者正在开发一种新的宫缩抑制药物(阿托西班),可选择性减少子宫肌层钙离子内流,抑制子宫肌肉的收缩性[71]。但目前还不清楚这种新药是否能降低妊娠期手术后早产的风险。

29. 妊娠什么时候适合行非产科手术？

妊娠期间不应安排择期手术。应避免在妊娠早期进行手术，特别是在器官形成期。妊娠期间紧急手术的指征包括急腹症、某些恶性肿瘤以及神经外科疾病和心脏疾病[3]。妊娠患者紧急手术的管理应参考非妊娠患者手术管理[72]。

30. 妊娠期急腹症的发生率是多少？

妊娠期急腹症发生率为 1/635 ～ 1/500[73]。妊娠期急腹症的病因包括异位妊娠、卵巢囊肿或肿瘤蒂扭转、输卵管扭转、卵巢出血和盆腔炎症。引起妊娠期急腹症的其他原因包括急性阑尾炎、非机械性肠梗阻、胆囊炎、胰腺炎、机械性肠梗阻、血管意外和消化性溃疡。

31. 孕妇比非孕妇的急腹症更难诊断，为什么？

相比于非妊娠患者，对妊娠患者急腹症的诊断可能更困难。正常妊娠时的部分临床表现和急腹症症状相似。子宫膨胀增加体格检查的难度。同时正常妊娠期间白细胞计数也会升高。有时，正确的诊断只能在手术中得出。

32. 与开腹手术相比，腹腔镜手术对妊娠患者有何益处？

最初，人们认为妊娠期间行腹腔镜手术更危险，原因包括子宫或胎儿创伤、二氧化碳引起胎儿酸中毒，以及因腹内压升高引起母体心排血量下降和子宫胎盘灌注下降。现在，更多的外科医生认识到妊娠期间行腹腔镜手术的收益大于风险。这些好处包括：缩短住院时间、减轻术后疼痛、降低血栓栓塞和伤口并发症发生的风险、加快功能恢复、减少子宫刺激和减少胎儿宫内窘迫[74]。

人体研究发现，腹腔镜手术中，母体的 pH 值、$PaCO_2$ 或动脉 CO_2 与呼气末 CO_2 的压力梯度在气腹前、气腹中和气腹终止后并无差异[75]。开腹手术和腹腔镜手术相比较，产妇和胎儿的预后也无差异[76]。因此，腹腔镜手术中，CO_2 气腹和腹腔内压力对胎儿的影响有限。

美国胃肠内镜外科医师学会发布了《妊娠期使用腹腔镜诊断、治疗和解决外科问题的指南》（Guidelines for Diagnosis，treatment，and the Use of Laparoscopy for Surgical Problems during Pregnancy ）[77]。妊娠期间腹腔镜手术的适应证与非妊娠患者并无不同[77]。腹腔镜手术可在妊娠的任何阶段进行[77]。

33. 妊娠期间非产科手术的麻醉管理

术前管理

术前评估时，麻醉医师应尽量缓解产妇的焦虑。有重点的病史采取和体格检查可能减少产妇、胎儿和新生儿并发症[78]。妊娠 18 ～ 20 周后，孕妇反流误吸的风险增加。这些患者应遵循 ASA 相关指南和所在医院的流程进行禁食。预防误吸的术前用药包括多巴胺受体拮抗剂（甲氧氯普胺）、H_2 受体拮抗剂（西咪替丁、雷尼替丁、法莫替丁）和透明的非颗粒状抗酸剂（枸橼酸钠）。

术中管理

没有证据表明胎儿预后改善与任何特定的麻醉技术之间有关联[3]。然而，局部麻醉或区域麻醉可能是更好的选择，因为所使用的药物在动物或人体均没有发现致畸性的证据。区域麻醉技术适用于宫颈环扎术和泌尿外科或四肢的手术。多数腹部手术需要全身麻醉。

对于妊娠超过 18 ～ 20 周或饱胃的孕妇，全身麻醉时需要行气管插管。全身麻醉采取快速顺序诱导同时环状软骨压迫。全身麻醉药物包括硫喷妥钠、丙泊酚、吗啡、芬太尼、琥珀胆碱和非去极化肌松药。

麻醉维持采取高浓度氧气、肌松药、阿片类药物和吸入麻醉药。研究数据并不支持在妊娠期间禁用氧化亚氮，特别是在妊娠第 6 周之后[79]。呼气末 CO_2 应保持在妊娠期的正常范围之内。

头低脚高位可进一步降低 FRC 和加重母体低氧血症。气腹、主动脉腔静脉受压或头高脚底位可引起低血压。因此，术中可能需要使用血管升压药来维持产妇血压[80]。

在妊娠中、晚期，转运孕妇时应采用侧卧位；当孕妇位于手术台上时，应将其子宫推向左侧，以防止主动脉和下腔静脉受压[3]。

术中胎儿监测

持续胎心率监测可提供母体通气或子宫灌注异常的信息，在妊娠 18～20 周即可实施[81]。美国妇产科医师学会（American College of Obstetricians and Gynecologists，ACOG）强调，"使用胎儿监护的决定应个体化，应根据孕龄、手术类型和现有设施决定"[82]。调查显示，只有 43% 的患者常规使用术中胎心率监测[83]。术中胎心率监测的明显优势是：如果胎儿出现受累表现，麻醉医师和外科医师可对产妇状况进行优化，从而改善胎儿状况[3]。

术后管理

PACU 中应监测胎心率和子宫活跃度。充分镇痛至关重要，因为疼痛会导致循环儿茶酚胺增加，可能影响子宫胎盘灌注。可使用全身性阿片类药物、硬膜外或蛛网膜下腔阿片类药物、对乙酰氨基酚和神经阻滞对术后疼痛进行治疗。有必要预防静脉血栓，措施包括早期活动、维持充足的水分、使用合适的弹力袜进行机械性预防，必要时使用药物预防。

参考文献

1. Mazze RI, Kallen B. Reproductive outcome after anesthesia and operation during pregnancy: a registry study of 5405 cases. Am J Obstet Gyneol. 1989;161:1178–85.
2. Brodsky JB, CohenEN Brown BW Jr, et al. Surgery during pregnancy and fetal outcome. Am J Obstet Gynecol. 1980;138:1165–7.
3. Van de Velde M. Nonobstetric surgery during pregnancy. In: Chestnut DH, Wong CA, Tsen LC, Ngan Kee WD, Beilin Y, Mhyre J, editors. 5th Edition Chestnut's obstetric anesthesia: principles and practice. Philadelphia: Mosby/Elsevier; 2014. pp. 358–79.
4. Kahn RI, Stanton MA, Tong-Ngork S, et al. One year experience with day-of-surgery pregnancy testing before elective orthopedic procedure. Anesth Analg. 2008;106:1127–31.
5. Manley S, de Kelata G, Joseph NJ, et al. Preoperative pregnancy testing in an ambulatory surgery: incidence and impact of positive results. Anesthesiology. 1995;83:690–3.
6. Kasliwal A, Farquharson RG. Pregnancy testing prior to sterilization. BJOG. 2000;107:1407–9.
7. Erekson EA, Brousseau EC, Dick-Biascoechea MA, et al. Maternal postoperative complications after nonobstetric antenatal surgery. J Matern Fetal Neonatal Med. 2012;25:2639–44.
8. Cugell DW, Frank NR, Gaensler EA, Badger TL. Pulmonary function in pregnancy. I. serial observations in normal women. Am Rev Tuberc. 1953;67:568–97.
9. Palahniuk RJ, Shnider SM, Eger EI II. Pregnancy decreases the requirement for inhaled anesthetic agents. Anesthesiology. 1974;41:82–3.
10. Capeless EL, Clapp JF. Cardiovascular changes in early phase of pregnancy. Am J Obstet Gynecol. 1989;161:1449–53.
11. Macfie AG, Magides AD, Richmoond MN, Reilly CS. Gastric emptying in pregnancy. Br J Anaesth. 1991;67:54–7.
12. Gin T, Mainland P, Chan MT, Short TG. Decreased thiopental requirements in early pregnancy. Anesthesiology. 1997;86:73–8.
13. Leighton BI, Check TG, Gross JB, et al. Succinylcholine pharmacodynamics in peripartum patients. Anesthesiology. 1986;64:202–5.
14. Gin T, Chan MT. decreased minimum alveolar concentration of isoflurane in pregnant humans. Anesthesiology. 1994;81:829–32.
15. Wilson JG. Environment and birth defects. New York: Academic Press; 1973. p. 1–82.
16. Setala K, Nyyssonen O. Hypnotic sodium pentobarbital as a teratogen for mice. Naturwissenschaften. 1964;51:413.
17. Tanimural T. The effect of thiamylal sodium administration to pregnant mice upon the development of their offspring. Acta Anat Nippon. 1965;40:223.
18. Fredriksson A, Ponten E, Gordh T, Eriksson P. Neonatal exposure to a combination of N-methyl-D-aspartate and gamma-aminobutyric and type A receptor anesthetic agents potentiates apoptotic neurodegeneration and persistent behavioral deficits. Anesthesiology. 2007;107:427–36.
19. Nikizad H, Yon JH, Carter LB, Jevtovic-Todorovic V. Early exposure to general anesthesia causes significant neuronal deletion in the developing rat brain. Ann N Y Acad Sci. 2007;1122:69–82.
20. Jurand A. Teratogenic activity of methadone hydrochloride in mouse and chick embryos. J Embryol Exp Morphol. 1973;30:449–58.
21. Geber WF, Schramm LC. Congential malformation of the center nervous system produced by narcotic analgesics in the hamster. Am J Obstet Gynecol. 1975;123:705–13.
22. Fujinaga M, Stevenson JB, Mazze RI. Reproductive and teratogenic effects of fentanyl in Sprague-Dawley rats. Teratology. 1986;34:51–7.
23. Fujinaga M, Mazze RI, Jackson EC, Baden JM. Reproductive and teratogenic effects of sufentanil and alfentanil in Sprague-Dawley rats. Anesth Analg. 1988;67:166–9.
24. Fujinaga M, Baden JM, Mazze RI. Developmental toxicity of nondepolarizing muscle relaxants in cultured rat embryos. Anesthesiology. 1992;76:999–1003.
25. Fujinaga M, Mazze RI. Reproductive and teratogenic effects of lidocaine in Sprague-Dawley rats. Anesthesiology. 1986;65:626–32.
26. Fantel AG, MacPhail BJ. Teratogenicity of cocaine. Teratology. 1982;26:17–9.
27. Shepard TH, Lemire RJ. Catalog of teratogenic agents. 13th ed. Baltimore: Johns Hopkins University Press; 2010.
28. Milkovich L, Van den Berg BJ. Effects of prenatal meprobamate and chlordiazepoxide hydrochloride on human embryonic and g=fetal development. N Eng J Med. 1974;291:1268–71.
29. Saxen I, Saxen L. Association between maternal intake of diazepam and oral clefts. Lancet. 1975;2:498.
30. Safra MJ, Oakley GP. Association between cleft lip with or without cleft palate and prenatal exposure to diazepam. Lancet. 1975;2:478–80.
31. Shiono PH, Mills JL. Oral clefts and diazepam use during pregnancy. N Eng J Med. 1984;311:919–20.
32. Koren G, Pastuszak A, Ito S. Drugs in pregnancy. N Engl J Med. 1998;338:1128–37.
33. Mazze RI, Fujinaga M, Rice SA, et al. Reproductive and teratogenic effects of nitrous oxide, halothane, isoflurane, and enflurane in Sprague-Dawley rats. Anesthesiology. 1986;64:339–44.
34. Lane GA, Nahrwold ML, Tait AR, et al. Anesthetics as teratogens: nitrous oxide is fetotoxic, xenon is not. Science. 1980;210:899–901.
35. Baden JM, Fujinaga M. Effects of nitrous oxide in day 9 rat embryos grown in culture. Br J Anaesth. 1991;66:500–3.
36. Keeling PA, Rocke DA, Nunn JF, et al. Folinic acid protection against nitrous oxide teratogenicity in the rat. Br J Anaesth. 1986;58:528–34.
37. Fujinaga M, Baden JM, Yhap EO, Mazzel RI. Reproductive and teratogenic effects of nitrous oxide, isoflurane, and their combi-

nation in Sprague-Dawley rats. Anesthesiology. 1987;67:960–4.

38. Smith BE, Usubiage LE, Lehrer SB. Cleft palate induced by halothane anesthesia in C-57 black mice. Teratology. 1971;4:242.

39. Bussard DA, Stoelting RK, Peterson C, Ishaq M. Fetal changes in hamsters anesthetized with nitrous oxide and halothane. Anesthesiology. 1974;41:275–8.

40. Mazzel RI, Wilson AI, Rice SA, Baden JM. Fetal development in mice exposed to isoflurane. Teratology. 1985;32:339–45.

41. Harlap S, Shiono PH. Alcohol, smoking and incidence of spontaneous abortion in the first and second trimester. Lancet. 1980;2:173–6.

42. Kline J, Stein ZA, Susser M, Warburton D. Smoking: a risk factor for spontaneous abortion. N Engl J Med. 1977;297:793–6.

43. Spence AA. Environmental pollution by inhalation anesthetics. Br J Anaesth. 1987;59:96–103.

44. Shnider SM, Webster GM. Maternal and fetal hazards of surgery during pregnancy. Am J Obstet Gynecol. 1965;92:891–900.

45. Duncan PG, Pope WDB, Cohen MM, Greer N. The safety of anesthesia and surgery during pregnancy. Anesthesiology. 1986;64:790–4.

46. International Commission on Radiological Protection. Pregnancy and medical radiation. Ann ICRP. 2000;30:1–43.

47. Radiation and pregnancy: A fact sheet for clinicians. Center for Disease Control Prevention. http://www.bt.cdc.gov/radiation/prenatalphysician.asp.

48. Lowe SA. Diagnostic radiography in pregnancy: risks and reality. Aust N Z J Obstet Gynacol. 2004;44:191–6.

49. Vorhees CV, Acuff-Smith KD, Schilling MA, et al. Behavioral teratologic effects of prenatal exposure to continuous-wave ultrasound in unanesthetized rats. Teratology. 1994;50:238–49.

50. Hande MP, Devi PU. Teraogenic effects of repeated exposure to X-rays and/or ultrasound in mice. Neurotoxicol Teratol. 1995;17:179–88.

51. Brent R, Jensh RP, Beckman DA. Medical sonography: reproductive effects and risks. Teratology. 1991;44:123–46.

52. Werboff J, Gottlieb JS. Drugs in pregnancy: behavioral teratology. Obstet Gynecol Surv. 1963;18:4203.

53. Smith RE, Bowman RE, Katz J. Behavioral effects of exposure to halothane during early development in rat: sensitive period during pregnancy. Anesthesiology. 1978;49:319–23.

54. Armitage SG. The effects of barbiturates on the behavior of rat offspring as measured in learning and reasoning situations. J Comp Physiol Psychol. 1952;45:146–52.

55. Chalon J, Walpert I, Ramanathan S, et al. Meperidine-promethazine combination and learning function of mice and of their progeny. Can Anaesth Soc J 1982;29:612–6.

56. Jevtovic-Todorovic V, Hartman RE, Izumi Y, et al. Early exposure to common anesthetic agents causes widespread neurodegeneration in the developing rat brain and persistent learning deficits. J Neurosci. 2003;23:876–82.

57. Committee on drugs of the American Academy of. Pediatrics and the committee of obstetrics and maternal and fetal medicine of the American College of Obstetricians and Gynecologists: effect of medication during labor and delivery on infant outcome. Pediatrics. 1978;62:402–3.

58. Ingalls TH, Curley FJ, Prindle RA. Anoxia as a cause of fetal death and congenital defect in the mouse. Am J Dis Child. 1950;80:34–5.

59. Pitt DB. A study of congenital malformations. II Aust N Z J Obstet Gynaecol. 1962;2:82–90.

60. Warkany J, Kalter H. Congenital malformations. N Eng J Med. 1961;265:1046–52.

61. Khazin AF, Hon EH, Hahre FW. Effects of maternal hyperoxia on fetus. I. Oxygen tension. Am J Obstet Gynecol. 1971;109:628–37.

62. Walker A, Madderin L, Day E, Renow P, et al. Fetal scalp tissue oxygen measurements in relation to maternal dermal oxygen tension and fetal heart rate. J Obstet Gynaecol Br Commonw. 1971;78:1–12.

63. Levinson G, Shime J, Paul WM, Hoskins M. Oxygen administration during labor. Am J Obstet Gynecol. 1969;105:954–61.

64. Motoyama EK, Rivard G, Acheson F, Cook CD. The effect of changes in maternal pH and PCO2 on the PO2 of fetal lambs. Anesthesiology. 1967;28:891–903.

65. Lee A, Ngan Kee WD, Gin T. A quantitative, systemic review of randomized controlled trials of ephedrine versus phenylephrine for the management of hypotension during spinal anesthesia for cesarean delivery. Anesth Analg. 2002;94:920–6.

66. Ngan Kee WD, Khaw KS, Tan PE, et al. Placental transfer and fetal metabolic effects of phenylephrine and ephedrine during spinal anesthesia for cesarean delivery. Anesthesiology. 2009;11:506–12.

67. Shnider SM, Webster GM. Maternal and fetal hazards of surgery during pregnancy. Am J Obstet Gyncol. 1965;92:891–900.

68. Crawford JS, Lewis M. Nitrous oxide in early human pregnancy. Anesthesia. 1986;41:900–5.

69. Mazze RI, Kallen B. Appendectomy during pregnancy: a Swedish registry study of 778 cases. Obstet Gynecol. 1991;77:835–40.

70. Doyle LW. Antenatal magnesium sulfate and neuroprotection. Curr Opin Pediatr. 2012;24:154–9.

71. Shim JY, Park YW, Yoon BH, et al. Multicentre, parallel group, randomized, single-blind study of the safety and efficacy of atosiban versus ritodrine in the treatment of acute preterm labour in Korean women. BJOG. 2006;113:1228–34.

72. McKellar DP, Anderson CT, Boynton CJ, Peoples JB. Cholecystectomy during pregnancy without fetal loss. Surg Gynecol Obstet. 1992;174:465–8.

73. Coleman MT, Trianfo VA, Rund DA. Nonobstetric emergencies in pregnancy and surgical conditions. Am J Obstet Gynecol. 1997;177:497–502.

74. Fatum M, Rojansky N. Laparscopic surgery during pregnancy. Obstet Gynecol Surv. 2001;56:50–9.

75. Bhavani-Shankar K, Steinbrook RA, Brooks DC, Datta S. Arterial to end-tidal carbon dioxide pressure difference during laparoscopic surgery in pregnancy. Anesthesiology 2000;93:370–3.

76. Buser KB. Laparscopic surgery in the pregnant patient results and recommendations. JSLS. 2009;13:32–5.

77. Guidelines Committee of the society of American Gastrointestinal. Endoscopic surgeons. Guidelines for diagnosis, treatment, and the use of laparoscopy for surgical problems during pregnancy. Surg Endosc. 2008;22:849–61.

78. The task force on obstetrical anesthesia. Practice guidelines for obstetrical anesthesia. Anesthesiology. 1999;90:600–11.

79. Sanders RD, Weimann J, Maze M. Biologic effects of nitrous oxide: a mechanistic and toxicologic review. Anesthesiology. 2008;109:707–22.

80. Steinbrook RA, Brooks DC, Datta S. Laparoscopic cholecystectomy during pregnancy: review of anesthetic management, surgical consideration. Surg Endosc. 1996;10:511–5.

81. Biehl DR. Foetal monitoring during surgery unrelated to pregnancy. Can J Anaesth Soc J. 1985;12:455–9.

82. American College of Obstetricians and Gynecologists. Nonobstetric surgery under pregnancy. ACOG Committee opinion No 474. Obstet Gynecol. 2011;117:420–1.

83. Kilpatrick CC, Puig C, Chohan L, et al. Intraoperative fetal heart rate monitoring during nonobstetric surgery in pregnancy; a practice survey. South Med J. 2010;103:212–5.

第十一部分
儿科学

Craig D. McClain，Kai Matthes

52 新生儿复苏

Jonathan R. Meserve，Monica E. Kleinman

尹晴 刘敏于 译 刘岗 张鸿飞 校

病例

患者女性，28 岁，G1P0，孕 35 周，因胎心监测显示晚期减速异常而被送到手术室进行紧急剖宫产。12 h 前，患者出现自发性胎膜破裂，此前产程顺利。采取全身麻醉，快速顺序诱导气管插管，患儿很快取出，分娩时无新生儿科团队在场。

产妇用药史	产前维生素
过敏史	无已知过敏
产妇既往史	妊娠期糖尿病

1. 哪些患儿需要新生儿复苏？

当评估新生儿是否需要采取复苏措施时，应询问三个问题：

（1）是否足月？

（2）是否有哭声或呼吸？

（3）肌张力是否良好？[1]

如果这三个问题的答案均为肯定，孩子应留在母亲身边进行常规护理，以促进亲子关系，并用干燥洁净的毛巾覆盖保暖。

如果这些问题中的任何一个的答案为否定，应立即进行新生儿复苏评估，这些措施可能包括：初步复苏（保暖、清理呼吸道、擦干、刺激）、通气、胸外按压、使用肾上腺素或补液。

10% 的新生儿需要复苏才能适应宫外生活，其中 1% 需要采取进一步的复苏措施。世界范围内，出生时窒息约占 400 万新生儿死亡原因的 23%[2]。

2. 新生儿循环系统与成人有何不同？

胎儿宫内供氧依赖于母体氧合和胎盘向胎儿红细胞的氧输送。氧输送到富含胎儿血红蛋白（Hgb F）的胎儿红细胞后，氧合血液通过脐静脉流向胎儿（PaO_2 = 30 mmHg）。来自脐静脉的血液有 75% ~ 80% 通过静脉导管绕过胎儿肝，然后血液进入右心房，2/3 的血液通过卵圆孔流入左心房。血液从左心房进入左心室，出主动脉后流入大脑和上肢。

子宫内肺血管阻力较高，来自静脉导管的血液只有 1/3 流出右心室。只有一小部分血液会进入肺，而大部分血液通过开放的动脉导管流向降主动脉，与来自左心室的血液混合。下半身的大部分循环由动脉导管提供，而大脑和上肢则由离开左心室的血液灌注。然后血液进入两条脐动脉（PaO_2 = 20 mmHg）并流向胎盘。出生时，肺开始扩张和动脉血氧分压的增加促使动脉导管和卵圆孔关闭。

3. 什么是"正常"脐动脉和脐静脉血气？

在胎儿循环系统中，从胎盘发出的脐静脉血比动脉血的含氧量更高。

（1）正常脐静脉血气：pH 7.35，PO_2 30（25 ~ 35）mmHg，PCO_2 40 mmHg，碱剩余（BE）－3.3 mmol/L。

（2）正常脐动脉血气：pH 7.26，PO_2 20 mmHg，PCO_2 55 mmHg，BE － 3.4 mmol/L[3]。

头皮 pH < 7.2 表示胎儿窘迫，需要立即分娩。严重的脐血酸血症（pH < 7.00）提示产中窒息，可能需要低温等产后治疗以减少神经后遗症。

4. 新生儿初步复苏的步骤有哪些？

在确定患儿需要复苏后（见问题1），应在生命的最初30 s内执行三个初步复苏步骤。包括：

（1）保暖——患儿应放在辐射保暖台上，不用毯子盖住，以便对患儿进行整体检查。

（2）体位——颈部应略微伸展，以方便吸入空气。过度伸展或屈曲均可能损害新生儿气道。如果过量的分泌物影响呼吸，可用吸引球囊吸净气道和鼻子（首先是口腔，其次是鼻腔），但不再推荐常规使用。

（3）擦干、刺激、调整体位——使用预热毛巾，擦干患儿，防止蒸发引起热量流失。拿开湿毛巾。重新调整头部位置以确保充足的呼吸。可通过额外的短暂刺激来帮助患儿过渡到宫外生活。可用的刺激包括：拍打或轻弹足底，轻轻摩擦背部、躯干或四肢。

5. 发生胎粪吸入时，应如何复苏？

根据新生儿的活力水平，发生胎粪吸入时，可能需要采取额外的气道复苏措施。无论如何，患儿均应注意保暖，气道管理同初步复苏步骤中所述（见问题3）（译者注：原文如此，应为见问题4）。如果吸入胎粪的患儿有活力表现（呼吸用力大、肌肉张力好、心率＞100次/分），除了初步复苏步骤的操作外，不需要进一步的气道操作。按照常规复苏继续进行擦干、刺激和调整体位。

如果患儿出现呼吸抑制、肌张力降低和（或）心率＜100次/分，应尝试置入喉镜进行口腔和气道吸引，实施气管插管。气管导管应与连接壁式吸引器的胎粪吸引器相连。应吸引气管几秒钟，然后慢慢撤出。对于大量胎粪，可重复这一步骤，但如果患儿在吸引30 s时心率持续较低（＜100次/分），则不能延误其他复苏措施。值得注意的是，前几次新生儿复苏（Neonatal Resuscitation Program，NRP）指南反复建议根据胎粪的物理性状（黏稠或稀薄）进行气道处理。但目前认为胎粪性状不影响治疗决策，气道管理完全取决于新生儿状态（有活力还是无活力）[4]。

6. 经过初步复苏，患儿心率为45次/分，此时应采取什么复苏措施？

初步三个复苏步骤之后，应对患儿呼吸和心率进行评估。初步复苏步骤不应超过30s，此时患儿应表现出良好的胸廓起伏，心率＞100次/分。如果心率＜100次/分，刺激后仍无呼吸或呈现喘息样呼吸，应开始正压通气（positive pressure ventilation，PPV）。有效的PPV辅助通气是危重新生儿复苏的最关键治疗措施。

PPV可通过几种装置实现，包括自动充气式气囊、气流充气式气囊和T型管复苏器。最常见的是使用气流充气的Jackson-Rees（改良的Mapelson F型）气囊。初始吸气压力应为20 cmH_2O。心率升高是通气充分的最佳指标，呼吸频率为每分钟40～60次。

7. PPV 30s后，患儿心率仍低于60次/分，下一步如何复苏？

如果PPV 30s后心率仍低于100次/分，则应采取矫正的通气方法，包括：

（1）调整面罩——保持良好的气道密闭性。

（2）重新摆正气道——将新生儿头部置于嗅探位，避免过伸和弯曲。

（3）吸引口鼻——确保分泌物不会阻塞气道。

（4）打开口腔——用环指和小指轻推下颌，使患儿口腔稍微张开。

（5）增加PPV压力——逐步增加PPV压力，直至听诊可闻及双侧呼吸音或观察到胸廓起伏。

（6）考虑其他气道装置——与团队成员讨论气管插管或置入喉罩。

如果担心发绀或希望持续监测心率，可使用脉搏氧饱和度仪辅助临床决策。虽然临床实践中通常要求在出现持续性心动过缓或存在发绀可能的情况下立即使用脉搏氧饱和度监测，但对于是否以及何时使用，NRP指南中并未明确建议。将脉搏氧饱和度仪探头置于右臂（测定动脉导管前的氧饱和度），通常在小鱼际隆起部位。脉搏氧饱和度仪的使用不得延误通气、胸外按压或用药等其他复苏措施。

8. 新生儿复苏应常规使用的吸入氧浓度为多少？

足月儿复苏的早期阶段，并不需要常规吸氧[5]。应常规使用空气-氧气混合器，并在复苏开始时将吸入氧浓度（FiO_2）设定为21%，以脉搏氧饱和度为指导增加FiO_2，并针对患儿出生后的外周毛细血管氧饱和度（SpO$_2$）目标值调整。

早产儿复苏时，对早期治疗低氧血症的需要和氧中毒风险进行平衡更为复杂。复苏应从使用脉搏氧饱和度仪和空气-氧气混合器开始。临床实践中，尽管早产儿发生氧中毒的风险增加，但多数医生对32周前出生的新生儿开始复苏时仍选择使用 FiO$_2$ 40%。

9. 出生 2 min 时，尽管进行了 FiO$_2$ 为 21% 的有效 PPV，患儿 SpO$_2$ 仍为 68%。FiO$_2$ 应如何调整？

不应对 FiO$_2$ 进行任何更改。新生儿的 FiO$_2$ 目标值是根据预期的 SpO$_2$ 进行调整。随着患儿从新生儿循环过渡到呼吸室内空气，SpO$_2$ 会逐渐增加。出生后 1 min，SpO$_2$ 目标值是 60% ～ 65%。此后每分钟增加 5%，直到出生后 5 min 时 SpO$_2$ 目标值为 80% ～ 85%。在 10 min 时，SpO$_2$ 目标值为 85% ～ 95%。因此，在出生 2 min 时，SpO$_2$ 的目标值是 65% ～ 70%。

10. 一名新生儿出生后很快被评估为需要采取复苏措施，并接受 60 s 的有效 PPV，同时救治小组第二名成员进行脉搏氧饱和度仪监测。在出生后 90 s 时，脉搏氧饱和度仪显示心率为 40 次/分，并由第三名小组成员触诊脐带脉率确认。下一步应采取什么措施？

当患儿在有效 PPV 治疗 1 min 后心率 < 60 次/分，应进行胸外按压。因为严重的酸中毒和低氧储备将会在短时间内开始影响新生儿的心排血量，胸外按压对于维持心排血量和保证血管丰富器官的灌注非常必要。

11. 新生儿如何实施胸外按压？

与成人胸外按压不同，新生儿应同时由第二名小组成员实施 PPV，比例为 3 次胸外按压与 1 次呼吸（3:1）。

有两种技术可用于胸外按压：

（1）"拇指法"：用双手环绕胸廓支撑背部，然后用两个拇指端按压胸骨。

（2）"双指法"：即中指和示指按压胸骨，而另一只手支撑患儿背部。

"拇指法"是进行胸外按压的首选方法，可更好地控制按压深度。目标按压深度为胸廓前后径的 1/3。按压位置应为新生儿两乳头连线中点，即胸骨体下 1/3 进行按压。

胸外按压应联合 PPV 以每分钟 120 次的频率进行，即以 3:1 的比例，在 1 min 内进行 90 次胸外按压及 30 次呼吸。需要注意，PPV 每分钟 30 次的呼吸频率低于不进行胸外按压时的每分钟 40 ～ 60 次呼吸频率。

12. 何时停止胸外按压？

一旦心率增加到 60 次/分以上，即可停止胸外按压，并继续进行 PPV。PPV 应以 40 ～ 60 次/分的频率进行，直到患儿开始自主呼吸、心率升至 100 次/分以上。

13. 如果在有效 PPV 的情况下，胸外按压 30 s 后心率仍低于 60 次/分，应采取什么措施？

有效 PPV 情况下进行 30 s 的胸外按压后心率仍 < 60 次/分的患儿，应使用药物提高心率。根据 2010 年美国心脏协会/美国儿科学会新生儿复苏指南，批准用于新生儿复苏的药物包括肾上腺素以及在严重失血导致灌注不足的情况下用于补充容量的晶体液或血液产品。肾上腺素可通过静脉或气管内给药。虽然在新生儿中建立气管插管通常比静脉途径更快，但静脉途径仍是最有效的给药方式且可预测。新生儿复苏时使用肾上腺素的浓度应为 1:10 000。

静脉剂量：1:10 000 肾上腺素 0.1 ～ 0.3 ml/kg（0.01 ～ 0.03 mg/kg）[6]。

气管插管剂量（仅在尚未建立静脉通路时给予）：1:10 000 肾上腺素 0.5 ～ 1 ml/kg（0.05 ～ 0.1 mg/kg）[7]。

14. 新生儿应如何建立静脉通路？

脐静脉为新生儿提供了最快、最可靠的静脉输液途径。如果在分娩前就预计会进行新生儿复苏，可由专门的团队成员为脐静脉穿刺做准备，并在初步复苏步骤之后立即开始建立静脉通路。脐静脉通路应以无菌方式进行，尽管在紧急情况下放置做到完全无菌仍具有挑战性。清洁脐带残端，并围绕脐带放置一条无菌丝线结扎，以最大限度地减少失血。然后用手术刀横切脐带，将 3.5 F 或 5 F 的导管（预先用生理盐水冲洗）插入单条脐静脉。

15. 新生儿复苏时，脐带导管应置入多深？

导管应置入 2～4 cm，直至血液易抽出。早产儿的置入距离可能更短。需要注意的是，这个位置并不是真正的中心静脉通道。若想成为中心置管，则需要进一步置入导管，但导管也可能进入肝。而直接向肝输注药物可能导致肝损伤，因此，紧急新生儿复苏期间，导管置入一小段深度即可。

如果患儿在初步复苏后需要进入 NICU，则应以无菌方式更换脐静脉导管，因为在紧急情况下放置存在较高的细菌污染风险。新的导管可向中心推进，并通过 X 线检查确认位置。

16. 哪些情况与新生儿低血容量有关？

如果注射肾上腺素后新生儿心率仍 < 60 次/分，须考虑新生儿急性失血和出血。与急性失血相关的情况包括前置胎盘、胎盘早剥、前置血管、双胎妊娠发生双胎输血综合征、胎儿水肿和脐带失血。低血容量的体征包括心动过缓、毛细血管充盈延迟、皮肤苍白和脉搏微弱。

17. 新生儿可使用的扩容液体有哪些？

新生儿可使用的晶体液包括等渗 0.9%NaCl（生理盐水）和乳酸钠林格液。在已知或怀疑胎儿严重贫血时，可考虑使用浓缩红细胞[8]。最初复苏过程中，由于病情紧急，无法对血液制品进行血型检测或交叉配型，而需要尽快使用未行交叉配型的 O 型 Rh 阴性血。建议谨慎扩容，因为即使是少量静脉输液也可能对过渡性的新生儿循环造成心力衰竭。此外，快速扩容可能导致颅内出血，而早产儿对此最易感[9]。推荐的初始扩容剂量应为等渗晶体液或浓缩红细胞 10 ml/kg。如果临床表现继续显示伴有心血管损害的低血容量状态，则可重复使用。

18. 新生儿应在什么时候实施气管插管？

与 PPV 或胸外按压存在明确启动治疗的建议不同，新生儿气管插管的时机根据临床情况而定。部分患儿需要立即气管插管，如无活力、胎粪污染或有通气需求的严重早产儿。

气管插管的部分指征包括：

（1）无活力、胎粪污染的患儿。

（2）PPV 失败——存在 PPV 指征，但 PPV 后患儿无明显改善或无胸廓起伏。

（3）为机械通气支持提供气道——预计 PPV 将超过几分钟。

（4）如果需要胸外按压——应进行气管插管，有助于保证 3∶1 的按压与通气比例，并确保所提供的呼吸最有效。

（5）早产儿——如果怀疑患儿需呼吸机支持或使用表面活性物质。

（6）新生儿严重失血——预计将进行较大的复苏努力。

（7）PPV 效果不理想的特殊情况或先天性异常——例如先天性膈疝、脐膨出、腹裂。

（8）克服严重气道阻塞——如 Pierre Robin 序列征或合并 21 三体的巨舌症等先天性畸形。

复苏过程中，在 NRP 指南中的任何步骤均可考虑气管插管，包括出生后 30 s 开始 PPV 时、60 s 矫正通气步骤或 90 s 因持续性心动过缓开始胸外按压。所有情况下气管插管均应迅速进行，以免延误其他治疗。然而，在所有必要设备和人员齐备之前，不应进行气管插管，因为只要 PPV 可以为患儿提供足够的通气，就不必紧急进行气管插管。如果气管插管尝试时间超过 30 s，应停止操作并给患者通气，以防止缺氧和心动过缓。

19. 新生儿气道与成人有何不同？

与成人相比，新生儿喉和气管呈漏斗状，声带前倾。儿童气道最狭窄的部分位于声门下，而成人则为声门开口。此外，足月儿的声门位于 C3～C4 椎体水平，早产儿的甚至更高（在 C3 水平），而成人在 C5 水平。新生儿的舌头和枕骨相对较大，在进行气管插管操作时，头部更易左右移动。较大的枕骨还额外增加了屈曲度，再加上气道更靠前，可能增加气管插管的难度。许多操作者在患儿肩膀下垫一条卷起来的婴儿毯来减少这种屈曲[10]。

通常使用尺寸为 00、0 或 1 的直型 Miller 喉镜片。应使用无气囊、上下直径一致的无菌气管导管。喉镜片和气管导管尺寸的选择取决于患儿出生体重。

（1）小于 28 周（不足 1000 g）：Miller 00，2.5 mm 管径（内径）。

（2）28 ～ 34 周（1000 ～ 2000 g）：Miller 0，3.0 mm 管径（内径）。

（3）34 ～ 38 周（2000 ～ 3000 g）：Miller 0 或 1，3.5 mm 管径（内径）。

（4）38 周以上（3000 g 以上）：Miller 1，3.5 ～ 4.0 mm 管径（内径）。

20. 气管插管后如何确定气管导管位置？

气管导管位置的确认应使用二氧化碳检测仪。看到导管通过声带、听诊呼吸声和确认胸廓起伏均为气管导管位置正确的迹象，然而金标准是呼出气二氧化碳检测。声音易在新生儿身体中传播，当听诊胸壁时食管或胃部的通气也可能形成假性呼吸音。应使用带有 CO_2 波形的二氧化碳分析仪或色度 CO_2 检测仪。需要注意，如果使用色度 CO_2 检测仪，必须确保其在使用前颜色未改变。此外，如果通过气管导管使用肾上腺素时污染传感器，可能导致错误。

气管导管应置入至气管中段，可通过一个简单的算法进行常用深度的计算，即患儿的体重（以 kg 为单位）加 6，即为从导管尖端到上唇红色边缘的厘米数。例如，一名 2 kg、30 周龄的患儿，应选择 3.0 无囊气管导管，置入 8 cm（即为 2 ＋ 6）。复苏后，应用胸部 X 线检查确认气管导管位置。

21. 一名足月儿出生后 30 s 因呼吸暂停进行 PPV，症状迅速改善。然而 4 min 时，患儿出现呼吸窘迫加重、SpO_2 降低、呼吸音不对称。应采取哪些措施？

气胸是新生儿常见的可能危及生命的并发症。对于那些在初步复苏过程中需要 PPV 的患儿来说，发生气胸的风险增加。张力性气胸可能很快形成，阻碍肺扩张并影响心排血量，表现为心动过缓、缺氧和呼吸窘迫。先天性胸腔积液也可能出现呼吸窘迫、缺氧和呼吸音不对称的症状。可通过胸部 X 线检查明确诊断，但患儿需要紧急治疗时可能不会采取这种诊断方式。胸腔透视可协助诊断，即在患儿后胸壁放一盏强光，气胸侧比充气的对侧肺更为明亮。

如果新生儿表现出明显的呼吸窘迫或心动过缓，建议放置经皮导管。可将 20G 或 18G 针插入以下任一位置：

（1）腋前线的第四肋间隙。

（2）锁骨中线的第二肋间隙。

与成人操作相同，应从下一肋骨上方进针，以免损伤肋间动脉。应将三通开关固定在与导管连接的 20 ml 注射器上，从而可通过注射器抽吸空气，随后关闭三通，防止空气再次进入胸腔。

22. 什么是先天性膈疝？患儿应如何进行初步复苏？

先天性膈疝（congenital diaphragmatic hernia，CDH）是一种膈肌后外侧缺损，导致妊娠第 8 周膈肌闭合失败。腹腔脏器随后移位到胸腔，导致轻度至重度肺发育不良，可能威胁到患儿的氧合和通气。表现的症状包括严重呼吸窘迫和舟状腹，患侧肺呼吸音减弱（90% 左侧、5% 右侧、5% 双侧）。对这些患儿实施 PPV 将导致肠道扩张，加重内脏在胸腔内扩张，进而影响肺通气。因此，应对这些患儿迅速气管插管，并快速经口放置胃管以减轻腹腔内脏器的压力。需要注意的是，这些患儿中许多存在肺动脉高压和相关的先天性心脏异常。气胸的后果将非常严重，因为对对侧肺功能的任何影响均会妨碍气体交换。

23. 早产儿应考虑哪些问题？

无论早期早产儿（34 周前）或晚期早产儿（34 ～ 36 周），均可能需要一定程度的复苏，为此应保证有适当的资源和人员随时可用。早产儿的初步复苏遵循如前所述足月儿的复苏进行。此外，应提高室温（25 ～ 26℃），并预热辐射取暖器。将严重早产（妊娠 29 周前）的患儿置于食品或医疗用的聚乙烯袋中，以防止热量和蒸发损失。32 周前出生的患儿应常规吸入 FiO_2 为 40% 的氧气并监测脉搏氧饱和度。对 30 周前出生的新生儿应考虑气管插管，并通过气管导管使用表面活性物质，因为最有可能发展为呼吸窘迫综合征（respiratory distress syndrome，

RDS）。需要注意的是，除了体温过低，早产儿还存在低血糖、感染、早产儿视网膜病变和继发于胚胎基质区出血的颅内出血的风险。为防止这些常见情况的不良后果，有必要在初步复苏后立即将其通过预热保温箱转运至 NICU。

24. 孕妇因胎心监测异常而接受剖宫产手术后分娩一足月儿。将患儿置于温箱中，擦干躯体并给予刺激。出生后 1 min 时，患儿对刺激有皱眉动作，安静，呼吸时出现三凹征，心率为 110 次 / 分，四肢弯曲，手足末梢青紫色。该患儿的 APGAR 评分是多少？

APGAR 评分通常在出生后 1 min、5 min 和 10 min 进行评估。目的是确定那些需要进一步复苏措施的新生儿，并不是为了判断长期的神经系统后遗症。APGAR 对应检查项目的英文首字母：**Appearance**（皮肤颜色）、**Pulse**（心率）、**Grimace**（对刺激的反应）、**Activity**（肌张力）和 **Respiration**（呼吸）。每项标准最多可得 2 分，最高分为 10 分。7 ～ 10 分为正常，4 ～ 6 分为低分，0 ～ 3 分为极低分。

上述病例中，患儿的 APGAR 评分为 6 分（呼吸费力为 1 分、心率＞ 100 次 / 分为 2 分、四肢屈曲为 1 分、外周青紫为 1 分、皱眉为 1 分）。APGAR 评分在 1 min 内低于 7 分的患儿通常需要进一步复苏。对于本例中 FiO$_2$ 为 21% 时患儿胸壁持续回缩，应考虑 PPV。

新生儿复苏分级标准的概念由麻醉学家 Virginia Apgar 博士于 1952 年提出[11]（表 52.1），她在麻醉

表 52.1 APGAR 评分

评分	0	1	2
心率	无	＜ 100 次 / 分	＞ 100 次 / 分
呼吸	无呼吸	呼吸不规律，缓慢	呼吸规律，哭声响亮
肌张力	四肢松弛	四肢略弯曲	四肢活动有力
刺激反应	无反应	皱眉等轻微反应	咳嗽，啼哭
皮肤颜色	全身青紫或苍白	四肢末梢青紫	全身粉红

学、新生儿学和产科领域做出了杰出贡献，是 20 世纪最著名的美国麻醉学家。她是最早认识到早产重要性的学者之一，并通过美国出生缺陷委员会呼吁重视新生儿健康。

25. 应为新生儿提供什么样的复苏后治疗？

虽然每个新生儿均应尽快送回母亲身边，以促进亲子关系，但需要复苏措施的患儿病情容易恶化，可能需要进一步复苏治疗。此外，复苏本身可能引起并发症，如继发于 PPV 的气胸。因此，新生儿应被转运到可提供严密监测且有工作人员的地方，以便在发生病情变化时得到及时处理。只要不干扰医护人员对患儿的治疗，就应尽可能让患儿与父母在一起。

参考文献

1. Kattwinkel J, Perlman JM, Aziz K, Colby C, Fairchild K, Gallagher J, et al. Neonatal resuscitation: 2010 American heart association guidelines for cardiopulmonary resuscitation and emergency cardiovascular care. Pediatrics. 2010;126(5):e1400–13.
2. Rajaratnam JK, Marcus JR, Flaxman AD, Wang H, Levin-Rector A, Dwyer L, et al. Neonatal, postneonatal, childhood, and under-5 mortality for 187 countries, 1970-2010: a systematic analysis of progress towards millennium development goal 4. Lancet. 2010;375(9730):1988–2008.
3. Goldaber KG, Gilstrap LC III, Leveno KJ, Dax JS, McIntire DD. Pathologic fetal acidemia. Obstet Gynecol. 1991;78(6):1103–7.
4. Halliday HL. Endotracheal intubation at birth for preventing morbidity and mortality in vigorous, meconium-stained infants born at term. Cochrane Database Syst Rev 2001;1(1):CD000500.
5. Saugstad OD, Ramji S, Vento M. Resuscitation of depressed newborn infants with ambient air or pure oxygen: a meta-analysis. Biol Neonate. 2005;87(1):27–34.
6. Perondi MB, Reis AG, Paiva EF, Nadkarni VM, Berg RA. A comparison of high-dose and standard-dose epinephrine in children with cardiac arrest. N Engl J Med. 2004;350(17):1722–30.
7. Barber CA, Wyckoff MH. Use and efficacy of endotracheal versus intravenous epinephrine during neonatal cardiopulmonary resuscitation in the delivery room. Pediatrics. 2006;118(3):1028–34.
8. Wyckoff MH, Perlman JM, Laptook AR. Use of volume expansion during delivery room resuscitation in near-term and term infants. Pediatrics. 2005;115(4):950–5.
9. Kattwinkel J, Perlman JM, Aziz K, Colby C, Fairchild K, Gallagher J, et al. Neonatal resuscitation: 2010 american heart association guidelines for cardiopulmonary resuscitation and emergency cardiovascular care. Pediatrics. 2010;126(5):e1400–13.
10. Thomas J. Reducing the risk in neonatal anesthesia. Paediatr Anaesth. 2014;24(1):106–13.
11. APGAR V. A proposal for a new method of evaluation of the newborn infant. Curr Res Anesth Analg 1953;32(4):260–267.

53 腹裂及脐膨出

Laura Downey

周磊　刘敏于　译　刘岗　张鸿飞　校

病例

一例出生 4 h 的 34 周孕龄患儿，由于胎心率不规则而行紧急剖宫产后取出，出生后诊断为腹裂。新生儿因呼吸窘迫在产房行气管插管，并开放外周静脉通路，紧急送往手术室，腹壁可见大面积缺损，肠管颜色发暗，考虑可能存在肠缺血及肠梗阻。

用药史	无
过敏史	未知
既往史	患儿母亲 18 岁，G1P1，胎膜早破，有吸烟史，未进行产前体检，分娩前已接受两个剂量倍他米松激素治疗
体格检查	体重 2.6 kg，心率 190 次 / 分，呼吸 40 次 / 分，血压 45/20 mmHg（28 mmHg），SpO$_2$ 94%（FiO$_2$ 21%）
	头部检查：正常头围，囟门凹陷
	呼吸：内径 3.0 不带套囊的气管插管，FiO$_2$ 21%，呼吸频率 40 次 / 分
	循环：未闻及心脏杂音，外周脉搏弱
	腹部：腹部巨大缺损，肠道被塑料容器覆盖
	静脉通路：左手留置一 24 G 外周静脉通路

疾病诊断与鉴别诊断

1. 腹裂与脐膨出如何鉴别诊断？

腹裂是指肠内容物通过前腹壁缺损疝出（通常位于脐环右侧），脐带通常正常。多数情况下，只

有小肠和大肠受累。由于没有腹膜覆盖，肠道直接暴露于宫内环境，可出现炎性剥离。腹裂伴发其他发育异常较少见，约占患儿的 2% ～ 10%；其中仅 1% ～ 3% 是心脏缺陷。但胃肠道并发症，如肠扭转、闭锁和狭窄较常见。

脐膨出表现为脐带腹中线部位的腹壁薄弱缺损，腹部脏器可通过脐带基底部疝出进入脐囊。脐囊内可能包裹肠道、脾、肝以及其他腹腔脏器。如果缺损小于 4 cm，一般诊断为脐疝。与腹裂不同的是，脐膨出时脐带进入疝囊。

虽然这两种异常均可伴发其他先天性畸形，但脐膨出患儿发生其他畸形的可能性为 35% ～ 75%，而腹裂患儿仅为 2% ～ 10%。脐带的相对位置有助于区分脐膨出和腹裂，脐膨出患儿的脐带插入部位经过疝囊，而腹裂患儿的脐带插入部位是在疝囊旁，并且所连接通过的腹壁完整。相较于脐膨出患儿（33%），腹裂患儿（60%）更容易早产[1-2]。见表 53.1。

2. 与脐膨出畸形相关的其他发育异常有哪些？

腹裂畸形一般并不伴有发其他综合征或发育异常，而脐膨出患儿中有 35% ～ 75% 伴发其他发育异常，通常与中线区域发育缺陷有关，包括神经管发育缺陷、心脏畸形、泌尿生殖系统异常、面裂和膈肌缺陷。多达 50% 的脐膨出患儿患有室间隔缺损、法洛四联症等先天性心脏病和外斜视。13、18 和 21 三体以及特纳综合征（Turner syndrome）和罕见的染色体缺失等染色体异常也较为常见。除了染色体异常外，还有几种疾病综合征与脐膨出畸形相关：CHARGE 综合征、Cantrell 五联征（脐膨出、膈疝、胸骨畸形、异位心、心包部分缺损）、羊膜带综合征、OEIS 综合征［脐膨出（Omphalocele）、

膀胱外翻（Exstrophy of the bladder）、肛门闭锁（Imperforate anus）和脊柱异常（Spinal defects）]、卡彭特综合征（Carpenter syndrom）、贝克威思-威德曼综合征（Beckwich Wiedemann syndrome）（巨舌、巨大儿、低血糖、脐膨出）[1-2]。

3. 母亲哪些高危风险因素与腹裂畸形有关?

腹裂畸形最重要的两个相关风险因素是低龄孕妇和吸烟。其他潜在风险因素包括使用娱乐毒品、社会经济地位低下、营养状况差、初次怀孕时孕妇低龄和终止妊娠史[1, 3]。

4. 腹裂畸形新生儿的相关危险因素

腹裂畸形新生儿通常为早产儿或小于胎龄儿（small for gestational age，SGA）。

与**早产**相关的风险因素通常与未成熟的器官系统相关，包括呼吸系统、心血管系统和肾系统。结果导致呼吸窘迫综合征（respiratory distress syndrome，RDS）、早产儿视网膜病变（retinopathy of prematurity，ROP）、电解质异常和脓毒症。

- **呼吸窘迫综合征**：Ⅱ型肺泡上皮细胞产生肺泡表面活性物质，但合成足够表面活性物质以维持正常肺功能的能力需要孕龄达到34 ~ 36周。早产儿产妇在产前48 h前给予倍他米松治疗可以改善早产儿的肺成熟状况。
- **早产儿视网膜病变**：ROP是与高氧相关的可能导致眼内出血的视网膜血管进展性过度生长病变。因此在临床能维持目标氧饱和度达到90% ~ 95%的情况下，FiO_2应最小化。

与小于胎龄儿相关的风险因素包括低血糖、电解质异常、红细胞增多症、高胆红素血症和体温不稳定[1, 4-5]。

5. 与腹裂畸形相关的消化道并发症

多达25%的腹裂新生患儿并发相关的胃肠道闭锁，需要紧急手术解除肠梗阻。

其次，当肠道在缺乏腹膜保护的情况下暴露于宫内环境中，存在受损可能。可能出现炎性剥离，并导致肠襻粘连而无法分离。病理检查可见包括局部闭锁到肠扭转，并可能侵及整段中肠。肠闭锁或扭转

可能导致肠梗阻、肠破裂，最终可导致脓毒症[1]。

术前评估和准备

6. 术前还需要进行哪些检查?

术前重要的实验室检查包括血细胞比容、血型和交叉配血、血糖和电解质水平，注意该类患者在手术过程中存在明显隐性体液丢失、电解质异常和失血的风险。

时间允许情况下应进行胸部X线和超声心动图检查以排除心脏缺陷，但该类患者常生命体征不稳定，可见梗阻发暗的肠管、心动过速和低血压，可能并没有时间进行额外的检查。心脏缺陷在腹裂患者中发生相对罕见，术前进行体格检查可能有助于排除其他器官异常。

7. 该例34周孕龄的早产儿，主要生命体征是否正常?

该患儿呼吸频率和血氧饱和度对于新生儿而言正常。但该患儿的心率升高，正常上限为170次/分左右。对早产儿而言，该患儿血压偏低。孕龄一般可作为早产儿可接受的较低平均动脉压（mean arterial pressure，MAP），故该患儿可接受的目标平均动脉压应为34 mmHg。新生儿"正常"血压虽然存在较大变化，但所有早产儿平均动脉压应大于30 mmHg是目前的共识。此外，也需根据临床情况进行评估，该患儿目前存在心动过速和低血压[4, 6]。见表53.2。

8. 腹裂畸形的新生儿发生心动过速和低血压，如何鉴别诊断?

新生儿低血压最常见的原因是低血容量（分娩时隐性体液丢失或失血）、低血糖、低体温、脓毒症或过度镇静。

该患儿发生低血压和心动过速的最可能原因是低血容量。体格检查发现患儿肢体远端脉搏细弱和囟门凹陷。腹裂畸形患儿的液体损失是健康新生儿的3 ~ 4倍以上，原因在于肠道暴露可引起体液隐性丢失、热量丢失和显性的液体损失，以及肠道液

体进入第三间隙。该类患儿每天维持正常血容量的液体量可达 150 ～ 300 ml/kg[5]。

9. 内径 3.0 无套囊气管导管的漏气压力为 10 cmH$_2$O。开始手术前是否需要更换气管导管？为什么？

当患儿使用内径 3.0 无套囊气管导管进行通气，发生明显漏气时，应更换为更大内径或带有套囊的气管导管。腹裂畸形修复术中，会将内脏复位至未发育完善的腹腔，该操作限制膈肌向腹侧的移动、压缩肺并导致高腹内压。因此，选择使用带套囊气管导管，为麻醉医生使用较高吸气峰压对患儿充分通气成为可能。虽然既往类似情况下多使用无套囊气管导管，但近期文献表明，术中需要改变腹内压力的情况下，推荐使用低压力和内径较小的气管导管。

10. 手术前该患儿应有什么血管通路？是否应建立脐血管通路？

该患儿需要一条动脉通路，以监测血流动力学和行血气分析。腹裂修复过程中，大量的液体需求和内脏复位（至未发育完善的腹腔内）可能导致血流动力学剧烈波动，故需进行动脉血压实时动态监测。患儿存在较多的液体需求和电解质紊乱风险，需要进行多次实验室检查和血糖水平监测。

准备时间紧迫的情况下该患儿未必需要建立中心静脉通路，但患儿暴露的肠管发暗，存在肠梗阻和潜在脓毒症的可能，同时存在腹裂缺损相关的大量液体转移，建立中心静脉通路监测中心静脉压、混合静脉血氧饱和度并给予血管活性药物，可为患者安全提供保障。

虽然也可给腹裂患儿留置脐血管通路，但实际上这些通路可能位于术野或在腹部内脏复位过程发生扭转而导致位置不确切。

11. 新生儿正常血红蛋白和血细胞比容为多少？

足月新生儿正常血红蛋白和血细胞比容分别为 16 ～ 17 g/dl、45% ～ 47%，而早产儿或小于胎龄儿分别为 15 ～ 18 g/dl 和 45% ～ 53%[4]。

12. 该新生儿的循环血容量如何计算？

预计循环血容量的公式为：

预计的总血容量＝体重（kg）× 每千克平均血容量

早产儿的平均血容量为 95 ml/kg。循环血容量 = 2.6 kg×95 ml/kg = 247 ml。根据年龄估算的血容量见表 53.3[7]。

13. 对于小于胎龄儿，术中还需考虑什么？

如上所述，腹裂畸形的新生儿通常为早产和小于胎龄儿。与**小于胎龄儿**相关的危险因素包括低血糖、电解质异常、红细胞增多症、高胆红素血症和体温不稳定[1, 4-5]。

- **低血糖**：小于胎龄儿易发生低血糖，因此应使用含糖液体，并经常检查血糖，以免发生低血糖。
- **肾功能受损**：早产儿或小于胎龄儿肾功能尚不完善，不能浓缩钠。因此，围手术期有较多的水钠丢失，需要仔细监测电解质异常。同时应注意药物剂量和间隔，因为患儿肾小球滤过率降低，可能影响药物排泄。
- **体温不稳定**：新生儿对于通过蒸发、对流、传导和辐射方式发生的快速热量丢失非常敏感。与这种热量快速丢失相关的因素是体表面积相对于身体的较高比率、相对较少的皮下脂肪，以及储存热量的机制相对薄弱（包括新生儿尚未发育完善的寒战反射）。减少热量丢失的方法包括：
  - 手术室内升温
  - 使用辐射保暖装置
  - 用温暖的毯子覆盖婴儿
  - 使用加湿的呼吸回路
  - 静脉输液和冲洗液加热

术中管理

14. 腹裂畸形修补术的麻醉应关注哪些内容？

腹裂畸形修补术的管理包括仔细注意容量补充，用无菌生理盐水浸湿的敷料覆盖黏膜表面以尽量减少蒸发和热量丢失，如需气管插管，应选择快速顺序诱导。术中尝试进行关闭腹腔时，应注意监测：①腹腔器官灌注减少；②通气/氧合能力削弱；③静脉回流减少。器官功能受损/破坏可能导致药物代谢下降、乳酸酸中毒和肾充血。监测尿量、乳酸酸中毒、呼吸机参数的变化以及电解质异常至关重要，这些均可能在关腹后发生。腹壁缺损较大时，腹内容物的复位可能导致下腔静脉的机械阻塞以及随之发生的静脉回流减少、下肢水肿和乳酸酸中毒。如发生这些情况，体外腹部内容物的回纳可选择分期手术，以使身体逐步适应。

15. FiO₂ 为 21% 时，第一个血气报告示 pH 7.18、PaCO₂ 43 mmHg、PaO₂ 80 mmHg、碱剩余 –8 mmol/L、乳酸 4 mmol/L，那么初始治疗如何进行？

这张血气报告显示代谢性酸中毒，原因可能是乳酸酸中毒。该患儿代谢性酸中毒的可能原因为低血容量、肠缺血或脓毒症。

患儿可能需要较多的液体进行容量复苏，因为存在大面积的肠道暴露于环境和大量非显性失液。腹裂患儿日常液体需求量可能是其他新生儿的 3～4 倍，达 300 ml/（kg·d）。晶体或胶体液的选择根据患儿的血细胞比容和其他电解质情况。发生肠道缺血或脓毒症的患儿也需要较大量液体治疗。如果液体复苏无法保证脏器灌注，则需要使用血管活性药物。

16. 适合该患儿的液体管理方式

新生儿存在低血糖的风险，需要输注含糖溶液来维持。2.6 kg 婴儿的液体维持量为 4 ml/（kg·h）或 2.6×4 ml/（kg·h）= 10.4 ml/（kg·h）。

维持液体：

- 10 kg 或以下：4 ml/（kg·h）。
- 10～20 kg：第一个 10 kg = 4 ml/（kg·h）；超过 10 kg，每增加 1 kg 给予 2 ml/（kg·h）。
- 大于 20 kg：第一个 10 kg = 4 ml/（kg·h）；然后每增加 1 kg 给予 2 ml/（kg·h），超过 20 kg，每增加 1 kg 给予 1 ml/（kg·h）。

如上所述，该患儿可能需要 3～4 倍于正常每日液体需求，达 300 ml/（kg·d）。因此，监测低血容量发生的迹象尤其重要，包括低血压、心

动过速、尿量、中心静脉压、动脉波形，通过连续血气分析检测可能存在的代谢性酸中毒或电解质异常。给予 10～20 ml/kg 的液体负荷，如果观察到血压升高或心率下降，提示存在容量不足。该患儿术中液体丢失原因可能是失血、毛细血管渗漏、麻醉药引起血管扩张、内脏暴露和机械通气时的蒸发。

可输注等渗晶体液或胶体液，但需根据丢失液体的成分类型决定。失血量以 1∶1 胶体（5% 白蛋白或血液）或 3∶1 等渗晶体替代。关于绝对的最低血细胞比容水平虽然存在争论，但多数研究认为，如果临床证据表明需要改善全身氧输送，危重早产儿血细胞比容应 ≥ 30% 或更高[4-5, 7]。

17. 使用乳酸林格液 30 ml/kg 进行容量复苏后，患儿尿量增加到 1 ml/kg，生命体征稳定在心率 160 次/分，血压 55/34 mmHg。外科医生开始手术，此时发现婴儿体温为 34.5℃。新生儿体温快速下降的原因是什么？

该患儿发生低体温主要有几个原因：①手术室较低室温导致的辐射热损失；②使用温度较低的液体进行较高容量的复苏和冲洗后的传导热损失；③体表面积与身体比率相对较大、暴露的内脏和皮下脂肪薄弱导致环境暴露因素增加而引起的热量损失；④麻醉导致体温调节功能抑制。

新生儿与婴幼儿更易发生体温过低原因包括：体温调节机制尚不成熟、有限的糖原供应和棕色脂肪储存，以及其他加速热量丢失的相关生理因素。麻醉作用下，血管扩张，同时维持正常体温的主要机制（血管收缩、代谢率增加和非寒战性产热）敏感性降低，均增加患儿在手术室的热丢失[4, 8]。

18. 哪些危险因素与低体温有关？

寒冷刺激情况下，人体代谢率可能上升 2～3 倍，进一步导致热量丢失和可能增加发病率和死亡率的生理改变（长期低温）。新生儿与婴幼儿围手术期体温过低可能导致：①代谢率增加、耗氧量增加、棕色脂肪和糖原储存耗竭；②因抑制正常凝血途径而增加出血风险；③伤口感染增加；④麻醉药代谢减少，导致阿片类药物效应和神经肌肉阻滞时

间均延长[9-11]。

19. 外科医生已确认肠道梗阻位置，并计划切除坏死肠段。在分离过程中，心率增加至 190 次 / 分，血压增加至 65/42 mmHg。如何鉴别诊断？如何处理？

心动过速的鉴别诊断包括疼痛和伤害性刺激、低血容量、肠缺血引起的全身炎症反应综合征（SIRS）反应。结合患儿的高血压，最有可能麻醉过浅。因此，应加深麻醉。静脉给予芬太尼对循环影响较小，新生儿也可代谢，也适合患儿使用 ICU 呼吸机而不能使用吸入性麻醉剂时。当然使用吸入麻醉剂也是一种选择，但对已接受较大容量的液体输注、存在肠缺血以及 SIRS 的患儿，吸入麻醉剂产生的血管扩张和心功能抑制作用，可能使得其并非最佳选择。

20. 外科医生已完成肠道的腹腔回纳，正在关闭腹膜，你注意到血压缓慢下降至 40/27 mmHg。给予 5% 白蛋白 30 ml/kg，但患儿在最近 1 h 内无尿，同时吸气峰压增加。尿量减少，如何鉴别诊断？如何处理？

尿量减少可分为三种原因：①肾前因素；②肾性因素；③肾后因素。

肾性因素： 该患儿并无已知的肾异常，不大可能是肾本身问题。

肾前因素： 患儿有较大的非显性液体损失和第三间隙转移，肾前性少尿症需要鉴别诊断。注意检查液体平衡、中心静脉压（如果有）、动脉波形和血气结果。如果考虑低血容量，可进行一次液体负荷试验。

肾后因素： 可能性包括导尿管打结、堵塞或机械性阻断，包括下腔静脉压迫。

对于腹裂畸形修复的患者，如果出现低血压、尿量减少和吸气峰压增加，需要排除腹腔间室综合征（abdominal compartment syndrome，ACS）。ACS是由于腹内容物压迫下腔静脉导致其阻塞所致，也可压迫输尿管引起机械性阻断。这些患者因腹腔内容物的物理压迫而影响静脉血液回流入心脏而出现

"相对低血容量"。前负荷减少导致心排血量减少，最终导致全身灌注不足。假设已经充分补液，此时最好的办法就是重新打开腹部，对于较大的腹裂缺损需要分期关闭。

关闭较大的腹裂缺损时，麻醉医生必须与外科医生密切沟通，以防止出现通气 / 氧合功能障碍、腹腔器官灌注减少、前负荷 / 心排血量减少等问题。

21. 外科医生决定腹部保留开放。FiO₂ 为 30%，血气结果为 pH 7.20、PaCO₂ 60 mmHg、PaO₂ 60 mmHg、碱剩余 −6 mmol/L、乳酸 6 mmol/L，请解释血气结果

这是呼吸性酸中毒合并代谢性酸中毒。因正常 $PaCO_2$ 为 40 mmHg，而目前 $PaCO_2$ 为 60 mmHg，所以是呼吸性酸中毒，因此，应增加通气，排出二氧化碳。患者继发有代谢性酸中毒，可能与乳酸生成增加有关。器官缺血时产生乳酸。该病例中，肠缺血和下腔静脉梗阻引起的灌注减少可能导致乳酸酸中毒。目前腹部器官灌注已恢复，代谢性酸中毒应改善。然而，如果代谢性酸中毒持续或恶化，麻醉医生应考虑进行液体复苏，使用正性肌力药物，或输血以增加全身氧输送。

22. 新生儿出现酸中毒时应如何考虑？

新生儿代谢性酸中毒可引起肺血管阻力增加。对于出生只有几个小时的婴儿来说，肺血管阻力升高可能导致胎儿循环逆转。血液从右向左分流，可能导致给氧或其他常规通气策略无效的严重低氧血症。如果不能迅速逆转这种情况，可能导致新生儿持续性肺动脉高压（persistent pulmonary hypertension of the newborn，PPHN）。早产儿中，通过大的开放的动脉导管，右向左分流增加可能导致全身低灌注和缺氧[4, 12-13]。

23. 如何处理术后疼痛？

对于行较小腹裂畸形修补术的新生儿，给予最小量的液体复苏，可考虑术后拔除气管导管并行骶管或硬膜外镇痛控制疼痛。但本病例是一名小于胎龄早产儿，需要接受大量液体复苏，同时腹部巨大缺损仍需使用塑料容器覆盖。因此，该患儿应在围

手术期立即实施气管插管和镇静，监测治疗恶化的
酸中毒、呼吸并发症和低血容量。可静脉使用阿片
类药物治疗疼痛。

参考文献

1. Holland A, Walker K, Badawi N. Gastroschisis: an update. Pediatr Surg Int. 2010;26:871–8.

2. Christison-Lagay E, Kelleher C, Langer J. Neonatal abdominal wall defects. Semin Fetal Neonatal Med. 2011;16:164–72.

3. D'Antonio F, Virgone C, Rizzo G, Khalil A, Baud D, Cohen-Overbeek TE, Kuleva M, Salomon L, Flacco ME, Manzoli L, Giuliani S. Prenatal risk factors and outcomes in gastroschisis: a meta-analysis. Pediatrics. 2015;136(1):159e–69e.

4. Gregory G, Brett C. Neonatalogy for anesthesiologists. In: Davis PJ, Cladis FP, Motoyama EK, editors. Smith's Anesthesia for Infants and Children. 8th ed. Elsevier. Philadelphia, PA; 2011. pp. 512–553.

5. Brusseau R, McCann ME. Anaesthesia for urgent and emergency surgery. Early Human Dev. 2010;86:703–14.

6. Fanaroff J, Avroy Fanaroff. Blood pressure disorders in the neonate: hypotension and hypertension. Semin Fetal Neonatal Med. 2006;11:174–81.

7. Brett C. Pediatrics. In: Stoelting RK, Miller RD, editors. Basics of anesthesia. 5th ed. Elsevier: Philadelphia, PA; 2007. p. 504–17.

8. Luginbuehl I, Bissonnette B, et al. Thermoregulation: physiology and perioperative disturbances. In: Davis PJ, Cladis FP, Motoyama EK, editors. Smith's anesthesia for infants and children. Philadelphia, Mosby; 2011. p. 157–78.

9. Jonsson K, Jensen JA, et al. Tissue oxygenation, anemia, and perfusion in relation to wound healing in surgical patients. Ann Surg. 1991;214(5):605–13.

10. Kurz A, Sessler DI, et al. Perioperative normothermia to reduce the incidence of surgical-wound infection and shorten hospitalization. Study of wound infection and temperature group. New Engl J Med. 1996;334(19):1209–15.

11. Polderman KH, Herold I. Therapeutic hypothermia and controlled normothermia in the intensive care unit: practical considerations, side effects, and cooling methods. Crit Care Med. 2009;37 (3):1101–20.

12. Walsh-Sukys MC, Tyson JE, et al. Persistent pulmonary hypertension of the newborn in the era before nitric oxide: practice variation and outcomes. Pediatrics. 2000;105(1 Pt 1):14–20.

13. Murphy JD, Rabinovitch M, et al. The structural basis of persistent pulmonary hypertension of the newborn infant. J Pediatr. 1981;98 (6):962–7.

先天性膈疝

Bridget L. Muldowney，Elizabeth C. Eastburn

周磊　刘敏于　译　刘岗　张鸿飞　校

病例

一名出生 4 天的男婴拟行先天性左侧膈疝修补术。该缺陷在产前通过超声诊断，无其他妊娠并发症。患儿出生后不久在产房进行气管插管，并被转运到三级儿童医院。

用药史	芬太尼 1 μg/（kg·h）
过敏史	无已知药物过敏
出生史	母亲 34 岁，血清学检查阴性，正常自发阴道分娩，G3P2，孕 38+2 周
体格检查	生命体征：体重 2.9 kg，血压 76/42 mmHg，心率 135 次/分，呼吸 28 次/分，氧饱和度 96%
	五官：气管插管，鼻胃管置入
	心血管*：左肺呼吸音减弱
	腹部：舟状腹，肠鸣音减弱
	静脉通路：24G 外周静脉留置针、脐动脉置管
呼吸参数	SIMV-PCV 16/4 呼吸 28 次/分，潮气量 15 ml
胸片	左侧胸腔内可见肠袢，伴右侧纵隔轻度移位

*译者注：原文如此，应为呼吸系统

1. 什么是先天性膈疝？

先天性膈疝（congenital diaphragmatic hernia，CDH）是胎儿在宫内阶段发生的膈肌发育缺陷，导致腹部内容物疝入胸腔，占据了肺的发育空间，引起单侧肺不可逆性发育不全。严重情况下，腹部内容物引起纵隔移位，显著影响双侧肺发育。肠内容物压迫正在发育的肺，可导致肺动脉重塑，进而发展为持续性肺动脉高压，而肺动脉高压是 CDH 患者发病和死亡的主要原因。CDH 病变多发生于左侧，且常通过 Bochdalek 孔的后外侧位置进入胸腔，通过前侧胸骨旁 Morgagni 孔和食管裂孔疝出者相对少见[1]。

2. CDH 发生率是多少？

2500 ～ 3000 例活产儿中可发生 1 例 CDH[2]。CDH 患儿的发病率和死亡率显著升高[3]，存活率取决于病变大小及其严重程度，从 60% 到 90% 不等，在病例量大的医疗中心往往存活率更高[4]。

3. 该发育缺陷的胚胎起源是什么？

膈肌的形成发生在妊娠 4 ～ 10 周。膈肌由四种结构组成：横隔膜、食管背侧系膜、胸腹隔膜和体壁肌腹[5]。这些结构如未能正确发育，可导致膈肌缺损，使腹部内容物疝入胸腔。

4. 并发其他先天性畸形的风险有多大？

约 40% 的 CDH 患者存在并发的先天性畸形，这些先天性畸形可能是已知合并症的一部分，也可能是孤立的表现。非合并症的 CDH 病例中，心血管畸形发生率约为 10% ～ 15%，中枢神经系统异常（包括神经管缺陷和脑积水）约为 5% ～ 10%，而肢体异常约为 10%[6]。

5. 为什么 CDH 畸形未在患儿出生后当天立即行手术矫正？

既往认为先天性膈疝属于紧急情况，需要在出生后短时间内进行手术矫正。最新证据表明，病情稳定和延迟矫正可能提高患儿生存率[7]。手术应推迟至患儿血流动力学稳定、有足够的氧合和通气、肺动脉高压已解决或情况改善。通常情况下，CDH的新生儿在产房出生后即应进行气管插管，给予允许性高碳酸血症的低压力通气。

6. 什么是循环过渡?

在子宫内，胎儿肺动脉系统血管阻力较高，而体循环血管阻力则较低。来自胎盘的大部分氧合血液进入右心，并通过 Eustachian 瓣分流到左心房，为大脑、心脏和上半身提供相对高浓度的氧合血液。出生后，经过几次呼吸后肺膨胀，肺血管阻力随之下降。绝大多数血流通过肺，取代胎盘的气体交换作用。随后肺静脉血流入左心房的血流量增加，左心房压力增加，卵圆孔功能性关闭[8]。随着这些解剖和血流的变化，右心和肺动脉压力下降。健康的新生儿，肺动脉平均压在出生后第1天末接近平均体循环压的50%，并应在2周时降至正常成人水平[9]。对于先天性膈疝的新生儿，肺动脉压不会正常下降，由此导致持续性肺动脉高压，其严重程度在出生后几天内尤为显著。

7. 对于拟行 CDH 修补术的患儿需增加哪些诊断检查?

在新生儿进行任何大型胸腹部手术之前，均应获取全血细胞计数、血型和配血，同时可能需要进行凝血功能检查。对于先天性膈疝患儿，必须进行超声心动图检查。

8. 超声心动图有哪些作用?

超声心动图用于排除可能并存的先天性心脏异常，更重要的是证实肺动脉高压是否存在及其严重程度。通常通过实际压力估计和测量来量化肺动脉压，但也可能只能通过存在的右向左分流或右心劳损和功能衰竭来判断。

9. 为什么 ICU 治疗团队要给患儿做颅脑超声检查?

颅脑超声常用于评估 CDH 患儿是否存在颅内出

血。不同治疗机构检查频率会有差异，但至少每2天需进行一次，以监测出血情况。颅内出血是体外膜肺（extracorporeal membrane oxygenation，ECMO）治疗的禁忌证。因此，该项监测应持续至确认患者不再需要 ECMO 支持为止。

10. ECMO 治疗在 CDH 患者中的作用是什么?

ECMO 常用于预计肺容量非常低、呼吸和循环支持撤机失败以及急性失代偿的新生儿的救治。新生儿需要 ECMO 支持的呼吸系统适应证包括高氧指数（oxygen index，OI）（OI = MAP×FiO_2×100/PaO_2）、高气道峰压和难治性高碳酸血症[10]；循环系统适应证包括乳酸水平升高或持续升高、长期需要大剂量正性肌力药物支持、低混合静脉血氧饱和度、持续心律失常和严重的心脏功能障碍[11]。

11. EMCO 的禁忌证有哪些?

ECMO 的禁忌证包括不能进行全身抗凝的任何临床状况，如颅脑出血、不可逆的循环或呼吸衰竭同时无法实施器官移植或使用心室辅助装置（ventricular assist device，VAD）、孕龄 < 34 周、出生体重 < 2 kg 以及合并有其他预后不良的严重疾病[12]。

12. 什么是 CDH 患者的最佳通气策略?

允许性高碳酸血症的低压力通气至关重要，CDH 患者采用特殊的通气策略［低吸气峰压、足够的呼气末正压（PEEP）、允许性高碳酸血症，以及为了预防严重高碳酸血症而采用的高频振荡通气（HFOV）］，可改善预后[13]。

13. 患儿转运到手术室过程中，通气方式有哪些选择?

如果可行，患儿在转运过程中应尽量持续使用 ICU 呼吸机，可避免切换到手动通气时引起的气道峰压过高和潮气量过大。使用呼吸机转运还可防止患者因与呼吸回路断开而发生肺萎陷。如果无法使用 ICU 呼吸机进行转运，手动通气设备应包含一个能够设定和维持 PEEP 的通气袋，并配有压力阀以利于监测转运中患者的气道峰压。

14. 如果患儿在转运过程中突然发生血氧饱和度降低，有哪些鉴别诊断，应如何治疗？

患者发生血氧饱和度降低的鉴别诊断应包括氧输送不足、通气不足和需氧量增加。首先听诊患者以确保足够的呼吸音；上述情况下，还要确保呼吸机或充气袋内有足够的氧气；检查确保所有管路通畅；气管导管是否通畅，是否发生扭曲或打折；检查气管插管深度，是否太深（插入单侧主支气管）或太浅（无意中拔出）。

先天性膈疝患者，必须警惕健侧肺发生气胸。如果出现单侧呼吸音，需调整气管导管深度，以避免其过深而进入右主支气管。如果怀疑发生气胸，立即检查胸片以确认诊断。如果病情继续恶化，使用穿刺针减压和放置胸管等经验性治疗非常必要。

15. 该病例术中需进行哪些监测？

标准的 ASA 监测包括监测患者的氧合、通气、循环和体温。除了标准监测外，还需要增加一台脉搏氧饱和度仪来监测动脉导管前和导管后的氧饱和度。导管前和导管后氧饱和度之间的梯度可能是肺动脉高压恶化的第一个迹象。需要实施有创动脉压监测，如果患者有置入脐动脉导管，需要将其调整到不影响手术的区域。持续的中心静脉压测量对于麻醉管理指导意义有限，但中心静脉通路可用于正性肌力药物的静脉输注。

16. 该患儿麻醉时，你还希望对设备进行哪些调整以确保通气充分？

需选择体积最小、顺应性最低的呼吸管路，可以提供最精确的吸气压力和潮气量。许多医生也会准备一氧化氮吸入装置，便于手术过程中患者出现肺动脉高压危象时使用。

17. 本病例中使用 ICU 呼吸机有何优缺点？

大型儿童医院使用的麻醉机多数与 ICU 的呼吸机具有相同的技术、通气模式和功能。ICU 呼吸机

管路顺应性较低，采样端口更接近患者，可更准确地监测呼气末 CO_2。一般来说这些管路可以直接连接到麻醉机上。

使用 ICU 呼吸机的主要缺点是无法使用吸入麻醉药，从而限制麻醉维持的选择。此外，多数麻醉医生可能并不熟悉 ICU 呼吸机的设置和功能，这是另一个主要缺点。如果决定使用 ICU 呼吸机，则必须安排一个呼吸治疗师或额外配备人员，可以帮助调整呼吸机并排除故障。

18. 该患儿应采取何种方法维持麻醉？

通常采用吸入麻醉药、静脉麻醉药和肌肉松弛剂的平衡麻醉方式来维持麻醉。如果手术需要在 ECMO 维持下进行，麻醉通常使用静脉麻醉药复合肌肉松弛剂来维持。需要注意的是，ECMO 管路增加了药物的分布容积，而管路的合成材料可能吸收亲脂性药物，如咪达唑仑和芬太尼，导致这些药物的使用剂量难以估计[14]。

19. CDH 修补术的经典手术方式是什么？对麻醉的影响如何？

小的膈肌缺损可采用膈肌一次性修补来处理，将患者自身膈肌进行缝合即可。也有部分外科医生通过胸腔镜微创方法进行这些较小的修复手术。较大的缺损可能需要植入合成补片来修复，多数较大的膈肌缺损手术通过开放的肋下腹部切口进行。胸腔镜入路手术需要实施肺隔离技术。

20. 新生儿和婴儿如何实施肺隔离和单肺通气？

随着胸腔镜微创手术的增加，越来越多的婴幼儿手术需要实施肺隔离。新生儿和婴幼儿的单肺通气具有挑战性。需要进行右肺隔离时，最简单的方法往往是右主支气管插管。如果需要左肺隔离，即使在纤维支气管镜辅助下，在左主支气管内插管也并非易事。透视辅助支气管内插管已成功实现肺隔离[15]，也有报道腔外使用 5 F 支气管堵塞导管成功实施婴幼儿肺隔离[16]。这些操作均有较高难度，应由经验丰富的儿科专科麻醉医生进行。新生儿胸腔镜手术中，使用高频振荡通气（HFOV）在外科文

献中已有报道，可提供良好的术中暴露，同时保障氧合，CO_2 排出充分[17]。

21. 手术入路选择开放的腹部切口，术中监护仪显示导管前和导管后氧饱和度之间的差值越来越大。请问可能发生了什么情况？

必须高度怀疑发生肺动脉高压加重。5 种原因（5H）可加重肺动脉高压：缺氧（Hypoxia）、高碳酸血症（Hypercarbia）、H^+（酸中毒）、低温（Hypothermia）和疼痛伤害性刺激（Hurts）。应对上述因素进行评估，必要时及时处理。本病例最可能的原因是通气的微小变化加重高碳酸血症，同时疼痛引起的交感神经刺激，最终导致肺动脉高压加重。

22. 如何处理术中发生的肺动脉高压？

这种情况下，首先确保患者保暖和手术室温度。调整通气策略以治疗缺氧或高碳酸血症。查找导致酸中毒的其他原因，酌情治疗。最后，考虑疼痛是病情恶化的可能因素，需要增加麻醉深度，使用麻醉性镇痛药治疗疼痛。

如果上述措施治疗肺动脉高压效果不佳，可使用选择性肺血管扩张剂，如一氧化氮。一氧化氮可扩张肺血管床，并不引起体循环血管扩张，但由于价格昂贵，且未能证明可减少 EMCO 的需要，也不能提高生存率，目前仅用于难治性肺动脉高压[18]。磷酸二酯酶抑制剂对于患儿肺动脉高压的治疗也有价值[19]。

23. CDH 患儿术后如何苏醒和拔除气管导管？

CDH 患儿修补术后循环和呼吸失代偿的风险仍然较高。早期拔除气管导管只适合于病情稳定且只进行了小范围修补术的患者。多数情况下，患者应保留气管导管并转送至 ICU，以继续治疗和维持病情稳定。

24. CDH 患儿如何实施术后镇痛？

由于多数 CDH 患者术后仍保留气管插管，一般可静脉输注芬太尼或吗啡等麻醉性镇痛药物。少

数情况下，如果缺损区域小且计划早期拔管的情况下，可考虑放置硬膜外导管，以方便疼痛控制和早期拔管。新生儿进行区域阻滞前，必须常规检查凝血情况。

25. 新生儿如何放置硬膜外导管？

传统来说，新生儿硬膜外镇痛是通过骶管入路完成，可最大限度地减少脊髓和硬脊膜穿刺损伤的风险。骶裂孔的骨性标志包括第四骶椎棘突头端、骶骨角外侧和尾骨尾部。对于硬膜外导管的放置，可在骶管裂孔中使用 18 号血管穿刺针或硬膜外穿刺针穿刺，穿过骶尾韧带进入硬膜外间隙时阻力消失，向头侧置入硬膜外导管至目标位置。骶管阻滞时硬膜外导管尖端的位置确认非常关键，常通过 X 线透视确认。有研究显示，骶管置管时有 32% 的导管尖端位置不理想[20]。骶管置管也存在细菌污染的风险，采用皮下隧道留置导管的方法可减少发生细菌污染的风险[21]。许多麻醉医生由于担心排便引起的导管污染，会在患儿术后第一次肠蠕动后拔除骶部的硬膜外导管，但也有经验丰富的儿科麻醉医生直接选择在胸段或腰段进行硬膜外穿刺置管。

参考文献

1. Veenma DC, de Klein A, Tibboel D. Developmental and genetic aspects of congenital diaphragmatic hernia. Pediatr Pulmonol. 2012;47(6):534–45.
2. Langham MR Jr, Kays DW, Ledbetter DJ, Frentzen B, Sanford LL, Richards DS. Congenital diaphragmatic hernia. Epidemiology and outcome. Clin Perinatol. 1996;23(4):671–88.
3. Colvin J, Bower C, Dickinson JE, Sokol J. Outcomes of congenital diaphragmatic hernia: a population-based study in Western Australia. Pediatrics. 2005;116(3):e356–63.
4. Skari H, Bjornland K, Haugen G, Egeland T, Emblem R. Congenital diaphragmatic hernia: a meta-analysis of mortality factors. J Pediatr Surg. 2000;35(8):1187–97.
5. Clugston RD, Greer JJ. Diaphragm development and congenital diaphragmatic hernia. Semin Pediatr Surg. 2007;16(2):94–100.
6. Pober BR. Genetic aspects of human congenital diaphragmatic hernia. Clin Genet. 2008;74(1):1–15.
7. Logan JW, Rice HE, Goldberg RN, Cotten CM. Congenital diaphragmatic hernia: a systematic review and summary of best-evidence practice strategies. J Perinatol. 2007;27(9):535–49.
8. Finnemore A, Groves A. Physiology of the fetal and transitional circulation. Semin Fetal Neonatal Med. 2015.
9. Gao Y, Raj JU. Regulation of the pulmonary circulation in the fetus and newborn. Physiol Rev. 2010;90(4):1291–335.
10. ELSO Neonatal Respiratory Failure Supplement to the ELSO General Guidelines. 2013.
11. ELSO Pediatric Cardiac Failure Supplement to the ELSO General Guidelines. 2013.
12. Kim ES, Stolar CJ. ECMO in the newborn. Am J Perinatol.

2000;17(7):345–56.

13. Haroon J, Chamberlain RS. An evidence-based review of the current treatment of congenital diaphragmatic hernia. Clin Pediatr (Phila). 2013;52(2):115–24.

14. Wildschut ED, Ahsman MJ, Allegaert K, Mathot RA, Tibboel D. Determinants of drug absorption in different ECMO circuits. Intensive Care Med. 2010;36(12):2109–16.

15. Cohen DE, McCloskey JJ, Motas D, Archer J, Flake AW. Fluoroscopic-assisted endobronchial intubation for single-lung ventilation in infants. Paediatr Anaesth. 2011;21(6):681–4.

16. Stephenson LL, Seefelder C. Routine extraluminal use of the 5F arndt endobronchial blocker for one-lung ventilation in children up to 24 months of age. J Cardiothorac Vasc Anesth. 2011;25(4):683–6.

17. Mortellaro VE, Fike FB, Adibe OO, Juang D, Aguayo P, Ostlie DJ, et al. The use of high-frequency oscillating ventilation to facilitate stability during neonatal thoracoscopic operations. J Laparoendosc Adv Surg Tech A. 2011;21(9):877–9.

18. Campbell BT, Herbst KW, Briden KE, Neff S, Ruscher KA, Hagadorn JI. Inhaled nitric oxide use in neonates with congenital diaphragmatic hernia. Pediatrics. 2014;134(2):e420–6.

19. Lowson SM. Alternatives to nitric oxide. Br Med Bull. 2004;70:119–31.

20. Valairucha S, Seefelder C, Houck CS. Thoracic epidural catheters placed by the caudal route in infants: the importance of radiographic confirmation. Paediatr Anaesth. 2002;12(5):424–8.

21. Bubeck J, Boos K, Krause H, Thies KC. Subcutaneous tunneling of caudal catheters reduces the rate of bacterial colonization to that of lumbar epidural catheters. Anesth Analg. 2004;99(3):689–93 (table of contents).

55 幽门狭窄

Hyun Kee Chung

周磊 刘敏于 译 刘岗 张鸿飞 校

概述

幽门肌切开术是儿童医院治疗幽门狭窄（pyloric stenosis，PS）的常见外科手术，PS 是患儿出生后几个月需手术治疗的最常见疾病[1]。由于现代医疗、外科学和麻醉学的进展，患者预后非常乐观，发病率和死亡率非常低[2]。经典的治疗流程包括当天入院并明确诊断，当晚接受治疗和术前准备，第 2 天接受手术，第 3 天出院。幽门肌切开术由于迅速见效，且术后快速康复，可在几天内恢复正常饮食和活动，故是患者满意度最高同时最有价值的术式之一[3]。儿科麻醉医师在确保这些患儿安全接受手术和尽量减少围手术期风险方面发挥重要作用。本章将回顾 PS 的临床治疗和外科处理，并讨论目前的麻醉管理技术。关于麻醉诱导和插管方法以及区域麻醉的使用等有争议的领域话题也涵盖其中。

发病率

PS 是一种相对常见的疾病。据报道，西方国家每 1000 例活产儿发生 2 ～ 4 例[4-6]。其发病率与地理位置、季节和种族有关[7]。有证据表明，近年来英国的部分地区男婴发病率有所增加[8-10]。东南亚和中国人口的发病率较西方国家低 4 倍[4-5, 7]。事实上，在非洲、中国和印度血统的人群中，PS 被认为属于相对罕见的疾病[11-12]。

遗传因素

性别和基因影响 PS 的发病率，男性为女性的 4 倍[13]。头胎男婴最常见，PS 患者的兄弟姐妹患上这种疾病的可能性是那些没有家族史的人群的 15 倍[14]。患病父母的后代发病率较高，患病男性的子女发病率只增加 3% ～ 5%，而患病女性的子女则增加 7% ～ 20%[15]。

发病机制

虽然 PS 的病因尚不完全清楚，但最近在确定该病特征方面取得进展，认为 PS 通过多因素阈值模型遗传，该模型假设 PS 的发病受诸多遗传和环境因素的叠加影响[16]。虽然没有特定的基因与 PS 的发病机制有关，但遗传综合征，如 Smith-Lemli-Opitz 综合征、Cornelia de Lange 综合征和其他染色体异常与之相关[17]。

最近研究提示，PS 患者的幽门平滑肌细胞神经支配异常，介导平滑肌松弛的非肾上腺素能和非胆碱能神经元可能缺失，导致幽门肌过度收缩和肥大。肥厚性幽门肌中某些生长因子及其受体的表达增加，提示这些因子的局部合成增加在平滑肌肥大中发挥重要作用。环形平滑肌细胞主动合成胶原，这可能是幽门部肿块比较"坚硬"的原因。胃泌素在 PS 发病机制中的作用值得特别关注，已有研究表明，胃泌素对十二指肠的反复强酸刺激引起幽门括约肌反复收缩，从而导致幽门肥厚[2]。

临床表现和评估

进食困难和胃食管反流是需要与 PS 进行早期鉴别诊断的临床表现。针对这些症状的一般治疗无效，且患儿进食情况恶化时，应考虑 PS。典型的 PS 患儿一般是足月、既往健康的 2～4 周龄婴儿。主要表现为出现非血性、非胆汁性呕吐（常被描述为喷射性）病史。8% 的患儿可出现暂时性黄疸，一旦恢复喂养，这种情况就会缓解[11, 18]。PS 患儿的临床表现差异较大，从严重脱水和营养不良的危重患儿到看起来相对健康的婴幼儿均可见。近年来由于早期诊断，出现严重症状的患儿少见[19]。典型表现可能是无精打采、轻度脱水并有轻度体重减轻。可通过包括囟门、黏膜、皮肤血管充盈情况和有无眼泪等方面评估容量状态。一天内产生湿尿布数量的记录（至少 5～6 块）对于评估脱水程度至关重要。腹部体格检查中，可在中线和右上象限之间触诊到典型的橄榄样结构，并观察到胃蠕动。建立静脉通路，进行血液生化检查，异常低氯和高碳酸氢根是 PS 患者的特点。对于严重脱水的患儿也应进行动脉血气分析，以进一步评估酸碱状况。动脉血气分析中如发现酸中毒，提示严重脱水和器官灌注不足。90% 的情况下，仅根据病史和体格检查即可诊断 PS。然而，在目前临床工作中，几乎总是通过影像学检查来确诊。

影像学检查

可使用超声诊断可疑 PS 患者。幽门肌厚度大于 3 mm、幽门管长度大于 15 mm 被认为是 PS 的诊断标准[20-21]。当超声无法确诊或无法进行时，也可通过上消化道 X 线片检查进行诊断。幽门肌肥厚引起的胃排空不良会表现为典型的新月影，可作为 PS 的诊断标准。如果上消化道造影提示上述情况，在全身麻醉诱导过程中应考虑到因造影带来的相关问题。

术前治疗和准备

仔细的术前管理是将 PS 相关死亡率降低到 0.5% 以下的关键[11, 19, 22-24]。首先，PS 是一种临床紧急状况，为尽可能减少术中和术后并发症，麻醉和手术前必须纠正患者的容量状况、酸碱平衡和电解质异常。低氯、低钾、代谢性碱中毒是一种失氯性碱中毒，治疗目标是补充细胞外液容积，补充 Na^+ 和 Cl^- 可使肾排出 HCO_3^-，从而纠正碱中毒。容量欠缺部分的补充最初可使用等渗液体输注，而维持液可先使用 5% 葡萄糖＋0.45%NaCl 液体或 5% 葡萄糖＋0.2% NaCl 液体。开始排尿后，维持液中加入钾[25]。一旦容量不足得以纠正，以 4 ml/（kg·h）的速度输注含钾的 5% 葡萄糖＋0.45%NaCl 或 5% 葡萄糖＋0.2%NaCl 的维持液[26]。血浆氯离子浓度可作为评估和纠正患者酸碱状态的指标。当低氯血症得以纠正，碱血症通常随之纠正[27]。婴幼儿血液氯离子浓度正常为 95～105 mmol/L[28]。术前复查实验室检查，以确认患者电解质代谢状态已纠正。

幽门肌切开术

1908 年，Fredet 首次提出幽门肌全层切开，然后进行横向缝合关闭。Ramstedt 对该术式进行修改，并随后提出幽门肌无缝合、黏膜外纵向切开术，这种术式可使黏膜保持完整[29]。这项技术是目前 PS 外科治疗的指导原则[3]。手术治疗有三种方式：开腹手术（右上腹切口）、经脐路径和腹腔镜路径。腹腔镜手术正迅速成为目前的标准手术方式[30]。腹腔镜手术的优点包括伤口感染发生率低、住院时间短、开始进食时间缩短。腹腔镜幽门肌切开术的并发症发生率与开腹手术相似[31]。幽门肌切开术目前被认为是 PS 这一疾病的首选治疗方法[11]。

保守治疗

阿托品曾用于 PS 的非手术治疗，其解痉特性可减轻幽门肌肉的痉挛。过去 40 年中，由于手术治疗效果明显，这种治疗方法已基本弃用。最近，阿托品作为治疗 PS 的非手术方法被重新提出，有关阿托品治疗 PS 的研究显示，其成功率达 75%～87%[32-34]。阿托品治疗 PS 可能有效，但仍需进一步研究[32]。因此，目前外科治疗仍然是 PS 治疗的金标准。

麻醉

一般注意事项

婴幼儿幽门肌切开术的麻醉相关问题包括：

1. 新生儿麻醉的注意事项，包括婴幼儿生理和药理学与成人的差异。

2. 术前确保血管内容量恢复。

3. 术前纠正电解质异常。

4. 婴幼儿的气道管理,最大程度降低饱胃患儿误吸风险。

5. 疼痛管理,特别需考虑阿片类药物用于婴幼儿的相关问题及术后呼吸抑制的风险。

6. 手术入路——开腹或腹腔镜手术。

需要注意,只有具备儿科麻醉经验的医生才能为新生儿实施麻醉,这意味着需要一名儿科专科麻醉医生。如果对于麻醉医生、外科医生或接诊医院来说,幽门肌切开术并非常见病例,应将患儿转运到有合适医务人员和资源的医院。PS 不是外科急症,故可在患儿病情稳定后再安全转运至合适的医疗机构。

区域麻醉

考虑到麻醉药物对年轻患儿可能产生不良神经行为的影响,区域麻醉在儿科手术中的应用得到再次评估和研究[35]。目前,全身麻醉气管插管仍然是金标准。

曾经,许多幽门肌切开术患儿在区域麻醉技术下实施,也有使用局部麻醉进行手术的病例,但手术并发症发生率较高[24]。墨西哥儿童医院采取骶管阻滞作为该手术麻醉的金标准[36]。Willschke 等[37]证实超声引导下实施单次胸段硬膜外麻醉,可为开腹幽门肌切开术提供麻醉。脊椎麻醉也可用于开腹和腹腔镜幽门肌切开术[38-39],该方法可避免以下问题:①术后呼吸暂停和呼吸抑制;②诱导时可能发生误吸;③清醒插管的应激反应。随着手术方式从开腹向腹腔镜转变,唯一可能有应用价值的区域阻滞技术是脊椎麻醉。然而,目前腹腔镜下幽门肌切开术使用脊椎麻醉并未常规推荐。

区域阻滞用于术后镇痛也有研究。其中,超声引导下腹直肌鞘阻滞最简单,可以为开腹幽门肌切开手术提供术中和术后镇痛[40]。

术前评估

早产儿和孕后年龄(PCA,孕龄+目前实际年龄)应特别注意,因为早产儿麻醉需要额外的预防措施(译者注:孕后年龄常用于小于 2 周岁的早产儿)。孕后年龄小于 60 周的早产儿全身麻醉后易发生呼吸暂停,在术后需要进入儿科重症监护病房(pediatric intensive care unit,PICU)监护[41]。术前应检查囟门、黏膜、体表充盈度和是否无泪,以保证患儿液体补充充分。应复查实验室生化检查,保证代谢紊乱得以纠正。术前确认开放的静脉通路必须通畅。最后,需要确认其父母签署麻醉知情同意书,保证患儿术后会进行充分镇痛,并采取预防措施以避免误吸。和其他新生儿手术一样,麻醉医生需告知父母,术后有再次气管插管或机械通气的风险,并且需转运至 ICU 监护,但对于非复杂性幽门肌切开术,上述可能性甚微。

术前准备和术中监测

选择适合新生儿的手术室、麻醉机和所有相应设备,使用合适的麻醉回路、储气囊和面罩;准备好吸引器并更换相应大小的吸引器头,监护设备应选择合适尺寸,警报设置为新生儿模式。新生儿标准监测包括三导联心电图、无创血压袖带、脉搏氧饱和度测定、呼气末气体监测和体温探头。气道设备包括大小合适的面罩、口咽通气道、气管导管和喉镜片。新生儿一般选择内径 3.0 或 3.5 带套囊或无套囊气管导管。如果新生儿使用带套囊导管,尤其需注意套囊压力,可采用压力计确认套囊压力是否合理或在颈部听诊来检查套囊充气后是否存在泄漏。0 或 1 号米勒喉镜片可适用于插管时喉部暴露。快速顺序诱导前,气管导管内应备好儿童气管管芯。

静脉维持使用加入 20 mEq KCl 的 5% 葡萄糖＋0.45%NaCl 液,以 4 ml/(kg·h)速度泵注。必要时可使用 0.9%NaCl 按照 10 mg/kg 静脉单次输注。应置入中心静脉导管,建立静脉通路,以免外周静脉通路无法使用,所有药物均应术前注射器抽好并随时使用。许多麻醉医生喜欢采用有单位剂量固定制式的药物,以减少婴儿错误剂量的风险。阿托品和琥珀胆碱应准备好肌内注射,以便无法使用静脉通路时给予。丙泊酚常用诱导剂量为 2～3 mg/kg。肾上腺素应提前备好,可在心血管系统衰竭时立即使用。幸运的是,这种情况并不常见。术中使用乙酰氨基酚(静脉或经直肠)用于术后镇痛。患者入室之前,手术室应事先升温,并打开循环空气加热毯以加热手术台。

诱导前准备

患儿到达手术室，脱去病号服，为其盖上温毯。接好除体温探头外的所有监护。静脉注射阿托品 10 ~ 20 μg/kg，但最低不能小于 100 μg。术前使用阿托品主要用于预防进行胃部吸引时的迷走神经刺激，也可延长因插管时间较长后血氧饱和度下降至心动过缓的时间。通常采用大号气管吸引导管（12 F）进行胃部吸引以减少胃内容物，从而降低误吸风险。必须明确，胃部吸引并**不能**保证空腹，但可降低胃容积，因此建议使用[42]。一般经口置入吸引管，左右侧身交替吸引。间歇进行吸引，重复一次或两次，直到吸引不到液体为止后移除吸引管。

气管插管后重置胃管以进行胃肠减压，确保外科暴露充分。腹腔镜手术中，胃肠减压后方可安全进入腹腔。外科医生一般还会请求在幽门肌切开术完成后将空气注入胃以确保幽门黏膜未穿孔。

麻醉诱导和气管插管

幽门肌切开术的麻醉诱导方式仍然存在争议。由 Stevens 等[43] 推荐的面罩正压通气诱导方法逐渐被抛弃，但该技术仍偶尔使用。最近，Scrimgeour 等[44] 提出吸入诱导并不比快速顺序诱导（RSI）更危险，而且可能还有部分优点，其优点认为是可避免 RSI。RSI 可能不仅不会降低 PS 患者误吸的风险，反而增加了插管失败的发生率。关于是清醒还是全麻下气管插管也存在争议。Cook-Sather 等[42] 对 PS 患者分别行清醒、RSI 和改良 RSI 气管插管，结果表明，患者未麻醉和清醒状态下进行气管插管，并不优于麻醉和使用肌松药物后进行插管。评估是否维持生命体征平稳，他们得出推论：对于其他系统正常的婴儿，应放弃清醒气管插管的做法。值得注意的是，改良 RSI（进行环状软骨加压后的面罩通气）在维持血氧饱和度方面，并不优于 RSI[45]。

PS 患者通常认为是饱胃患者。虽然部分麻醉专业人员偶尔对此类患者采用面罩正压通气诱导，但通常认为该方法并非最安全的麻醉诱导方法。RSI 是 PS 患者气管插管的首选方法[46]。清醒气管插管可以相对安全地施行，尤其是怀疑患者存在困难气道时，可作为 RSI 的理想替代方式。尽管 Cook-Sather 等[42] 研究发现，改良的 RSI 不能避免缺氧的发生，但 Eich 等[47] 通过模拟教学研究发现，"控制性 RSI"（使用非去极化肌肉松弛剂和环状软骨压迫的面罩正压通气）可防止低氧血症，反而减轻了操作者的压力，更为安全。

肌肉松弛剂

虽然琥珀胆碱是提供快速气管插管条件的理想肌肉松弛剂，但 RSI 使用罗库溴铵也可接受。对于存在琥珀胆碱使用禁忌的患者，罗库溴铵 0.7 mg/kg 联合丙泊酚 2 ~ 3 mg/kg 可提供同样有效的气管插管条件[48]。RSI 的标准罗库溴铵剂量是 1 ~ 1.2 mg/kg，该剂量可能导致新生儿肌肉松弛时间延长，引起拔管延迟。麻醉医生必须平衡肌松起效时间慢和肌松时间延长的风险。新生儿的琥珀胆碱剂量为 2 mg/kg。

婴幼儿使用琥珀胆碱有几个注意事项。新生儿对按照正常每千克体重计算的药量并不敏感，临床需要更高剂量。肌肉完全松弛一般发生在 20 ~ 30 s，婴幼儿不会发生肌颤。新生儿使用琥珀胆碱时肌松持续时间较短。琥珀胆碱不推荐儿科患者常规使用，RSI 也并非常规气管插管方法。琥珀胆碱可诱发恶性高热。如果患儿使用琥珀胆碱后作用时间延长，需要考虑血浆假性胆碱酯酶缺乏症的可能[49]。

麻醉维持

麻醉维持一般选择吸入麻醉剂，异氟烷和七氟烷是目前最常用的药物。氧化亚氮可减少吸入麻醉剂用量，但用于腹腔镜手术可引起肠胀气，使腔镜暴露困难。开腹和腹腔镜手术中，一般也不需要追加肌肉松弛剂，尤其是使用罗库溴铵进行气管插管时。术中建议采用带有适当水平的 PEEP 正压通气。输注含有葡萄糖的液体，以避免新生儿由于糖原储存减少发生低血糖。对乙酰氨基酚（静脉使用剂量为 10 ~ 12.5 mg/kg、经直肠给药剂量为 30 ~ 45 mg/kg）可用于术后镇痛[50-51]。一般通过直肠或食管探头监测体温。考虑到与 PS 相关的脑脊液碱中毒导致呼吸抑制和和术后呼吸暂停的风险，一般应避免使用阿片类药物[25, 52]。对于存在术前呼吸暂停史的患者，瑞芬太尼可能是替代吸入麻醉药的较好选择。Galinkin 等[53] 研究发现，接受幽门肌切开术的足月婴儿术前和术后均会发生呼吸暂停，麻醉中使用瑞芬太尼维持的患儿组较使用氟烷维持的患儿组发生术后呼吸暂停的风险更低。

苏醒

需在患儿清醒后拔除气管导管。保证吸入麻醉药排出，使用非去极化肌肉松弛剂后应进行拮抗，患儿自主呼吸恢复且呼气末 CO_2 正常。患儿应完全清醒、有活力，并表现出有目的性动作；理想状态下患儿应睁眼。当以上标准均符合时，仍需确保拔除气管导管后患儿会立即哭泣和咳嗽。麻醉诱导用药和气道设备应随时可用，以免紧急需要重新气管插管。

镇痛治疗

幽门肌切开术的镇痛治疗最常由外科医生进行切口局部浸润以及使用对乙酰氨基酚。新生儿局麻药的最大推荐剂量为加或不加肾上腺素的 0.25% 布比卡因 2.5 mg/kg（1 mg/kg 0.25% 布比卡因）[54]。静脉使用对乙酰氨基酚比较常用，尽管在这种情况下经直肠给予对乙酰氨基酚也有较长的使用历史。经直肠一次性给予负荷剂量为 30～45 mg/kg 的对乙酰氨基酚一般认为安全且有效[50-51]。

PS 患者通常应避免常规使用阿片类药物。众所周知，孕后年龄小于 60 周的早产儿，早产越早，全麻术后发生呼吸暂停的风险越大[41]。虽然风险肯定存在，然而对于足月婴儿全麻后发生呼吸暂停的概率并不清楚[55]。新生儿对阿片药物的反应不同于成人，更容易发生阿片类药物相关性呼吸抑制，可能机制是新生儿血脑屏障不完整导致更高浓度的阿片药物到达中枢神经系统[56]。阿片药物在新生儿中代谢也较慢，导致血浆浓度较高，消除半衰期延长[57]。PS 患者存在与脑脊液碱中毒相关的呼吸暂停风险，值得注意的是，即使血液酸碱平衡已纠正，这种风险也可能持续存在[23, 58]。Habre 等[59]开展了一项关于幽门肌切开术术后镇痛的研究，结果发现布比卡因切口浸润可将对其他镇痛药物（对乙酰氨基酚）治疗的需求延迟到 9 h。需要注意的是，研究发现术中使用阿片药物的病例，10% 的患儿术后需要给予纳洛酮拮抗。如果医务人员认为必须使用阿片类药物，则需非常谨慎。患者清醒拔管后且有合适监测的条件下，给予最低有效剂量的阿片类药物。

Breschan 等[40]也建议布洛芬和曲马多用于术后镇痛，但这些药物通常不用于新生儿。

术后管理

麻醉后监护室（post anesthetic care unit，PACU）的注意事项包括：

1. 确保足够的氧合和通气。
2. 保证有效镇痛。
3. 促进早期喂养。
4. 确保适当的输液管理，避免发生低血糖。

从手术室转运至 PACU 过程中，所有患儿应吸氧。在 PACU 常规吸氧，直至患儿呼吸状态恢复到术前水平[25]。所有幽门切开术后的患儿转运到儿科病房后，均应给予心电监护和呼吸监测 24 h[3]。患儿出现任何呼吸状态改变时，均应在 PACU 观察直至稳定。呼吸状况持续改变的患儿应送至 PICU 继续观察。

如果患儿痛苦和表现出疼痛行为，可谨慎使用阿片类药物。给予最小剂量 0.02 mg/kg 的吗啡（常见每 4 kg 使用 0.1 mg）可能有效治疗疼痛。建议近期接受幽门环肌切开术的患者需要使用阿片类药物镇痛时，应进入 PICU 密切监护。病房内患儿的镇痛一般只能使用对乙酰氨基酚 10～15 mg/kg，可经静脉、口服或直肠给药，每 6 h 一次[3]。

现代的术后管理提倡早期喂食，术后几小时内喂食安全，可加速患儿完全喂食的耐受性。早期喂食也可使患者在术后 24～48 h 即可出院[60]。允许哭闹患儿在 PACU 喝糖水可以起到神奇的安抚效果，或许可以避免使用额外的止痛药。

含葡萄糖的维持液应在 PACU 继续使用。术后存在低血糖的风险，故含糖液体输注不应突然停止[61]。当患者可进行全肠内营养时，静脉输液方可停止。

建议

1. PS 是一种相对常见的疾病。所有麻醉医师均应熟悉这种疾病的病理生理学，并清楚其对麻醉的影响，只有具有丰富儿科麻醉经验的麻醉医生才能为新生儿实施麻醉。

2. 术前必须纠正容量状态、酸碱紊乱和电解质异常，并复查实验室检查确认和记录。

3. 气管插管全身麻醉是目前开腹和腹腔镜下行幽门肌切开术的标准麻醉方式。

4. 所有与新生儿麻醉相关的问题均应注意，尤其是必须防止术中低体温和低血糖的发生。

5. 一般认为 PS 患者为饱胃，故应采取一切预防误吸的措施。麻醉诱导选择 RSI 或清醒气管插管技术均能有效预防误吸，不推荐面罩加压通气进行麻醉诱导。

6. 琥珀胆碱和罗库溴铵可作为新生儿 RSI 的有效肌肉松弛剂。

7. 全麻诱导前，应通过经口胃管吸引减少胃液量，以降低误吸风险。

8. 患儿的迷走神经张力较交感神经高，应在置入胃管和 RSI 前静脉给予阿托品（10 ～ 20 µg/kg，最低剂量为 100 µg）。

9. 术中和术后应避免使用阿片类药物，PS 患者术后呼吸暂停和呼吸抑制的风险较大。外科医生行局麻浸润以及给予对乙酰氨基酚可提供足够的镇痛。

参考文献

1. Puri P, Lakschmanadass G. Hypertrophic pyloric stenosis. In: Puri P editor. Newborn surgery. Oxford: Butterworth-Heinemann; 1996. p. 266–71.

2. Oshiro K, Puri P. Pathogenesis of infantile hypertrophic pyloric stenosis: recent progress. Pediatr Surg Int. 1998;13:243–52.

3. Pandya S, Heiss K. Pyloric stenosis in pediatric surgery, an evidence-based review. Surg Clin N Am. 2012;92:527–39. doi:10.1016/j.suc.2012.03.006.

4. Huang IF, Tiao MM, Chiou CC, et al. Infantile hypertrophic pyloric stenosis before 3 weeks of age in infants and preterm babies. Pediatr Int. 2011;53:18–23.

5. MacMahon B. The continuing enigma of pyloric stenosis of infancy: a review. Epidemiology. 2006;17(2):195–201.

6. Ramstedt WC, Clinic R, Sprincer D. Proffered review infantile hypertrophic pyloric stenosis: a review. Br J Surg. 1982;69:128–35.

7. Leck I. Descriptive epidemiology of common malformations. Br Med Bull. 1976;32:45–52.

8. Kerr AM. Unprecedented rise in incidence of infantile hypertrophic pyloric stenosis. Br Med J. 1980;281:714–5.

9. Knox EG, Armstrong E, Hayes R. Changing incidence of infant hypertrophic pyloric stenosis. Arch Dis Child. 1983;58:582–5.

10. Tam PKH, Chan J. Increasing incidence of hypertrophic pyloric stenosis. Arch Dis Child. 1991;66:530–1.

11. Spicer RD. Infantile pyloric stenosis: a review. Br J Surg. 1982;69:128–35.

12. Joseph TP, Nair RR. Congenital hypertrophic pyloric stenosis. Ind J Surg. 1974;36:221–3.

13. Stringer MA, Bereton RJ. Current management of infantile hypertrophic pyloric stenosis. Br J Hosp Med. 1990;43:266–72.

14. Finsen VR. Infantile pyloric stenosis-unusual family incidence. Arch Dis Child. 1979;54:720–1.

15. Carter CO, Evans KA. Inheritance of congenital pyloric stenosis. J Med Genet. 1969;6:233–54.

16. Carter CO. Inheritance of congenital pyloric stenosis. Br Med Bull. 1961;17:251–4.

17. Panteli C. New insights into the pathogenesis of infantile pyloric stenosis. Pediatr Surg Int. 2009;25(12):1043–52.

18. Woolley MM, Bertram FF, Asch MJ, et al. Jaundice, hypertrophic pyloric stenosis, and hepatic glucoronyl transferase. J Ped Surg. 1974;9:359–63.

19. Benson CD, Lloyd JR. Infantile pyloric stenosis: a review of 1,120 cases. Am J Surg. 1964;107:429–33.

20. Hernanz-Schulman M. Pyloric stenosis: role of imaging. Pediatr Radiol. 2009;39(Suppl 2):134–9.

21. Malcom GE 3rd, Rios CC, Del Rios M, et al. Feasibility of emergency physician diagnosis of hypertrophic pyloric stenosis using point-of-care ultrasound: a multi-center case series. J Emerg Med. 2009;37(3):283–6.

22. MacDonald NJ, Fitzpatric GJ, Moore KP, et al. Anaesthesia for congenital hypertrophic pyloric stenosis: a review of 350 patients. Br J Anaesth. 1987;59:672–7.

23. Daly AM, Conn AW. Anaesthesia for pyloromyotomy: a review. Can Anaesth Soc J. 1969;16:316–20.

24. Rasmussen L, Hansen LP, Pederson SA. Infantile hypertrophic pyloric stenosis: the changing trend in treatment in a Danish County. 1987;22:953–5.

25. Bissonnette B, Sullivan PJ. Pyloric stenosis. Can J Anaesth. 1991;38(5):668–76.

26. Steward DJ. Manual of pediatric anesthesia. 2nd ed. New York: Churchill-Livingstone Inc; 1985.

27. Goh DW, Hall SK, Gornall P, et al. Plasma chloride and alkalaemia in pyloric stenosis. Br J Surg. 1990;77:922–3.

28. Hatch DJ, Sumner E. Congenital pyloric stenosis. In: Hatch DJ, Sumner E, editors. Neonatal anaesthesia and perioperative care, 2nd ed. London: Edward Arnold Publishers; 1981. p. 145–7.

29. Garcia VF, Randolph JG. Pyloric stenosis: diagnosis and management. Pediatr Rev. 1990;11(10):292–6.

30. Oomen MWN, Hoeksra LT, Bakx R, et al. Open versus laparoscopic pyloromyotomy for hypertrophic pyloric stenosis: A systematic review and meta-analysis focusing on major complications. Surg Endosc. 2012;26:2104–10. doi:10.1007/s00464-012-217-y.

31. Sola JE, Neville HL. Laparoscopic versus open pyloromyotomy: a systemic review and meta-analysis. J Pediatr Surg. 2009;44(8):1631–7.

32. Lukac M, Antunovic SS, Vujovic D, et al. Is abandonment of nonoperative management of hypertrophic pyloric stenosis warranted? Eur J of Pediatr Surg. 2013;23(1):80–4. doi:10.1055/s-0032-1333114.

33. Yamataka A, Tsukada K, Yokoyama-Laws Y, et al. Pyloromyotomy versus atropine sulfate for infantile hypertrophic pyloric stenosis. J Pediatr Surg. 2000;35(2):338–41, discussion 342.

34. Kawahara H, Takama Y, Yoshida H, et al. medical treatment of infantile hypertrophic pyloric stenosis: should we always slice the: olive? J Pediatr Surg. 2005;40(12):1848–51.

35. Consensus statement on the use of anesthetic and sedative drugs in infants, toddlers, and preschool children (Draft 2014 revision). International anesthesia research society. http://www.smarttots.org/resources/consensus.html. Accessed 31 Jul 2015.

36. Moyao-Garcia D, Garza-Leyva M, Velazquez-Armenta EY, et al. Caudal block with 4 mg/kg (1.6 ml/kg) of bupivacaine 0.25% in children undergoing surgical correction of congenital pyloric stenosis. Paediatr Anaesth. 2002;12:404–10.

37. Willschke H, Manchata A, Rebhandl W, et al. Management of hypertrophic pyloric stenosis with ultrasound guided single shot epidural anaesthesia-a retrospective analysis of 20 cases. Pediatr Anesth. 2011;21:110–5. doi:10.111/j.1460-9592.2010.03452.x.

38. Somri M, Gaitini LA, Vaida SJ, et al. The effectiveness and safety of spinal anaesthesia in the pyloromyotomy procedure. Paediatr

Anaesth. 2003;13:32–7.

39. Islam S, Larson SD, Kays DW, et al. Feasibility of laparoscopic pyloromyotomy under spinal anesthesia. J Pediatr Surg. 2014;49: 1485–7. doi:10.1016/j.jpedsurg.2014.02.083.

40. Breschan C, Jost R, Stettner H, et al. Ultrasound-guided rectus sheath block for pyloromyotomy in infants: a retrospective analysis of a case series. Pediatr Anesth. 2013;23:1199–204. doi:10.111/pan.12267.

41. Kurth CD, LeBard SE. Association of postoperative apnea, airway obstruction, and hypoxemia in former premature infants. Anesthesiology. 1991;75:22–6.

42. Cook-Sather SD, Tulloch HV, Liacouras CA, et al. Gastric fluid volume in infants for pyloromyotomy. Can J Anaesth. 1997;44 (3):278–83.

43. Steven IM, Allen TH, Sweeney DB. Congenital hypertrophic pyloric stenosis: the anaesthetist's view. Anaesthesia Intensive Care. 1973;1(6):544.

44. Scrimgeour GE, Leather NWF, Perry RS, et al. Gas induction for pyloromyotomy. Pediatr Anesth. 2015;25:677–80. doi:10.111/pan. 12633.

45. Cook-Sather SD, Tulloch HV, Cnaan A, et al. A comparison of awake versus paralyzed tracheal intubation for infants with pyloric stenosis. Anesth Analg. 1998;86:945–51.

46. Wang JT, Mancuso TJ. Ultrasound assessment of the gastric contents for the guidance of the anaesthetic strategy in infants with hypertrophic pyloric stenosis: a prospective cohort study. Pediatr Anesth. 2015;25:652–3. doi:10.111/pan.12690.

47. Eich C, Timmermann A, Russo SG, et al. A controlled rapid-sequence induction technique for infants may reduce unsafe actions and stress. Acta Anaesthesiol Scand. 2009;53:1167–72. doi:10.111/j.1399-6576.2009.02060.x.

48. Ghazal E, Amin A, Wu A, et al. Impact of Rocuronium versus succinylcholine neuromuscular blocking drug choice for laparoscopic pyloromyotomy: is there a difference in time to transport to recovery? Pediatr Anesth. 2013;23:316–21. doi:10.111/j.1460-9592.2012.03912.x.

49. Gregory GA. Pharmacology. In: Gregory GA, editor. Pediatric Anesthesia 4th ed. Australia: Churchill Livingstone; 2002. p. 5–33.

50. Montgomery CJ, McCormack JP, Reichert CC, et al. Plasma concentrations after high dose (45 mg/kg) rectal acetaminophen in children. Can J Anaesth. 1995;42:982.

51. Birmingham PK, Tobin MJ, Henthorn TK, et al. Twenty-four-hour pharmacokinetics of rectal acetaminophen in children: an old drug with new recommendations. Anesthesiology. 1997;87:244.

52. Holl JW. Anesthesia for abdominal surgery. In: Gregory GA, editor. Pediatric Anesthesia 4th ed. Australia: Churchill Livingstone; 2002. p. 569–80.

53. Galinkin JL, Davis PJ, McGowan FX, et al. A randomized multicenter study of Remifentanil compared with halothane in neonates and infants undergoing pyloromyotomy. II. Perioperative breathing patterns in neonates and infants with pyloric stenosis. Anesth Analg. 2001;93:1387–92.

54. Sethna NF, Berde CB. Pediatric regional Anesthesia. In: Gregory GA, editor. Pediatric Anesthesia 4th ed. Australia: Churchill Livingstone; 2002. p. 270–2.

55. Noseworthy J, Curan C, Khine HH. Postoperative apnea in a full term infant. Anesthesiology. 1989;70:879.

56. Kupfergerg HG, Way EL. Pharmacologic basis for the increased sensitivity of the newborn rat to morphine. Pharmacol Exp Ther. 1963;151:105.

57. Koren G, Butt W, Chinyanga H, et al. Postoperative morphine infusion in newborn infants: assessment of disposition characteristics and safety. J Pediatr. 1985;107:963.

58. Mendenhall MK, Ahlgren EW. Anesthetic considerations in surgery for gastrointestinal disease. Surg Clin North Am. 1979;59:905–17.

59. Habre W, Schwab C, Gollow I, et al. An audit of postoperative analgesia after pyloromyotomy. Paediatr Anaesth. 1999;9:253–6.

60. Puapong D, Kahng D, Ko A, et al. Ad libitum feeding: safely improving the cost-effectiveness of pyloromyotomy. J Pediatr Surg. 2002;37(12):1667–8.

61. Shumake LB. Postoperative hypoglycemia in congenital hypertrophic pyloric stenosis. South Med J. 1975;68:223–4.

56 气管食管瘘

Herodotos Ellinas

周磊 尹晴 译 刘岗 张鸿飞 校

病例

孕龄 34 周的新生儿，出生 1 天，重 2000 g，现至手术室拟行气管食管瘘修补术。

生命体征：体温 36.8℃，呼吸 42 次/分，心率 135 次/分，血压 55/30 mmHg，吸空气时 SpO₂ 99%，胃管经口置入左隐静脉 24 G 静脉留置针置入，以 8 ml/h 输注 10% 葡萄糖

1. 如何定义气管食管瘘？

气管食管瘘（tracheoesophageal fistula，TEF）是一种先天性畸形，由气管食管间隔异常发育所致。关于 TEF 的胚胎学起源有几种理论，但均未得到明确证实。气管和食管从前肠发育，约在妊娠第 4 ~ 5 周。前肠畸形导致呼吸道和胃肠道未能完全分离，气管和食管之间出现连接。新生儿发病率约为 1/4000 ~ 1/3000，男性居多（25:3）[1]。

2. TEF 的类型有哪些？

最著名的分类系统是 Gross 和 Vogt 分型（表 56.1）。

如下所示，TEF 可分为伴或不伴食管闭锁（esophageal atresia，EA）的类型。最常见类型是 C/3b，食管闭锁（食管为盲端结构），气管远端有瘘管[2-3]。

3. 与 TEF 相关的其他畸形有哪些？

TEF 新生儿约 25% ~ 50% 伴其他先天性畸形，如先天性心脏病、泌尿生殖系统异常、胃肠道疾病、骨骼异常和中枢神经系统疾病[4]。这些异常缩写为 VACTERL［椎体异常（Vertebral anomalies）、肛门闭锁（imperforate Anus）、先天性心脏病（Congenital heart disease）、TEF/EA、肾异常（Renal anomalies）、肢体异常（Limb anomalies）]（表 56.2）。

CHARGE 综合征［眼部缺损（Coloboma of the eye）、心脏缺陷（Heart defects）、鼻后孔闭锁（Atresia of the choanae）、生长发育迟缓（Retardation of growth/development）、泌尿生殖系统异常（Genitourinary anomalies）、耳缺损/耳聋（Ear defects/deafness）]是与 TEF 相关的一种罕见畸形[3, 5-9]。染色体异常也可与 TEF 相关，特别是 18（25%）、13 和 21（1%）三体。因此，产前一旦宫内确诊该病，应考虑进行染色体核型分析。

表 56.1 Gross 和 Vogt 分类[2-3]

	食管发育不全	单纯食管闭锁	近端 TEF/远端食管闭锁	远端 TEF/近端食管闭锁	近端/远端 TEF	无食管闭锁，H 型 TEF	食管狭窄
Gross		A	B	C	D	E	F
Vogt	1	2	3a	3b	3c	4	
占比（%）		10	1	85	1	3	

表 56.2 VACTERL 先天性异常

异常	
脊柱椎体	半胸椎、椎体缺失 / 增加、脊柱侧凸
肛门直肠	肛门闭锁和（或）无肛
心脏	室间隔缺损（最常见）、房间隔缺损、法洛四联症、主动脉缩窄、右侧主动脉弓、永存动脉干、大血管转位
气管食管瘘	气管食管瘘
食管闭锁	食管闭锁
肾	发育不全、尿道下裂、多囊肾、单脐动脉
四肢	桡骨发育不全 / 畸形，多指 / 并指

4. 产前诊断如何进行？

由于胎儿无法吞咽羊水，母体羊水过多，随后由于宫内体积增加导致早产，其与 TEF 相关。此外，超声检查中胃泡缺失有助于诊断。但这些发现为非特异性，产前检出率约为 40% ～ 50%[11-12]。

5. TEF 患儿的临床表现是什么？

TEF 患儿在出生后第 1 周即可出现症状，表现为流涎过多、咳嗽、憋气、喂食时发绀，以及经口 / 经鼻置入胃管无法超过 7 ～ 10 cm。分娩后，可通过拍片发现不透射线的口咽导管无法进入胃腔而确认诊断[1, 5]。

6. 该新生儿如何进行术前管理？

基于上述内容，术前必须评估其他先天性异常。除非患儿病情极其严重，需行紧急手术以挽救生命，否则术前必须请新生儿科专家评估。对于诊断为 TEF 的小儿，必须进行的检查包括超声心动图评估是否存在先天性心脏病，肾超声评估肾异常信息，以及胸片。血液检查评估电解质异常。此外，建议评估血清葡萄糖（尤其是早产儿存在分泌物增加，需要频繁吸引）、当前血色素和血细胞比容（早产儿）[13]。

气管食管缺损最常见的类型是食管上段形成盲端（C/3b 型 TEF），经鼻 / 经口置入胃管进行间歇吸引可防止发生误吸和继发的误吸性肺炎。如考虑发生肺炎 / 脓毒血症，需给予抗生素治疗。怀疑或明确以上诊断时，应尽快实施头高位并停止喂养[6]。

7. 如何实施麻醉诱导？

- 所有患者推荐采用标准的 ASA 监测并进行体温监测和主动加温措施，以避免低体温和出血风险。
- 容量复苏必要时应建立外周多静脉通路（可能的话选择 22G 留置针）。
- 先天性异常的新生儿给予近红外光谱（near-infrared spectroscopy，NIRS）和（或）动脉有创监测。
- 确保经鼻 / 经口置入的胃管与吸引器相连且能正常使用。
- 可采取不同的麻醉诱导方法。快速序贯诱导（rapid sequence induction，RSI）是可行的方法之一，无论是否进行环状软骨按压，即使已置入胃管，发生肺部误吸的风险仍较高。麻醉医生必须考虑到未得到有效处理的 TEF 患儿进行正压通气的潜在风险：胃明显膨胀导致膈肌升高，继发严重的呼吸障碍，可能导致心搏骤停。如果已经置入胃部减压管，可考虑正压通气。
- 用于 RSI 的药物：镇静剂［如丙泊酚（2 mg/kg）］、琥珀胆碱（2 ～ 3 mg/kg）或非去极化肌松剂［如罗库溴铵（较大剂量 1.2 mg/kg）］。格隆溴铵 10 ～ 15 μg/kg 用于预防心动过缓并减少分泌物。

8. 如果外科医生计划进行硬质支气管镜检查，你的麻醉计划是否改变？

硬质支气管镜检查是为了手术修补前评估气道异常（是否有之前未发现的继发性 TEF、气管软化以及定位瘘的位置）。根据瘘的大小决定进行气管插管或单侧支气管插管，同时也决定是否需要使用肌松药。如果瘘口较大，有研究建议可使用 Fogarty 球囊导管置入以封闭瘘口，确保患儿机械通气有效[12]。因此，许多麻醉医生建议选择静脉或吸入缓慢诱导，保留自主呼吸，保证外科医生在硬质支气管镜检查时能有充足的时间检查瘘口（并使用 Fogarty 球囊导管堵塞）。多数医生推荐患儿保留自主呼吸，以避免正压通气（positive pressure ventilation，PPV）引起胃肠胀气并继发通气障碍的不利影响。这一技术推荐的药物包括吸入麻醉药、丙泊酚或瑞芬太尼，以及声带局部麻醉（1% ～ 2% 利多卡因，最大剂量 4 mg/kg）。虽然氯胺酮可以保留自主呼吸，但其具有与神经凋亡相关以及增加分泌物的副作用，常作为二线药物使用[13]。

9. 支气管软镜和硬镜检查有哪些相关并发症？

气道如果没有充分麻醉，并发症可包括呼吸暂停、咳嗽伴喉痉挛、支气管痉挛和低氧血症[14]。

10. 右侧主动脉弓的意义是什么？

TEF 修补手术的体位一般取左侧卧位，肩下置入巾卷，右侧开胸入路。右侧主动脉弓患者可能需要从左侧开胸，以利于充分暴露 TEF 并降低损伤主动脉的风险。值得注意的是，对于右侧主动脉弓患者，也可通过右侧开胸入路成功完成 TEF 修补术[15]。

11. 胸腔镜手术的优点有哪些？

- 减少应激反应，和其他患儿微创手术的优点一致。
- 避免开胸手术以及由此发生的肋骨融合 / 挛缩和后期的严重脊柱侧凸。
- 更好地显示解剖结构，观察瘘管活动并结扎。
- 术后疼痛更少。
- 美观[16-17]。

12. 胸腔镜入路的缺点是什么？

- 熟练掌握手术的学习曲线较长。
- 吻合口的缝合，技术难度高。
- 术后吻合口狭窄的发生率更高。
- 充气后血流动力学不稳定（静脉回流减少、大血管受压）[17]。

13. 术中如何实施麻醉维持计划？

新生儿外科手术中常使用吸入麻醉剂，但需注意新生儿心肌尚不发达，当暴露于吸入麻醉剂，尤其是高剂量时，可能出现明显的血流动力学失代偿。阿片类药物（如瑞芬太尼和芬太尼）常用于降低应激反应，尤其在麻醉诱导进行气道操作时。如果术中平稳且瘘管结扎顺利，使用低剂量阿片类药物（或完全避免阿片类药物）可能有利于术后拔除气管导管。如果能安全拔管，则首选拔除气管导管，可将气管导管对吻合口的压迫降至最低。然而，一旦需要紧急再次气管插管，可能损伤新鲜的吻合口。因此，必须对术后早期拔除气管导管的获益与手术室或 ICU 重新气管插管的风险进行权衡后决定。

14. 如果术中 TEF 修复时出现通气困难，应如何处理？

TEF 修补术中通气困难的发生率约为 10%[13, 18]。理想的气管导管放置位置（对于 C 型 TEF）在 TEF 的远端，位于气管隆嵴上方。但如果瘘管距离气管隆嵴非常近，气管导管可能需要向下置于右主支气管。新生儿无法较好地耐受单肺通气，尤其是存在心脏异常和（或）术前合并呼吸系统问题时。气管导管位置不当、分泌物过多或血块阻塞气管导管，以及外科医生对肺部的操作，均可导致通气不足。根据瘘管和气管导管的位置，进行调整以改善通气。如果误插入瘘管，需要回撤气管导管，在瘘口封闭前可行手动通气。如果瘘口较大（＞3 mm），在手术封闭前可用 Fogarty 球囊导管封堵瘘口。如持续通气困难，应考虑外科放置胃管或减压装置进行紧急胃肠减压。术前即存在呼吸困难的早产儿，应行紧急经胸 TEF 结扎，并在 8 ～ 10 天内进行二期修补完成手术[13]。

15. 术后拔除气管导管需要考虑哪些因素？

- 需考虑伴发的其他疾病（如是否存在心脏异常和呼吸窘迫）。
- 机械通气的需求不高。
- 术中血流动力学和呼吸状态稳定。
- 修补手术较简单。
- 手术持续时间[13]。
- 适当的意识水平。
- 镇痛完全。

- 肌松作用完全逆转。

16. 围手术期疼痛如何处理?

开胸手术术后患儿一般保留气管导管,术中足量使用阿片类药物可减少支气管镜检查时的气道并发症并降低手术应激。术中/术后可持续输注阿片类药物,直到考虑拔除气管导管为止。也可进行胸段硬膜外麻醉(或经骶管置入导管至胸段),使用局麻药(可选择伍用阿片类药物),同时联合吸入麻醉,实施平衡麻醉技术[19]。硬膜外麻醉可改善婴儿腹部大手术后对手术刺激的反应,但由于清除率较成人低,新生儿持续使用局麻药应谨慎[13]。

17. TEF 修补术后有哪些并发症[20-21]?

- 胃食管反流(gastroesophageal reflux,GER)是最常见的长期并发症。
- 继发于 GER 的食管或喉部狭窄。
- 气管软化。修复手术患者严重气管软化的发生率< 10%,但常需要再次气管插管。
- 吻合口漏(发生率高达 20%),部分可自发修复,或术后即发现后需要手术修补。
- TEF 复发。
- 开胸术后发生脊柱侧凸。
- TEF 相关的咳嗽症状,可见于儿童。
- 吞咽困难,但可随年龄增加而改善。
- 术后持续性气管壁憩室。当患儿以后需要进行其他手术和气管插管时,如出现插管后呼气末 CO_2 读数消失和通气胸部起伏不良,须考虑是否存在气管壁憩室。经验丰富的儿科麻醉医生清楚这种情况,即这些患儿长大后需要进行其他手术时可能出现上述问题,但对于相对缺乏经验的麻醉新手来说,这一解剖异常可能会让其措手不及。

18. 长期预后指标有哪些?

目前有三种不同的分级系统可以提供关于生存率的信息:最早由 Waterson 在 1962 年提出,Spitz 在 1994 年进行了修改,最新版本由 Okamoto 在 2009 年修改。最初版本包括三个预后因素:出生体重、先天性异常和是否发生肺炎。后两种分级系统由于肺炎发生相对罕见而去除了这一项。构成三种分级系统中主要风险的因素是心脏异常(特别是导管依赖性病变[22])。存在心脏异常时,生存率可从 100% 降至 30%。出生体重< 2 kg 同时合并严重心脏缺陷时,生存率为 27%[4, 12]。

参考文献

1. Lauder G, Hume-Smith H. Anaesthesia for specialist surgery in infancy. Anaesth Intensive Care Med. 2014;15(3):116–25.
2. Gross RE, DeBakey ME. The surgery of infancy and childhood; its principles and techniques. Philadelphia: Saunders; 1953. p. 1000.
3. Vogt E. Congenital esophageal atresia. Am J Roentgenol. 1929;22 (463–464):465.
4. Dave S, Bajpai M, Gupta DK, Agarwala S, Bhatnagar V, Mitra DK. Esophageal atresia and tracheo-esophageal fistula: a review. Indian J Pediatr. 1999;66(5):759–72.
5. Holzman RS, Mancuso TJ, Polaner DM. A practical approach to pediatric anesthesia. Seco ed. Philadelphia, PA: Wolters Kluwer; 2016. p. 384–90.
6. Brett C, Davis PJ. Anesthesia for general surgery in the neonate. Smith's Anesth Infants Child. 2011:554–588.
7. Roberts JD, Romanelli TM, Todres ID. Neonatal emergencies. Pract Anesth Infants Child. 2009:747–766.
8. Krosnar S, Baxter A. Thoracoscopic repair of esophageal atresia with tracheoesophageal fistula: anesthetic and intensive care management of a series of eight neonates. Paediatr Anaesth. 2005;15(7):541–6.
9. The charge syndrome foundation (1993–2015). www.charge syndrome.org. Accessed Sep 2015.
10. Scott D. Esophageal atresia/tracheoesophageal fistula overview. In: Pagon RA, Adam MP, Ardinger HH, Wallace SE, Amemiya A, Bean LJH, Bird TD, Dolan CR, Fong CT, Smith RJH, Stephens K, editors. SourceGeneReviews® [Internet]. Seattle (WA): University of Washington, Seattle; 1993–2015. 12 Mar 2009 (updated 2014 Jun 12).
11. Houben CH, Curry JI. Current status of prenatal diagnosis, operative management and outcome of esophageal atresia/tracheo-esophageal fistula. Prenat Diagn. 2008;28(7):667–75.
12. Broemling N, Campbell F. Anesthetic management of congenital tracheoesophageal fistula. Paediatr Anaesth. 2011;21(11):1092–9.
13. Knottenbelt G, Costi D, Stephens P, Beringer R, Davidson A. An audit of anesthetic management and complications of tracheo-esophageal fistula and esophageal atresia repair. Paediatr Anaesth. 2012;22(3):268–74.
14. Parolini F, Boroni G, Stefini S, Agapiti C, Bazzana T, Alberti D. Role of preoperative tracheobronchoscopy in newborns with esophageal atresia: a review. World J Gastrointest Endosc. 2014;6(10):482–7.
15. Bicakci U, Tander B, Ariturk E, Rizalar R, Ayyildiz SH, Bernay F. The right-sided aortic arch in children with esophageal atresia and tracheo-esophageal fistula: a repair through the right thoracotomy. Pediatr Surg Int. 2009;25(5):423–5.
16. Rothenberg SS. Thoracoscopic repair of esophageal atresia and tracheoesophageal fistula in neonates, first decade's experience. Dis Esophagus. 2013;26(4):359–64.
17. Laberge JM, Blair GK. Thoracotomy for repair of esophageal atresia: not as bad as they want you to think! Dis Esophagus. 2013;26(4):365–71.
18. Davidson A. Anesthetic management of common pediatric emergencies. Curr Opin Anaesthesiol. 2013;26(3):304–9.

19. Lonnqvist PA. Regional anaesthesia and analgesia in the neonate. Best Pract Res Clin Anaesthesiol. 2010;24(3):309–21.

20. Gayle JA, Gomez SL, Baluch A, Fox C, Lock S, Kaye A. Anesthetic considerations for the neonate with tracheoesophageal fistula. Middle East J Anaesthesiol. 2008;19(6):1241–54.

21. Burge DM, Shah K, Spark P, et al. Contemporary management and outcomes for infants born with oesophageal atresia. Br J Surg. 2013;100(4):515–21.

22. Diaz LK, Akpek EA, Dinavahi R, Andropoulos DB. Tracheoesophageal fistula and associated congenital heart disease: Implications for anesthetic management and survival. Paediatr Anaesth. 2005;15(10):862–9.

57 先天性心脏病：房室间隔缺损

Viviane G. Nasr, Annette Y. Schure

刘美玉　朱斌斌　译　刘岗　张鸿飞　校

病例

　　一名 3 个月大、体重 3.5 kg、正常足月顺产的男婴，出生时诊断为 21 三体综合征及先天性心脏病，急诊行腹股沟疝修补术。原计划将在下周对患儿进行房室间隔缺损修补术，但不幸的是，由于难复性右侧腹股沟疝急诊入院。

用药史	呋塞米
过敏史	无已知药物过敏
既往史	21 三体综合征，腹股沟疝

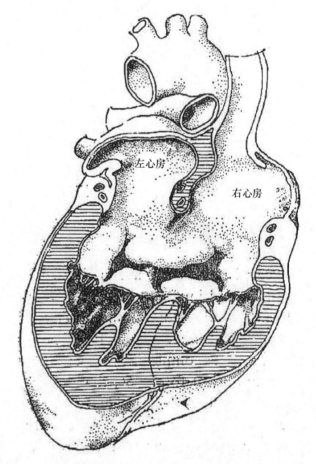

图 57.1　心脏横断面，显示完全性房室间隔缺损患者的二尖瓣和三尖瓣，以及共同的房间隔和室间隔缺损［Reproduced from Böök K, Björk V. O, Thorén C.（1986）"Complete atrioventricular canal." In:（Wu Y and Peters RM, eds.）International Practice in Cardiothoracic Surgery. Dordrecht: Springer Netherlands, pp.779-785］

第一部分

1. 什么是房室间隔缺损？

　　先天性心脏病是最常见的出生缺陷，约每 100 名新生儿中就有 1 例患有先天性心脏病。先天性心脏病的表现范围波动较大：部分缺损会随时间推移而自行愈合（动脉导管未闭、较小的房间隔缺损或室间隔缺损的自发闭合），部分患儿需要多次手术，甚至心脏移植（单心室病变）[1]。

　　房室间隔缺损（atrioventricular canal defects, AVC）占先天性心脏病的 4%～5%。

　　房室间隔缺损是一种以房间隔缺损、室间隔缺损和一个或两个房室瓣缺损为特征的多发畸形（详见下文）（图 57.1）。

　　房室间隔缺损常被称为"混合性病变"。取决于缺损的大小和肺循环、体循环的血管阻力，来自右侧心脏的非氧合血液和来自左侧心脏的氧合血液在心脏内混合，决定了动脉血氧饱和度。

　　可能存在左向右、右向左或双向分流。

2. 什么是左向右分流？

　　在左向右分流中，来自心脏左侧的氧合血液从体循环分流至肺循环，导致容量超负荷、心排血量不足、充血性心力衰竭和肺水肿。

例如，较大的室间隔缺损、完全性房室管伴肺血管阻力降低。

3. 什么是右向左分流？

在右向左分流时，来自心脏右侧的非氧合血液从肺循环分流，直接进入体循环，导致发绀和组织氧合不良。典型例子是法洛四联症合并肺动脉狭窄，这是最常见的发绀型心脏病之一。

4. 什么是双向分流？

双向分流时，分流方向通常随心动周期改变，收缩期与舒张期不同。

5. 为什么该患儿 3 月龄时拟实施心脏手术，而未在诊断时即手术？

出生时肺血管阻力相对较高，但随着时间的推移，肺动脉逐渐成熟，肺血管阻力逐渐降低。除了存在杂音外，许多房室间隔缺损的患者开始时并无症状，可以使用利尿剂和减少后负荷的血管紧张素转化酶抑制剂进行药物治疗。随着肺血管阻力的进一步下降，约在 2～3 个月时达到最低点，患者出现左向右分流增加和肺循环超负荷的表现，导致充血性心力衰竭和生长缓慢。此外，复杂的外科修复手术更容易在年龄较大或体型较大的患儿中实施[2]。

6. 如何评估该患儿？需要特别关注什么？

与所有腹股沟疝患者相似，需要评估该患者的禁食状态、是否存在肠鸣音 / 梗阻或呕吐。就其心脏状况而言，回顾病史、现有影像学检查、目前用药，评估患者是否存在充血性心力衰竭（如发育不良、喂养不良、进食时出冷汗、呼吸急促、反复呼吸道感染史等）或肺动脉高压（肝大、呼吸急促、发绀）的症状和体征至关重要。

25% 的先天性心脏病患者有其他异常或相关综合征，而该患儿已诊断为 21 三体综合征，因此，全面评估潜在的气道问题、骨骼异常或内分泌问题非常

重要。房室间隔缺损也可与德乔治综合征（DiGeorge Syndrome）、法洛四联症或右心室双出口相关[3]。

7. 体格检查时重点关注哪些内容？

体格检查时应关注充血性心力衰竭的症状和体征：呼吸急促、胸壁内陷或鼻翼扇动等呼吸做功增加的表现、啰音、恶病质、肝大、心动过速、四肢发冷、脉搏无力、毛细血管充盈延迟和花斑样皮肤。

以心脏检查为重点，可能的体征有心前区搏动活跃、第一心音正常或增强、S2 宽而固定的分裂、肺动脉区收缩期杂音伴震颤、心尖区全收缩期杂音并向腋下传导，以及胸骨左缘舒张中期隆隆样杂音[3]。

8. 需要做哪些术前检查？为什么？

术前检查应包括：①近期的超声心动图检查，评估心室功能、房室反流的严重程度和分流方向；②心电图，反映心律和心房或心室肥厚；③胸部 X 线，检查是否存在肺水肿、肺部浸润和心脏增大。

除了影像学检查外，还需要进行实验室检查，以明确是否存在红细胞增多症（继发于发绀）、贫血（生理性最低点或继发于营养不良）和电解质紊乱（特别是呕吐和利尿治疗引起的低钾血症）。

9. 21 三体综合征的麻醉注意事项有哪些？

21 三体综合征的麻醉注意事项包括（除心脏缺陷外）颈椎不稳、舌体大、气管短且狭窄、肌张力低下、血管通路建立困难、甲状腺功能异常和早期肺动脉高压。

10. 术前血氧饱和度为 95%。如果血氧饱和度只有 82%，是否影响麻醉管理策略？

动脉氧饱和度降低是房室间隔缺损患者的不良征兆，可由肺动脉高压或低心排血量引起。本病例中，鉴别诊断应包括：

- 继发于肺血流量增加或血管重塑（伴血管反应性增加）的肺动脉高压
- 并存肺动脉狭窄
- 肺水肿

- 低心排血量，组织氧合降低，混合静脉低氧饱和度
- 误吸或呼吸道感染

显然，麻醉管理取决于最可能的病因，但应考虑肺动脉高压危象的风险增加、可能需要使用正性肌力药、有创监测及适当的术后监测（ICU）。

11. 该患儿行腹股沟疝修补术，如何进行麻醉诱导？

采取静脉麻醉诱导，以维持循环稳定（肺血管阻力/全身血管阻力比值稳定）和通气正常为目标，同时避免过度通气和高 FiO_2。高 PaO_2 和低 $PaCO_2$ 可降低肺血管阻力，将增加左向右分流，降低体循环心排血量。

此外，必须排出静脉导管中所有可能的气泡，以预防空气栓塞。

12. 影响肺血管阻力的因素有哪些？

增加肺血管阻力的因素包括缺氧、高碳酸血症、酸中毒、肺不张、血细胞比容高和交感神经刺激。

降低肺血管阻力的因素包括氧气、低碳酸血症、碱中毒、功能残气量正常、血细胞比容低、交感神经刺激减弱。

13. 如何管理气道？

气道管理包括全身麻醉下行气管插管，以控制呼吸和供氧。也要避免可能继发于嵌顿疝的肺误吸。在麻醉诱导、支气管痉挛、缺氧或酸中毒、咳嗽或苏醒时憋气，可能发生逆向分流（右向左）并伴有严重低血压或肺循环阻力增加。

14. 是否行有创监测？为什么？

应开放两条外周静脉通路，一条用于推注药物，另一条（例如颈外静脉管道）用于正性肌力药物。如果不能开放外周静脉，则应放置中心静脉导管（例如颈内静脉）。如果患者在接受腹股沟疝修补术时出现心力衰竭表现或诱导时循环不稳定而需要持续复苏，此时需要动脉内置管行有创血压监测。

15. 100% FiO_2 下进行麻醉诱导和正压通气后，血压从 70/40 mmHg 下降到 40/20 mmHg，如何鉴别诊断？如何治疗？

在高 FiO_2 的麻醉诱导和过度通气后，肺血管阻力显著下降，导致左向右分流增加和体循环心排血量下降。全麻诱导后交感神经张力下降通常会导致明显的低血容量，特别是长期接受利尿剂治疗的容量不足的患者中。使用抑制心肌的麻醉药物，如强效吸入麻醉药，会进一步降低心室功能和心排血量。治疗包括调整通气参数以优化肺血管阻力（降低 FiO_2，降低呼吸频率以提高 CO_2 浓度等），必要时给予容量治疗和正性肌力药支持。对于长期利尿治疗的患者，缓慢注射氯化钙或葡萄糖酸钙也会有帮助。

16. 是否需要预防心内膜炎？

这类手术不建议预防心内膜炎。虽然房室间隔缺损被认为是一种未修复的发绀型先天性心脏病，但对于常规的胃肠道或泌尿生殖系统手术，不再推荐预防心内膜炎。

根据美国心脏协会 2007 年指南，在涉及牙龈组织或口腔黏膜的牙科手术，有以下情况时需要预防心内膜炎[4]：

- 有用于心脏瓣膜修复的人工心脏瓣膜或人造材料。
- 既往有心内膜炎病史。
- 先天性心脏病
  - 未修复的发绀型先天性心脏病，包括姑息性分流和导管。
  - 手术或导管介入治疗 6 个月内，使用人造材料或装置完全修复先天性心脏病。
  - 未完全修复的先天性心脏病，在修复部位或邻近修复补片或修复装置部位有残留缺陷（会抑制内皮化）。
- 因心脏瓣膜病行心脏移植的患者。

17. 顺利完成腹股沟疝修补术后，外科医生希望在当天晚些时候让患儿出院，你同意吗？

术后肺动脉高压危象的风险仍然存在。因此，

除了常规生命体征监测外，患者需要术后留院观察24 h，以确保充分的疼痛控制和血氧饱和度监测。

第二部分

顺利康复 1 周后，患儿准备行房室间隔缺损修复术。

1. 房室间隔缺损与房间隔缺损或室间隔缺损有何不同？

房室瓣存在异常使这类畸形有别于其他类型的心内膜垫缺损，如房间隔缺损（atrial septal defects，ASD）和室间隔缺损（ventricular septal defects，VSD）。

2. 房室间隔缺损在胚胎学中如何形成？

所有房室间隔缺损均由胎儿发育第 5 周时心内膜垫不完全融合所致。起源于原始中胚层的四个心内膜垫形成房室瓣、房间隔和室间隔。房室间隔的心房部分由心内膜垫组织向单心房后壁生长发育而来。房室间隔的心室部分是心内膜垫组织向心尖部生长的结果。随着心内膜垫组织不断向右和向左生长，三尖瓣和二尖瓣形成。

3. 房间隔缺损

5% ～ 10% 的先天性心脏病是单纯的房间隔缺损，但多数房间隔缺损是其他复杂病变的一部分。可根据其在隔膜中的位置进行分类：

（1）卵圆窝内继发孔型缺损。

（2）与二尖瓣小裂隙相关的原发孔型缺损。

（3）上、下腔型静脉窦缺损，常伴有部分肺静脉异常反流。

（4）冠状窦（coronary sinus，CS）缺损。

房间隔缺损是一种简单的分流，通常是左向右分流，导致右心房和右心室进行性扩张。小的局限性缺损分流量小，通常在出生后的最初几年内自行关闭。大的缺损无分流限制，可能需要手术治疗（使用介入封堵或手术修复）[5]。

4. 室间隔缺损

室间隔缺损占所有先天性心脏病的 20% ～ 25%，是最常见的心脏缺损。室间隔缺损是室间隔上的一个或多个开口，由此左、右心室之间形成交通。

（1）位于肺动脉瓣正下方的漏斗间隔内的肺下或嵴上缺损。

（2）位于隔膜的主动脉下区域的膜或膜周缺损，这些缺损约占所有室间隔缺损的 70% ～ 80%。

（3）圆锥隔心室型室间隔缺损：类似于膜周缺损，但在室间隔前上部位。

（4）入口型或管道型缺损：房室瓣附近的后间隔。

（5）肌部缺损：位于下部小梁间隔，常有多处缺损，可为顶部缺损、肌间缺损、前部缺损或后部缺损（瑞士奶酪型室间隔缺损）。

30% ～ 40% 的室间隔缺损，特别是较小的缺损，会自发关闭，其余的通常表现为逐渐增加的左向右分流和充血性心力衰竭[1, 5]。

5. 不同类型的房室间隔缺损

房室间隔缺损分为完全和不完全性缺损。不完全性房室间隔缺损有独立的房室瓣。虽然房室瓣异常，但右侧为三尖瓣而左侧为二尖瓣，并伴有心房缺损或心室缺损，或两者兼而有之。通常，二尖瓣前叶存在裂隙，造成一定程度的二尖瓣关闭不全。当仅出现原发性房间隔缺损时，通常是指部分性房室间隔缺损。当出现原发性房间隔缺损合并较小的室间隔缺损时，通常是指移行性房室间隔缺损。完全性房室间隔缺损有一个共同的房室瓣膜，通常有五个小叶和一个大的瓣口，同时有房间隔缺损和室间隔缺损。

6. 完全性房室间隔缺损有几种类型？

根据共同房室瓣前桥叶索状附着物的位置不同，分为 Rastelli A、B、C 三型：

（1）A 型：前桥叶以多索附着物附着于室间隔，左心室流出道狭窄延长。

（2）B 型：前桥叶由异常乳头肌附着于室间隔右心室侧。

（3）C 型：前桥叶不附着于室间隔，"自由漂浮"。Rastelli C 型最常见，由定义可知前叶与室间隔并无附着点，因此"漂浮"在室间隔之上。

7. 什么是平衡型房室间隔缺损？

平衡型缺损是指共同的房室瓣膜均匀地位于两个心室之上。不平衡型缺损是指房室瓣膜在两个心室上的位置不等，因此一个心室功能较好而占主导地位，另一个心室通常发育不良。

8. 房室间隔缺损还可能与哪些其他异常相关？

房室间隔缺损通常与其他大的心脏或心外畸形有关，与法洛四联症和德乔治综合征（DiGeorge syndrome）尤其有关。20% ~ 50% 的 21 三体综合征患者中存在房室间隔缺损，15% 的努南综合征（Noonan's syndrome）患者和 5% 的 Ellis-van Crefeld 综合征患者也存在房室间隔缺损。

第三部分

1. 如何对这名接受心脏手术的患儿进行评估？有什么需要特别注意？

对该患儿的评估包括：详细的病史采集，对现有诊断检查和实验室结果进行分析，以及全面体检，特别是对气道、心脏状况和血管通路做重点检查

（参见第一部分问题 6 ~ 9）。

2. 需要关注哪些术前检查？是否需要进行心脏介入检查？

术前检查包括超声心动图、心电图、胸部 X 线、实验室检查（见上文第一部分）。如果进行了心脏介入检查，重要观察指标包括肺血管阻力、Q_P：Q_S（分流率，或肺血流量与全身血流量之比）和饱和度。对于右心室和肺动脉压等于或接近体循环压的大型房室间隔缺损患者，通过检查肺血管阻力的升高是否对氧气和（或）一氧化氮有反应来确定是否适合手术治疗，这一点非常重要。

3. 一氧化氮如何发挥作用？

吸入一氧化氮可选择性地降低肺动脉高压，改善多种疾病状态下的通气血流比。一氧化氮对于肺的选择性是基于其气体状态、小剂量和亲脂性，其与血红蛋白快速结合并快速失活，可防止全身血管扩张。

4. 成人与儿童体外循环有何不同？

婴幼儿和儿童体外循环的考虑因素包括：循环量小、氧耗率高、反应性肺血管床、器官系统不成熟、体温调节能力差、对微栓子的耐受性差、存在心内外分流。图 57.2 总结了成人和儿童体外循环的

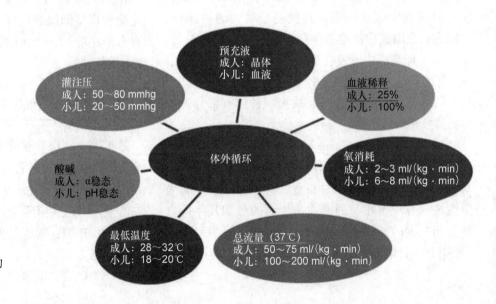

图 57.2 成人和小儿体外循环的比较[1, 6]

不同之处[6]。

5. 该患儿手术中需要哪些监测？是否需要特殊设备？

完全性房室间隔缺损修复手术需要的监测包括 5 导联心电图、有创动脉监测（以便持续监测血压和血液学检查）。必要时可放置一条中心静脉导管以输注正性肌力药物，行混合静脉氧饱和度测量，以及近红外光谱分析监测脑氧饱和度。

6. 如何对该患儿实施麻醉诱导？

因为控制通气是控制肺血管阻力最可靠的方法，所以在麻醉诱导时及时可靠地控制气道至关重要。目标为使用较低的吸入氧浓度，并将 $PaCO_2$ 维持在 35 ~ 40 mmHg。吸入麻醉诱导适用于缺损小、无二尖瓣反流、无肺动脉高压的婴幼儿。在分流大和肺血流量高的患者中，心脏储备功能通常有限或已经耗竭。此外，二尖瓣反流使左心室容量负荷额外增加，进一步限制心脏储备。芬太尼静脉诱导和维持麻醉可提供更好的血流动力学稳定。特别是对于有反应性肺血管床的患者，大剂量芬太尼有助于减缓手术刺激相关的肺血管阻力增加。此外，大剂量芬太尼抑制应激引起的全身血管阻力增加，从而减少二尖瓣反流量。

7. 麻醉诱导后，吸入氧浓度为 21% 时血氧饱和度为 90%。患者的心排血量是否可满足全身组织氧供的需要，应如何评估？

假设仅存在左向右分流，则此氧饱和度数值代表肺静脉存在非氧合情况（肺内分流或通气 / 血流不匹配），这也是间质性肺水肿的结果。在双向分流情况下，评估更为复杂。然而，有两个事实可以明确：①仅用 SaO_2 来代表 $Q_P：Q_S$ 并不恰当；②衡量全身氧供充分性的最好和最简单的指标是 SaO_2-$SsvcO_2$。上腔静脉血氧饱和度（$SsvcO_2$）可从中心静脉导管近端采血进行测量。另外，近红外光谱检测可作为替代混合静脉饱和度和心排血量的新兴标记物。

8. 手术修复过程

缺损的手术修复包括：①将共同的房室瓣组织分离成两个独立、功能完好、无狭窄的三尖瓣和二尖瓣。②关闭房间隔缺损原发口。③关闭室间隔缺损入口。

有两种不同的外科技术。补片技术使用单个补片关闭室间隔缺损和房间隔缺损，重建的房室瓣膜通过与补片缝合重新悬浮。当室间隔缺损较大并延伸至间隔的其他区域时（如法洛四联症），可能需要两个补片（心房和心室各一个补片）。当室间隔缺损入口较小时，房室瓣膜组织可向下缝合到室间隔的顶部，从而基本上关闭室间隔缺损。然后将补片缝合到室间隔的顶部，以关闭房间隔缺损[7]。

9. 手术的危险因素有哪些？

手术修复的危险因素包括：年龄小和早产、术前共同房室瓣功能不全的严重程度、术前心脏功能分级，以及合并的心脏和非心脏畸形。

10. 术后主要并发症有哪些？

术后主要并发症包括残余的室间隔缺损或房间隔缺损、残余的二尖瓣反流、完全性心脏传导阻滞和右心室功能不全[8]。

11. 房室间隔缺损一期修复后的总体死亡率和远期预后如何？

完全性房室间隔缺损一期修复的总死亡率 < 5%。远期存活率较好，多数情况下不需要再次手术。总体预后与左侧房室瓣修复有关[9]。

12. 缺损修补术后，如需实施非心脏手术，应关注哪些内容？

修复后的完全性房室间隔缺损患者可能出现残余的二尖瓣病变、肺动脉高压、右心室功能不全和包括心脏传导阻滞和窦房结功能障碍在内的心律失常。

参考文献

1. DiNardo JA, Zvara DA. Anesthesia for cardiac surgery. 3rd ed. Oxford: Blackwell Publishing; 2008 (Chapter 6).
2. Bent ST. Anesthesia for left-to-right shunt lesions. In: Andropoulos DB, Stayer SA, Russell IA, editors. Anesthesia for

congenital heart disease. Massachusetts: Blackwell Publishing Inc; 2005.

3. Keene JF, Lock JE, Fyler DC. Nadas' pediatric cardiology. 2nd ed. Philadelphia: Saunders; 2006.

4. Prevention of infective endocarditis: guidelines from the American Heart Association: a guideline from the American Heart Association Rheumatic Fever, Endocarditis, and Kawasaki Disease Committee, Council on Cardiovascular Disease in the Young, and the Council on Clinical Cardiology, Council on Cardiovascular Surgery and Anesthesia, and the Quality of Care and Outcomes Research Interdisciplinary Working Group. Circulation. 2007 Oct 9; 116 (15):1736–54.

5. Odegard KC, DiNardo JA, Laussen PC. Anesthesia for congenital heart disease. In: Gregory GA, Andropoulos DB, editors. Gregory's pediatric anesthesia. 5th ed. Oxford: Wiley-Blackwell; 2012.

6. DiNardo JA. Chapter 12 in Lake L, Booker PD: Pediatric Cardiac Anesthesia, 4th ed. Lippincott: Williams & Wilkins.

7. Jonas RA. Comprehensive surgical management of congenital heart disease. 2nd ed. New York: Oxford University Press Inc; 2014.

8. Pilchard J, Dadlani G, Andropoulos D, Jacobs JP, Cooper DS. Intensive care and perioperative management of patients with complete atrioventricular septal defect. World J Pediatr Congenit Heart Surg. 2010;1(1):105–11.

9. Ginde S, Lam J, Hill GD, Cohen S, Woods RK, Mitchell ME, Tweddell JS, Earing MG. Long-term outcomes after surgical repair of complete atrioventricular septal defect. J Thorac Cardiovasc Surg. 2015;150(2):369–74.

58 早产儿

Lisa M. Hammond

刘美玉　刘敏于译　刘岗　张鸿飞校

病例

29周龄早产儿，分娩后7天，体重900 g，拟行动脉导管未闭结扎术。

既往史	呼吸窘迫综合征
	低血糖
	低血压
	脑室出血，Ⅲ级
用药史	10% 葡萄糖 110 ml/（kg·d）输注
	多巴胺 5 μg/（kg·min）输注
	咪达唑仑 0.05 mg/（kg·h）输注
	根据需要给予芬太尼单次注射
过敏史	无已知药物过敏
体格检查	心率 166次/分，血压 53/32 mmHg，SpO₂ 93%（FiO₂ 30%）
	镇静状态
	气管插管，机械通气，PVC（压力控制模式）21/3×24，FiO₂ 30%
	心前区 3/6 级机械样杂音
	双侧啰音
	腹部轻度膨隆，肠鸣音阳性
	24 G 外周静脉通路，位于左隐窝
实验室检查	血细胞比容 29%，血小板 46 000/ml，其他无特殊

1. 如何定义早产？早产程度与发病率和死亡率有何关系？

早产儿定义为在 37 周孕龄（gestational age，GA）之前出生的婴儿。具体而言，这些婴儿可以定义为 27～32 周出生的低孕龄（low gestational age，LGA）新生儿，或者 23～27 周出生的极低孕龄新生儿（extremely low gestational age newborns，ELGAN）。此外，因为没有足够时间进行宫内发育，这些新生儿通常出生体重较低，因此可根据出生体重进一步分类。

- 低出生体重（Low birth weight，LBW）：< 2500 g。
- 极低出生体重（Very low birth weight，VLBW）：< 1500 g。
- 超低出生体重（Extremely low birth weight，ELBW）：< 1000 g。

与出生体重相比，孕龄与发病率和死亡率关系更密切，主要因为低孕龄与器官发育不成熟密切相关，而足月儿即使发生宫内生长受限（intrauterine growth restriction，IUGR）并由此导致低出生体重，也未出现上述问题[1]。

总体而言，随着产前糖皮质激素的使用、NICU 的专业化、机械通气治疗的进步以及多学科救治团队模式的发展，早产儿的发病率和死亡率显著下降。据估计，超低出生体重新生儿中，2011 年，三级 NICU 的总死亡率低于 30%，而 1980 年则超过 80%[2]。

2. 孕龄、实际年龄、孕后年龄和校正年龄有何不同？

这些均为定义新生儿围产期年龄的术语，因此也用于判断潜在的早产程度。

- 孕龄：最后一次月经期的第一天至分娩日之间的时间。
- 实际年龄：从出生至今的时间。
- 孕后年龄：孕龄＋实际年龄。

- 校正年龄：实际年龄减去不足月（足月为 40 周）的周数。

3. 早产儿需要考虑哪些心血管生理差异？

与成人相比，早产儿的心血管系统存在几个结构和功能上的差异。总体来说，心肌中结缔组织较多，收缩成分较少，对细胞外钙浓度的依赖性增加。心肌的顺应性也较差，Frank-Starling 曲线较平，因此，新生儿的心输出量在一定程度上依赖于前负荷，但容量增加较快时，液体超负荷的风险也增加。此外，与足月新生儿相比，早产儿的循环血容量较小，静脉给药后即使较小的冲洗量也会增加液体超载的风险。由于每搏输出量相对固定，与足月新生儿相比，早产儿对心率的依赖性更强。早产儿的心血管系统功能在基础 β 肾上腺素能刺激下几乎已经达到最大，因此对外源性儿茶酚胺的增强反应较差。

4. 什么是动脉导管未闭？其潜在影响有哪些？

动脉导管未闭（patent ductus arteriosus，PDA）是动脉导管持续开放的结果，动脉导管是主肺动脉和主动脉之间的通道血管，在宫内肺血管阻力较高而全身血管阻力较低的情况下，动脉导管优先将血液从肺循环分流至体循环。通常，动脉导管在出生后不久（约在分娩后 10 ~ 15 h）功能性闭合。导管闭合的确切机制尚不清楚，可能包括动脉氧分压升高、分娩后循环中前列腺素减少，以及肺扩张后缓激肽的释放。早产儿动脉导管的肌层较薄、收缩性差，对出生后动脉氧分压升高的反应减弱，导致闭合失败。此外，早产儿常患有呼吸窘迫综合征，由此导致表现为动脉血氧分压降低的低氧血症。

随着潜在肺部病理状况（如呼吸窘迫综合征）的治疗或改善，较低的肺血管阻力可使通过动脉导管的血液逆流，使血液优先从体循环分流至肺循环。通常导致肺血管充血，呼吸衰竭加重、低血压，最终导致左心衰竭。

5. PDA 如何诊断与治疗？

据估计，体重在 1000 g 以下的新生儿有 50%，体重在 1750 g 以下的新生儿有 20% 存在血流动力学变化而需要治疗的 PDA[3]。因此，临床对这一群体应高度怀疑是否患有此类疾病。

最初的临床表现可能为呼吸衰竭、心动过速、呼吸急促、脉压增宽和低血压的发作次数增加。体检也可能发现典型的机械样杂音。

超声心动图显示左心房增大可用于确诊。连续多普勒或彩色多普勒可用于确认肺动脉异常血流。

PDA 可采用内科或外科方法治疗。内科治疗包括限制液体，使用利尿剂，尽量减少外源性氧暴露和使用吲哚美辛。如果吲哚美辛有效，通常会在 24 h 内动脉导管关闭。如果吲哚美辛禁忌，或药物治疗失败，手术结扎是最终的治疗方法。

6. 什么是呼吸窘迫综合征？如何诊断与治疗？

呼吸窘迫综合征（respiratory distress syndrome，RDS）是威胁早产儿生命的肺部并发症。呼吸窘迫综合征与肺泡 II 型细胞产生的含磷脂的肺泡表面活性物质缺乏有关，这也是维持肺泡稳定性所必需的物质。这种疾病与早产儿的高死亡率相关，其发生率与早产儿的出生体重成反比。据估计，超低出生体重新生儿的发病率高于 86%，而低出生体重新生儿的发病率为 27% ~ 48%[3]。

患有呼吸窘迫综合征的新生儿临床表现为缺氧、发绀和呼吸急促。体格检查可能发现肋间和辅助呼吸肌回缩，以及肺部听诊时出现双侧啰音。胸部 X 线片常显示双侧弥漫性浸润。

母体类固醇激素和外源性新生儿表面活性物质的应用降低了呼吸窘迫综合征的严重程度，提高了新生儿的存活率。此外，优化机械通气治疗及吸入治疗性一氧化氮（inhaled nitric oxide，iNO）也可改善患者氧合。然而，尚无充分数据表明抢救或常规使用一氧化氮吸入可提高呼吸窘迫综合征早产儿的存活率[4]。

7. 呼吸窘迫综合征患儿如何进行机械通气？

因下列原因所致的呼吸窘迫综合征患者通常需要机械通气：①表面活性物质耗竭的肺泡最初扩张时所需的吸气压力较高；②肺总顺应性较差，由此导致的呼吸功增加；③明显肺不张情况下，通气/血流匹配不良导致的低氧血症。采取小潮气量（4 ~ 6 ml/kg）、较高的吸气频率、能维持氧饱和度在 90% ~ 94% 范围内的最小 FiO_2，以及能足以避免肺泡塌陷的呼气末正压通气（Positive end-expiratory pressure，PEEP），可减少早产儿的长期肺损伤[5]。此外，随机对照试验发现，使用允许性高碳酸血症（$PaCO_2$ 45～55 mmHg）短时间辅助通气，可降低支气管肺发育不良的发生率，而不会对神经发育造成不良影响[6]。对于传统机械通气治疗效果不佳的患者，高频振荡通气（high frequency oscillatory ventilation，HFOV）在早产儿呼吸窘迫综合征治疗中的使用日趋广泛。

8. 什么是支气管肺发育不良？严重程度如何分级？支气管肺发育不良意味着什么？

支气管肺发育不良（bronchopulmonary dysplasia，BPD）是一种早产儿的慢性肺部疾病，是在出生后长时间（几周）氧疗后肺部发生重塑的结果。与呼吸窘迫综合征类似，早产儿BPD的发生与出生体重成反比。肺实质损伤的机制是由机械通气（塌陷伤和容量伤比气压伤损伤程度更大）、氧中毒、感染或上述多种损伤综合所致。最终结果是发生不同程度的肺间质纤维化、大叶性肺气肿和气道反应性增加。这一系列问题可能导致需要长期氧疗、使用类固醇激素治疗或延长机械通气时间。BPD的分级基于孕后年龄36周时的严重程度指数，并已证明可以识别早产儿肺和神经发育不良结局的系列风险[2]。

- 轻度BPD：呼吸室内空气即可。
- 中等BPD：需要＜30%的FiO_2。
- 严重BPD：需要＞30%的FiO_2和（或）PPV（正压通气）或CPAP（持续气道正压通气）。

9. 什么是呼吸暂停？可能原因有哪些？

85%以上的早产儿可发生呼吸暂停，其发生率与孕龄成反比。呼吸暂停定义为呼吸停止持续超过20 s，或持续超过10 s伴有氧饱和度降低和（或）心动过缓。其发病机制分为中枢性和梗阻性两种。中枢性病因与中枢神经系统发育不成熟以及化学感受器对缺氧和高碳酸血症的敏感性降低有关。氧分压、肺机械力学、脑出血、体温过低，甚至气道刺激的突然变化可能加剧这种情况。梗阻的原因是咽部肌肉不协调，导致咽部和（或）喉部阻塞，并可能因残留麻醉作用而加重。与没有呼吸暂停的早产儿相比，有呼吸暂停的早产儿在高碳酸血症时并不会增加通气，从而延长了呼吸暂停的发作时间。由于反复发作的呼吸暂停导致低氧血症，增加了中枢神经系统损伤的可能[3]。早产儿呼吸暂停的主要治疗方法是使用甲基黄嘌呤（如咖啡因）。

那些有早产时呼吸暂停的患儿发生术后呼吸暂停的风险也增加。术后呼吸暂停的危险因素包括孕后年龄＜60周、血细胞比容＜30%和大手术。最大的危险因素是孕后年龄＜60周。呼吸暂停通常在术后1 h内出现，极早产儿可能持续到术后48 h。由于术后呼吸暂停在大手术后更为常见，有学者认为因手术引起的神经激素反应和疼痛可能在其中发挥一定作用。

新生儿呼吸暂停的治疗以密切观察、静脉注射甲基黄嘌呤（咖啡因、茶碱）、预防贫血和低血容量为重点。

10. 早产儿有低血糖或高血糖的风险吗？为什么？应如何管理？

早产儿有低血糖和高血糖的风险。因此，密切监测血糖在这一群体中至关重要。

早产儿糖原和体脂储存减少，易患低血糖。Whipple三联征（血糖降低、低血糖症状、血糖水平正常时症状消失）是诊断新生儿低血糖的经典方法。新生儿低血糖的临床症状包括神经过敏、发绀、癫痫、呼吸暂停、呼吸急促、微弱或高音哭泣、软弱无力、嗜睡、进食不良和翻白眼，其中许多在麻醉状态下无法察觉，可能延误或影响诊断。健康新生儿在出生后1～2 h血糖浓度通常低至30 mg/dl，可能进一步混淆诊断。对于无症状患儿何时应进行低血糖筛查或何种血糖水平需要治疗尚无明确共识[7]。对于血糖＜40～45 mg/dl的有症状患者和血糖＜35～40 mg/dl的无症状患者，合理的治疗方法是给予外源性葡萄糖（D10W输注80～100 ml/（kg·d），或D10W 2 ml/kg）。

新生儿高血糖在早产儿中也较常见，估计超过50%的超低出生体重儿发生高血糖。目前认为胰岛素分泌减少、外源性葡萄糖输注、围产期使用类固醇激素和肠外营养是新生儿高血糖的可能病因。高血糖的定义为血糖水平＞150 mg/dl，与脑室出血（intraventricular hemorrhage，IVH）、早产儿视网膜病变、潜在的神经发育迟缓和死亡的发病率增加有关。与宽松的血糖控制（BGC 8～10 mmol/L）相比，采取严格血糖控制（BGC 4～6 mmol/L）的患者死亡率并无明显变化，但低血糖的风险增加[8]。因此，应采取合理的治疗措施，包括输注胰岛素 0.01 U/（kg·min），并及时调节以实现宽松的血糖控制目标。

11. 早产对肾功能有何影响？

早产儿肾发育不全，整体肾单位更少且肾小球更小，因此肾功能下降。出生后 40 天内，早产儿因低心排血量、低血压和肾毒性药物继发肾损伤的风险显著增加，因为出生后的这段时间肾小球仍在继续形成阶段。由于肾不成熟，血浆肌酐水平通常最初升高，并在出生后 3 周内下降。早产儿也可能出现低钠血症，其严重程度与早产程度相关，是由于近端肾小管对钠和水的重吸收减少以及肾总的激素反应性降低所致[2]。

12. 什么是坏死性小肠结肠炎？主要表现有哪些？该患者存在坏死性小肠结肠炎的风险吗？

坏死性小肠结肠炎（necrotizing enterocolitis，NEC）是一种危及生命的疾病，包括腹胀、肠梗阻和肠穿孔的可能。其发生与孕龄成反比，估计超低出生体重早产儿的发病率为 5% ~ 10%。因此，该患儿存在 NEC 的风险。NEC 的发病机制尚不完全清楚，可能包括肠发育不良、肠黏膜缺血、抗生素治疗后继发的异常微生物定植、高免疫反应性肠黏膜、胃液碱化和低心排血量。

临床表现包括进食不耐受，因腹胀膈肌下降受限表现为腹部膨隆及呼吸功增加，嗜睡，体温不稳定，随后发展为低血压、脓毒症、凝血障碍和多系统器官衰竭。NEC 的发病可分为早期和晚期。早起发病在出生体重＞ 1000 g 的早产儿中更常见，通常发生在出生后 7 天内。晚期发病在出生体重＜ 1000 g 的早产儿中更常见，通常发生在出生 4 周后[9]。

13. 如何诊断和治疗 NEC？

NEC 诊断主要依靠临床，X 线检查发现肠壁（肠气肿）、胆道内气体以及腹腔内游离空气，可辅助诊断。临床疑似的情况下，结合放射学检查结果确定 Bell 分期，可帮助确定 NEC 的严重程度：

- Bell Ⅰ期：肠梗阻。
- Bell Ⅱ期：肠积气。
- Bell Ⅲa 期：肠积气＋全身性疾病。
- Bell Ⅲb 期：肠气肿＋全身性疾病＋穿孔。

NEC 的治疗可采取内科和（或）外科方法。核心是恰当的抗生素治疗、液体复苏和肠道休息。极端早产儿更有可能保守治疗失败，需手术治疗，死亡率高达 50%。明确的外科治疗包括剖腹手术、放置腹腔引流管和（或）切除坏死肠管。

14. 早产儿有患神经系统并发症的风险吗？什么是脑室内出血？

早产儿既有即刻发生围产期神经系统并发症的风险，也有发生长期神经发育异常的风险。脑室内出血（intraventricular hemorrhage，IVH）是因静脉血淤滞引起胚胎基质内未成熟血管内皮内层的破裂而导致的出血，通常发生在出生后几周内。IVH 常因出血后粘连性蛛网膜炎导致的脑积水而加重。发生 IVH 的危险因素包括早产、早期脓毒症、严重低 / 高碳酸血症、机械通气、使用血管加压药以及脑血流量、脑血容量或脑静脉压的快速波动。

IVH 根据头部超声对脑室内的出血程度进行评估分级：

- IVH Ⅰ级：出血仅限于生发基质。
- IVH Ⅱ级：出血蔓延至脑室系统。
- IVH Ⅲ级：出血延伸至脑室系统并伴有相应的脑室扩张。
- IVH Ⅳ级：出血超出脑室系统，进入脑实质。

与无 IVH 的早产儿相比，重度 IVH（Ⅲ级或Ⅳ级）的患者有更多的呼吸暂停危象、脑积水、脑室周围白质软化且住院时间更长。此外，无论级别如何，与没有 IVH 的早产儿相比，有 IVH 证据的早产儿长期神经发育结果较差[10]。

据估计，只有 25% 的超低出生体重婴儿在 5 岁前神经发育正常，而发育障碍，如脑瘫、认知缺陷、行为异常、听力或视觉障碍，以及较低的语言和智商表现分数司空见惯[11-12]。

15. 什么是早产儿视网膜病变（ROP）？该患者是否存在 ROP 的风险？能否降低发展为 ROP 的风险？

早产儿视网膜病变（retinopathy of prematurity，ROP）是由视网膜中梭形细胞损伤引起，可能导致永久性的视网膜瘢痕和视力损害。超低出生体重儿中发生率约为 50%，发病率与出生体重和孕龄成反比。因此，该患者存在发生 ROP 的显著风险。发病机制尚不完全清楚，但动脉氧合的波动和强光暴露为诱发因素，导致视网膜血管高氧性血管收缩、血管内皮生长因子诱导生成和自由基对视网膜的损伤。为降低发生 ROP 的风险，建议将 FiO_2 降至最低，维持 90% ～ 95% 的氧饱和度即可，从而限制氧自由基的产生，并减弱高氧对视网膜血管收缩的影响[2]。

16. 结合患儿年龄和大小，其血细胞比容为 29%，血小板计数为 $46×10^9/L$，是否正常？术前是否需要输血？

早产儿理想的血细胞比容仍存在争议，然而，无论是否为早产儿，对于任何出生 7 天的新生儿而言，血细胞比容为 29% 肯定偏低。此外，血细胞比容 < 30% 可能增加发生麻醉后呼吸暂停的风险。在氧饱和度降低和心排血量减少的情况下，为了改善组织氧输送，可尝试将早产儿的目标血细胞比容维持在 44% ～ 48% 这一合理范围。有研究观察了低出生体重早产儿宽松（血细胞比容 46%）和限制性（血细胞比容 34%）输血治疗的效果，结果发现，采取限制性输血治疗策略，脑实质内出血、脑室周围白质软化和呼吸暂停的发生率增加[13]。因此，术前可以给该患者输血。

超低出生体重早产儿血小板减少（< $150×10^9/L$）的发生率大于 70%。病因呈多因素，包括早期感染、血栓、弥散性血管内凝血（DIC）和严重出血[14]。新发血小板减少症是头部超声评估是否颅内出血的指征之一。对于临床出血和血小板 < $100×10^9/L$ 的患者，血小板 < $50×10^9/L$ 的早产儿预防出血，或其他有颅内出血明显危险因素的患者，术前可输注血小板[9]。

17. 早产儿的体温调节有何不同？

早产儿通过常见的四种传热机制来散热：辐射、传导、对流和蒸发。然而，因为表皮层缺乏角蛋白，皮肤成为半透膜，导致非显性液体丢失和蒸发明显增加，体温过低的风险显著增加[2]。并且因为用于绝缘的软组织和脂肪较少，表面积与质量比较大，传导和对流导致的热损失也增加。

与足月婴儿类似，早产儿的主要产热机制是棕色脂肪的非寒战性产热。棕色脂肪占早产儿体重的 2% ～ 6%，位于肩胛、纵隔、颈背以及肾和肾上腺周围。棕色脂肪通过能导致食物氧化的蛋白质解偶联作用产热，而不是通过高能磷酸键的分解产热[9]。

早产儿可能有完整的体温调节系统，但与足月婴儿或成人相比，由于控制范围较窄，仍可能出现体温不稳定。低体温状态下的体温调节，尤其是产热，是以耗氧量增加为代价。与正常体温的婴儿相比，这种体温调节可能损害早产儿的生长和发育[15]。

为了使早产儿的体温保持在最佳范围内，如果条件允许，送入手术室时应将早产儿置入双层保温箱转运。否则，婴儿应覆盖保鲜膜（Saran Wrap），盖上一条暖和的毯子，更重要的是，还要戴一顶帽子。有证据表明，当将裸体极低出生体重早产儿置于阴凉环境中时，使用一顶 3 层帽子可显著降低耗氧量，并扩大保温范围[9]。手术室应预热至 78 ～ 80°F（约 25.6 ～ 26.7℃），并准备好头顶加热灯和热气垫。

18. 早产儿的麻醉与成人有何不同？

早产儿中枢神经系统发育不全，循环中孕酮和 β 内啡肽浓度升高，因此与成人相比，挥发性麻醉药的最低肺泡有效浓度（minimum alveolar concentration，MAC）降低。由于更大的心肌抑制和外周对儿茶酚胺的反应降低，挥发性麻醉药对心血管的抑制作用增加。此外，早产儿的压力感受器反射通常发育不良，挥发性麻醉药使其进一步抑制[3]。因此，这些患者麻醉药物过量和心血管崩溃的风险增加。

19. 在早产儿中使用"浅麻醉"技术以防止血流动力学不稳定，该方法是否理想？

"浅麻醉"可能降低心血管崩溃的风险。然而，该方法也可能导致有害的颅内并发症。早产儿缺乏脑血流自动调节能力，麻醉深度不足导致的全身灌注压突然升高可能直接传导到脑循环。脑循环的波动与脑室出血有关。因此有意的"浅麻醉"对该患者群体并非理想。

20. 该早产儿手术时仅使用麻醉性镇痛药/肌松药是否可行？

芬太尼和其他阿片类药物具有良好的镇痛和中

度镇静作用。然而，这些药物产生的遗忘作用并不可靠，因此较少单独用于儿童或成人的麻醉。由于中枢神经系统不成熟，早产儿可使用芬太尼麻醉。由于年龄特点和中枢神经系统不成熟，这些患儿存在天生性遗忘。因此，该患者可以使用阿片类镇痛药。行PDA 结扎术开胸时，芬太尼 30 ～ 50 µg/kg 静脉注射，早产儿并未出现明显的心动过速或高血压，因此认为该剂量可产生足够的麻醉深度，防止血压波动可能导致的颅内损伤。此外，极低出生体重早产儿 PDA 结扎术时使用该技术，全身血压下降不到5%，因此对于心血管不稳定风险患者，芬太尼具有心血管稳定作用[2]。

21. PDA 结扎手术中，该患者需要哪些监护和血管通路？为什么？

这些患者通常会留置脐静脉和（或）脐动脉导管。如果这些导管位置正确，术中也可使用。在术中使用之前，应通过放射线检查确认导管位置，因为这些导管可能移位到其他位置而带来问题，如果未及时发现，可能导致并发症。脐静脉导管的理想位置是下腔静脉头侧，然而，错置于门静脉和脾静脉也屡有发生。已知与留置和新放置脐静脉导管相关的并发症包括肝血肿、血管内血栓、内膜损伤、心房穿孔、心包积液和腹膜内移位[16]。脐动脉导管的理想位置可能是 T6 和 T9 之间的膈肌上方，或 L3 和 L5 之间的主动脉分叉上方。放置于膈肌上方可减少血管并发症、减少主动脉血栓、延长导管寿命[16]。

如果中心静脉不可用，则仅使用外周静脉通路完成手术。动脉导管位于主动脉和肺动脉近段，因此可能发生活动性和突发性出血。所以，如果需要，静脉通路应足以进行快速液体复苏。浓缩红细胞应即刻可用。如果有创动脉通路不容易建立，也可以进行无创血压监测。应注意右上肢（导管前血压）与其他肢体的体循环压力（导管后血压）之间的平均梯度差异。脉搏血氧饱和度测定仪也应注意导管前与导管后位置的差异。这将有助于最终结扎前确认血管正确[2]（译者注：以免错误将主动脉当作 PDA 结扎）。PDA 结扎成功后，全身的舒张压和平均压应增加；导管后脉搏血氧饱和度消失可能提示误扎主动脉，需要立即引起重视。

22. 手术剥离过程中，血氧饱和度从 94% 急剧下降到 80%，并伴有心动过缓，可能的病因是什么？如何处理？

早产儿由于肺顺应性差、功能残气量降低、肺不张、通气 / 血流匹配不良，以及气管内导管被分泌物和（或）血液堵塞而容易出现低氧血症。此外，手术对肺的压迫也需重点考虑，特别是术中血氧饱和度突然变化时。PDA 结扎术采用左侧开胸入路，同侧肺萎陷，导致肺阻力增加而肺顺应性降低，常导致中等程度的低通气伴继发性低氧血症和心动过缓[3]。此时应停止手术操作，并暂时以 100% 氧进行手动肺复张。

由于这些复杂的心肺动力学变化，以及通常采用大剂量麻醉性镇痛药 / 肌肉松弛的麻醉技术，此类患儿需保留气管插管送至新生儿重症监护病房（neonatal intensive care unit，NICU），以稳定心肺生理并等待麻醉苏醒。

23. 如何才能在手术结束时，以及在将早产儿送往新生儿重症监护病房时，将其风险降至最低？

与足月儿相比，早产儿在完成手术后应更小心地去除手术巾单。早产儿通常体格较小，手术台覆盖手术巾单的情况下确定其确切位置也有难度。有可能在去除手术巾单时错误拔除气管导管和（或）静脉或动脉导管。因此，此时需提高警惕。运送至 NICU 过程中应使用监护仪持续监测，并尽量缩短转运时间。应通过使用加热的早产儿保温箱、保鲜膜、保暖毯和帽子来实现积极主动的保温。为了避免早产儿高氧的后果，应使用气囊面罩通气或机械通气进行转运，并将吸入氧浓度降至最低，以维持足够的氧饱和度。当把患儿转交给 NICU 团队时，麻醉医师的工作才算结束[3]。

参考文献

1. Holzman R, Mancuso T, Polaner D. A practical approach to pediatric anesthesia. Lippincott Williams & Wilkins; 2006.
2. Cote C, Lerman J, Anderson B. Practice of anesthesia for infants and children. 5th ed. Elsevier Saunders; 2013.
3. Yao F. Anesthesiology, problem-oriented patient management. 6th ed. Lippincott Williams & Wilkins; 2008.

4. Kumar P. Use of inhaled nitric oxide in preterm infants. Pediatrics. 2014;133(1):164–70.

5. Thome UH, Ambalavanan N. Permissive hypercapnia to decrease lung injury in ventilated preterm neonates. Semin Fetal Neonatal Med. 2009;14:21–7.

6. Miller JD, Carlo WA. Safety and effectiveness of permissive hypercapnia in the preterm infant. Curr Opin Pediatr. 2007;19: 142–4.

7. Adamkin DH. Postnatal glucose homeostasis in late-preterm and term infants. Pediatrics. 2011;127(3):575–9.

8. Alsweiler JM, Harding JE, Bloomfield FH. Tight glycemic control with insulin in hyperglycemic preterm babies: a randomized controlled trial. Pediatrics. 2012;129(4):639–47.

9. Fanaroff AA, Fanaroff JM. Klaus and Fanaroff's care of the high risk neonate. 6th ed. Elsevier Health Sciences; 2013.

10. Mancini MC, Barbosa NE, Silveira S. Intraventricular hemorrhage in very low birth weight infants: associated risk factors and outcome in the neonatal period. Rev Hosp Clin. 1999;54(5):151–4.

11. Mikkola K, Ritari N, Tommiska V, et al. Neurodevelopmental outcome at 5 years of age of a national cohort of extremely low birth weight infants who were born in 1996–1997. Pediatrics. 2005;116:1391–400.

12. Peterson BS, Vohr B, Staib LH, et al. Regional brain volume abnormalities and long-term cognitive outcome in preterm infants. JAMA. 2000;284:1939–47.

13. Bell EF, Strauss RG, Widness JA, Mahoney LT, Mock DM, Seward VJ, Zimmerman MB. Randomized trial of liberal versus restrictive guidelines for red blood cell transfusion in preterm infants. Pediatrics. 2005;115(6):1685–91.

14. Christensen RD, Henry E, Wiedmeier SE, Stoddard RA, Sola-Visner MC, Lambert DK, Ainsworth S. Thrombocytopenia among extremely low birth weight neonates: data from a multihospital healthcare system. J Perinatol. 2006;26(6):348–53.

15. Glass L, Silverman W, Sinclair J. Effects of the thermal environment on cold resistance and growth of small infants after the first week of life. Pediatrics. 1968;41:1033.

16. Appearance N, Positions A, Schlesinger AE, Braverman RM, Dipietro MA. Neonates and umbilical venous catheters: normal appearance, anomalous positions, complications, and potential aid to diagnosis. Am J Roentgenol. 2003;180(4):1147–53.

17. Lou HC, Lessen PH, Fris-Hansen B. Impaired autoregulation of cerebral blood flow in the distressed newborn infant. Pediatrics. 1979;94:118.

第十二部分
重症监护

Suzanne Klainer

59

创伤麻醉

Kevin Handy

刘美玉　朱斌斌　译　刘岗　张鸿飞　校

在美国，创伤是 45 岁以下人群的头号死因，也是所有年龄段的第四大死因。这种巨大的影响不仅体现在美国全国每年有数百万条生命损失，也体现在每年因此产生的医疗费用超过 1000 亿美元[1]。创伤患者入院时，常需要麻醉医师协助处理困难气道、在手术室处理危重患者，并在重症监护病房维持患者生命体征稳定。熟悉创伤评估和处理为创伤患者提供了最佳的生存机会。

作为气道管理、建立静脉通路、复苏和疼痛管理的专家，麻醉医师在管理创伤患者方面具有不可替代的作用。从患者到达急诊室、手术室及术后 ICU 的每个阶段，麻醉医师均发挥重要作用。

病例

一名 45 岁戴头盔的男摩托车司机，与汽车迎面相撞后被送到急诊室。据报道，汽车司机疑似酒驾，以每小时 35 英里（约 56 km/h）的时速与摩托车相撞。摩托车司机在距离现场 25 英尺（约 7.6 m）的地方被发现，格拉斯哥昏迷评分（GCS）为 13 分。到达急诊室后，患者神志状况恶化，进行气管插管行气道保护。

用药史	羟考酮 5～10 mg 按需服用
	赖诺普利
	阿托伐他汀
过敏史	无
既往史	慢性腰痛
	高血压
	高脂血症

体格检查	神经系统：GCS 8，瞳孔对光反应迟钝
	心血管系统：心动过速伴心音低沉，无明显杂音
	肺部：左侧呼吸音减弱
	胃肠道：肠鸣音存在；腹部柔软，触诊疼痛，无法进一步检查
	泌尿生殖系统：Foley 导尿管置入后发现少量出血
	皮肤：面部多处擦伤，胸骨处明显瘀伤，双下肢多处浅表擦伤

1. ATLS（高级创伤生命支持）院前阶段的主要内容有哪些？

院前阶段包括急救服务的到达、现场急救和救治各方的动员。这一阶段的关键部分是确定距离最近、医疗资源充足的医院，以便院内创伤团队在患者到达时即在场并可第一时间救治患者。使患者稳定是这一时期的主要目标之一。气道管理、识别及减缓外出血和制动是关键的第一步，同时最大限度地减少现场滞留时间。如果可能，应获得患者和周围事件的简要病史。受伤时间和机制对于迟发性损伤的识别至关重要[2]。

2. ATLS 院内阶段的主要内容有哪些？

如果相关部门已通知到位，创伤救治小组应做好准备并在专门的创伤急救区域等待患者。所有必要的设备应在患者抵达前准备就绪并进行有效性测试，包括气道设备、加温液体和参与救治人员的防护设备。一旦患者到达，该救治小组应立即进行**初**

次评估（primary survey）[2]。

3. 创伤患者的初次评估包括哪些内容？

初次评估遵循"ABCDE"原则。**气道（Airway）**：气道检查应首先从尝试让患者说话开始。如果能够无痛苦地发出声音，那么气道方面不大可能会立即危及生命。应及时进行气道吸引和检查，以发现潜在的气道梗阻或异物。合并多系统受累的创伤患者可能有潜在的颈椎损伤，故在气道操作过程中保持颈椎稳定非常必要。反复评估（repeated assessment）气道是关键，因为气道梗阻可发生在任何时候，特别是意识模糊或消失的情况下。如果患者GCS评分 < 8分，可能需要气管插管。

呼吸（Breathing）：不能因为气道通畅就认为呼吸有效。肋骨骨折、气胸、血胸等情况下正常的气体交换功能受损，这些均应在初次诊查时明确。**循环（Circulation）**：广义的循环包含血流动力学评估。出血（Hemorrhage）是创伤后可预防性死亡的主要原因[2]。循环系统的评估首先包括确定意识状态、皮肤颜色和脉搏强度。可以是明显的外出血，也可以是难以评估的内出血，如腹膜后出血。应直接加压和（或）使用止血带控制快速的外出血，同时考虑潜在缺血的风险。最有可能快速出血的部位包括胸部、腹部、腹膜后和骨盆。

初次评估应继续发现潜在的神经功能**障碍（Disability）**。通过GCS评分判断意识状态，多次评估有助于指导后续治疗（例如，需要气管插管、头部成像等）。**暴露与控制环境（Exposure and Environmental control）**：包括充分暴露患者，并移除环境中的任何危险物品。经常需要去除患者衣物且非常必要，但检查时应注意随后可能发生的低体温。

4. 患者到达时，最快的评估方法是什么？

简单询问患者姓名，并让其解释发生了什么，就可向检查者提供许多关于其身体和意识状态稳定的线索。没有痛苦的发声提示患者气道和呼吸状态暂时不受影响，可以思考和处理近期事件表明循环灌注充足而神经功能受损的可能性较小。**多次重新评估（frequently reassess）**患者非常必要，因为任一系统均可能没有明显预兆情况下迅速衰竭。

5. 什么是再次评估？应从何时开始？

再次评估（secondary survey）应在初次检查完成，并已采取适当措施稳定患者生命体征后立即开始。包括对患者从头到脚进行更详细的评估，并进行必要的影像学检查。重新评估GCS是重要的第一步，因为在初次检查后，GCS可能迅速变化。然后应进行全面的体格检查（full physical exam），并安排适当的影像学检查（平片、CT、MRI等）。此时可进行FAST（创伤超声重点评估）检查、超声四切面视图检查（右上腹、左上腹、耻骨上、心包），可发现腹部或心包积液[3]。

体格检查过程中，应详细了解患者病史及周围事件是如何发生，但未必能从患者身上获得这些信息，可能需要直接向其家人、朋友和现场目击者咨询。缩写"AMPLE"有助于医务人员对患者进行查体：应详细了解**过敏史（Allergies）**，尤其是曾危及生命的过敏；认真询问患者**用药史（Medications）**，据此可能发现潜在的慢性疾病；全面掌握**既往疾病/治疗史（Past Illness/Medical history）**至关重要，了解女性患者可能**怀孕（Pregnancy）**的信息亦非常重要；在气道操作时也应清楚患者最后的**就餐时间（Last meal）**，因为创伤患者需考虑防止误吸的风险。最后，**受伤事件（Events）**本身和**周围环境（Environment）**最重要。如上所述，患者损伤的严重程度与其受到冲击或所处环境的不同而不同。如果患者暴露在可能有毒的环境中，检查者应尽可能地采取自我防护，并预计到可能还有其他患者中毒[2]。

须谨记，只有在病情稳定后才能送患者去进行影像学检查，检查过程中如果需要进一步复苏，可能受环境限制而影响复苏效果。

6. 何时考虑/实施环甲膜切开术？

当创伤小组预计可能存在困难气道或不能维持的气道时，应考虑并计划环甲膜切开术。患者头部/面部/颈部的任何损伤均可能导致困难插管。在插管不成功且明确需要控制气道的情况下则行环甲膜切开术。患者可以面罩通气，创伤救治小组就有时间使用其他非创伤性或有创性气道设备控制气道。"不能插管、不能通气"时必须行急诊环甲膜切开术，外科建立气道是所有困难气道的处理措施均失败时的最终方法。

7. 环甲膜切开术有哪些并发症？

切开失败是众多潜在并发症中最可怕的。气道装置进入假腔的表现是无法检测到呼气末二氧化碳、皮下气肿和胸廓抬高不明显。其他并发症包括血液进入气道、气管或食管撕裂、声带损伤、血肿或出血。确认气道放置成功的依据是：直接的支气管镜检查确认、连续的呼气末二氧化碳波形以及表明通气充分的生命体征[2]。

8. 什么是休克？

休克通常定义为收缩压低于 90 mmHg，或平均动脉压低于 60 mmHg。更准确的描述是一种全身低灌注状态，导致终末多个部位器官损伤，同时对最初的复苏措施无反应。创伤时最常见的休克类型通常是由出血引起的低血容量性休克。ATLS 根据心率、血压和精神状态参数将休克分为 I ～ IV 级[2]。分类详细内容将在后面讨论。

9. 休克的主要类型是什么？

低血容量性休克：最常见，原因是创伤患者的出血。低循环容量导致心率代偿性增加以维持心排血量，但这种代偿机制因前负荷过低而不能有效发挥作用。根据临床情况，低血容量性休克可通过补液和（或）输血治疗。这是预防创伤患者死亡的最常见做法。

心源性休克：由心脏或泵衰竭引起，心排血量下降，影响氧输送，导致混合静脉氧饱和度较低（< 70%）。心率和体循环阻力的反应性增加使心血管功能进一步恶化。这种休克常使用肾上腺素、多巴胺和多巴酚丁胺类的正性肌力药物治疗。如果这些治疗失败或反应不佳，可采用主动脉内球囊反搏泵协助增加心排血量和冠状动脉灌注。

如果不进行治疗，低血容量休克和心源性休克均可进展为第三大类休克：**分布性休克**。其特点是心排血量高于正常、体循环阻力低、混合静脉饱和度高（> 70%）。最常见的原因是脓毒症休克、过敏和神经源性休克。如果对前两种休克的治疗延迟或不充分，均会进展到分布性休克[2]。

10. 出血如何分类？如何识别？

成人血容量估计：男性 70 ml/kg，女性 60 ml/kg，儿童 80 ～ 90 ml/kg。

- 1 类：容量损失高达 15%。类似于献血量。心率通常小于 100 次 / 分，使用晶体液即可补充。
- 2 类：容量损失 15% ～ 30%。心率通常为 100 ～ 120 次 / 分。血管收缩增加，收缩压通常仍可维持。
- 3 类：容量损失 30% ～ 40%，通常相当于 1.5 ～ 2 L 血液损失。心率通常大于 120 次 / 分，伴有收缩压降低和精神状态改变。该阶段通常需要输血和（或）晶体补充。
- 4 类：容量损失大于 40%，少尿至无尿。精神状态和生命体征严重受损，急需输血[2]。

11. 张力性气胸的体征和症状是什么？

当胸壁损伤［瘀伤、割伤和（或）胸痛］伴血流动力学不稳定时，应高度怀疑张力性气胸的可能。应在初次评估期间确定并治疗，不应为了影像学检查而延误诊断和治疗。张力性气胸是临床诊断。如果没有明确的胸壁损伤的外部迹象，仔细体检是确诊的关键。患者可能抱怨呼吸困难或气短，可能出现患侧胸腔呼吸音消失、气管偏斜、心动过速、低血压及最终氧饱和度的下降[2]。气胸也可通过扩展的 FAST（即 E-FAST）进行双侧胸部超声检查来诊断。

12. 张力性气胸应如何治疗？

快速减压是恢复血流动力学稳定的关键。大口径（14 G）的穿刺针从锁骨中线、第二肋和第三肋间隙之间刺入。使用 8 cm 的穿刺针有超过 90% 的机会到达胸膜，而标准 5 cm 的穿刺针只有不到 50% 的机会到达胸膜[2]。患侧放置胸管是最有效的治疗方法，如果可以，应首先放置胸管。

13. 心脏压塞的体征和症状是什么？

最常因穿透伤所致，但也有因钝力伤所致。血流动力学不稳定通常见于液体迅速积聚到固定的纤维性心包间隙。即使是少量液体，如果快速积聚，也会导致低血压。慢性缓慢积液（一种慢性心包积液）的患者早期可能不会有明显的血流动力学改变。

典型的贝克三联征，即静脉压升高、心音低沉和动脉低血压可能并不可靠。带剑突下心包窗的FAST 检查是最好的快速诊断方法（90% ～ 95%），如有临床指征，应在初次检查时进行。如果积液足够多，心电图上也可能观察到电交替现象[2]。

14. 如何治疗心脏压塞？

如果血流动力学变化显著，心脏压塞应在全麻诱导前治疗，因诱导后麻醉药物的心肌抑制和正压通气引起静脉回流减少而导致心搏骤停。心包穿刺术（pericardiocentesis）既是诊断又是治疗。然而，如果心包腔中血液已经凝固，抽吸可能失败。一旦病情稳定可以手术，心包内液体 / 血液继续积聚，最终可能需要实施心包开窗或心包切开术。

15. 创伤患者的经典"死亡三联征"是什么？

典型的死亡三联征是指**低体温**、**酸中毒**和**凝血功能障碍**。正是这些因素的密切相互作用导致创伤患者失血过多和最终死亡[4]。创伤患者低体温的原因有多方面。野外暴露时间过长、快速输注冷液体，以及全身麻醉的血管扩张 / 降温作用均为促成因素。低体温常引起凝血障碍。低温影响血小板黏附，并使凝血因子和凝血酶功能失调。普通的监测指标可能并不能反映实际情况，因为检测时血液样本通常会加热到生理温度[5]。

创伤患者的酸中毒通常由全身低灌注状态，即休克引起。如果没有足够的氧气供应，细胞就会转向无氧代谢并产生乳酸。由此导致的 pH 降低进一步扰乱凝血级联反应和其他以蛋白质为基础的凝血酶。除上述原因外，凝血功能障碍由多种复杂因素引起。最常见的原因之一是液体复苏导致内源性凝血因子稀释。研究表明，晶体液使用量的增加与凝血病的高发有关[6]。

16. 什么是损伤控制性复苏？

损伤控制性复苏（damage control resuscitation,

DCR）是一种针对严重创伤患者的系统性治疗方法，从急诊室开始一直持续到术中和术后重症监护病房。包括损伤控制性手术，旨在控制出血和将胃肠道回纳腹腔，以及平衡复苏的原则[7]。平衡复苏的主要目标是预防和立即纠正凝血障碍，最大限度地减少晶体液使用。损伤控制性复苏的目标如下[8]：

- 治疗血管内容量不足。
- 纠正急性创伤性凝血功能障碍。
- 保持携氧能力。
- 修复血管内皮细胞。
- 防止稀释性凝血障碍。

DCR 于 2004 年由美国国防部编纂，自此成为战场医疗准则。与此同时，DCR 在美国许多创伤中心也已实施。与传统的液体复苏相比，DCR 可改善预后[9]。

17. 什么是门罗-凯利学说？

门罗-凯利学说（Monroe-Kellie Doctrine）认为，由于颅骨坚硬，颅内总容积必须保持恒定。正常的颅内容物由三种成分（血液、脑组织、脑脊液）构成。当脑损伤发生时，如出血或肿物，大脑通过减少脑脊液量和（或）降低脑血流量来代偿。如果创伤导致的迅速变化超出大脑代偿能力，那么颅内压就会呈指数级增加，未经治疗的情况下导致脑疝[2]。

18. 降低颅内压的方法有哪些？

过度通气可导致脑血管收缩，故常用来降低颅内压，既往常将 $PaCO_2$ 维持在 20 ～ 25 mmHg。然而，长时间过度通气可能引起脑缺血而导致继发性脑损伤[2]。因此，过度通气仅在有限时间内适度使用。

甘露醇和高渗盐水（3% 和 23.4%）是高渗溶液，通过增加血管内渗透压来降低脑组织间质容量。二者降低颅内压的效果并无差别，但均应谨慎使用。在渗透效应发生之前，甘露醇可能引起血压和颅内压一过性升高，而快速输注高渗盐水可引起血管扩张反应。在其他措施无效时，巴比妥酸盐可能降低颅内压。但这些药物并不适用于急性复苏阶段，因为可能引起低血压[2]。

19. 创伤性脑损伤如何分类？

轻度——GCS 13 ～ 15。
中度——GCS 9 ～ 12。
重度——GCS 3 ～ 8。

20. 烧伤情况下，何时怀疑有吸入性损伤？

对于烧伤患者，气道保护应该是医务人员的首要任务。口咽黏膜脆弱，对烧伤非常敏感，初期损伤后可能迅速恶化。一旦怀疑有吸入性损伤，应做好准备将患者转移到烧伤机构。转运前应充分考虑以确保气道安全。吸入性损伤的潜在症状和体征如下[2]：

- 面部和（或）颈部烧伤。
- 眉毛和鼻道烧灼。
- 口 / 鼻腔中的碳沉积，或痰中含碳。
- 口咽部急性炎症。
- 声音嘶哑。
- 意识状态受损，或被困在着火的建筑物中。
- 爆炸案，头部和躯干部烧伤。
- 碳氧血红蛋白水平超过 10% 的烧伤患者。

21. 如何用体表面积来估计烧伤程度？

九分法（Rule of Nines）是判断烧伤程度的实用方法。将成人身体分成几个解剖区域，每个解剖区域占体表面积的 9% 或 9% 的倍数。手掌面（包括手指）只占体表面积（body surface area，BSA）的 1%。

成人九分法：单侧手臂 9%，单侧腿 18%，头部 9%，前躯干 18%，后躯干 18%。

儿童九分法：单侧手臂 9%，单侧腿 14%，头部 18%，前躯干 18%，后躯干 18%[10]。

22. 如何计算烧伤患者的液体需要量？

Parkland 公式于 1974 年提出并于 2002 年确认，可用其计算烧伤患者 24 h 内的液体需要量。

液体需要量＝烧伤体表面积（%）× 体重（kg）×4 ml

总需要量的一半应在前 8 h 内输入，而另一半应在接下来的 16 h 内输入[10]。

23. 区域麻醉技术能否用于创伤患者？

早期应用区域麻醉技术的主要优点之一是可明显减轻疼痛，减少静脉阿片类药物用量。因此，患者较少出现呼吸抑制、过度镇静、恶心 / 呕吐和嗜睡等不良反应。适当的神经阻滞也可降低全身应激反应。有文献甚至建议，早期使用区域麻醉技术有可能降低慢性疼痛和创伤后应激障碍的发生率和严重程度[11]。

参考文献

1. Miller MD, Howard J. Trauma Anesthesia. University of Colorado-Denver School of Medicine. Lecture.
2. Advanced Trauma Life Support. 9th ed. Chicago, Illinois: American College of Surgeons; 2012.
3. Wolfson A, Hendey G, Hendrey P, et al. Harwood and Nuss' clinical practice of emergency medicine. Lippincott: Williams & Wilkins; 2005.
4. Kaafarani HM, Velmahos GC. Damage control resuscitation in trauma. Scand J Surg 2015;0:1–8 (Web).
5. Wolberg AS, Meng ZH, Monroe DM 3rd, et al. A systematic evaluation of the effect of temperature on coagulation enzyme activity and platelet function. J Trauma. 2004;56(6):1221–8.
6. Maegele M, Lefering R, Yucel N, et al. Early coagulopathy in multiple injury: an analysis from the German trauma registry on 8724 patients. Injury. 2007;38(3):298–304.
7. Ball CG. Damage control resuscitation: history theory and technique. Can J Surg. 2014;57(1):55–60.
8. Holcomb JB, Tilley BC, Baraniuk S et al. Transfusion of plasma, platelets, and red blood cells in a 1:1:1 vs a 1:1:2 ratio and mortality in patients with severe trauma: the PROPPR randomized clinical trial. JAMA 2015;313.5:471–82 (Web).
9. Borgman MA, Spinella PC, Perkins JG et al. The ratio of blood products transfused affects mortality in patients receiving massive transfusions at a combat support hospital. J Trauma 2007;63 (4):805–13.
10. Baxter CR. Fluid volume and electrolyte changes in the early post-burn period. Clin Plast Surg. 1974;1:693–703.
11. Wu JJ, Lollo L, Grabinsky A. Regional anesthesia in trauma medicine. Anesthesiol Res Pract. 2011;2011:1–7.

60 烧伤

Sara E. Neves

刘美玉　刘敏于　译　李凤仙　张鸿飞　校

病例

患者女性，71 岁，51 kg，从着火的公寓中获救后被送到急诊室。她住在一间地下室公寓，准备做饭时，烹饪的油突然着火。患者颈部、躯干和上肢共有 35% 的二度和三度烧伤，眉毛烧焦，呼吸急促，需紧急行右上肢切痂手术。

用药史	多奈哌齐 10 mg 赖诺普利 5 mg
过敏史	无已知药物过敏
既往史	阿尔茨海默病 高血压 听力障碍 吸烟史：每日 1 包 饮酒史：无
体格检查	生命体征：血压 101/45（63）mmHg，心率 119 次 / 分，呼吸 32 次 / 分，血氧饱和度 99%（吸空气时） 一般情况：痛苦呻吟，但能回答简单问题 神经系统：四肢可随意活动，但不能配合感觉检查 五官：烟灰覆盖面部，眉毛、鼻毛烧焦 心血管系统：心动过速，律齐，无杂音 肺部：呼吸急促，双侧呼吸音粗 四肢：右上肢环状烧伤 其他无特殊
实验室检查	Na^+ 146 mmol/L，K^+ 4.5 mmol/L，Cl^- 103 mmol/L，HCO_3^- 15 mmol/L，BUN 31 mg/dl，Cr 1.09 mg/dl。动脉血气：pH 7.21，PCO_2 31 mmHg，PO_2 67 mmHg，Hb 15 mg/dl，其他无特殊

1. 烧伤如何分类？

烧伤通常根据皮肤层受累进行分类，即一度、二度或三度烧伤。一度烧伤仅累及表皮，疼痛，呈红斑，无水疱；二度烧伤累及真皮，疼痛，除红斑外还伴有水疱和水肿；三度烧伤累及所有皮肤层，即表皮、真皮和皮下组织，表现为发白或焦痂和硬化，无疼痛感，因为伤害感受性神经末梢也被烧毁；四度烧伤并不常见，不仅累及三层皮肤，还包括筋膜、肌肉和骨骼的破坏。一度和二度烧伤也称为非全层烧伤，而三度和四度烧伤是全层烧伤[1]。

2. 烧伤程度如何描述？儿科烧伤的测量方法是否与成人相同？

烧伤患者的治疗和预后较大程度取决于烧伤范围，称为烧伤总面积（total burn surface area，TBSA）。TBSA 一般可使用以下几种方法中的一种来估计：手掌表面积法是按照患者手掌（包括手指）的表面积约占整个身体表面积的 1%。这种方法对于小面积烧伤相当准确，或在非常大面积烧伤中，先计算未烧伤的面积，再减去这部分面积后获得的 TBSA。最常用的方法是华莱士九分法（Wallace Rule-of-Nines），将体表面积描述为 9 的倍数，以近似 TBSA（图 60.1），该方法易于使用和记忆，可较好地估计成人中重度烧伤，然而，对儿童而言并不准确，因为其头部和躯干所占表面积比例高于四肢。最准确的方法是使用 Lund Browder 图（Lund Browder chart），其考虑了患者年龄，并涉及更详细的烧伤面积计算[2-3]。

九分法	
头部	9%
前躯干	18%
后躯干	18%
右上肢	9%
左上肢	9%
右下肢	18%
左下肢	18%
会阴部	1%

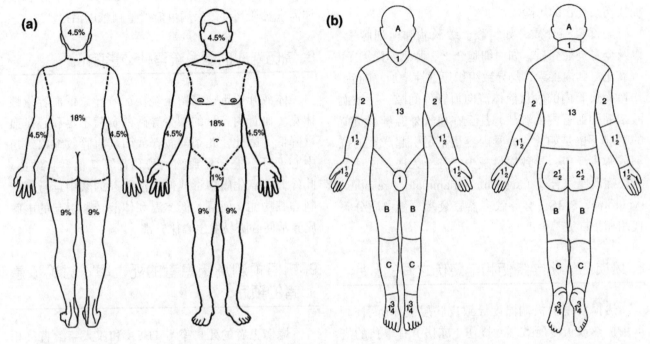

图 60.1　A. 估计成人烧伤面积的九分法（Reproduced from ［21］）。**B.** Lund-Browder 图（Reproduced from ［22］）

3. 该患者有严重烧伤吗？

如果烧伤符合以下任何标准，美国烧伤协会（American Burn Association）就将其归类为需要转移到烧伤病房的重度烧伤：

- 成人中 TBSA 超过 25% 的非全层烧伤（一度或二度）（高龄时超过 20%）。
- TBSA 超过 10% 的全层烧伤（三度或四度）。
- 敏感区域的烧伤（任何 TBSA）：面部、手、脚、会阴。
- 吸入性烧伤。
- 化学性烧伤。
- 电灼烧。
- 严重合并症患者的烧伤。

因此，该患者至少有两条符合严重烧伤的标准：＞10% 的全层烧伤和可能的吸入性损伤[4]。

4. 皮肤的功能是什么？

皮肤是人体抵御自然灾害的第一道防线，保护重要器官免受物理损害，维持正常体温以及体液和电解质的动态平衡，并参与维生素 D 的新陈代谢。皮肤是感染的第一道屏障，是外部微生物和内部脆弱组织之间的物理屏障，也是我们通过触觉、温度觉和痛觉等感知世界的媒介。

5. 热损伤后的主要生理紊乱是什么？

热损伤后出现的生理紊乱是上述皮肤功能受损的直接结果。患者会经历严重的热量丢失，由此产生的低体温可导致心律失常、寒战（导致氧耗量增加）以及凝血障碍。蒸发造成的大量非显性液体丢失会导致体液和电解质紊乱。皮肤表面积的减少使这些患者极易受到感染。皮肤神经末梢的损伤使烧伤疼痛严重且难以治疗。

更重要的是，这种损伤会引发炎症级联反应。这种反应不是由热损伤直接导致组织死亡所致，而是由那些受损但并未死亡的周围组织引起。这种受损的组织产生局部水肿和炎症，进而产生全身炎症反应。正是这种亚致命性损伤组织，不仅导致以上问题，也最有可能因其灌注不良或感染而进一步增加损伤或死亡的风险。

局部炎症介质，如组胺、缓激肽和前列腺素，以及全身炎症介质，如白细胞介素、肿瘤坏死因子、一氧化氮和内毒素，均导致组织通透性增加。随后，伤口处血管内的大量液体流向血管外间隙，导致血液浓缩和血管内低容量，甚至在血管外容量超负荷的情况下也是如此。血管内容量不足引起严重的抗利尿激素反应，导致尿量减少，甚至无尿。这种全身炎症反应综合征（systemic inflammatory response syndrome，SIRS）会导致多器官衰竭、蛋白质分解代谢和脓毒症[5]。

6. 热损伤、化学烧伤和电烧伤之间的区别

热损伤是由极端温度导致皮肤层破坏所引起，可由极热或极冷所致；冷烧伤（冻伤）有单独的烧伤分类系统，但也可与全身炎症反应综合征有关。

化学烧伤是由于暴露在强酸、强碱或起疱剂等腐蚀性物质所致。这些物质不需要加热，有时在暴露几个小时到几天后才会发挥作用。化学烧伤与热烧伤分类相似，但治疗方法根据致病因素的不同而需进行针对性处理。另一个需要考虑的问题是确保照顾患者的工作人员得到适当保护，以避免接触损伤。

通过身体的电流会引起电灼伤。通常电灼伤仅有体表接触点的局部灼伤，例如，手持高压电线的手被灼伤。然而，多数损伤位于表面以下，因电流在其路径上遇到各种组织的阻力，电能被转化为热能。此外，电流对心脏有损害，患者易发生恶性心律失常[3]。

7. 烧伤对呼吸系统有何影响？

热损伤可通过几种不同方式影响呼吸系统。直接损伤上呼吸道可迅速导致气道完全阻塞。即使损伤并不严重，也可能导致局部肿胀，阻塞气道。吸入性损伤——吸入烟雾、蒸汽或其他有害的燃烧产物——会对小气道造成热损伤和化学损害，从而导致严重分流和低氧血症。此外，由于燃烧产物的不同，吸入烟雾会导致一氧化碳、氰化物中毒和其他毒素暴露，直接损害肺组织，并减少氧气输送。

最后，全身炎症反应综合征引起的血管通透性增加，导致患者易发展为成人呼吸窘迫综合征（adult respiratory distress syndrome，ARDS），由于患者液体需求量较高，该疾病可能严重且难以治疗。

8. 烧伤对心血管系统有什么影响？

体液开始迅速潴留至烧伤区域导致低血容量性休克。血管内容量的减少导致前负荷不足和心排血量降低。因此，儿茶酚胺释放引起血管收缩以维持中心循环，但会导致脑、肠和肾等其他器官缺血。此外，一氧化碳中毒或低灌注引起的酸中毒直接抑制心脏功能。而且，低体温和体液转移引起的电解质异常使心脏易发生心律失常[5-6]。

9. 如何预测烧伤患者的死亡率？讨论该患者的预后

烧伤患者的死亡率与 TBSA 和成人年龄直接相关。所有患者中，吸入性损伤、同时并存疾病均明显增加死亡率。

该患者 71 岁，有 35% 的 TBSA 和吸入性损伤。此外，由于大量吸烟，可能有潜在的慢性阻塞性肺疾病，同时可能存在一定程度的肾损伤，因为肌酐 1.09 mg/dl 对于该年龄段而言明显升高。所以，该患者这次烧伤的死亡率相当高。烧伤中心一直使用 Baux 评分，以年龄＋TBSA 来衡量损伤的死亡率。Baux 评分超过 140 分常认为患者无法存活。然而，近年来随着烧伤治疗的进展，许多高级烧伤中心 Baux 评分为 140 分的患者死亡率降至 50%[7]。改良的 Baux 评分加入对吸入性损伤的考虑，评分加上了约 17 岁（或 17% TBSA）。因此本患者的 Baux 评分为：

年龄（71）＋TBSA（35）＋吸入性损伤（17）＝ 123

根据定义该患者可存活，但死亡率相对较高[8]。

10. 烧伤患者最常见的死亡原因是什么？

最常见的早期死亡原因是吸入烟雾造成气道阻

塞而窒息。这些患者通常活不到入院。该阶段之后，最常见的死亡原因是脓毒症；在发展中国家，低血容量性休克仍是重要的死因之一[8-9]。

11. 如何抢救该患者？使用什么液体？

目前的复苏治疗标准是使用 Parkland 公式来指导液体管理：

前 24 h 按 4 ml/（kg·%TBSA）给予乳酸林格液，前 8 h 给予总量的一半，后 16 h 给予另一半。必要时增加补充晶体液，使尿量维持在 0.5～1.0 ml/（kg·h）。接下来的 24 h 内，可给予 5% 葡萄糖溶液，维持血清钠在正常范围（135～145 mmol/L），对于 TBSA 30%～50% 烧伤患者，可给予胶体 0.3 ml/（kg·%TBSA）。尿量应维持在 0.5～1 ml/（kg·h）。

使用血管升压药和正性肌力药维持血压应十分谨慎，通常需要更多液体，而非药物。此外，最初液体复苏阶段，不应使用利尿剂（如呋塞米）维持尿量，以防进一步损害肾功能。

本患者体重 51 kg、35% TBSA，应在前 24 h 输液约 7.2 L，其中 3.6 L 应在前 8 h 输注，后 8 h 输注 1.8 L，再后 8 h 输注 1.8 L，尿量应始终保持在 25 ml/h 以上[10-11]。

12. 如何判断复苏是否充分？

烧伤患者中，充分复苏的最佳指标之一是尿量。排除药物（利尿剂、甘露醇）或疾病（尿崩症、无法控制的高血糖）导致的尿量增加，尿量超过 0.5 ml/（kg·h）提示患者血管内容量充足。

其他指标也可提示患者容量状态，但可靠性较低。心动过速可由低血容量或疼痛引起；心动过速消失可能与长期接受 β 受体阻滞剂治疗有关，而非血容量正常。这种患者的血压变化较大。虽然成年人平均动脉压低于 60 mmHg 多表明复苏不足，但平均动脉压大于 60 mmHg 并不能保证重要器官的充分灌注。强烈的外周血管收缩可能产生大于 60 mmHg 的平均动脉压，但处于血管收缩下的终末器官存在缺血风险。此外，长期高血压患者可能需要更高平均动脉压方可维持足够的灌注压。中心静脉压的测量在特殊情况下或观察其趋势可能有用，但多数情况下并不准确，特别是正压通气时。肺动脉导管可测量心排血量、每搏输出量，并通过肺毛细血管楔

压估计左心房压力，准确度较高，但肺动脉导管放置和管理中的风险阻碍了其在多数患者中的使用。也可使用侵入性较小的基于动脉脉搏轮廓分析的连续心排血量测量方法，测量反映容量反应性的指标每搏输出量变异度，从而判断是否存在液体复苏不足[6, 10-11]。

13. 患者酸中毒的原因是什么？

该患者 pH 和 HCO_3^- 降低，存在阴离子间隙代谢性酸中毒。

阴离子间隙 $= Na - (Cl^- + HCO_3^-)$，正常值为 8～16。

$$146 - (103 + 15) = 28$$

Winter 公式显示，这是一种单纯代谢性酸中毒，呼吸代偿：

Winter 公式：PCO_2（预期值）$= 1.5 (HCO_3^-) + 8 \pm 2$

$$1.5 (15) + 8 = 30.5 \pm 2$$

另外，通过测定 Δ 间隙比可得出该酸中毒为单纯高阴离子间隙代谢性酸中毒，而非混合性间隙和非间隙代谢性酸中毒。

[（患者阴离子间隙）$- 12$]/[$24 -$（患者 HCO_3^-）] $= 1～2$：为单纯高阴离子间隙代谢性酸中毒；< 1：为混合性间隙和非间隙代谢性酸中毒。

此患者 Δ 间隙比 $= (28 - 12)/(24 - 15) = 1.7$

单纯代谢性酸中毒的病因可根据 **MUDPILES** 记忆：甲醇（Methanol）、尿毒症（Uremia）、糖尿病酮症酸中毒（Diabetic ketoacidosis）、丙醛（Paraldehyde）、感染（Infection）、乳酸酸中毒（Lactic acidosis）、乙二醇（Ethylene glycol）、水杨酸（Salicylic acid）。根据患者病史，阴离子间隙酸中毒的原因可能是组织氧合不良或灌注不足引起的乳酸酸中毒，或一氧化碳中毒引起的氧摄取不足[6]。

14. 一氧化碳中毒的诊断和治疗

一氧化碳中毒的患者表现为头痛、肌痛、头晕、神志不清和意识丧失的非特异性症状。诊断需要高度怀疑，并有患者病史作为依据。内源性一氧化碳是一种调节细胞增殖和炎症反应的神经递质。然而，一氧化碳在浓度较高情况下会较快产生毒性。

一氧化碳与血红蛋白的结合力是氧气的 200 倍

以上，意味着只需要相对较小浓度就能产生病理效应。与血红蛋白结合时，形成碳氧血红蛋白，并引起构象变化，从而使已与血红蛋白结合的氧更紧密地结合在一起，氧合血红蛋白解离曲线左移，向组织输送的氧气减少。此外，一氧化碳还与血小板血红素蛋白结合，释放一氧化氮。一氧化氮损害线粒体细胞呼吸，引发无氧代谢和乳酸的产生。一氧化碳还诱导中性粒细胞脱颗粒，释放髓过氧化物酶，产生活性氧。正是这些活性氧诱导氧化应激和炎症反应，导致神经和心脏损伤。

标准的脉搏氧饱和度仪不能区分氧合血红蛋白和碳氧合血红蛋白。碳氧血红蛋白吸收的红光量与氧合血红蛋白相同，而标准的脉搏氧饱和度仪实际上可能高估了血氧饱和度。然而，一氧化碳氧饱和度仪（co-oximetry）测量多个波长的光吸收，因此能够检测其他种类的血红蛋白，包括碳氧血红蛋白、还原血红蛋白和高铁血红蛋白。尽管目前倾向于更多地使用一氧化碳氧饱和度仪，但许多实验室机器仍然使用标准氧饱和度仪来检测动脉血气。此外，由于一氧化碳会产生功能性缺氧，氧含量并未绝对降低，故动脉血气分析检测到的动脉血氧分压（PaO_2）将显示溶解在血浆中的氧分压正常。一氧化碳中毒可用一氧化碳氧饱和度仪检测，但通常的诊断方法是获得静脉血一氧化碳饱和度。非吸烟者中超过3%或吸烟者中超过10%可诊断一氧化碳中毒。超过40%与休克、昏迷、癫痫发作和死亡有关。本患者有严重吸烟史，其一氧化碳水平应超过10%。

多数情况下，一氧化碳中毒的治疗比较简单。首先是停止一氧化碳吸入，患者吸入室内空气时碳氧血红蛋白的半衰期约为300 min，而吸入100%氧气的患者中，其半衰期减少到90 min。采用标准的支持治疗，患者意识状态改变时可能需要气管插管以保护气道[12]。

15. 如何测定氧含量和氧输送？

血液的氧含量包括与血红蛋白结合的氧和血浆中溶解的氧，取决于氧饱和度（SpO_2）、血红蛋白（Hb）浓度和氧分压（PaO_2）。

$$氧含量（C_aO_2）＝ 1.31×Hb×SpO_2 ＋ 0.003×PaO_2$$

如上所述，血红蛋白或血氧饱和度的变化比PaO_2对氧含量的影响更大。由心排血量驱动的含氧量则为组织提供氧输送。

$$氧输送（DO_2）＝ C_aO_2× 心排血量$$

如果使用患者的生命体征和实验室结果，计算正常的C_aO_2和DO_2；然而，SpO_2可能升高，因为其不能区分正常的氧合血红蛋白和异常的碳氧血红蛋白。碳氧血红蛋白将氧捕获到血红蛋白分子中，使其不能释放到组织中。因此，更准确地说，氧气仍被输送到组织中，但组织无法从血红蛋白中摄取氧气。如果已知混合静脉含氧量（mixed venous oxygen content，C_vO_2），可计算出氧摄取分数：

$$氧摄取分数＝（C_aO_2 － C_vO_2）/C_aO_2$$

一氧化碳中毒情况下，C_vO_2病理性升高，氧摄取分数降低[13]。

16. 烧伤患者最常见的外科手术是什么？

烧伤焦痂为细菌增殖提供了一种强有力的培养基。因此，早期切除和移植是降低感染风险和促进愈合的最佳方法。中厚自体皮肤移植似乎是最佳方法，但对于自身皮肤不符合移植条件的患者来说，有时需要同种异体皮肤移植。

环状烧伤时，受影响的身体部位形成筋膜室综合征，需要进行紧急切痂术。可能发生在四肢、躯干或腹部，造成胸壁运动受限或肾衰竭和腹腔间隔内肠缺血[3]。

这些患者往往住院时间较长，严重情况下可能需要气管切开以延长机械通气时间，由于营养需求增加可能需要行肠道营养管置入。根据烧伤创面位置的不同，建立血管内通路也较为困难，可能需要手术或影像学辅助。最后，烧伤患者经常合并有与原发事件相关的其他创伤（例如，机动车碰撞中的患者发生长骨骨折），实施非烧伤相关的手术时管理具有一定难度。

17. 此患者术中麻醉管理的目标是什么？

该患者麻醉目标是存在全身炎症反应综合征和低血容量性休克的情况下维持血流动力学和呼吸稳定，同时为患者提供充分的镇痛与麻醉。神经肌肉阻滞将为外科医生手术提供更好的术野，并有助于通气。

18. 患者家属担心全身麻醉对其认知功能的影响，如何解释？

患者存在术后谵妄和认知功能障碍的风险。谵妄是一种意识波动起伏以及混乱的状态。诱发因素包括感染、疼痛代谢紊乱等器质性原因。术后认知功能障碍是指术后持续数月的认知功能障碍。多数轻微的症状在术后 3 个月就能消失，然而，本患者可能需要长时间住院和疾病危重状态使得诊断和康复的预测变得困难重重。患者已有阿尔茨海默病的认知障碍，且术前精神状态因重症疾病（即代谢性酸中毒和一氧化碳中毒）进一步受损。术后，病情仍处于危重状态，可能需要有创治疗和多种药物治疗一段时间，届时发生谵妄的风险最高。患者有听力障碍的病史，使其辨别声音的来源有些困难，但保持正常的睡眠－觉醒周期和家人的陪伴将增加康复机会。较难预测发生长期认知功能障碍的可能性，但这种风险会随住院时间延长而增加。考虑到这些因素，即使没有全身麻醉，患者的认知功能也可能受影响。最后，患者的烧伤可能需要多次手术治疗，也会增加风险。

然而，作为麻醉科医生，我们可以降低患者易患谵妄和认知功能障碍的其他因素。立刻给氧、纠正酸中毒和电解质异常，同时清除中毒等危险因素。某些药物，如苯二氮䓬类药物，已被证明会增加谵妄风险并使其恶化，因此应避免使用。疼痛未加控制时可加剧谵妄，将镇静药（如麻醉性镇痛药）限制在最低有效剂量内可帮助患者尽快恢复到清醒状态[14]。

19. 区域神经阻滞技术是否适合该患者？

直觉上区域麻醉似乎与术后谵妄较少相关，然而有证据表明，无论是局部麻醉还是全身麻醉，术后谵妄的发生率相似。

该患者不适合区域麻醉，有以下几个原因：患者气道不稳定，无论是否手术，均需要气管插管；病情危重，可能发生血流动力学不稳定；全身麻醉有利于术中复苏；最后，周围神经阻滞可能妨碍术后进行准确的神经学检查，并可能影响神经损伤病因的甄别。

20. 该患者高龄，还需考虑哪些问题？

我们可预料患者表现出与其年龄相适应的生理变化。虽然受伤前的活动耐量尚未确认，但高龄患者氧耗增加时，其心率、每搏输出量和心排血量相应增加的能力下降，缺血风险增加。其血管顺应性较差，不能适应血压的急剧变化，血压不稳定。可能存在慢性高血压，导致自动调节曲线改变；可能需要更高的平均动脉压来维持器官灌注。患者的保护性咳嗽和吞咽反射随着年龄的增长而下降，面临更高的误吸风险。随着呼吸肌力的减弱和胸壁弹性的降低，呼吸做功也增加。闭合气量和残气量随年龄增长而增加，导致通气血流比例失调。除了这些与年龄相关的呼吸改变外，患者有重度吸烟史，因此可能还存在气道阻塞。

随着年龄增长，肌肉量减少，肌酐水平也相应降低。该患者的肌酐水平可能接近年轻人的正常水平，但对于该年龄的患者而言，则代表存在严重的肾损害。预计患者肝代谢药物的能力下降。与年龄相关的骨髓功能和细胞免疫功能降低，其对失血的反应能力下降，存在更高的感染风险[14]。

21. 该患者还需要做其他的术前检查和测试吗？

患者术前应完善电解质和全血细胞计数检查。患者年龄大于 50 岁且病情危重，有必要行术前心电图检查；有明确吸烟史和吸入性损伤，术前胸部 X 线片检查有助于发现潜在的肺部疾病。这种情况下，肺功能检查并不切实际，也不会改变治疗方法。

根据修订的心脏风险指数，该患者没有相关高危因素——冠心病、需要胰岛素治疗的糖尿病、肌酐 > 2.0 mg/dl、充血性心力衰竭或脑血管意外病史，也没有急性冠脉综合征。虽然其活动耐量尚不清楚，但至少在事故发生时正在行走，再加上手术的中等风险和紧急性质，没有必要进行进一步的术前心脏检查[15]。

22. 该患者如何监护？

标准的 ASA 监测当然必要，如心电图、脉搏血氧饱和度、血压、体温和呼气末二氧化碳监测。可能存在血流动力学不稳定，以及术中和术后需要多次进行动脉血气检查和抽血，应进行动脉有创血压监测。必须建立大口径静脉通路，因为该患者需要确保留置静脉一段时间，且由于其外伤（烧伤）可能使得外周静脉穿刺困难，故中心静脉穿刺置管非常明智。此外，患者可能需要升压药物治疗，监测中心静脉压可能有助于液体复苏。患者应留置 Foley 导管，以便严格监测尿量。

23. 该患者是否需要肺动脉导管?

该患者既往没有心脏病或心力衰竭。必要时可使用外周连续心排血量监测设备，这些监测对正常窦性心律、气管插管机械通气的患者最有效。患者目前并无放置肺动脉导管的适应证，其并发症风险大于测量的获益[16]。

24. 该患者是否需要气管插管? 如果不去手术室，是否需要气管插管?

尽管患者有手术指征，但由于呼吸音粗且面部有烟火暴露的证据，提示患者可能有吸入性损伤，需要紧急气管插管。如果不能保证气道安全，随着气道肿胀加剧，可能导致气道完全阻塞，气管插管将非常困难。由于烧伤、液体复苏和代谢性酸中毒造成的严重肺损伤，术后患者可能需要机械通气，还需要氧疗来治疗一氧化碳中毒。目前，其气道尚能维持，虽然呼吸无力，但呼吸功能还算正常。

25. 如何对该患者实施气管插管?

保留自主呼吸，气道肿胀导致面罩通气困难，因此，清醒的纤维支气管镜气管插管最安全。当气道局麻时，应用鼻导管吸氧。避免使用镇静剂，限制使用镇痛剂。如果患者不能配合清醒插管，可考虑使用保留自主呼吸的镇静剂，如氯胺酮或右美托咪定。如果气道评估提示纤维支气管镜气管插管困难，则应准备气管切开包，并让有气管切开资质的人员待命。最后，应准备好其他抢救设备，如喉罩、各种型号的气管导管和气道辅助装置（如探条），随时可用。

26. 该患者如何进行麻醉诱导?

确保气道安全后，应迅速而谨慎地进行麻醉诱导，以减少患者不适。由于内源性儿茶酚胺释放减少，诱导时血流动力学通常不稳定，可使用强效阿片类药物联合少量吸入麻醉剂，或使用血流动力学稳定的静脉麻醉剂（如氯胺酮）。如果使用丙泊酚，应仔细滴定，使用最小有效剂量，并使用预防剂量

的血管加压剂（如去氧肾上腺素），以降低对血压的影响。应避免使用依托咪酯，虽然存在争议，但有研究表明，该患者群体中使用依托咪酯，导致皮质类固醇缺乏症的风险更高[17]。笔者建议尽可能避免使用苯二氮䓬类药物，以降低术后谵妄的风险，但小剂量可能减少麻醉药用量，减少其血管扩张副作用。

麻醉诱导后，可使用非去极化肌肉松弛剂。本病例我们计划实施清醒气管插管，而不是快速顺序诱导。然而，如果计划麻醉诱导后气管插管，建议采用快速顺序诱导，因为创伤和炎症状态导致胃排空时间减慢。烧伤患者应谨慎使用琥珀胆碱，后面将进一步讨论。

27. 如何维持麻醉?

维持麻醉的目标是保持麻醉平衡，做到遗忘、镇痛和制动。使用非去极化肌肉松弛剂使患者制动。多模式镇痛充分控制疼痛。阿片类药物是一线镇痛剂，静脉注射对乙酰氨基酚或 α 受体激动剂（如右美托咪定）可辅助镇痛（如果有的话）。非甾体抗炎药，如酮咯酸，最好避免在初期使用，因为存在进一步加重肾损伤的风险。吸入麻醉剂可导致血管扩张和抑制心肌，应谨慎使用。联合使用吸入麻醉与阿片类药物可能减少镇静剂的用量。需要注意的是，氯胺酮具有多种功能，可降低血流动力学不稳定，同时具有遗忘和镇痛作用。对于血流动力学极不稳定而无法耐受任何剂量的吸入或静脉麻醉剂的患者，应避免使用苯二氮䓬类药物。

28. 琥珀胆碱可用于烧伤患者吗? 非去极化肌肉松弛剂是否可用?

烧伤会触发突触后膜乙酰胆碱受体（acetycholine receptor，AChR）的上调。起初发生在损伤的直接部位，由局部炎症和肌肉去神经化所引起，但随后发生在损伤的远端部位，可能是因为这类患者常见的长时间制动所致。使用琥珀胆碱时，上调的 AChR 导致细胞释放钾显著增加。此类患者使用琥珀胆碱后可出现致死性和亚致死性高钾血症。这种上调需要数小时才能形成，因此，琥珀胆碱可在烧伤后 24 h 内使用。初始窗口期之后，直到患者完全愈合后的这段时间，应避免使用琥珀胆碱，有学者建议在烧伤创面愈合后 2 年内不能使用琥珀胆碱。

非去极化肌肉松弛剂不会导致危及生命的高钾血症，可安全用于烧伤患者。然而，由于 AChR 上调，患者通常对非去极化肌松药耐受，因此，需要比平时更高的剂量才能产生满意的肌松效果。避免使用可引起组胺释放的药物，如维库溴铵，以免炎症反应加剧[5, 18]。

29. 该患者有无低体温的风险？

皮肤在维持体温正常中发挥至关重要的作用。烧伤患者皮肤的保护功能受损，其保持体温的能力受限。热量通过四种不同的机制散失：

- **传导**：不同温度的两种物质之间的热传递（躺在冰冷的手术台上）。
- **对流**：因温度变化引起分子反复上升和下降时发生的热传递（手术间中由空调吹向患者身体上方的冷空气）。
- **辐射**：热量从一个物体传递到周围空间，但并未与另一个物体直接接触（身体部分未覆盖而暴露在环境中时）。
- **蒸发**：液态向气态转化过程中发生的热量传递（损伤区域暴露的组织液或汗水的蒸发）。

传导在手术室中的热传递作用有限，手术床、静脉输液和血液可以加热以减少这种影响。烧伤患者中，减少辐射和蒸发损失热量的能力有限——身体最易受热损失的部位其实就是受伤部位，而这些部位通常处于无菌区。然而，情况并非总是如此，所以应尽可能多地覆盖患者。因此，对流是我们维持患者体温的最实用方法。一般情况下，我们使用空气加热器在患者身体的非手术部位进行保暖。有学者认为，这些机器的气流会将细菌带入环境空气中，该观点尚有争议。更常见的情况是，身体可放置空气加热器的区域因受伤而受限。因此，为维持体温，手术室环境温度应提高到接近理想体温的水平。

由于失去了皮肤的保护层和绝缘层，烧伤患者散热较快。低体温导致心脏异位搏动增加、凝血功能障碍、利尿、精神状态改变和寒战引起的耗氧量增加[13]。

30. 该患者如何苏醒？是否拔除气管导管？

该患者应保留气管插管，因为其存在吸入性损伤，尚未恢复。镇静药和镇痛药可适当减量，以便患者能听从指令，使用患者镇痛所需的最低剂量即可。一旦肌肉抽搐恢复，可拮抗神经肌肉阻滞，然而，对于需要长时间机械通气的患者，无须拮抗神经肌肉阻滞。此时还需密切关注患者，肌肉功能恢复后才可减轻镇静药的应用。

31. 该患者能去 PACU 吗？是否应收住 ICU 治疗？

该患者需要机械通气，符合 ICU 收住标准。ICU 收住的其他标准包括需要血管升压药 / 强心药来维持血压，使用肺动脉导管等进行有创心脏监测，血流动力学不稳定或体液波动较大，严重失血或代谢紊乱而需要反复实验室检查，以及高级护理要求，如伤口敷料更换，须每小时进行神经功能监测或血管检查，或存在不能控制的谵妄。

32. 如果该患者保留气管插管，如何设置呼吸机参数？

该患者应采用 ARDSnet 方案定义的肺保护性通气策略，应处于控制呼吸状态，而不是使用自主呼吸模式，以减少呼吸做功。潮气量应根据理想体重设为 4～6 ml/kg，平台压应小于 30 cmH$_2$O，呼气末正压至少为 5 cmH$_2$O，FiO$_2$ 应尽可能减少至最低水平，目标是维持 PaO$_2$ 为 60 mmHg。根据正常 pH 值调整呼吸频率，不超过 35 次 / 分。患者目前可能不符合 ARDS 的诊断标准，但由于其病情和炎症状态，极有可能在住院期间发展为 ARDS[19-20]。

33. 该患者术后疼痛如何管理？选择什么镇静剂？

众所周知，烧伤疼痛较难治疗。不仅有大量受损组织和炎症引起的伤害感受性疼痛，还有皮肤神经末梢破坏引起的神经病理性疼痛。术后疼痛应采取多模式方法。阿片类药物、对乙酰氨基酚、辅助药物（如右美托咪定或可乐定）、氯胺酮和加巴喷丁可帮助控制手术期间及多次手术间隔期的烧伤痛，应定期给药或持续输注。一旦排除急性肾损伤，则应考虑使用非甾体抗炎药。

维持呼吸机同步和患者舒适的情况下，使用最小剂量的镇静药。通常情况下，如果疼痛得到控制，患者则无需太多镇静剂。服用镇静剂的患者每天均应有镇静空白期，以评估神经状况，并积极评估呼吸机依赖程度。基于患者高龄，应限制苯二氮䓬类药物的使用，以降低术后谵妄的风险，或至少降低其严重程度。

参考文献

1. Nitzschke SL. Wound healing trajectories in burn patients and their impact on mortality. J Burn Care Res. 2014;35(6):474–9.
2. Hettiaratchy S, Papini R. Initial management of a major burn: II—assessment and resuscitation. BMJ. 2004;329(7457):101–3.
3. Orgill DP. Excision and skin grafting of thermal burns. N Engl J Med. 2009;360(9):893–901.
4. American Burn Association. Practice guidelines for burn care: chapter 1. J Burn Care Rehab. 2001;1S–3S.
5. Yao FF. Anesthesiology: Problem-oriented patient managment, 7th ed. Philadelphia: Lippincott, Williams & Wilkins; 2012. p. 1200–21.
6. Marini JJ, Wheeler AP. Critical care medicine: the essentials, 4th ed. Philadelphia: Lippincott, Williams & Wilkins; 2010. 676–685.
7. Osler T, Glance LG, Hosmer DW. Simplified estimates of the probability of death after burn injuries: extending and updating the baux score. J Trauma. 2010;68(3):7–609.
8. Ryan CM, et al. Objective estimates of the probability of death from burn injuries. N Engl J Med. 1998;338(6):362–6.
9. Hussain A, Dunn KW. Predicting length of stay in thermal burns: a systematic review of prognostic factors. Burns. 2013;39(7):1331–40.
10. Kahn SA, Schoemann M, Lentz CW. Burn resuscitation index: a simple method for calculating fluid resuscitation in the burn patient. J Burn Care Res. 2010;31(4):616–23.
11. Mitchell KB, et al. New management strategy for fluid resuscitation: quantifying volume in the first 48 h after burn injury. J Burn Care Res. 2013;34(1):196–202.
12. Weaver LK. Carbon monoxide poisoning. N Engl J Med. 2009;360(12):1217–25.
13. Morgan GE, Mikhail MS, Murray MJ. Clinical anesthesiology, 4th ed. United States: McGraw-Hill; 2006. p. 148–50, 561–5, 870–2.
14. Hines RL, Marschall KE. Stoetling's anesthesia and co-existing disease. 6th ed. Philadelphia: Elsevier; 2012. p. 642–54.
15. Fleischer LA, et al. A report of the American College of Cardiology/American Heart Association Task Force nn Practice Guidelines. J Am Coll Cardiol. 2014;64(22):e77–137.
16. American Society of Anesthesiologists Task Force on Pulmonary. Artery catheterization. practice guidelines for pulmonary artery catheterization: an updated report by the American Society of Anesthesiologists Task Force on Pulmonary Artery Catheterization. Anesthesiology. 2003;99(4):988–1014.
17. Mosier MJ, Lasinski AM, Gamelli RL. Suspected adrenal insufficiency in critically ill burned patients: etomidate-induced or critical illness-related corticosteroid insufficiency? A review of the literature. J Burn Care Res. 2015;36(2):272–8.
18. Martyn JAJ, Richtsfeld M. Succinylcholine-induced hyperkalemia in acquired pathologic states etiologic factors and molecular mechanisms. Anesthesiology. 2006;104(1):158–69.
19. Network The Acute Respiratory Distress Syndrome. Ventilation with lower tidal volumes as compared with traditional tidal volumes for acute lung injury and the acute respiratory distress syndrome. N Engl J Med. 2000;342(18):1301–8.
20. NIH-NHLBI ARDS Network. About the NHLBI ARDS Network. Retrieved from http://www.ardsnet.org/. Accessed 23 July 2015.
21. Dibildox M, Jeschke MG, Herndon DN. Burn injury, rule of nines. In: Vincent J-L, Hall JB, editors. Encyclopedia of intensive care medicine. Berlin: Springer; 2012. p. 417–9.
22. McKinnell T, Pape SA. Measurements in burns. In: Mani R, Romanelli M, Shukla V, editors. Measurements in wound healing: science and practice. London: Springer; 2013. p. 259–90.

索引